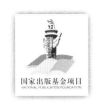

"十二五"国家重点图书出版规划项目

Clinical Echocardiogram for Children and Fetuses

临床儿童及胎儿超声心动图学

U0324740

主　编　耿　斌　张桂珍

副主编　田家玮　郑春华

主　审　刘迎龙

天津出版传媒集团

天津科技翻译出版有限公司

图书在版编目(CIP)数据

临床儿童及胎儿超声心动图学/耿斌,张桂珍主编. —天津:天津科技翻译出版有限公司,2016.6(2017.7重印)

ISBN 978 - 7 - 5433 - 3552 - 3

Ⅰ.①临…　Ⅱ.①耿…　②张…　Ⅲ.①小儿疾病 - 心脏血管疾病 - 超声心动图　②胎儿 - 超声心动图　Ⅳ.①R725.404　②R714.5

中国版本图书馆 CIP 数据核字(2015)第 239608 号

出　　版:天津科技翻译出版有限公司
出 版 人:刘 庆
地　　址:天津市南开区白堤路 244 号
邮政编码:300192
电　　话:(022)87894896
传　　真:(022)87895650
网　　址:www.tsttpc.com
印　　刷:山东鸿君杰文化发展有限公司
发　　行:全国新华书店
版本记录:889×1194　16 开本　41 印张　1200 千字
　　　　　2016 年 6 月第 1 版　2017 年 7 月第 2 次印刷
　　　　　定价:240.00 元

(如发现印装问题,可与出版社调换)

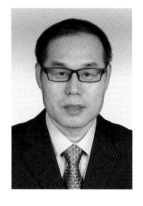

耿斌，1985年毕业于广州第一军医大学（现为南方医科大学）医疗系，1989年和1999年于西安第四军医大学先后获得硕士、博士学位，师从于著名超声影像学专家曹铁生教授。

曾在第四军医大学第二附属医院儿科、超声诊断科工作，分别任住院医师、主治医师。2001年转业至首都医科大学附属北京安贞医院儿童心血管病中心工作，历任副主任医师、主任医师，现为儿童心血管病中心副主任，并担任中国超声医学工程学会超声心动图专业委员会委员。

从事小儿心血管疾病的诊治研究，尤其是儿童及胎儿超声影像学研究近30年，对小儿复杂先天性心脏畸形及胎儿心血管畸形的超声心动图诊断、小儿经食管超声心动图诊断有较深造诣。主编《实用胎儿超声心动图学》（中国医药科技出版社，2004年），主要执笔编写了《超声医学》第四、五、六版的"先天性心脏病及经食管超声心动图的诊断"及《先天性心脏病图谱》（人民卫生出版社，2005年）。自2002年以来，主持并成功举办了国家级继续教育项目"胎儿心脏及复杂先天性心血管畸形超声诊断学习班"10次，得到了业界的高度评价，对全国小儿及胎儿先天性心血管畸形的超声心动图诊断的普及及规范化起到了积极的推动作用。在国内期刊发表有代表性论文30余篇。

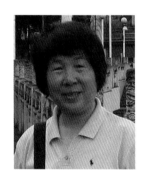

张桂珍，主任医师，毕业于河南医科大学，自1979年于北京阜外医院开始从事超声心动图诊断工作，1986年调至北京安贞医院工作至今，从事超声心动图及胎儿超声心动图诊断及研究工作35年。现任中国超声医学工程学会理事，超声心动图专业委员会委员，妇产科专业委员会委员及北京市产前诊断专家组成员。

主编《实用心脏超声诊断学》（中国医药科技出版社，1997年）、《先天性心脏病图谱》（人民卫生出版社，2005年）、《实用胎儿超声心动图学》（中国医药科技出版社，2004年），参编《超声医学》第四、五、六版的"先天性心脏病及胎儿心脏"部分。于20世纪90年代初在国内率先开展了胎儿超声心动图的诊断及研究工作，迄今已完成数万例的胎儿超声心动图检查。目前，安贞医院儿童心血管病中心是北京市乃至全国的儿童先天性心血管畸形及胎儿心脏畸形的诊断、会诊中心，诊治水平居国内领先地位。

1999年及2000年分别获得北京市科技进步三等奖各一项。1994年至1999年获得北京市卫生局科技成果一等奖两项、二等奖两项、三等奖一项。在国内外期刊发表关于经食管超声心动图、胎儿超声心动图及心外膜超声诊断的相关论文60余篇。

编者名单

主　编

耿　斌　首都医科大学附属北京安贞医院儿童心血管病中心

张桂珍　首都医科大学附属北京安贞医院儿童心血管病中心

副主编

田家玮　哈尔滨医科大学附属第二医院超声医学科

郑春华　首都儿科研究所附属儿童医院心内科

主　审

刘迎龙　首都医科大学附属北京安贞医院儿童心血管病中心

编　者(按姓氏汉语拼音排序)

陈　俊　南京医科大学附属儿童医院超声科

杜国庆　哈尔滨医科大学附属第二医院超声医学科

金兰中　首都医科大学附属北京儿童医院心脏中心

李文秀　首都医科大学附属北京安贞医院儿童心血管病中心

李小丹　吉林省四平市中心医院超声科

莫　莹　首都医科大学附属北京安贞医院儿童心血管病中心

穆继贞　北京新世纪妇儿医院影像科

任　敏　哈尔滨医科大学附属第二医院超声医学科

吴　江　首都医科大学附属北京安贞医院儿童心血管病中心

闫玉梅　大连医科大学附属第一医院超声科

杨　爽　首都医科大学附属北京安贞医院儿童心血管病中心

序　言

先天性心血管畸形是小儿致畸和致死的第一位原因,也是导致胎儿宫内死亡的重要原因。我国每年大约有十几万患有先天性心脏病的新生儿出生,占活产儿发病率的 8‰~10‰。部分先天性心脏病是可以预防的,绝大多数先天性心脏病是可以治疗的,国家相关部门高度重视先天性心脏病的三级防治工作。胎儿及出生后的超声心动图检查在先天性心脏病的三级防治中起着至关重要的作用。

北京安贞医院创建于 1984 年,是以心血管疾病诊治及研究为显著特色的大型三甲综合医院。近年来安贞医院心血管外科得到了迅猛发展,迄今心脏外科年手术量逾 10 000 例。在我国心胸外科奠基人吴英恺院士的倡导下建立的儿童心血管病中心,包括小儿心内、心外、ICU 及超声科,在儿童心血管畸形诊断治疗领域居国内领先水平,在国际上亦享有很高声誉。本人于 2010 年初到安贞医院工作,儿童心血管病中心的先天性心脏病外科手术量从 2009 年的 800 例左右增加至 2013 年的 2500 例左右,2014 年已突破 3000 例。

北京安贞医院儿童心血管病中心超声科于 20 世纪 90 年代初在国内率先开展了胎儿超声心动图的诊断及研究工作,迄今已完成近 10 万余例的胎儿超声心动图检查。我中心超声科医生与临床医生协同的工作模式及超声诊断与临床紧密结合独具优势的诊断流程(胎儿超声检查做出初步诊断→出生后超声检查进一步核实、确诊→手术印证、反馈)造就了一支超高水平的超声诊断团队,其胎儿及小儿心血管畸形的超声诊断水平在国内首屈一指,诊断符合率近 100%,在国内享有极高声誉,是全国儿童及胎儿心血管畸形诊断及会诊中心。

天津科技翻译出版有限公司及两位主编邀请我做主审并作序,非常荣幸地拜读了《临床儿童及胎儿超声心动图学》一书的全部章节,印象非常深刻。本书执笔作者均为常年工作在临床第一线的著名专家,具有丰富的临床经验,积累了大量的超声图像资料,包括许多复杂疑难、罕见病例。该书理念新颖,条理清晰,语言精练,理论与临床密切结合。该书病种之全,高清晰图片之多实属罕见,是一部不可多得的关于小儿及胎儿心脏超声诊断的专著,对小儿心脏外科手术也具有极其重要的指导意义。相信本书的出版将会对超声科诊断医师及心脏病诊疗医师起到极大的参考和指导作用,将会对我国儿童和胎儿先天性心脏病的诊治工作起到积极的促进作用。

2015 年 12 月 18 日

前　言

先天性心血管畸形的诊治一直受到世界各国的高度重视,尤其小婴儿(包括新生儿)、疑难和危重患儿的诊治水平是一个国家医疗水平的重要体现。目前,国外发达国家对胎儿先天性心脏病的产前筛查及诊断工作已相当普及和成熟。计划生育及优生优育是我国的基本国策,为提高优生优育率,近年来我国各省、市级医院广泛开展了胎儿畸形筛查工作,并取得了显著成效,但对于胎儿先天性心血管畸形的筛查及诊断尚处于初级阶段,仅有少部分有条件的医院开展了相关的工作,且诊断及认识水平参差不齐,与西方发达国家尚有较大差距,亟待普及、提高及规范化。

北京安贞医院创建于 1984 年,是一所以心血管疾病诊治及研究为显著特色的大型三甲综合医院,迄今心脏外科年手术量逾 10 000 例。在中国心血管外科奠基人吴英恺院士的倡导和支持下建立的北京市儿童心血管病中心,包括小儿心内、心外、ICU 及超声科,每年先天性心脏病外科及介入治疗手术近 4000 例,在儿童心血管畸形的诊断和治疗领域居国内领先水平,在国际上亦有很高声誉。尤其是著名小儿心脏外科专家刘迎龙主任到本院工作后,我中心的先天性心脏病的手术量、诊疗及学术水平更是百尺竿头,更进一步。刘迎龙主任所带领的团队,正全心致力于先天性心脏病的三级防治工作,并取得了巨大成就。

北京安贞医院儿童心血管病中心超声科于 20 世纪 90 年代初就在国内率先开展了胎儿超声心动图的诊断及研究工作,迄今已完成近 10 万例的胎儿超声心动图检查。该中心是北京市乃至全国的儿童先天性心血管畸形及胎儿心血管畸形的诊断、会诊中心,其超声团队的小儿及胎儿心血管畸形的诊断水平在全国享有极高声誉。本书执笔作者均为常年工作在临床第一线的知名专家,具有丰富的临床经验,积累了大量的临床资料,包括众多疑难、复杂、罕见的病例。

我中心超声科以其自身的优势,每年培养 200~300 名来自全国各地的进修生,自 2002 年至今已成功举办了 10 余次"胎儿心脏及复杂先天性心血管畸形超声诊断学习班",得到了业界的高度评价。先天性心血管畸形在出生后与胎儿期的病理生理改变及超声心动图特征均存在较大差异,常常引起困惑及误诊,正是在临床一线的工作实践及教学过程中,我们体会到编写一部"先天性心血管畸形患儿出生后与宫内超声心动图诊断相结合、两者并举的相关专著"的必要性和紧迫性,这正是本书编写的初衷及目的。

全书分为上下两篇,上篇是临床儿童超声心动图诊断部分,共 20 章;下篇是临床胎儿超声心动图诊断部分,共 24 章。本书编写过程中力求理念新颖,理论与临床密切结合,文字条理清晰,语言精练,深入浅出,图片丰富而清晰,图文并茂。该书适用于各级医院从事超声心动图检查和胎儿心血管畸形筛查,以及成人及儿童心血管病专业的医师阅读,相信本书的出版将有助于儿童及胎儿心血管畸形超声诊断和检查技术的提高及规范化。由于本书所涉及的内容广泛，有些问题(尤其是胎儿心血管畸形的病理生理改变)尚在进一步的研究和探讨中，所以其中的纰漏和不足在所难免，欢迎广大读者及国内同道批评指正。

本书的出版首先感谢天津科技翻译出版有限公司的大力支持及其编辑团队的辛勤工作。本书编写过程中得到了我们的家人的大力支持和帮助，正是他们的理解和无私、默默无闻的奉献，给予我们强大的动力和充足的时间，才使本书顺利成稿。在此向所有支持、帮助我们的朋友们、亲人们致以衷心的感谢。

耿斌

2015 年 8 月 10 日

目　录

临床儿童超声心动图学

第 1 章

正常心脏胚胎发育

先天性心脏病是心脏胚胎发育异常的结果,掌握正常的心脏胚胎发育知识和规律,有助于先天性心脏病的预防及诊断。

一、早期胚胎发生

卵子从卵巢排出后 12~24 小时在输卵管中受精,成为受精卵。一天后细胞开始分裂,1 周左右形成细胞团,此时体积很小,称为桑葚卵,桑葚卵进入子宫,并在子宫内膜上着床。受精卵于受精后 10 天左右形成胚囊,侵入子宫内膜基质,从基质的细胞外液摄取营养而继续生长。此后 1 周胚囊变化很快,此时胚盘由外胚层细胞及内胚层细胞形成,并在内胚层细胞层下出现脊索前板及围绕胚盘上、下的羊膜囊、卵黄囊等。在脊索前板形成时,胚盘外胚层细胞分化出中胚层细胞。中胚层特异区生成的间叶细胞将组成心管。因胚胎体积逐渐增大,单靠弥散不能再满足胚胎生长的营养需要,需一循环系统来完成此任务。

二、胚胎早期血循环的建立

在胚胎发育第 3 周的中期,首先在卵黄囊上的胚外中胚层内形成许多细胞团,是产生原始血管和血细胞的原基,称为血岛。血岛周边的细胞分化为扁平的内皮细胞,形成原始血管;血岛中央部分的细胞分化为原始血细胞即造血干细胞。随着胚体的发育,这些原始血管逐渐伸长,互相吻合,形成胚外毛细血管网。同样胚内毛细血管网也形成。第 3 周末,胚外血管网延伸与胚内血管网衔接,形成了早期胚

胎的毛细血管网。在这些血管网中,经过各血管之间的合并和扩大形成了一些动脉和静脉。胚体内最早出现的血管有:一对心管、一对连于心管头端的腹主动脉、一对背主动脉和连接同侧腹主动脉和背主动脉的动脉弓,先后出现 6 对动脉弓。背主动脉分出若干对卵黄动脉,分布于卵黄囊;还分出一对脐动脉,经体蒂分布于绒毛膜。由卵黄囊发出的一对卵黄静脉和由绒毛膜发出的一对脐静脉将卵黄囊及绒毛膜的血液运回心脏。

当胚胎发育到第 4 周时,两条原始心管合并为一条心管,两条腹主动脉合并成一条动脉囊,左右背主动脉也合并成一条。这时,在胚胎前后各发生一对静脉,即前主静脉和后主静脉,它们分别将胚体前部和后部的血液运回心脏,在入心脏之前,两侧的前后主静脉分别汇合成左右总主静脉。至此,在胚体内外形成了三个循环通路:胚体循环、卵黄囊循环和脐循环,三者通过心脏相互联系,构成了胚胎早期完整的血循环系统,见图 1-1。

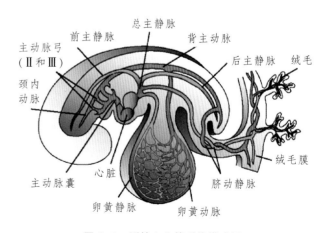

图 1-1 原始心血管系统模式图。

三、原始心管的形成及发育

当胚胎发育到第4周时，来自于中胚层细胞形成的两条原始心管融合成为一条心管，其壁由内外两层构成：内层形成心内膜，外层形成心肌和心外膜。头端与第1对主动脉弓相连，尾端与脐静脉、卵黄静脉相接。与此同时，心包形成并由原始心管的头侧移向腹侧，逐渐将原始心管包围在内。起初，心管在围心腔内是一条直管，不久管壁发生缩窄环，由管状慢慢膨大为粗细不均的节段状，从头端到尾端分别为心球、心室、房室管、心房和排列在房室管尾端的左右静脉窦。心球又发育成两段，前端为动脉干，后端为圆锥部，两者称为圆锥动脉干（图1-2）。

由于心管的生长比围心腔快很多，且心管两端固定在围心腔外的周围组织上，所以心管的延长只能变扭曲：首先心球和心室段向右弯曲，突向右前方；同时房室管向背侧弯曲，使心房和静脉窦位于心室后方；继而心房和静脉窦进一步向头侧弯曲、移位，位于圆锥动脉干背侧，心室后上方。原始心管在伸长和弯曲的同时还发生旋转，圆锥心室连接部心管的右壁向后旋转，左壁向前旋转，结果使主动脉瓣和主动脉下圆锥在左侧，肺动脉瓣和肺动脉下圆锥在右侧，主动脉和肺动脉形成包绕关系。在旋转的同时，圆锥部吸收缩短。

在原始心管完成上述发育之后，原始心室的右端与圆锥部连接处为原始心室的共同出口，称为心球孔；左侧端发育成左心室，房室管缩短成为房室孔，为原始心室的共同入口。之后，心室的共同出口不断左移，至中线处骑跨于左右心室腹侧上方；而心室的共同入口逐步右移，至中线处骑跨于左右心室背侧之上；圆锥心室隆起，把心球孔和房室孔隔开，心球孔头端被隆起的圆锥心室部分为左、右流出道。至此，心脏已具备成体心脏的外形，但内部尚未分隔，见图1-3。

四、心脏内部的分隔

从胚胎发育的第5周初，心脏内部开始分隔，约在第5周末、第6周初才完成，心脏各部分的分隔是同时进行的。

（一）房室管的分隔

在房室管口背侧壁和腹侧壁的正中线上，心内膜组织增厚，形成两个心内膜垫。两个心内膜垫彼此对向生长，互相融合。房室管被分成两个管道，即左、右房室管，在两个管口处心内膜局部增厚形成瓣膜：左侧为二尖瓣，右侧为三尖瓣（图1-4）。

（二）原始心房的分隔

在心内膜垫形成的同时，心房顶部背侧正中线

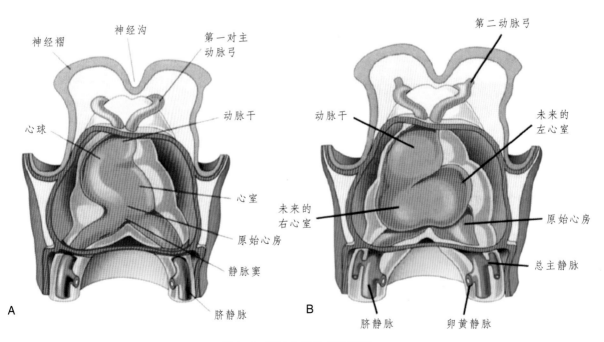

图1-2 原始心管形成及演变。

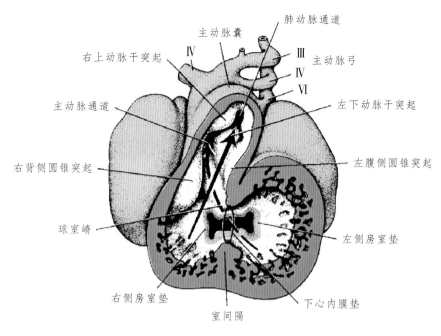

右上动脉干突起
主动脉囊
肺动脉通道
Ⅳ
Ⅲ 主动脉弓
Ⅳ
Ⅵ
主动脉通道
左下动脉干突起
右背侧圆锥突起
左腹侧圆锥突起
球室嵴
左侧房室垫
右侧房室垫
下心内膜垫
室间隔

图 1-3　原始心脏(第4周末)的血液循环图 。共同房室通道尚未分隔,但房室垫已开始发育(箭头示血流方向)。

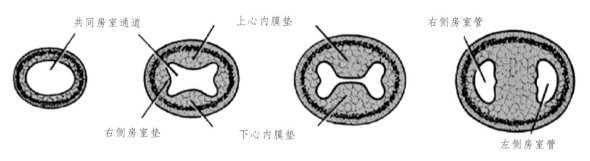

共同房室通道
上心内膜垫
右侧房室管
右侧房室垫
下心内膜垫
左侧房室管

图 1-4　共同房室通道的分隔模式图。

出现一个薄的半月形隔膜, 称为第一房间隔(septum primum)。此隔沿心房背侧壁及腹侧壁渐向心内膜垫方向生长 , 在其游离缘和心内膜垫之间暂存的通道,称为第一房间孔(foramen primum)。以后,此孔封闭,在封闭之前,第一房间隔头侧又发生一孔,称为第二房间孔(foramen secundum),使左、右心房仍然相通。与此同时,在第一房间隔右侧再长出一隔膜,称为第二房间隔(septum secundum),此隔膜始终不与心内膜垫融合,留下一个卵圆形的孔,称为卵圆孔(foramen ovale)。卵圆孔的左侧被第一房间隔覆盖,这部分组织称为卵圆瓣。出生前,由于左心房的压力小于右心房,右心房的血液可冲开卵圆瓣,进入左心房,但左心房的血液则不能反流入右心房,这种状况一直维持到胎儿出生,见图1-5。

(三)原始心室的分隔

1.肌部室间隔

在与房间隔相对应的部位,心室内部发生分隔。首先,在心室底壁心尖处长出一个半月形的肌性间隔,此肌肉嵴不断向上生长,形成左右心室间的肌性间隔。这个隔膜并没有与心内膜垫融合,两者之间存留一小孔,使左右心室相通,称为室间孔。

2.膜部间隔

约在胚胎发育的第5周,房室管的前、后心内膜垫合成中心心内膜垫,将左右房室孔分开。同时,由于圆锥部室间隔、肌部室间隔和中心心内膜垫共同靠拢生长,室间孔明显缩小,并形成周边完整的环,

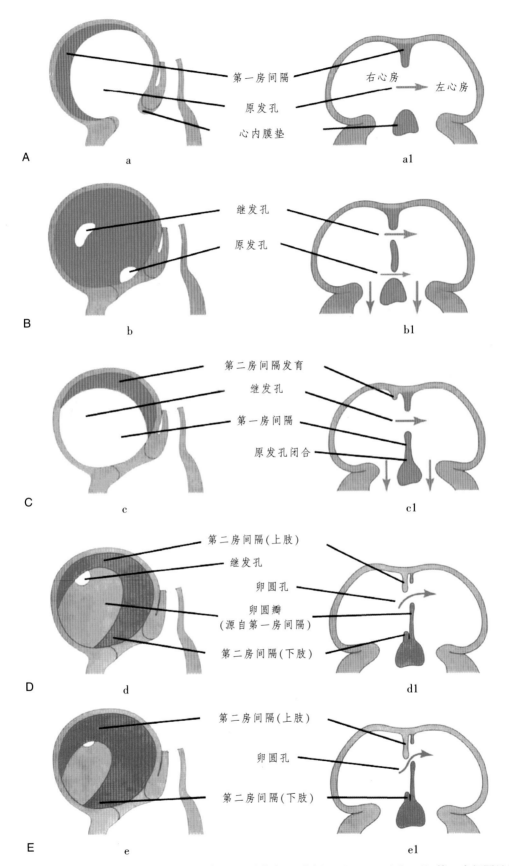

第一房间隔

原发孔

心内膜垫

右心房　　左心房

A　　　a　　　　　　　　　　a1

继发孔

原发孔

B　　　b　　　　　　　　　　b1

第二房间隔发育

继发孔

第一房间隔

原发孔闭合

C　　　c　　　　　　　　　　c1

第二房间隔(上肢)

继发孔

卵圆孔

卵圆瓣
(源自第一房间隔)

第二房间隔(下肢)

D　　　d　　　　　　　　　　d1

第二房间隔(上肢)

卵圆孔

第二房间隔(下肢)

E　　　e　　　　　　　　　　e1

图 1-5 心房分隔过程示意图。(A)第一房间隔发育,原发孔较大(a:右侧面观,a1:正面观);(B)第一房间隔继续发育,原发孔变小,并形成第二孔(继发孔)(b:右侧面观,b1:正面观);(C)第二房间隔发育(c:右侧面观,c1:正面观);(D)第二房间隔形成卵圆孔,第二房间隔上肢覆盖继发孔(d:右侧面观,d1:正面观);(E)第一房间隔逐渐形成卵圆瓣(e:右侧面观,e1:正面观)。(待续)

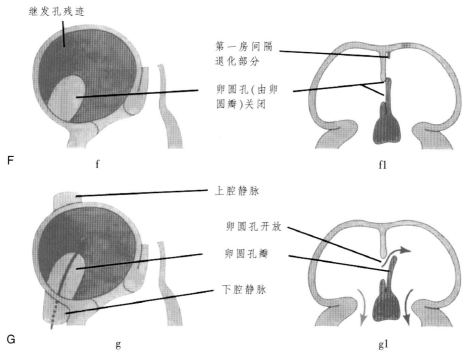

继发孔残迹

第一房间隔退化部分

卵圆孔(由卵圆瓣)关闭

F   f   f1

上腔静脉

卵圆孔开放

卵圆孔瓣

下腔静脉

G   g   g1

图 1-5(续)　(F)卵圆孔瓣关闭(f:右侧面观,f1:正面观);(G)卵圆孔瓣开放(g:右侧面观,g1:正面观)。

最后由环的四周生长瓣膜组织,形成膜样,将室间孔闭合。室间隔的缺损多发生在该处,见图 1-6。

(四)圆锥动脉干分隔

在胚胎发育的 30~32 天,动脉干的内膜局部增厚,生成两条纵行嵴,并逐渐融合成间隔,将动脉干分成两条并行的管道:一条为主动脉通入左心室;另一条为肺动脉通入右心室。分隔成的主动脉和肺动脉呈互相盘旋状。近端动脉干前后亦形成嵴,与左右隆起的内膜共同形成两组半月瓣。动脉干的旋转导致主动脉瓣向左后方旋转,肺动脉瓣向右前方旋转。随后圆锥部分被隔成肺动脉瓣下圆锥和主动脉瓣下圆锥。主动脉瓣下圆锥大部分被吸收,主动脉

瓣下移并与二尖瓣连接。在圆锥间隔形成、旋转吸收和缩短的同时,圆锥间隔向下发育与肌部间隔融合,一方面发育成室上嵴壁束,另一方面参与膜部间隔的形成,见图 1-7。

胚胎发育至第 8 周,心房和心室间隔完全长成,即成为四腔的心脏,其解剖结构除两侧心房单向相通及动脉导管未闭外,心脏基本结构与正常成人无本质差别。约在胚胎发育第 11 周时,胚胎发育阶段结束,进入胎儿发育阶段。胚胎发育阶段是人体发育过程中发育最快、最复杂、最完美的阶段,同时也是畸形发生的最敏感时期,心脏各个阶段胚胎发育发生异常,可导致各种类型的先天性心脏病。

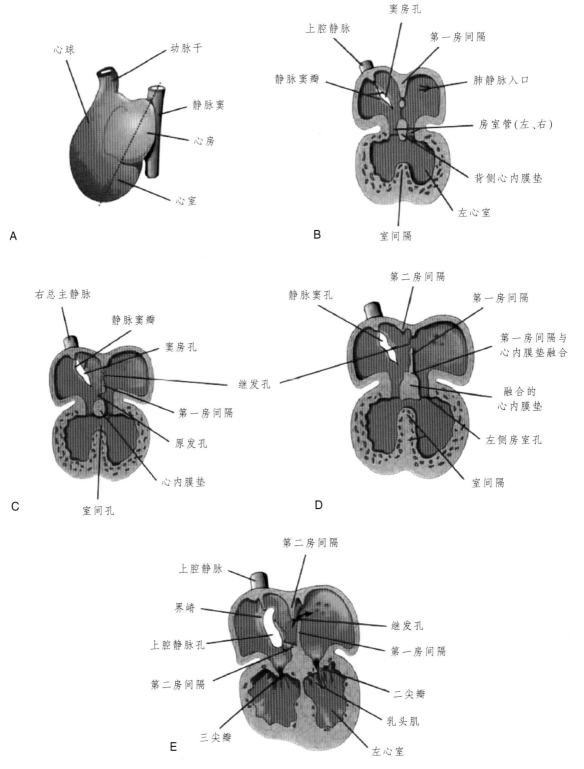

图 1-6 室间隔分隔过程示意图。(A)切面位置示意图;(B~E)分隔过程。

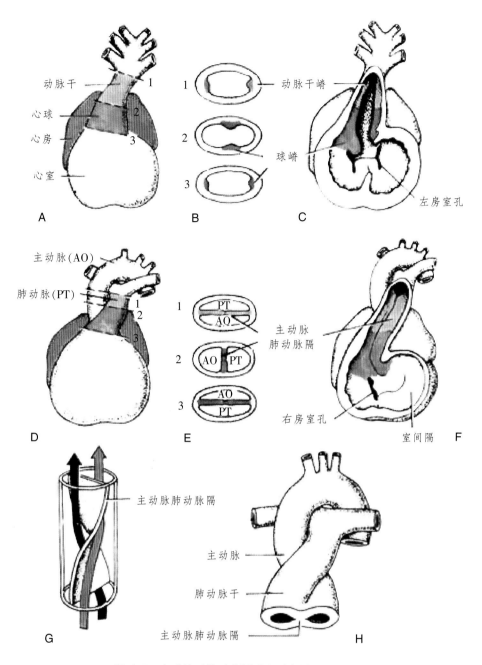

动脉干
心球
心房
心室

A

动脉干嵴

球嵴

左房室孔

C

主动脉(AO)
肺动脉(PT)

D

主动脉
肺动脉隔

右房室孔

室间隔
F

主动脉肺动脉隔

主动脉

肺动脉干

主动脉肺动脉隔

G

H

图 1-7 心球及动脉干分隔过程示意图。

参考文献

1. Reller MD, McDonald RW, Gerlis LM, et al. Cardiac embryology: basic review and clinical correlations. J Am Soc Echocardiography, 1991, 4: 519-532.

2. Thomburg KL. Development of cardiovascular system. Edinburgh: Churchill Livingstone, 1999: 141-154.

3. Bernstein D. The cardiovascular system. In Nelson's Textbook of Pediatrics. Philadelphia: Saunders, 1996.

4. Cahill DR. Lachman's Case Studies in Anatomy. New York: Oxford Univ. Press, 1997.

5. Moore KL, Persaud TVN. The Developing Human: Clinically Oriented Embryology, 6th Ed., Philadelphia: Saunders, 1998.

（耿斌 张桂珍）

第 2 章

正常心脏经胸超声心动图检查

第1节 常用超声心动图检查技术

一、M型超声心动图

M型(motion mode)超声是辉度调制型中的一个特殊类型，是单声束探查 (single interrogation beam)，主要用于心脏及大血管检查，早期将之称为M型超声心动图(M-ultrasound echocardiogram)。它是在辉度调制型中加入慢扫描锯齿波，使光点自左向右缓慢扫描。其纵坐标为扫描时间线，即超声的传播时间及被测结构的深度、位置；横坐标为光点慢扫描时间。由于探头位置固定，心脏有规律地收缩和舒张，心脏各层组织和探头间的距离便发生节律性的改变。随着探头水平方向的慢扫描，便把心脏各层组织展开成曲线。所以它所描记的是声束所经心脏各层组织结构的运动轨迹。根据瓣膜的形态、厚度、反射强弱、活动速度等改变，它可确诊二尖瓣狭窄、瓣膜赘生物、腱索断裂、心肌肥厚等病变。对心房黏液瘤、附壁血栓及心包积液等的诊断较准确。对先天性心脏病、瓣膜脱垂等可提供重要的诊断资料。与心电图及心机械图配合则可测定多项心功能指标。见图2-1-1。

M型超声心动图的优点：

(1)帧频速度快(时间-运动曲线)；

(2)便于观察室壁及瓣膜运动；

(3)主要用于腔径测量。

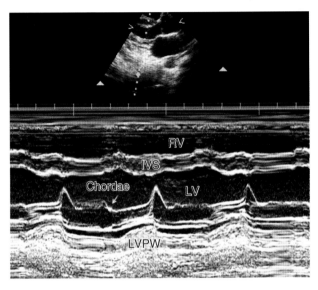

图 2-1-1 二尖瓣腱索水平 M 型超声。Chordae：腱索；IVS：室间隔；LVPW：左心室后壁。

二、二维超声心动图

二维(切面)超声心动图(cross-sectional echocardiography)，原理是将从人体反射回来的回波信号以光点形式组成切面图像，亦称辉度调制型(brightness mode)。二维超声心动图能清晰、直观、实时显示心脏各结构的形态、空间位置及连接关系等，是最基本的检查方法。

三、频谱多普勒及彩色多普勒超声心动图

多普勒超声目前可分为脉冲式多普勒、连续式

多普勒、高脉冲重复频率式多普勒、多点选通式多普勒和彩色多普勒血流显像五种,其中脉冲式多普勒与彩色多普勒应用最广。它是在二维超声心动图定位情况下,利用多普勒原理,采用一系列电子技术,实时显示心脏或大血管内某一点一定取样容积(sample volume,SV)血流的频谱图,是一种无创伤性检查心内分流和反流的技术。连续式多普勒可连续发射脉冲波,因此具有测量高速血流的能力,对于定量分析心血管系统中的狭窄、反流和分流性病变,有其明显的优点。频谱多普勒的曲线纵向表示血流的方向,朝向探头的血流显示在基线之上,背离探头的血流显示在基线之下。

彩色多普勒和频谱多普勒同属于脉冲多普勒,它是一种显像技术,是一种面积显示。在同一面积内有很多的声束发射后被接收回来,利用靶识别技术经过计算机的编码,朝向探头编码为红色,背离探头编码为蓝色,构成一幅血流显像图,可实时显示血流信号的空间信息。

四、实时三维超声心动图

实时三维超声心动图是通过计算机辅助进行三维重建成像,根据各种角度观察的不同水平的感兴趣区图像信息建立数据库,之后采用三维显像技术重建为立体图像,以进一步增强图像的实体感,也称三维超声。按一定的时间和空间顺序来显示准实时活动的三维图像则称动态三维,又称实时三维或四维超声。

实时三维超声心动图对于评价左、右心室的形态、容积、心室功能,判断左心室重构、瓣膜病变部位及程度,术前明确房、室间隔缺损部位、大小、形态及其与周围组织结构的关系,以及大动脉之间各关系,协助心内外科医师制订手术方案,以及术后随访手术治疗效果等都具有重要的实用价值。见图 2-1-2 和图 2-1-3。

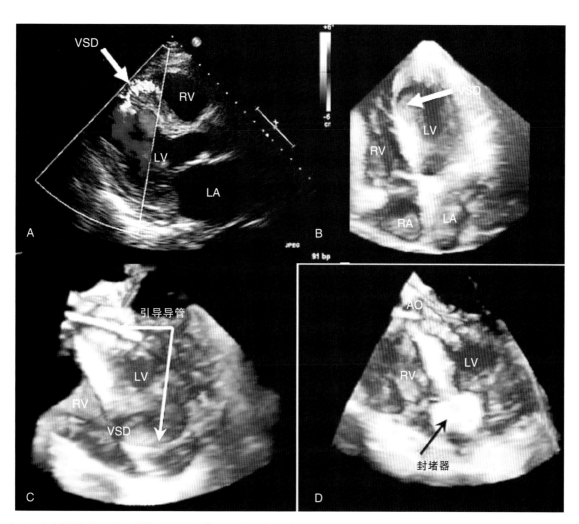

图 2-1-2　室间隔缺损(VSD)封堵过程的二维及三维超声心动图。(A)二维彩色多普勒显示心尖肌部缺损;(B)实时三维超声心动图显示室间隔缺损;(C)三维超声心动图指导导丝轨道建立;(D)封堵器释放。

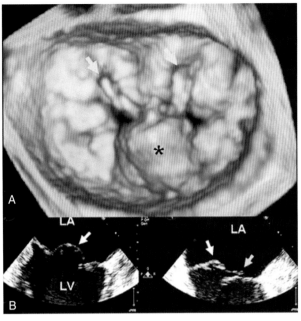

图 2-1-3 三维超声心动图显示二尖瓣脱垂。(A)三维声像图;(B)二维声像图。

第2节 小儿常用透声窗及心脏切面

一、人体正常切面命名

对人体结构进行描述时,解剖学上通常以三个正交切面来描述各器官的解剖位置及毗邻关系:矢状切面(sagittal plane)、冠状切面(coronal plane)及横切面(transverse plane)。儿童身体的切面命名与成人是一致的,见图 2-2-1。

二、正常心脏切面命名

心脏的形状像一只桃子,斜跨于胸腔内两肺之间,约 2/3 居正中线左侧,1/3 居正中线右侧;心底指向右上,心尖指向左下(左胁部),心脏的长轴与人体各正交切面均约为 45°。与人体切面相似,正常(儿童)心脏通常也用三个垂直正交的切面进行描述:长轴切面(long axis,类似于身体矢状切面)、四腔心切面(4-chamber,类似于身体冠状切面)、短轴切面(short axis,类似于身体横切面),见图 2-2-2。从图中可见,心脏的三个正交切面与人体的三个切面并非平行关系,而是存在一定的夹角。

三、儿童经胸超声心动图检查常用透声窗

由于受到胸骨及肺组织的遮挡,超声波声束仅能通过胸骨周围及两肺之间的心脏和大血管裸露的部位进行超声心动图检查,这些特定的部位被称为透声窗,见图 2-2-3。心尖、左侧胸骨旁、剑突下及胸骨上窝处为常用透声窗。右侧透声窗及左高位透声窗虽然应用较少,但在儿童由于胸壁较薄(声波容易穿透),常可获得理想的超声图像,在某些先天性心血管畸形中(如房间隔缺损、右上肺静脉回流异常、右肺动脉异常、升主动脉畸形、动脉导管未闭、左上腔静脉异常等)具有非常重要的诊断价值。

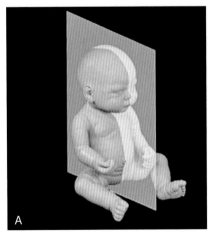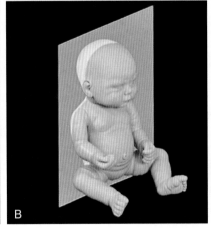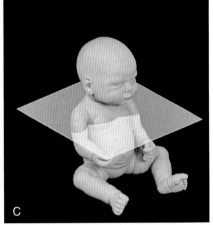

图 2-2-1 人体(儿童)三个正交切面。(A)矢状面;(B)冠状面;(C)横切面。

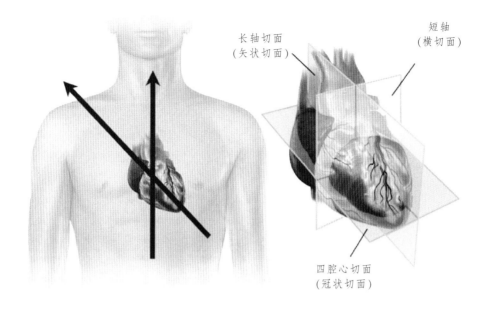

身体长轴 VS 心脏长轴   心脏切面

长轴切面
(矢状切面)

短轴
(横切面)

四腔心切面
(冠状切面)

图 2-2-2 心脏在胸腔中的位置及心脏正交切面示意图。

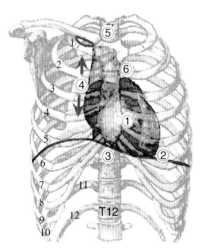

① 胸骨旁
② 心尖
③ 剑突下
④ 右侧胸骨旁
   (高、低)
⑤ 胸骨上窝
⑥ 左侧高位胸
   骨旁

图 2-2-3 儿童超声心动图常用胸部透声窗。

四、儿童超声心动图检查规范及流程

儿童超声心动图检查常用切面及诊断流程,通常以美国超声心动图协会儿科分会制定的超声心动图检查诊断指南为依据。

美国超声心动图协会儿科分会制定的超声心动图检查指南强调的是在每个透声窗内进行一系列动态切面扫描,而非单一的某个切面扫描。

《美国超声心动图协会儿科分会诊断指南》简介:

(1)剑突下心脏长轴切面扫描,从身体近冠状切面至横断面依次扫描(图 2-2-4)。

(2)剑突下心脏短轴切面扫描,从身体矢状面开始,逐渐向左(从心底-心尖)依次扫描(图 2-2-5)。

(3)心尖四腔心切面扫描,从下向上依次扫描(图 2-2-6)。

(4)左侧胸骨旁长轴切面扫描,从右向左依次扫描(图 2-2-7)。

(5)胸骨旁短轴切面扫描,从心底到心尖依次扫描(图 2-2-8)。

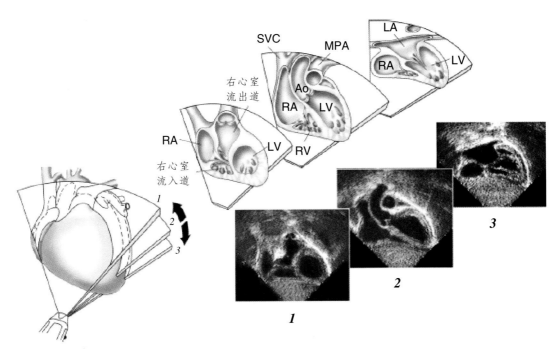

图 2-2-4 剑突下长轴系列切面声像图。

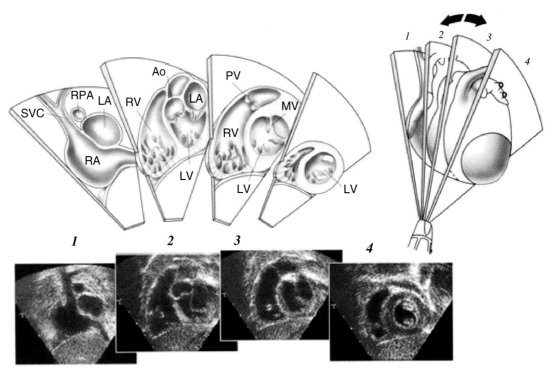

图 2-2-5 剑突下短轴系列切面声像图。

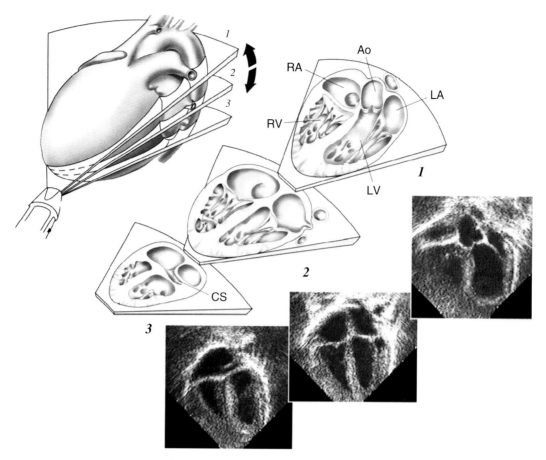

图 2-2-6 心尖四腔心系列切面声像图。

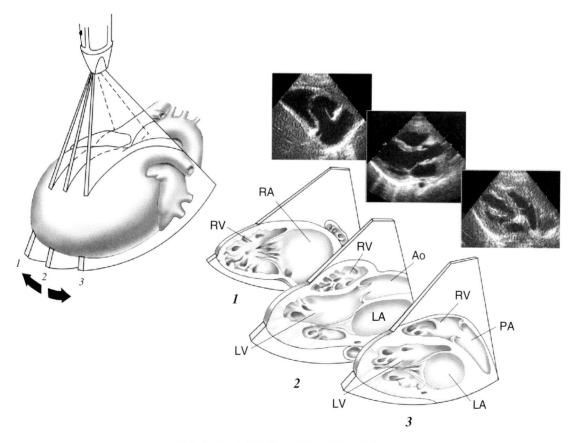

图 2-2-7 左侧胸骨旁长轴系列切面声像图。

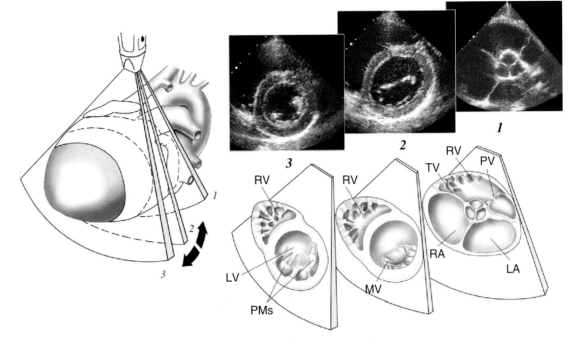

图 2-2-8　胸骨旁短轴系列切面声像图。

第3节　儿童超声心动图检查常用切面

一、左侧胸骨旁切面

1.左心室长轴切面

使受检者取左侧卧位,将探头置于左侧胸骨旁第三、四肋间,方向指向其右肩与左胁部(left hypochondrium),声束向后垂直,便可获得该切面。此切面是评价主动脉前壁与室间隔的延续状态、左心室流出道、主动脉根部及二尖瓣的极好切面(图2-3-1)。

2.大动脉短轴切面

在标准长轴切面基础上将探头顺时针旋转90°,方向指向受检者的左肩和右胁部(right hypochondrium),便可获得此切面。此切面中央是主动脉根部和主动脉瓣,右心室流出道在前方包绕主动脉。主动脉短轴切面内的三个主动脉瓣叶在舒张期关闭时呈"Y"字形,收缩期开放时呈倒三角状。探头按顺时针或逆时针方向稍作旋转可观察到左、右冠状动脉从左、右冠状窦发出。探头向头侧稍作倾

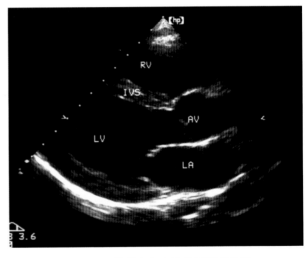

图 2-3-1　胸骨旁左心长轴切面声像图。

斜可显示肺动脉分叉部,该切面常用于观察主动脉瓣和冠状动脉的异常,也是观察右心室流出道、肺动脉瓣、主肺动脉及其分支、漏斗部室间隔的理想切面(图2-3-2)。

3.右心室流入道长轴切面

在标准左心室长轴切面基础上将探头向受检者的右下稍微平行移动并向右侧腰部稍作倾斜,便可获得此切面。该切面可观察到右心房、右心室、三尖瓣前叶和后叶、冠状静脉窦长轴及其入口、下腔静脉

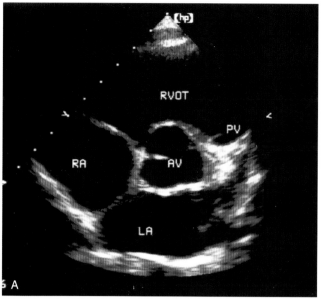 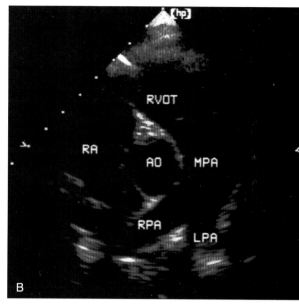

图 2-3-2　大动脉短轴切面声像图。(A)标准大动脉短轴切面；(B)大动脉短轴切面显示主肺动脉及其分支。RVOT:右室流出道；RPA:右肺动脉；LPA:左肺动脉。

于右心房的入口。此切面对观察右心室流入道的解剖、评价三尖瓣有无下移畸形及关闭不全非常理想（图 2-3-3）。

4.右心室流出道长轴切面

在左心室长轴切面的基础上,将探头顺时针旋转 70°~80°,使声束方向指向左肩和右足(示标指向 1 点钟位置),即可获得此切面。该切面是观察右心室流出道、肺动脉瓣、肺动脉主干及漏斗部室间隔的极好切面(图 2-3-4)。

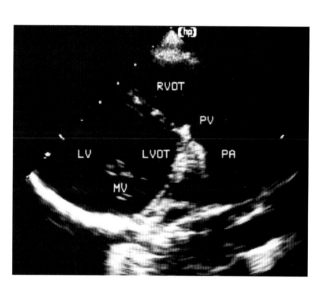

图 2-3-4　右心室流出道长轴切面声像图。显示漏斗间隔、肺动脉瓣及主肺动脉。LVOT:左室流出道。

5.胸骨旁四腔心切面

将探头置于左侧胸骨旁第三、四肋间,使声束方向指向右腋下和左胁部 (示标指向 3~4 点钟位置)便可获得此切面,该切面要点是使房间隔尽量与声束垂直。此切面是观察室间隔(膜周部、小梁部)和房间隔的理想切面,也常用于评价房室瓣和肺静脉的异常状态(图 2-3-5)。

6.左心室短轴切面

在标准大动脉短轴切面基础上,将探头平行向

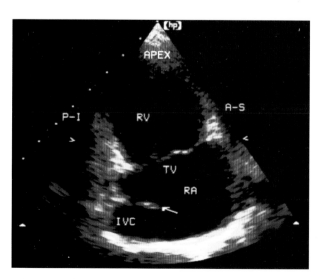

图 2-3-3　右心室流入道长轴切面声像图。A-S:前上；P-I:后下；IVC:下腔静脉；箭示下腔静脉瓣。

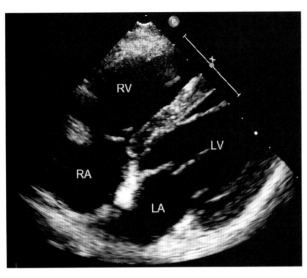

图 2-3-5　胸骨旁四腔心切面声像图。

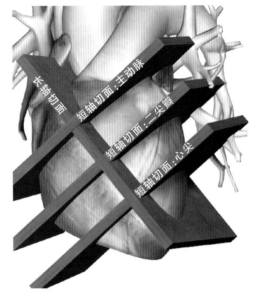

图 2-3-6　胸骨旁长、短轴切面扫描示意图。短轴切面从心底到心尖依次为大动脉短轴、二尖瓣水平短轴、心尖短轴切面。

心尖移动，并向心尖倾斜扫描扇面，便可获得一系列左心室短轴切面，见示意图 2-3-6。

（1）左心室二尖瓣水平短轴切面：该切面可显示舒张期二尖瓣前、后叶呈鱼嘴状开放，收缩期前、后瓣叶关闭呈一条线状。此切面是评价二尖瓣解剖、流入道室间隔的极好切面，也常用于评估左心室心功能、室壁运动情况（图 2-3-7A）。

（2）左心室乳头肌水平短轴切面：在左心室二尖瓣水平短轴切面基础上，将探头继续向下移动并倾斜，二尖瓣叶便会逐渐消失，而左右两组乳头肌便会显示出来，一组位于 3~4 点钟位置处，称为前外侧

乳头肌；另一组位于 7~8 点钟位置处，称为后内侧乳头肌。此切面也常用于观察室壁运动和小梁部室间隔缺损（图 2-3-7B）。

（3）左心室心尖部短轴切面：在左心室乳头肌水平短轴切面基础上，将探头继续向下倾斜便可获得心尖部水平的短轴切面，此切面可观察心尖部肌部室间隔缺损、心尖部室壁运动、心尖部肌小梁发育情况等。

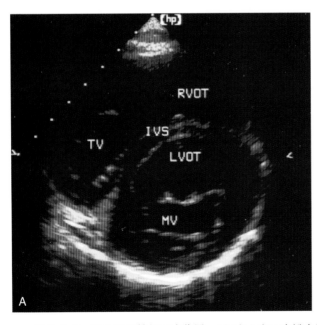

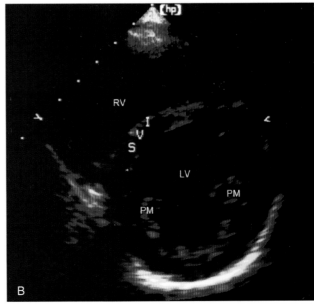

图 2-3-7　左心室短轴切面声像图。（A）左心室二尖瓣水平短轴切面声像图；（B）左心室乳头肌水平短轴切面声像图。

二、左侧胸骨旁高位透声窗

1.左高位长轴(矢状)切面

(1)胸骨左缘动脉导管纵切面:将探头置于胸骨左缘第一、二肋间,示标指向 12 点钟至 1 点钟位置,探头向左稍作倾斜可获得此切面。若存在未闭的动脉导管,便可在纵向走行的降主动脉和主肺动脉之间显示管状异常交通。该切面显示动脉导管位于左肺动脉之上且与左肺动脉平行走行。如果扫描扇面继续向左倾斜,可清晰显示左肺动脉长轴,见图 2-3-8 和图 2-3-9。

(2)胸骨旁左上腔静脉纵切面:在胸骨左缘动脉导管纵切面基础上,将探头略向外移动,可显示主肺动脉外侧可能存在的左上腔静脉。该切面是观察左上腔静脉形态及走行(入左心房、冠状静脉窦等)的极佳切面(图 2-3-10 和图 2-3-11)。

2.左侧胸骨旁高位短轴切面

将探头置于胸骨左缘第一、二肋间,示标指向 3 点钟位置,探头稍向下倾斜便可获得此切面。与常规大动脉短轴切面比较,该切面可更好地显示左、右肺动脉分叉,同时可避免主动脉与肺动脉间隔的假性回声失落,是观察主-肺动脉间隔缺损及评价左、右肺动脉发育情况的理想切面(图 2-3-12)。

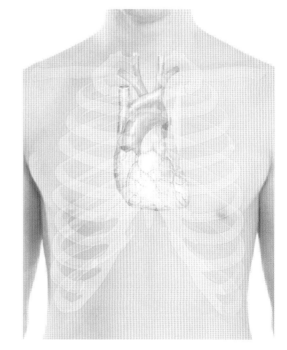

图 2-3-8 左高位矢状切面示意图。

3.左高位大动脉根部近似冠状切面

将探头置于胸骨左缘第一肋间 (大动脉关系异常时,最佳声窗有时在胸骨右缘),示标指向 3 点钟位置,将扫描扇面向下最大程度倾斜,尽量与前胸壁平行,便可获得此切面(图 2-3-13)。正常时此切面无明显临床价值,并不常用,所以一般教科书上对此

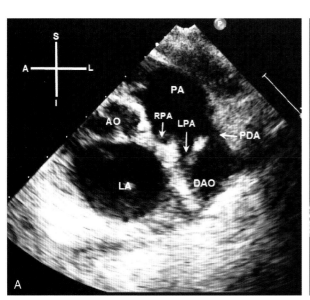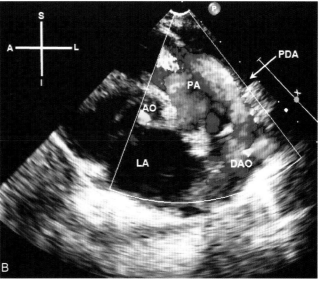

图 2-3-9 胸骨左缘动脉导管纵切(矢状)面。(A)二维声像图;(B)彩色多普勒声像图。RPA:右肺动脉;LPA:左肺动脉;PDA:动脉导管未闭;DAO:降主动脉。

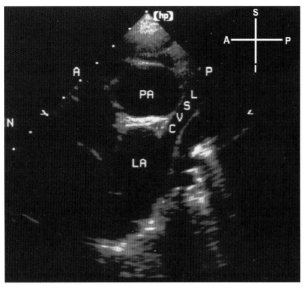

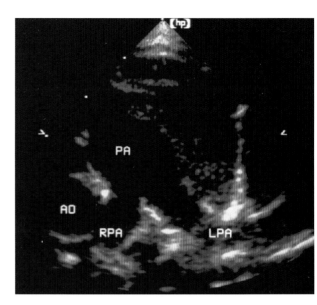

图 2-3-10　左侧胸骨旁高位矢状切面，显示左上腔静脉与左心房连接。LSVC:左上腔静脉。

图 2-3-12　左高位大动脉短轴切面声像图。

切面(透声窗)缺乏介绍。但在圆锥动脉干畸形(如右心室双出口、完全型大动脉转位等)及右心室流出道狭窄时，尤其是在年长儿(或青少年)剑突下透声窗不理想的情况下，对诊断、鉴别诊断以及评价室间隔缺损与大动脉的空间解剖关系非常重要(作用类似于剑突下透声窗)。可以在此标准切面的基础上，根据两大动脉的关系和观察部位顺时针或逆时针旋转扫描扇面(观察右心室流出道时要逆时针旋转扇面30°左右)获得一系列切面(图 2-3-14 和图 2-3-15)。

三、心尖切面

1.心尖四腔心切面

将探头置于心尖搏动处(左腋前线第五、六肋间)，示标指向 3 点钟位置，便可获得心尖四腔心切面(图 2-3-16)，值得注意的是，应以左心室心尖顶点位于图像扇尖顶点为标准，且应尽量使声束与心脏主轴完全平行才能最大程度显示心房和心室的纵

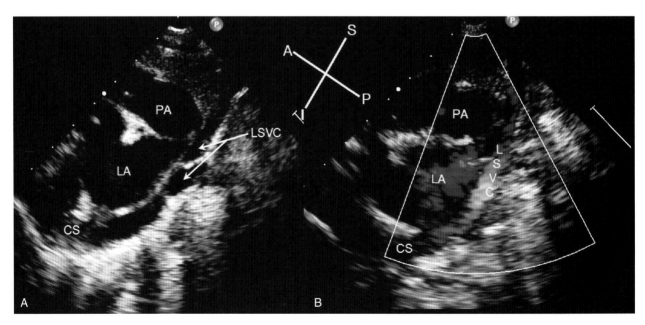

图 2-3-11　左侧胸骨旁高位矢状切面，显示左上腔静脉通过冠状静脉窦与右心房连接。

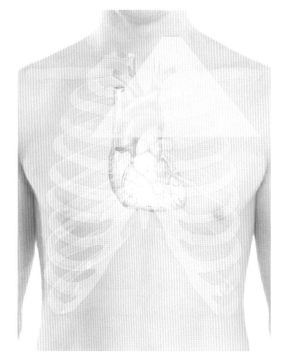

图 2-3-13　左高位冠状切面部位及声束方向模式图。

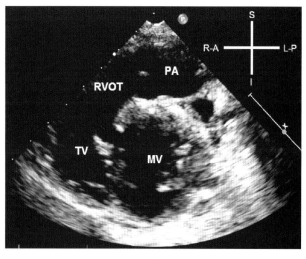

图 2-3-15　正常高位大动脉根部冠状切面显示右心室流出道。RVOT:右室流出道;PA:肺动脉;TV:三尖瓣;MV:二尖瓣。

径。需仔细观察四个心腔的大小、比例和房室间隔是否完整,以及二、三尖瓣瓣叶的解剖形态。正常情况下,与二尖瓣前叶比较,三尖瓣隔瓣在室间隔上的附着点更靠近心尖部。左心房内通常可见三个交通口,其中左侧两个为左上、左下肺静脉入口,右侧为右上肺静脉入口。由于心尖四腔心切面能使探头声

束与二尖瓣血流方向构成最小夹角,故成为评价二尖瓣血流的最佳多普勒取样切面。若将探头略向下倾斜,可看到二尖瓣环后方狭长的冠状静脉窦及其在右心房的开口。

2.心尖五腔心切面

在标准心尖四腔心切面的基础上,将探头略向上(头侧)倾斜,便可显示左心室流出道及主动脉根部,四腔心加上左心室流出道和主动脉根部,称为五腔心切面。该切面是评价左心室流出道、主

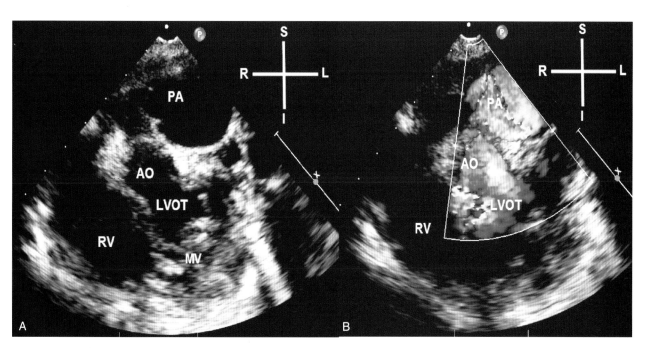

图 2-3-14　左高位大动脉根部冠状切面声像图,显示主动脉与肺动脉的关系及左心室流出道。(A)二维声像图;(B)彩色多普勒声像图。LVOT:左室流出道;PA:肺动脉;AO:主动脉;MV:二尖瓣;RV:右心室。

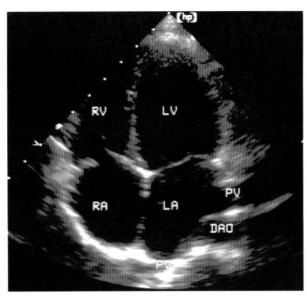

图 2-3-16　心尖四腔心切面声像图。

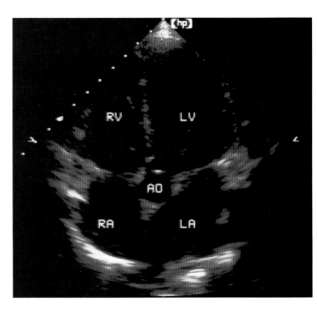

图 2-3-17　心尖五腔心切面声像图。

动脉瓣和室间隔膜周部及二尖瓣的理想切面(图2-3-17)。

3.心尖左心室长轴切面

在标准心尖四腔心切面的基础上,将探头逆时针旋转 90°~100°,便可获此切面(图 2-3-18),该切面可同时显示左心室、左心房、二尖瓣、左心室流出道及主动脉瓣,是评价二尖瓣、主动脉瓣及左心室流出道较好的切面。由于心尖左心室长轴切面能使探头声束与主动脉瓣的血流方向构成最小夹

角(尽可能平行于血流束),故为评价主动脉瓣血流的多普勒最佳取样切面;此外,该切面可较完整地显示室间隔,对观察心尖及小梁肌部室间隔缺损比较理想。

四、剑突下切面(透声窗)

剑突下切面尤其适用于小儿,由于小儿腹部柔软,且不受肺组织遮挡和肋间隙的限制,可评价几乎所有心内结构。同时可确定肝脏的位置、心房与上

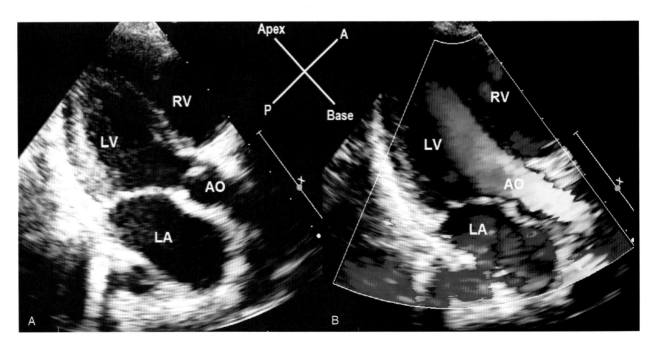

图 2-3-18　心尖左心室长轴切面声像图。(A)二维声像图;(B)彩色多普勒声像图。Apex:心尖;Base:心底;AO:主动脉。

下腔静脉的连接,从而明确心房的位置和心尖的朝向。正常解剖是以脊柱为中心,下腔静脉位于右侧,腹主动脉位于左侧;肝脏位于右侧,下腔静脉接受肝静脉血流后回流入右心房。

剑突下切面除了下腔静脉与腹主动脉短轴切面外,一般要求将朝上的扇尖翻转,这样可使超声图像与解剖图形一致。开始时将探头置于剑突下,使其与身体横断面平行,然后逐渐向受检者的头侧倾斜,依次显示剑突下大血管(下腔静脉和腹主动脉)短轴切面、冠状静脉窦切面、剑突下四腔心切面和剑突下双心房切面、左心室流出道长轴切面和剑突下大动脉短轴切面。

1.剑突下大血管短轴切面

使受检者取平卧位,将探头置于剑突下,示标指向3点钟位置,使之与身体的横断面平行,便可获得该切面。正常情况下,以脊柱为中心,下腔静脉与腹主动脉分别位于其右侧和左侧;此切面对心房位置的判断及下腔静脉畸形的诊断具有重要价值(图2-3-19)。

2.剑突下冠状静脉窦(冠状及矢状)切面

在剑突下大血管短轴切面基础上,探头轻微向头侧倾斜(有时需要顺时针或逆时针轻轻旋转扫描扇面),可显示冠状静脉窦冠状切面(见图2-3-20)。该切面可清楚地观察到狭长的冠状静脉窦沿左心室瓣环的后下方走行并与右心房连接;当存在永存左上腔静脉和心内型肺静脉畸形引流(经冠状静脉窦引流)时,冠状静脉窦明显扩张。注意不要将冠状

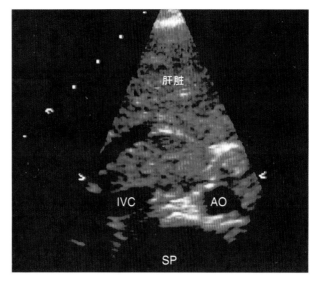

图2-3-19 剑突下大血管短轴切面。

静脉窦误认为原发孔房间隔缺损(当显示房室瓣时一般不能显示冠状静脉窦,只有当房室瓣消失时,于瓣环后下方出现的狭长结构才是冠状静脉窦)。如果将探头逆时针旋转90°左右,并沿冠状静脉窦走行稍微倾斜探头(扫描扇面指向右侧腰部及左肩),便可获得冠状静脉窦矢状切面(图2-3-20B)。

3.剑突下四腔心切面

在冠状静脉窦冠状切面基础上,将探头继续向头侧倾斜,并沿顺时针方向稍作旋转,使声束方向指向受检者的右腋下与左胁部,便可获得此切面(图2-3-21)。此切面可清楚地显示房间隔、流入道室间隔及二尖瓣、三尖瓣,为观察房间隔缺损、室间隔缺

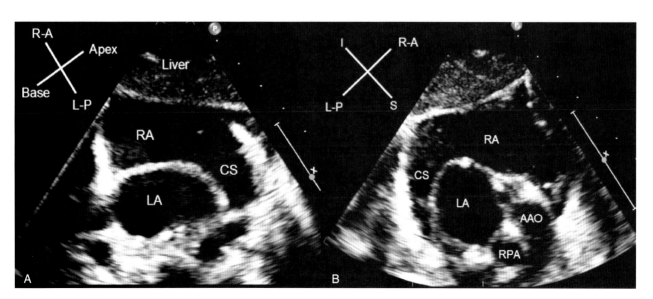

图2-3-20 剑突下冠状静脉窦声像图。(A)冠状切面;(B)矢状切面。

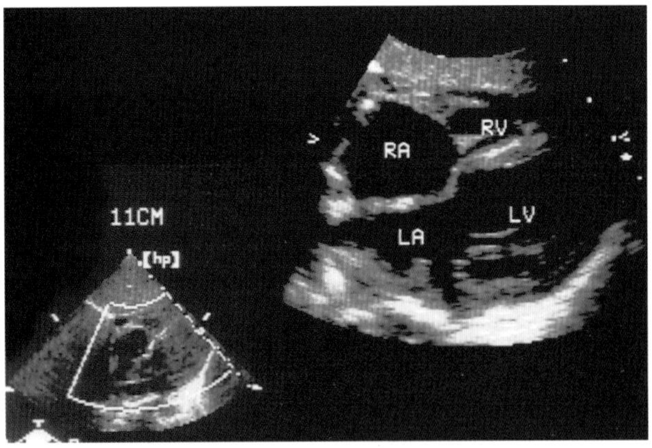

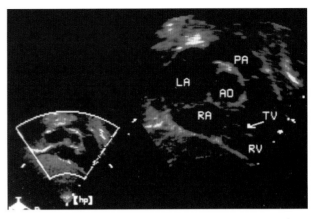

图 2-3-21 剑突下四腔心切面声像图。

图 2-3-23 剑突下心底大动脉短轴切面。

损及判断心房与心室连接关系的理想切面。

示右心系统及整个室间隔,对右心室、右心室流出道和肺动脉的观察非常清楚,是评价漏斗部、肺动脉狭窄和右心室双腔心的极佳切面,也是判断室间隔缺损部位的理想切面。

4.剑突下五腔心切面

在四腔心切面基础上,将探头继续向上倾斜,顺时针轻微旋转,即可显示五腔心切面(图2-3-22)。该切面可清楚显示左心室、左心室流出道及其与升主动脉的连接;对观察心室与大动脉的连接、判断有无大动脉的骑跨非常理想;为诊断法洛四联症、右心室双出口、圆锥动脉干畸形的极佳切面。

6.剑突下右心室流出道长轴切面(矢状面)

将探头在大动脉短轴切面基础上逆时针旋转20°~30°,使探头方向指向受检者左肩和右足(国际上提倡剑突下切面最好将图像倒转,并调整示标,使右心室流出道成像在屏幕的左侧,左心室成像于屏幕的右侧),并将扇面向左肩倾斜,便可获得此切面(图2-3-24)。图像右侧为右心室流出道长轴,左侧为二尖瓣短轴。该切面是评价右心室流出道、肺动脉瓣及肺动脉主干的极好切面,也常用于评价干下及漏斗部室间隔缺损。

5.剑突下大动脉短轴切面(右前斜切面)

将探头指向受检者的左肩和右胁(right hypochondrium)腰方向,示标指向 1~2 点钟位置,并略向头侧倾斜,可获得此切面(图2-3-23)。该切面可充分显

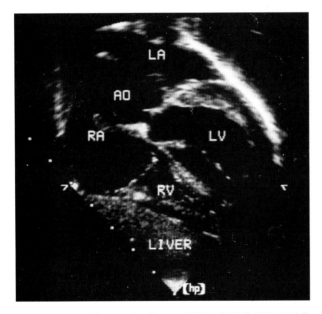

图 2-3-22 剑突下五腔心切面 (国际上提倡将剑突下图像倒转)。

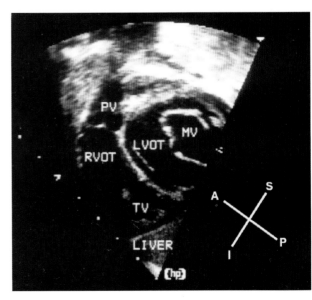

图 2-3-24 剑突下右心室流出道长轴(矢状)切面。

7.剑突下上下腔静脉长轴切面

将探头置于剑突下脊柱的稍右侧,使之与身体的矢状面平行,并向头侧倾斜50°~60°(稍加压),便可获得此切面(图2-3-25)。该切面可清楚地显示房间隔、上下腔静脉与右心房的连接关系,是诊断腔静脉引流异常、肺静脉回流异常以及判断房间隔缺损类型(上腔型、下腔型或中央型)的极佳切面。

8.剑突下双心房切面

在剑突下腔静脉长轴切面的基础上,将探头顺时针旋转90°,并向头侧倾斜30°~40°,可获得此切面。该切面可充分显示左心房、右心房、房间隔及肺静脉与左心房的连接关系,是判断房间隔缺损部位及肺静脉异位引流的极佳切面(图2-3-26)。

五、胸骨上窝切面

胸骨上窝切面不应仅局限于胸骨上窝,还应包括两侧的锁骨上窝。检查时应使受检者取平卧位,将枕头置于其颈下(必要时使头转向一侧),充分暴露胸骨上窝。

1.胸骨上窝长轴切面

将探头置于胸骨上窝,示标指向1点钟位置,此时可显示整个主动脉弓及其三个分支和降主动脉,主动脉弓的下方为右肺动脉。此切面是评价主

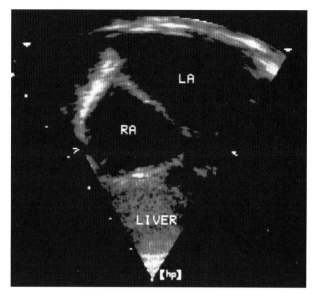

图2-3-26 剑突下双心房切面声像图。

动脉弓和降主动脉解剖,诊断主动脉弓缩窄、离断及主-肺动脉窗、左心发育不良的理想切面(图2-3-27)。

2.胸骨上窝短轴切面(冠状切面)

在胸骨上窝长轴切面基础上,将探头顺时针旋转90°,使示标指向3点钟位置,扫描扇面与冠状切面平行。此切面使主动脉弓由长轴变为短轴,主动脉弓的上方为无名静脉长轴,右侧是上腔静脉冠状切面长轴,下方为右肺动脉长轴(图2-3-28)。该切面是评价右肺动脉发育、远端畸形及观察有无左上

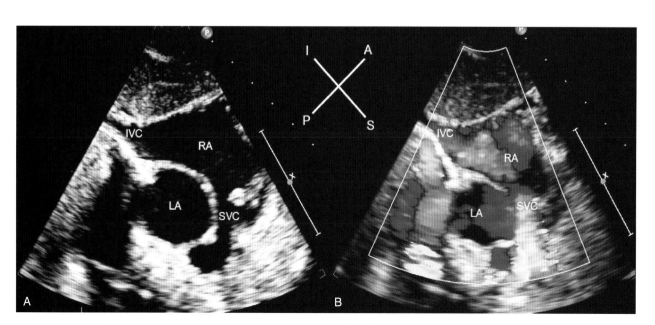

图2-3-25 剑突下上下腔静脉长轴切面声像图。(A)二维声像图;(B)彩色多普勒声像图。

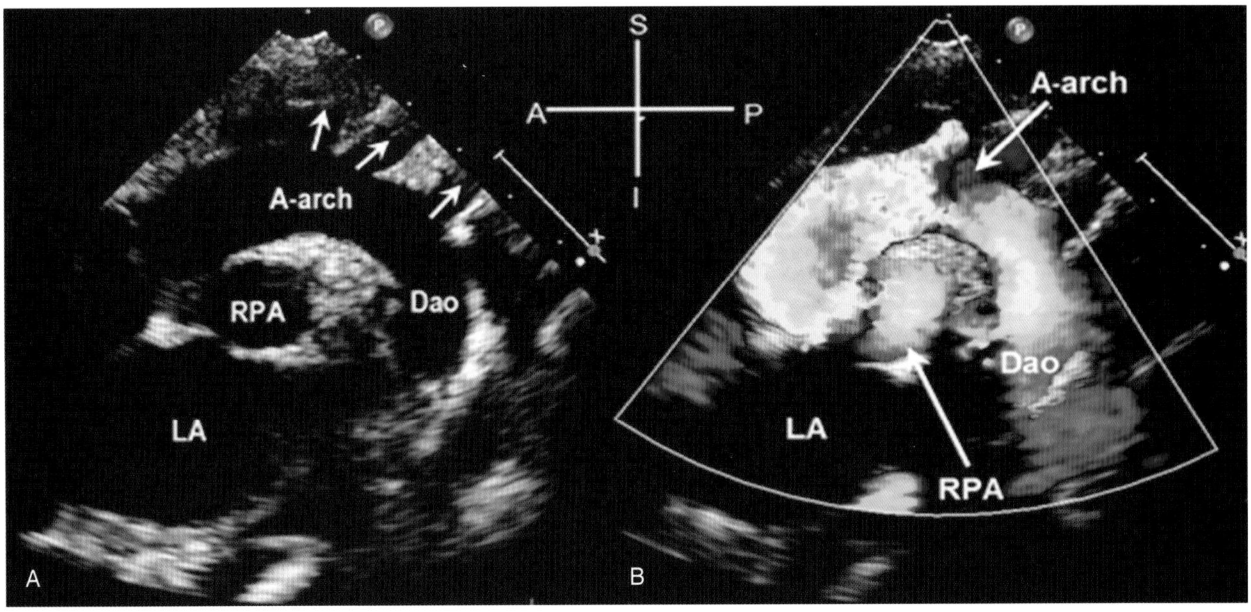

图 2-3-27　胸骨上窝长轴切面声像图。(A)二维图像；(B)彩色多普勒声像图。

腔静脉和垂直静脉的理想切面；同时也是诊断肺动脉悬吊不可缺少的切面。

3.胸骨上窝左心房肺静脉切面

在标准胸骨上窝短轴切面基础上，将探头略向胸壁倾斜，左心房就可充分显示，仔细观察便会看到四支肺静脉在左心房四个角的开口，好似一只螃蟹立在主动脉下方，因此许多人称该切面为"螃蟹"征。应用 CDFI 可进一步观察肺静脉回流至左心房的情况，该切面是评价四支肺静脉与左心房连接关系的最佳切面(图 2-3-29)。

4.胸骨上窝左肺动脉长轴切面

在胸骨上窝长轴切面的基础上，将探头逆时针旋转，示标指向 11 点钟位置，同时将探头向受检者左侧倾斜，该切面可显示左肺动脉长轴和降主动脉；此时若存在动脉导管，则可显示位于左肺动脉上方的异常交通(主动脉与肺动脉之间)。该切面是观察

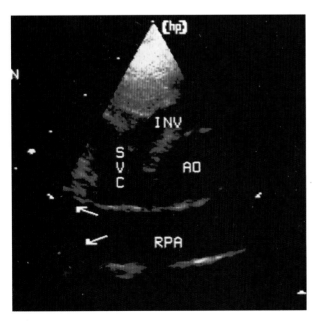

图 2-3-28　胸骨上窝短轴切面声像图。INV:无名静脉;SVC:上腔静脉;RPA:右肺动脉。

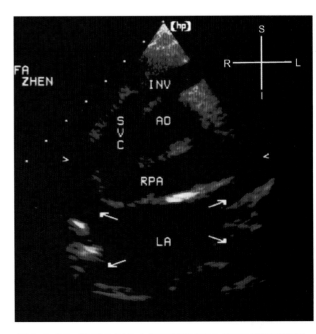

图 2-3-29　胸骨上窝左心房肺静脉(箭头所示)切面声像图。

左肺动脉畸形以及动脉导管未闭的常用切面(图2-3-30)。

六、右侧胸骨旁切面

对于左侧胸骨旁和剑突下声窗显示不清及肥胖受检者常选用右侧胸骨旁切面,右侧胸骨旁离房间隔最近,且声束与房间隔垂直,不易产生假性回声失落,是诊断房间隔缺损的极好透声窗(图2-3-31)。

1.右侧胸骨旁四腔心切面

使受检者取右侧卧位,探头置于右侧胸骨旁第三、四肋间,示标指向4~5点钟位置,便可获此切面(图2-3-32)。该切面对显示左心房、右心房、房间隔、右上肺静脉非常理想。

2.右侧胸骨旁大动脉短轴切面

此切面的探头方向与左侧胸骨旁大动脉短轴切面相同,只是需将探头置于右侧胸骨旁第三、四肋间,可清楚显示左心房、右心房、房间隔和主动脉根部,是诊断房间隔缺损较好的补充切面(图2-3-33)。

3.右侧胸骨旁矢状切面

将探头置于靠近右侧胸骨旁的第二、三肋间,示标指向12点钟位置,可清楚显示上腔静脉,然后

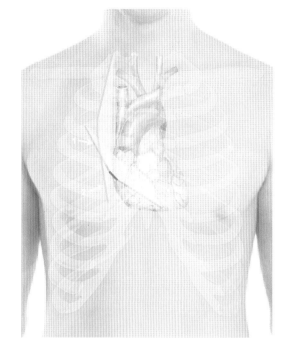

图2-3-31　右侧胸骨旁透声窗切面示意图。1:四腔心切面;2:矢状(长轴)切面。

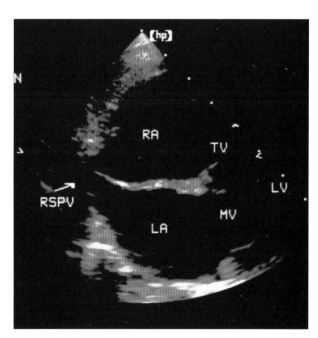

图2-3-32　右侧胸骨旁四腔心切面声像图。RSPV:右上肺静脉。

将探头向下移动便可显示上腔静脉与右心房连接及其与房间隔的关系;继续向下移动探头,可显示下腔静脉与右心房连接及其与房间隔关系。该切面图像中房间隔的前方是右心房,后方是左心房。此切面是诊断房间隔缺损及其分型的极佳切面(图2-3-34)。

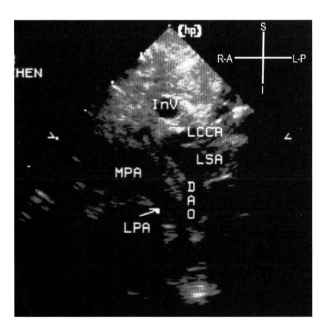

图2-3-30　胸骨上窝左肺动脉长轴切面声像图。LCCA:左颈总动脉;LSA:左锁骨下动脉;MPA:主肺动脉;LPA:左肺动脉。

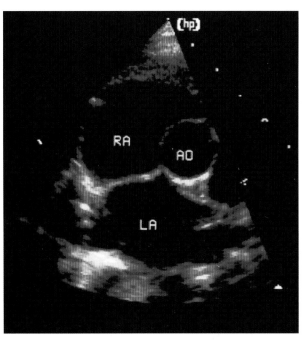

图 2-3-33 右侧胸骨旁大动脉短轴切面声像图。

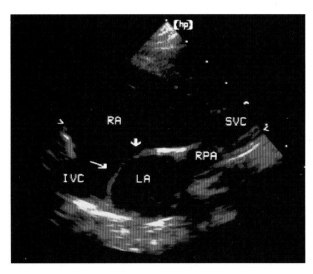

图 2-3-34 右侧胸骨旁矢状切面声像图。IVC:下腔静脉。

总之,以上介绍的是常用标准切面及一些非常规切面,特别要注意的是实际工作中不应拘泥于常规切面,而应根据患者所患先天性心血管畸形的类型及其解剖结构灵活运用一些经验切面,尤其是对于儿童(透声窗较多),关键是应尽量使透声窗靠近心脏畸形的解剖部位,进行三个平面(矢状面、冠状面和横断面)的立体观察。例如,怀疑右上肺静脉入上腔静脉,除了应用胸骨上窝冠状切面外,还应选用右侧胸骨旁上腔静脉的长轴和短轴切面;对升主动脉的病变也应选用右侧胸骨旁长轴、短轴切面;对怀疑左上腔静脉畸形、动脉导管未闭以及降主动脉畸形者,除了应用胸骨上窝切面外,还应选用左侧胸骨旁高位(矢状)切面。对常规切面显示不清或难以显示的畸形结构(如共同肺静脉腔及其连接部位),也可采用一些非常规切面(如右侧胸骨旁切面、左侧胸骨旁高位切面等)。

参考文献

Lai WW, Geva T, Shirali GS, et al. Guidelines and Standards for Performance of a Pediatric Echocardiogram: A Report from the Task Force of the Pediatric Council of the American Society of Echocardiography. Journal of the American Society of Echocardiography, 2006, 19:1413-1430.

(耿斌 张桂珍)

第 3 章

常见左向右分流型先天性心脏病

左向右分流型先天性心脏病是指左（体循环）、右(肺循环)两侧血液循环途径之间存在异常通道。早期由于心脏左半侧体循环的压力大于右半侧肺循环的压力，所以平时血流从左向右分流而不出现青紫。当啼哭、屏气或任何病理情况，致使肺动脉或右心室压力增高，并超过左心压力时，则可使血液自右向左分流而出现暂时性青紫。该病常见的畸形包括房间隔缺损(心房内异常交通)、室间隔缺损、动脉导管未闭、房室间隔缺损及主-肺动脉间隔缺损等。若得不到及时治疗，长期动力性肺动脉高压使肺小动脉壁增厚，管腔变窄，因而肺血管阻力增加，肺动脉高压从动力型变为阻力型，左向右分流量逐渐减少，最终导致右向左分流，称之为艾森曼格(Eisenmenger)综合征，临床上出现发绀、右心功能衰竭等症状。主-肺动脉间隔缺损、完全型房室间隔缺损极易早期出现艾森曼格综合征，而房间隔缺损则发生得较晚，一般在中老年才出现。

第1节 心房内异常交通

一、概述

Anderson 指出，真正意义上的房间隔应满足：①为分隔左右心房腔的间隔组织；②用探针穿过或切除该部分组织，不应累及或损伤心房外的组织结构。令人惊讶的是，只有很小一部分房壁符合这一真正房间隔的定义，即卵圆孔瓣及其卵圆孔前下缘的肌性间隔组织，该肌性间隔支撑卵圆瓣，并与房室间隔相接壤，该处缺损是真正的房间隔缺损(atrial

septal defect, ASD)，这一部位缺损称为中央型房间隔缺损(又称为继发孔缺损)。卵圆孔后上方的房间隔(常被称为第二房间隔)并非真正的房间隔，而是左右心房后壁向心房内折曲（胚胎期发生在肺静脉与心房连接后)形成的皱褶(infold)，皱褶内富有脂肪组织，见图3-1-1。

中央型房间隔缺损是引起心房内分流的最常见原因，但其他类型的缺损(如静脉窦型缺损、冠状静脉窦型缺损、原发孔缺损)并非真正意义上的房间隔缺损，所以将引起心房内异常分流的一组畸形统称为心房内异常交通(interartrial communication)。

心房内异常交通是先天性心脏病中较常见的一种心脏畸形，占16%~22%，根据缺损的部位不同可以分为多种类型。卵圆孔在成人中有20%~25%未完全闭合，因不引起两个心房间的明显分流，故被认为多无明显临床意义，但最近研究发现，该现象可能与

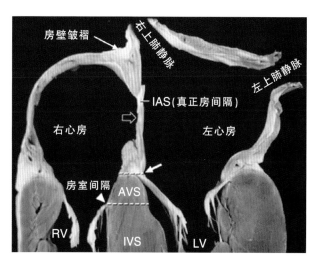

图 3-1-1 正常房间隔解剖图。

一过性脑缺血及脑栓塞有关。

二、病理解剖与分型

心房内异常交通可根据缺损部位不同分为以下几种类型:原发孔型房间隔缺损(Ⅰ孔型房间隔缺损)、中央型房间隔缺损(继发孔型房间隔缺损)、静脉窦型间隔缺损(上腔型和下腔型)、冠状静脉窦型间隔缺损、混合型缺损(图3-1-2)。

心房内异常交通多单独出现,亦可合并肺静脉异位引流、房室间隔缺损、永存左上腔静脉、二尖瓣脱垂、二尖瓣狭窄、肺动脉瓣狭窄等畸形。

1.原发孔型房间隔缺损

占心房内异常交通的15%~20%,缺损位于房间隔的下部近房室瓣处,常累及房室瓣,引起二尖瓣前叶裂缺、三尖瓣畸形等,其本质属于部分型房室间隔缺损的范畴(部分型心内膜垫缺损),详见房室间隔缺损一章。

2.中央型房间隔缺损(继发孔型房间隔缺损)

此为心房内异常交通中最多见的一种,约占76%,缺损位于房间隔中心卵圆窝或侵及其周边的房间隔结构,是由于卵圆孔瓣或卵圆孔边缘肌肉组织缺损、穿孔甚至缺如引起的。缺损多为单发,亦可两个以上或多发呈筛孔状。

3.静脉窦型间隔缺损

包括上腔型和下腔型,此型较少见,占12%~15%,上腔型缺损位于卵圆孔上方,靠近上腔静脉入口,上腔静脉骑跨于房间隔上。下腔型缺口位于下腔静脉入口处,靠近冠状静脉窦。静脉窦型缺损其卵圆孔及周围的肌性边缘是完整的,本型缺损并非真正意义上的房间隔缺损。本型缺损常伴有肺静脉异位引流,尤其是上腔型。

4.冠状静脉窦型间隔缺损(冠状静脉窦无顶综合征)

此型缺损为冠状静脉窦与左心房后下壁间分隔不完全或无分隔,致使左心房血液经冠状窦入右心房,此畸形常伴永存左上腔静脉,此型最为少见。

5.混合型

两种或两种以上类型缺损同时存在,此型缺损一般较大,房间隔几乎完全缺如,其血流动力学改变似单心房,称功能性单心房,约占8.5%。

三、病理生理改变

在正常心脏,左心房压力比右心房压力高约0.66kPa(5mmHg),当存在心房内异常交通时,因压差的存在使血液自左心房分流到右心房,使肺循环血流量增加,体循环血流量减少,导致右心容量加大,而发生右心系统扩张。若分流量过大,超过肺循环血量的限度时,可出现动力型肺动脉压力升高,随病情发展,长期肺动脉高压使肺小动脉壁增厚,管腔变窄,因而,肺血管阻力增加,肺动脉高压从动力型变为阻力型,左向右分流量逐渐减少,最终导致心房水平的右向左分流,称之为艾森曼格(Eisenmenger)综合征,临床上出现发绀、右心功能衰竭等症状。但与室间隔缺损、动脉导管未闭相比,发生得较晚,一般在中老年才出现。

值得强调的是,下腔型间隔缺损时,常因下腔静脉骑跨于房间隔上,加上残留的下腔静脉瓣(Eustachian瓣)较大,致使部分下腔静脉血液分流入左心房,而产生右向左分流,临床上可出现发绀,切莫误认为已发展成艾森曼格综合征。

四、超声心动图检查

(一)常用切面

主要切面有:胸骨旁四腔心、大动脉短轴切面,剑突下四腔心、大动脉短轴切面,剑突下腔静脉长轴

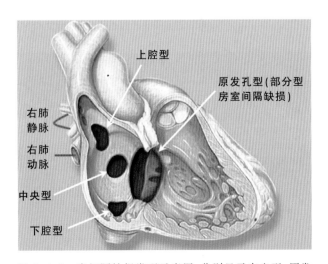

图3-1-2 房间隔缺损类型示意图,分别显示中央型、原发孔型、上腔和下腔型房间隔缺损。上腔型房间隔缺损常伴有肺静脉异位引流。

切面。对于较肥胖的成年人等常规切面显示不清者，可选用右侧透声窗的各种切面，对诊断非常有帮助。

(二)超声心动图表现

1.M 型超声心动图

右心室增大，右心室流出道增宽。室壁运动异常：心房内异常交通时右心容量负荷增加，致使右心室前壁运动幅度增强，而室间隔运动幅度减低、平坦，甚至与左心室后壁呈同向运动。

2.二维超声心动图

(1)右心扩大：右心房、右心室内径增大，右心室流出道增宽。

(2)房间隔连续性回声中断：这是诊断房间隔缺损的直接征象，不同类型的房间隔缺损，回声缺失的部位亦不同。

1)中央型：缺损位于房间隔中部的卵圆孔处，四周有完整的房间隔组织结构(图 3-1-3 和图 3-1-4)。有一种特殊类型的中央型缺损：回声失落紧靠房

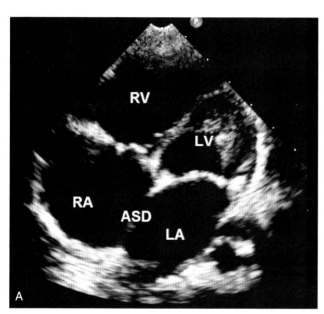
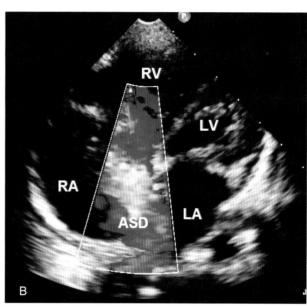

图 3-1-3 中央型房间隔缺损。(A)胸骨旁四腔心切面显示房间隔中央回声缺失；(B)彩色多普勒声像图显示心房水平的左向右红色分流束。

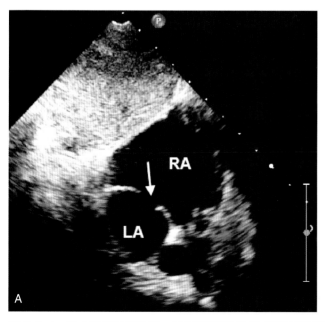
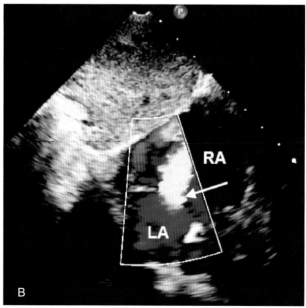

图 3-1-4 中央型房间隔缺损。(A)剑突下长轴切面显示房间隔中央回声缺失；(B)彩色多普勒声像图显示心房水平的左向右红色分流束。

室瓣(前庭部),但四腔心切面显示房室间隔完整,心室短轴切面显示二、三尖瓣形态正常,见图3-1-5。

2)上腔型:四腔心切面不能显示房间隔回声失落,卵圆瓣及其周边组织完整。近似胸骨旁四腔心切面显示缺损位于房间隔后上方,剑突下切面探查显示上腔静脉入口的下方房间隔回声中断,上腔静脉骑跨于房间隔之上(图3-1-6)。

3)下腔型:四腔心切面不能显示房间隔回声失落,卵圆瓣及其周边组织完整;近似胸骨旁四腔心切面示缺损位于房间隔后下方,剑突下切面探查显示下腔静脉入口处房间隔回声中断,下腔静脉骑跨于房间隔上(图3-1-7和图3-1-8)。

注:从本质上讲,静脉窦型间隔缺损(上腔型和下腔型)的部位并非真正的房间隔,发生率较低。比较多见的类型是中央型房间隔缺损向上腔静脉或下腔静脉入口处延伸的较大型缺损,两者应加以鉴别。

诊断静脉窦型间隔缺损的标准为:①缺损靠近上腔静脉或下腔静脉入口处;②上腔静脉或下腔静脉骑跨于房间隔之上;③卵圆瓣及其周边肌性组织完整(标准四腔心切面不能显示房间隔回声失落)。

4)冠状静脉窦型(冠状静脉窦无顶综合征):较小的缺损诊断比较困难,多不能直接显示回声缺失,仅能显示冠状静脉窦扩张;缺损较大时,冠状静脉窦多扩张,冠状静脉窦周围房间隔回声缺失,于冠状静脉窦及左心房后下方,不能探及完整的冠状窦壁回声,同时多合并左上腔静脉入左心房,诊断主要依靠彩色多普勒显像,见图3-1-9至图3-1-14。由于较大的冠状静脉窦型缺损常累及周边房间隔组织,尤其是下腔静脉周围的房间隔(再者,二者在解剖部位上相比邻),所以应注意冠状静脉窦型缺损与下腔型

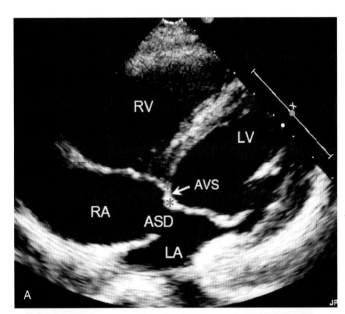

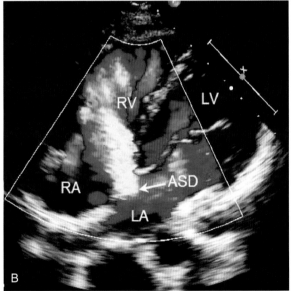

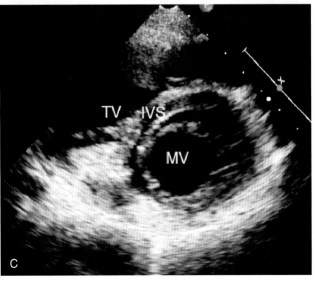

图3-1-5 特殊类型中央型房间隔缺损声像图。(A)胸骨旁四腔心切面显示缺损靠近房室瓣,但房室间隔(AVS)完整;(B)胸骨旁四腔心切面彩色多普勒声像图显示左向右分流束;(C)瓣口水平心室短轴切面显示房室瓣正常。

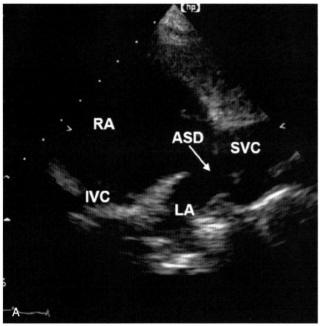

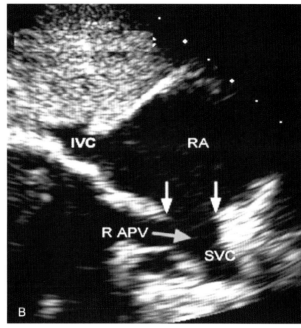

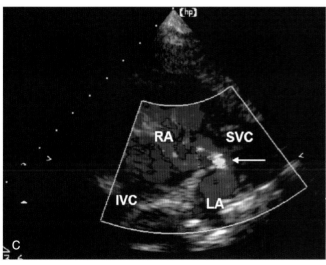

图 3-1-6 上腔型间隔缺损声像图, 近上腔静脉入口处房间隔回声缺失,彩色多普勒显示近上腔处左向右分流,伴有部分型肺静脉异位引流。(A)右胸骨旁长轴切面;(B)剑突下长轴切面;(C)彩色多普勒声像图。RAPV:异常连接的右上肺静脉。

缺损相鉴别。

(3)需要指出的是,对于胸骨左缘或剑突下切面显示不清以及肥胖患者,可以采取右侧卧位,应用右侧胸骨旁四腔、心房两腔或上下腔静脉长轴切面,常能清楚地显示房间隔缺损,见图 3-1-15 至图 3-1-18。右侧透声窗特点:①房间隔缺损时右心房扩大,使右侧透声窗更加清楚;②房间隔在声束近场,且声束与房间隔垂直;③可最大限度地从纵向及横向显示房间隔;④清楚地显示右上肺静脉与房间隔的关系。

下腔静脉型缺损与冠状静脉窦型缺损的鉴别要点:①在低位四腔心切面,冠状静脉窦型缺损的部位靠近房室瓣环,而下腔静脉型缺损靠近下腔静脉入口;②冠状静脉窦型缺损多伴有左上腔静脉入左心房;③下腔静脉型缺损时,冠状静脉窦切面显示冠状静脉窦壁(冠状静脉窦与左心房之间)完整(图 3-1-8)。

3.彩色多普勒超声心动图

彩色多普勒声像图可显示左心房向右心房的穿隔分流束,其宽度与房间隔缺损的大小成正比,缺损大,分流束宽;缺损小,分流束窄。若出现肺动脉高压时,随着压力的增高,左向右分流会逐渐减少,最后导致心房水平的右向左分流,临床上出现发绀等症状。

彩色多普勒超声心动图对冠状静脉窦型间隔缺损的诊断有重要价值,多能显示冠状静脉窦口血流增多、增快,缺损较大者可显示血流自左心房经冠状静脉窦分流入右心房,常合并左上腔静脉入左心房。

4.声学造影

经肘静脉注入声学造影剂后,右心房、右心室顺序显影,由于左心房和右心房存在压差,右心房出现

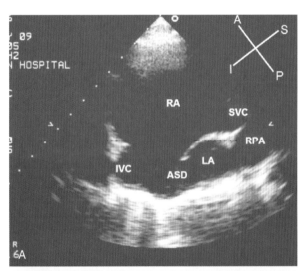

图 3-1-7　下腔型间隔缺损剑突下长轴切面声像图。(A)二维声像图显示缺损靠近下腔静脉;(B)彩色多普勒声像图显示左向右分流信号。

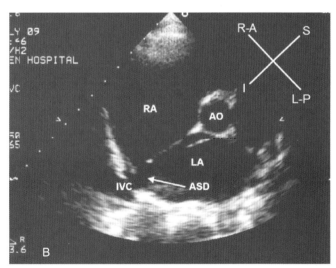

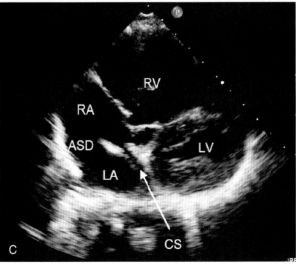

图 3-1-8　下腔型间隔缺损,二维超声心动图显示房间隔近下腔静脉入口处回声缺失。(A)右胸骨旁长轴切面;(B)大动脉短轴切面(扇面逆时针旋转指向肝脏);(C)低位四腔心切面显示冠状窦壁完整(与冠状静脉窦型鉴别)。R-A:右前;L-P:左后。

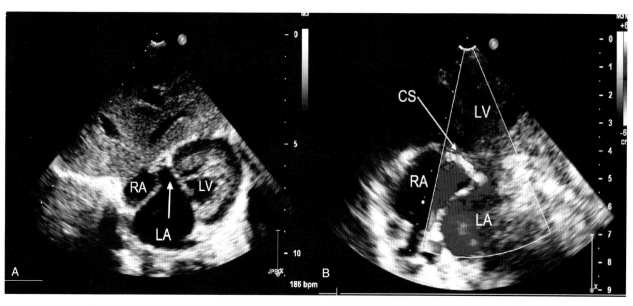

图 3-1-9　冠状静脉窦型间隔缺损,剑突下冠状静脉窦(冠状)切面声像图。(A)二维声像图显示左心房底部近冠状静脉窦口(冠状静脉窦顶)处回声失落;(B)彩色多普勒声像图显示左心房血流经冠状静脉窦口入右心房。

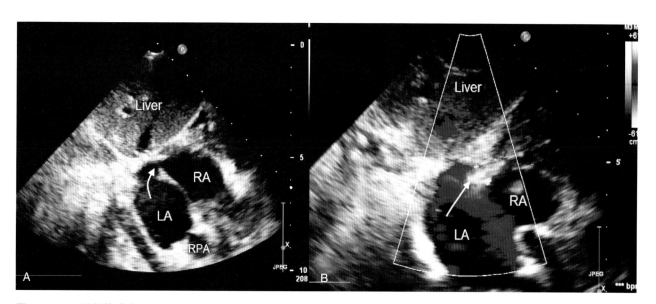

图 3-1-10　冠状静脉窦型间隔缺损,剑突下冠状静脉窦矢状切面声像图。(A)二维声像图显示左心房底部近冠状静脉窦口处(冠状静脉窦顶)回声失落;(B)彩色多普勒声像图显示左心房血流经冠状静脉窦口入右心房。

负性显影区,左心房内一般无声学造影剂。在声学造影过程中, 让受检者做 Valsalva 动作、连续咳嗽等,使右心房压力暂时升高,产生一过性少量心房水平右向左分流,使左心房内出现少量声学造影剂回声,从而提高诊断准确性。

合并肺动脉高压时,心房水平为双向或右向左分流,左心房内可清晰呈现造影剂回声。

冠状静脉窦型间隔缺损常合并左上腔静脉入心房,声学造影对此有重要诊断价值,左上肢声学造影可显示造影剂经左上腔静脉入左心房→冠状静脉窦→右心房。

5.经食管超声心动图

经食管超声心动图检查不受胸壁及肺组织的影响,声束方向与房间隔近似垂直,因此可以避免假性回声失落导致的假阳性, 且可最大限度显示房间隔全部解剖结构,如房间隔缺损的位置、数目、大小及周边残余房间隔解剖状态,对房间隔缺损的诊断、分型及介入适应证的选择有重要价值, 见图 3-1-19 和图 3-1-20。

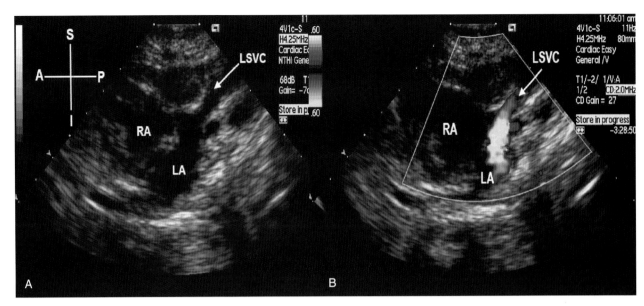

图3-1-11 左上腔静脉入左心房,左胸骨旁高位矢状切面。(A)二维声像图显示左上腔静脉与左心房连接;(B)彩色多普勒声像图显示左上腔静脉进入左心房。

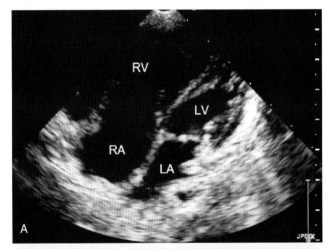

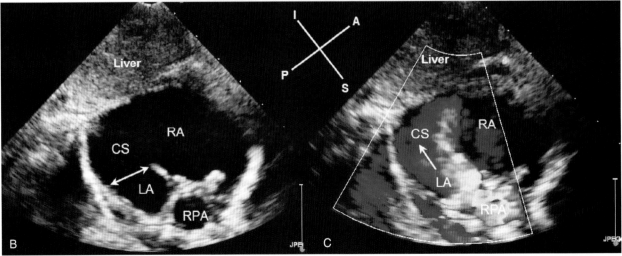

图3-1-12 冠状静脉窦型间隔缺损声像图。(A)四腔心切面显示房间隔回声完整;(B)剑突下长轴切面显示冠状静脉窦壁回声失落;(C)彩色多普勒声像图显示左心房向冠状静脉窦的分流束。

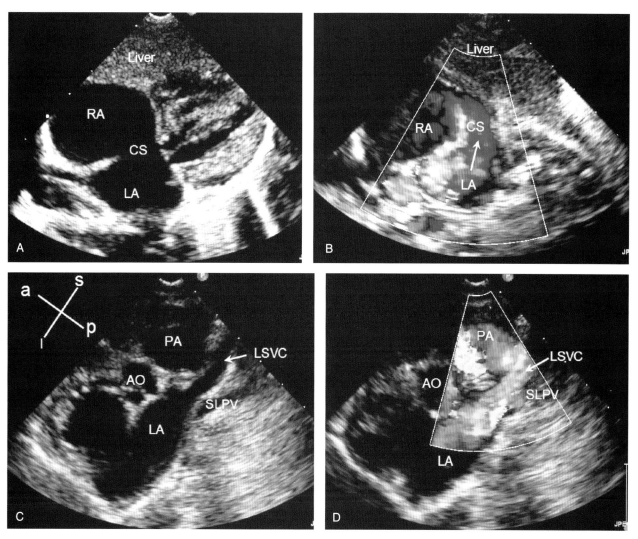

图 3-1-13 冠状静脉窦型间隔缺损合并左上腔静脉入左心房声像图。(A)剑突下低位四腔心切面显示冠状静脉窦型间隔缺损；(B)剑突下低位四腔心切面彩色多普勒声像图显示左心房通过冠状静脉窦进入右心房的血流束；(C)左胸骨旁高位矢状切面二维声像图显示左上腔静脉于左心房顶部与左心房连接；(D)彩色多普勒声像图显示从左上腔静脉直接进入左心房的血流束。

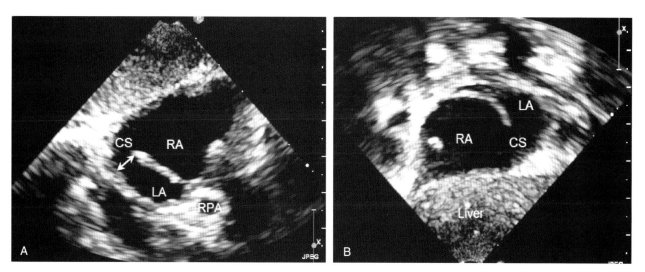

图 3-1-14 冠状静脉窦型间隔缺损合并左上腔静脉入左心房声像图。(A)剑突下长轴切面显示冠状静脉窦口扩张，双向箭头示冠状静脉窦壁回声缺失；(B)剑突下冠状静脉窦(冠状)切面。(待续)

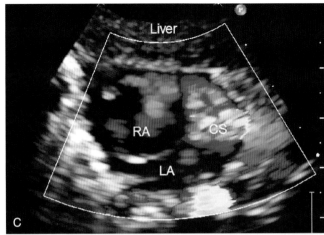

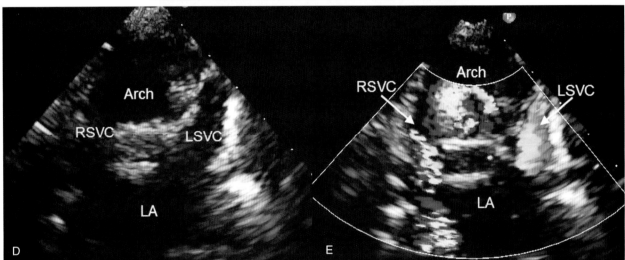

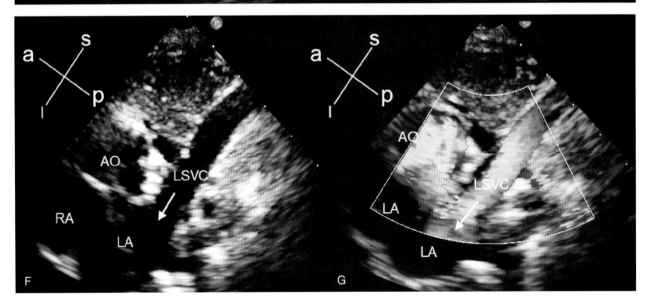

图 3-1-14(续)　(C)彩色多普勒显示左心房内血流经冠状静脉窦口入右心房；(D)胸骨上窝短轴切面二维声像图显示左上腔静脉入左心房；(E)彩色多普勒声像图显示左上腔静脉入左心房的血流束。(F)左胸骨旁高位矢状切面二维声像图显示左上腔静脉与左心房连接；(G)彩色多普勒声像图显示左上腔静脉进入左心房的血流束。

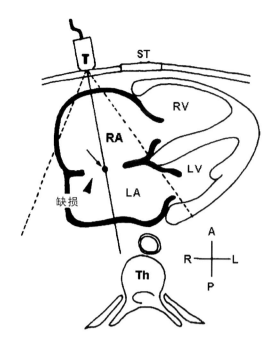

图 3-1-15　右侧透声窗显示房间隔缺损示意图。

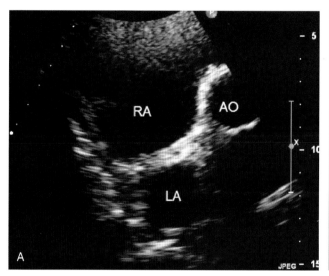

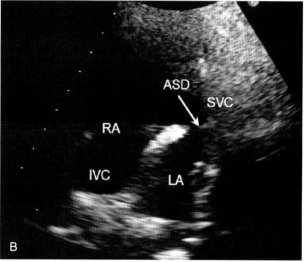

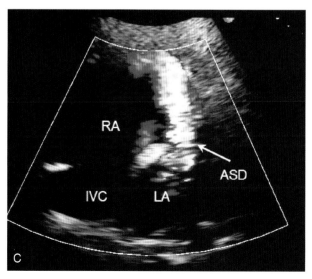

图 3-1-16　右侧胸骨旁切面显示成人房间隔缺损。(A)右侧大动脉短轴切面显示房间隔回声完整；(B)长轴切面(矢状切面)显示靠近上腔静脉处房间隔回声失落；(C)彩色多普勒声像图显示左向右分流束。

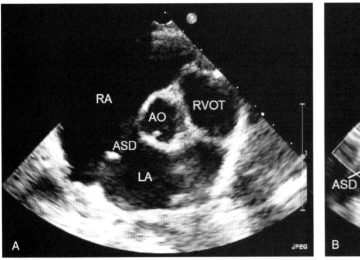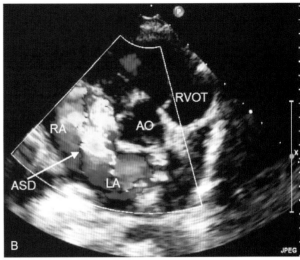

图 3-1-17　中央型房间隔缺损,右侧透声窗大动脉短轴切面声像图。(A)二维声像图;(B)彩色多普勒声像图。

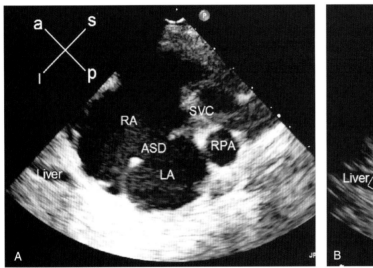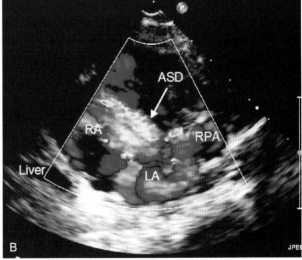

图 3-1-18　中央型房间隔缺损,右侧透声窗上下腔静脉长轴切面。(A)二维声像图;(B)彩色多普勒声像图。

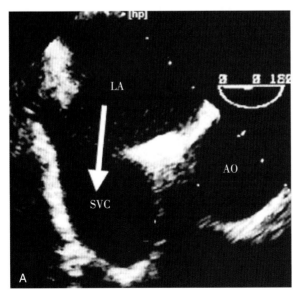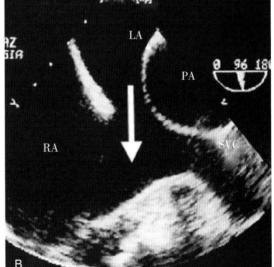

图 3-1-19　上腔静脉型房间隔缺损经食管超声心动图。(A)短轴切面显示房间隔近上腔静脉入口处回声中断;(B)长轴切面显示房间隔近上腔静脉入口处回声中断。

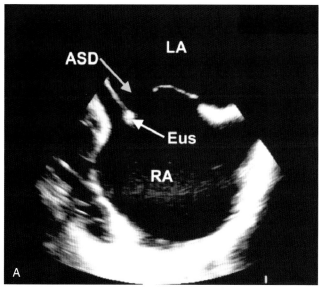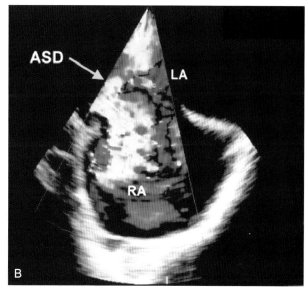

图 3-1-20　下腔型房间隔缺损经食管超声心动图。(A) 上下腔静脉长轴切面显示近下腔静脉入口处房间隔回声中断,卵圆孔处回声完整;(B)彩色多普勒显示左向右的蓝色分流束。Eus:下腔静脉瓣。

经食管超声心动图在房间隔缺损介入性治疗中的应用,详见经食管超声心动图一章。

6.心腔内超声

心腔内超声(intracardiac echocardiography, ICE)是将超声探头置于导管的前端,通过导管放置于心腔内,以对心内结构进行观察。

与经食管超声心动图比较,心腔内超声有以下优点:①通过右心导管的方法进行观察,减少经食管超声检查给患者带来的痛苦;②探头与心内结构的距离更加贴近,可采用高频探头,更能最大限度地观察房间隔全部解剖结构,评价房间隔缺损的位置、数目、大小;③对房间隔缺损介入适应证的选择和介入治疗操作的指导作用,优于经食管超声心动图。缺点是探头价格较昂贵,且导管较粗,仅适用于较大儿童或成人。

五、临床诊治要点

超声心动图诊断房间隔缺损时应注意以下几点:

(1)房间隔缺损的诊断比较容易,但也最容易犯错误,要注意辅助征象特征。

(2)由于房间隔比较薄,容易产生假性回声失落(尤其是心尖四腔心切面),造成误诊。

(3)彩色多普勒常常产生彩色外溢,形成左向右

分流的假象。

(4)肺动脉高压时,左向右分流逐渐减少,分流速度减低,甚至出现右向左的分流,此时诊断更加困难,要点是降低 SCALE(彩色棒的速度),才能显示分流束。

(5)声学造影:静脉声学造影负性显影不十分可靠,但对右向左分流的正显影有重要价值,比彩色多普勒更加可靠。

(6)对诊断困难的患者可采用右侧透声窗或经食管超声心动图。

多数房间隔缺损(较小的且边缘良好)都能通过介入封堵的方法进行治疗,对缺损较大且缺损边缘不良(距重要组织较近或边缘薄弱)者可采用外科手术修补进行治疗。

第2节　室间隔缺损

一、概述

胚胎时期心脏室间隔发育异常导致缺损,形成两心室间异常分流,称为室间隔缺损(ventricular septal defect, VSD)。室间隔缺损是最常见的先天性心血管畸形, 占先天性心血管疾病的 20%~25%,可单独存在, 亦常为其他复杂心脏畸形的组成部分。

二、病理解剖与分型

1.室间隔解剖

　　室间隔呈三角形,自左上(漏斗间隔)向右后下延伸,有一定的弧度,凸向右心室。室间隔由膜部和肌部两部分组成。膜部范围很小,它是中心纤维体向室间隔的延伸,膜部位于主动脉右冠瓣和无冠瓣的下方,与二尖瓣前叶、三尖瓣隔叶关系密切。肌部室间隔由三部分组成:流入部(窦部)、小梁部和流出部(漏斗部);每一部分都近似三角形,共同的顶角为膜部,膜部为以上三个部位胚胎发育的汇合部,所以为缺损的好发部位。室间隔在左右心室面的形态特征是不同的:左侧肌小梁较细腻,右侧肌小梁较粗大。在室间隔的右心室面有一粗大的肌小梁,被称为隔缘束(septomarginal trabeculation, SMT),它由体部和两个分肢组成,呈 Y 字形,体部斜下向心尖部走行并发出调节束(moderator band),体部的头侧分成前后两肢,分肢的界限标志为圆锥乳头肌(medial papillary muscle),后肢向膜部延伸,前肢支撑肺动脉瓣,见图 3-2-1。

　　膜部室间隔是非常重要的解剖标志,从右心室面观,膜部室间隔位于隔瓣、前瓣附着的交界处,三尖瓣环(隔瓣)横跨膜部间隔。从左心室面观膜部室间隔位于右冠瓣及无冠瓣交界处下方,见图 3-2-2 和图 3-2-3。

2.室间隔缺损的分类

　　室间隔缺损分类方法种类繁多,但大同小异,国际上一般采用 Anderson 所提倡的分类方法,这一分

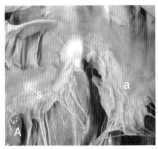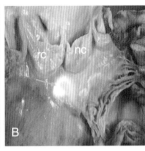

图 3-2-2　膜部室间隔解剖。(A)右心室面观;(B)左心室面观。s:三尖瓣隔叶;a:三尖瓣前叶;rc:右冠窦;nc:无冠窦;箭示膜部间隔(透亮处)。

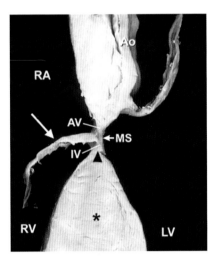

图 3-2-3　膜部室间隔解剖。三尖瓣环横跨膜部室间隔(MS),将其分为膜部间隔房室部(AV)和室间隔部(IV),箭示三尖瓣隔瓣。

类方法简明扼要,解剖标志明确,对临床有重要指导意义,被广泛采用。Anderson 根据室间隔缺损的边缘构成将其分为三类(图 3-2-4)。

　　(1)膜周室间隔缺损:缺损累及膜部间隔,由房室瓣、半月瓣与中心纤维体组成的纤维组织构成其边缘的一部分。此型最多见,占 70%~75%,缺损仅局限于膜部很小范围者极少,缺口多向周边肌部扩展,故称膜周部缺损,依据其扩展的部位(圆锥乳头肌为标志)又分为偏小梁部、流入部、流出部、混合型(缺损扩展或累及两个以上的部位)等类型,但其缺口的上缘总是在主动脉瓣与中心纤维体的交界部,此为膜周部缺损的诊断依据。

　　(2)肌部室间隔缺损:其特征为缺损的周边均为肌性组织,根据缺损累及室间隔的部位又分为流入道肌部、小梁肌部和漏斗间隔肌部缺损,流入道肌部缺损亦称为隔瓣后(下)室间隔缺损。应注意漏斗间隔肌部缺损与双动脉下室间隔缺损的区别:前者的两个动脉瓣被残余的漏斗间隔所分隔,缺损上缘为

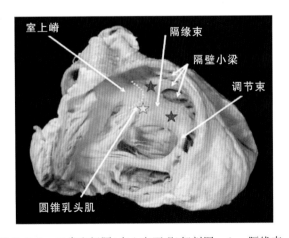

图 3-2-1　正常室间隔(右心室面观)解剖图。★—隔缘束;☆—圆锥乳头肌;★—隔壁小梁。

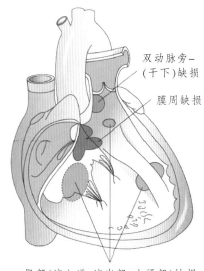

图 3-2-4 室间隔缺损的 Anderson 分类示意图。

残存的漏斗间隔肌性组织;后者上缘由主动脉瓣和肺动脉瓣之间连续的纤维组织构成。

(3)双动脉(干)下室间隔缺损(doubly committed and juxta-arterial defect):这类缺损的特征是,其顶部由主动脉瓣和肺动脉瓣之间的纤维连续组成,它既位于主动脉之下,又位于肺动脉之下,所以称其为双动脉下室间隔缺损。此型占先天性心脏病的20%~30%,东方人多见。

三、病理生理改变

室间隔缺损所致的心内血液分流是病理生理的基础,分流量的多少取决于缺损的大小及两个心室的压力差。缺损较小时（缺损面积在 0.5cm/m² 以下），一般无临床症状;缺损较大时（缺损面积在 1.0cm/m² 以上），分流量大,肺血增多,肺小动脉痉挛,内层增厚及硬化,阻力增加,导致肺动脉高压,右心室压力亦升高,当右心室压力高于左心室压力时,产生心室水平的右向左分流,临床上出现发绀,称为艾森曼格(Eisenmenger)综合征。

四、超声心动图检查

(一)M 型超声心动图

室间隔缺损的 M 型超声心动图主要特征为:左心室内径增大,室壁运动增强,右心室流出道增宽。肺动脉压力重度升高时,左心室内径可正常,右心室内径增加,右心室前壁增厚。

(二)二维超声心动图

1.切面选择

室间隔缺损类型较多,可发生于室间隔的任何部位,超声检查必须运用多个切面扫描室间隔的各个部位。由于常见的膜周室间隔缺损、漏斗部室间隔缺损分布在肺动脉瓣和三尖瓣隔叶之间,与主动脉右冠瓣的关系密切,应重点观察这些部位。

常用切面有:左心室长轴切面,主动脉根部短轴切面,右心室流出道长轴切面,胸骨旁、心尖及剑突下四腔、五腔心切面,观察肌部室间隔缺损时应结合胸骨旁左心室各短轴切面。

由于膜部间隔位于右冠瓣和无冠瓣的下方,所以标准左心室长轴切面不能显示膜部间隔,将扫描扇面向身体右侧倾斜才能显示膜部间隔,见图 3-2-5 至图 3-2-7。

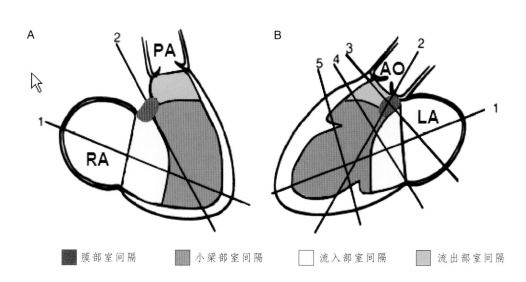

图 3-2-5 正常室间隔各部分与主要切面的关系。(A)右心室面观;(B)左心室面观。1:四腔心切面;2:五腔心切面;3:大动脉短轴切面;4、5:心室短轴(瓣口水平、乳头肌水平)切面。

膜部室间隔　小梁部室间隔　流入部室间隔　流出部室间隔

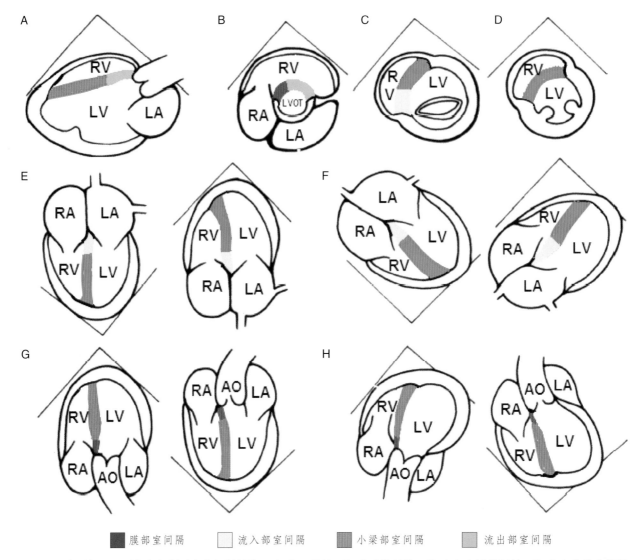

图 3-2-6 常用切面显示各室间隔对应的解剖部位。(A)左心长轴;(B)大动脉短轴;(C)左心室瓣膜短轴;(D)左心室乳头肌短轴;(E)心尖四腔;(F)胸骨旁四腔;(G)心尖五腔;(H)胸骨旁五腔心切面。

（1）漏斗部室间隔缺损:包括双动脉下和漏斗部(流出道)肌部室间隔缺损,其位置较高。前者缺损上缘为肺动脉瓣,无肌性组织回声;后者缺损的位置略低于前者,缺损上缘与肺动脉瓣之间有肌性组织回声。主要切面为左心室长轴、大动脉短轴和右心室流出道长轴切面(胸骨旁及剑突下)。

（2）膜周部室间隔缺损:主要切面为心尖及胸骨旁四腔和五腔心切面、大动脉短轴切面及瓣口水平左心室短轴切面等。

膜周室间隔缺损各亚型之间也略有差异,膜周累及流出道和肌小梁时,以胸骨旁及心尖五腔心切面显示更为清楚,缺损上缘即为主动脉瓣。膜周缺损累及流入道(三尖瓣隔叶下方的室间隔)时,胸骨旁及心尖四腔心切面(或剑突下)显示最为清楚。

（3）肌部室间隔缺损:多累及室间隔的小梁部,

属低位室间隔缺损,少数为靠近主动脉瓣(膜部)的肌部缺损(高位)。主要切面为心尖四腔、五腔心切面及左心室短轴切面。

（4）隔瓣下(后)室间隔缺损(流入道肌部缺损):其位置较低,隐蔽于三尖瓣隔瓣后下方,在低位心尖四腔心切面(或剑突下)、瓣口水平左心室短轴切面可显示室间隔回声缺损。隔瓣下(后)室间隔缺损与膜周累及流入道缺损的区别在于:前者存在肌性组织与膜部相隔。

2.室间隔缺损的超声特征

室间隔缺损在二维超声上表现为缺损部位的室间隔回声连续性中断,缺损断端回声增强、粗糙。

（1）膜周部室间隔缺损:缺损断端常有增多的纤维组织(实际为三尖瓣的隔瓣或前瓣组织),其对缺

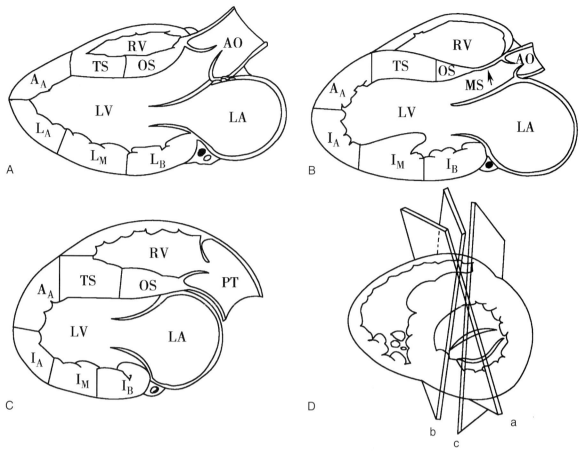

图 3-2-7 心室各长轴切面示意图。(A)标准左心室长轴;(B)标准左心室长轴向右侧倾斜显示膜部间隔;(C)右心室流出道长轴切面;(D)a、b、c分别代表A、B、C各切面对应的方位。OS:漏斗部间隔;TS:小梁部间隔;MS:膜部间隔。

口进行包绕,可形成瘤样结构突向右心室,少数亦可突向左心室流出道。

(2)漏斗部室间隔缺损:易合并主动脉瓣脱垂或右冠窦窦瘤,缺损常被主动脉瓣或主动脉窦所掩盖,需仔细观察。多切面可显示近肺动脉瓣处或流出道肌部室间隔回声失落,断端回声增强。

(3)肌部室间隔缺损:多发生在小梁部,常为多发,在室间隔近心尖处回声中断,有时缺损被右心室内的肌束所分隔,二维超声易漏诊。

(4)隔瓣后室间隔缺损:位置比较隐蔽,在低位心尖四腔心切面、瓣口水平左心室短轴切面可显示室间隔回声失落,辅以彩色多普勒超声,不难做出诊断。见图3-2-8至图3-2-16。

(三)多普勒超声心动图

1.脉冲多普勒

将取样容积置于室间隔缺损口的右心室面或缺口内,可检出收缩期高速正向填充型频谱。伴有肺

动脉高压时,心室水平左向右分流量减少,或出现双向分流频谱。右心室压力显著升高时,心室水平可显示左向右或右向左的低速血流频谱。

2.连续多普勒

连续多普勒主要用于室间隔缺损心室水平分流速度的评估,通过跨隔血流速度的测量,可判定右心室收缩压,进而推断肺动脉压。

3.彩色多普勒血流显像

彩色多普勒血流显像对室间隔缺损的诊断有重要价值,主要有以下几个方面的应用。

(1)确定室间隔缺损的类型:根据异常血流信号出现的切面和部位,可判断室间隔缺损的类型。

(2)测定室间隔缺损的大小:异常彩色血流束的直径基本等于室间隔缺损口的直径,通过测量穿隔彩色血流束基底部的直径,即可确定室间隔缺损的大小,尤其对直径<5mm的室间隔缺损,二维超声显示缺损断端不清晰,或由于膜部瘤形成,残存缺口不

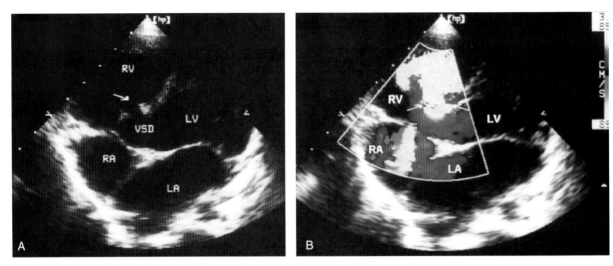

图 3-2-8　胸骨旁五腔心切面显示膜周部室间隔缺损。(A)二维声像图；(B)彩色多普勒声像图。

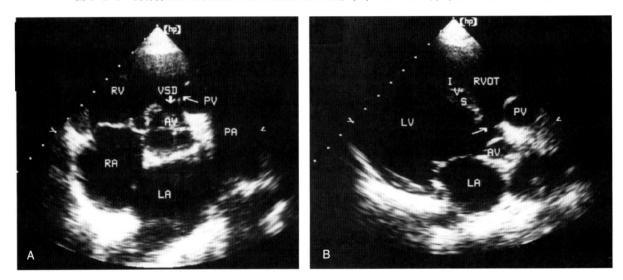

图 3-2-9　双动脉下室间隔缺损二维超声心动图。(A)大动脉短轴切面显示室间隔缺损紧邻肺动脉瓣；(B)右心室流出道长轴切面显示室间隔缺损位于双动脉下。

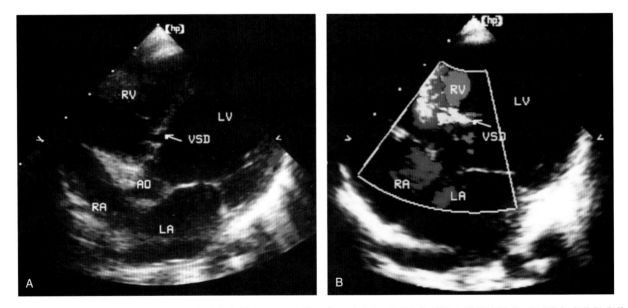

图 3-2-10　胸骨旁四腔心切面显示肌部室间隔缺损。(A)二维超声四腔心切面显示室间隔中部回声缺失；(B)彩色多普勒声像图显示左向右分流的五彩血流束。

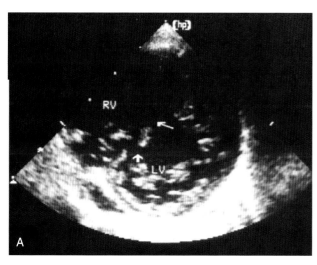
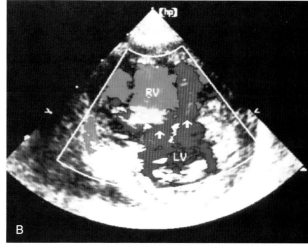

图3-2-11　心室短轴切面显示多发肌部室间隔缺损。(A)左心室短轴切面显示肌部两处缺损；(B)彩色多普勒声像图显示左向右两束分流束。

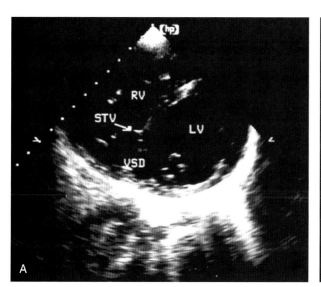
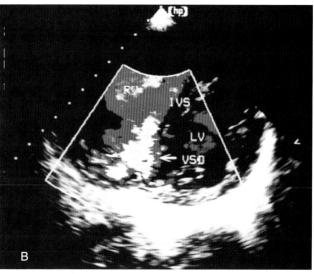

图3-2-12　隔瓣下室间隔缺损。(A)心室瓣膜短轴切面二维图像显示隔瓣下方室间隔回声缺失；(B)彩色多普勒声像图显示左向右分流的红色五彩血流束。STV：三尖瓣隔瓣。

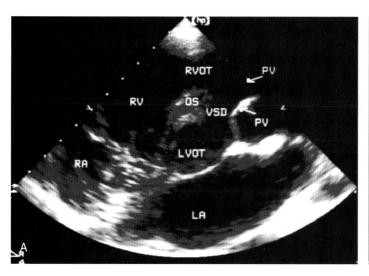
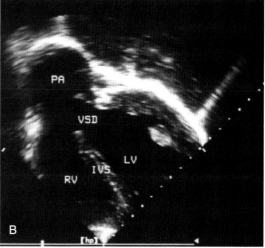

图3-2-13　肺动脉下室间隔缺损伴有肺动脉骑跨。(A)大动脉短轴切面显示室间隔缺损位于肺动脉下，肺动脉增宽，骑跨于室间隔上；(B)剑突下五腔心切面显示室间隔缺损位于肺动脉下，肺动脉增宽，骑跨于室间隔上。

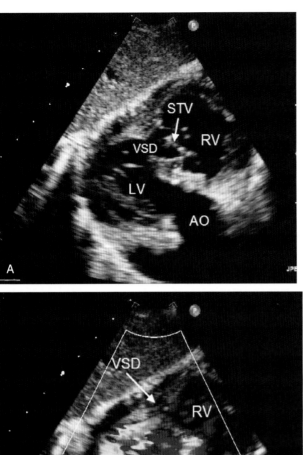

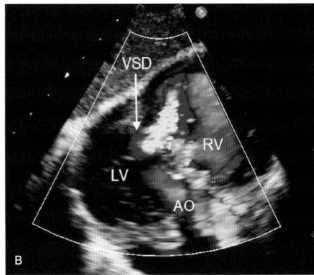

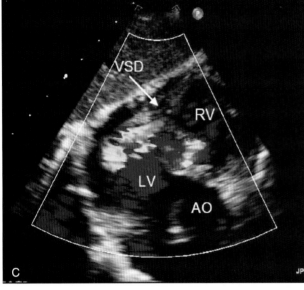

图 3-2-14　流入道肌部室间隔缺损剑突下切面。(A)隔瓣后室间隔回声缺失;(B) 彩色多普勒声像图显示左向右分流;(C)彩色多普勒声像图显示右向左分流(肺动脉高压)。

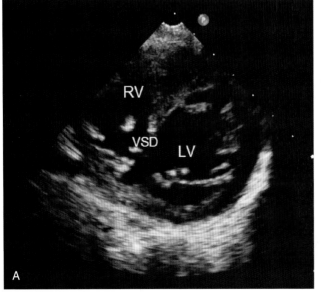

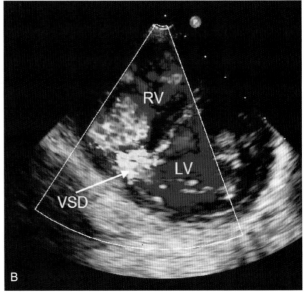

图 3-2-15　流入道肌部(隔瓣后)室间隔缺损,心室短轴切面(瓣口水平)。(A)二维声像图;(B)彩色多普勒声像图。

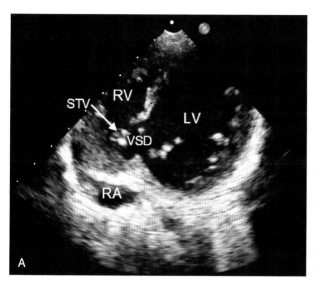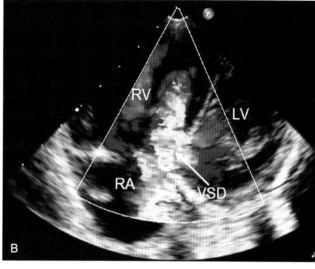

图 3-2-16　低位四腔心切面显示隔瓣后室间隔缺损。(A)二维声像图；(B)彩色多普勒声像图。

能准确判定时,应用彩色多普勒显像可大大提高测量的准确性。

(3)判定室间隔缺损血流分流的方向:根据多普勒频谱的起源与方向,可以判定室间隔缺损的血流分流方向。左向右分流时,彩色多普勒频谱多为红色;右向左分流时,彩色多普勒频谱为蓝色。

(4)判定分流量:彩色多普勒频谱分流束面积和长度的乘积,可作为估测分流量的简易半定量方法。

(四)经食管超声心动图

与经胸超声心动图相比,经食管超声心动图对室间隔缺损的诊断无明显优势,只有在肥胖、肺气肿患者等经胸透声窗不佳的情况下才考虑应用。但在室间隔缺损介入性治疗中有重要作用。

近年来,国内外已广泛开展了室间隔缺损(膜周、肌部室间隔及术后有残余分流的室间隔缺损)的Amplatzer 伞的封堵介入治疗,尤其随着专门针对膜周部室间隔缺损的偏心封堵器的出现,经介入导管方法封堵膜周部室间隔缺损已很普及。经食管超声心动图对室间隔缺损封堵治疗的适应证选择、术中操作引导及疗效评价均有重要价值(图3-2-17)。

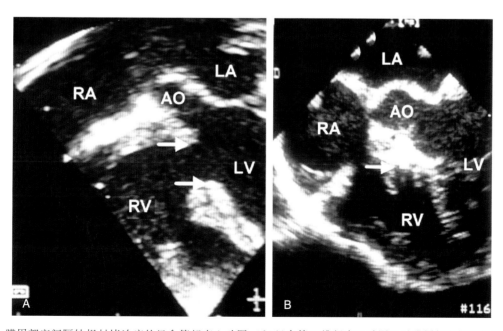

图 3-2-17　膜周部室间隔缺损封堵治疗的经食管超声心动图。(A)经食管二维超声心动图显示膜周部室间隔缺损;(B)介入封堵治疗后封堵器位置良好,未累及主动脉瓣。

五、鉴别诊断

与主动脉右冠窦破入右心室流出道的鉴别：主动脉右冠窦破入右心室流出道的典型病例与室间隔缺损不难作出鉴别诊断，但当窦瘤较大或破口显示不清楚时，二维超声心动图表现酷似室间隔缺损，彩色多普勒可直接显示以红色为主的多彩镶嵌血流自主动脉窦进入右心室流出道，频谱呈双期连续性左向右分流。室间隔缺损则为收缩期左向右的分流。

第3节 动脉导管未闭

一、概述

动脉导管未闭(patent ductus arteriosus, PDA)是指胎儿时期肺动脉与主动脉之间正常连接的动脉导管，在出生后没有闭合，导致主动脉与肺动脉之间出现异常血流交通的一种先天畸形。动脉导管未闭是常见的先天性心脏病，占先天性心脏病的12%~21%，女性多发，男女比例约为1:2，常单独存在，亦可合并其他心血管畸形，如主动脉缩窄、主动脉弓中断等。

二、病理解剖与分型

胎儿时期动脉导管为连接主动脉与肺动脉之间的正常血管结构，在胎儿血流循环过程中起着重要作用。出生后，由于肺循环的建立，使动脉导管由功能性闭合最终发展为解剖上的闭合。若出生后持续不闭合，则形成动脉导管未闭，动脉导管位于主动脉峡部与肺动脉主干末端、左肺动脉根部之间。根据动脉导管的形态分为五型(图3-3-1)。

(1)管型：最常见，导管的主动脉端至肺动脉端管径均匀一致，长度一般不超过其内径。

(2)漏斗型：导管的主动脉端宽，而肺动脉端逐渐变细，形似漏斗状。

(3)窗型：少见，导管极短，几乎无长度，但口径极宽大，犹如窗状，直径多大于10mm。

(4)瘤型：少见，导管的两端细，而中央呈动脉瘤样扩张，管壁常薄而脆。

(5)哑铃型：导管中间细而两端粗，较少见。

三、病理生理改变

在整个心动周期，由于主动脉压力均高于肺动脉压力，因此，单纯动脉导管未闭之血流持续地自主动脉经动脉导管分流入肺动脉，造成肺循环血容量明显增加，血流再经肺输入左心房、左心室，使左心血容量亦增加，产生左心容量负荷过重，左心室输出量增加，导致左心扩大、左心室肥厚。另一方面，主动脉向肺动脉的长期高压分流，使肺动脉压力升高，内径增宽，最终产生肺动脉高压、右心室肥厚，发生艾森曼格综合征。

四、超声心动图检查

(一)常用切面

常用切面为左心室长轴切面、心底大动脉短轴切面、左高位胸骨旁矢状切面、胸骨上窝动脉导管切面等，以后两者对动脉导管的解剖形态显示最为理想，标准大动脉短轴切面对血流显示(CW及CDFI)较为理想。

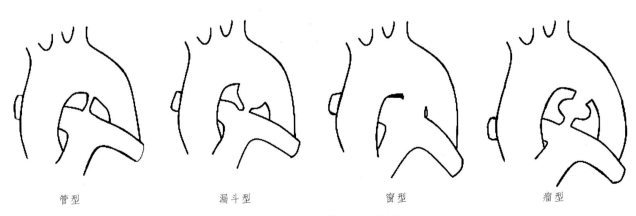

管型　　　　　漏斗型　　　　　窗型　　　　　瘤型

图3-3-1 动脉导管未闭示意图。

(二)超声心动图表现

1.M型超声心动图

表现为左心系统容量负荷增加：如左心房、左心室增大，左心室流出道及主动脉增宽等。

2.二维超声心动图

（1）心底大动脉短轴切面：可显示主肺动脉远端、左右肺动脉分叉处，与降主动脉之间有一异常通道，即为未闭之动脉导管，见图3-3-2。

（2）胸骨上窝动脉导管切面：通过解剖示意图可以看出，常规的主动脉弓长轴与动脉导管长轴不在同一平面上，所以常规的主动脉弓长轴切面一般不能显示未闭的动脉导管，必须在标准长轴的基础上进行调整，我们称之为动脉导管切面或左肺动脉长轴切面，其可清楚地显示主动脉峡部通过未闭的动脉导管与肺动脉之间相交通，见图3-3-3。

【附：动脉导管切面或左肺动脉长轴切面】

在显示主动脉弓长轴切面的基础上，将探头逆时针旋转30°~45°，使扇面指向右锁骨与左侧腰部，

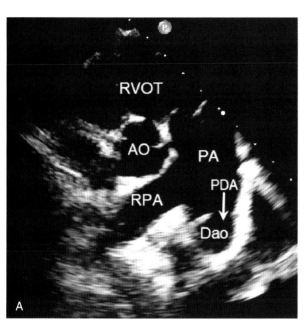
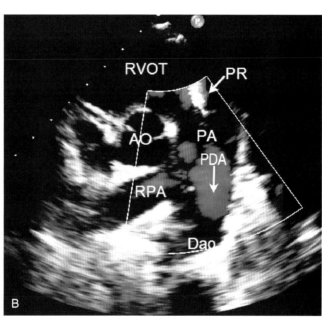

图3-3-2 粗大动脉导管未闭声像图(6岁，男孩)。(A)标准心底大动脉短轴二维显示粗大动脉导管未闭；(B)彩色多普勒显示低速左向右分流信号(合并重度肺动脉高压)。

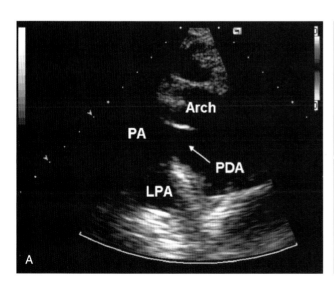
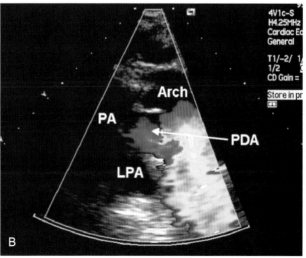

图3-3-3 胸骨上窝动脉导管切面显示动脉导管未闭。(A)二维声像图；(B)彩色多普勒声像图。

同时向左侧倾斜,可清楚地显示左肺动脉与降主动脉的交叉。

(3)左侧胸骨旁高位切面:探头置于胸骨左缘锁骨下或第一肋间,同时顺时针旋转,使其指向 12 点钟至 1 点钟位置。可清楚显示降主动脉与肺动脉之间的异常交通,由于该切面与动脉导管长轴平行,对判断 PDA 的解剖类型、长度和宽度有重要价值,见图 3-3-4。

(4)左心室流出道增宽,左心室、左心房扩大。

(5)主肺动脉增宽,左、右肺动脉亦可扩张。

3.多普勒超声心动图

(1)彩色多普勒超声心动图:于上述切面可直接显示动脉导管的异常分流束,分流束显示以红色为主的花色血流信号,起自降主动脉,经动脉导管进入肺动脉。分流束多沿肺动脉左侧壁上行,可直达肺动脉瓣或肺动脉壁。

(2)脉冲或连续多普勒超声心动图:将取样容积置于动脉导管部位,可探及持续整个心动周期的连续性血流频谱;若合并重度肺动脉高压,则呈现双向分流频谱。

五、鉴别诊断

临床上动脉导管未闭的诊断并不困难,主要采用大动脉短轴切面,当然胸骨旁及胸骨上窝近似主动脉弓长轴切面亦可清晰显示未闭之动脉导管。

1.主-肺动脉间隔缺损

主-肺动脉间隔缺损时,二维超声显示主动脉根部与肺动脉之间回声缺失,彩色多普勒图像显示异常分流位于主动脉根部的缺损处;而动脉导管未闭时分流束则位于主肺动脉远端。

2.重度肺动脉瓣反流

二者均可在肺动脉内检出舒张期异常血流信号,但在肺动脉瓣反流时,反流信号于肺动脉瓣口最强,肺动脉远端明显减弱,且异常血流仅限于舒张期;二维超声显示右心系统扩大。而动脉导管未闭的分流出现在整个心动周期,分流信号在肺动脉远端最强,至肺动脉瓣处则减弱;二维超声显示左心系统扩大。

第 4 节　房室间隔缺损(心内膜垫缺损)

一、概述

房室间隔缺损(atrio-ventricular septal defect,AVSD)是指房室间隔(心内膜垫组织)出现不同程度的发育不良,累及房间隔下部、流入道室间隔和房室瓣等组织结构,从而导致心内结构出现复合性畸形。

通常将房室间隔缺损分为部分型、中间型(或过

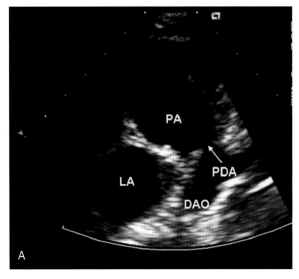
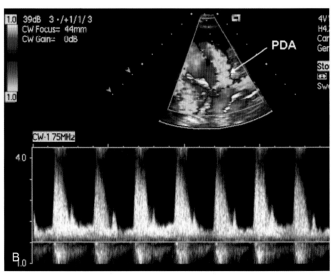

图 3-3-4　动脉导管未闭左胸骨旁高位矢状纵切面图像。(A)二维图像显示降主动脉与主肺动脉间的异常通道;(B)彩色及连续多普勒声像图。

渡型)和完全型三种,部分型实际上就是原发孔房间隔缺损(部分型心内膜垫缺损),临床上以部分型最为常见,完全型次之,以中间型最为少见。

二、病理解剖与分型

(一)病理解剖

正常心脏的三尖瓣与二尖瓣在室间隔上的附着位置并非在同一水平,三尖瓣附着位置较二尖瓣低(更靠近心尖),所以有一部分间隔位于右心房和左心室之间,称为房室间隔。

房室间隔由膜部和肌部两部分组成,膜部为中心纤维体的延伸,位于主动脉根部与房室瓣之间,三尖瓣在膜部间隔的附着部位将膜部分为房室部与室间部。肌部房室间隔位于膜部向后至心脏十字交叉部(crux),此处为心脏后部房室沟与房间沟、室间沟的交点,见图3-4-1。

该畸形本质为房室间隔缺损后所致的两个基本改变:①原来在此交接的房间隔与室间隔不能相连;②左右心房室瓣环不能分开,形成共同的房室瓣环,房室瓣口可以是共同或分开的,见图3-4-2。

此外,本畸形还可引起以下病理改变:

(1)原镶嵌于左右心房室瓣环之间的主动脉根部前移,位于共同瓣环前方。

(2)左右心房室瓣不能保持二尖瓣和三尖瓣的正常形态,而形成总共五个叶的房室瓣格局(少部分为四个或六个瓣叶),最为突出的病理改变为骑跨于

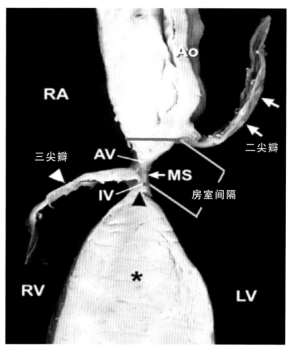

图3-4-1 正常房室间隔解剖。红线之间的部分为房室间隔,由肌部和膜部两部分组成。MS:膜部间隔;AV:膜部间隔房室间隔部分;IV:膜部间隔室间隔部分。

室间隔之上的上(或前)桥瓣及下(或后)桥瓣(bridging leaflet),除前、后桥瓣之外的三个瓣叶分别是左侧壁瓣(left mural leaflet,又称后瓣)、右前上瓣(right antero-superior leaflet)和右下瓣(right inferior leaflet)。

(3)上、下桥瓣在室间隔左侧的交界点习惯称之为"二尖瓣前瓣裂",而本质上并非真正裂缺,加上左侧壁瓣(后瓣),所以有人将其称之为"三叶化的左侧

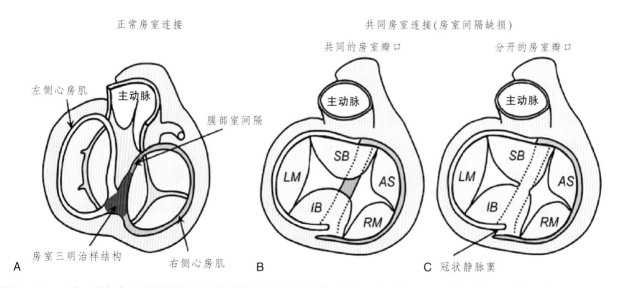

图3-4-2 正常心脏与房室间隔缺损之房室瓣形态差异示意图(从心底向心尖观察)。(A)正常心脏;(B)完全型房室间隔缺损;(C)部分型房室间隔缺损。LM:左侧壁瓣;SB:上桥瓣;IB:下桥瓣;AS:前上瓣;RM:右侧壁瓣。

房室瓣"(Carpentier)，其解剖结构和功能均不同于正常的二尖瓣，外科手术修补裂口不能改造成正常的二尖瓣形态。

(4)同样，三尖瓣形成四叶的格局(上桥瓣无骑跨时为三叶格局)，隔叶的裂口也并非真正的裂缺，而是上下桥瓣在室间隔右侧的交界点。

(5)左心室两组乳头肌改变了正常的前外侧、后内侧的格局，而呈前后对峙的位置(逆时针转位)。

(6)多合并房间隔缺损和(或)室间隔缺损，室间隔交通大部位于上桥瓣下方，小部位于下桥瓣下方。

(二)分型

房室间隔缺损的分类取决于桥瓣之间以及桥瓣与房间隔、室间隔的关系。

(1)如桥瓣间有舌带样(connecting tongue)纤维组织相连，可将共同房室瓣口一分为二，且附着于室间隔的嵴顶部，则形成原发孔型房间隔缺损的病理改变，室间隔水平无交通，分流仅发生于心房水平。

(2)如桥瓣间有连接舌带，且附着于房间隔下部，则分流仅发生于心室水平，临床上甚为少见，为心房水平无分流的房室间隔缺损。

(3)如桥瓣间有连接舌带，但与室间隔嵴顶部无附着或附着不紧密，则形成心房、心室的双水平分流，称为过渡型房室间隔缺损。

(4)如桥瓣之间无舌带连接，则桥瓣悬浮于房、室间隔之间，形成共同房室瓣，心房、心室水平均存在分流，称为完全型房室间隔缺损。

综上所述，根据桥瓣有无舌带样纤维组织连接及桥瓣与房间隔、室间隔的附着关系，将房室间隔缺损分为部分型、中间型(过渡型)和完全型，以部分型

表3-4-1 房室间隔缺损的分类	
分类	解剖特点
部分型	单纯原发孔缺损型房间隔缺损
中间型	原发孔房间隔缺损+室间隔膜周缺损，左右心房室瓣口分开
完全型	共同房室瓣口+十字交叉结构消失(原发孔房间隔缺损和膜周部室间隔缺损)
A型	前桥瓣与右前上瓣交界处腱索与室间隔嵴顶部相连
B型	前桥瓣与右前上瓣交界处腱索附着于右心室异常乳头肌上
C型	由于右前上瓣很小或几乎无发育，前桥瓣无腱索与右心室异常乳头肌或室间隔相连，在室间隔上形成漂浮瓣(free-flouting leaflet)

最为多见，完全型次之，中间型(过渡型)最为少见。见表3-4-1。

中间型介于部分型和完全型之间，有一原发孔房间隔缺损，前后桥瓣之间有纤维舌带连接(将房室瓣口分为左、右心房室瓣口)，且纤维舌带组织覆盖了室间隔的裸露部，并与室间隔嵴顶部粘连，但粘连不紧密，所以心室水平仍有分流。

Rastelli等根据上桥瓣的骑跨程度及其与右前上瓣交界处腱索的连接部位，将完全型房室间隔缺损分为A、B、C三个亚型，见图3-4-3和图3-4-4。

A型：前桥瓣无明显骑跨，与右前上瓣交界处腱索附着于室间隔的嵴顶部。

B型：前桥瓣轻度骑跨，与右前上瓣交界处腱索

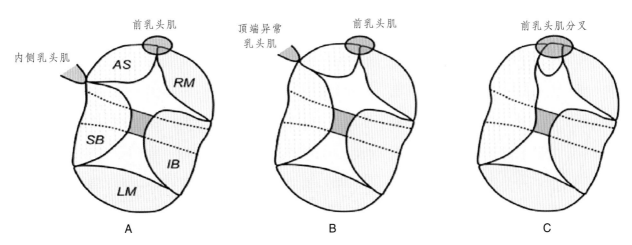

图3-4-3 完全型房室间隔缺损的Rastelli分类之房室瓣形态平面示意图。SB：上桥瓣；IB：下桥瓣；LM：左侧壁瓣；AS：前上瓣；RM：右侧壁瓣。

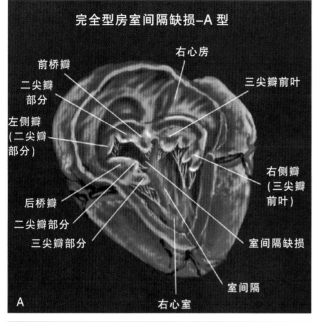

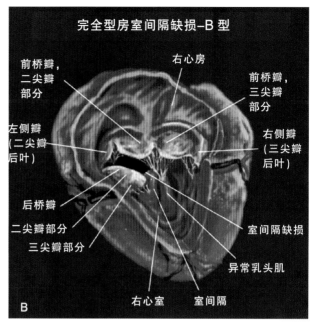

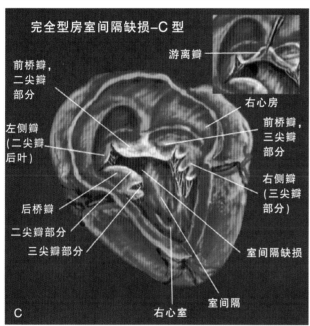

图 3-4-4　完全型房室间隔缺损 Rastelli 分类解剖示意图。(A)A 型;(B)B 型;(C)C 型。

附着于室间隔右心室面异常乳头肌上。

C 型:前桥瓣明显骑跨,与发育不良之右前上瓣叶融合为一个瓣叶(不能分辨左右),无腱索附着于室间隔,呈漂浮状。

注:房室间隔缺损是一个连续的畸形谱,畸形谱的一端为部分型房室间隔缺损(原发孔缺损),而另一端为完全型房室间隔缺损,试图将所有畸形都无争议地归类于上述几种类型是不可能的。仍有少见类型:仅有室间隔缺损的房室间隔缺损及房间隔和室间隔均完整的房室间隔缺损,但其共同的特征是房室间隔缺失及房室瓣异常,见图3-4-5。

三、病理生理改变

房室间隔缺损由于病理解剖变化差异较大,病理生理表现也很悬殊。

单纯的部分型房室间隔缺损的病理生理改变与继发孔型房间隔缺损相似,但由于二尖瓣前叶存在裂缺,常合并二尖瓣反流,致左心房、左心室扩大。

完全型房室间隔缺损则是四个心腔均相通,导致大量的左向右分流,加上房室瓣反流明显,心脏容量负荷明显增加,以右心系统更为显著,右心房、右心室均扩大,易早期出现肺动脉高压。

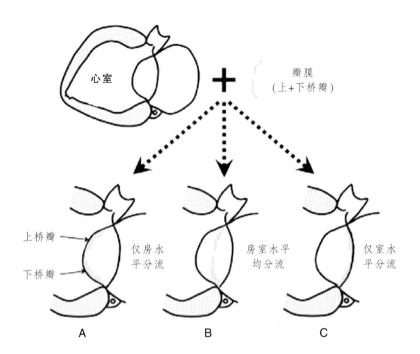

图 3-4-5 房室间隔缺损畸形谱:房室瓣和房间隔、室间隔缺损组合构成畸形的不同类型。(A)部分型;(B)完全型;(C)仅有室间隔缺损型。

四、超声心动图检查

(一)常用切面

房室间隔缺损时,左右心房室瓣(无论是左、右两个瓣口还是一个共同房室瓣口)为一共同的房室瓣环,所以部分型房室间隔缺损的二尖瓣(或称左侧房室瓣)与三尖瓣(或称右侧房室瓣)连接区向心尖方向下移,使瓣环与左、右心房室瓣在室间隔上附着处不在同一水平面,因而形成夹角;左侧房室瓣口与心室短轴不再平行,切面几乎与胸骨长轴平行才能显示二尖瓣裂缺。

四腔心切面(心尖、胸骨旁或剑突下)可显示房间隔、室间隔缺损,可清楚地分辨房室瓣形态结构及瓣叶附着情况。

左心室流出道长轴切面可显示二尖瓣前移及其与左心室流出道的关系。

剑突下和胸骨旁左心室瓣口水平短轴切面对显示瓣口的类型(共同房室瓣口或左右分开的两个房室瓣口)、评价房室瓣与室间隔的关系甚为重要。

(二)超声心动图表现

1.M 型超声心动图

M 型超声心动图显示右心负荷过重的征象:右心房、右心室扩大,右心室流出道增宽,室间隔与左心室后壁呈同向运动;完全型房室间隔缺损的室间隔回声可不完整。

2.二维超声心动图特征

(1)部分型房室间隔缺损

1)心尖及剑突下四腔心切面显示房间隔下部回声失落,二尖瓣、三尖瓣根部在室间隔上附着点处于同一水平。

2)房室瓣环异常:心尖及剑突下四腔心切面显示二尖瓣和三尖瓣处于同一水平,左右心房室瓣环的交接点下移,与左、右心房室瓣环连线形成夹角。

3)房室瓣口形态异常:由于房室瓣乳头肌的位置呈前后对峙状态,瓣口水平短轴切面显示二尖瓣瓣口的长轴呈前后走行(与后部室间隔平行,正常形态的二尖瓣瓣口长轴与后室间隔近似垂直),所谓的二尖瓣前叶附着在室间隔上,与三尖瓣隔叶在室间隔嵴上融合,这与正常的二尖瓣有显著的区别,见图3-4-6。

4)房室瓣裂:二尖瓣短轴切面显示舒张期二尖瓣前叶裂指向室间隔,使瓣口略呈三角形(真正的二尖瓣前叶裂口指向左心室流出道)。由于右心室增大,三尖瓣叶也容易显示,三尖瓣隔叶发育短小或分裂,形成类似四叶瓣结构。

5)左心室流出道狭窄:左心室长轴及心尖五腔心切面可显示二尖瓣前叶向前下移位,造成左心室流出道狭窄,同时二尖瓣反流引起左心房、左心室增大,见图3-4-7至图3-4-14。

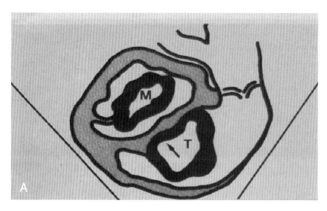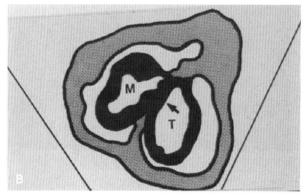

图 3-4-6　正常与部分型房室间隔缺损之房室瓣短轴切面对比示意图。(A)正常二尖瓣前叶与室间隔分离;(B)部分型房室间隔缺损左右房室瓣在室间隔上融合(箭头所示)。

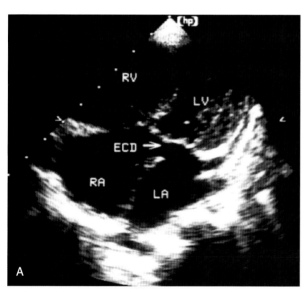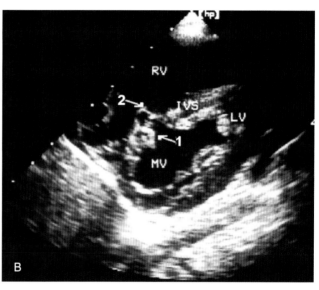

图 3-4-7　部分型房室间隔缺损声像图。(A)二维超声心动图胸骨旁四腔心切面显示房间隔下端回声缺失,左右房室瓣处于同一水平;(B)二维超声心动图瓣口水平短轴切面显示二、三尖瓣在室间隔附着处融合,箭头 1 示所谓的二尖瓣前叶裂缺(指向室间隔),箭头 2 示三尖瓣。

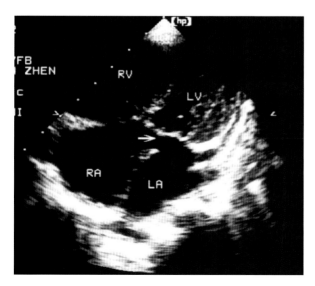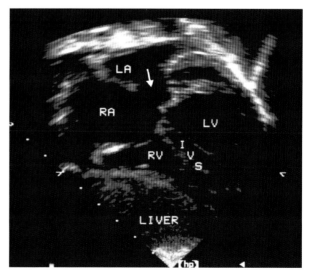

图 3-4-8　部分型房室间隔缺损旁四腔心切面二维声像图。房间隔近十字交叉处回声失落(箭头所示),左右房室瓣附着在同一水平。

图 3-4-9　部分型房室间隔缺损剑突下四腔心切面二维声像图。房间隔下端近十字交叉处回声失落,左右房室瓣附着在同一水平。

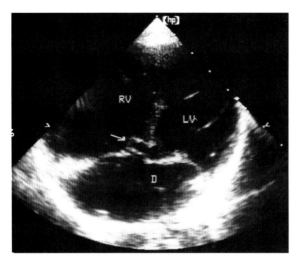

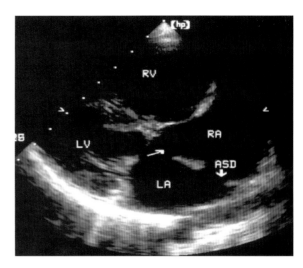

图 3-4-10 部分型房室间隔缺损心尖四腔心二维声像图。融合的前后桥瓣通过纤维组织与室间隔嵴顶部附着,纤维组织常以瘤的形式突入右心室。

图 3-4-12 部分型房室间隔缺损四腔心声像图。左右房室瓣附着点下移并在同一水平,左右瓣环连线与附着点呈梯形,箭头示原发孔缺损。ASD:继发孔缺损。

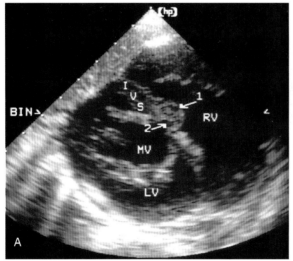

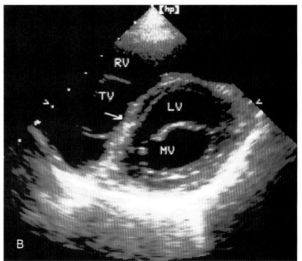

图 3-4-11 部分型房室间隔缺损与正常房室瓣形态短轴切面声像图。(A)二尖瓣口长轴连线与室间隔平行,左右房室瓣在室间隔上融合(1:左侧房室瓣;2:右侧房室瓣);(B)正常房室瓣膜二尖瓣与室间隔无融合,二尖瓣口长轴连线与室间隔近垂直。

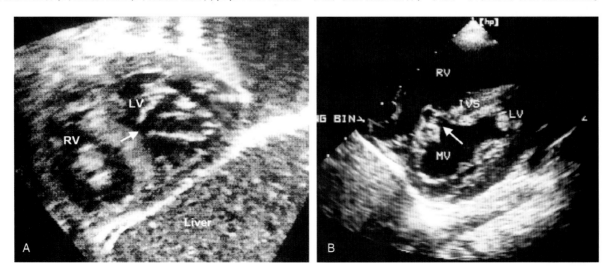

图 3-4-13 二尖瓣裂短轴切面声像图。箭头示所谓指向室间隔的二尖瓣前叶裂(实为前后桥瓣在室间隔上融合处)。(A)剑突下短轴切面;(B)胸骨旁短轴切面。

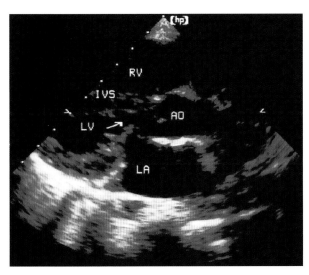

图 3-4-14 部分型房室间隔缺损左心长轴切面声像图。箭头示二尖瓣前叶前移,致左心室流出道狭窄。

(2)完全型房室间隔缺损

1)心尖及剑突下四腔心切面显示房室瓣十字交叉结构消失。

2)左右心房室瓣融合成一共同的房室瓣口。

3)胸骨旁及剑突下房室瓣口短轴切面可以清楚地显示共同瓣口的形态。

4)根据前桥瓣与右前上瓣(前桥瓣与右前上瓣形成前共瓣,后桥瓣与右下瓣形成后共瓣)腱索附着的位置分为三个亚型:

A 型:前共瓣分为左右两瓣,其腱索附着于室间隔嵴顶部。

B 型:前共瓣仍可分为左右两瓣,其腱索与右心室异常的乳头肌相连。

C 型:前共瓣为一完整的瓣,无腱索与室间隔相连,因而漂浮在室间隔之上。见图 3-4-15 至 3-4-19。

5)应注意评价共同房室瓣率在左、右室分配是否均衡。

(3)中间型(过渡型):介于部分型和完全型之间,心尖和剑突下四腔心切面显示有原发孔房间隔缺损和室间隔缺损(多为限制性,单发或多发),但四腔心及左心室瓣口短轴切面显示左右心房室瓣口是分开的。见图 3-4-20 和图 3-4-21。

(4)共同(单)心房:主要病变为房间隔上、中、下部均缺失,形成单一心房腔,常伴有二尖瓣、三尖瓣裂隙,或合并其他复杂畸形。二维超声心动图于四腔心切面及大血管短轴切面均不能显示房间隔,有时仅见心房顶部突起一嵴。

【附:流入道室间隔纵切面】

将探头置于左胸骨旁或心尖处,切面与受检者身体矢状面成 40°~45° 夹角(与房间隔和后室间隔的角度一致),左右调整切面方向,使扇面正切后部室间隔,该切面可使后室间隔及其缺损的下缘(嵴顶部)充分显示。此切面相当于从心底向心尖观察室间隔缺损嵴顶部及前后桥瓣,可清楚显示房室瓣的前后桥瓣在收缩期、舒张期的整个运动过程,对观察前后桥瓣有无舌带样组织连接及其与室间隔嵴顶部的解剖关系非常理想,是鉴别部分型、过渡型及完全型

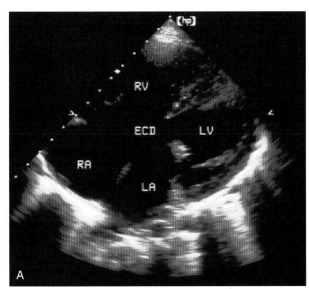
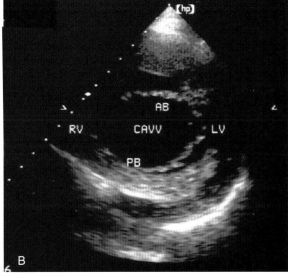

图 3-4-15 完全型房室间隔缺损声像图。(A)收缩期十字交叉结构消失,房间隔和室间隔均存在缺损;(B)胸骨旁短轴切面显示共同房室瓣形态。CAVV:共同房室瓣口;AB:前桥瓣;PB:后桥瓣。

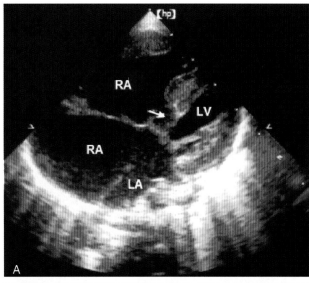

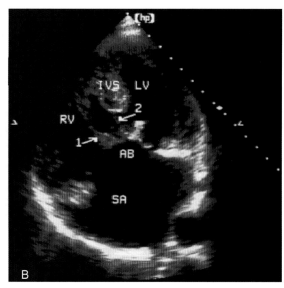

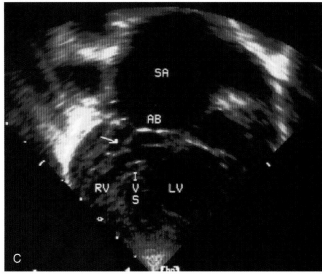

图 3-4-16　完全型房室间隔缺损之各亚型声像图。(A)A 型：胸骨旁四腔心切面显示,共同瓣腱索附着于室间隔嵴顶部；(B)B 型：心尖四腔心切面显示，共同瓣腱索附着于室间隔右心室侧；(C)C 型：心尖四腔心切面显示,收缩期共同瓣无腱索附着,呈悬浮状。

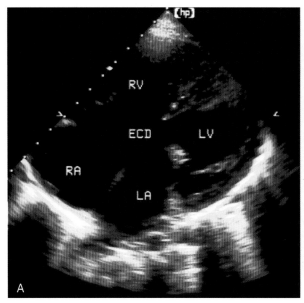

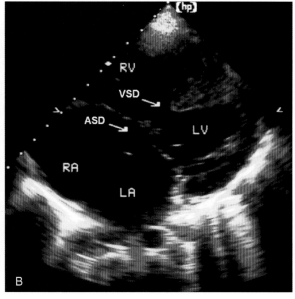

图 3-4-17　完全型房室间隔声像图。(A)旁四腔心切面显示舒张期十字交叉结构消失；(B)收缩期共同房室瓣闭合后,原发孔和室间隔缺损同时存在。

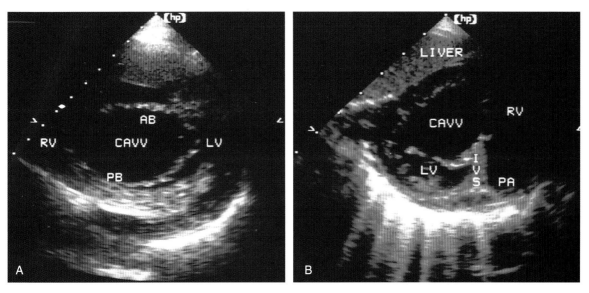

图 3-4-18 完全型房室间隔缺损瓣膜短轴切面声像图。瓣膜短轴切面显示房室瓣为一共同房室瓣。(A)胸骨旁瓣膜短轴切面；
(B)剑突下短轴切面。AB:前桥瓣;PB:后桥瓣;CAVV:共同房室瓣口。

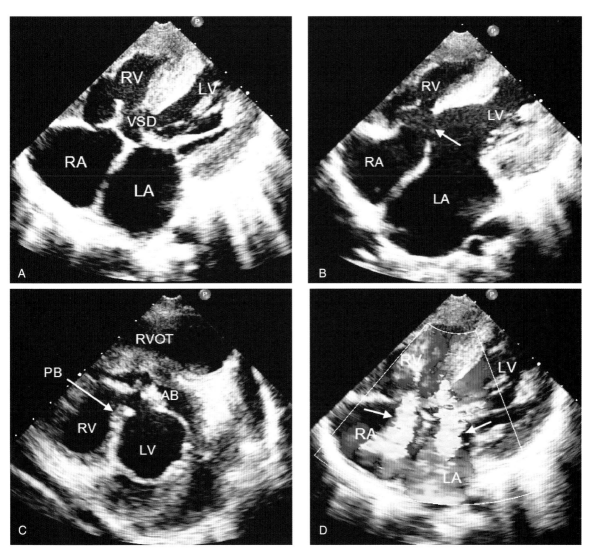

图 3-4-19 特殊类型完全型房室间隔缺损声像图(10 岁,女孩)。(A)收缩期仅见室间隔缺损；(B)调整切面见房室间隔缺损
(箭头所示)；(C)短轴切面显示共同房室瓣之后桥瓣(PB)紧密与室间隔粘连,前桥瓣(AB)呈悬浮状态;(D)彩色多普勒显示共
同房室瓣左右均有明显反流(箭头所示)。

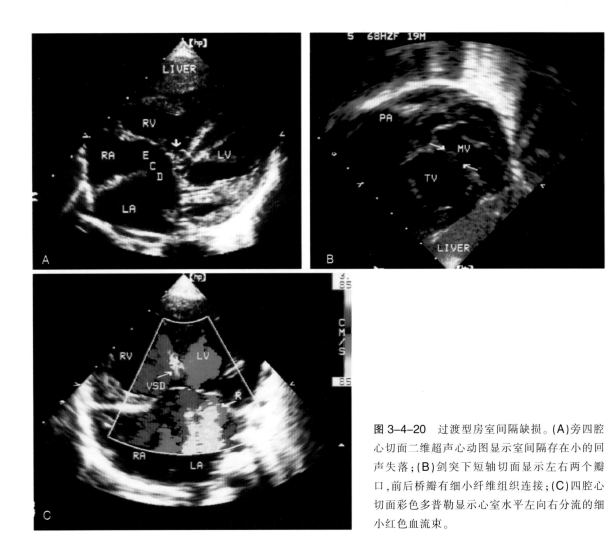

图 3-4-20　过渡型房室间隔缺损。(A)旁四腔心切面二维超声心动图显示室间隔存在小的回声失落;(B)剑突下短轴切面显示左右两个瓣口,前后桥瓣有细小纤维组织连接;(C)四腔心切面彩色多普勒显示心室水平左向右分流的细小红色血流束。

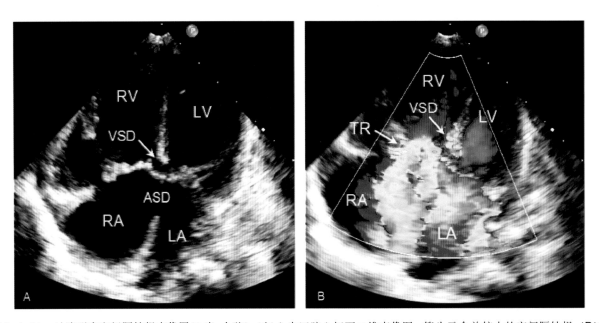

图 3-4-21　过渡型房室间隔缺损声像图(1岁,女孩)。(A)心尖四腔心切面二维声像图,箭头示合并较小的室间隔缺损;(B)彩色多普勒显示心室水平分流及右侧房室瓣反流。(待续)

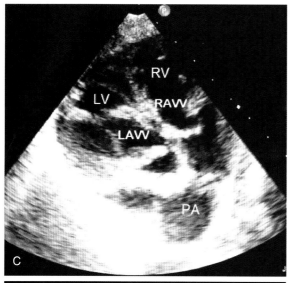

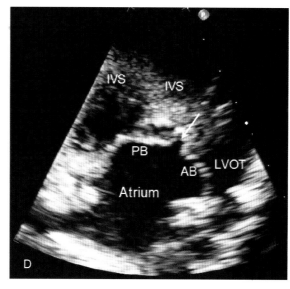

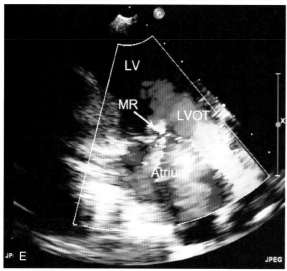

图 3-4-21(续)　(C)剑突下瓣口短轴切面显示瓣膜分为左右两个瓣口,且在室间隔上融合;(D)流入道室间隔纵切面显示前后桥瓣在嵴顶部融合;(E)彩色多普勒声像图显示融合处(所谓前叶裂)左侧反流(MR)。LAVV:左侧房室瓣;RAVV:右侧房室瓣。

的极佳切面。部分型和完全型的本质区别在于:前后桥瓣在室间隔嵴顶部有无融合,见图 3-4-22。

3.多普勒超声心动图

(1)彩色多普勒:可显示心房或心室水平的左向右分流或双向分流,对评价房室瓣反流程度、评估房室瓣的病理损害程度有较大价值;对于较小的膜部室间隔缺损(前后桥瓣与室间隔嵴顶部粘连不紧密所导致的心室间交通),二维超声心动图多难以显示,此时诊断主要依靠彩色多普勒。

(2)频谱多普勒:将脉冲或连续多普勒取样容积置于房间隔缺损、室间隔缺损口的右心室面,分别显示舒张期及收缩期血流频谱;二尖瓣、三尖瓣有裂隙时,心房侧取样可显示收缩期湍流频谱。用连续多普勒测定室间隔缺损处分流速度或右侧房室瓣的反流速度,可估测右心室压及肺动脉压。

4.心脏声学造影

经肘静脉注射造影剂后,右心房、右心室顺序显影,如果心房水平分流为右向左时,则造影剂自右心房通过原发孔缺损进入左心房;心房水平分流为左向右时,右心房内出现负显影区。合并左上腔静脉畸形时,左心房内可出现造影剂回声,对诊断有较大帮助。

五、合并畸形的超声心动图诊断

完全型房室间隔缺损常合并心房异构及部分或完全型肺静脉异位引流。也常合并体静脉引流异常:双上腔静脉常见于完全型房室间隔缺损和单心房;左上腔静脉通常引流到左心房的左上角 (冠状静脉窦无顶);也常合并下腔静脉肝段缺如,其下肢静脉

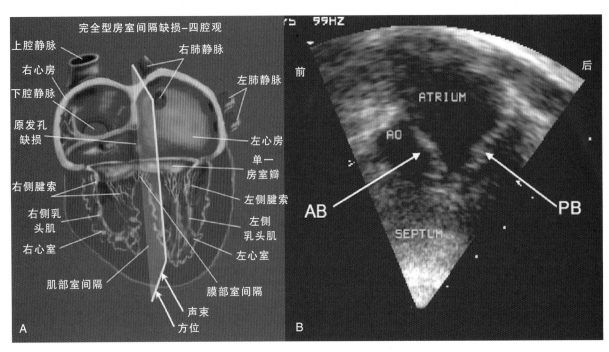

图 3-4-22　房室间隔缺损流入道室间隔纵(矢状)切面图。(A)声束位置示意图；(B)二维声像图(左侧面观)可清楚显示前后桥瓣与室间隔嵴顶的关系。AB:前桥瓣；PB:后桥瓣；ATRIUM:心房；SEPTUM:室间隔。

血经奇静脉引流入上腔静脉,肝静脉分别引流入右心房。应特别注意这些合并畸形的诊断。

【附:单纯左心室右心房通道】

单纯左心室右心房通道（又称 Gerbode 缺损）,系由于膜部间隔房室部缺损引起。缺损位于三尖瓣水平之上和二尖瓣水平之下(正常的二尖瓣比三尖瓣附着点更靠近心底),左心室与右心房相通,缺损较小,通常房室瓣无畸形。由于左心室压力高,主要为左心室向右心房分流,导致右心房容量负荷过重。病理生理类似房室间隔缺损,全心增大,以右心房、右心室扩大为主,多伴有三尖瓣反流。见图 3-4-23。

二维超声心动图显示右心房、右心室及肺动脉明显扩大,左心可扩大。在四腔心切面可直接显示缺口。脉冲多普勒取样容积置于三尖瓣上方的心房侧,可记录到收缩期高速射流频谱；彩色多普勒血流显像于四腔心切面可见从左心室到右心房的以蓝色为主的五彩过隔血流束,直接射入右心房。经食管超声心动图对诊断也有重要价值。见图 3-4-24。

本病在临床上很少见,应与膜周部室间隔缺损累及三尖瓣隔瓣引起的功能性左心室右心房通道相鉴别,后者较常见,缺损位于三尖瓣环之下,由于三尖瓣隔叶的根部在自动闭合膜周部室间隔缺损过程中可能会形成裂孔,使左心室的血流不仅通过缺口射入右心室,也可通过三尖瓣根部的裂孔直接射入右心房。

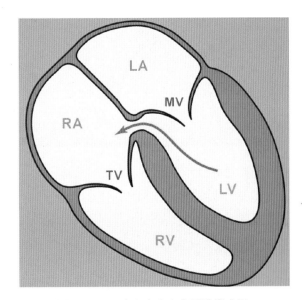

图 3-4-23　左心室右心房通道模式图。

六、治疗及预后

对于部分型及房室瓣反流不严重的患儿,其病理生理与房间隔缺损类似,可择期选择手术；完全型房室间隔缺损,通常伴有较严重的肺动脉高压及房室瓣反流,应在 6 个月至 1 岁内手术,以防出现不可逆的肺动脉高压。手术效果及预后取决于瓣膜发育程度及反流的矫治效果。

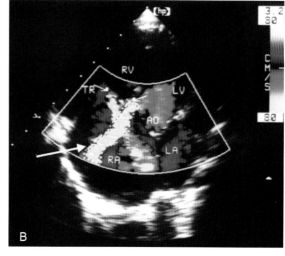

图 3-4-24　左心室右心房通道旁四腔心声像图。(A)二维图像显示左心室与右心房之间的间隔回声缺失(缺损位于三尖瓣隔瓣附着点的上方);(B)彩色多普勒声像图显示左心室向右心房分流的蓝色五彩血流(黄色箭头所示)。

第5节　主-肺动脉间隔缺损

一、概述

　　主-肺动脉间隔缺损(aortic-pulmonary septal defect,APSD)又称主-肺动脉窗(aortic-pulmonary window),是指胚胎时期动脉干发育过程中,主动脉与肺动脉之间的分隔发育异常,导致主动脉与肺动脉分隔不全,引起异常交通的一种先天性心血管畸形。本畸形少见,占先天性心脏病的 0.2%~1.5%。本病的病理生理改变和临床表现均类似于粗大动脉导管未闭,但病情更加严重,易早期出现顽固性心力衰竭,形成肺小动脉阻塞性病变(Eisenmenger 综合征)。

二、病理解剖与分型

　　缺损位于升主动脉及肺动脉主干之间,呈圆形或椭圆形,约 50% 为单独发生,另 50% 可合并其他畸形:动脉导管未闭、室间隔缺损、Ⅱ孔型房间隔缺损、肺动脉异位起源、法洛四联症、主动脉弓离断及主动脉缩窄,后两者约占合并畸形的 13%,临床上易漏诊。主-肺动脉窗合并主动脉弓离断被称为 Berry 综合征。

　　Mori 及其同事根据主-肺动脉间隔缺损的部位将其分为三型,见图 3-5-1。

　　Ⅰ型:主-肺动脉间隔缺损紧邻半月瓣。

　　Ⅱ型:主-肺动脉间隔缺损远离半月瓣。

　　Ⅲ型:主-肺动脉间隔全部缺损,双半月瓣环及瓣叶完整。

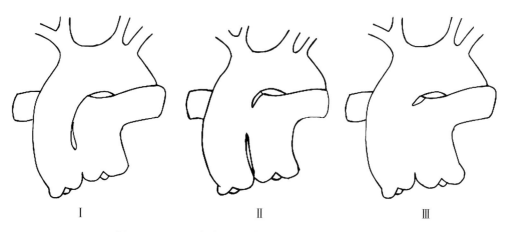

图 3-5-1　Mori 的主-肺动脉间隔缺损解剖分型示意图。

鉴于缺损形态的连续性,欧洲胸外科医师协会(European Society of Thoracic Surgeons)建议将主-肺动脉间隔缺损分为四型,将介于Ⅰ和Ⅱ型之间的中间型缺损另归为Ⅳ型主-肺动脉间隔缺损。

Ⅳ型:缺损介于Ⅰ、Ⅱ型之间,缺损四周主-肺动脉间隔边缘良好,见图3-5-2。

三、病理生理改变

病理生理改变与巨大动脉导管未闭类似,因缺损两侧(主动脉与肺动脉)间无阻力,左向右分流量极大,婴儿期即有心力衰竭症状。如缺损大,早期出现肺动脉高压,易较早导致梗阻性肺血管疾病,如不能早期做出正确的诊断,常常失去手术机会。

四、超声心动图检查

(一)常用切面

常用切面:左心室长轴切面、心底大动脉短轴切面、左胸骨旁高位短轴切面、心尖五腔心切面、剑突下大动脉短轴切面及胸骨上窝长、短轴切面等。

(二)超声心动图表现

1.M型超声心动图

早期与动脉导管未闭类似,表现为左心室容量负荷过重,主动脉壁运动幅度增大;晚期合并严重肺动脉高压时,右心扩大、右心室肥厚。

2.二维超声心动图

(1)左心室长轴切面显示左心室及左心室流出

道增宽,大动脉短轴切面显示左心房扩大、主动脉根部增宽。

(2)大动脉短轴切面显示主动脉瓣和肺动脉瓣发育良好,两者(主、肺动脉)之间的动脉间隔(壁)回声缺失;剑突下短轴切面或五腔心切面可显示半月瓣上方的主-肺动脉间隔回声缺失。不同类型的缺损,其超声特征有所不同,见图3-5-3至图3-5-16。

Ⅰ型:缺损靠近主动脉瓣。

Ⅱ型:缺损靠近升主动脉远端。

Ⅲ型:缺损巨大,累及整个主-肺动脉间隔,多同时合并右肺动脉起源于主动脉后壁。

(3)胸骨上窝长、短轴切面于近主动脉瓣(Ⅰ型)或升主动脉中上段显示主-肺动脉间隔回声失落。

主-肺动脉间隔缺损常孤立存在,也可合并一支肺动脉起源于升主动脉、主动脉弓离断等。

3.多普勒超声心动图

主-肺动脉间隔缺损时,缺损处的分流取决于肺动脉压力。如果肺动脉压升高不显著,则呈现左向右分流的五彩镶嵌血流;肺动脉压明显升高时,则出现双向分流或右向左的分流信号。

4.心脏声学造影

由于主-肺动脉间隔缺损的血流分流方向多与探头声束垂直,且多合并肺动脉高压,分流不明显,彩色多普勒对其显示非常困难。此时应用声学造影具有独特的优点,如果左向右分流明显,则肺动脉内出现清晰的负显影区;如果因肺动脉压明显增高导致双向或右向左分流,则升主动脉内有明显的声学造影剂回声。

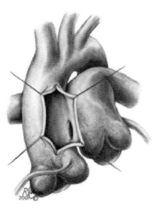
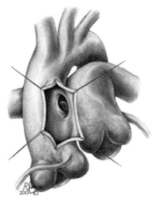
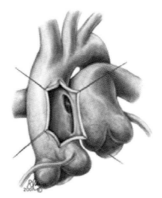
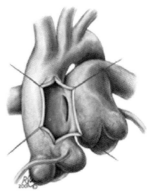

Ⅰ型近端缺损　　　　Ⅱ型远端缺损　　　　Ⅲ型完全型缺损　　　　Ⅳ型中间型缺损

图3-5-2　主-肺动脉间隔缺损的欧洲胸外科医师协会分类示意图。

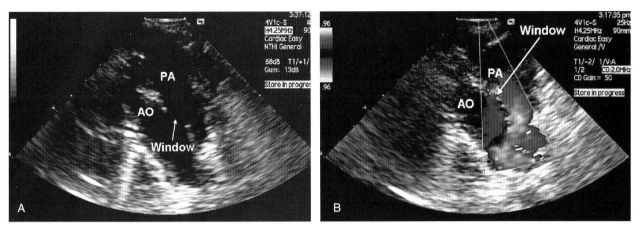

图 3-5-3　Ⅰ型主-肺动脉间隔缺损。(A)高位大动脉短轴切面显示主-肺动脉间隔近端(靠近半月瓣)较大缺损；(B)彩色多普勒声像图显示主动脉与肺动脉间的双向分流信号。Window：窗。

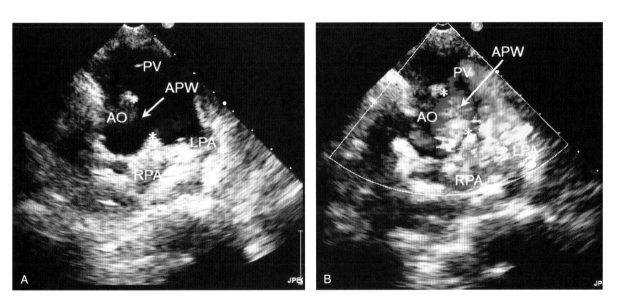

图 3-5-4　Ⅰ型主-肺动脉间隔缺损。(A)高位大动脉短轴切面显示主-肺动脉间隔近端(靠近半月瓣)较大缺损；(B)彩色多普勒声像图显示以主动脉向肺动脉分流为主的血流信号。APW：主-肺动脉窗。

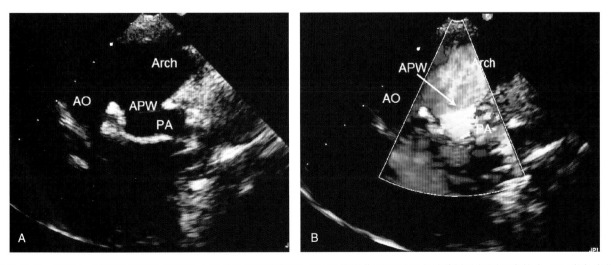

图 3-5-5　Ⅰ型主-肺动脉间隔缺损胸骨上窝长轴切面声像图。(A)二维声像图显示近主动脉瓣处间隔回声缺失；(B)彩色多普勒声像图。

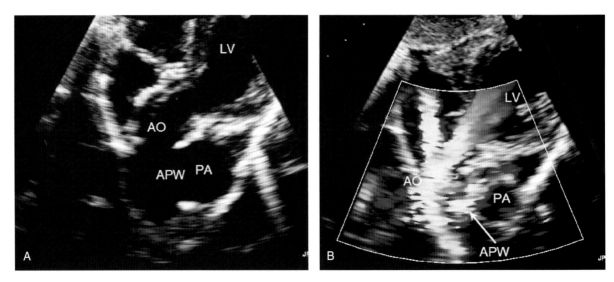

图 3-5-6　Ⅰ型主-肺动脉间隔缺损剑突下短轴切面声像图。(A) 二维声像图显示近两组半月瓣处主-肺动脉间隔回声缺失；(B)彩色多普勒声像图显示双向分流。

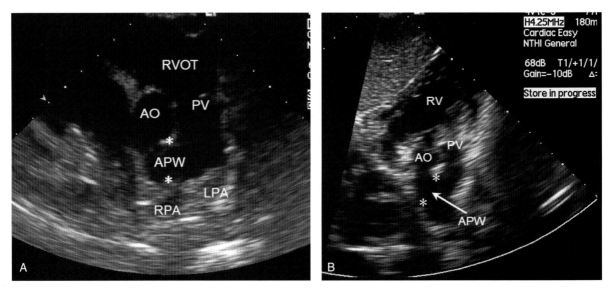

图 3-5-7　Ⅱ型主-肺动脉间隔缺损。(A)高位大动脉短轴切面显示缺损远离大动脉瓣；(B)剑突下大动脉短轴切面二维声像图。

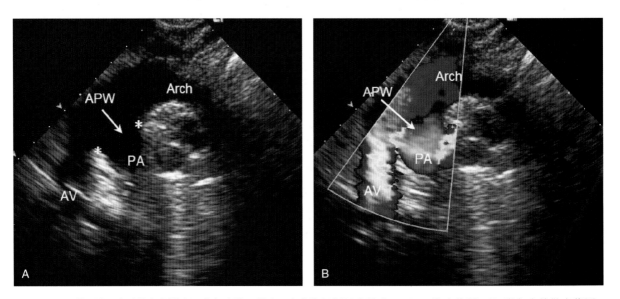

图 3-5-8　Ⅱ型主-肺动脉间隔缺损,升主动脉远端主-肺动脉间隔回声缺失。(A)二维声像图；(B)彩色多普勒声像图。

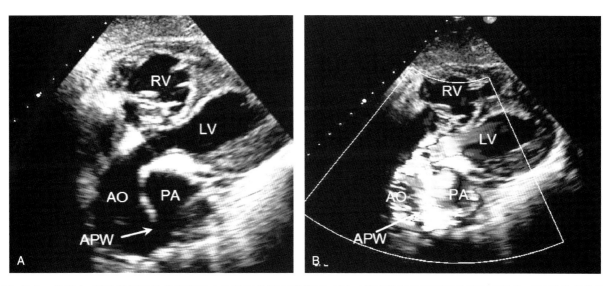

图 3-5-9 Ⅱ型主-肺动脉间隔缺损剑突下大动脉短轴切面声像图。(A)二维声像图显示间隔远端回声缺失;(B)彩色多普勒声像图显示低速双向分流信号。

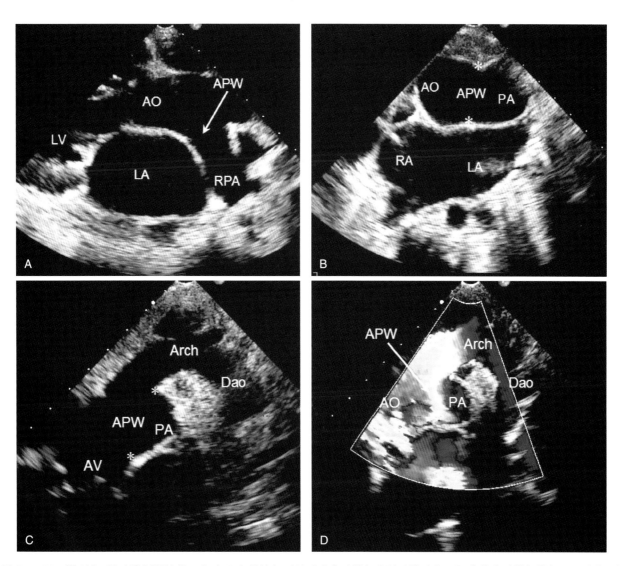

图 3-5-10 Ⅲ型主-肺动脉间隔缺损。(A)左心室长轴切面显示升主动脉与右肺动脉连接;(B)高位大动脉短轴切面显示主-肺动脉间隔巨大缺损;(C)胸骨上窝主动脉长轴切面二维声像图;(D)胸骨上窝主动脉长轴切面彩色多普勒声像图。

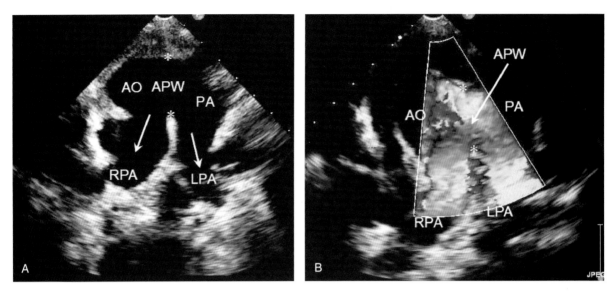

图 3-5-11　Ⅲ型主-肺动脉间隔缺损。(A)高位大动脉短轴切面显示主-肺动脉间隔巨大缺损,右肺动脉发自主动脉;(B)彩色多普勒声像图。

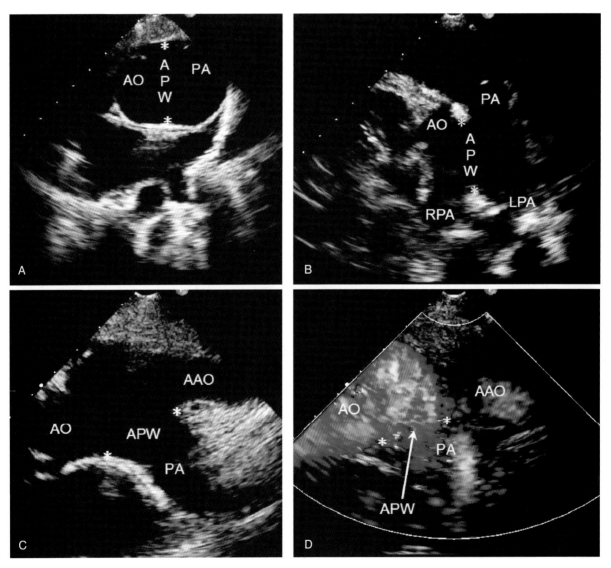

图 3-5-12　Ⅲ型主-肺动脉间隔缺损。(A,B)高位及标准大动脉短轴切面显示巨大主-肺动脉间隔缺损;(C)胸骨上窝长轴切面显示主-肺动脉间隔缺损;(D)胸骨上窝长轴彩色多普勒声像图。(待续)

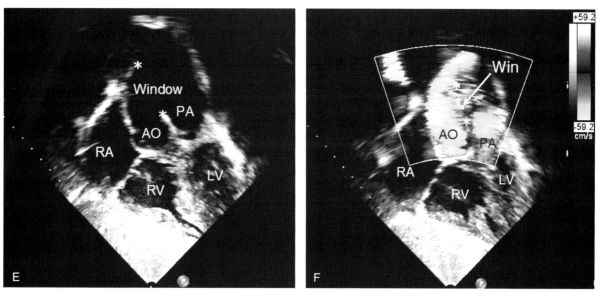

图 3-5-12(续) (E)剑突下心底大动脉短轴切面显示主-肺动脉间隔巨大缺损;(F)剑突下心底大动脉短轴彩色多普勒声像图。

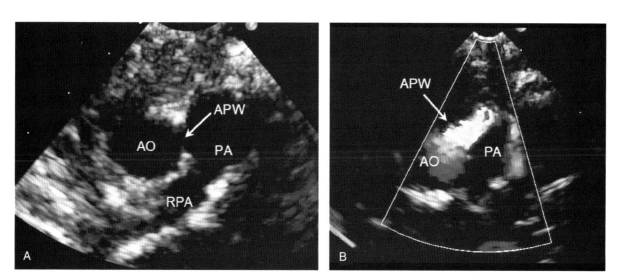

图 3-5-13 欧洲胸外科医师协会建议的Ⅳ型主-肺动脉间隔缺损声像图。(A)大动脉短轴切面;(B)胸骨旁高位切面彩色多普勒声像图。

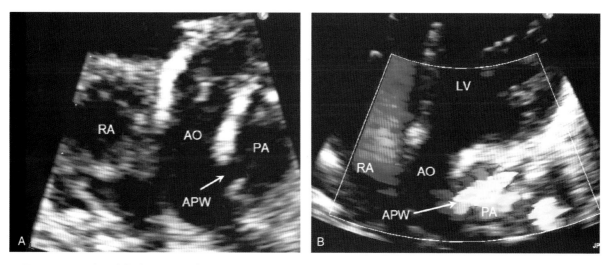

图 3-5-14 欧洲胸外科医师协会建议的第Ⅳ型缺损剑突下切面声像图。(A)二维声像图;(B)彩色多普勒声像图。

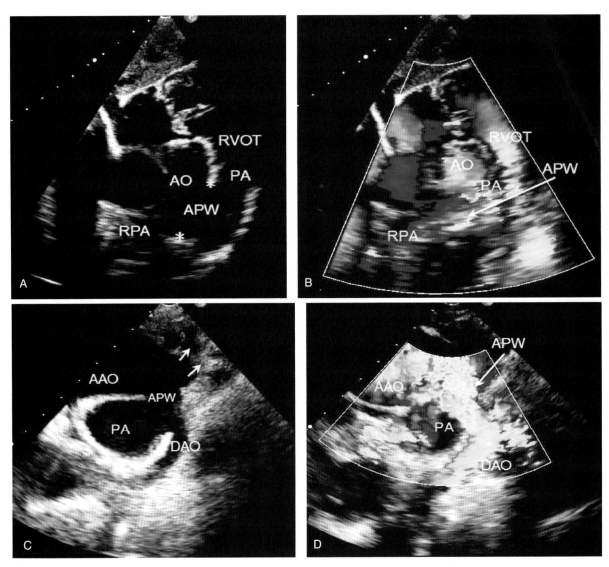

图 3-5-15　Ⅱ型主-肺动脉间隔缺损合并主动脉弓离断(Berry 综合征)声像图。(A)剑突下大动脉短轴切面显示主-肺动脉间隔远离半月瓣处回声失落；(B)CDFI 显示少量分流信号；(C)主-肺动脉间隔远端回声缺损，主动脉分出两个分支之后(短箭头所示)呈盲端，降主动脉与肺动脉通过动脉导管相连接；(D)CDFI 显示以主动脉向肺动脉分流为主的低速双向分流信号。

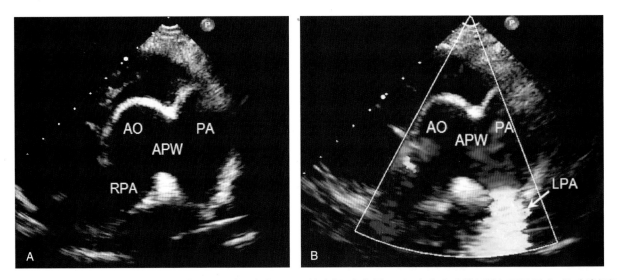

图 3-5-16　Ⅲ型主-肺动脉间隔缺损合并主动脉弓离断(Berry 综合征)声像图。(A)高位大动脉短轴切面显示主-肺动脉间隔巨大缺损；(B)高位大动脉短轴切面彩色多普勒声像图。(待续)

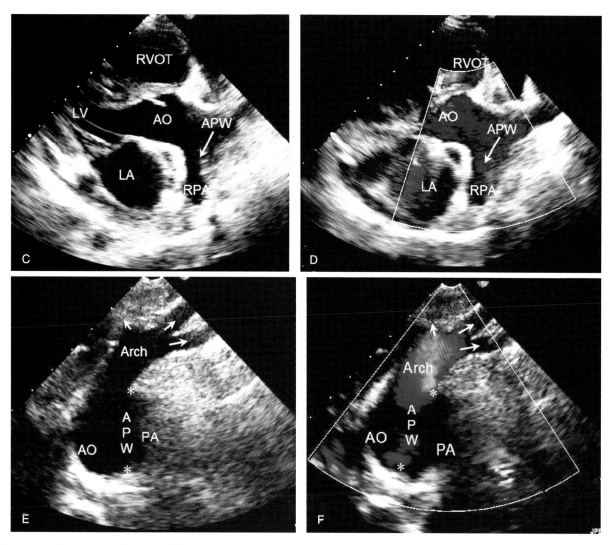

图3-5-16(续)　(C)二维左心室长轴切面显示右肺动脉起自升主动脉；(D)左心室长轴彩色多普勒声像图；(E)胸骨上窝主动脉弓长轴切面二维声像图显示主动脉弓分出三支后呈盲端；(F)胸骨上窝主动脉弓长轴切面彩色多普勒声像图。

5.经食管超声心动图

　　经食管超声心动图(transesophageal echocardiography, TEE)系诊断该畸形较理想的方法,TEE对升主动脉各节段的显示明显优于经胸超声心动图。TEE彩色多普勒对主-肺动脉间隔缺损分流的显示也优于经胸超声心动图,通过调整扫描扇面,使多普勒声束尽量与分流束平行,见图3-5-17。

　　值得注意的是:大动脉短轴切面时,由于超声束与主-肺动脉间隔平行,常常产生假性回声失落。为了避免误诊,当怀疑主-肺动脉间隔缺损时,应结合多切面观察,尤其要选用左高位胸骨旁切面及剑突下大动脉短轴切面。

五、治疗及预后

　　主-肺动脉间隔缺损一经确诊,均需外科手术修补,否则极易发生肺动脉高压,形成艾森曼格综合征,预后不良。对于较小的Ⅳ型缺损可以采用介入治疗,见图3-5-18。

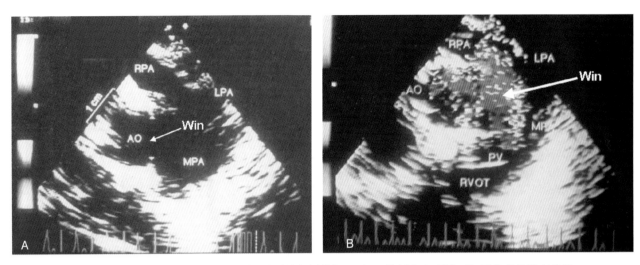

图 3-5-17　经食管超声心动图显示主-肺动脉间隔缺损。(A)二维超声心动图;(B)彩色多普勒声像图。

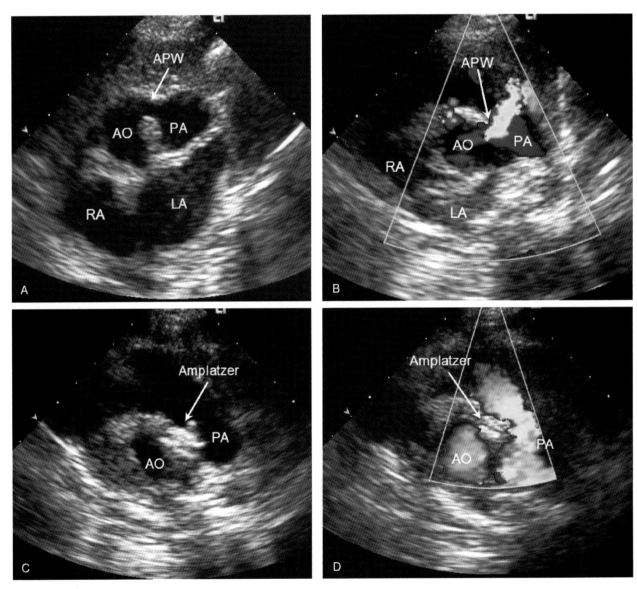

图 3-5-18　主-肺动脉窗介入治疗声像图,心底大动脉短轴切面。(A)介入封堵前二维声像图显示主-肺动脉间隔小缺损;(B)介入治疗前 CDFI 显示左向右分流;(C)介入治疗后二维图像,显示封堵器位置良好;(D)介入治疗后彩色多普勒声像图显示分流消失。

参考文献

1. Mori K, Ando M, Takao A, et al. Distal type of aortopul-monary window: report of 4 cases. Br Heart J, 1978, 40: 681–689.

2. Jacobs JP, Quintessenza JA, Gaynor JW, et al. Congenital Heart Surgery Nomenclature and Database Project: aortopul-monary window. Ann Thorac Surg, 2000, 69 (suppl): S44–49.

（耿斌 李小丹）

第 **4** 章

左心室流入道异常

第1节　左侧三房心

一、概述

左侧三房心(left Cor triatriatum)是指左心房被异常纤维组织隔膜分为两个腔室(分别称为副房和真性左心房)的一种先天性心血管畸形。三房心的发生率较低,占先天性心脏病的 0.1%~0.4%,其预后取决于肺静脉回流梗阻程度及其合并畸形。

二、病理解剖与分型

三房心形成的原因可能是胚胎时期共同肺静脉未能完全吸收,而合并入左心房所致。其右心房基本正常,左心房被纤维隔膜分为位于后上方的副房和位于前下方的真性左心房。副房接受部分或全部肺静脉血流,真性左心房与左心耳、二尖瓣相连通,副房通过一个(或多个)狭小的孔与真性左心房交通。

根据副房与肺静脉的连接关系可将左侧三房心分为完全型和部分型两种类型。

(1)完全型:副房接受全部肺静脉血液回流。

(2)部分型:副房接受部分肺静脉血液回流。

三房心可见两种情况:①副房仅与真性左心房相通(即经典三房心):肺静脉全部汇入副房,然后通过交通口与真性左心房相通;②副房既与真性左心房相通,同时又与右心房相交通。见图4-1-1。

三、病理生理改变

三房心的病理生理改变主要取决于肺静脉回流受阻程度及其合并畸形。

左侧三房心时,如果副房与真性左心房交通口狭窄,肺静脉回流梗阻明显,则出现肺淤血、肺水肿,导致肺动脉高压、右心衰竭等。完全型三房心,如果副房同时与右心房相交通,且副房与真性左心房的交通口狭小,则可出现类似完全型肺静脉异位引流的病理生理改变。

四、超声心动图检查

1.常用切面

常用切面有左心室长轴切面、心底大动脉短轴切面、四腔心(胸骨旁、心尖及剑突下)切面。

2.二维超声心动图

(1)左心房内隔膜回声。心尖四腔、左心室长轴切面显示左心房腔内异常隔膜样回声,将左心房分为两个腔室。肺静脉全部或部分开口于位于上方的副房,下方的真性左心房与二尖瓣相连,副房与真房通过一个或数个窄孔相交通。

(2)肺静脉内径增宽。交通口越小,副房增大和肺静脉增宽的程度越大。

(3)房间隔缺损。经典三房心无房间隔缺损;并存房间隔缺损时,其缺损的部位可以是副房和右心房之间,亦可在真房和右心房之间。

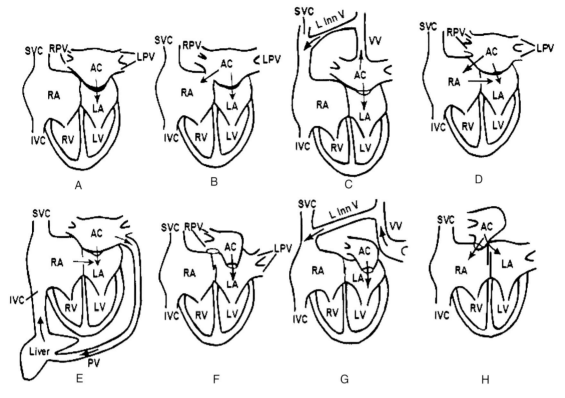

图 4-1-1　左侧三房心示意图。A~D 为完全型,E~H 为部分型。SVC:上腔静脉;IVC:下腔静脉;PV:门静脉;RPV:右肺静脉;LPV:左肺静脉;AC:副房腔;RA:右心房;LA:左心房;RV:右心室;LV:左心室;LlnnV:左无名静脉;VV:垂直静脉。

　　(4)部分型三房心时,真房内可见部分肺静脉开口。见图 4 1 2 至图 4-1-5。

3.多普勒超声心动图

　　(1)彩色多普勒血流显像:副房腔内血流通过狭窄交通口进入真房,在心尖四腔心切面可显示此血流呈红色五彩镶嵌状;心房水平出现左向右或右向左的彩色分流束,根据分流束的位置可以判断房缺是在真房还是副房(图 4-1-4)。

　　(2)脉冲多普勒超声心动图:将脉冲式多普勒取样容积置于副房与真房的交通口处,可记录到以舒张期为主的双期血流频谱,其速度一般高于二尖瓣

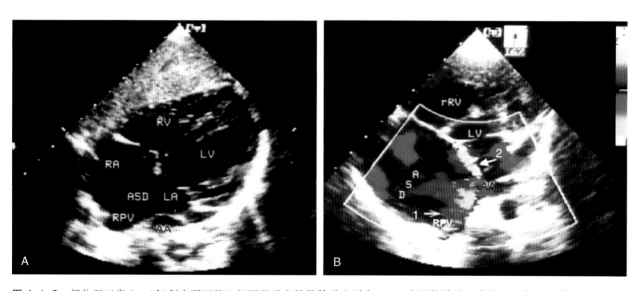

图 4-1-2　部分型三房心。(A)剑突下四腔心切面显示左肺静脉进入副房(AA),右肺静脉进入真性左心房;(B)彩色多普勒声像图显示副房与真房的交通口狭窄(2),右肺静脉直接与真性左心房交通(1)。

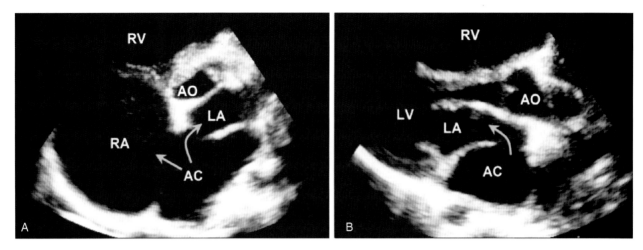

图 4-1-3　完全型三房心二维声像图。(A)四腔心切面显示左心房内隔膜回声,副房与真房及右心房同时交通;(B)左心长轴切面显示左心房内隔膜回声,副房与真房交通,交通口较大。AC:副房腔。

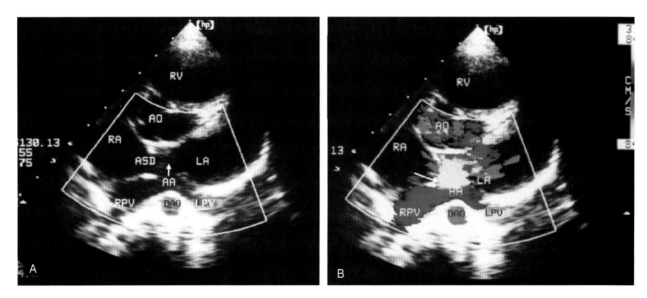

图 4-1-4　完全型三房心声像图。(A)胸骨旁五腔心切面显示左心房内隔膜回声,将左心房分为两个腔;(B)彩色多普勒声像图显示副房(AA)与真房交通口狭窄。

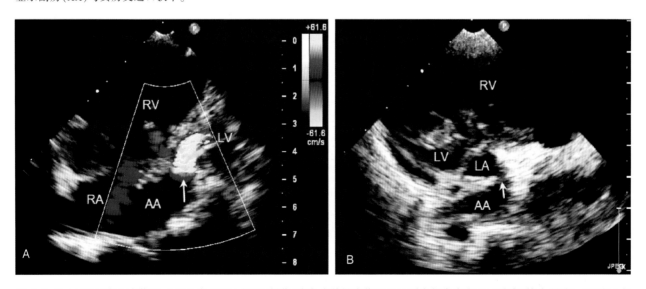

图 4-1-5　左侧三房心声像图。(A)心尖四腔心切面(低位)彩色多普勒声像图显示副房与真房交通口狭窄(箭头所示);(B)左心长轴切面二维图像显示副房与真房的交通口较小。(待续)

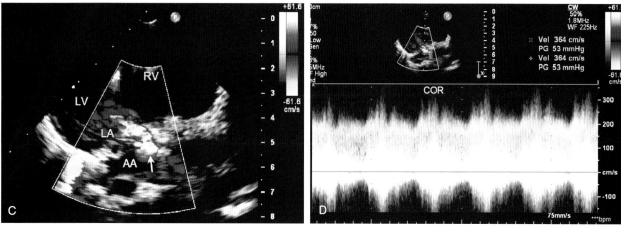

图 4-1-5(续) (C)左心长轴切面彩色多普勒声像图显示副房与真房交通口血流明显加速,呈红色五彩镶嵌血流;(D)连续多普勒声像图显示交通口以舒张期为主的双期血流频谱,V_{max}>270cm/s。

口的血流速度。

4.经食管超声心动图

由于食管紧邻左心房,经食管超声心动图对左心房内结构、房间隔、二尖瓣以及肺静脉的显示非常理想,是诊断三房心及其分型的最佳方法。经食管超声心动图可清晰地显示左心房内的纤维隔膜及交通口的大小,准确评价其梗阻程度;也可清楚显示副房与左、右心房的交通状况,见图 4-1-6。

五、鉴别诊断

1.二尖瓣瓣上纤维环

与三房心类似,在左心房内存在隔膜,但隔膜距离二尖瓣非常近,位于二尖瓣环的部位,左心耳位于隔膜(纤维环)的上方。

2.完全型肺静脉异位引流

心内型完全型肺静脉异位引流的共同肺静脉腔

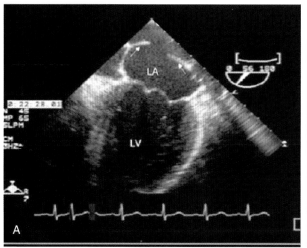

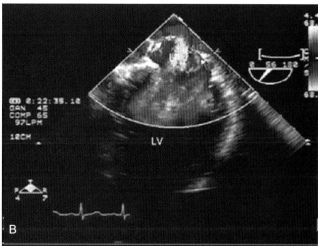

图 4-1-6 完全型三房心经食管超声心动图。(A)二维声像图显示左心房内隔膜回声,将左心房分为两个腔;(B)彩色多普勒声像图显示副房与真房交通口血流速度加快。

临床儿童超声心动图学

直接与右心房交通,如果梗阻明显,其共同肺静脉腔较大,前下壁回声可类似三房心的隔膜,应注意鉴别。如果隔膜回声在左心房腔内,则为三房心;如果在左心房外,则为完全型肺静脉异位引流。

第2节 二尖瓣瓣上环

一、概述

二尖瓣瓣上环(supramitral ring)为一种少见的先天性心血管畸形,其特征为在二尖瓣的心房面形成嵴状纤维组织(通常呈环形),附着于二尖瓣环上方(但紧邻瓣环)或瓣膜上。可根据纤维环附着部位进一步分为:瓣上型(supramitral)和瓣内型(intramitral)两个亚型,见模式图4-2-1。

二、病理解剖与分型

1.瓣上型纤维环

其附着点位于二尖瓣环上方(2~3mm),但位于左心耳的下方,与二尖瓣叶无粘连,二尖瓣本身及其辅助装置(腱索、乳头肌等)正常。

2.瓣内型纤维环

其附着点位于二尖瓣通道内(mitral tunnel),通常位于瓣环下3~5mm处,纤维环与二尖瓣紧密粘连。该亚型(瓣内型)多合并二尖瓣本身及其辅助装置的损害,如二尖瓣活动度受限、二尖瓣环发育

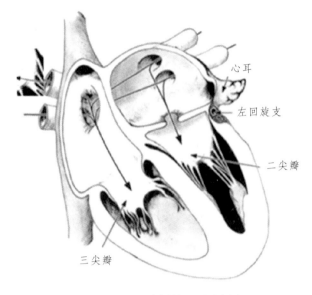

图4-2-1 二尖瓣瓣上环示意图。

不良、二尖瓣腱索短粗、降落伞样二尖瓣等,并常为Shone综合征的组成部分。见图4-2-2。

三、病理生理改变

二尖瓣瓣上环引起左心室流入道梗阻,左心房压力增高、左心房增大。重者可出现肺淤血及肺水肿、重度肺动脉高压(心源性)。

四、超声心动图检查

1.常用切面

胸骨旁左心长轴、左心室各短轴切面（瓣口水

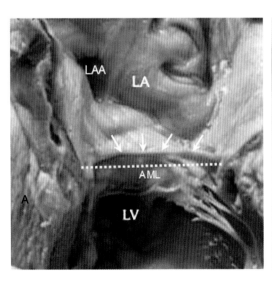

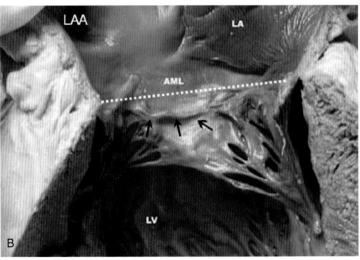

图4-2-2 二尖瓣瓣上环解剖图。(A)瓣上环;(B)瓣内环。虚线示二尖瓣环附着平面。

平、腱索乳头肌水平等),四腔心及左心两腔心切面(心尖及胸骨旁)为最常用切面。

2.二维超声心动图

(1)在四腔心及左心两腔心切面,二维超声可显示二尖瓣瓣环处或二尖瓣流入道内存在纤维环(为环形、半环形或新月形),可以以一个瓣叶受累为主。

(2)瓣上环多单独存在,二尖瓣之腱索、乳头肌及左心室流出道无异常;而瓣内环则多合并其他异常,如二尖瓣及其辅助装置、左心室流出道、主动脉弓的异常等。

(3)左心室各短轴切面可显示二尖瓣瓣叶的情况(如形态、启闭活动,有无狭窄及程度)及乳头肌有无异常(位置、形态、数目等)。

3.多普勒超声心动图

(1)彩色多普勒:可显示二尖瓣纤维环处血流速度明显增快,可根据血流增快的部位判断纤维环的位置。

(2)频谱多普勒:应用脉冲或连续多普勒可测量纤维环狭窄处的血流速度及跨瓣压差,以评估狭窄程度,见图4-2-3至图4-2-8。

五、鉴别诊断

该畸形要注意与左侧三房心相鉴别。三房心的

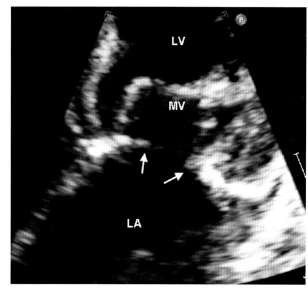

图4-2-3 四腔心切面声像图。局部放大后见二尖瓣环上异常纤维环。

隔膜离二尖瓣环相对较远(更靠近心房顶部),鉴别解剖要点是左心耳的位置,三房心之心耳在真房(隔膜下方),而二尖瓣瓣上环的左心耳在隔膜(纤维环)的上方。

六、治疗及预后

本畸形可通过手术矫治,单纯二尖瓣瓣上环多预后良好。二尖瓣瓣内环多合并其他畸形,如Shone

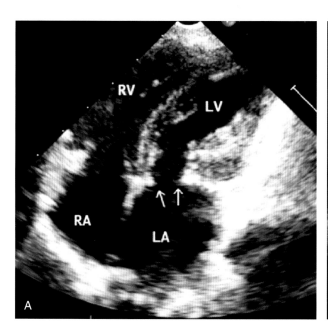

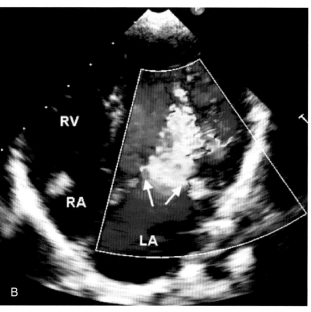

图4-2-4 二尖瓣瓣上环心尖四腔心切面声像图。(A)二维超声显示二尖瓣环发育小,可见瓣环上异常狭窄环(箭头所示);(B)彩色多普勒声像图显示纤维环处血流加速(红色五彩镶嵌血流)。

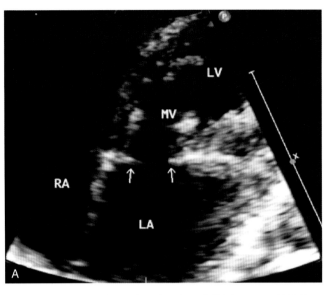
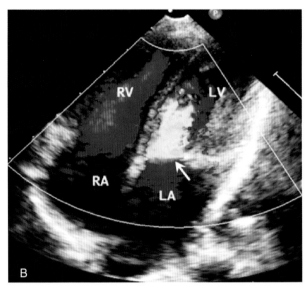

图 4-2-5　二尖瓣瓣上环旁四腔心切面声像图。(A)二维图像显示二尖瓣环处异常纤维环突入;(B)彩色多普勒声像图显示二尖瓣血流明显增快。

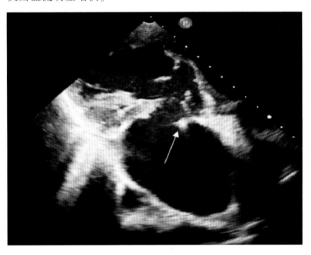
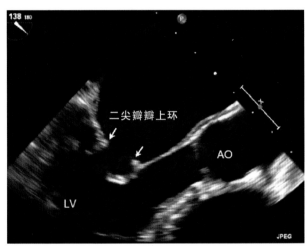

图 4-2-6　左心两腔心切面,舒张期二尖瓣开放时瓣环上见异常纤维环,以前瓣受累明显(箭头所示)。

图 4-2-7　经食管超声心动图显示二尖瓣瓣上环,左心室长轴切面显示二尖瓣环处纤维环附着(箭头所示)。

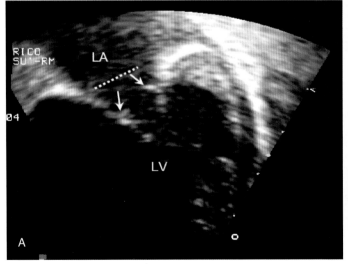
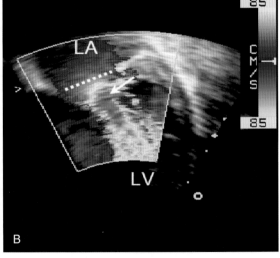

图 4-2-8　二尖瓣瓣内环四腔心切面声像图。(A)舒张期二尖瓣开放时见左心室流入道二尖瓣左心房面异常纤维环(箭头所示),距瓣环较远;(B)彩色多普勒声像图显示二尖瓣通道内血流明显加速,呈五彩镶嵌血流。虚线示瓣环连线。

综合征等,预后主要取决于其合并畸形(二尖瓣腱索及乳头肌发育情况、单组乳头肌及左心室流出道梗阻情况等)的严重程度。

【附:Shone 综合征】

Shone 等学者首先报道了:二尖瓣瓣上环、降落伞型二尖瓣、主动脉瓣下狭窄合并主动脉缩窄四联症畸形的病例,所以将这一组畸形命名为 Shone 综合征。同时合并四种畸形的经典 Shone 综合征极为少见,目前广义 Shone 综合征的定义为:以左心系统流入道和流出道多个水平梗阻为特征的复杂心血管畸形。其在解剖和血流动力学方面的表现呈现多样性,包括二尖瓣瓣上环(瓣内环)、二尖瓣瓣膜异常(包括降落伞型二尖瓣、二尖瓣腱索融合和单组乳头肌)、主动脉缩窄,二叶式主动脉瓣畸形等。见图 4-2-9。

超声心动图表现为:以二尖瓣瓣上环(多为瓣内环)为主要特征,且合并左心室流入道、流出道、主动

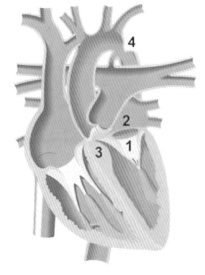

图 4-2-9　Shone 综合征模式图。

脉弓的多水平梗阻或狭窄,可以呈现为不同组合,见图 4-2-10。

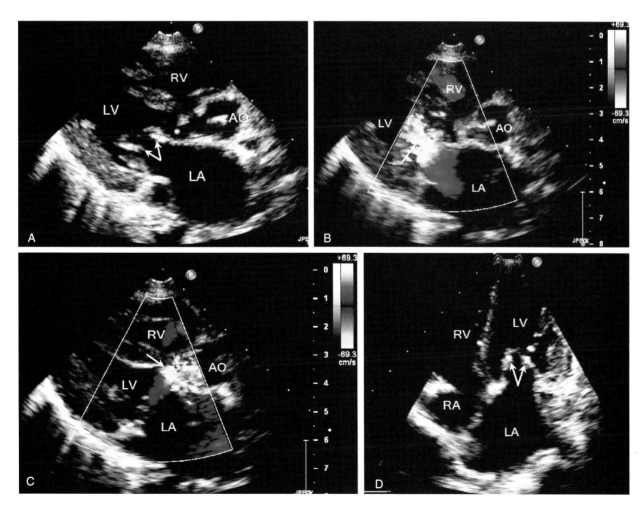

图 4-2-10　Shone 综合征声像图。(A)左心室长轴切面显示二尖瓣通道内形成纤维环,左心室流出道明显狭窄(*);(B)左心室长轴切面彩色多普勒声像图显示纤维环处舒张期血流明显加速;(C)左心室长轴切面彩色多普勒声像图显示左心室流出道于收缩期血流明显加速;(D)四腔心切面二维图像显示纤维环位于二尖瓣流入道内,而非二尖瓣瓣环处。(待续)

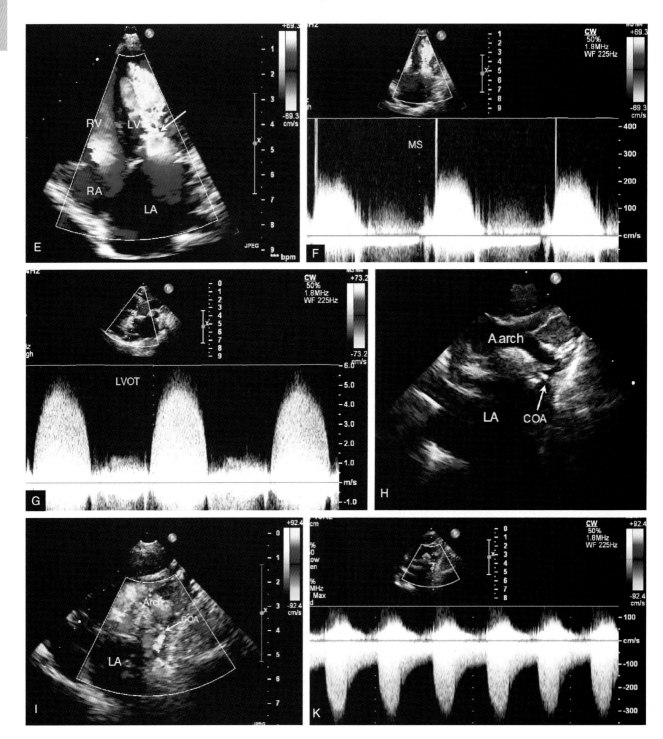

图 4-2-10(续) （E)四腔心切面彩色多普勒声像图显示纤维环处彩色血流明显加速；(F)连续多普勒显示舒张期二尖瓣 V_{max}>200cm/s；(G)连续多普勒显示收缩期左心室流出道 V_{max}>500cm/s，为重度梗阻；(H)主动脉弓长轴切面二维图像显示主动脉峡部明显缩窄；(I)彩色多普勒声像图显示狭窄处血流加速；(K)连续多普勒显示狭窄处 V_{max}>300cm/s。

第3节 其他先天性二尖瓣狭窄畸形

一、单组乳头肌

(一)概述

单组乳头肌又称降落伞样(parachute mitral valve)二尖瓣,最早于1961年由Schiebler报道。二尖瓣瓣叶发育通常未受影响,主要畸形位于瓣下,二尖瓣腱索皆附着于一组乳头肌,腱索多发育短粗,相互融合,形状宛如降落伞,血流自腱索之间的缝隙通过,同时瓣叶开放多受限,形成狭窄。见图4-3-1。

(二)超声心动图表现

1.常用切面

左心室长轴及短轴、四腔心切面为常用切面,注意观察二尖瓣开放程度,腱索情况;短轴切面观察乳头肌的位置及数目。

2.超声心动图特征

(1)多切面显示二尖瓣开放受限。

(2)短轴切面显示二尖瓣乳头肌发育异常,仅有一组(或主要为一组)乳头肌,瓣下腱索附着于单组

乳头肌上。

(3)可合并其他畸形,如:左心室流出道狭窄,二尖瓣瓣上环、主动脉缩窄等。

(4)彩色多普勒声像图显示二尖瓣口血流速度加速,为红色五彩血流,可伴有不同程度的关闭不全。

(5)脉冲或连续多普勒可测定二尖瓣口的血流速度,以评价狭窄程度。见图4-3-2至图4-3-9。

二、双孔二尖瓣畸形

(一)概述

1876年由Greenfield首先报道双孔二尖瓣畸

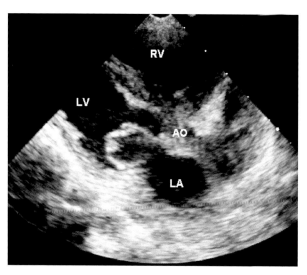

图4-3-2 左心室长轴切面显示:二尖瓣瓣尖开放活动受限,开放呈篷帆样。

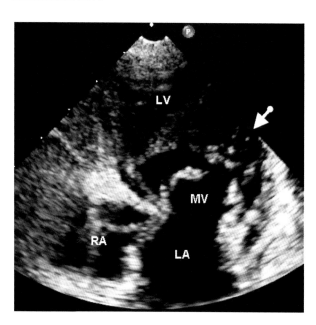

图4-3-3 近似四腔心切面显示:二尖瓣下腱索回声紊乱。

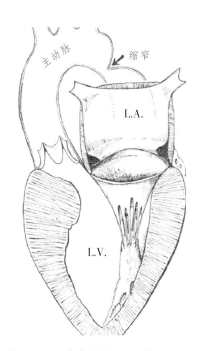

图4-3-1 降落伞样二尖瓣模式图。

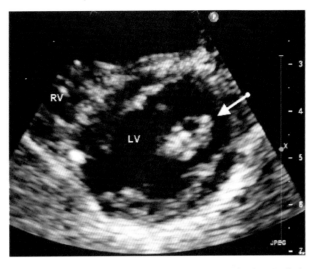

图 4-3-4　左心室短轴乳头肌水平切面显示：仅见一组乳头肌回声。

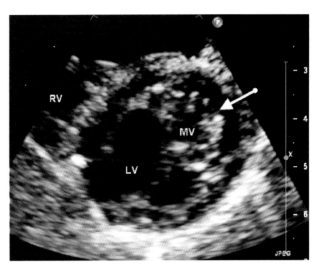

图 4-3-5　左心室短轴腱索水平切面显示：瓣下腱索回声紊乱，瓣口开放偏向前外侧，幅度受限。

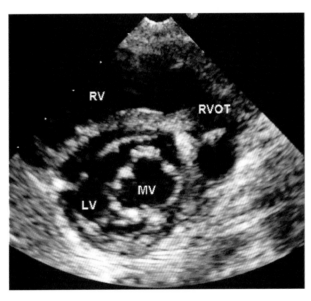

图 4-3-6　左心室短轴二尖瓣水平切面显示：二尖瓣开放幅度减小，瓣口径减小。

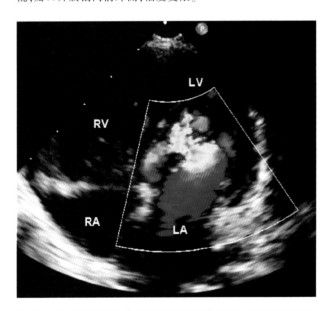

图 4-3-7　四腔心切面彩色多普勒超声显示：二尖瓣开放时血流汇聚于瓣口及瓣下腱索水平。

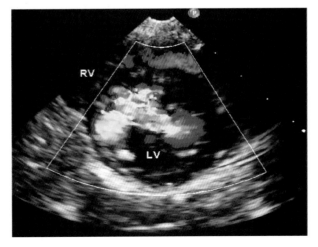

图 4-3-8　左心室短轴切面腱索水平彩色多普勒超声显示：二尖瓣血流方向异常，偏向前外侧。

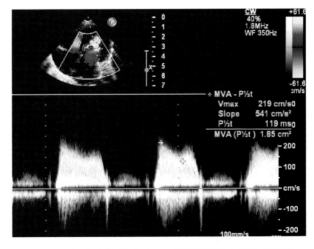

图 4-3-9　频谱多普勒显示：二尖瓣狭窄致血流速度增快。

形,其在左心房和左心室之间可见两个瓣口,可以是两组二尖瓣,各有瓣环、瓣叶、腱索和乳头肌,也可以在两瓣叶之间形成纤维束或肌桥连接将瓣口分成两个。两个瓣口多大小不等,瓣下乳头肌数量可有 2~4 个不等,瓣叶组织过多,可有瓣环狭窄或发育不良,也可伴乳头肌缺如或腱索连于左心室壁。瓣叶功能虽可正常,但常伴有狭窄或关闭不全。

(二)超声心动图表现

1.常用切面

胸骨旁左室长轴及短轴切面、四腔心切面为最佳切面。

2.超声心动图特征

(1)胸骨旁左心室短轴切面瓣口水平可显示二尖瓣口为两个分开的瓣口,以及瓣叶的数目、开口面积大小及其狭窄程度;腱索乳头肌水平可判定乳头肌的位置、形态及数量。左心室长轴切面亦可显示二尖瓣的形态、启闭情况及有无狭窄。

(2)心尖四腔心及左心两腔心切面可显示二尖瓣两个分开的瓣口和各自的瓣下支持结构:瓣下腱索和乳头肌的发育异常。

(3)彩色多普勒声像图可显示左心室流入道内增快的血流信号,频谱多普勒可测量瓣口流速及跨瓣压差。双孔二尖瓣畸形可合并不同程度的关闭不全。

(4)实时三维超声心动图对显示二尖瓣的解剖形态有重要价值,见图 4-3-10 至图 4-3-14。

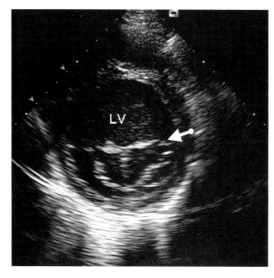

图 4-3-11 左心室短轴切面显示:二尖瓣口开放呈眼镜状。

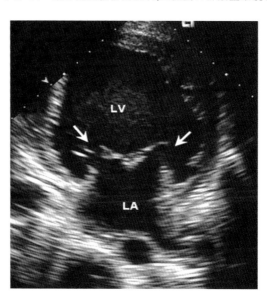

图 4-3-12 左心室两腔心长轴切面显示:二尖瓣口开放呈蝴蝶状,并可见两个瓣口。

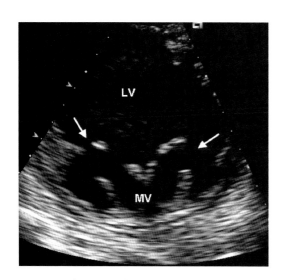

图 4-3-10 近似左心室瓣口水平短轴切面显示:二尖瓣开口为左右两个,开放时呈双孔。

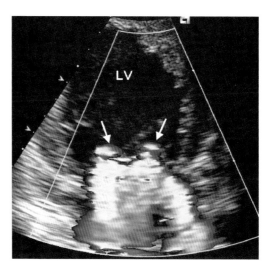

图 4-3-13 左心两腔心长轴切面彩色多普勒声像图显示:二尖瓣关闭不全之两束反流信号。

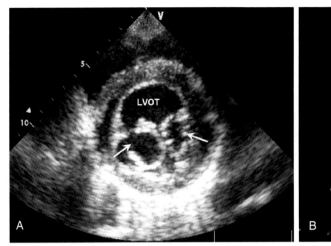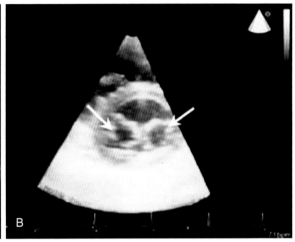

图 4-3-14　经胸左心室短轴切面显示双孔二尖瓣(眼镜征)。(A)二维超声心动图;(B)三维超声心动图。

三、吊床样二尖瓣畸形

(一)概述

吊床样(Hammock)二尖瓣畸形由 Carpentier 于 1976 年首先描述,可以是乳头肌直接连于瓣叶,严重者两组乳头肌在上缘相连形成拱形,由左心房侧看,腱索连于增粗的乳头肌宛如吊床(图 4-3-15)。该畸形曾被冠以多种名称:如拱形二尖瓣、乳头肌梗阻、乳头肌肥厚等[1]。

其共同的病理特征为:二尖瓣两个瓣叶相互融合,通常只遗留一个小孔,同时合并腱索缩短,乳头肌肥厚融合。正常的二尖瓣两组乳头肌可消失,被数个乳头肌或纤维腱索取代,也可为乳头肌直接与

瓣叶相连,且乳头肌或腱索附着位置向侧方、上方移位,附着于二尖瓣后叶的左心室后壁 (the posterior wall)。前叶通过跨越瓣口的腱索附着于后叶下方的乳头肌上,酷似吊床样。不规则的腱索及乳头肌导致左心室流入道狭窄。

(二)超声心动图表现

1.常用切面

四腔心、左心室各短轴切面为常用最佳切面。

2.二维超声心动图

(1)多切面显示二尖瓣开放受限,瓣下腱索短小紊乱,正常两组乳头肌结构消失。

(2)四腔心切面显示二尖瓣两个瓣叶融合,开放时呈拱形,开放幅度明显减小;也可显示瓣下腱索紊乱缩短、无明显乳头肌回声。

(3)左心室短轴切面二尖瓣瓣口水平显示融合的二尖瓣叶,开放明显受限,瓣口开放面积缩小,有时仅为一小孔。腱索、乳头肌水平短轴切面可显示异常的腱索回声及异常附着的乳头肌形态及其位置。

3.多普勒超声心动图

(1)彩色多普勒超声心动图:可显示二尖瓣口血流增快,呈红色五彩血流信号;可探及不同程度的反流信号。

(2)频谱多普勒:应用脉冲或连续多普勒可测定二尖瓣瓣口的正向血流速度,以评估狭窄程度,见图 4-3-16 至图 4-3-24。

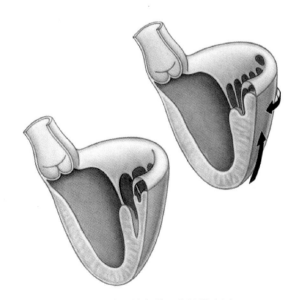

图 4-3-15　吊床样二尖瓣模式图。

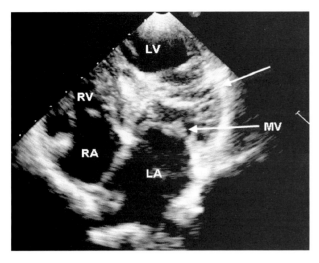

图 4-3-16　心尖四腔心切面显示:瓣下腱索短小紊乱,未见明显乳头肌,二尖瓣开放呈圆拱状。

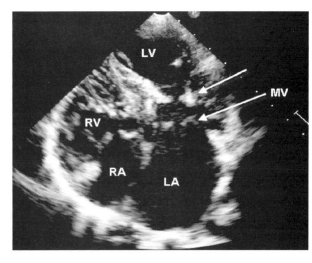

图 4-3-17　心尖四腔心切面显示:乳头肌发育异常,瓣下腱索短小。

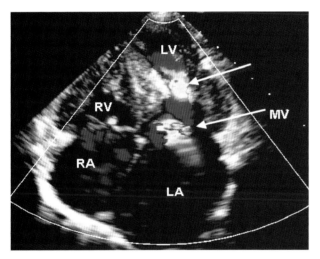

图 4-3-18　心尖四腔心彩色多普勒切面显示:乳头肌发育异常致左心室中部血流受限至局部汇聚,二尖瓣口显示反流信号。

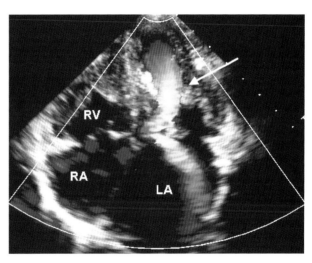

图 4-3-19　心尖四腔心切面彩色多普勒显示:左心室中部血流受限及二尖瓣反流信号。

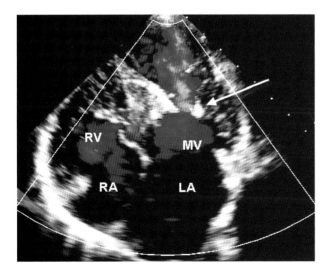

图 4-3-20　心尖四腔心切面彩色多普勒显示:左心室中部血流汇聚。

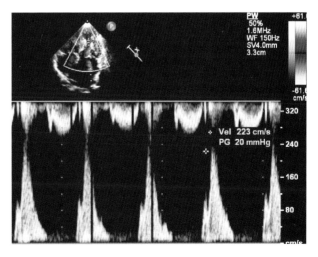

图 4-3-21　频谱多普勒显示:左心室内异常高速血流信号。

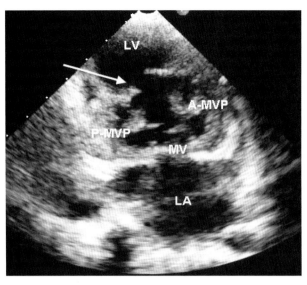

图 4-3-22　近似左心两腔心切面显示：瓣下乳头肌及腱索发育异常,二尖瓣开放受限。

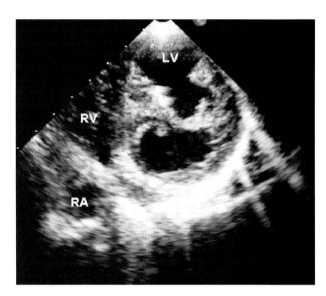

图 4-3-23　近似四腔心切面显示：乳头肌肥厚融合及腱索异常短缩。

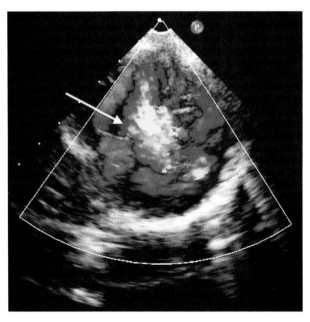

图 4-3-24　近似左心两腔心切面彩色多普勒显示：腱索异常致左心室中部血流汇聚,血流加速。

第 4 节　先天性二尖瓣关闭不全

一、概述

二尖瓣是左心房血流进入左心室的一个单向阀

门结构,包括瓣叶、瓣环、瓣下结构(如腱索和乳头肌等)。心室舒张时,血流经二尖瓣由左心房进入左心室;心室收缩时,二尖瓣关闭,使左心室的血流不能经二尖瓣反向流回左心房。所谓先天性二尖瓣关闭不全(congenital mitral insufficiency)是指由胚胎因素造成的二尖瓣发育异常,在心室收缩时,二尖瓣叶对合不拢,关闭不严密,左心室的血流部分经二尖瓣反向流回左心房,造成左心房、左心室扩大,心功能损害,甚至心功能衰竭,危及生命。

二、病理解剖与分型

先天性二尖瓣关闭不全可以单独出现,称为孤立性二尖瓣关闭不全(mitral incompetence,MI),发病率很低,仅占先天性心脏畸形的 0.6%[1]。先天性二尖瓣关闭不全更多的是伴随其他心脏畸形,即为复杂心脏畸形的一部分,如房室间隔缺损、主动脉缩窄、动脉导管未闭等。先天性二尖瓣反流的分类国际上多采用 Carpentier 提倡的功能分类法, 见表 4-4-1。

三、病理生理改变

根据二尖瓣反流量的多少, 引起的血流动力学改变可有差异, 血流反流入心房增加了左心房的容量负荷,左心房增大,压力升高,从而导致肺静脉及肺毛细血管压力升高, 产生肺水肿及肺动脉高压。

表4-4-1 先天性二尖瓣反流的Carpentier功能分类法[1]

类型 I (瓣叶运动正常)	类型 II (瓣叶脱垂,prolapse)	类型 III (瓣叶活动受限)
瓣环扩大	腱索延长	III-A(乳头肌正常)
前瓣瓣叶裂	乳头肌延长	乳头肌交界融合
瓣叶发育异常	腱索缺失(agenesis)	腱索缩短
−瓣叶部分缺失		赘生的瓣膜组织
(agenesis)		瓣上环
		瓣环发育不良
		III B(乳头肌异常)
		降落伞样二尖瓣
		乳头肌发育不良
		吊床样二尖瓣(hammock mitral valve)

由于反流,使左心室舒张期容量负荷增加,左心室扩大,可产生心功能不全。

四、超声心动图检查

1.常用切面

四腔心切面、左心长轴、左心两腔心及二尖瓣短轴等为常用切面。

2.超声心动图表现

(1)左心房、左心室增大。

(2)二尖瓣于收缩期不能完全合拢,二尖瓣可增厚、疏松、回声增强、卷曲等。

(3)二尖瓣脱垂或瓣叶裂(多为前叶)或穿孔,前叶裂口指向左心室流出道;瓣膜腱索断裂时,瓣叶可出现甩鞭样运动。

(4)收缩期 CDFI 可见左心房内蓝色五彩镶嵌血流束,左心房内连续多普勒(CW)可探及高速湍流频谱,为收缩中早期或全收缩期频谱。

(5)可依据彩色反流束的面积、长度及反流时相对反流程度进行半定量评价[2]。

(6)经食管超声心动图及三维超声心动图对显示瓣膜的解剖特征,如瓣叶裂、穿孔或腱索断裂非常有价值。见图 4-4-1 至图 4-4-11。

五、治疗及预后

对于明显的二尖瓣瓣膜反流尽量实施瓣膜成形术,对于瓣环扩大者,可以加用成形环,多预后良好;成形效果不佳者可行换瓣手术。

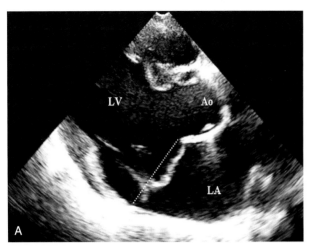

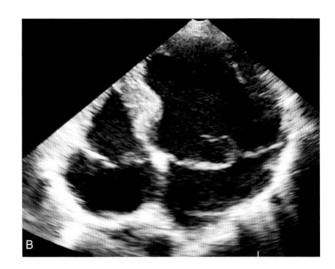

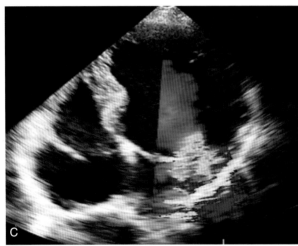

图 4-4-1　先天性二尖瓣脱垂声像图(8岁,男孩)。(A)左心室长轴切面二维图像显示：二尖瓣前叶收缩期突入左心房(超过瓣环连线)；(B)四腔心切面二维图像显示二尖瓣前叶于收缩期突入左心房；(C)彩色多普勒声像图显示收缩期左心室反流入左心房的血流,呈蓝色五彩血流。

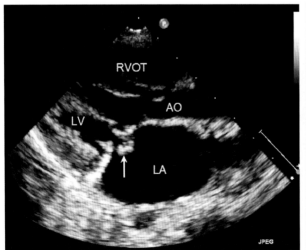

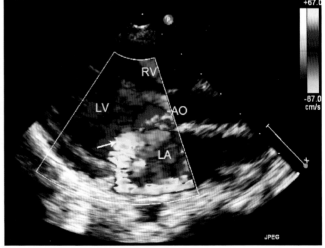

图 4-4-2　二尖瓣前瓣脱垂伴中度至重度反流声像图(2岁,女孩)。(A)左心室长轴切面显示二尖瓣前叶收缩期突入左心房,导致瓣叶不能合拢；(B)彩色多普勒声像图显示经瓣口左心室反流入左心房的高速血流。(待续)

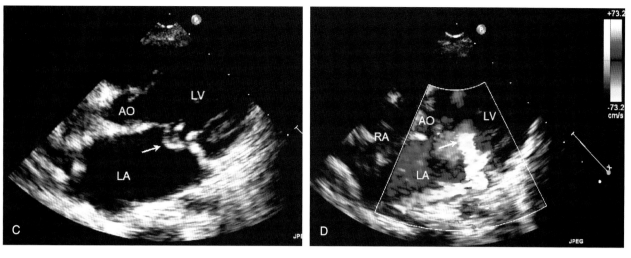

图 4-4-2(续) (C)胸骨旁四腔心切面显示二尖瓣前叶于收缩期突入左心房;(D)胸骨旁四腔心切面彩色多普勒声像图显示二尖瓣中-重度关闭不全。

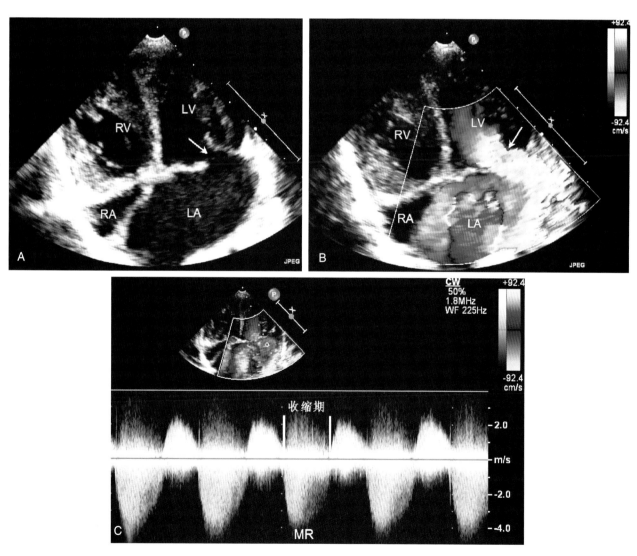

图 4-4-3 先天性二尖瓣关闭不全声像图(15个月,男孩)。(A)四腔心切面显示左心系统增大,二尖瓣于收缩期不能合拢,存在明显关闭不全间隙;(B)胸骨旁四腔心切面彩色多普勒声像图显示二尖瓣收缩期重度反流信号;(C)连续多普勒显示为高速全收缩期频谱。

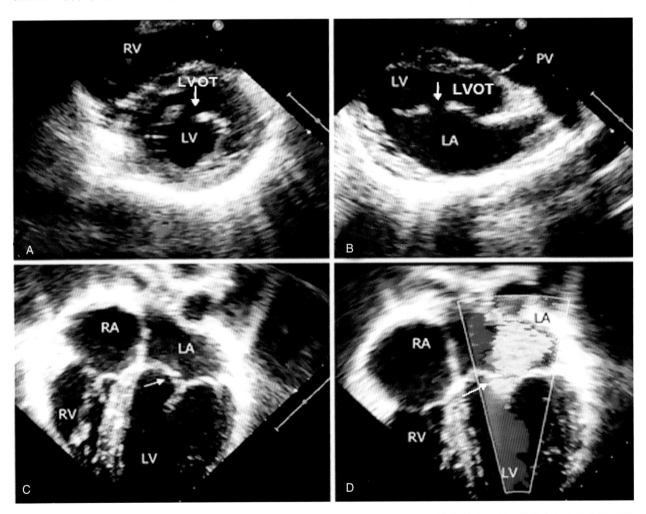

图 4-4-4 先天性二尖瓣关闭不全经食管超声声像图。(A)四腔心切面显示二尖瓣于收缩期不能合拢,存在明显关闭不全间隙(箭头所示);(B)四腔心切面彩色多普勒声像图显示二尖瓣收缩期重度反流信号(箭头所示)。

图 4-4-5 孤立性二尖瓣前叶裂声像图。(A)左心室瓣口水平短轴切面显示前叶裂缺(箭头所示),裂口指向左心室流出道;(B)左心室长轴二维切面;(C)心尖四腔心二维切面;(D)心尖四腔心彩色多普勒声像图显示左心室经裂口反流入左心房的蓝色五彩血流。

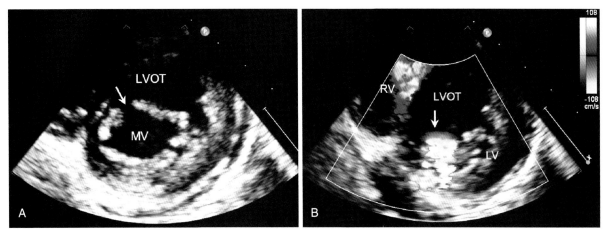

图 4-4-6　孤立性二尖瓣前叶裂声像图。(A)左心室瓣口水平短轴切面于舒张期显示前叶裂缺(箭头所示),裂口指向左心室流出道;(B)彩色多普勒声像图于收缩期显示二尖瓣反流信号(箭头所示)。

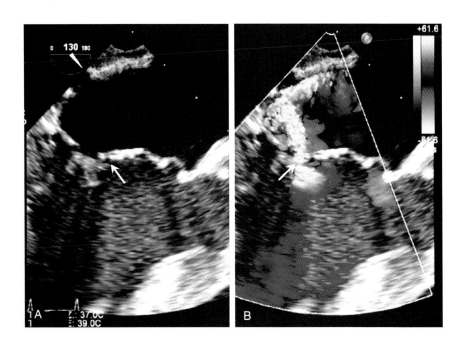

图 4-4-7　孤立性二尖瓣前叶裂经食管超声心动图。(A)左心室长轴切面二维图像显示前叶裂缺 (箭头所示);(B)彩色多普勒声像图显示左心室经裂口进入左心房的高速血流(红色五彩镶嵌血流)。

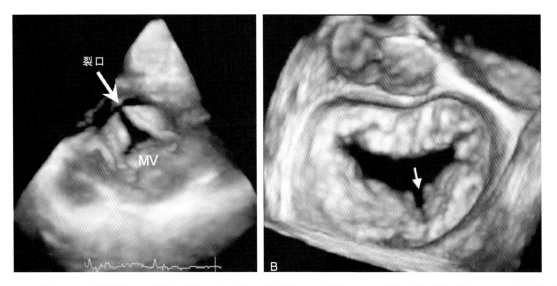

图 4-4-8　三维超声心动图显示二尖瓣瓣叶裂。(A)经胸三维超声心动图显示二尖瓣前叶裂(箭头所示);(B)经食管三维超声心动图显示二尖瓣后叶裂(箭头所示)。

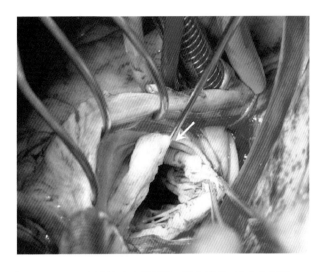

图 4-4-9 二尖瓣前叶中部裂缺(箭头所示)手术中所见。

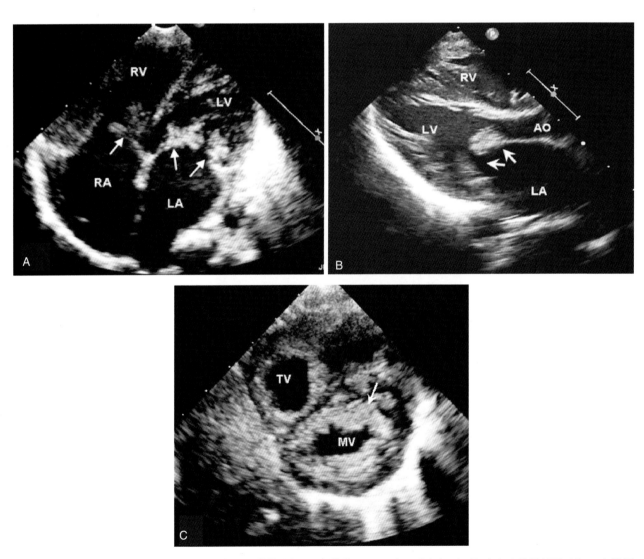

图 4-4-10 二尖瓣黏液样变声像图:二尖瓣增厚、结构疏松,回声增强。(A)心尖四腔心切面;(B)左心室长轴切面;(C)二尖瓣短轴切面。

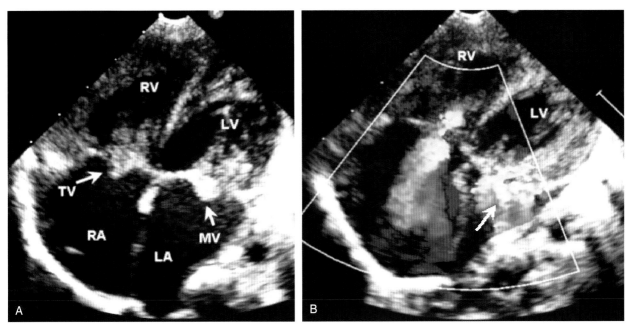

图 4-4-11 二尖瓣黏液样变伴反流声像图。(A)四腔心切面显示二尖瓣、三尖瓣结构疏松,瓣体脱垂超过瓣环连线;(B)彩色多普勒声像图显示二尖瓣关闭不全之反流信号。

参考文献

1. Carpentier A. Congenital malformations of the mitral valve. In: Stark J, de Leval M, eds. Surgery for congenital heart defects. London: Grune and Stratton, 1994:599–614.

2. Helmcke F, Nanda NC, Hsiung MC, et al. Color Doppler assessment of mitral regurgitation with orthogonal planes. Circulation, 1987, 75:175.

3. Carpentier A, Brizard CP. Congenital malformations of the mitral valve. In: Stark J, Leval M, Tsang V. Surgery for congenital heart defects. London: Wiley, 2006:573–590.

(吴江 耿斌)

第 **5** 章

右心室流入道异常

第1节 三尖瓣下移畸形

一、概述

三尖瓣下移畸形(downward displacement of the tricuspid valve),是指三尖瓣瓣叶(部分或全部)没有附着于正常的瓣环部位,而是异常附着于右心室壁的一种先天性心脏畸形。病变主要累及三尖瓣的隔叶和后叶,累及前瓣叶者很少见。其病理特征于1866年首先由德国医生 Wilhelm Ebstein 详尽描述,所以又被称为艾勃斯坦畸形(Ebstein's anomaly)。

三尖瓣下移畸形的发病率占先天性心脏病的0.5%~1.0%,其病理特征及临床表现差异悬殊。预后与畸形严重程度相关,病变较轻者,可无明显症状,寿命接近正常人;新生儿期即出现症状的三尖瓣下移畸形,内、外科治疗效果均不理想,预后不良,50%~60%的患儿在2岁内死亡;合并预激综合征者预后较差。

二、病理解剖与分型

(一)病理解剖

三尖瓣下移畸形的病理改变差异较大,基本病变为三尖瓣瓣叶附着点下移、瓣叶发育不良、右心室发育异常。

三尖瓣环多扩大,位置正常,三尖瓣叶附着点向右心室心尖及流出道下移,病变最常累及隔瓣,

后瓣次之,隔瓣和后瓣可部分缺失,累及前瓣者少见。下移的瓣叶往往增厚、变形、缩短。前瓣叶起源于正常三尖瓣瓣环,可增大如船帆,通过缩短或发育不全的腱索及乳头肌附着于心室壁。

概括起来本畸形有以下几个病理特征:

(1)三尖瓣环位置一般正常,三尖瓣环扩大,三尖瓣隔瓣、后瓣附着点向心尖或流出道移位。

(2)前瓣叶起源于正常三尖瓣瓣环,可增大如船帆,有时可有许多小孔,通过缩短和发育不全的腱索及乳头肌附着于心室壁。

(3)下移的瓣叶将右心室分为两个部分:从三尖瓣环水平到隔瓣、后瓣附着处,右心室壁较薄,通常发育不良,称为房化右心室,其功能与右心房相似;瓣叶附着点的下方为功能右心室。右心房扩大,房壁纤维化增厚。右心房和高度扩大薄壁的房化右心室连成一个大心腔,起贮积血液的作用,而瓣叶下方的功能右心室则起到排出血液的功用。

(4)房化右心室以外的功能右心室变小,通常缺乏流入道,有较小的小梁部,三尖瓣下移的位置越低,越靠近右心室心尖和流出道,功能右心室越小,畸形越严重。

(5)冗长的前瓣叶以及前瓣附着于右心室流出道的腱索,常常引起不同程度的右心室流出道梗阻;下移的三尖瓣附着于右心室流出道的室壁及瓣叶游离缘之间粘连,可导致三尖瓣狭窄甚至完全闭锁。

(6)由于三尖瓣环和右心室高度扩大,以及瓣叶发育不良(短小、增厚、融合甚至缺如),三尖瓣往往关闭不全。

(7)三尖瓣下移病例中50%~60%伴有卵圆孔未

闭或房间隔缺损,伴有心房水平的分流。

(8)房室束解剖位置正常,但右束支可能被增厚的心内膜压迫产生右束支传导阻滞;约5%的病例有异常 Kent 传导束,出现预激综合征。

其他合并畸形:肺动脉狭窄,甚至室间隔缺损、法洛四联症、大动脉转位、主动脉缩窄和先天性二尖瓣狭窄等。见模式图 5-1-1。

(二)分型

Carpertier 根据三尖瓣下移程度和畸形特征,将其分为四种类型 (见模式图 5-1-2),其中 A 型最轻,D 型最重。

A 型:真正的(功能)右心室足够大,三尖瓣隔叶和后叶轻度下移,通常不合并其他病理改变。

B 型:房化右心室较大,但三尖瓣前叶活动自如。

C 型:三尖瓣前叶的活动明显受限,可导致右心室流出道梗阻。

D 型:三尖瓣组织形成致密的囊袋,附着于扩张的右心室,使右心室几乎完全房化,仅存心室流出道一小部分(功能右心室),房化右心室仅通过前、隔叶交界处与右心室流出道相交通。

三、病理生理改变及临床表现

(一)病理生理改变

三尖瓣下移的血流动力学改变取决于三尖瓣关闭不全的轻重程度、是否合并房间隔缺损以及右心室功能损害程度。由于三尖瓣环、右心室扩大以及瓣叶变形等,三尖瓣关闭不全很常见。由于右心房与房化心室部分收缩、舒张运动不协调,使右心房内血液不能全部进入右心室;另外,右心房舒张时,同时接收来自腔静脉、房化右心室和经三尖瓣反流的

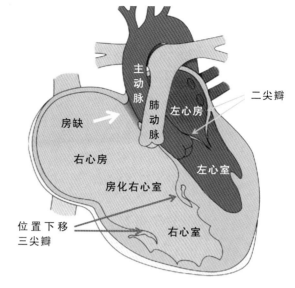

图 5-1-1　Ebstein 畸形示意图。

血液,致使右心房血容量增多,使房腔扩大,右心房压力升高,最终导致心力衰竭。

合并卵圆孔未闭或房间隔缺损的患者,产生心房水平的右向左分流 (右心房压力高于左心房),体循环动脉血氧含量下降,出现发绀和杵状指(趾);房间隔完整时,右心室收缩使进入肺内进行气体交换的血量减少,动静脉血氧差变小,也可出现面颊潮红、指端轻度发绀等。

(二)临床表现

该畸形的病理生理改变悬殊,故轻者可无症状或至成人才出现症状,重者生后即出现明显的临床症状。

生后即出现症状的新生儿,常有明显的心脏扩大和双肺发育不良;由于右心室多无效收缩,缺乏有效的前向血流,所以肺动脉在功能上是闭锁的,只有依赖动脉导管开放维持肺动脉内血流;所有体静脉

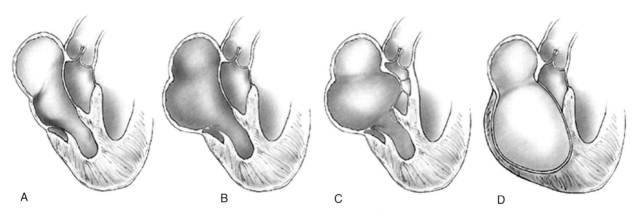

A　　　　　　B　　　　　　C　　　　　　D

图 5-1-2　艾勃斯坦畸形分型模式图。

血流经房间隔缺损或卵圆孔进入左心房,经左心室入主动脉。危重新生儿,左心排血量会显著下降,导致严重青紫及代谢性酸中毒。

在胎儿期,由于三尖瓣下移及发育不良,导致三尖瓣的明显反流,引起右心房明显扩张及心功能不全,表现为胎儿水肿(腹水和胸水等),可同时合并心房扑动。妊娠晚期,由于缺乏有效的右心室流出道前向血流,可出现重度肺动脉狭窄,甚至肺动脉闭锁,肺动脉内血流由动脉导管逆灌而来。

四、超声心动图检查

(一)常用切面

常用切面为:左心室长轴切面、心尖四腔心和胸骨旁四腔心切面、心底短轴切面、右心室流入道长轴切面以及剑突下四腔心切面等。

(二)超声心动图表现

1.M 型超声心动图

表现为右心房扩大、右心室流出道增宽,室间隔运动与左心室后壁呈同向运动;三尖瓣前叶活动幅度增大,见图 5-1-3。

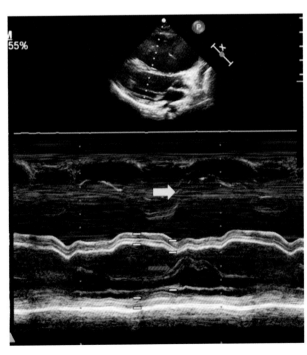

图 5-1-3　M 型心室波群,三尖瓣与二尖瓣波群同时显示三尖瓣前叶活动幅度明显增大。黄色箭头示三尖瓣波群,红色箭头示二尖瓣波群。

2.二维超声心动图

(1)四腔心、大动脉短轴切面显示三尖瓣隔瓣附着点向心尖下移(下移距离成人若达 15mm,或小儿经体表面积纠正达 8mm/cm²,则有肯定的诊断价值),可观察下移的程度和房化右心室及功能右心室的大小;三尖瓣前瓣增大,形似船帆。

(2)右心室流入道切面显示三尖瓣后瓣下移的部位和程度,三尖瓣前叶附着部位多正常。

(3)左心室短轴切面可显示左心室较小,三尖瓣隔瓣发育不良,可伴有裂孔,而其前瓣活动幅度增大。

(4)左心室长轴切面显示右心室扩大,左心室较小。由于三尖瓣前瓣活动幅度增大,可显示三尖瓣瓣叶。

(5)右心房明显扩大、房化右心室增大,功能右心室较小。

(6)可伴有房间隔缺损或卵圆孔未闭。

(7)可合并肺动脉狭窄甚至闭锁,见图 5-1-4 至图 5-1-11。

3.多普勒超声心动图

(1)彩色多普勒:彩色多普勒可显示三尖瓣的反流及程度,以及是否合并三尖瓣狭窄;如果存在心房水平的交通,彩色多普勒可显示分流束的大小和方向。

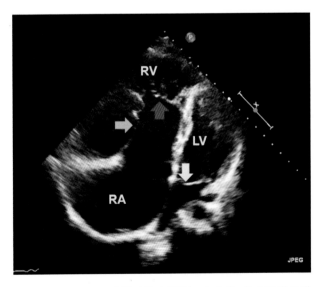

图 5-1-4　Ebstein 畸形四腔心切面。右心房、右心室明显增大,三尖瓣隔叶位置明显下移,前叶冗长。绿色箭头示三尖瓣前叶;红色箭头示三尖瓣隔叶;黄色箭头示二尖瓣前叶。

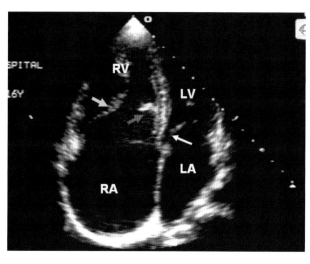

图 5-1-5　Ebstein 畸形四腔心切面。右心房、右心室明显增大，三尖瓣隔叶短小，发育不良，位置下移，前叶冗长。绿色箭头示三尖瓣前叶；红色箭头示三尖瓣隔叶；黄色箭头示二尖瓣前叶。

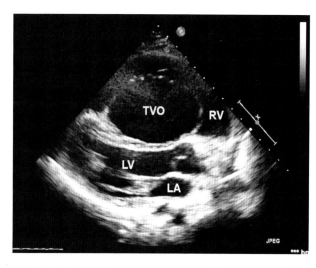

图 5-1-6　Ebstein 畸形左心室长轴切面。右心室增大，室间隔向左心室偏移；三尖瓣口朝向右心室流出道（正常三尖瓣口应朝向心尖）。TVO：三尖瓣口。

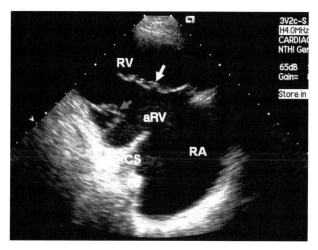

图 5-1-7　Ebstein 畸形胸骨旁右心室流入道切面。右心房、右心室增大，三尖瓣后叶位置下移。黄色箭头示三尖瓣前叶，红色箭头示三尖瓣后叶。CS：冠状静脉窦；aRV：房化右心室。

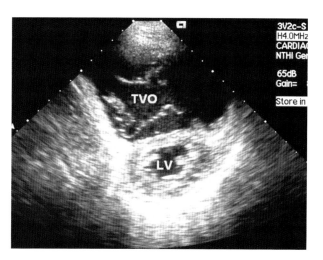

图 5-1-8　Ebstein 畸形左心室短轴切面。右心室增大，室间隔向左心室偏移。

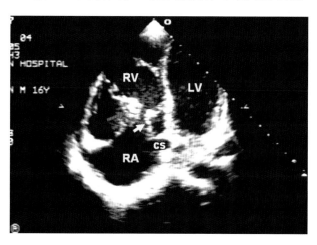

图 5-1-9　Ebstein 畸形心尖右心室流入道切面。右心房、右心室明显增大，三尖瓣后叶卷曲，位置正常，前叶冗长。黄色箭头示三尖瓣后叶，红色箭头示三尖瓣前叶。

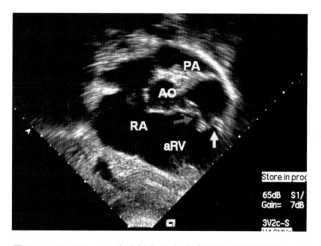

图 5-1-10　Ebstein 畸形剑突下大动脉短轴切面声像图。三尖瓣隔叶及后叶发育不良，位置明显下移，已接近流出道。黄色箭头示三尖瓣前叶，红色箭头示三尖瓣隔叶。

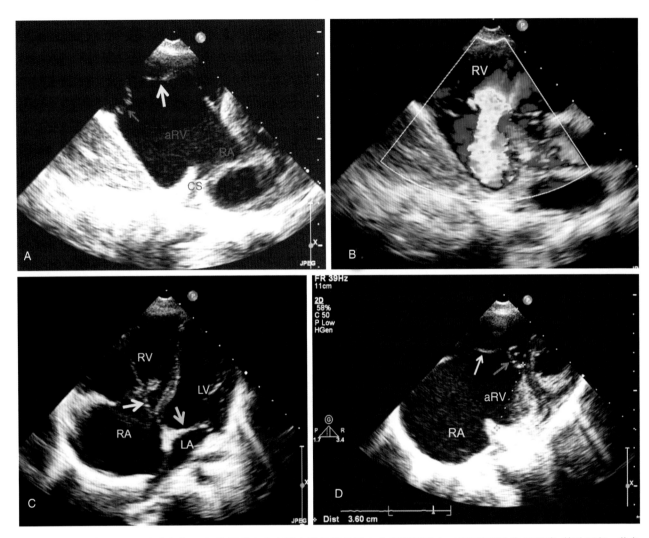

图 5-1-11　8 岁 Ebstein 畸形患儿。(A)胸骨旁右心室流入道长轴显示右心室明显增大,三尖瓣后叶位置下移,前叶冗长。黄色箭头示三尖瓣前叶,红色箭头示三尖瓣后叶;(B)叠加彩色多普勒显示三尖瓣重度反流;(C)心尖四腔心切面显示三尖瓣隔叶附着位置正常。黄色箭头示三尖瓣隔叶,绿色箭头示二尖瓣前叶;(D)心尖右心室流入道切面显示三尖瓣后叶位置明显下移,下移达 3.6cm。黄色箭头示三尖瓣前叶,红色箭头示三尖瓣后叶。

　　(2)频谱多普勒:可测量三尖瓣反流速度,以及肺动脉口的正向血流速度(判断是否合并肺动脉瓣狭窄),见图 5-1-12 和图 5-1-13。

4.经食管超声心动图

　　经食管超声心动图可显示三尖瓣各瓣叶的形态、瓣叶下移的程度及瓣叶和腱索的发育状况,对其合并畸形的显示(房间隔缺损等)也很有价值,见图 5-1-14。

5.实时三维超声心动图

　　实时三维超声心动图有助于显示畸形三尖瓣的形态、空间结构及功能右心室、房化右心室的大小,对手术方案的制订有一定帮助,见图 5-1-15。

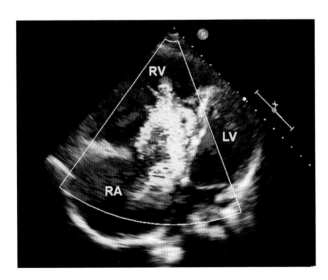

图 5-1-12　Ebstein 畸形彩色多普勒声像图。心尖四腔心切面:彩色多普勒取样框置于下移的三尖瓣口,显示三尖瓣重度反流。

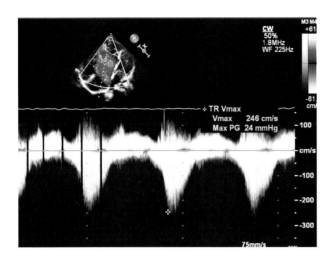

图 5-1-13　应用连续多普勒测量收缩期三尖瓣反流速度，估算跨瓣压差。

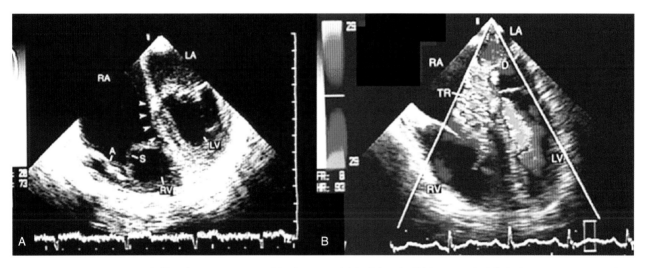

图 5-1-14　Ebstein 畸形经食管超声心动图。(A)二维超声显示三尖瓣隔瓣下移,前瓣通过短小腱索附着于右心室壁上(白色短箭头所示);(B)彩色多普勒显示瓣膜明显反流。

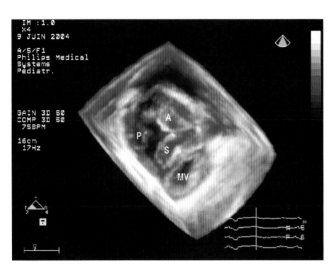

图 5-1-15　Ebstein 畸形三维超声心动图。A:前叶;P:后叶;S:隔叶。

第2节 三尖瓣闭锁

一、概述

三尖瓣闭锁(tricuspid atresia)是指右侧房室瓣闭锁,右心房与右心室之间无直接交通的一种先天性心脏畸形。该病属于一种青紫型先天性心脏病,发病率约占先天性心脏病的3%。主要病理改变为三尖瓣环处缺乏正常瓣膜组织,多呈肌纤维性闭锁,少部分呈膜性闭锁,左右心房通过卵圆孔未闭或房间隔缺损相交通,常伴有右心室发育不良。

在胚胎正常发育情况下,心内膜垫融合,将房室管平均分成左右两个管口,并参与形成膜部心室间隔及闭合心房间隔第1孔。一般认为在胚胎期,因心内膜垫融合部位偏向右侧,室间隔右移造成房室口分隔不均等,右侧房室管口闭塞,形成三尖瓣闭锁。见图5-2-1。

二、病理解剖与分型

(一)病理解剖

三尖瓣闭锁时,右心房与右心室不直接交通,左房则通过二尖瓣与左心室相连接。在右心房内,不存在可以辨认的三尖瓣组织和三尖瓣口。右心房底部,原三尖瓣部位被肌性组织所替代者最为常见,占76%~84%;呈现薄膜状组织者占12%;由瓣叶融合成膜状组织者占6%,融合瓣叶可能有腱索样组织附着于右心室;另6%其房室口被附着于右心室壁的瓣叶

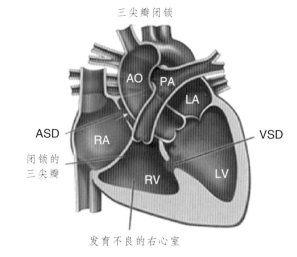

图 5-2-1 三尖瓣闭锁模式图。

组织所阻塞,Van Praagh 称之为 Ebstein 型。

闭锁的三尖瓣病理改变差异很大,Van Praagh 将其分为三型:

(1)肌肉型:占76%~84%,呈现纤维性凹陷,显微镜检查见肌肉纤维向四周放射。

(2)膜型:约占8%,伴有并置心耳,显示有透明的纤维组织。

(3)Ebstein 型:约占8%,房化右心室形成一盲端袋,位于右心房下方;右心房扩大、房壁增厚;左心房扩大,心房之间存在卵圆孔未闭或房间隔缺损。

右心室发育差,特别在右心室流入道,右心室腔径仅数毫米,乳头肌可发育不良;常合并室间隔缺损,右心室的发育状况与缺损大小密切相关。

三尖瓣闭锁患者,左右心房内血液均通过二尖瓣,因而二尖瓣比正常者大,瓣膜形态正常。肺动脉瓣及肺动脉可正常,但亦常合并肺动脉瓣狭窄、闭锁或瓣下圆锥狭窄。见图5-2-2。

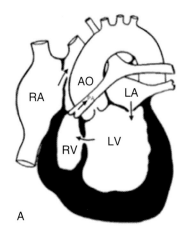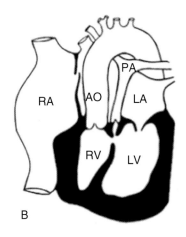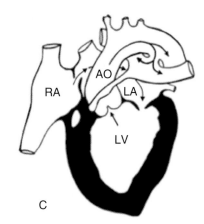

图 5-2-2 三尖瓣闭锁解剖示意图。(A)三尖瓣闭锁合并肺动脉发育不良和室间隔缺损,主动脉与肺动脉关系正常;(B)三尖瓣闭锁合并大动脉转位,肺动脉瓣下狭窄;(C)三尖瓣与肺动脉同时闭锁,右心室仅为一心室陷窝(pouch)。

(二)分型

通常采用由 Rao 修改的 Keith 分类方法。此方法根据是否合并大动脉转位和肺动脉狭窄进行分类:主动脉和主肺动脉解剖关系正常者为 Ⅰ 型,约占70%;大动脉转位者约占30%,右转位型多见,为 Ⅱ型;左转位型者少见,约占3%,为 Ⅲ 型。再根据肺动脉有无狭窄、闭锁及室间隔缺损的大小进一步分为八种亚型。见表5-2-1。

由于本病最终是进行单一心室循环矫治,这一分类方法过于复杂,对临床指导意义不大。

三、病理生理改变

三尖瓣闭锁时血流动力学改变有三种情况:

(1)体循环静脉血液回流到右心房后,须经过心房间隔缺损或未闭卵圆孔进入左心房,如交通口小,则体循环静脉压升高,导致肝大和右心功能衰竭。

(2)体循环静脉非氧合血液和肺静脉氧合血液在左心房内完全混合,造成不同程度的动脉血氧饱和度降低,导致发绀。肺循环血流量多者可不出现发绀或轻度发绀,但可能引起肺动脉高压;肺动脉出口狭窄者则发绀严重。

(3)右心室发育不良,心室腔很小;左心室承担两侧心室的排血功能,往往扩大和出现左心衰竭。约20%的三尖瓣闭锁患者由于伴有肺动脉出口狭窄,临床上呈现发绀;另一部分病例肺血流量增多,则可发生心力衰竭或肺血管阻塞性病变。合并完全型大动脉转位者,特别是肺动脉粗大且伴有主动脉缩窄或发育不良者,则可在出生后早期死于严重的心力衰竭。

由于三尖瓣闭锁的病理生理、血流动力学特征、手术矫治方式与 A 型单心室(单一心室房室连接)

表5-2-1 三尖瓣闭锁分类

Ⅰ 型	Ⅰa 型	肺动脉闭锁
	Ⅰb 型	肺动脉发育不全,伴小室间隔缺损
	Ⅰc 型	肺动脉正常伴大室间隔缺损
Ⅱ 型	Ⅱa 型	肺动脉闭锁
	Ⅱb 型	肺动脉瓣或瓣下狭窄
	Ⅱc 型	肺动脉扩大
Ⅲ 型	Ⅲa 型	肺动脉或肺动脉瓣下狭窄
	Ⅲb 型	主动脉瓣下狭窄

是一致的,所以 Anderson 将其归类为单心室(一侧房室瓣闭锁型)的范畴。

四、超声心动图检查

(一)常用切面

左心室长轴切面、四腔心切面、心底大动脉短轴切面及心室各短轴切面,剑突下大动脉短轴、流出道长轴切面为常用切面。

(二)超声心动图表现

1.M 型超声心动图

显示三尖瓣双峰曲线消失,四腔心切面检查未能见到三尖瓣回声。

2.二维超声心动图

(1)左心长轴、四腔心切面显示:左心房、左心室增大;二尖瓣叶及其活动幅度增大。

(2)在原三尖瓣部位未能探及瓣叶及其启闭活动,而是被纤维隔膜或肌性带状回声替代。

(3)多切面可显示房间隔及室间隔回声中断。

(4)多切面显示右心室发育不良,甚至仅为一裂隙,发育不良的右心室通过室间隔缺损与左心室交通。

(5)可合并大动脉转位、肺动脉狭窄甚至闭锁等。见图 5-2-3 至图 5-2-5。

3.多普勒超声心动图

(1)彩色多普勒超声心动图

1)彩色多普勒显示右心房与右心室间无血流交通。

2)显示心房水平的右向左蓝色分流信号。

3)可显示心室水平左向右分流的红色血流信号(或双向分流信号)。

4)伴有右心室流出道或肺动脉瓣、主肺动脉狭窄时,彩色多普勒可显示以蓝色为主的五彩高速血流。见图 5-2-4 和图 5-2-5。

(2)频谱多普勒超声心动图:伴有肺动脉口狭窄时,应用连续多普勒超声可探测到狭窄处高速湍流频谱,根据血流速度可以判定其狭窄程度。对不存在肺动脉狭窄的患儿,可通过肺动脉瓣反流速度估测肺动脉压力。

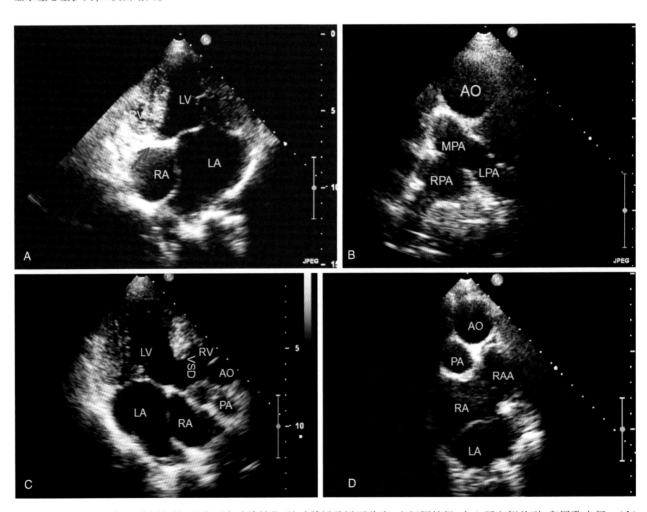

图 5-2-3 三尖瓣闭锁二维声像图。(A)四腔心切面显示三尖瓣无明显启闭活动,箭头示肌性闭锁的三尖瓣;(B)左心长轴切面显示左心室扩大,二尖瓣增大。

图 5-2-4 患儿,9 岁,三尖瓣闭锁,左位型大动脉转位,肺动脉瓣及瓣下狭窄,室间隔缺损,右心耳左侧并列,卵圆孔未闭。(A)心尖四腔心切面显示左心房室增大,右心室发育不良,三尖瓣未发育,右房室瓣处为一条索状强回声,无瓣叶活动,红色箭头示闭锁的三尖瓣;(B)心底大动脉短轴切面显示主动脉位于肺动脉的左前方,为左位型大动脉转位;(C)心尖左心室长轴切面显示主动脉发自右心室,肺动脉发自左心室,肺动脉瓣及瓣下狭窄;(D)胸骨上窝主动脉短轴切面显示主动脉位于肺动脉的左前方,房间隔呈水平状,右心耳左侧并列。(待续)

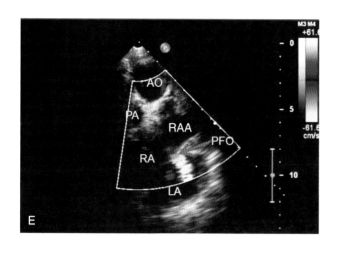

图 5-2-4(续)　(E)胸骨上窝彩色多普勒声像图显示卵圆孔处右向左分流,红色箭头示卵圆孔。RAA:右心耳。

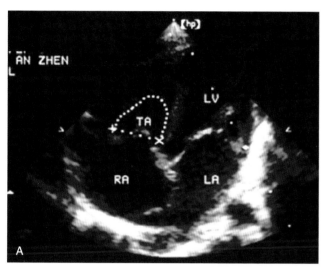

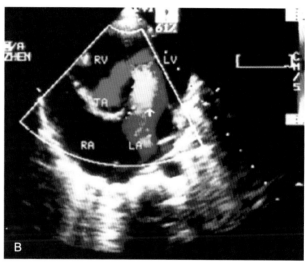

图 5-2-5　三尖瓣闭锁声像图。(A)四腔心切面二维图像显示三尖瓣无明显启闭活动;(B)彩色多普勒显示三尖瓣无血流通过。

4.经食管超声心动图

对经胸超声心动图显示欠佳者,可应用经食管超声心动图,选择四腔心切面、双心房切面、右心室流入道长轴切面,可显示房间隔、室间隔回声失落,以及闭锁的三尖瓣膜之特征,对诊断可提供重要信息。

第3节　先天性三尖瓣反流

一、概述

三尖瓣关闭不全(tricuspid insufficiency,TI)或称三尖瓣反流(tricuspid regurgitation,TR),是指在心室收缩期,三尖瓣不能完全合拢,导致右心室的血液反流入右心房。其病因大多数是继发于二尖瓣或主动脉瓣病变,或原发、继发性肺动脉高压伴右心室扩大所引起的功能性三尖瓣关闭不全;少数为三尖瓣本身器质性病变所引起。先天性三尖瓣关闭不全是指因先天性三尖瓣本身畸形的因素所致。孤立性(单纯性)三尖瓣异常非常少见,多为三尖瓣下移畸形、房室间隔缺损的一部分,膜周室间隔缺损及圆锥动脉干畸形也常合并三尖瓣异常(穿孔、裂缺)。本节仅介绍单纯性 (或孤立性) 三尖瓣关闭不全(isolated TR)。

二、病理解剖与分型

三尖瓣关闭不全常伴有右心房、右心室明显扩张;三尖瓣本身解剖结构异常:包括瓣叶增厚、疏松、瓣叶脱垂、腱索断裂及瓣膜穿孔、三尖瓣部分无发育(agenesis)等。根据引起三尖瓣关闭不全的瓣膜本身病理解剖特征,可归纳为以下几种类

表5-3-1　先天性三尖瓣反流的病因
三尖瓣下移畸形
三尖瓣脱垂
三尖瓣腱索断裂
乳头肌功能异常
三尖瓣穿孔或裂缺
三尖瓣黏液样变
三尖瓣部分无发育(agenesis)
三尖瓣缺如(unguarded tricuspid valve)

型,见表 5-3-1。

三、病理生理改变

轻度的三尖瓣反流是功能性的,在儿童及成人中非常常见,一般无明显病理生理改变。严重的三尖瓣反流可引起右心房、右心室扩大,下腔静脉及肝静脉淤血扩张,最终导致严重的右心功能衰竭。

四、超声心动图表现

1.右心房及右心室明显扩张。

2.三尖瓣回声增强,瓣膜增厚、疏松,瓣叶脱垂,瓣叶存在穿孔或裂缺,见图 5-3-1 至图 5-3-5。

3.瓣叶腱索断裂时,相应瓣膜突入右心房,呈现挥鞭样运动,见图 5-3-6。

4.三尖瓣缺如时,三尖瓣环无瓣膜附着或仅有原始瓣膜组织附着,右心房及右心室巨大(肺动脉闭锁时可无明显增大),见图 5-3-7 和图 5-3-8。

5.彩色多普勒声像图显示不同程度的反流信号,以三尖瓣缺如最为严重。

6.脉冲或连续多普勒可以测量最高反流速度及

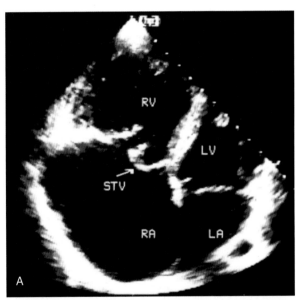
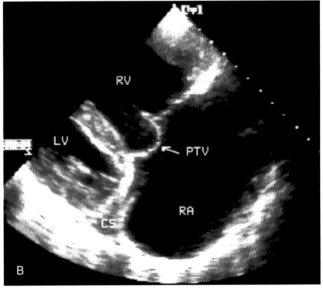
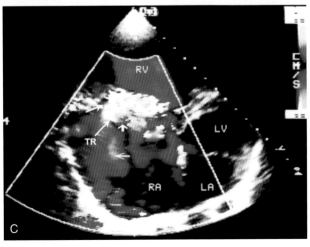

图 5-3-1　三尖瓣脱垂伴明显反流。(A)四腔心切面显示隔叶收缩期突入右心房;(B)右心室流入道长轴切面显示后叶突入右心房;(C)四腔心切面彩色多普勒声像图显示三尖瓣明显反流信号。STV:三尖瓣隔叶;PTV:三尖瓣后叶;TR:三尖瓣反流。

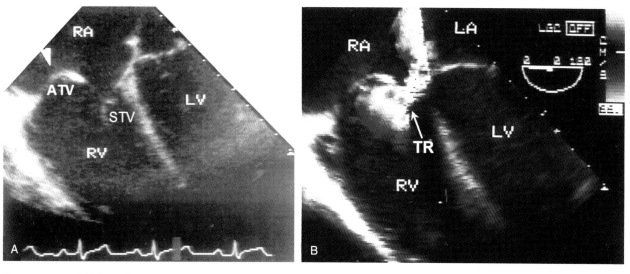

图 5-3-2 三尖瓣前叶脱垂经食管超声心动图。(A)四腔心切面显示三尖瓣前叶于收缩期突入右心房;(B)彩色多普勒声像图显示三尖瓣明显反流信号。

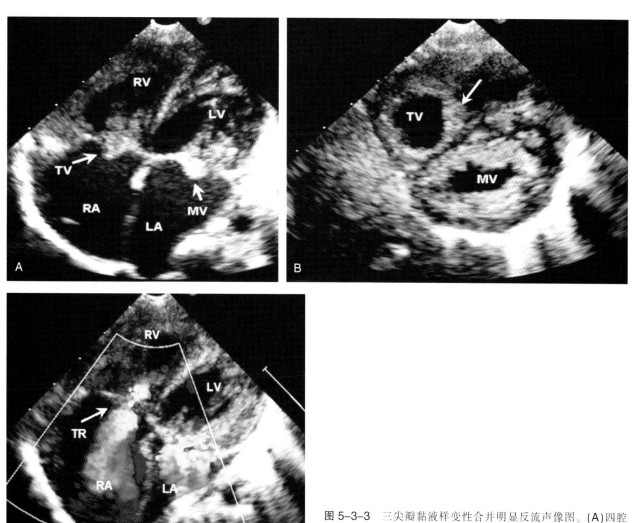

图 5-3-3 三尖瓣黏液样变性合并明显反流声像图。(A)四腔心切面显示三尖瓣瓣叶增厚,回声疏松;(B)三尖瓣短轴切面显示瓣叶增厚、回声疏松;(C)四腔心切面彩色多普勒声像图显示三尖瓣明显反流信号。

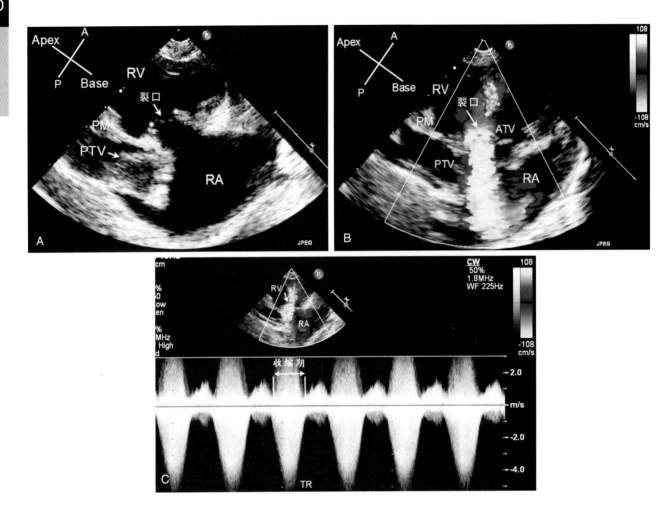

图 5-3-4 三尖瓣前叶裂声像图(6 个月,男孩)。(A)右心室流入道长轴切面显示三尖瓣前叶巨大裂缺(两星号之间);(B)彩色多普勒于收缩期显示大量反流信号;(C)连续多普勒显示收缩期频谱为全收缩期。

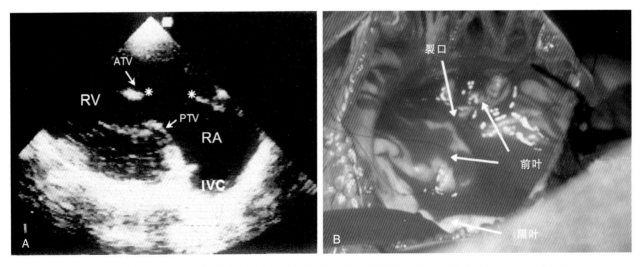

图 5-3-5 三尖瓣前叶裂。 (A)右心室流入道长轴切面显示前叶巨大裂缺(两星号之间);(B)外科术中所见。

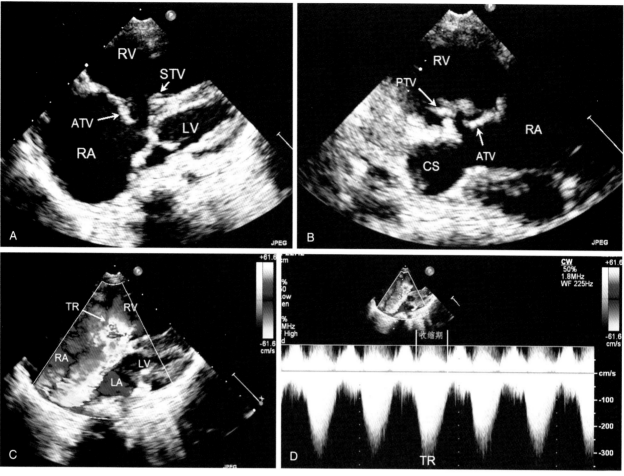

图 5-3-6 三尖瓣腱索断裂声像图。(A)四腔心切面显示右心明显扩张,三尖瓣前叶收缩期明显突入右心房,随心动周期呈挥鞭样运动;(B)右心室流入道长轴切面显示三尖瓣前叶收缩期明显突入右心房;(C)彩色多普勒于收缩期显示三尖瓣重度反流信号;(D)连续多普勒显示反流频谱为全收缩期,V_{max} 近 300cm/s。ATV:三尖瓣前叶。

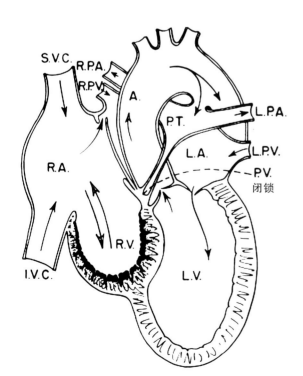

图 5-3-7 三尖瓣缺如(unguarded tricuspid valve)合并肺动脉闭锁示意图。

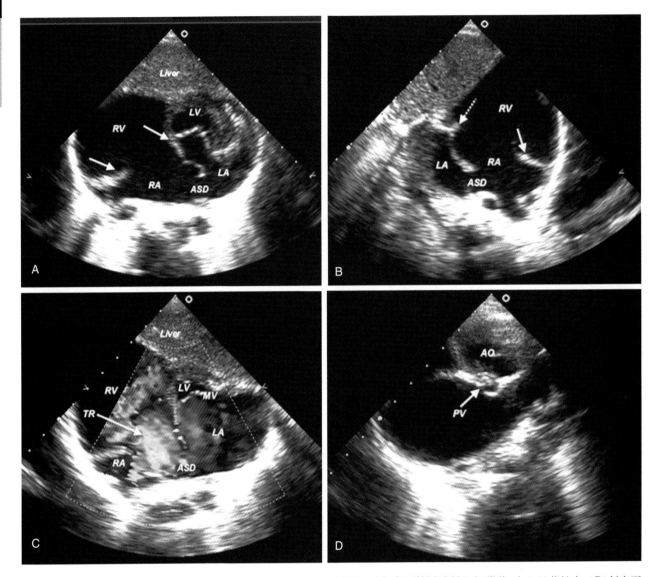

图 5-3-8 三尖瓣缺如声像图。(A)剑突下四腔心切面显示三尖瓣瓣环处仅有原始瓣膜样组织附着,右心显著扩大;(B)剑突下上下腔静脉切面显示后瓣缺如(虚箭头所示),前叶严重发育不良(箭头所示);(C)剑突下四腔心切面彩色多普勒声像图显示三尖瓣重度反流信号;(D)大动脉短轴切面显示肺动脉瓣膜性闭锁。

时相,以判断肺动脉高压程度,并辅助判断反流程度,见图 5-3-4 和图 5-3-6。

五、治疗及预后

对于儿童严重的三尖瓣反流均应采用三尖瓣成形手术进行治疗(tricuspid valvoplasty),根据不同的解剖病因可采用裂口及穿孔修补,瓣环扩大时应实施缩环。对于成形效果不佳且肺动脉压力不高的患儿,可以加行 Glenn 手术,采用一个半心室方法矫治,可以取得良好效果。但三尖瓣缺如的患儿多预后不良,在新生儿或小婴儿期死亡。

(耿斌 郑春华)

第 6 章

左心室流出道异常

先天性主动脉口狭窄(aortic stenosis, AS)是指左心室流出道(即主动脉瓣下)、主动脉瓣口或主动脉瓣上内径狭窄的一组先天性心血管畸形,该病较少见,约占先天性心脏病的 2%,多见于男性患者,男女之比为 3:1~4:1。其预后主要取决于狭窄的程度及是否合并其他畸形,严重者可出现明显的左心室肥厚、心内膜下纤维化等,导致顽固性左心室功能衰竭。

通常根据梗阻部位将先天性主动脉口狭窄分为主动脉瓣下、主动脉瓣和主动脉瓣上三种类型。

第一节 主动脉瓣下狭窄

一、概述

主动脉瓣下狭窄主要是由于隔膜样组织或纤维肌性组织堵塞左心室流出道,造成梗阻,可分为隔膜性狭窄和纤维肌性狭窄两种。

1.隔膜性狭窄

纤维组织隔膜紧贴于主动脉瓣下,膜中心有一小孔,膜周围附着缘和其临界的组织相延续,包括二尖瓣基底部、主动脉根部的瓣间组织、圆锥间隔的上缘、左心室流出道的前外侧。

2.纤维肌性狭窄

纤维肌性狭窄是位于主动脉瓣下较局限的环形梗阻,比膜性的位置要低,常距主动脉瓣 1~3cm,形成左心室流出道隧道状狭窄,左心室肥厚较明显。

二、病理生理改变

由于主动脉瓣下狭窄,引起左心室流出道梗阻,致左心室心肌向心性肥厚,长期梗阻可致心室舒张功能降低,左心室舒张末压力升高,左心室扩大,心内膜下纤维化。同时,由于心排血量较低,导致大脑等重要脏器灌注不足及冠状动脉缺血,引起晕厥和心肌缺血。主动脉瓣下狭窄时,由于高速血流长期冲击,造成瓣膜损害,易引起细菌性心内膜炎,但一般无主动脉狭窄后扩张。

三、超声心动图检查

(一)常用切面

主动脉根部短轴切面、左心室各短轴切面、左心室长轴切面及胸骨上窝长短轴切面为较常用切面。另外,采用右侧胸骨旁透声窗升主动脉长短轴切面对显示主动脉根部病变有重要价值。

(二)超声心动图表现

1.M 型超声心动图

(1)左心室扩大,左心室壁及室间隔肥厚;

(2)收缩期主动脉瓣开放幅度正常;

(3)由于主动脉瓣下狭窄造成主动脉瓣收缩中期关闭,收缩期主动脉瓣产生高频震颤。

2.二维超声心动图

孤立(discrete)的隔膜型主动脉瓣下狭窄患者,于胸骨旁左心室长轴切面及心尖长轴切面,可显示主动脉瓣下1cm左右处的左心室流出道内有异常的条状或线状回声,其一端与室间隔相连,另一端附着在主动脉根部后壁与二尖瓣前叶根部交界处,收缩期隔膜呈圆顶状突向主动脉瓣,舒张期退回左心室流出道。

纤维肌性狭窄常位于主动脉瓣下1~3cm处,室间隔与左心室后壁对称性肥厚,在收缩期二尖瓣向前突起,形成左心室流出道局限性狭窄;少数为肌性组织明显增生肥厚,局部形成肌性突起,导致流出道狭窄,部分也可同时突向右心室流出道,引起右心室流出道狭窄。

3.多普勒超声心动图

(1)彩色多普勒血流显像:收缩期左心室内血流通过主动脉瓣下流出道受阻,于隔膜处及上方可见收缩期以蓝色为主的五彩镶嵌血流束,其在主动脉内呈放射状改变,血流束多呈偏心状,见图6-1-1。

(2)频谱多普勒超声心动图:将取样容积置于主动脉瓣下狭窄处,可记录到高振幅的收缩期湍流频谱,根据血流速度的大小可估测狭窄前后的(跨瓣)压差,见图6-1-2。

4.经食管超声心动图

经食管超声心动图(transesophageal echocardiography,TEE)因探头距主动脉瓣较近,且避开了肺组

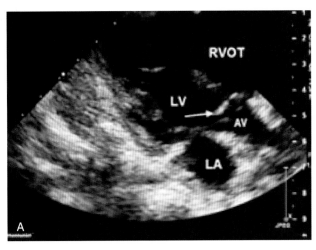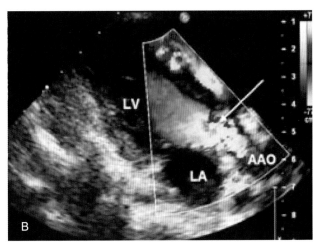

图6-1-1 左心长轴切面显示主动脉瓣下纤维膜。(A)二维图像显示紧贴主动脉瓣有一纤维膜;(B)彩色多普勒声像图显示狭窄处五彩镶嵌血流信号。

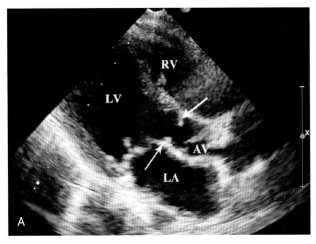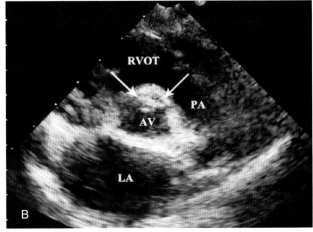

图6-1-2 主动脉瓣下隔膜声像图。(A)左心室长轴切面显示主动脉瓣下左心室流出道内可见一异常条状纤维膜回声(箭头所示),其一端与室间隔相连,另一端附着在主动脉根部后壁与二尖瓣前叶根部交界处;(B)大动脉短轴切面显示左心室流出道内偏高回声的纤维膜(箭头所示)。(待续)

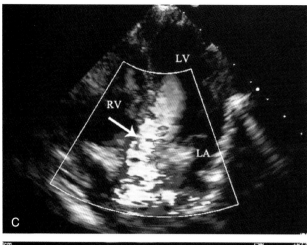

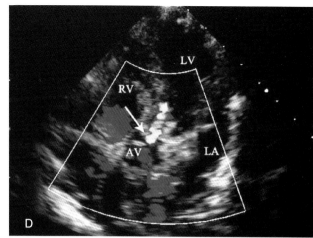

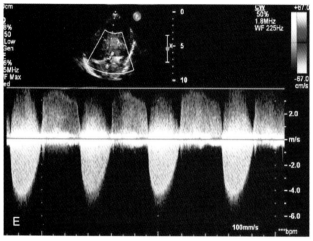

图 6-1-2(续) （C）彩色多普勒声像图显示纤维膜致左心室流出道狭窄，血流加速，呈五彩镶嵌血流信号（箭头所示）；（D）彩色多普勒声像图显示舒张期主动脉瓣少量反流信号（箭头所示）；（E）CW 测狭窄处流速明显增快。

织和胸骨的干扰，对主动脉根部病变的显示明显优于经胸超声心动图。TEE 可清楚地显示主动脉瓣下病理特征，如纤维膜或肌性组织等病变特征，见图6-1-3。

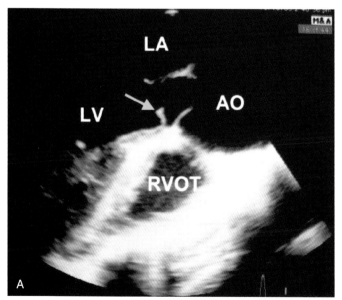

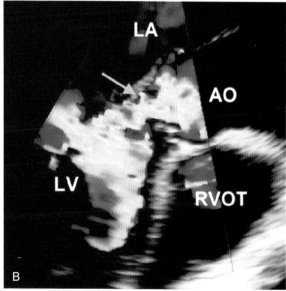

图 6-1-3　经食管超声心动图显示主动脉瓣下狭窄——隔膜性。（A）二维声像图显示主动脉瓣下纤维膜附着于室间隔上；（B）彩色多普勒声像图显示瓣下五彩镶嵌的偏心状血流信号。

四、其他合并畸形

此型狭窄常合并主动脉弓畸形,包括主动脉弓发育不良、主动脉弓离断、主动脉弓缩窄等。

第2节　主动脉瓣狭窄

一、概述

主动脉瓣狭窄是由于动脉干内膜发育不良所致,因而三个瓣叶、瓦氏窦及主动脉瓣环发育也受到影响,导致左心室排血功能障碍。根据狭窄的主动脉瓣瓣叶数目进行分型。

1.单瓣化狭窄

由于主动脉窦发育不良,整个主动脉瓣为一中心有孔的隔膜,有时在此隔膜上可见瓣叶交界的痕迹,隔膜上的孔可以在中心或偏向一侧。

2.二瓣化狭窄

此型较常见,主动脉瓣只有两个瓣叶及对应的两个主动脉窦,瓣叶交界粘连造成狭窄,成年后可合

并钙化。两个瓣叶可以左右排列,仅有左右冠状动脉窦,无冠窦未发育;两个主动脉瓣叶也可以前后排列,主动脉窦发育成前后两个,左右冠状动脉均开口于前方主动脉窦,后方主动脉窦无冠状动脉发出。

3. 三瓣交界粘连呈圆顶样狭窄(dome shape stenosis)

主动脉瓣叶和主动脉窦发育良好,近交界处未完全分离,瓣口居于中央,形成圆顶状狭窄。

4.其他类型主动脉瓣狭窄

如主动脉瓣环过小等。见示意图6-2-1。

二、病理生理改变

本畸形的病理生理改变与主动脉瓣下狭窄相似,狭窄可造成左心室心肌向心性肥厚,左心室舒张末压力升高等。此外,高速血流的长期冲击,易引起瓣膜的细菌性心内膜炎,主动脉可伴有狭窄后扩张。

三、狭窄程度分级

根据主动脉瓣血流最大峰值和平均压差,主动脉瓣狭窄程度分级见表6-2-1。

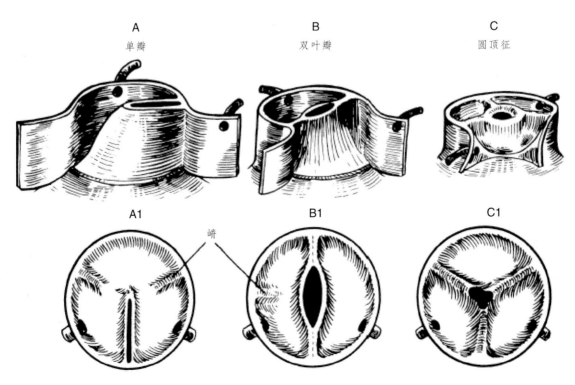

图 6-2-1　主动脉瓣膜狭窄示意图。(A)单瓣;(B)双叶瓣;(C)圆顶征。

表6-2-1　主动脉瓣狭窄程度分级

狭窄程度	瓣膜形态	主动脉瓣口开放最大间距(mm)	最大压差(mmHg)	平均压差(mmHg)
轻度	瓣叶增厚,运动受限	12~15	16~50	<25
中度	瓣叶增厚,运动减低	8~12	50~80	25~50
重度	瓣叶明显增厚,瓣叶固定不动	<8	>80	>50

四、超声心动图表现

1.二维超声心动图

左心室长轴切面显示收缩期主动脉瓣开放受限,可呈圆顶状,瓣口开放幅度缩小;左心室壁及室间隔向心性肥厚。

主动脉瓣数目异常,常为二叶瓣、三叶瓣,也可为单叶瓣,胸骨旁大动脉短轴切面可清楚地显示主动脉瓣瓣叶的数目。二叶式主动脉瓣患者,收缩期主动脉瓣开放呈两条线状回声,舒张期主动脉瓣关闭呈"一"字形。主动脉瓣环径可减小,瓣膜回声增强,主动脉窦扩张。主动脉瓣四叶畸形可见主动脉瓣关闭呈"十"字形,见图 6-2-2。

2.多普勒超声心动图

(1)彩色多普勒血流显像:收缩期狭窄的主动脉瓣口处可探及一细小、窄带的五彩镶嵌血流,进入升主动脉后明显变宽,左心室流出道内因血流排出受阻,流速减慢,显色范围小,亮度低。

(2)频谱多普勒超声心动图:主动脉瓣狭窄时,由于左心室流出道内血液流速减慢,频谱峰值后移,形态为对称性圆钝曲线;由于跨瓣压差增大,主动脉瓣口流速明显增快,为收缩期双向填充频谱;连续性多普勒最具有特征:显示高速射流频谱,频谱形态为单峰状,频谱上升速度变缓,峰值后移,射血时间延长,狭窄程度越重,频谱轮廓越趋于对称的圆钝形。可根据血流速度的大小估测狭窄前后的跨瓣压差。

3.经食管超声心动图

经食管超声心动图可清楚地显示主动脉瓣膜的数目及其合并畸形,如赘生物、钙化等病变特征,见图 6-2-3。

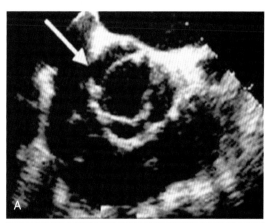
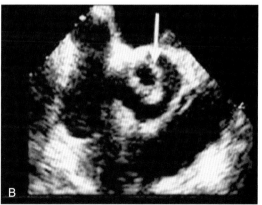

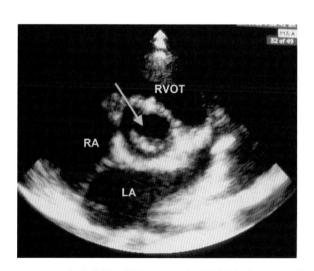

图 6-2-2　主动脉瓣短轴切面显示主动脉瓣为单叶畸形,瓣叶增厚,回声增强(箭头所示)。

图 6-2-3　主动脉瓣狭窄经食管超声心动图。(A)二叶瓣;(B)单叶瓣。

五、其他合并畸形

与主动脉瓣下狭窄相似,常合并主动脉弓畸形。

第3节 主动脉瓣上狭窄

一、概述

主动脉瓣上狭窄是指冠状动脉开口以上的主动脉狭窄,约占先天性心脏病的 0.1%,常合并主动脉瓣二叶瓣畸形,也可为全身性病变(如 Williams 综合征)的症状之一,根据病理特征可分为三型:

1.隔膜型

升主动脉外观正常,在主动脉窦上缘,相当于主动脉嵴平面,有一纤维隔膜,中心有小孔。

2.环型狭窄

又称沙漏状(Hourglass)狭窄,位于主动脉嵴水平,由于升主动脉中层增厚,局部管壁向腔内突出形成环形狭窄,常伴有一段升主动脉狭窄。

3.升主动脉发育不良型

整个升主动脉管腔狭小、管壁僵硬。

三者中以沙漏型狭窄最为多见,一般主动脉瓣和瓣环正常,主动脉根部扩大,左心室心肌肥厚,狭窄以上的升主动脉及主动脉弓可扩张,见示意图 6-3-1。

二、病理生理改变

与主动脉瓣狭窄类型的病理生理改变相似。左心室扩大,左心室壁及室间隔肥厚,升主动脉狭窄后扩张等。

三、超声心动图表现

1.二维超声心动图

(1)左心室长轴切面或右侧胸骨旁升主动脉长轴切面:显示主动脉窦管交界处呈束腰状或沙漏样局限性狭窄,可有升主动脉的狭窄后扩张。右侧胸骨旁升主动脉长轴切面对主动脉根部的显示明显优于左心室长轴切面。

(2)大动脉短轴切面:可显示扩张的主动脉瓦氏窦及冠状动脉(内径可>5mm)。

(3)剑突下左心室流出道长轴切面:可显示局限性主动脉瓣上狭窄的部位、类型及程度。左心室向心性肥厚,乳头肌肥大。

(4)胸骨上窝主动脉弓切面:可显示主动脉瓣上狭窄处条索状回声,整个升主动脉发育不良。

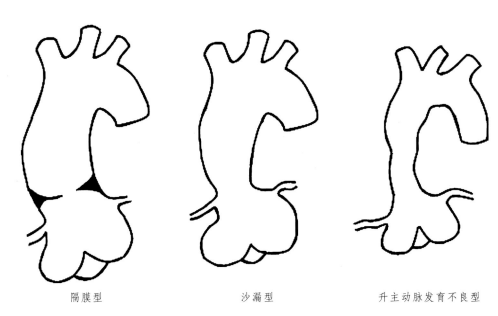

隔膜型　　　　　　　沙漏型　　　　　　升主动脉发育不良型

图 6-3-1　主动脉瓣上狭窄示意图。

2.多普勒超声心动图

(1)彩色多普勒血流显像:可显示起源于主动脉窦上方以红色为主的五彩镶嵌血流信号,狭窄远端升主动脉内为花色涡流信号。

(2)频谱多普勒超声心动图:在主动脉瓣上狭窄处,可探及一收缩期高速血流填充频谱;连续多普勒于胸骨上窝主动脉弓长轴切面在升主动脉内记录到收缩期高速血流频谱;可根据血流速度的大小估测狭窄前后的压差(图6-3-2)。

3.经食管超声心动图

经食管超声心动图可显示主动脉瓣上狭窄的病变特征。

四、其他合并畸形

主动脉瓣上狭窄常合并肺动脉分支的狭窄,见于 Williams 综合征(图6-3-3)。

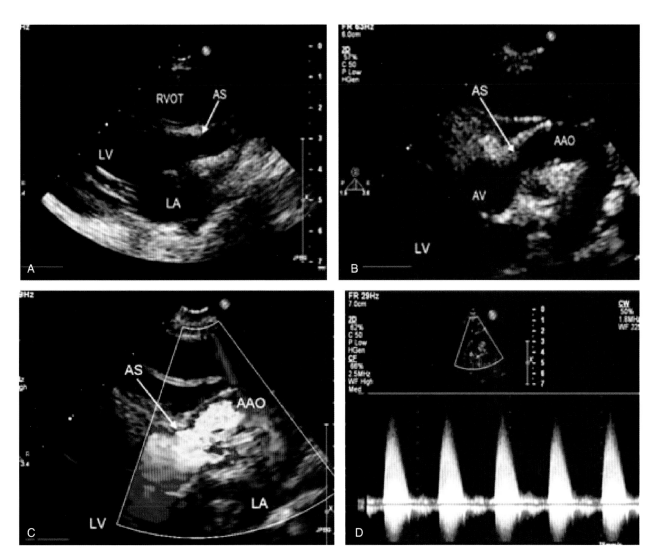

图 6-3-2 主动脉瓣上狭窄声像图。(A)左心长轴切面显示主动脉瓣上环形狭窄;(B)右侧胸骨旁主动脉长轴切面;(C)右侧胸骨旁长轴切面显示狭窄处高速五彩血流;(D)连续多普勒显示血流速度明显增快。

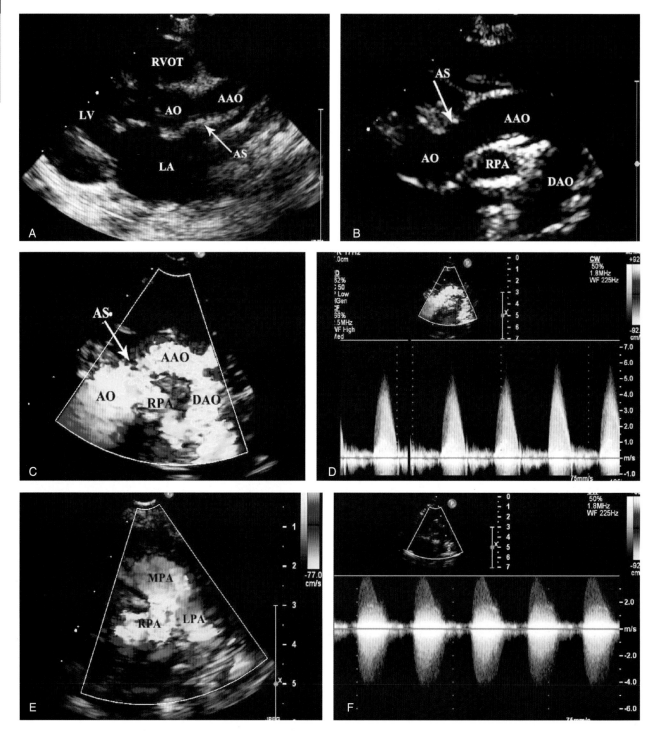

图 6-3-3 Williams 综合征主动脉瓣上及肺动脉分支狭窄声像图。(A) 左侧胸骨旁左心室长轴切面显示主动脉瓣上环形狭窄
(箭头所示); (B) 右侧胸骨旁主动脉长轴切面完整显示主动脉瓣上环形狭窄(箭头所示)及主动脉弓; (C) 右侧胸骨旁长轴切面
显示狭窄处(箭头所示)及主动脉弓高速五彩血流信号; (D) 连续多普勒显示狭窄处血流速度超过 5m/s; (E) 高位大动脉短轴切
面显示肺动脉分支流速增快,呈花彩血流信号; (F) 连续多普勒显示左肺动脉血流速度约为 4m/s。

第4节　主动脉左室通道

一、概述

主动脉左室通道（aortic-left ventricular tunnel，ALVT）是指主动脉与左心室之间存在经主动脉瓣旁侧的异常交通，多由于先天性主动脉窦部的弹力纤维发育不良所致。它是一种非常罕见的心血管畸形，其发病率约占先天性心脏病的0.1%。可合并主动脉瓣狭窄或关闭不全、主动脉瓣二叶畸形、动脉导管未闭、肺动脉瓣狭窄、冠状动脉发育异常等畸形。

二、病理解剖与分型

主要病理改变是主动脉瓣周部位与左心室之间有异常隧道样交通，异常通道通常有两个开口，分别位于主动脉侧和左心室侧。主动脉侧开口多位于主动脉右冠窦上方，通道在主动脉瓣环前穿过漏斗部间隔至主动脉瓣下方，左心室侧开口靠近左冠瓣与右冠瓣联合部。患者的主动脉壁多伴有异常，主动脉与左心室交界处扩张。部分患者右冠状动脉窦可失去瓣环支撑，瓣叶对合不拢而形成关闭不全，见示意图6-4-1。

一般将主动脉左室通道分为四型。

Ⅰ型：单纯主动脉左室通道，其主动脉端开口窄小，呈裂隙状，无主动脉瓣损害。

Ⅱ型：主动脉端开口呈卵圆形，相应的主动脉窦

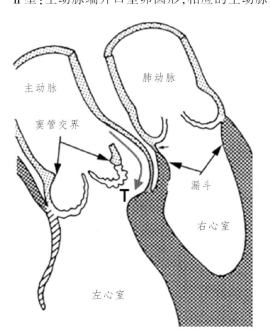

图6-4-1　主动脉左室通道模式图，箭头示异常通道。

壁呈瘤样扩张，伴或不伴主动脉瓣损害。

Ⅲ型：异常通道在室间隔部位呈瘤样扩张，可伴有右心室流出道狭窄。

Ⅳ型：存在上述两种以上病变者为混合型，详见模式图6-4-2。

三、病理生理改变

1.出生后

由于主动脉与左心室之间存在直接交通，导致舒张期主动脉内血流经通道反流入左心室，若同时合并主动脉瓣叶脱垂或关闭不全，均可引起左心容量负荷增加，左心室扩大，左心功能减低，从而形成充血性心力衰竭。

其血流动力学改变类似主动脉瓣关闭不全，却不完全相同：前者较后者为重，若仅靠药物治疗，死亡率极高。

2.胎儿期

由于存在主动脉根部反流，引起左心室负荷过重，导致心功能不全及胎儿水肿。胎儿时期发病者多预后不良。

四、超声心动图检查

(一)常用切面

常用切面为左心室长轴切面、左心室瓣口水平短轴切面、大血管短轴切面、心尖五腔心切面。

(二)超声心动图表现

1.M型超声心动图

可显示多位于主动脉前方的隧道腔隙回声，其内径随心动周期而变化。左心容量负荷增加：左心房、左心室增大；若合并主动脉瓣反流，可出现二尖瓣前叶舒张期震颤，见图6-4-3。

2.二维超声心动图

(1)左心室长轴切面显示主动脉根部与左心室之间有异常通道(图6-4-4)。

(2)大动脉短轴切面显示：异常通道通常位于主动脉右冠窦前方，少数位于主动脉窦后方，主动脉窦可扩张，冠状动脉多正常(图6-4-5和图6-4-6)。

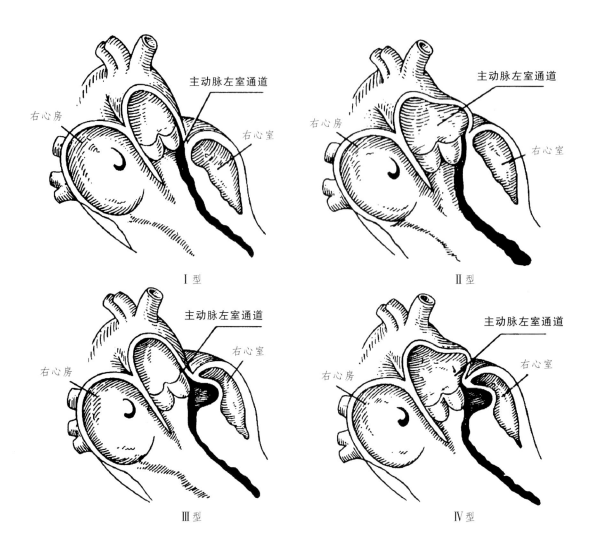

图 6-4-2　主动脉左室通道分类模式图。

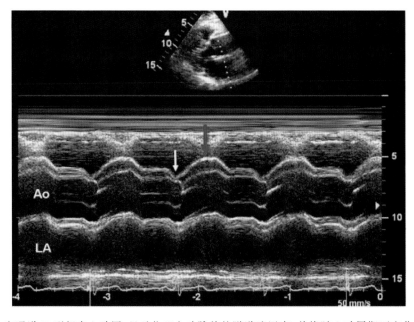

图 6-4-3　主动脉左室通道 M 型超声心动图,显示位于主动脉前的隧道腔回声,前缘随心动周期而变化,白箭头示舒张期,红箭头示收缩期。

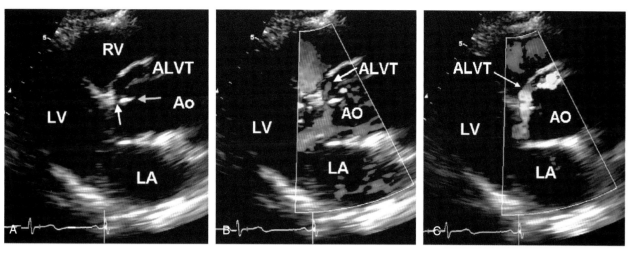

图 6-4-4　主动脉左室通道(细小)左心室长轴声像图。(A)二维声像图显示主动脉根部与左心室之间的异常通道;(B)彩色多普勒声像图显示收缩期进入隧道的正向血流;(C)显示舒张期经隧道进入心室的逆向血流。ALVT:主动脉-左室通道。

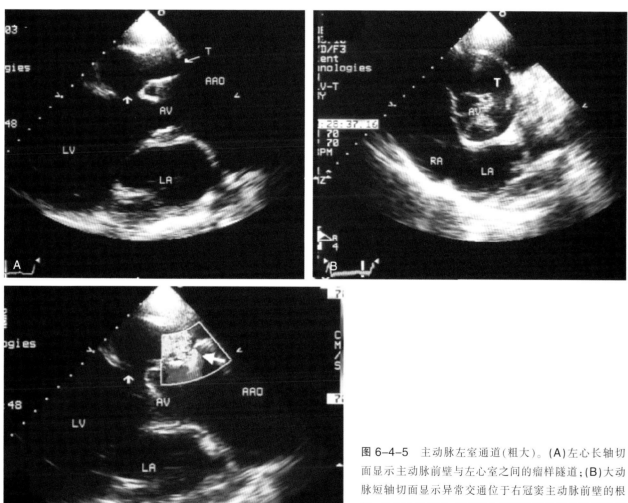

图 6-4-5　主动脉左室通道(粗大)。(A)左心长轴切面显示主动脉前壁与左心室之间的瘤样隧道;(B)大动脉短轴切面显示异常交通位于右冠窦主动脉前壁的根部,主动脉窦扩张;(C)彩色多普勒声像图显示舒张期隧道内起始处的血流信号。T:通道。

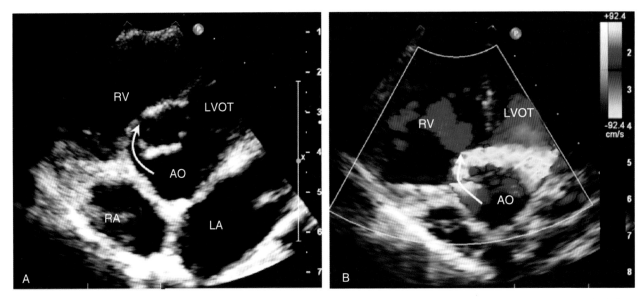

图 6-4-6　主动脉左室通道声像图(6岁,女孩)。(A)胸骨旁五腔心-大动脉短轴中间切面显示隧道位于主动脉根部,主动脉壁内膜下(右侧);(B)彩色多普勒声像图显示主动脉血流经隧道进入左心室流出道。

　　(3)异常通道在室间隔部位可呈瘤样扩张,常导致右心室流出道狭窄。

　　(4)左心室明显扩大,左心房亦可扩大。

3.彩色多普勒超声心动图

　　(1)彩色多普勒血流显像。左心室长轴切面清晰显示:沿主动脉右冠窦前方的异常通道内,自主动脉反流入左心室的舒张期五彩镶嵌血流信号,收缩期左心室流出道血流进入隧道(图6-4-7)。

　　(2)若同时合并主动脉瓣反流,则于舒张期可见两束血流信号进入左心室,一束源于主动脉瓣口,而另一束源于异常通道。

4.经食管超声心动图

　　与经胸超声心动图相比,经食管超声心动图对主动脉根部的显示更加清楚,可清晰显示隧道的入口、开口及走行,是主动脉左室通道诊断的理想方法,见图6-4-8。

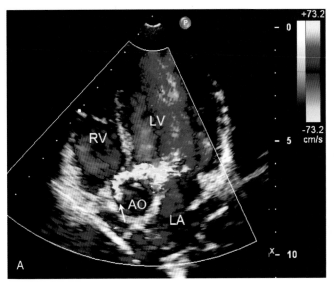
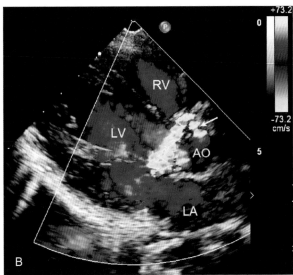

图 6-4-7　主动脉左室通道彩色多普勒声像图(与图6-4-6为同一患儿)。(A)心尖五腔心切面彩色多普勒声像图;(B)左心长轴切面彩色多普勒声像图显示主动脉左室通道位于主动脉前壁。

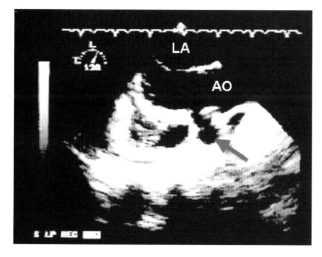

图 6-4-8　经食管二维超声心动图显示主动脉左室通道在左心室的出口,位于主动脉瓣下(箭头所示)。

5.胎儿期超声心动图

胎儿期超声心动图表现与出生后基本相同,伴有心功能不全时,常出现胎儿水肿(胸腔积液、腹腔积液等),见图 6-4-9。

五、治疗及预后

本畸形应早期手术治疗,否则容易引起主动脉瓣损伤。术后主动脉瓣关闭不全程度与手术时机和病变类型有关。

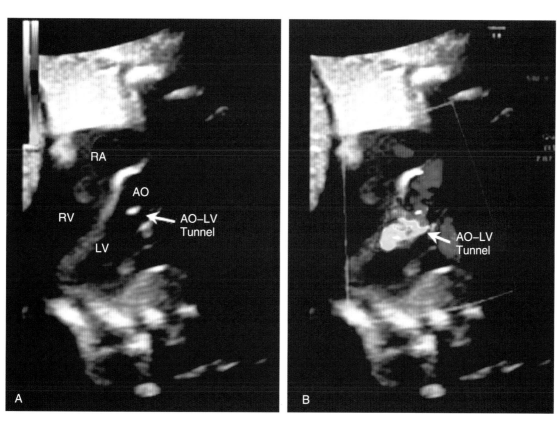

图 6-4-9　胎儿主动脉左室通道声像图。(A)左心室长轴切面显示主动脉后壁有一隧道回声(通道,箭头所示);(B)彩色多普勒声像图显示主动脉经通道入左心室流出道之血流。

(张桂珍　耿斌)

第 7 章

右心室流出道异常

第1节 右心室双腔心

一、概述

右心室双腔心又称双腔右心室(double-chamber right ventricle, DCRV),是指右心室腔被异常肥大的肌束分隔为近三尖瓣之高压腔和近肺动脉之低压腔的一种先天性心脏畸形,常伴有室间隔缺损。本病约占先天性心血管畸形的 1.5%。

二、病理解剖与分型

一个或多个异常肌束起自室间隔上的隔缘束(septomaginalis trabeculation, SMT)中下部,横过右心室腔,止于右心室流出道部分的右心室壁,将右心室分为两个腔:靠近肺动脉瓣的为流出腔(outlet chamber),靠近三尖瓣的为流入腔(entry chamber)。根据异常肌束的形态可分为:

1.隔膜型

右心室流入道和流出道之间的异常肌束呈隔膜状,横隔中心有较小的交通孔。

2.肌束肥厚型

异常肌束呈团索状,纵横交错,阻塞于右心室入道和流出道之间,血流通过肌束间的缝隙流入肺动脉,造成右心室流出道梗阻。由于血流受阻,近心端心室腔压力升高,肌肉肥厚;远心端心腔压力低,心肌厚度正常。有学者指出:实际上,异常肌束(继发于室间隔缺损或肺动脉狭窄)为向上移位并引起梗阻的调节束。

本病常合并室间隔缺损(占 80%~90%)及肺动脉狭窄(占 10%~30%)。

三、病理生理改变

本畸形引起右心室流出道血流受阻,根据血流受阻程度及心内合并畸形不同,该病的病理生理改变轻重不一。

不伴有室间隔缺损的患者,由于右心室流出道的梗阻,右心系统及外周静脉血回流受阻,导致右心系统明显扩张,下腔静脉和肝静脉回流梗阻,严重者可出现外周性发绀;伴有室间隔缺损的患者,若血流受阻严重,则出现心室水平右向左分流,产生中央性发绀;梗阻不严重者,则心室水平仍为左向右分流。

四、超声心动图检查

(一)常用切面

胸骨旁心底短轴、左心室长轴、右心室流出道长轴及左侧胸骨旁高位切面可清楚显示右心室流出道的解剖状况,显示有无异常的肌束及其走行,并可评价右心室流出道的梗阻程度;剑突下大血管短轴及右心室流出道长轴切面对右心室双腔心的诊断也非常有价值。

(二)超声心动图表现

1.M 型超声心动图

右心室肥大、室间隔及右心室前壁肥厚,有时可显示右心室内异常肌束回声。

2.二维超声心动图

(1)于胸骨旁大动脉短轴及右心室流出道长轴、剑突下右心室流出道长轴切面,可显示异常粗大的肥厚肌束起自室间隔中部,止于流出道的右心室壁,其将右心室分为近心腔和远心腔两部分,如图 7-1-1 至图 7-1-4 所示。

(2)近心端心腔扩大,室壁肥厚,远心端心腔(漏斗部)及室壁正常或增宽;如果未合并室间隔缺损,则近心端右心室腔扩张、肥厚非常显著。

(3)常伴有室间隔缺损,缺损多位于膜周部,与高压腔(近心腔)相通,见图 7-1-4。

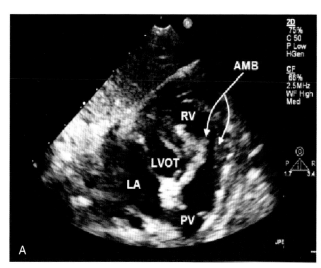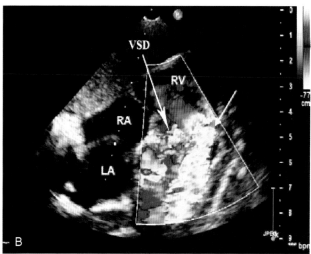

图 7-1-1 右心室双腔心合并室间隔缺损。(A)剑突下右心室流出道长轴切面显示室间隔缺损远端右心室流出道肌束增粗肥厚,引起狭窄;(B)彩色多普勒声像图显示狭窄口处以蓝色为主的高速五彩血流信号(短箭头所示),室间隔缺损位于低位的高压腔内(长箭头所示)。AMB:异常肌束。

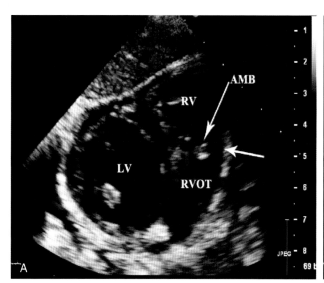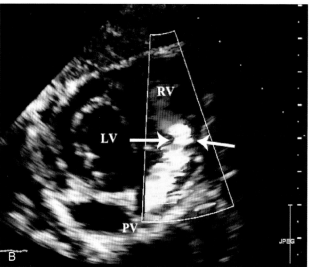

图 7-1-2 室间隔完整的右心室双腔心。(A)剑突下右心室流出道冠状切面显示低位右心室流出道内肌束增粗肥厚(长箭头所示),引起狭窄(短箭头所示);(B)彩色多普勒声像图显示狭窄处以蓝色为主的高速五彩血流信号(箭头所示)。(待续)

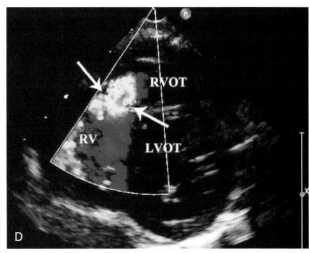

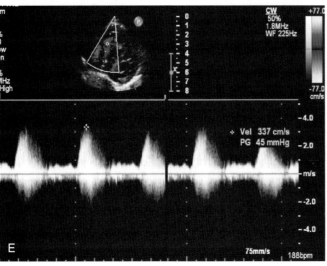

图 7-1-2(续) (C)高位短轴切面显示右心室流出道内异常增厚的肌束(箭头所示);(D)彩色多普勒声像图显示狭窄处以红色为主的高速五彩血流信号(箭头所示);(E)频谱多普勒显示狭窄处血流明显增快,CW 测量血流 V_{max}:337cm/s,PG:45mmHg。AMB:异常肌束。

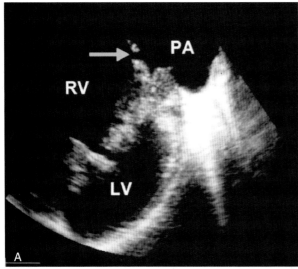

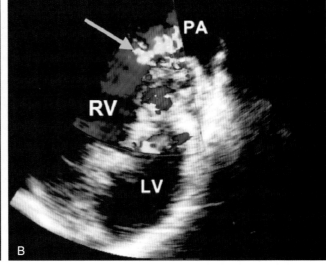

图 7-1-3 室间隔完整的右心室双腔心。(A)高位胸骨旁短轴切面显示右心室明显扩张,异常肌束横过右心室流出道,致明显狭窄(箭头所示);(B)彩色多普勒声像图显示狭窄口的高速五彩血流信号。

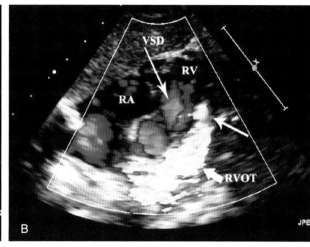

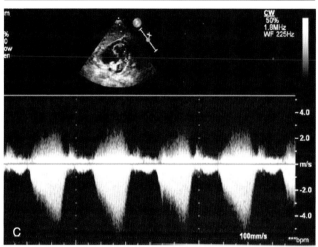

图 7-1-4　右心室双腔心合并室间隔缺损。(A)剑突下右心室流出道长轴切面显示异常肌束增粗肥厚（箭头所示），将右心室流出道分为两个腔，并引起右心室流出道局部狭窄，膜周部的室间隔缺损位于低位的高压腔内；(B)彩色多普勒声像图显示狭窄处以蓝色为主的高速五彩血流信号（长箭头所示）射入右心室流出道内（短粗箭头所示），室间隔缺损处血流为双向血流信号（细长箭头所示）；(C)连续多普勒测量狭窄处血流 V_{max}：440cm/s，PG：77mmHg。

3.多普勒超声心动图

（1）彩色多普勒：胸骨旁大血管短轴及右心室流出道长轴切面显示肌束梗阻部位收缩期以蓝色为主的五彩镶嵌血流束；梗阻严重且伴有室间隔缺损者，可显示心室水平收缩期右向左、以蓝色为主的五彩血流束或双向分流信号。

（2）频谱多普勒：脉冲多普勒取样容积置于狭窄处前，可记录到低速收缩期血流频谱，其特征为峰值后移，血流加速时间延长；取样容积置于狭窄处后，收缩期血流可突然加快，表现为频谱失真。

应用连续多普勒可于狭窄处记录到一高速血流频谱，通过测量其速度可计算高压腔与低压腔的压力差；伴有室间隔缺损者可测量其血流方向和流速，并估测右心室高压腔的压力。

4.经食管超声心动图

对肥胖或透声窗不佳者，可以应用经食管超声心动图，选用经食管或经胃切面观察右心室腔和右心室流出道，见图 7-1-5。

五、心脏声学造影

造影剂进入右心室近心腔后，在肥厚心肌梗阻处往返，仅有少量造影剂进入远端心腔及肺动脉；伴有室间隔缺损者可显示心室水平右向左的分流。

六、鉴别诊断

本病需注意与法洛四联症的右心室漏斗部狭窄相鉴别，后者有主动脉骑跨和右心室流出道或肺动脉的狭窄，其右心室漏斗部狭窄的部位较高，可形成不规则或管状狭窄，多伴有主肺动脉狭窄；而该畸形梗阻肌束的位置较低，多位于右心室流入道和流出道交界处，其肌束横跨右心室腔，形成较明显的两个心室腔。

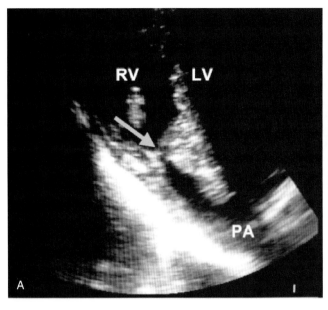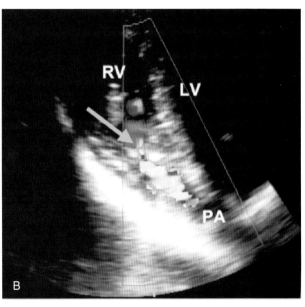

图7-1-5　右心室双腔心经食管超声心动图(经胃底切面)。(A)二维图像显示右心室流出道起始处肌束明显增厚(箭头所示),流出道明显狭窄;(B)彩色多普勒声像图显示狭窄处高速五彩血流束(箭头所示)。

第2节　肺动脉狭窄

　　肺动脉狭窄(pulmonary stenosis,PS)是指发生于右心室流出道(右心室漏斗部)、肺动脉瓣、主肺动脉及其分支的先天性狭窄病变。通常根据狭窄部位的不同,将PS分为右心室漏斗部、肺动脉瓣及肺动脉瓣上(主肺动脉)狭窄三种(图7-2-1)。三个部位的狭窄可单独发生,也可同时出现,并且常合并其他的复杂心血管畸形,如法洛四联症、右心室双出口、大动脉转位等;肺动脉狭窄占先心病的12%~18%。

一、右心室漏斗部狭窄

(一)概述

　　右心室漏斗部狭窄分为两种类型:①隔膜型:纤维隔膜位于漏斗部下部,隔膜中心有较小的交通孔;②肌性肥厚型:异常肌束常形成梭形或狭长管形狭窄,由右心室流出道异常肌束肥厚引起。主肺动脉无狭窄后扩张,肺动脉瓣环一般无明显狭窄,狭窄近心端右心室明显肥厚。

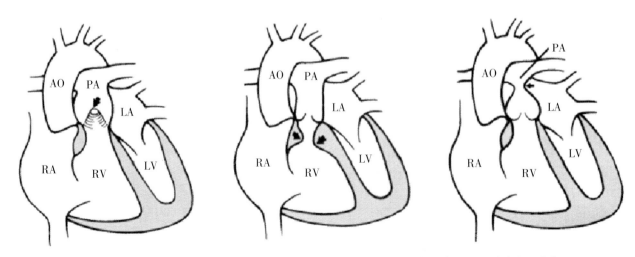

图7-2-1　肺动脉狭窄示意图。(A)肺动脉瓣膜狭窄;(B)右心室漏斗部狭窄;(C)肺动脉主干狭窄。

(二)病理生理改变

由于右心室流出道狭窄,右心室排血受阻,狭窄近心端右心室压力增高,使右心室肥厚,右心腔扩大。重度右心室漏斗部狭窄可同时合并不同程度的三尖瓣关闭不全,可出现右心衰竭;当重度狭窄合并房间隔缺损或卵圆孔未闭时,可引起心房水平的右向左分流,患者出现发绀。

(三)狭窄程度分级

根据右心室漏斗部狭窄处收缩期血流最大峰值压差,将右心室漏斗部狭窄分为:

轻度:<50mmHg。

中度:50~80mmHg。

重度:>80mmHg。

(四)超声心动图检查

1.切面选择

四腔心切面、心底大动脉短轴切面(胸骨旁、剑突下)、右心室流出道长轴切面(胸骨旁、剑突下)、胸骨上窝短轴切面及左肺动脉长轴切面为常用切面,注意观察右心室有无肥厚、右心室流出道、肺动脉瓣、主肺动脉及其分支有无狭窄。

2.超声心动图表现

(1)M型超声心动图:近心端右心室肥厚、扩大;右心室流出道内径减小。

(2)二维超声心动图

1)隔膜型狭窄在大动脉短轴切面可见线状或纤细的膜样回声位于右心室流出道内,中央有孔;

2)肌性肥厚型狭窄在大动脉短轴和右心室流出道长轴切面可见流出道肌束异常肥厚,致使流出道明显狭窄;

3)室间隔及右心室前壁肥厚,右心室腔内径缩小,心力衰竭时心腔可扩大。

(3)多普勒超声心动图

1)彩色多普勒血流显像可见右心室流出道狭窄处高速五彩镶嵌血流信号。连续多普勒于狭窄处可检出收缩期高速湍流频谱,计算最大血流速度,估测狭窄的程度,见图7-2-2。

2)右心室流出道狭窄的连续多普勒频谱较为特殊。于剑突下或胸骨旁右心室流出道长轴切面,将取样容积置于肺动脉瓣下,可记录到负向、高速收缩期血流频谱,频谱峰值后移,上升速率缓慢,下降速率略加快,呈不对称的直角三角形(或倒匕首状),射血时间明显延长。

注意:①右心室流出道内占位性病变或心外肿

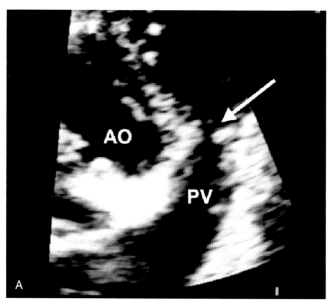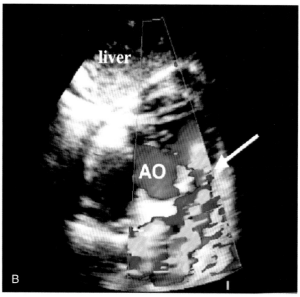

图7-2-2 肺动脉瓣下狭窄。(A)剑突下大动脉短轴切面显示肺动脉瓣下右心室流出道肌束异常肥厚(箭头所示),右心室流出道明显狭窄;(B)彩色多普勒声像图显示肺动脉瓣下狭窄处高速五彩镶嵌血流。

物的压迫均可使流出道狭窄,注意多角度、多切面扫查,明确狭窄的病因;②主动脉右冠窦瘤突入右心室流出道也可使右心室漏斗部出现狭窄,如果窦瘤破裂,彩色多普勒声像图可显示五彩镶嵌血流信号由窦瘤破裂处进入右心室漏斗部,此血流频谱为连续性高速湍流频谱。

(4)经食管超声心动图:TEE 对右心室流出道的显示多欠理想,只有在经胸超声心动图显示不清的情况下应用,见图 7-2-3。

(五)MDCT 及 MRI 检查

MDCT、MRI 及其血管成像技术在先天性心脏病诊断中应用日趋广泛,特别是其具有非创伤性以及在显示心脏外周血管上的强大优势,逐渐在先天性心脏病诊断中占据重要地位。可清楚地显示右心室漏斗部、肺动脉主干、左右肺动脉分支狭窄的部位、范围和程度,以及是否合并发育不良。

二、肺动脉瓣狭窄

(一)概述

肺动脉瓣狭窄分为两种类型:①肺动脉瓣三个瓣叶交界融合成隔膜状,呈圆锥状或圆顶状,向主肺动脉突起,顶端仅有一 2~3mm 小孔;②肺动脉瓣膜显著增厚、短小、瓣孔边缘增厚、不规则,瓣口狭窄,

右心室漏斗部常有不同程度的发育不良并肥厚。右心室肥厚,肺动脉主干有不同程度的狭窄后扩张,常累及左肺动脉。

(二)病理生理改变

与右心室漏斗部狭窄类似。

(三)超声心动图检查

1.常用切面

同右心室漏斗部狭窄。

2.超声心动图表现

(1)二维超声心动图

1)多切面可显示肺动脉瓣叶增厚,回声增强,瓣尖粘连,收缩期开放受限而呈弧顶状突入肺动脉,即"圆顶征"。

2)肺动脉瓣发育较小或明显增厚,回声粗糙,收缩期其活动明显受限或几乎无活动。

3)肺动脉根部正常或较正常内径窄,但主干有不同程度的狭窄后扩张,常累及左肺动脉,右肺动脉无明显扩张。

4)四腔心切面显示右心室壁肥厚,右心室内径多正常,右心房增大,右心室流出道内径正常或出现继发性肌性肥厚而狭窄。

5)部分患者可显示收缩期三尖瓣的关闭不全

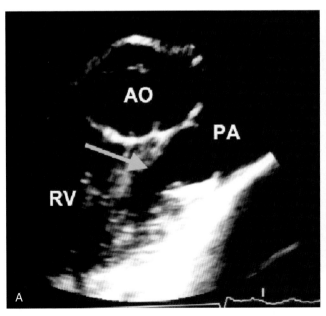
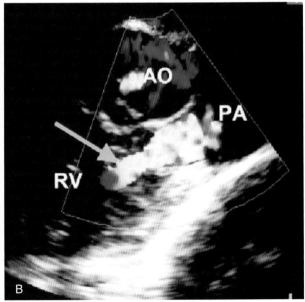

图 7-2-3 漏斗部狭窄经食管超声心动图。(A)主动脉短轴切面二维图像显示漏斗部肌性肥厚,引起狭窄;(B)彩色多普勒声像图显示狭窄处高速五彩血流信号。

裂隙。

6)合并卵圆孔未闭或房间隔缺损者,可显示房间隔回声中断。

(2)多普勒超声心动图

1)大动脉短轴切面彩色多普勒血流显像显示收缩期起自肺动脉瓣狭窄处的蓝色为主的高速五彩镶嵌血流,射入肺动脉内。多数射流束沿肺动脉左外侧壁走行,常指向左肺动脉的开口;重度狭窄时射流束在肺动脉远端或肺动脉融合部形成折返,易误认为动脉导管未闭。

2)连续多普勒于肺动脉瓣狭窄处可检出收缩期湍流频谱,计算最大血流速度,估测肺动脉狭窄程度(图 7-2-4 至图 7-2-6)。

(四)MDCT 及 MRI 检查

同右心室漏斗部狭窄。

三、肺动脉瓣上狭窄

(一)概述

肺动脉瓣至肺小动脉之间的肺动脉不同部位均可出现狭窄,单发性肺动脉狭窄约占 40%,并发性肺动脉狭窄约占 60%,后者常并发于法洛四联症、室间隔缺损、主动脉口狭窄等;根据狭窄部位可分为以下三型。

(1)中央型:狭窄累及主肺动脉和(或)左右分支,最为常见,约占 2/3;

(2)外周型:狭窄位于肺段或肺叶动脉分支,常为多发性;

(3)混合型:兼有以上两型的特点,病变可为单侧或双侧,见图 7-2-7。

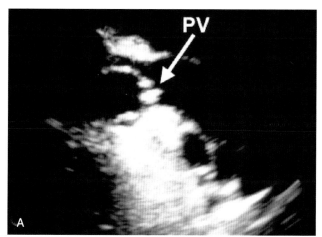
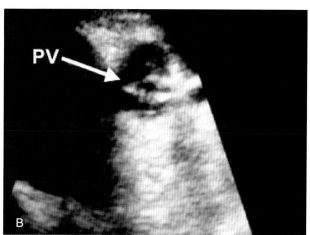
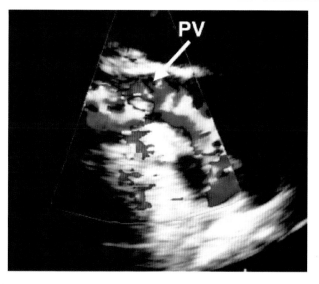

图 7-2-4　肺动脉瓣狭窄。(A)高位肺动脉长轴切面显示肺动脉瓣增厚,回声增强,瓣尖粘连,收缩期开放受限呈弧顶状突向肺动脉,形成"圆顶征";(B)高位肺动脉瓣短轴切面显示肺动脉瓣呈二叶瓣,瓣叶增厚,开放明显受限;(C)高位肺动脉长轴彩色多普勒声像图显示狭窄口的五彩血流。

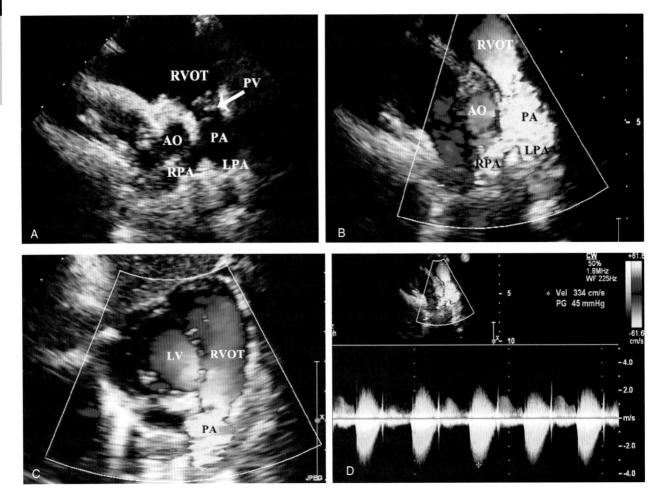

图 7-2-5　肺动脉瓣狭窄。(A)高位大动脉短轴切面二维声像图显示肺动脉瓣叶增厚,回声增强;(B)彩色多普勒声像图显示狭窄口五彩高速血流;(C)剑突下右心室流出道长轴切面显示肺动脉内高速五彩镶嵌血流信号,血流束自肺动脉瓣口开始加速;(D)连续多普勒显示肺动脉瓣口收缩期血流,V_{max}:334cm/s,PG:45mmHg。

(二)病理生理与狭窄程度分级

与右心室漏斗部及肺动脉瓣狭窄类似。

(三)超声心动图表现

1.二维超声心动图

肺动脉主干、左右肺动脉分叉处及左、右肺动脉近侧段狭窄时,二维超声显示管腔内径变小,狭窄处远侧端可有狭窄后扩张,狭窄严重者常伴有右心室肥厚及扩大;但超声不能显示周围肺动脉的狭窄。

注意:常规大动脉短轴切面和右心室流出道长轴切面对于肺动脉主干、分叉处及左右肺动脉近段狭窄,可以清楚显示并做出诊断,但对于左、右肺动脉的远段一般显示较困难,不易做出诊断,在这种情况下可以通过以下切面进行观察:

(1)胸骨上窝主动脉弓短轴切面,可清楚地显

示位于左心房和主动脉短轴之间的右肺动脉及其分支。

(2)在标准主动脉弓长轴切面的基础上,将探头逆时针旋转 35°~45°,同时向左侧倾斜探头,常可清楚地显示左肺动脉。

2.多普勒超声心动图

(1)彩色多普勒血流显像可见肺动脉和(或)分支狭窄处高速五彩镶嵌血流信号。

(2)连续多普勒于狭窄处可检出收缩期湍流频谱,计算最大血流速度,估测狭窄口两侧的压差,见图 7-2-8 和图 7-2-9。

(四)MDCT 及 MRI 检查

同右心室漏斗部及肺动脉瓣狭窄,见图 7-2-10。

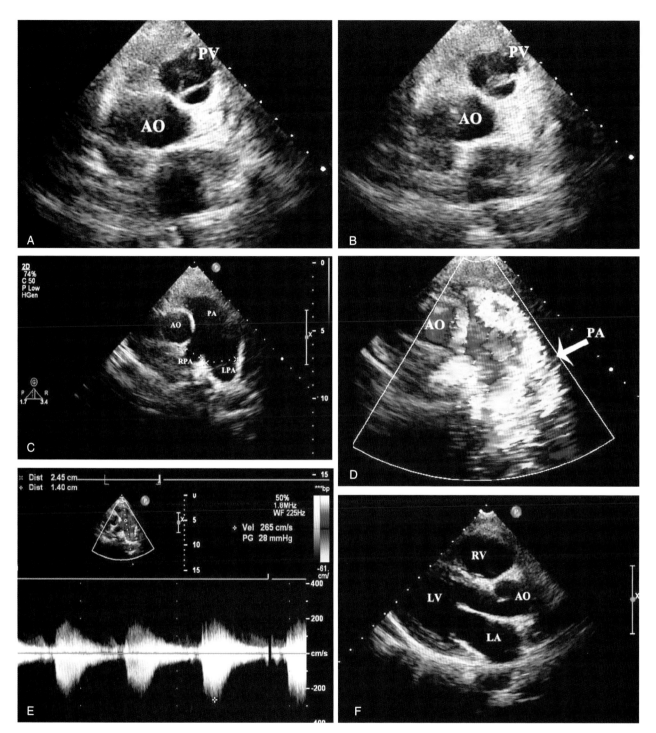

图 7-2-6　肺动脉瓣狭窄。(A)高位大动脉短轴切面显示肺动脉瓣呈三叶；(B)肺动脉瓣叶增厚，回声增强；(C)肺动脉主干及左肺动脉内径增宽，右肺动脉内径无明显增宽；(D)彩色多普勒声像图显示肺动脉内的五彩高速血流；(E)脉冲多普勒显示肺动脉瓣口收缩期血流增快，收缩期 V_{max}：265cm/s，PG：28mmHg；(F)胸骨旁左心室流出道长轴切面显示右心室壁无明显增厚。

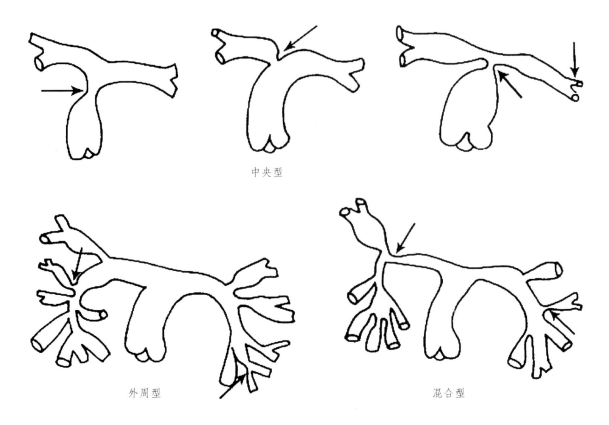

中央型

外周型 混合型

图 7-2-7 主肺动脉及其分支狭窄示意图,箭头所示为狭窄处。

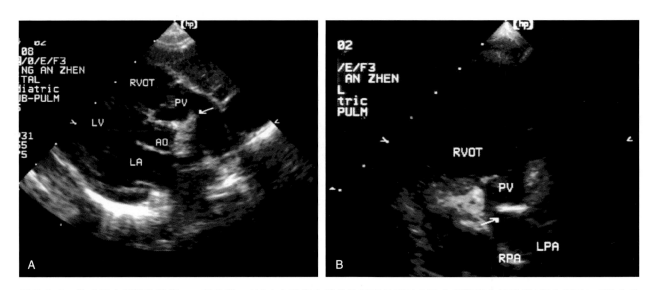

图 7-2-8 肺动脉主干膜性狭窄——纤维膜。(A)右心室流出道长轴切面显示肺动脉主干管腔内纤维膜(箭头所示);(B)大动脉短轴切面显示纤维膜(箭头所示)。

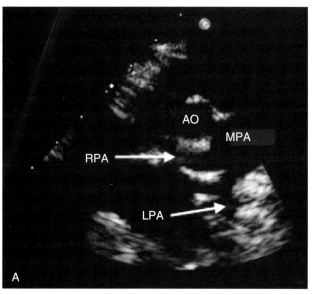

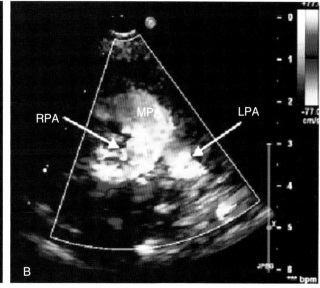

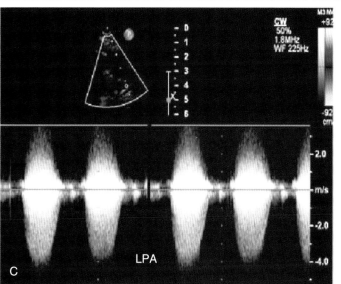

图 7-2-9　左右肺动脉分支狭窄。(A)胸骨旁大动脉短轴切面显示左、右肺动脉起始部内径狭窄；(B)彩色多普勒声像图显示左、右肺动脉起始部狭窄处的高速五彩血流信号；(C)连续多普勒显示左肺动脉血流速度达 400cm/s。

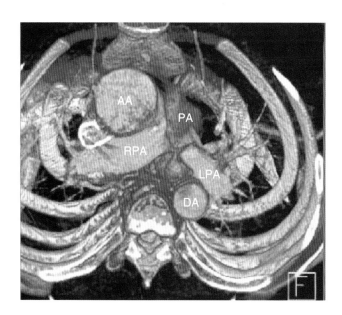

图 7-2-10　MDCT 显示肺动脉及其分支。

（李小丹　耿斌）

第 **8** 章

圆锥动脉干畸形

第1节 法洛四联症

一、概述

法洛四联症(Tetralogy of Fallot,TOF)是一种复杂的先天性心血管畸形。尽管在 Fallot 以前已有关于这一畸形的报道，但在 1888 年,Fallot 详细完整地描述了该畸形的病理特征和临床表现,其病理特征包括:肺动脉狭窄、室间隔缺损、主动脉骑跨及右心室肥厚四种典型的病理改变,所以被命名为法洛四联症。TOF 属于最常见的发绀型复杂先天性心脏病,占先天性心脏病的 12%~14%。本病的自然预后不佳,如能手术治疗,疗效满意,预后多良好。

二、病理解剖

TOF 包括四种畸形:右心室流出道梗阻、室间隔缺损、主动脉前移骑跨和右心室肥厚,但其最具特征性、最基本的病理改变是漏斗间隔向(身体)前、头部偏移,多数认为是因在胚胎期圆锥动脉干旋转不良,圆锥远端分隔异常所导致,其程度和性质决定了漏斗部狭窄的严重程度。另外,漏斗间隔的偏移可以解释室间隔缺损和主动脉骑跨。由于室间隔缺损较大、为非限制性,因此右心室肥厚被认为是右心室压力增高的继发性改变。见模式图 8-1-1。

(一)肺动脉狭窄

典型 TOF 的肺动脉狭窄为漏斗部狭窄,伴有或不伴有肺动脉瓣或瓣上的狭窄。

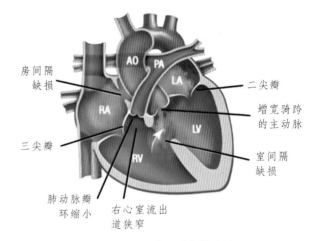

图 8-1-1 法洛四联症模式图。

1.漏斗部狭窄

以局限性狭窄多见,少数为较广泛的管状狭窄。漏斗间隔向前、向上(头部)移位是引起狭窄的主要因素,漏斗间隔和漏斗部前壁肥厚以及隔缘束(septomarginal trabeculations,SMT)前肢的肥厚更加重了漏斗部的狭窄。右心室腔也可由异常肥厚的肌束分成两个心腔——右心室双腔心。

2.肺动脉瓣狭窄

肺动脉瓣发育畸形,常伴有单瓣或二叶瓣畸形,瓣膜可出现增厚、粘连造成狭窄。也常出现肺动脉瓣环发育不良和狭窄。

3.肺动脉瓣上狭窄

包括肺动脉瓣上局限性(肺动脉窦嵴部)狭窄,主肺动脉发育不良,以及左右分支起始部和(或)分支远端的狭窄。1%~3%合并一支肺动脉缺如,多为左肺动脉,其血供来自体循环侧支。

(二)室间隔缺损

TOF 大部分室间隔缺损都存在三尖瓣-二尖瓣-主动脉瓣的纤维连续,所以本质上属于膜周室间隔缺损的范畴,约占 85%,是由于漏斗部室间隔与其他部分室间隔错位所致。缺损通常较大,为非限制性,位于主动脉下,缺损上缘为主动脉瓣;前缘及前下缘为肌肉组织,分别由 SMT 的前肢和后肢组成;后下缘为前面所描述的三尖瓣-二尖瓣-主动脉瓣的纤维连续。偶尔可伴有三尖瓣骑跨,三尖瓣腱索通过室间隔缺损附着于左心室壁。

另外一种较常见的室间隔缺损为双动脉瓣(干下)下室间隔缺损,此类缺损漏斗间隔发育不良甚至完全缺失,缺损前上缘为肺动脉瓣,后上缘为主动脉瓣,所以称为双动脉瓣下缺损,约占 10%,东方人群发生率更高;亦可伴有其他部位的室间隔缺损,如偏流入道的室间隔缺损。

(三)主动脉骑跨

主动脉骑跨的重要性,甚至连主动脉骑跨存在的真实性,多年来一直受到质疑。在正常心脏,主动脉瓣实际上位于室间隔上,处于骑跨位置,只要主动脉下存在室间隔缺损,主动脉骑跨就可出现。TOF 时,室间隔错位以及主动脉扩张更加重主动脉骑跨的印象,所以有人认为这并非真正的异常。但实际上有证据表明:TOF 时,主动脉根部的确发生了顺时针扭转(从足→头观察),右冠窦(与正常心脏比较)更向前、向左。

TOF 之主动脉骑跨程度从 15% 到 90% 不等。对骑跨程度的准确判断是比较困难的,应用不同的影像学方法,判定的程度有所不同,在某种程度上也受主观因素的影响。

(四)冠状动脉畸形

TOF 合并冠状动脉变异畸形并非少见。从外科角度观察,最有意义的是异常冠状动脉横跨右心室流出道,常见有以下几种畸形:

(1)起源于右冠状动脉的前降支,横跨右心室漏斗部。

(2)单支右或左冠状动脉畸形时,存在一主要分支向前跨越右心室流出道。

(3)右冠状动脉分出较大的圆锥支,穿过肺动脉瓣下的右心室漏斗部。

因 TOF 根治手术常需要切开并加宽右心室流出道,如果存在冠状动脉横穿右心室漏斗部的畸形变异,就要改变手术方式。由于各种原因(冠状动脉埋于心肌内、二次开胸瘢痕和粘连的遮挡等)术中未能及时发现异常走行的前降支,而造成损伤,会导致严重后果。TOF 的冠状动脉异常走行及分布见图 8-1-2。

(五)主-肺动脉侧支循环

在重症 TOF (肺动脉严重狭窄)时可出现主-肺动脉侧支循环,以支气管动脉供应肺血管床比较常见,主要供应真正肺动脉供应不到的区域。

(六)其他合并畸形

可合并先天性肺动脉瓣缺如或一侧肺动脉缺如(多为左肺动脉)。

三、病理生理改变

TOF 病理生理改变主要取决于肺动脉狭窄的程度,肺动脉狭窄时,血流进入肺循环受阻,进入肺循环进行气体交换的血流量减少,狭窄越重,缺氧越严重;同时引起右心室代偿性肥厚,右心室压力增高。肺动脉狭窄严重者右心室压力与左心室压力相仿,

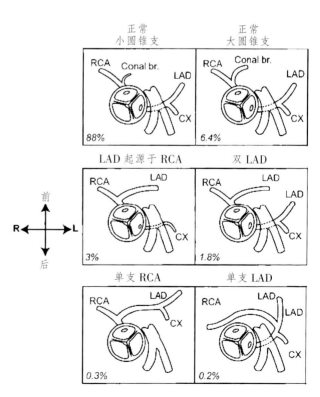

图 8-1-2 TOF 冠状动脉异常解剖示意图。Conal br:圆锥支;CX:回旋支;LAD:前降支;RCA:右冠状动脉。

血流通过室间隔缺损出现右向左分流,右心室血液大部分进入主动脉,出现发绀,肺循环进行交换的血流量越少,发绀越严重。

红细胞及血红蛋白代偿性增多,血液黏稠度增加。由于运动、哭闹等因素可促使右心室流出道痉挛,出现缺氧发作,表现为发绀加重、惊厥、昏迷,严重者可导致死亡。

四、超声心动图检查

(一)常用切面

左侧胸骨旁左心室长轴切面、心底大动脉短轴切面、右心室流出道长轴切面,心尖四腔心及五腔心切面;剑突下大动脉短轴切面、右心室流出道长轴切面;以及胸骨上窝主动脉弓长、短轴切面等为主要切面。必要时采用右侧胸骨旁切面观察肺动脉(尤其是右肺动脉)以及主-肺动脉侧支循环情况。

(二)超声心动图表现

1.M型超声心动图

右心室前壁增厚,右心室流出道狭窄,主动脉增宽前移;右心室增大,右心室壁肥厚,左心室缩小。

2.二维超声心动图

(1)胸骨旁左心室长轴切面显示:主动脉增宽前移、前壁与室间隔连续性中断,主动脉骑跨于室间隔上(心尖五腔心切面也可显示骑跨);主动脉瓣与二

尖瓣存在纤维连续(右心室双出口时纤维连续多消失),左心室前后径较正常存在不同程度的缩小,见图8-1-3和图8-1-4。

(2)多切面显示室间隔缺损为较大的非限制性缺损,多为膜周型,其次为双动脉瓣下室间隔缺损,其他部位缺损少见。

(3)右心室扩大,右心室壁肥厚,左心室腔缩小。

(4)胸骨旁及剑突下大动脉短轴切面、右心室流出道长轴切面等显示右心室流出道及肺动脉瓣的狭窄,也可合并主肺动脉及其左、右分支狭窄。右心室流出道可局限性狭窄,形成第三心室(与肺动脉瓣),也可呈广泛的管状狭窄,见图8-1-5至图8-1-7。
注:评价右心室流出道以剑突下切面最为理想,可充分显示右心室腔及右心室流出道。

(5)胸骨上窝切面可探及合并的右位主动脉弓、永存左上腔静脉、主-肺动脉侧支循环及动脉导管未闭(较少见)等,部分TOF可见无名静脉于主动脉弓下走行(图8-1-9至图8-1-10)。

(6)其他合并畸形:常合并冠状动脉异常,见图8-1-13。

3.多普勒超声心动图

彩色多普勒可显示心室水平的血流分流状况;根据梗阻部位的不同,彩色多普勒可显示右心室流出道、主肺动脉或左右肺动脉内五彩镶嵌的高速血流信号(图8-1-11)。

连续多普勒可显示狭窄处高速湍流频谱,根据血流速度评价狭窄程度(图8-1-12)。

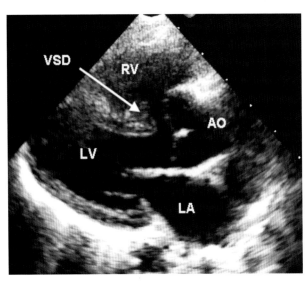

图8-1-3 TOF左心室长轴切面声像图。

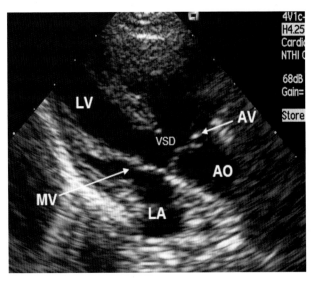

图8-1-4 TOF左心室长轴切面声像图。

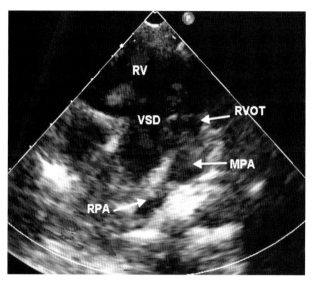

图 8-1-5　TOF 大动脉短轴切面彩色多普勒声像图。

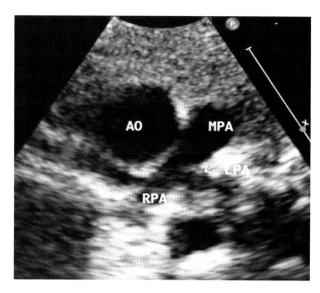

图 8-1-6　TOF 大动脉短轴切面声像图。

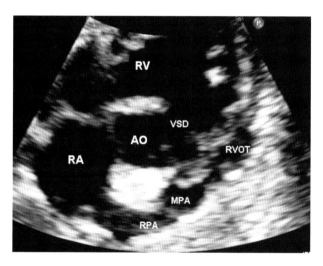

图 8-1-7　TOF 大动脉短轴切面声像图。

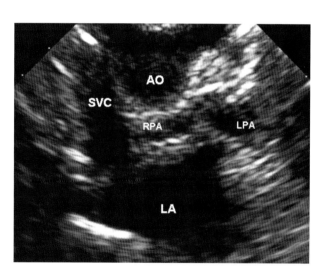

图 8-1-8　胸骨上窝主动脉弓短轴切面二维声像图。

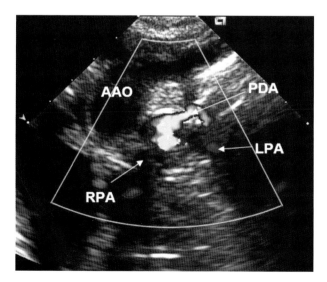

图 8-1-9　TOF 主动脉弓长轴切面彩色多普勒声像图。

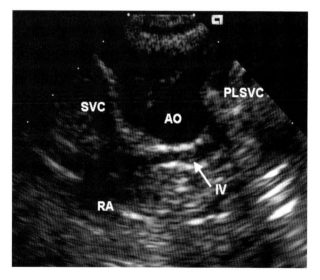

图 8-1-10　胸骨上窝主动脉弓短轴切面声像图显示无名静脉弓下走行。IV:无名静脉。

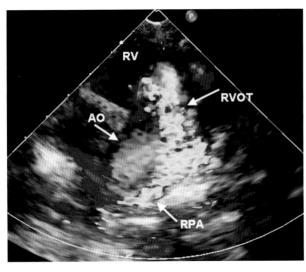

图 8-1-11　大动脉短轴切面彩色多普勒声像图显示右心室流出道狭窄的血流信号。

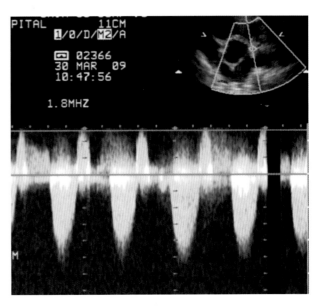

图 8-1-12　大动脉短轴切面 CW 显示 TOF 右心室流出道及肺动脉血流加速。

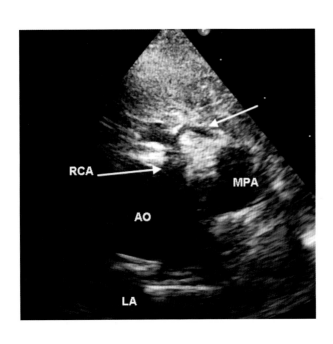

图 8-1-13　胸骨旁大动脉短轴切面显示法洛四联症合并冠状动脉异常。

4.经食管超声心动图

对于经胸超声心动图显示欠佳的成人患者,可选用经食管超声心动图,对显示室间隔缺损、主动脉骑跨以及右心室流出道狭窄可提供重要诊断信息。

五、MDCT 及 MRI 检查

多排 CT 与高场 MRI 检查以其血管成像技术(CTA、MRA)及三维成像技术已广泛应用于心血管畸形的诊断,两者均可清楚显示右心室漏斗部、主肺动脉及其分支的狭窄程度,尤为重要的是可显示是否合并冠状动脉畸形。

六、鉴别诊断

右心室双出口(合并肺动脉狭窄):右心室双出口多为双动脉下圆锥,主动脉瓣与二尖瓣前叶之间无纤维连续,主动脉骑跨≥75%;而 TOF 主动脉下无肌性圆锥,二尖瓣前叶与主动脉瓣的纤维连续存在。右心室双出口时,两条大动脉多呈平行关系,而 TOF 大动脉关系多正常。

(吴江　穆继贞)

第2节　先天性肺动脉瓣缺如

一、概述

先天性肺动脉瓣缺如(congenital absence of the pulmonary valve)是指肺动脉瓣环处完全缺乏肺动脉瓣组织或仅有不规则嵴状的原始肺动脉瓣组织的一种先天性心血管畸形。大多数伴有室间隔缺损、肺动脉瓣环狭窄、肺动脉显著扩张(图8-2-1),这些病理改变结合在一起,常被称为法洛四联症伴肺动脉瓣缺如。本畸形是一种相对罕见的心血管畸形,约占法洛四联症的3%。

本病患者存活超过婴儿期的并非少见,但许多患儿因严重的呼吸窘迫综合征及顽固性心力衰竭而早期死亡。

二、病理解剖

多数情况下,肺动脉瓣环处缺乏成熟的肺动脉瓣组织,而仅有不规则、轻微嵴状突起的原始瓣膜组织附着于瓣环处,造成肺动脉瓣明显反流。有些肺动脉瓣组织尽管已成熟,但瓣膜形态发育不完善或存在缺陷,这些患者预后相对较好。右心室明显扩大,右心室漏斗部狭长、扭曲;主肺动脉及其左右分支瘤样扩张(图8-2-2)。

合并室间隔缺损和漏斗部狭窄时,其病理改变与 TOF 相同,室间隔缺损较大,位于主动脉下;主动

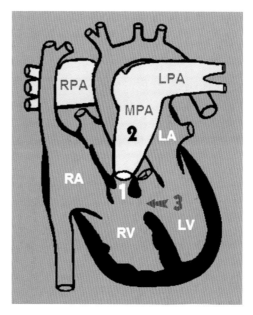

图 8-2-1　先天性肺动脉瓣缺如模式图。

脉增宽、骑跨于室间隔缺损之上,常伴有右位主动脉弓。

Rabinovich 等研究发现:本病患者肺动脉远端的分叉方式显著异常,正常单一段的肺动脉分支被明显增多的丛藤样血管丛所取代,后者缠绕、压迫肺门至外围肺野的肺内小支气管。

三、病理生理改变

病理生理改变与 TOF 相似,但肺动脉口狭窄程度较轻,右向左分流较少,临床上发绀不明显。由于气管和主支气管受瘤样扩张肺动脉及其左右分支的

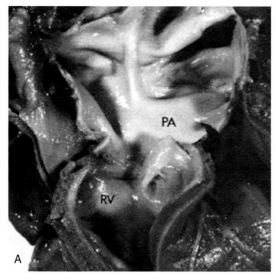
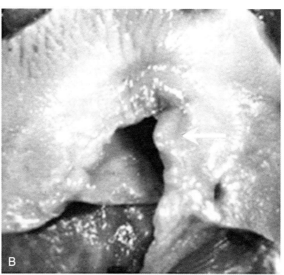

图 8-2-2　先天性肺动脉瓣缺如解剖图。(A)主肺动脉显著扩张;(B)肺动脉瓣环处仅有原始瓣膜组织附着。

压迫,肺内支气管受肺动脉异常丛藤样分支的缠绕、压迫,常在生后即出现严重的呼吸窘迫症状,预后不良。同时,由于存在严重的肺动脉瓣反流及肺动脉瓣环狭窄,可导致严重的右心衰竭。

随着年龄的增长,患儿的气管与支气管逐渐发育成熟,抗压能力增强,呼吸窘迫症状会逐渐改善。

四、超声心动图检查

(一)常用切面

左侧胸骨旁左心室长轴切面、心底大血管短轴切面、右心室流出道长轴切面、心尖四腔心及五腔心切面、剑突下大血管短轴切面、右心室流出道长轴切面,以及胸骨上窝长、短轴切面为常用切面。必要时采用右侧胸骨旁切面观察肺动脉(尤其是右肺动脉)及主-肺动脉侧支循环情况。

(二)超声心动图表现

1.M型超声心动图

M型超声心动图表现基本同TOF,右心系统扩大,右心室流出道狭窄,但左心室缩小不明显。

2.二维超声心动图

二维超声心动图对本病有重要诊断价值,其超声特征与TOF相似。

(1)对位不良性室间隔缺损、主动脉增宽骑跨、

右心室扩大,右心室流出道多狭窄(但也有不狭窄,甚至扩张者)。

(2)大动脉短轴切面或右心室流出道长轴切面显示肺动脉瓣缺如或仅有残存的原始肺动脉瓣组织。

(3)主肺动脉及其左右分支呈显著瘤样扩张。

(4)左心室缩小不明显。

见图8-2-3至图8-2-7。

3.多普勒超声心动图

(1)彩色多普勒:可显示肺动脉瓣环处因狭窄产生的高速蓝色五彩血流信号,以及肺动脉瓣因关闭不全产生的红色五彩反流信号。

(2)连续多普勒超声心动图:显示肺动脉瓣环狭窄处收缩期正向高速填充血流频谱及舒张期反流频谱。见图8-2-7。

4.经食管超声心动图

对于经胸超声心动图显示欠佳者,可选用TEE,能清晰显示肺动脉瓣缺失或残存的原始肺动脉瓣组织、室间隔缺损、主动脉骑跨及扩张的主肺动脉及其分支,见图8-2-8。

五、MDCT及MRI检查

多排CT与高场MRI检查技术已广泛应用于心血管畸形的诊断,两者均可清楚显示右心室漏斗部及肺动脉瓣环狭窄程度,同时显示主肺动脉及其分

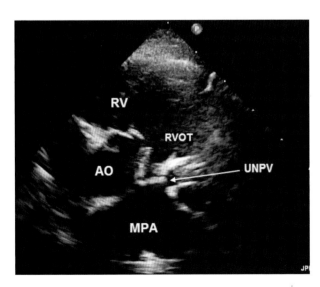

图8-2-3 心底大动脉短轴切面显示残存原始肺动脉瓣组织回声,主肺动脉及分支瘤样扩张。UNPV:未发育的肺动脉瓣。

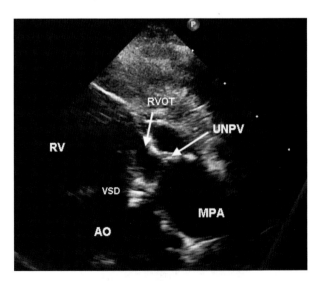

图8-2-4 胸骨旁右心室流出道长轴切面,显示右心室流出道及肺动脉瓣环狭窄,仅有残存的原始肺动脉瓣组织。

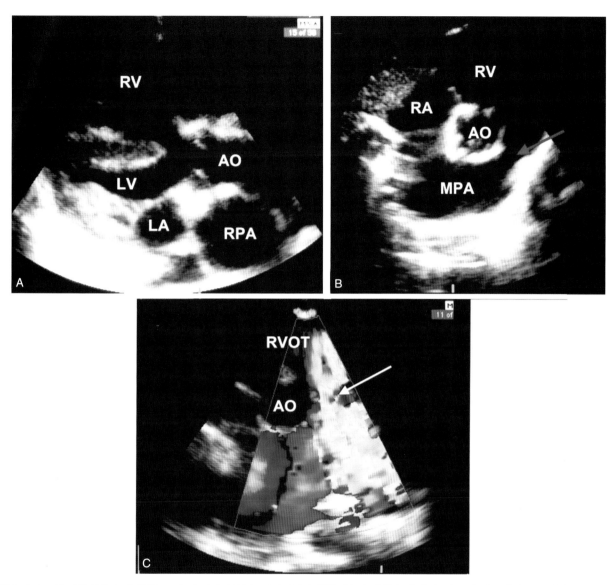

图 8-2-5 肺动脉瓣缺如声像图。(A)左心室长轴切面显示室间隔缺损、主动脉轻度骑跨、右心室明显扩大及显著扩张的右肺动脉;(B)大动脉短轴切面显示主肺动脉及其分支呈瘤样扩张,肺动脉瓣环狭窄,未见明显的肺动脉瓣组织(箭头所示);(C)大动脉短轴切面彩色多普勒声像图显示肺动脉瓣环狭窄处高速五彩血流束。

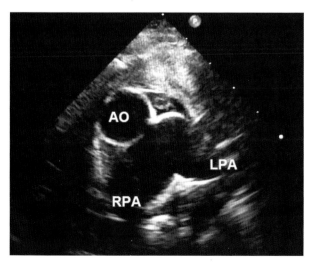

图 8-2-6 左侧胸骨旁高位切面二维声像图显示肺动脉及分支显著扩张。

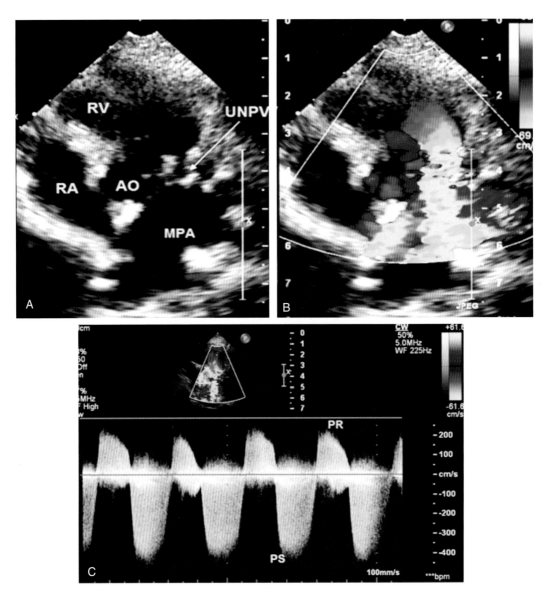

图 8-2-7　肺动脉瓣缺如声像图。(A)大动脉短轴切面显示主肺动脉及其左右分支显著扩张及残存的原始脉动脉瓣组织；(B) CDFI 可显示肺动脉瓣环处因狭窄而产生的高速五彩镶嵌血流信号，以及肺动脉瓣因关闭不全产生的红色反流信号；(C)CW 显示肺动脉瓣狭窄处收缩期正向高速填充样湍流频谱，舒张期见反流频谱。

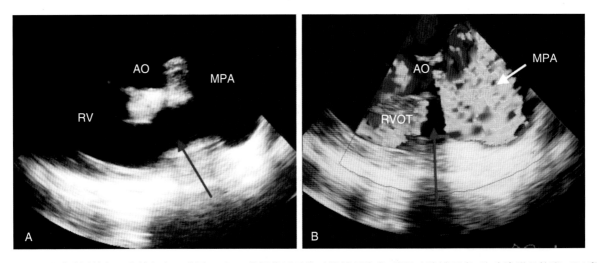

图 8-2-8　肺动脉瓣缺如经食管超声心动图。(A)二维图像显示肺动脉瓣环狭窄，无肺动脉瓣回声，肺动脉明显扩张；(B)彩色多普勒声像图显示肺动脉瓣环狭窄的高速五彩血流。

支的扩张程度和累及范围,尤为重要的是可清楚显示气管、支气管及其以下分支的受压程度,对判断本病的预后有重要价值。

(张桂珍 吴江)

第 3 节 合并室间隔缺损的肺动脉闭锁

一、概述

合并室间隔缺损的肺动脉闭锁(pulmonary atresia with ventricular septal defect,PA/VSD)是指右心室与肺动脉之间缺乏直接连通,且伴有室间隔缺损的一种先天性心血管畸形。PA/VSD 的发病机制及病理改变与室间隔完整的肺动脉闭锁有显著差别。

PA/VSD 的两个心室腔大小基本平衡,房室连接通常一致,伴有较大的室间隔缺损,心室与肺动脉之间没有直接交通,肺动脉的血液供应来自未闭的动脉导管和(或)主-肺侧支循环。

有人认为 PA/VSD 病理改变类似于 TOF,将其归入极重型 TOF,实质上本畸形与 TOF 有显著差别,表现在以下两个方面:其肺动脉畸形的解剖变化非常复杂,胚胎发育机制上与 TOF 也不同。另外,有学者将其归入共同动脉干第Ⅳ型,但实际上本病并无类似于共同动脉干与肺动脉的连接,故也并非属于共同动脉干畸形。见模式图 8-3-1。

本病较少见,约占先天性心脏病患者的 2%。预后主要取决于肺部的血液供应状况,依靠动脉导管未闭维持肺部血液供应者,一旦动脉导管关闭,肺血流量将明显降低,迅速导致缺氧,多在新生儿期死亡。

如体循环和肺循环之间的侧支血管粗大,肺循环血流无明显减少,甚至增多,虽然缺氧不明显,但易发生肺动脉高压和心力衰竭。只有在体-肺侧支循环合适的情况下,机体既无明显缺氧,又无肺动脉高压时,则存活时间较长,个别患者可活到 40 岁左右。近些年,心脏外科通过两期或两期以上的手术治疗,使一些患者得以解剖矫治。

二、病理解剖

1.PA/VSD 的心内病理改变

与 TOF 相似,室间隔缺损为膜周或漏斗部缺损,缺损较大、为非限制性;主动脉扩张,骑跨于室间隔上,通常偏向右心室一侧;右心室漏斗部发育不良,呈盲端,长度正常或缩短。 主要区别在于 PA/VSD 的心室与肺动脉之间无直接交通。

2.肺动脉闭锁

肺动脉闭锁多为流出道或伴有主肺动脉闭锁,甚至左右分支缺如。肺动脉血液供应的来源、分布和结构复杂多变。

肺动脉包括肺内和肺外(又称中央肺动脉)两部分。PA/VSD 的肺动脉之病理变化差别较大,主要累及中央肺动脉、肺动脉瓣、主肺动脉及其左右肺动脉分支,严重的可造成一侧或双侧肺动脉分支闭锁。当闭锁仅累及肺动脉瓣和主肺动脉时,左右肺动脉可相互解剖连接,血流自由交通,形成汇合(confluence);如果闭锁累及范围超过左右肺动脉时,则左右肺动脉无解剖连接,血流不能自由交通,称为无汇合(nonconfluence)。识别左右肺动脉有无形成汇合,对外科手术方案的制订有重要意义。

3.动脉导管未闭和体-肺侧支循环

本病肺动脉血液供应来自动脉导管未闭和体-肺侧支循环。体-肺侧支循环来源及分布复杂,多数来自降主动脉起始部,少数来自支气管动脉、锁骨下动脉、肋间动脉甚至冠状动脉等。动脉导管未闭与体-肺侧支循环在同一患者可能并存,但在同一侧肺则很少并存。一侧肺由单一的体动脉血管(动脉导管或体-肺侧支动脉)供血,称为单部位(unifocal)血供;如果由多种渠道供应血液,则称为多部位

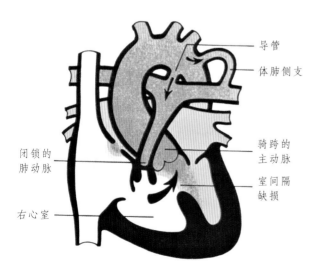

图 8-3-1 合并室间隔缺损的肺动脉闭锁。

导管

体肺侧支

骑跨的主动脉

室间隔缺损

闭锁的肺动脉

右心室

（multifocal）血供。

4.闭锁远端肺动脉发育程度

中央肺动脉的内径差别很大，与肺血流量多少直接相关，与体循环侧支动脉的解剖来源呈间接相关。动脉导管或侧支循环血管与左右肺动脉及其肺叶动脉（lobar artery）分支的近端接合，则内径轻微发育不良或接近正常；如果，多部位血供与较远的肺段动脉（segmental artery）甚至亚段肺动脉接合，则左右中央动脉分支明显发育不良。体动脉侧支常出现狭窄，因而肺内血供也相应减少，导致左、右(中央)肺动脉分支发育不良。肺内动脉的分布也非常复杂，其发育主要取决于血液供应的来源。

三、病理生理改变

PA/VSD 患者，心室与肺动脉之间没有直接的血流通路，从周围静脉回流到心脏的所有血液，必须经心脏间隔缺损自右向左分流到左侧心腔，且必须有部分血液从主动脉经 PDA 和（或）主-肺动脉侧支循环，自左向右分流入肺循环，供应肺部，否则患者无法生存。

所有体循环静脉血经 VSD（或合并 ASD）→左心→主动脉，体循环动脉血的氧饱和度降低，出现缺氧和发绀，其程度主要取决于肺循环的血流量和 VSD 的大小，缺氧严重者可导致机体重要脏器的功能障碍，甚至死亡。

本病患者的 VSD 多较大，对血流通常不产生阻塞，右心室和左心室的压力一般相等。如 VSD 狭小，对经过 VSD 的右向左分流产生阻塞，右侧心腔和周围静脉将出现血液淤积，导致右心和静脉压升高、肝脏肿大、周围水肿等，同时左心室充盈受到限制，影响心排出量，从而降低肺循环血流量，加重缺氧和发绀。

PDA 和主-肺动脉侧支供应肺部的血流量多少具有重大影响，完全依靠 PDA 供应肺部血液者，称为动脉导管依赖性肺动脉血液供应，一旦 PDA 出现功能性或器质性闭合，将导致严重的缺氧和发绀。同样，其他主-肺动脉侧支出现狭窄、闭塞病变，而且肺动脉血流量少，血液淤积，容易在局部形成血栓等阻塞性病变，也会影响肺部的血液供应，加重缺氧和发绀。PDA 粗大和（或）体-肺动脉侧支循环丰富者，缺氧和发绀的程度相对较轻，但大量的主动脉血液进入肺循环，肺血多，压力高，肺血管可出现继发

性阻塞性病变和左心功能衰竭。

四、超声心动图检查

(一)常用切面

左侧胸骨旁左心室长轴切面、心底大动脉短轴切面、右心室流出道长轴切面，心尖五腔心切面，剑突下大动脉短轴切面、右心室流出道长轴切面，以及胸骨上窝主动脉弓长轴切面等为常用切面。必要时采用右侧胸骨旁切面观察主-肺动脉侧支循环情况（尤其是右位主动脉弓时）。

(二)超声心动图表现

1.M 型超声心动图

与 TOF 相似，主动脉内径增宽、前移，与室间隔连续性中断；右心室流出道显著狭窄或闭塞。

2.二维超声心动图

（1）多切面显示：主动脉增宽前移，其前壁与室间隔连续性中断，使主动脉骑跨于室间隔上，主动脉后壁与二尖瓣存在纤维连续，见图 8-3-2。

（2）多切面显示室间隔缺损为较大的非限制性缺损，多为膜周型，也可为漏斗部或肌部缺损，见图 8-3-2。

（3）右心室扩大，右室壁肥厚，左心室相对缩小。

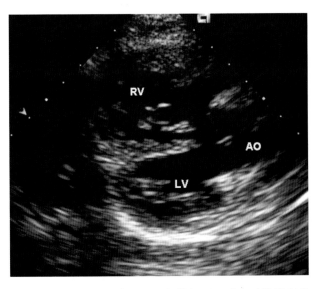

图 8-3-2 高位胸骨旁左心室长轴切面显示主动脉增宽前移，前壁与室间隔连续性中断，主动脉骑跨于室间隔上。

（4）多切面显示右心室流出道显著狭窄或闭塞，呈一盲端；肺动脉瓣无启闭活动呈闭锁状；肺动脉明显狭窄，呈条索状，左右肺动脉发育很差；有时主肺动脉亦闭锁，甚至无左右肺动脉融合部。见图8-3-3。

（5）胸骨上窝切面及高位左、右胸骨旁短轴切面显示：主动脉与肺动脉通过动脉导管（少见）或迂曲的侧支循环交通（多见），见图8-3-4和图8-3-5。

注：本畸形动脉导管的走行方向与通常的动脉导管走行方向是不一致的，非发绀型先天性心脏病的动脉导管与主动脉呈钝角，而肺动脉闭锁者多呈

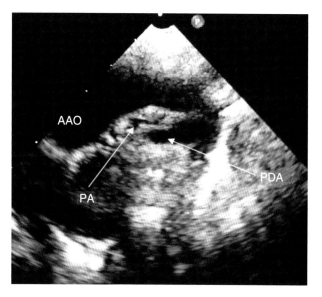

图8-3-5　胸骨上窝主动脉弓长轴切面显示主动脉端发出粗大动脉导管。

锐角（垂直导管）。

（6）合并畸形的探查：可合并房间隔缺损、肺静脉异位引流、冠状动脉-肺动脉瘘等。

3.彩色多普勒超声心动图

可显示室间隔缺损的右向左或双向低速血流；彩色多普勒对显示动脉导管未闭或侧支循环血管非常有帮助，表现为主动脉到肺动脉的五彩镶嵌血流，动脉导管通常为蓝色血流——因其走行、血流方向远离探头，见图8-3-6。

4.经食管超声心动图

对经胸超声心动图显示欠佳者，可以选用经食管超声心动图，对室间隔缺损、房间隔缺损及主动脉骑跨的显示非常理想，对于主动脉与肺动脉侧支血管及其合并畸形（冠状动脉-肺动脉瘘）的显示也非常有帮助。

五、MDCT 及 MRI 检查

多排 CT 与高场 MRI 检查技术以其更快的扫描速度、更高的图像分辨率、血管成像技术（CTA、MRA）以及三维成像技术，已逐渐取代心血管造影应用于肺动脉闭锁的诊断，可清楚显示是否存在固有肺动脉及其主-肺侧支循环的来源、是否合并狭窄等，以及体-肺分流术后人工血管通畅情况。

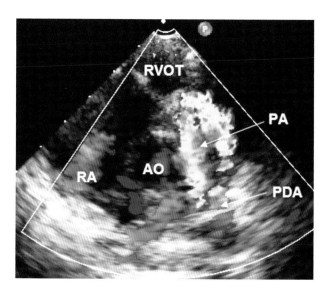

图8-3-3　大动脉短轴切面彩色多普勒显示右心室流出道呈盲端，肺动脉闭锁，肺血源自动脉导管血流。

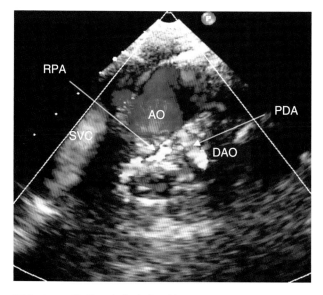

图8-3-4　胸骨上窝大动脉短轴切面彩色多普勒显示迂曲的动脉导管血流入右肺动脉。

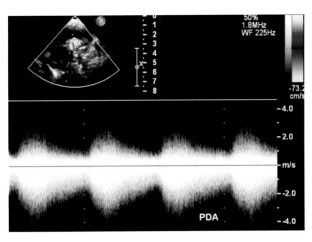

图 8-3-6　频谱多普勒显示动脉导管未闭呈连续分流信号。

（吴江　张桂珍）

第4节　室间隔完整的肺动脉闭锁

一、概述

　　室间隔完整的肺动脉闭锁（pulmonary atresia with intact ventricular septum, PA/IVS）是指右心室与肺动脉之间缺乏直接交通，且室间隔完整的一种先天性心血管畸形。发生率约占先天性心血管畸形的1%，占新生儿发绀型先天性心脏病的20%~30%。该病预后不良，主要取决于右心室发育程度、体-肺循环的血流交通状况，以及心肌血流灌注对右心室-冠状动脉循环的依赖程度。如不手术治疗，绝大多数患儿在出生后6个月内死亡，见图8-4-1。

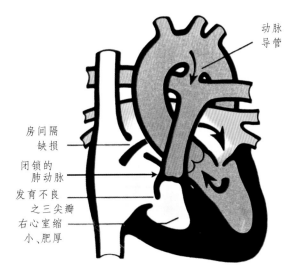

图 8-4-1　室间隔完整的肺动脉闭锁模式图。

二、病理解剖

（一）右心房

　　右心房通常扩大，其扩大程度与三尖瓣关闭不全有关，有时巨大的右心房几乎占据整个右侧胸腔。由于心房水平的交通是必需的，所以绝大多数存在房间隔缺损或卵圆孔未闭；在极个别情况下房间隔完整，则出现体静脉回流的替代途径，如冠状静脉窦间隔缺损（fenestration）→左心房通道。

（二）三尖瓣

　　在 PA/IVS，三尖瓣几乎都存在异常，从严重狭窄到明显的关闭不全。三尖瓣关闭不全时，瓣膜可呈现严重 Ebstien 畸形的病理特征及发育不良。少数极重度瓣膜反流者，虽然三尖瓣位置正常，但三尖瓣表现为严重发育不良甚至无明显三尖瓣组织附着（三尖瓣缺如）。

　　严重的三尖瓣狭窄、梗阻，多见于严重的右心室发育不良患者；而右心室明显扩大的患者多伴有重度的三尖瓣反流。

（三）右心室

　　根据右心室的大小可分为两种类型。

　　1.右心室发育不良型：右心室缩小，发育不良，室壁心肌增厚，此型占多数（80%）。可伴有三尖瓣闭锁或发育不良，三尖瓣发育状态与右心室发育一致。

　　2.右心室正常或扩大型：右心室正常或接近正常，甚至扩张。三尖瓣的发育接近正常，心室扩大者多伴有三尖瓣关闭不全。

　　多年来，许多学者试图对右心室的大小进行定量研究，包括多种方法，如造影-Simpson 方法。最近，CHSS（Congenital Heart Surgury Study）应用三尖瓣 Z 值方法对右心室进行研究，公式如下：

$$Z 值 = \frac{三尖瓣直径实测值 - 正常三尖瓣直径均值}{正常三尖瓣直径标准差}$$

　　CHSS 研究发现三尖瓣 Z 值与右心室容积（ventricular cavity）呈显著正相关。

　　右心室由三部分组成，包括流入道、小梁部和流出道。部分右心室发育较好患者，三个部分均发育较成熟，而多数伴有右心室严重发育不良，甚至仅限于流入道部分发育。

(四)右心室与冠状动脉连接

早在 1926 年,Grant 等首先报道了在 PA/IVS 患者中, 右心室与冠状动脉之间存在交通(ventriculo-coronary artery connections)。在 PA/IVS 患者,50%~60% 右心室缩小的患儿保持胎儿期心肌内窦状隙(intramyocardial sinusoids)开放,右心室窦部的窦状隙与冠状动脉相通,可单发或多发,可与右冠状动脉和(或)左冠状动脉分支交通。受累的冠状动脉往往迂曲,内膜增厚、纤维化等,可引起冠状动脉阻塞,从而导致心肌缺血、梗死等。

右心室-冠状动脉交通主要发生于右心室发育不良型患者,尤其常见于右心室仅有单部分(窦部)或两部分(窦部、小梁部)发育的患儿。CHSS 研究发现三尖瓣 Z 值与右心室-冠状动脉交通的形成也密切相关。

右心室-冠状动脉交通是右心室依赖的冠状动脉循环发生的基础,但并非一定发生。CHSS 的研究发现,右心室-冠状动脉交通发生率为 45%,而仅有 9% 的冠脉循环被确认为是完全右心室依赖性的。

(五)肺动脉瓣

室间隔完整的肺动脉闭锁多为肺动脉瓣闭锁,漏斗部发育良好者,肺动脉瓣呈现三个半月瓣完全融合;右心室发育不良伴漏斗部明显狭窄或闭锁者,肺动脉瓣组织则非常原始(分辨不出半月瓣结构)。

三、病理生理改变

1.心房水平的分流

由于血液不能从肺动脉排出,只能从未闭的卵圆孔或房间隔缺损分流入左心房→左心室→主动脉,导致机体缺氧和发绀。

2.肺循环血液供应

主要依靠动脉导管未闭,而来自降主动脉的体-肺侧支循环则较少,肺循环血流量的多少与机体缺氧和发绀程度密切相关。动脉导管随着时间推移逐渐变细甚至闭合,将导致严重后果。

3.右心功能衰竭

如果三尖瓣发育不良或狭窄,右心室腔发育很差,心腔内压力显著增高,右心室肥厚;如果三尖瓣发育较好,可伴有明显的三尖瓣反流。上述两种情况均可导致右心功能衰竭,出现体静脉明显扩张、肝脏肿大、周围水肿等。

4.右心室依赖性冠状动脉循环

当存在右心室-冠状动脉交通时,冠状动脉易迂曲狭窄,主动脉舒张压不足以驱动血液维持冠状动脉的正向血流,这样,收缩期来自右心室的逆向血流对心肌灌注是非常必要的。冠状动脉血液供应部分或全部来自冠状动脉-右心室的交通,依靠右心室高压(等于或高于体循环的压力)进行逆向灌注,这一灌注方式被称为右心室依赖性冠状动脉循环(right ventricular-dependent coronary artery circulation)。不难想象,在右心室依赖性冠状动脉循环存在的情况下,如果进入右心室的血流减少或右心室收缩压降低(心动过速、应用前列腺素治疗、右心室流出道疏通术等)都会导致心肌灌注障碍,从而引起心肌缺血、梗死,甚至死亡。

另外,右心室-冠状动脉交通存在时,常伴有冠状动脉狭窄和阻塞,引起心肌缺血、梗死,导致心功能衰竭。

四、超声心动图检查

(一)常用切面

常用切面有:四腔心切面(心尖、胸骨旁及剑突下)、左心室长轴切面、心底大动脉短轴切面、左心室各短轴切面,以及右心室流出道、流入道长轴切面等。

(二)超声心动图表现

1. M 型超声心动图

右心室壁明显增厚,心腔多明显缩小,少部分正常或缩小不明显,右心室流出道狭小甚至闭塞;左心室内径正常,主动脉内径增宽。

2.二维超声心动图

(1)四腔心切面、左心室短轴切面显示:左、右心系统不对称,左心扩大,右心室明显缩小、发育不良(仅有一部分或两部分发育);右心室壁明显肥厚,肌小梁增粗增多,内膜回声增强;右心室壁心肌内可出现多个无回声区(为扩张的窦状隙);右心房扩大,三尖瓣闭锁或明显狭窄,少数伴有三尖瓣下移,甚至瓣叶缺如。

（2）左心室长轴切面、大动脉短轴切面及右心室流出道长轴切面显示主动脉明显增宽，右心室流出道狭小，呈盲端。

（3）大动脉短轴切面、右心室长轴切面等显示肺动脉瓣呈条状强回声光带，无明显启闭活动。

（4）大动脉短轴、左高位胸骨旁矢状切面及胸骨上窝动脉导管切面显示未闭的动脉导管。

（5）多切面可显示房间隔回声失落。

3.彩色多普勒超声心动图

（1）多切面显示右心室与肺动脉无血流交通。

（2）三尖瓣可伴有狭窄或明显的反流。

（3）多切面显示心房水平右向左的蓝色血流信号。

（4）多切面显示主动脉通过动脉导管未闭分流入肺动脉的血流信号。

（5）少数患儿，可出现右心室心肌的窦状隙扩张，呈现五彩镶嵌血流，收缩期逆灌入冠状动脉（右心室依赖性冠状动脉循环）。

见图8-4-2至图8-4-11。

五、MDCT及MRI检查

MDCT与高场MRI检查技术可清楚显示主肺动脉及其左右分支的发育程度，肺动脉血供的来源（动脉导管未闭、冠状动脉-肺动脉瘘等），更重要的是可显示右心室心肌的窦状隙扩张及其是否合并右心室依赖性冠状动脉循环。

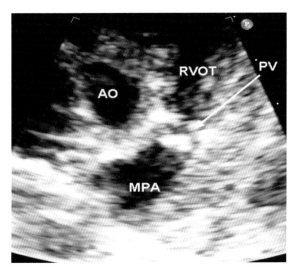

图8-4-2　胸骨旁右心室流出道长轴切面：肺动脉瓣处显示为强回声带。

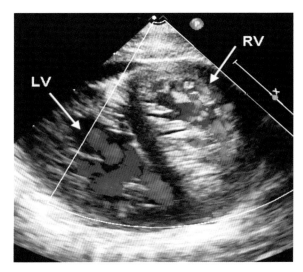

图8-4-3　双心室短轴切面显示右心室肥厚及心肌内窦隙血流信号。

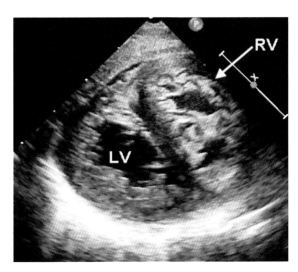

图8-4-4　双心室短轴切面显示右心室肥厚及心肌内窦状隙。

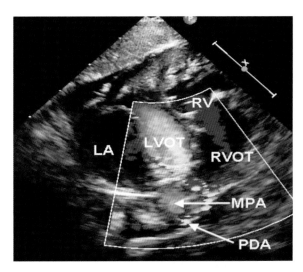

图8-4-5　剑突下右心室流出道长轴切面显示右心室流出道前向为盲端，未见血流通过，肺动脉内血流为动脉导管逆灌血流信号。

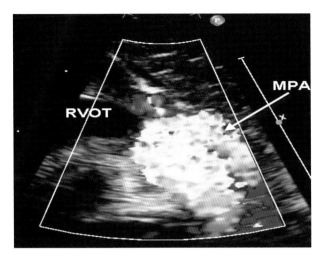

图 8-4-6　胸骨旁右心室流出道长轴切面显示右心室流出道前向未见血流信号,主肺动脉内血流源自动脉导管。

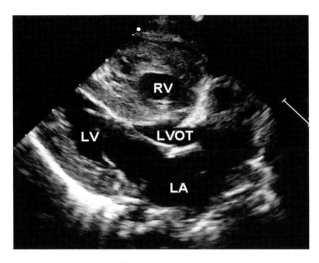

图 8-4-7　左心室长轴切面显示右心室壁明显增厚,右心室腔内径减小。

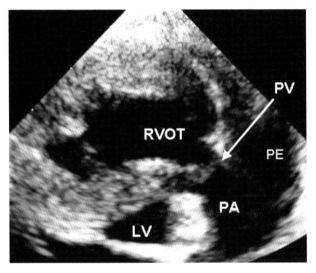

图 8-4-8　胸骨旁大动脉短轴切面显示肺动脉瓣膜性闭锁。PE:心包积液。

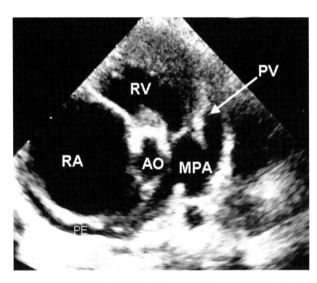

图 8-4-9　胸骨旁大动脉短轴切面显示肺动脉瓣膜性闭锁。

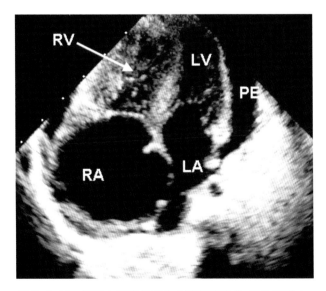

图 8-4-10　四腔心切面显示右心室发育不良,三尖瓣狭小。

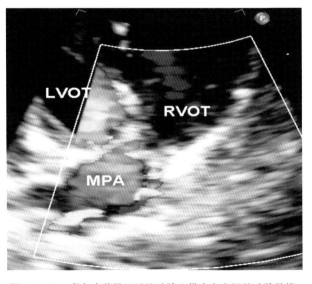

图 8-4-11　彩色多普勒显示肺动脉血供来自未闭的动脉导管。

（吴江　张桂珍）

第5节 右心室双出口

一、概述

右心室双出口（double outlet of right ventricle, DORV）是指两条大动脉全部或一条大动脉全部加另一条大动脉的大部分起自解剖学右心室，室间隔缺损是左心室唯一出口的一组先天性心血管畸形。但在极为罕见的病例，室间隔可完整。

Witham 于 1957 年首先将该畸形称为"右心室双出口"，并根据是否存在肺动脉狭窄将其分为两种类型：法洛四联症型和艾森曼格（Eisenmenger）型。

右心室双出口的定义和分类迄今尚未统一。Neufeld 等将右心室双出口定义为：两条大动脉完全发自解剖学右心室，室间隔缺损为左心室的唯一出口，可伴有或不伴有肺动脉瓣或瓣下狭窄。而 Lev 和 Anderson 等提倡的诊断标准则不那么严格，他们将右心室双出口定义为：一条大动脉完全发自右心室，而另一条大动脉大部分自右心室发出，无论是否存在半月瓣与房室瓣之间的纤维连续。

若以两条大动脉的起源为诊断依据，右心室双出口则呈现一系列心脏畸形：大的室间隔缺损→法洛四联症→大动脉转位。对一条大动脉完全发自右心室，而另外一条大动脉骑跨于室间隔之上，诊断右心室双出口时，各家采用不同的动脉骑跨标准，从 50% 到 90% 不等，有待于制定统一的标准。

Van Praagh 等指出：疾病的诊断应该是相互排斥的，而不是相互交叉、重叠，否则会导致混乱，也就是说，患者诊断为 TOF 或者右心室双出口，不能既是 TOF 又是右心室双出口。以是否存在主动脉下和肺动脉下肌性圆锥，半月瓣与二尖瓣有无纤维连续，作为两者鉴别诊断的标准。

Taussig 和 Bing（1949 年）报道了一种特殊类型的右心室双出口，即主动脉完全发自右心室，肺动脉骑跨于室间隔上，大部起源于右心室。所以，这一类型的右心室双出口又被称为 Taussig-Bing 畸形。

二、病理解剖与分型

(一)病理解剖

形成本病的胚胎学过程比较复杂，且尚有争议。

一般认为，在胚胎发育早期，原始心管发育形成左、右心室，圆锥动脉干与原始右心室相连接，动脉干分隔成主动脉和主肺动脉，圆锥部形成主动脉瓣下圆锥和肺动脉瓣下圆锥；如上述发育过程出现异常，使两条大动脉均起源于右心室，则形成右心室双出口。

本病基本病理特征是：两条大动脉全部或一条大动脉全部加另一条大动脉的大部分起自解剖学右心室，室间隔缺损作为左心室唯一出口。

多数心房内脏位置正常，心室右襻，房室关系通常一致。大动脉的空间位置、室间隔缺损部位及两者之间的相对关系变化较多，加上合并大动脉狭窄等病变，形成较复杂的病理解剖改变。大多数患者的主动脉瓣与肺动脉瓣下均有圆锥部，半月瓣与房室瓣之间没有纤维连续；少数没有圆锥部，半月瓣与房室瓣有纤维连续。

1.大动脉

室间隔缺损远离两组半月瓣时，两条大动脉多完全发自右心室。但在其余患者，半月瓣水平的两条大动脉，其相互位置关系以及骑跨室间隔缺损的程度差异很大。大动脉位置排列关系正常者约占 24%，其主动脉在主肺动脉的右后方，肺动脉瓣高于主动脉瓣；典型的右心室双出口类型约占 29%，其主动脉在主肺动脉右侧，两组半月瓣大致在同一水平，呈并列排列关系；右位型大动脉异位者约占 42%，主动脉在主肺动脉右前方或正前方，主动脉瓣水平多高于肺动脉瓣；左位型大动脉异位者约占 5%，主动脉在主肺动脉左侧或左前方，主动脉瓣水平多高于肺动脉瓣。

两条大动脉的位置关系可主要归纳为以下四种类型：

(1)大动脉关系正常：主动脉瓣和主动脉干于肺动脉瓣和肺动脉干的右后方起自右心室，肺动脉包绕主动脉的正常关系仍存在。

(2)右侧位主动脉：主动脉位于肺动脉干的右侧，主动脉瓣和肺动脉瓣呈左右并列关系，为经典右心室双出口大动脉关系。

(3)右前位主动脉(大动脉异位)：主动脉位于肺动脉的右前方（包括主动脉直接位于肺动脉的正前方）。

(4)左前位主动脉(大动脉异位)：主动脉位于肺动脉的左前方(包括主动脉直接位于肺动脉的左侧，即并列关系)。

2.室间隔

本病绝大多数合并较大的室间隔缺损,少数可出现多发室间隔缺损,室间隔完整者极其罕见。缺损的部位多与大动脉位置相关,主动脉位于肺动脉的右后方或左前方时,室间隔缺损多在主动脉瓣下;而主动脉位于肺动脉右前方时,室间隔缺损多在肺动脉瓣下。Steward 通常根据室间隔缺损的位置,将右心室双出口分为以下四种类型(图 8-5-1):

(1)主动脉下室间隔缺损型:最多见,约占68%,室间隔缺损位于主动脉瓣下方,距肺动脉瓣较远。室间隔缺损后下缘为心肌组织和三尖瓣环,后上缘为主动脉左冠瓣和二尖瓣基底部,主动脉口与室间隔缺损之间多有较粗大的肌束,主动脉瓣与二尖瓣之间多无纤维连接。多伴肺动脉口狭窄,病理解剖类似于 TOF。

(2)肺动脉下室间隔缺损型:约占 22%,室间隔缺损距肺动脉瓣较近,位于室间隔前上方,其上缘是肺动脉圆锥或肺动脉瓣环,下缘是二尖瓣与三尖瓣之间的室间隔肌肉组织,后上缘可为纤维组织或肺动脉瓣环。肺动脉下圆锥使二尖瓣与肺动脉瓣间无纤维连续,通常不合并肺动脉狭窄。肺动脉多有不同程度的骑跨,即 Taussig-Bing 综合征。

(3)双动脉下室间隔缺损型:占 3%~4%。室间隔缺损靠近两组半月瓣,缺损多较大,位置靠上(室上嵴上方),漏斗间隔可缺失,但主动脉下和肺动脉下仍可有少许间隔组织残留。缺损上缘是主动脉瓣环和肺动脉瓣环连接部,后下缘与三尖瓣之间多有心肌组织,但少数可延伸到三尖瓣环。

(4)远离两条大动脉室间隔缺损型:占 5%~7%。室间隔缺损远离两条大动脉,通常是完全型房室间隔缺损的畸形之一。不合并完全型房室间隔缺损的病例,缺损多位于下后方的流入道间隔,介于左、右房室瓣之间(即所谓的三尖瓣隔瓣下或房室通道型室间隔缺损);少数为肌部室间隔缺损,可单发或多发。

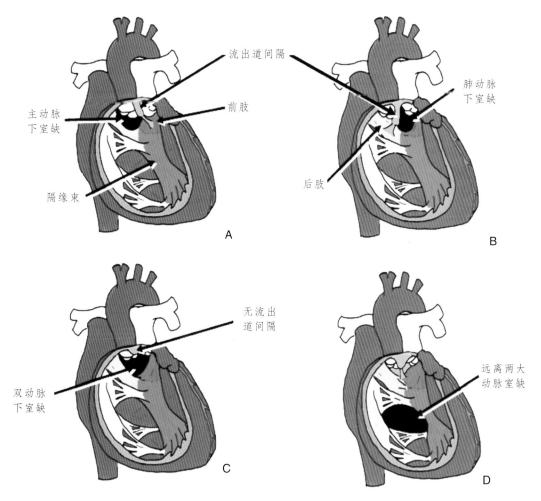

图 8-5-1 右心室双出口依据室间隔缺损与大动脉的关系分类模式图。

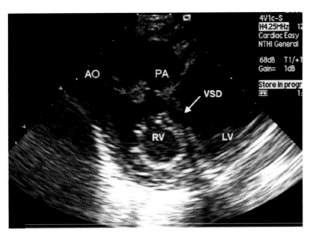

图 8-5-2 胸骨旁高位心底短轴切面显示两条大动脉发自右心室,室间隔缺损距离肺动脉较近。红色箭头示双动脉下圆锥。

3.其他合并心血管畸形

室间隔完整的右心室双出口,绝大多数合并左心室发育不全、二尖瓣异常及房间隔缺损。合并肺动脉口狭窄相当常见(尤其是主动脉瓣下和两侧半月瓣下室间隔缺损型),狭窄可位于肺动脉圆锥、肺动脉瓣、肺动脉干及其分支等各部位。在远离半月瓣的室间隔缺损型,两侧漏斗部均可出现狭窄。另外,可出现不同程度的左心室流出道梗阻。

其他合并畸形有动脉导管未闭、左上腔静脉永存、主动脉缩窄、主动脉弓离断、完全型房室间隔缺损、肺静脉畸形引流、二尖瓣闭锁、左心发育不良综合征等。心脏传导系统在房室连接关系一致时多属正常,不一致时多类似于矫正型大动脉转位。可合并心房及内脏对称(心脾综合征)等。

(二)分型

如上所述,右心室双出口一般根据室间隔缺损与大动脉的关系分为以下四种类型:

1.主动脉下室间隔缺损型;

2.肺动脉下室间隔缺损型;

3.双动脉下室间隔缺损型;

4.远离两大动脉的室间隔缺损型。

三、病理生理改变

本病患者的血流动力学改变差异极大,与大动脉位置、室间隔缺损和肺动脉口狭窄等病理类型有关。一般均有室间隔缺损,左心室内血液经室间隔

缺损由左向右分流到右心室,同时两条大动脉全部或大部分从右心室发出,在心室水平形成双向分流,搏入主动脉和肺动脉的血液为混合血,体循环动脉血氧饱和度降低,出现不同程度的发绀。

心室水平的分流方向、分流量和发绀程度差别很大,取决于两条大动脉、室间隔缺损位置以及肺动脉口狭窄状态。主动脉瓣下室间隔缺损型不合并肺动脉口狭窄者,血流动力学类似于单纯性巨大的室间隔缺损,来自肺静脉的血液将主要搏入主动脉,发绀较轻或不明显。肺动脉瓣下室间隔缺损者体循环的静脉血将主要搏入主动脉,可出现明显的发绀。

伴肺动脉口狭窄或肺血管病变者,进入肺循环的血流量减少,不论其室间隔缺损部位如何,发绀均将明显加重。同时合并室间隔缺损和肺动脉口狭窄者,其病理生理改变基本上与 TOF 相似,肺动脉口狭窄越重,肺血流量越少,发绀越明显,病情越重。

室间隔缺损较大而没有明显的肺动脉口狭窄者,肺血流量增加,体循环和肺循环系统处于相同的压力环境下,可导致严重的肺动脉高压和肺血管阻塞性病变,可出现心室肥厚、扩张和衰竭。

四、超声心动图检查

(一)常用切面

左心室长轴切面、五腔心切面(心尖或剑突下)、大动脉短轴切面(胸骨旁及剑突下)、右心室流出道长轴切面等为常用切面。注:评价大动脉与室间隔缺损的关系以剑突下长短轴切面最为理想,剑突下切面对右心室及室间隔的显示非常理想。应根据主动脉、肺动脉的空间关系选择切面,尽量使室间隔缺损、主动脉和肺动脉三者在同一切面显示,如果三者不能在同一切面显示,则分别评价。

(二)超声心动图表现

1.M 型超声心动图

右心房、右心室增大,可显示两条平行的大血管回声。

2.二维超声心动图

(1)多切面显示肺动脉与主动脉的包绕交叉关系消失(少部分关系基本正常),而是呈现平行关系(左右或前后并列)。根据主动脉与肺动脉的关系,

右心室双出口可进一步分为大动脉关系正常、大动脉右转位、大动脉左转位等。

(2)多切面显示两支大动脉均自右心室发出(或一支大动脉完全发自右心室,另一支大动脉大部分发自右心室),肺动脉伴或不伴有狭窄。

(3)多切面显示较大的非限制性室间隔缺损,部位多变,可以是膜周、肌部或双动脉瓣下。任何一条大动脉均可骑跨于室间隔上,主动脉骑跨率多大于75%(大动脉75%以上发自右心室)。

(4)多切面显示大动脉下常存在双圆锥结构,左心长轴切面显示二尖瓣前叶与大动脉半月瓣之间纤维连续消失。

(5)合并其他畸形的诊断:肺动脉狭窄、房间隔缺损、腔静脉畸形(下腔静脉中断-奇静脉异常连接、左上腔静脉入左心房等)、主动脉缩窄及主动脉弓离断、心耳并置等畸形。

(6)极少数情况室间隔完整,多伴有左心室和二尖瓣发育不良。

3.多普勒超声心动图

彩色多普勒可探及心室水平的低速分流信号,以左向右为主,对多部位室间隔缺损(尤其是肌部缺损)的诊断有价值;如果存在主动脉或肺动脉口狭窄,彩色多普勒可显示五彩镶嵌血流,连续多普勒可探及狭窄处高速血流频谱。室间隔完整时,彩色多普勒显示左心室的血液→经二尖瓣反流入左心房→房间隔缺损→进入右心系统。

见图 8-5-2 至图 8-5-20。

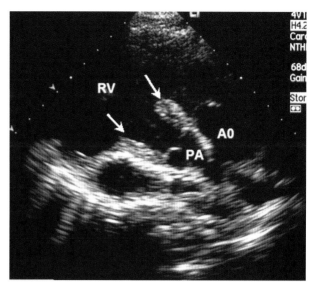

图 8-5-3 流出道长轴切面显示两条大动脉平行发出,可见两条大动脉间的圆锥肌(箭头所示)。

4.三维超声心动图

可补充二维超声心动图的诊断信息,对评价主动脉、肺动脉与室间隔缺损之间的关系有重要价值。

五、MDCT 及 MRI 检查

MDCT 及 MRI 检查的血管造影及三维成像技术对显示大动脉之间的关系,室间隔缺损与两条大动脉之间的关系有重要价值,可弥补二维超声图像的局限性。

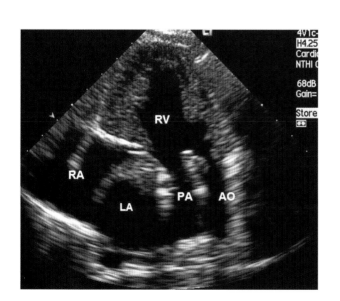

图 8-5-4 心尖心室长轴切面显示两条大动脉发自右心室,并列走行。

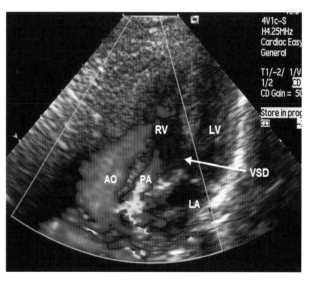

图 8-5-5 心尖五腔心切面彩色多普勒显示远离室间隔缺损的两条大动脉自右心室发出。

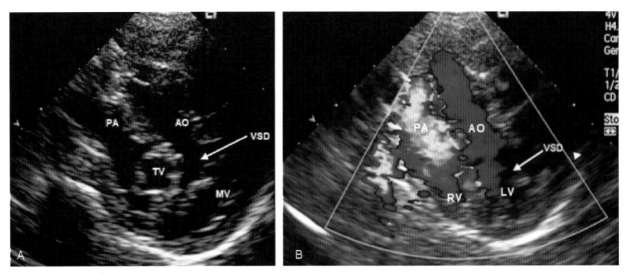

图 8-5-6　左侧胸骨旁高位心底短轴切面显示两条大动脉自右心室发出，主动脉距离室间隔缺损较近。(A)二维声像图；(B)彩色多普勒声像图。

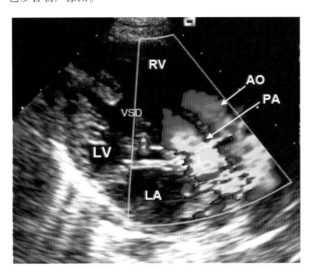

图 8-5-7　近心尖左心室长轴切面彩色多普勒显示远离室间隔缺损的两条动脉流出道长轴，可见肺动脉瓣狭窄的五彩血流信号。

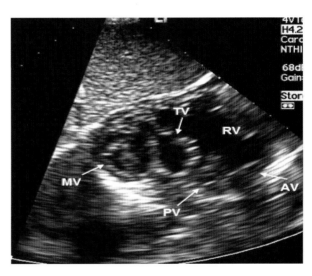

图 8-5-8　剑突下双动脉流出道长轴显示两条动脉均发自右心室。

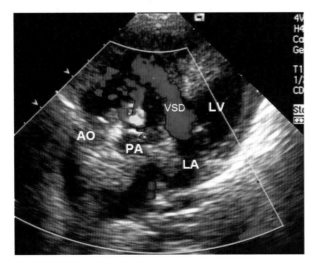

图 8-5-9　胸骨旁五腔心切面彩色多普勒显示室间隔分流及肺动脉瓣反流信号。

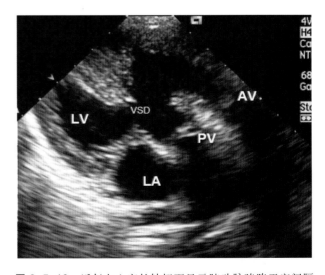

图 8-5-10　近似左心室长轴切面显示肺动脉骑跨于室间隔缺损上，主动脉完全发自右心室。

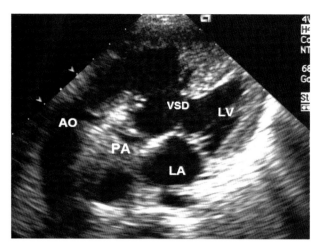

图 8-5-11　胸骨旁五腔心切面显示主动脉完全发自右心室,肺动脉骑跨在室间隔缺损上。

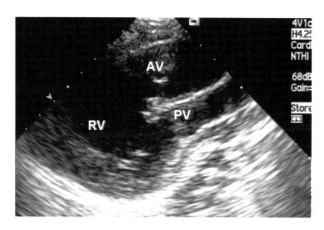

图 8-5-12　胸骨旁高位心底短轴切面显示两条大动脉平行排列自右心室发出。

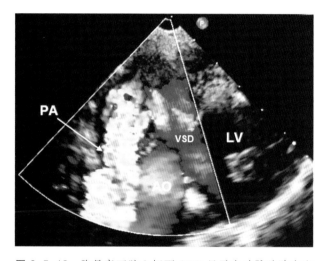

图 8-5-13　胸骨旁五腔心切面 CDFI 显示主动脉骑跨在室间隔缺损上,肺动脉狭窄并完全发自右心室。

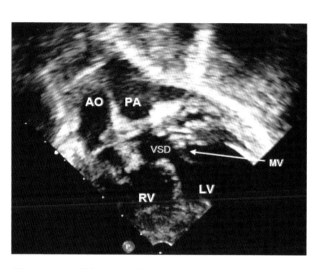

图 8-5-14　剑突下流出道长轴切面显示肺动脉下室间隔缺损,主动脉完全自右心室发出。

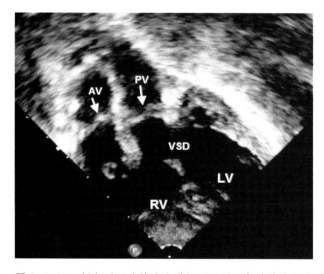

图 8-5-15　剑突下双动脉流出道切面显示两条动脉均发自右心室,肺动脉距室间隔缺损较近。

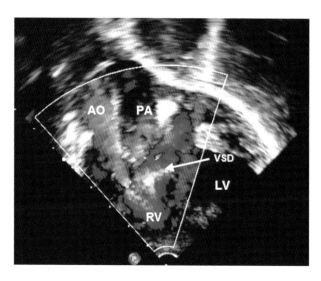

图 8-5-16　剑突下流出道长轴切面彩色多普勒显示肺动脉距离室间隔缺损较近。

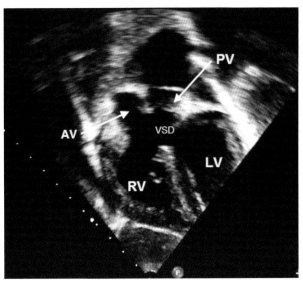

图 8-5-17　剑突下流出道长轴切面显示两条大动脉均发自右心室,均位于室间隔缺损上。

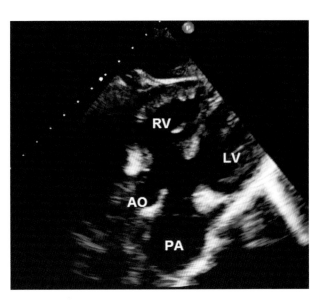

图 8-5-18　剑突下流出道长轴切面显示肺动脉开口朝向右心室,并骑跨于室间隔缺损之上。

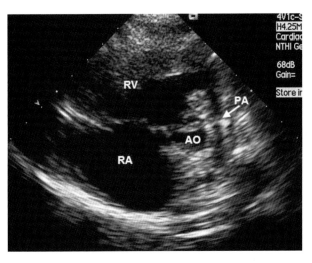

图 8-5-19　右心室流出道长轴切面显示两条大动脉均发自右心室,合并肺动脉狭窄。

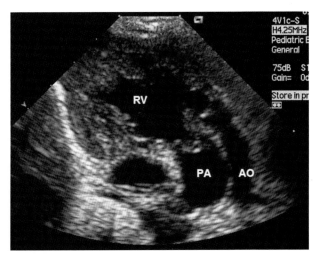

图 8-5-20　心尖双流出道长轴切面显示两条大动脉均发自右心室,发育窄的主动脉在前,内径增宽的肺动脉在后。

六、鉴别诊断

　　主要是同法洛四联症及完全型大动脉转位相鉴别。法洛四联症(如无肺动脉狭窄则为大的室间隔缺损)、右心室双出口及完全型大动脉转位三者是大动脉位置异常畸形系列(畸形谱)中的三个不同阶段,畸形的一端为法洛四联症,而另一端则为完全型大动脉转位。如果以两条大动脉与心室的关系区分(一条大动脉的全部加另一条大动脉的大部分起自解剖

学右心室),不论另一条大动脉的骑跨率是以≥50%还是≥75%为界限,三者之间则存在交叉重叠的关系 (在实际诊断中, 准确判定骑跨的百分比是困难的)。如果以解剖学特征进行分类,三者则是相互排斥的:经典右心室双出口的概念强调双动脉下圆锥;法洛四联症则是主动脉下无圆锥,二尖瓣前叶与主动脉瓣有纤维连续;完全型大动脉转位时,肺动脉下无圆锥,二尖瓣前叶与肺动脉瓣之间有纤维连续。

(吴江 穆继贞)

第6节 完全型大动脉转位

一、概述

关于大动脉转位的概念曾经比较混乱,如将解剖矫正性大动脉异位、右心室双出口、左心室双出口等畸形亦称之大动脉转位或部分型大动脉转位。Van Praaph 主张将大动脉转位(transposition)这一概念回归原始:即两条大动脉均跨越室间隔,发自非对应的心室,即主动脉与解剖右心室连接,肺动脉与解剖左心室连接。其他类型的大动脉异常(如空间位置及走行异常、心室双出口等)均称之为大动脉异位(malposition)。根据大动脉间的空间关系分为 D-转位/异位和 L-转位/异位。

大动脉转位又可根据血流动力学是否得以矫正分为完全型大动脉转位(D-Transposition of the great arteries,D-TGA)和矫正型大动脉转位,完全型大动脉转位通常为 D-转位,矫正型通常为 L-转位。

D-TGA 是心房与心室连接一致,而心室与大动脉连接关系不一致的一种复杂的先天性心血管畸形,即主动脉与形态学(解剖)右心室连接,肺动脉与形态学(解剖)左心室连接。D-TGA 占发绀型先天性心脏病的第二位,为新生儿期发绀型先天性心血管畸形的首位,总体发病率为 5%~10%。D-TGA 患儿易早期发生肺动脉高压和心力衰竭,如不及时治疗,死亡率极高,见图 8-6-1。

二、病理解剖与分型

(一)病理解剖

过去的理论认为在胚胎发育过程中,主-肺动脉间隔旋转异常,导致主动脉在前,同右心室相连,而肺动脉在后与左心室相连,主动脉位于肺动脉右前方。最近,Van Praaph 认为完全型大动脉转位是由于动脉下圆锥肌肉分化比率异常造成的,其在绝大多数情况下主动脉下有发育完善的圆锥,而肺动脉下无圆锥,导致主动脉瓣和二尖瓣失去纤维连接,而形成肺动脉瓣与二尖瓣前叶的纤维连接,这种情况下主动脉下圆锥使主动脉前移与右心室相连。而在正常情况下(大血管关系),肺动脉下圆锥使肺动脉向前、左移位,而主动脉向右后移位。

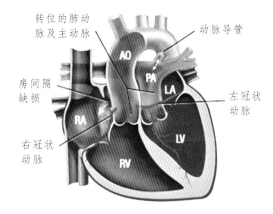

图 8-6-1 室间隔完整的完全型大动脉转位模式图。

完全型大动脉转位患者绝大多数为心房正位,心室右襻,房室连接一致。

1.心房

心房内部结构通常无明显异常,绝大多数卵圆孔未闭合,仅有约 5%存在真正的继发孔房间隔缺损。

2.右心室

右心室位置正常,随着时间的推移,逐渐肥厚扩张;患者的室间隔多平直(缺乏典型 S 形弯曲),左、右心室流出道多平行。室间隔完整时,主动脉下圆锥的存在使主动脉瓣与三尖瓣无纤维连接。

3.左心室

在左心室,二尖瓣前叶与肺动脉瓣的纤维连接取代了正常心脏的二尖瓣前叶与主动脉瓣的纤维连接,心室壁厚度及心室腔大小取决于是否存在室间隔缺损、动脉导管未闭及左心室流出道有无梗阻等。

4.大动脉

主动脉位置异常是完全型大动脉转位从外观看最显著的特征,大多数情况下主动脉位于肺动脉的右前方,但也可位于肺动脉的正前方或左前方。最少见的是主动脉位于肺动脉的右后方(大动脉关系接近正常),称之为后位大动脉转位(P-TGA)。

5.冠状动脉异常

冠状动脉变异在完全型大动脉转位非常多见(以路径最短为其走行规律)。移植冠状动脉到新建的主动脉时,避免冠状动脉牵拉、扭曲等引起的狭窄,是大动脉调转术成功的关键因素之一。所以,术前了解冠状动脉起源、走行及分布非常重要。

完全型大动脉转位冠状动脉解剖变异的分类方法很多,通常采用 Gittenberger-DeGroot 等提倡的分类法。冠状动脉绝大多数情况是发自面对肺动脉的两个瓦氏窦,这两个窦被称为迎面窦(facing sinuses)。在完全型大动脉转位,通常主动脉位于肺动脉的右前方,主动脉的两个迎面窦是处于左前和右后的空间关系。

(1)最常见(68%)的冠状动脉走行方式:左主干发自左前的迎面窦,然后发出前降支和回旋支,右冠状动脉发自右后的迎面窦,但有时没有回旋支,而是被多支左冠状动脉分支替代来供应左心室的侧壁和后壁。

(2)第二种较常见(20%)的冠状动脉走行方式:回旋支发自右冠状动脉,左前迎面窦只发出前降支;

(3)其他冠脉走行方式:包括单支(左或右)冠状动脉、反位(inverted)冠状动脉、壁内(intramural)冠状动脉(是指冠状动脉走行于主动脉壁和肺动脉壁之间)。

6.其他合并畸形

(1)室间隔缺损:室间隔缺损是完全型大动脉转位最常见的合并畸形,一般为单个缺损,少数为多个缺损,可出现于室间隔的任何部位:膜周(33%)、肌部缺损(27%)、漏斗部对位不良型缺损(30%)及双动脉下(圆锥间隔消失)(5%)。

从外科角度看,漏斗部对位不良型缺损有重要意义:如果漏斗间隔前移,导致肺动脉骑跨,随着骑跨程度增加,可呈现一系列的畸形,最终演变成右心室双出口畸形(Taussig-Bing 畸形)。另外,漏斗间隔严重前移可引起主动脉瓣下狭窄,常合并主动脉弓发育不良甚至中断;漏斗间隔后移,会引起不同程度的左心室流出道梗阻、肺动脉瓣环发育不良,甚至肺动脉瓣闭锁。

(2)左心室流出道梗阻:大动脉转位时,肺动脉血流可在多个水平发生梗阻。有研究显示:多达25%的完全型大动脉转位患者发生左心室流出道梗阻,室间隔完整的完全型大动脉转位(TGA/IVS)发生率约为20%,但其中只有5%有血流动力学意义;伴室间隔缺损的完全型大动脉转位(TGA/VSD)发生率约为30%。

在 TGA/IVS,动力性的左心室流出道梗阻较为常见,通常较轻微(无明显病理解剖异常)。由于右

心室压力高于左心室,室间隔基底部向左心室流出道凸出,形成左心室流出道动力性梗阻;当肺动脉阻力增加、左心室压力升高后,动力性梗阻多自然消失。在一些患儿中,可出现器质性梗阻(fixed obstruction),多由纤维嵴或纤维膜引起,从室间隔横跨左心室流出道至二尖瓣前叶;由纤维肌肉组织形成的管状狭窄较为少见。TGA/IVS 的肺动脉瓣或瓣环发育不良引起的狭窄非常少见,且通常伴有瓣下狭窄。

与 TGA/IVS 比较,TGA/VSD 患儿的左心室流出道梗阻较为严重和复杂,较常见的包括由纤维膜形成的环状狭窄、纤维肌肉组织形成的管状狭窄、由于漏斗部室间隔向后偏移造成的肌性狭窄。其他原因的梗阻较少见,如二尖瓣前叶异常附着(通过异常纤维组织或腱索)于左心室流出道、二尖瓣异常增大(二尖瓣有附加组织或冗长)、冗长的三尖瓣(通过 VSD)突入左心室流出道、室间隔缺损膜部瘤等。

(3)动脉导管未闭:完全型大动脉转位的患儿,多数合并动脉导管未闭,多在出生后 1 个月左右功能上关闭。

(4)房室瓣异常:研究显示,TGA/VSD 患儿,超过 30% 以上合并三尖瓣异常:三尖瓣腱索异常附着于对位不良型室间隔缺损的嵴顶部;冗长的三尖瓣隔瓣形成膜样瘤(三尖瓣囊袋),经室间隔缺损突入左心室流出道,引起左心室流出道梗阻;也可出现三尖瓣环跨越 (overriding) 和 (或) 三尖瓣腱索骑跨(straddling)。

约 20%的 TGA/VSD 患儿存在二尖瓣异常,包括前叶裂口、乳头肌或腱索异常,瓣叶上存在多余的带状纤维组织。有重要临床意义的是瓣叶及腱索的骑跨,以及二尖瓣前叶异常附着于左心室流出道而引起梗阻。

(5)其他:完全型大动脉转位也可合并主动脉缩窄或主动脉弓离断,但极少见。

(二)分型

根据合并畸形和血流动力学改变将完全型大动脉转位分为四种类型:

(1)室间隔完整型(TGA/IVS);

(2)合并室间隔缺损型(TGA/VSD);

(3)合并室间隔缺损及左心室流出道梗阻型;

(4)合并室间隔缺损及肺血管阻塞性病变型。

三、病理生理改变

出生后:由于体、肺循环形成独立的两个循环,如果该病患儿两个循环之间没有交通就不能生存。血流动力学异常主要取决于交通口的数目和大小,如果交通良好,体、肺循环的血流量均增加,由于肺阻力下降和分流的增加,肺循环血流量显著高于正常,易早期出现肺动脉高压和心力衰竭。如果交通不足,可产生严重缺氧、青紫和代谢性酸中毒,甚至死亡。

胎儿期:胎儿循环平行的特点使胎儿能够耐受许多复杂的心脏畸形,由于其肺泡没有呼吸功能(通过胎盘进行氧气交换),以及卵圆孔和动脉导管开放,且肺动脉、主动脉的血氧饱和度差别不大(主动脉为65%,肺动脉为55%);大动脉转位时(主动脉为55%,肺动脉为65%),轻度血氧饱和度的变化对胎儿无明显影响。

四、超声心动图检查

(一)常用切面

胸骨旁左心室长轴切面、大血管短轴切面、心尖四腔心及五腔心切面、剑突下大血管短轴及右心室流出道长轴切面等。

(二)超声心动图表现

1.M型超声心动图

可显示大动脉关系异常;心室波群显示全心扩大。

2.二维超声心动图

(1)四腔心切面显示心房正位,心室右襻,房室连接一致。

(2)大动脉短轴切面显示两大动脉正常包绕关系消失,而是呈平行关系,主动脉多位于肺动脉的右前方,少数位于正前方,甚至左前。

(3)胸骨旁左心室长轴切面、心尖及剑突下五腔心切面可见主动脉发自右心室,肺动脉发自左心室;常合并左心室流出道狭窄,合并肺动脉瓣和(或)主肺动脉狭窄者较少。

(4)左心室流出道狭窄性质可为膜性、纤维组织或肌性。

(5)多切面显示房间隔、室间隔可完整或合并缺损(或卵圆孔未闭)。

(6)大动脉短轴及胸骨上窝切面常可清楚显示未闭的动脉导管。

(7)多切面观察冠状动脉解剖及其变异。

3.多普勒超声心动图

(1)彩色多普勒:可显示合并室间隔缺损时的血流分流方向;合并肺动脉瓣下、肺动脉瓣或主肺动脉狭窄时,可显示高速五彩镶嵌血流信号;合并动脉导管未闭时,可显示自主动脉到肺动脉的红色血流交通。

(2)连续多普勒:可根据血流速度评价狭窄程度,同时可根据动脉导管的分流速度评估肺动脉压力。

见图8-6-2至图8-6-12。

五、MDCT及MRI检查

多排CT与高场MRI检查可清楚显示两条大动脉之间及大动脉与心室之间的关系,重要的是可清晰显示冠状动脉起源、走行及其是否合并畸形。

【附:后位完全型大动脉转位】

一、概述

在完全型大动脉转位时,主动脉通常位于肺动脉的前方,Van Praagh根据两条大动脉的关系将其

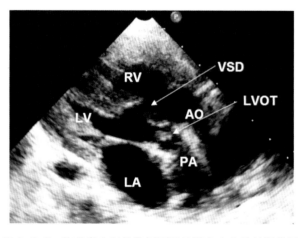

图8-6-2 胸骨旁心室长轴切面显示两条大动脉起源位置异常,合并室间隔缺损及肺动脉瓣下左心室流出道狭窄。

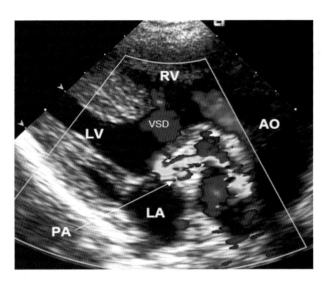

图 8-6-3　胸骨旁心室流出道长轴切面显示两条大动脉异常起源。

图 8-6-4　流出道长轴切面彩色多普勒显示大动脉异常起源,合并肺动脉瓣下流出道狭窄的五彩血流信号。

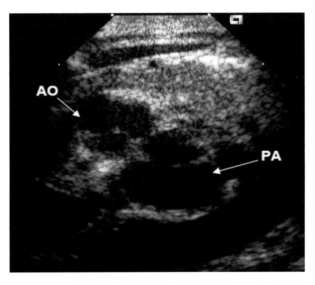

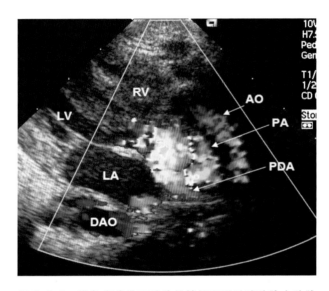

图 8-6-5　胸骨旁大动脉短轴切面显示两条大动脉空间位置异常,主动脉位于右前,肺动脉位于左后。

图 8-6-6　彩色多普勒双动脉长轴切面显示肺动脉内动脉导管血流信号。

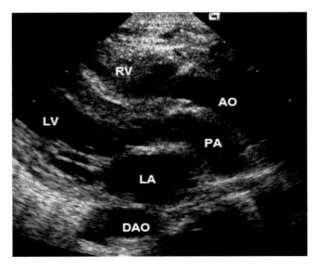

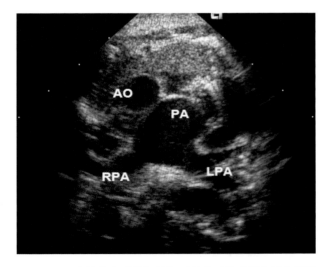

图 8-6-7　左心室长轴切面显示两大动脉并列走行。

图 8-6-8　胸骨旁大动脉短轴切面显示两条动脉空间位置异常,主动脉位于右前,肺动脉位于左后并分出左、右肺动脉。

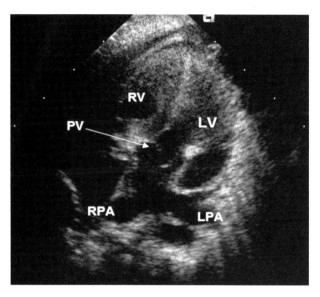

图 8-6-9　近似五腔心切面显示肺动脉发自左心室。

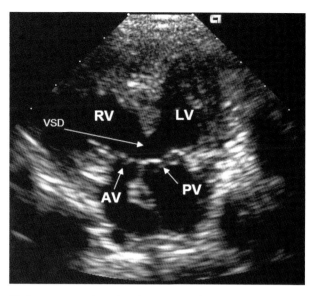

图 8-6-10　心尖五腔心切面显示两条大动脉起源位置异常,内径欠均衡,合并室间隔缺损。

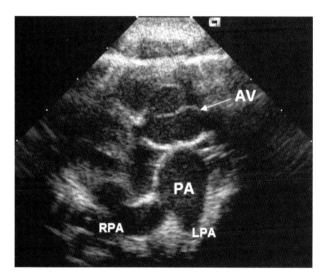

图 8-6-11　大动脉空间位置异常,主动脉位于肺动脉正前方。

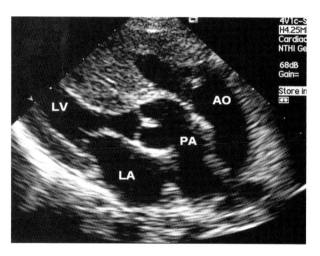

图 8-6-12　胸骨旁双动脉流出道长轴切面见肺动脉瓣与二尖瓣前叶纤维连接。

分为 D - 转位和 L - 转位。1971 年,Van Praagh 报道了一种特殊类型的大动脉转位:大动脉关系为主动脉位于右后,肺动脉位于左前(近似正常位),主动脉下无圆锥,主动脉瓣与二尖瓣前叶有纤维连接。1975 年,Anderson 也报道了数例类似病例,并将这一特殊类型的大动脉转位称为后位大动脉转位(posterior-TGA)[1-3]。

二、病理生理及病理解剖

病理生理与通常的完全型大动脉转位没有区别。病理解剖为心房正位,心室右襻,房室连接一致。最突出的病理特征为主动脉位于肺动脉右后

方,与右心室连接;肺动脉位于左前方,与左心室连接。通常主动脉下无肌性圆锥,主动脉瓣通过室间隔缺损与二尖瓣有纤维连续;肺动脉瓣下有发育完善的圆锥,肺动脉瓣与房室瓣无纤维连续。但也有双动脉下圆锥和单纯主动脉下圆锥的病例报道,见图 8-6-13。

三、超声心动图检查

(一)常用切面

胸骨旁左心室长轴切面、大动脉短轴切面、心尖五腔心切面,剑突下大动脉短轴、五腔心和右心室流

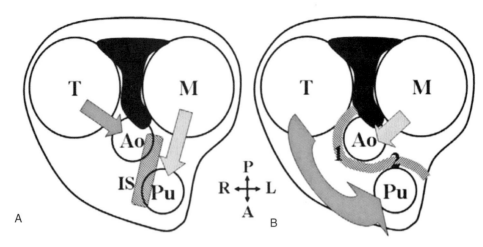

图 8-6-13　后位完全型大动脉转位心室-大动脉连接示意图。(A)后位完全型大动脉转位(漏斗间隔垂直走行);(B)正常心室大动脉连接(漏斗间隔呈 S 形,1:主动脉下漏斗间隔,2:肺动脉下漏斗间隔)。IS:漏斗间隔;Pu:肺动脉;Ao 主动脉。

出道长轴切面等。

(二)超声心动图表现

1.二维超声心动图

(1)四腔心切面显示心房正位,心室右襻,房室连接一致。

(2)大动脉短轴切面显示两条大动脉呈近似正常的位置关系,主动脉位于肺动脉的右后方,主动脉、肺动脉之间存在半包绕关系(图 8-6-14 和图 8-6-16)。

(3)胸骨旁左心室长轴切面、心尖五腔心切面可见主动脉发自右心室,肺动脉发自左心室;伴有膜周部室间隔缺损,主动脉可骑跨于室间隔上。

(4)剑突下流出道长轴切面或五腔心切面对显

示心室与大动脉的连接关系非常重要,是诊断此型完全型大动脉转位的必要切面。

(5)二尖瓣前叶通过室间隔缺损与主动脉瓣可有纤维连续或呈双动脉下圆锥。

(6)可合并左心室流出道狭窄或肺动脉瓣狭窄,主肺动脉狭窄者较少。

见图 8-6-14 至图 8-6-19。

2.多普勒超声心动图

彩色多普勒可以显示室间隔缺损的分流状况及狭窄部位的五彩高速血流,频谱多普勒可以评估狭窄程度。

注:由于这种特殊类型完全型大动脉转位的主动脉与肺动脉空间关系正常,存在肺动脉与主动脉

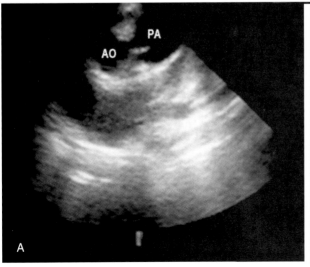
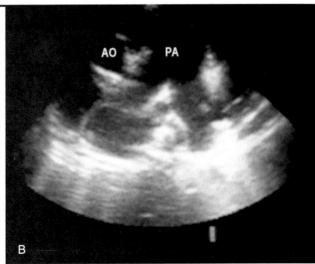

图 8-6-14　后位大动脉转位胸骨旁大动脉短轴切面。(A)主动脉位于右后、肺动脉位于左前;(B)主动脉、肺动脉存在半包绕关系。

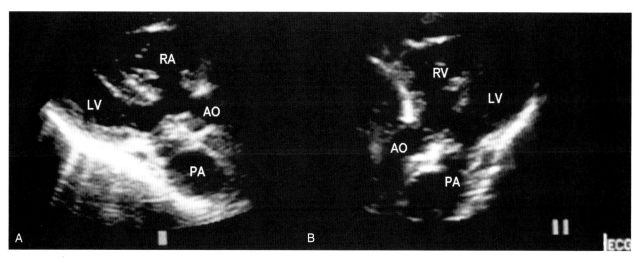

图 8-6-15　后位大动脉转位二维声像图。(A)左心长轴切面：左心室与肺动脉连接，右心室与主动脉连接；(B)剑突下五腔心切面：左心室与肺动脉连接，右心室与主动脉连接，双动脉下圆锥。

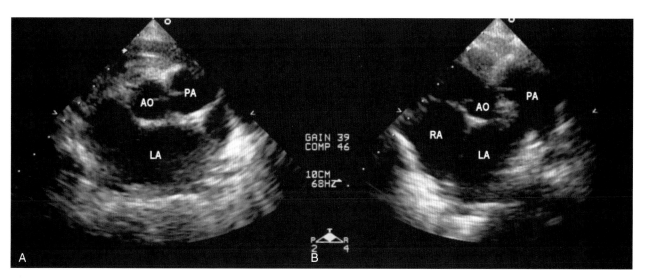

图 8-6-16　后位大动脉转位胸骨旁大动脉短轴切面声像图(6个月，女孩)。(A)主动脉位于右后、肺动脉位于左前；(B)主动脉、肺动脉存在半包绕关系。

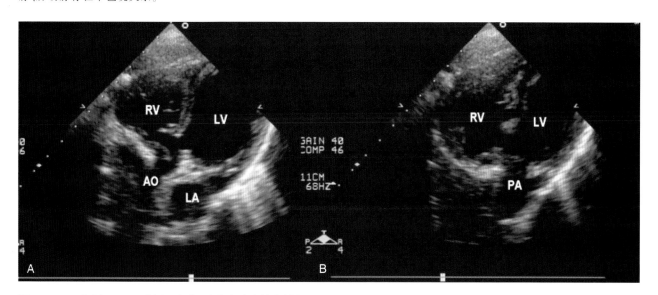

图 8-6-17　与图 8-6-16 为同一患儿，后位大动脉转位剑突下五腔心切面二维声像图。(A)右心室与主动脉连接；(B)左心室与肺动脉连接。

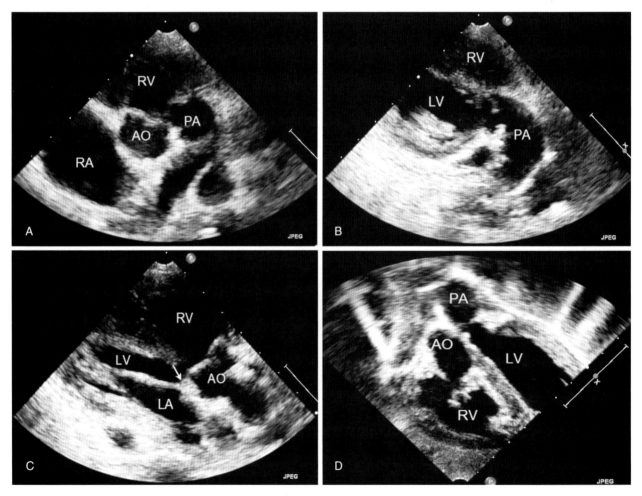

图 8-6-18　与图 8-6-17 为同一患儿,后位大动脉转位剑突下五腔心切面声像图。(A)二维声像图显示左心室与肺动脉相连,右心室与主动脉相连;(B)彩色多普勒声像图。

图 8-6-19　后位大动脉转位声像图(2 岁,男孩)。(A)胸骨旁大动脉短轴切面显示主动脉、肺动脉关系正常(肺动脉位于左前,主动脉位于右后);(B)左心室长轴切面显示左心室发出肺动脉;(C)在图 B 基础上稍微调整探头显示右心室发出主动脉,二尖瓣通过 VSD 与主动脉瓣存在纤维连续(箭头所示);(D)剑突下双流出道切面显示左心室发出肺动脉,右心室发出主动脉。(待续)

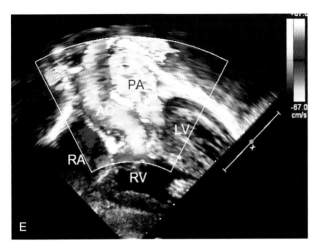

图 8-6-19(续)　(E)彩色多普勒声像图。

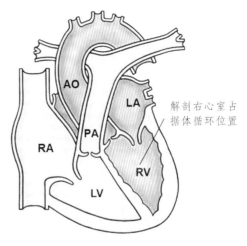

图 8-7-1　矫正型大动脉转位模式图。

的包绕关系,极易造成右心室与肺动脉连接的假象,因而将其误诊为大的室间隔缺损。剑突下流出道长轴切面对显示两心室与大动脉的连接关系非常有价值,是不可缺少的检查切面,否则容易造成误诊,导致严重后果。

(吴江　耿斌)

第7节　矫正型大动脉转位

一、概述

矫正型大动脉转位(congenitally corrected trans-position of the great artery,CCTGA)的特征为:房室连接不一致,即右心房与形态学左心室连接、左心房与形态学右心室连接;同时伴心室与大动脉连接不一致,即主动脉发自右心室、肺动脉发自左心室。由于心室的反位被大动脉转位得以纠正,使血流动力学在生理或功能上得以矫正,但矫正型大动脉转位常合并其他畸形,如室间隔缺损、左心室流出道梗阻、三尖瓣畸形及传导系统异常,见图 8-7-1。

二、病理解剖

左右心室与通常位置相反,两者并列,室间隔多数近于正中位。无论心房位置如何,房室的连接不一致:右心房与左心室连接,左心房与右心室连接。左右心室流出道呈平行关系,肺动脉发自左心室,肺动脉瓣与二尖瓣前叶存在纤维连续;主动脉发自解剖右心室,主动脉下有完整的肌性圆锥,使主动脉瓣

与三尖瓣无纤维连续。主动脉和肺动脉的空间关系较为复杂,通常主动脉位于肺动脉的左前方(L-rela-tionship),但也可位于肺动脉的右侧(D-relation-ship)。

冠状动脉畸形:冠状动脉自面对肺动脉的两个后窦(facing sinuses)发出。在心房正位的矫正型大动脉转位(SLL),冠状动脉呈镜像分布:右侧冠状脉呈解剖左冠状脉的分布,分出回旋支和前降支;左侧冠状脉呈右冠状脉的解剖分布,在左房室沟内走行,发出漏斗支和边缘支。

矫正型大动脉转位最常见的合并畸形包括室间隔缺损、左心室流出道(肺动脉瓣、瓣下)梗阻及三尖瓣(体循环房室瓣)发育不良或下移畸形。室间隔缺损可位于任何部位,最常见的是膜周型缺损,缺损较大,为非限制性;在东方人群,干下型室间隔缺损也较常见,该缺损上缘为半月瓣;流入道肌部缺损常伴有三尖瓣骑跨(straddling)。

三、病理生理改变

矫正型大动脉转位由于存在心房-心室与心室-大动脉两个连接关系的不一致,在心房正位的患者,其体静脉血→右心房→左心室→肺动脉,肺静脉血→左心房→右心室→主动脉,使血流动力学得以纠正。如果没有其他合并畸形,则无血流动力学障碍。如果合并室间隔缺损、肺动脉狭窄等,则出现相应的血流动力学表现。由于右心室承担体循环,最终可导致三尖瓣关闭不全及右心衰竭;由于房室连接不一致,传导束多纤细、迂曲,可出现传导系统异常,引起严重心律失常,如Ⅲ°房室传导阻滞等。

四、超声心动图检查

(一)常用切面

四腔心及五腔心切面(胸骨旁、心尖、剑突下)、左心室长轴切面、心底大动脉短轴切面、右心室长轴切面、左心室各短轴切面等。

(二)超声心动图表现

1.二维超声心动图

(1)多切面显示心脏常为中位心(心尖指向剑突)。

(2)四腔心切面显示心房与心室连接不一致,房间隔可呈明显弯曲,见图8-7-2、图8-7-5和图8-7-6。

(3)大动脉短轴切面显示主动脉与肺动脉正常包绕关系消失,而是呈平行关系;通常主动脉位于肺动脉的左前方(或左侧),见图8-7-3、图8-7-8和图8-7-9。

(4)左心室长轴切面、五腔心切面(心尖或剑突下)显示左心室发出肺动脉,右心室发出主动脉。常合并左心室流出道狭窄,性质可为膜性、纤维组织或肌性,见图8-7-4。

(5)合并室间隔或房间隔缺损时,多切面显示室

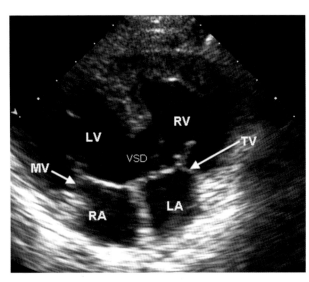

图8-7-2　心尖四腔心切面显示:右心室及三尖瓣位于左侧连接左心房,合并室间隔缺损。

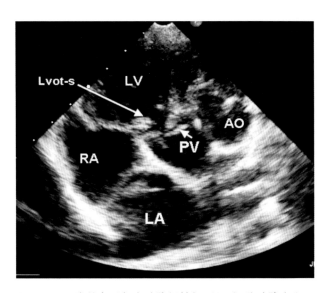

图8-7-3　胸骨旁近似大动脉短轴切面显示:肺动脉自左心室发出,并伴左心室流出道狭窄。Lvot-s:左心室流出道狭窄。

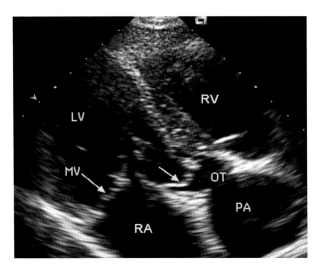

图8-7-4　心尖五腔心切面显示:右心房连接左心室,左心室流出道连接肺动脉,合并肺动脉瓣下流出道异常腱索导致的左心室流出道狭窄(箭头所示)。

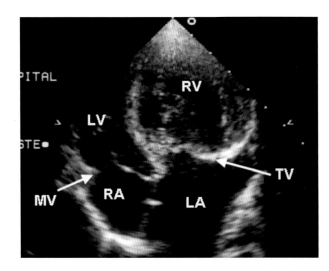

图8-7-5　心尖四腔心切面显示:右心室及三尖瓣异常转位到左侧,收缩期可见瓣叶关闭。

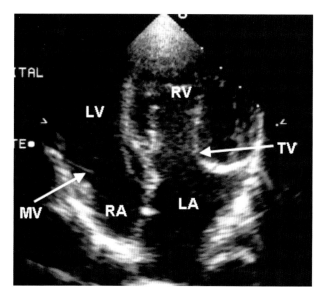

图 8-7-6　心尖四腔心切面显示：右心室及三尖瓣转位到左侧，舒张期可见瓣叶开放。

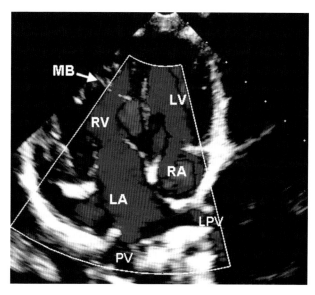

图 8-7-7　心尖四腔心切面彩色多普勒声像图显示：两侧心房转位，可见肺静脉及左心房位于右侧，连接右心室，右心室内可见调节束（MB）。

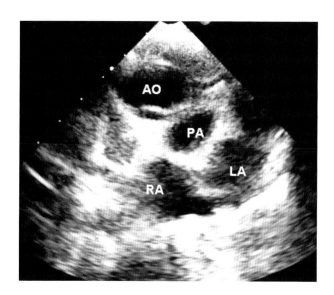

图 8-7-8　胸骨旁大动脉短轴切面显示：大动脉位置异常，主动脉位于右前，肺动脉位于左后。

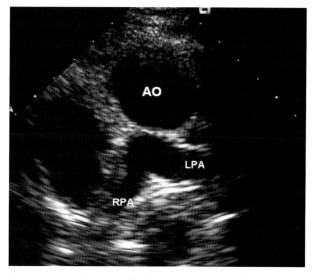

图 8-7-9　胸骨旁大动脉短轴切面显示：大动脉位置异常，主动脉在前，肺动脉在后。

间隔或房间隔回声失落；也可合并肺动脉瓣和（或）主肺动脉狭窄，见图 8-7-2。

2.多普勒超声心动图

　　彩色多普勒可显示合并室间隔缺损、房间隔缺损的血流分流方向；合并肺动脉瓣下、肺动脉瓣或主肺动脉狭窄时，可显示高速五彩镶嵌血流信号。连续多普勒可显示狭窄处高速湍流频谱，并根据血流速度评价狭窄程度，见图 8-7-7。

3.经食管超声心动图

　　对于经胸超声心动图显示欠佳者，可选用经食管超声心动图，经食管超声心动图可清楚地显示心房与心室及心室与大动脉的连接，以及大动脉间相互位置关系。另外对显示是否合并其他畸形（室间隔缺损、房间隔缺损、左心室流出道梗阻等）也有重要价值。

五、治疗方法

单纯矫正型大动脉转位无需手术治疗。只有合并其他心脏畸形并有明显的血流动力学改变时,才需要手术治疗。一般来说,矫正型大动脉转位的手术治疗基本上是针对合并畸形的手术。

关于矫正型大动脉转位矫正的最佳手术适应证,Imai 于 1994 年报道认为:当矫正型大动脉转位合并体循环心室功能不全和(或)体循环房室瓣严重反流时。最近有报道采用双调转术治疗矫正型大动脉转位,疗效有待于进一步观察。对于肺动脉明显狭窄的患儿,可采用单心室矫治术,以缓解三尖瓣反流所致的心功能衰竭。

(吴江 张桂珍)

第8节 共同动脉干

一、概述

共同动脉干(truncus arteriosus,TA)系指只有一条大血管(共同动脉干)发自心室底部,共同动脉干上再分出冠状动脉、肺动脉及升主动脉,只有一组半月瓣,几乎全部病例都存在室间隔缺损。绝大多数情况下,肺动脉起自冠状动脉与头臂动脉之间的共同动脉干。该畸形是一种较罕见的先天性心血管畸形,占先天性心脏病的 1%~2%。见图 8-8-1。

二、病理解剖与分型

(一)病理解剖

正常情况下,在胚胎发育第 3~4 周,动脉干间隔发育将总动脉干分隔成升主动脉及主肺动脉,动脉干间隔由圆锥部向头端方向呈螺旋形生长,使升主动脉位于右后方,主肺动脉位于左前方,动脉干间隔与圆锥间隔相连,参与膜部室间隔的形成,关闭室间孔。一般认为共同动脉干是由于原始动脉干未能正常分隔发育成主动脉和肺动脉所致,主动脉与肺动脉间隔发育不完全或缺乏;同时伴有肺动脉瓣下漏斗部发育障碍及高位室间隔缺损,动脉干即骑跨在室间隔缺损之上。其心脏位置及房室连接关系多

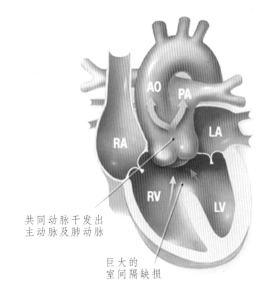

共同动脉干发出
主动脉及肺动脉

巨大的
室间隔缺损

图 8-8-1 共同(永存)动脉干畸形模式图。

正常。

1.大动脉干:只有一条大动脉干,且骑跨于左右心室之上或从右心室发出(完全从左心室发出者极少),从共同动脉干发出体循环、肺循环和冠状动脉循环的动脉系统。一般在共同动脉干窦部上方发出肺动脉主干,并分成左右肺动脉;或左右肺动脉分别从动脉干(头臂分支发出前)直接发出;可伴有肺动脉发育不良、狭窄甚至一侧肺动脉缺如等;右心室流出道呈盲端。

2.半月瓣:仅有一组半月瓣,称为共同动脉瓣(truncal valve)。共同动脉瓣多合并畸形,瓣叶从单叶到六个瓣叶不等,以三个和四个瓣叶多见。共同动脉瓣可出现增厚、粘连、冗长及钙化等病理改变,引起瓣膜功能不全。

3.室间隔缺损:本畸形绝大多数合并室间隔缺损,通常为较大的非限制性缺损,位于共同动脉瓣下的漏斗间隔,缺损前缘和后下缘为隔缘束(SMT)的前支和后支,上缘为共同动脉瓣,动脉干多骑跨于室间隔缺损之上。极少数患者室间隔完整,共同动脉干可完全从左心室或右心室发出。

4.其他合并畸形:共同动脉干畸形可合并主动脉弓离断、动脉导管未闭、房室间隔缺损及三尖瓣闭锁等畸形。

(二)分型

主要有两种分类方法:Collett、Edwards 分类及 Van Praagh 分类法。目前国际上通常采用 Van Praagh 分类法。

1.共同动脉干 Collett 和 Edwards 分类方法[1]

Ⅰ型:主肺动脉起自共同动脉干窦部的左后侧壁,然后分出左、右肺动脉,主动脉和肺动脉干均较短。

Ⅱ型:左、右肺动脉(相互分离,但距离很近)均发自动脉干后壁,两者开口较近,无主肺动脉。

Ⅲ型:左、右肺动脉分别发自共同动脉干的两侧壁。

Ⅳ型:肺动脉及动脉导管缺如,肺部的血流由降主动脉侧支供应。

目前观点认为,肺循环来自降主动脉侧支血管供应的情况,不属于共同动脉干畸形(如Ⅳ型),而属于室间隔缺损合并肺动脉闭锁。要诊断为共同动脉干畸形,至少应有一支肺动脉发自共同动脉干(于头臂动脉发出前)。

2.共同动脉干 Van Praagh 分类方法

根据有无室间隔缺损将共同动脉干畸形分为两型:(A)伴有室间隔缺损,(B)不伴有室间隔缺损。再根据肺动脉的分支和起源分为四个亚型[2]。

Ⅰ型:主肺动脉起源于共同动脉干,并分出左、右肺动脉。主-肺动脉间隔部分存在,相当于 Collett 和 Edwards 分类的Ⅰ型,约占50%。

Ⅱ型:左、右肺动脉直接发自共同动脉干的后壁或侧壁,两分支的开口距离或近或远,主-肺动脉间隔完全消失。相当于 Collett 和 Edwards 的Ⅱ型或Ⅲ型,占25%~30%。

Ⅲ型:只有一支肺动脉发自共同动脉干,另一支肺动脉缺失,受累的肺组织由体循环的侧支或动脉导管供血,约占8%。

Ⅳ型:伴有主动脉弓发育不良或离断,同时伴有粗大的动脉导管未闭,约占12%。见图8-8-2。

三、病理生理改变

其病理生理改变主要取决于肺血管阻力、肺血流量、共同动脉瓣是否合并关闭不全及其他合并畸形。共同动脉干畸形时,来自肺静脉的氧合血和来自体静脉的非氧合血均进入动脉干,临床上引起发绀。发绀的程度取决于肺循环血流量的多少,肺血流量多临床上发绀不明显或程度轻,但心脏容量负荷加重易早期导致肺动脉高压和心力衰竭,尤其是合并共同动脉瓣关闭不合者;肺动脉狭窄时,肺血流量少,则发绀明显。

肺循环和体循环承受同样的压力,加上肺血流

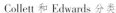

Collett 和 Edwards 分类

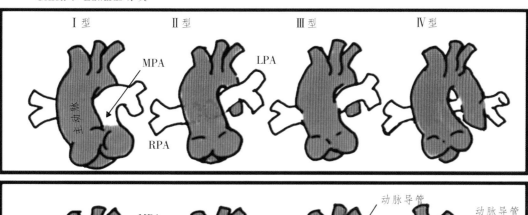

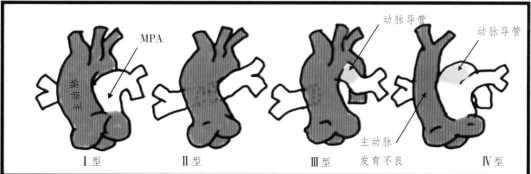

Van Praagh R 和 Van Praagh S 分类

图8-8-2 共同动脉干畸形 Collett 和 Edward 以及 Van Praagh 分类模式图。

量增加,可早期出现不可逆的肺血管阻塞性病变。

四、超声心动图检查

(一)常用切面

左心室长轴切面,心底大动脉短轴切面、胸骨上窝长轴切面为常用切面,必要时选用右侧透声窗以观察肺动脉分支与共同动脉干的关系。

(二)超声心动图表现

1.M 型超声心动图

室间隔连续性回声中断,右心室增大、肥厚,大动脉增宽、骑跨,仅见一组半月瓣回声,不能探及肺动脉瓣回声。

2.二维超声心动图

(1)左心室长轴切面显示大动脉干内径宽大,其前壁与室间隔连续性中断,动脉干骑跨于室间隔之上(图 8-8-3 和图 8-8-4)。

(2)大动脉短轴切面显示共同动脉干瓣膜数目;右心室流出道呈盲端,未见正常的肺动脉自右心室发出;向上调整大动脉短轴切面可显示共同动脉干发出主肺动脉,后者分出左、右肺动脉,或左、右肺动脉直接发自共同动脉干的后壁或左右侧壁。

(3)心尖及胸骨旁五腔心切面可显示动脉干下室间隔缺损,动脉干骑跨于左右心室之上;主肺动脉

或左、右肺动脉直接从共同动脉干窦部上方发出(图 8-8-5 和图 8-8-6)。

(4)胸骨上窝主动脉弓长短轴切面:可显示左、右肺动脉从共同动脉干(头臂动脉分支发出前)的后壁或侧壁发出(Collett 和 Edwards 分类的 Ⅱ、Ⅲ 型或 Van Praagh 分类的 A2、A3 型),该切面还可评价是否合并主动脉弓缩窄或中断。

3.多普勒超声心动图

彩色多普勒可显示心室水平的双向分流信号,同时可评价共同动脉瓣有无反流或狭窄;在大动脉短轴切面,彩色多普勒有助于判断肺动脉起自动脉干的部位,左、右肺动脉分支是否合并狭窄。如果合并肺动脉狭窄,频谱多普勒可根据血流速度评估狭窄程度。

见图 8-8-3 至图 8-8-11。

五、MDCT 及 MRI 检查

多排 CT 与高场 MRI 检查技术可清楚显示发自共同动脉干的肺动脉之类型(有无主肺动脉)、肺动脉分支起自动脉干的部位、是否合并狭窄,及其是否合并其他畸形。

六、治疗及预后

由于该畸形极易产生严重的肺动脉高压和心力衰竭,所以早期诊断和早期手术治疗是影响预后的关键,手术方式主要是 Rastelli 手术,多预后良好。

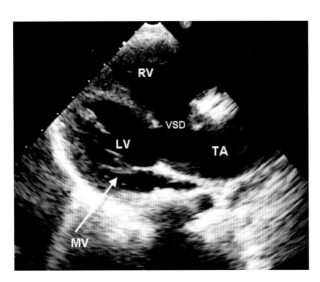

图 8-8-3 共同动脉干左心室长轴二维声像图。

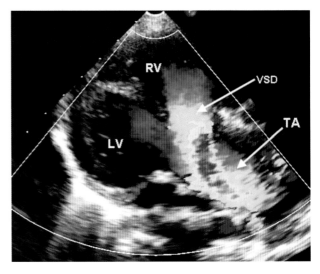

图 8-8-4 共同动脉干左心室长轴彩色多普勒声像图。

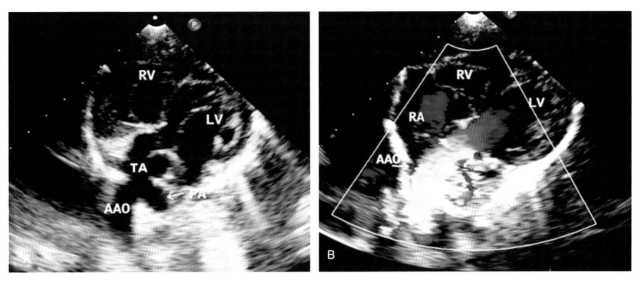

图 8-8-5　心尖五腔心切面声像图显示：共同动脉干分出升主动脉及肺动脉，为Ⅰ型共同动脉干。(A)二维声像图；(B)彩色多普勒声像图。

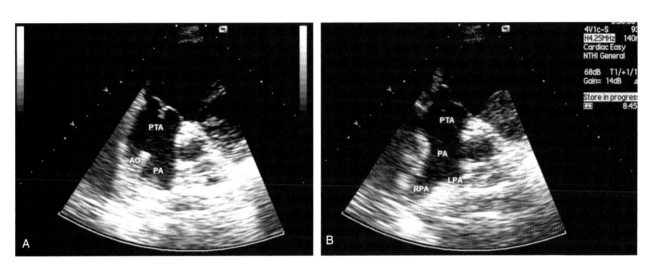

图 8-8-6　Ⅰ型共同动脉干声像图。(A)五腔心切面显示：共同动脉干发出左右两条动脉；(B)左侧的动脉再分出左右分支，为主肺动脉。

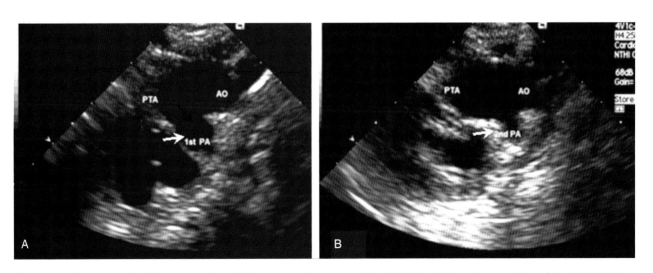

图 8-8-7　Ⅱ型共同动脉干胸骨上窝切面声像图。(A)二维显示一支肺动脉发自动脉干的后壁；(B)胸骨上窝切面稍调整显示另一支稍细肺动脉发自动脉干的后壁(箭头所示)。1st PA：肺动脉第一分支；2nd PA：肺动脉第二分支。

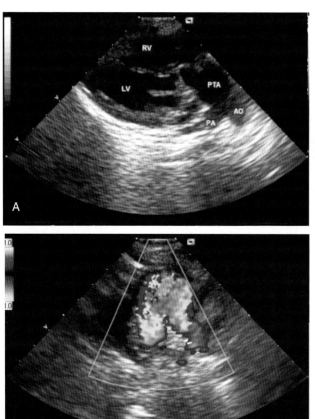

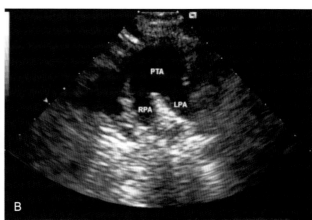

图 8-8-8　Ⅱ型共同动脉干声像图。(A)左心室长轴切面显示共同动脉干分出升主动脉和肺动脉；(B)短轴切面显示左右肺动脉分别发自共同动脉干后壁；(C)彩色多普勒声像图显示肺动脉血流。

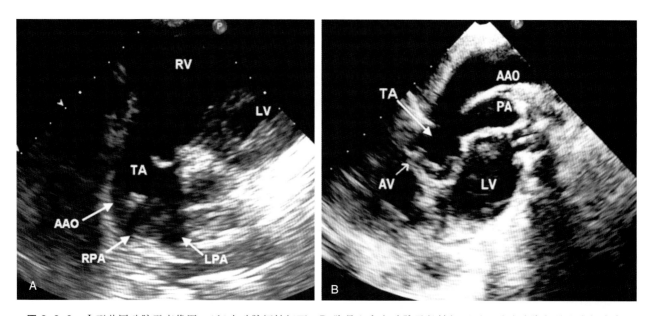

图 8-8-9　Ⅰ型共同动脉干声像图。(A)大动脉短轴切面；(B)胸骨上窝主动脉弓长轴切面可显示肺动脉主干及升主动脉。

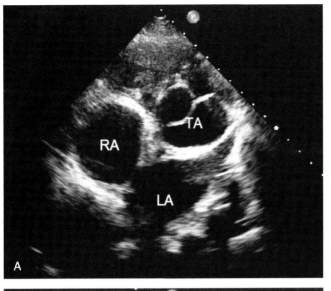

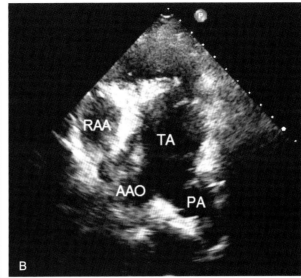

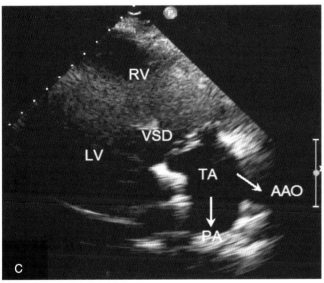

图 8-8-10 Van Praagh Ⅳ型共同动脉干声像图。(A)胸骨旁大动脉短轴切面显示心室仅有一条大动脉发出;(B)流出道长轴切面显示共同动脉干发出较细的升主动脉及较粗的肺动脉;(C)左心室长轴切面显示共同动脉干骑跨于室间隔之上,发出向上走行的升主动脉及向下走行的肺动脉。

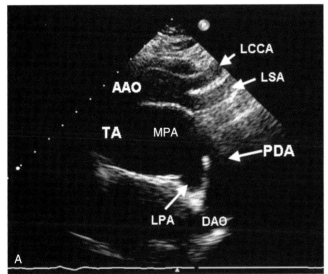

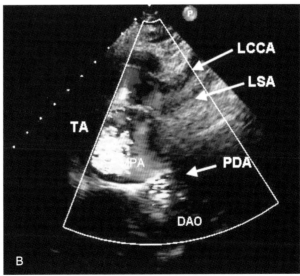

图 8-8-11 与图 8-8-10 为同一患儿,Van Praagh Ⅳ型共同动脉干声像图。(A)胸骨上窝切面显示共同动脉干发出主动脉弓分支后呈盲端,降主动脉借动脉导管连接于肺动脉;(B)胸骨上窝切面彩色多普勒声像图。

(吴江 穆继贞)

第9节 解剖矫正型大动脉异位

一、概述

解剖矫正型大动脉异位 (anatomically corrected malposition of the great arteries, ACMGA)是一种罕见的先天性心血管畸形,是由于圆锥动脉干发育异常,导致大动脉的位置异常,但其心室-大动脉连接正常,主动脉和肺动脉均起自相对应的心室。在心房正位时,主动脉一般在肺动脉的左前方,为左侧异位(L-malposition)。通常为心房正位,房室连接一致,主动脉位于肺动脉左侧,常常合并室间隔缺损、双动脉下圆锥、肺动脉狭窄、主动脉弓异常等,见图8-9-1。

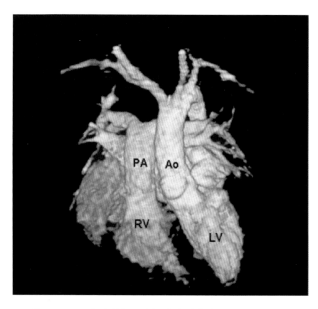

图 8-9-1 解剖矫正型大动脉异位多排 CT 三维图。

二、病理解剖及病理生理改变

ACMGA 是由于其圆锥动脉干发育异常,导致大动脉位置关系改变,但大动脉与心室的连接正常,在心房正位时,主动脉位于肺动脉左前方。

Van Praagh 根据心房-心室-大动脉的空间位置及连接方式将本畸形归纳为以下 4 种情况:SDL、SLD、ILD、IDL,见图8-9-2。但 Kirklin 等将房室连接一致定义为解剖矫正型大动脉异位,而房室连接不一致者归于孤立性心室反位 (isolated ventricular inversion)。

当心房正位时,右心房与右心室相连,位于右侧;左心房与左心室相连,位于左侧。两个心室均有正常的窦部结构,但两个心室流出道或漏斗部结构多异常,主动脉瓣下一般都存在发育良好的肌性圆锥,主动脉瓣与二尖瓣之间无纤维连续。右心室通常有发

育不良的漏斗部(有时亦缺如)。主动脉位于左侧,主动脉向前上移位, 一般在肺动脉的前方。所有报道的解剖矫正型大动脉异位均合并其他先天性心脏畸形,膜周部室间隔缺损最常见;肺动脉狭窄也较多见, 一般为漏斗部狭窄;主动脉瓣下狭窄主要是瓣下肌性圆锥肥厚所致。

如果不合并其他畸形,由于房室连接和心室大动脉连接是一致的,其血流动力学正常。

三、超声心动图检查

(一)常用切面

胸骨旁左心室长轴切面及大血管短轴切面、心尖四腔心及五腔心切面、剑突下大血管短轴及右心室流出道长轴切面为常用切面等。

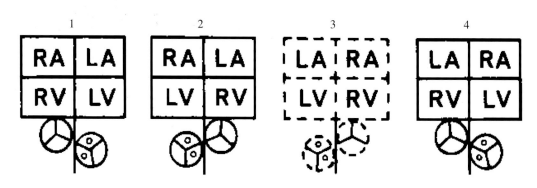

图 8-9-2 解剖矫正型大动脉异位 Van Praagh 分型示意图。

(二)超声心动图表现

1.二维超声心动图

(1)四腔心切面显示心房正位,心室右襻,房室连接一致。

(2)大动脉短轴切面显示两大动脉正常包绕关系消失,而是呈平行关系,主动脉多位于肺动脉左侧,多切面显示双动脉下有完整的肌性圆锥。

(3)心室与大动脉连接一致:胸骨旁左心室长轴切面、心尖五腔心切面及剑突下长轴切面显示主动脉发自左心室,肺动脉发自右心室;常合并室间隔缺损、左心室流出道肌性狭窄及肺动脉狭窄。

2.多普勒超声心动图

彩色多普勒可显示合并室间隔缺损时的血流分流方向;合并左、右心室流出道狭窄时可显示高速五彩镶嵌血流信号。连续多普勒可根据血流速度评价动脉狭窄程度,同时可根据动脉导管的分流速度评估肺动脉的压力。

见图 8-9-3 至图 8-9-5。

四、MDCT 及 MRI 检查

多排 CT 与高场 MRI 检查,应用其血管成像技术(CTA、MRA)和三维成像技术,可清楚地显示心室与大动脉及两条大动脉的空间位置及连接关系,对诊断本病有重要价值,见图 8-9-1。

五、鉴别诊断

解剖矫正型大动脉异位注意与完全型大动脉转位、矫正型大动脉转位及右心室双出口相鉴别。

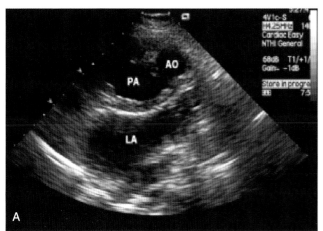
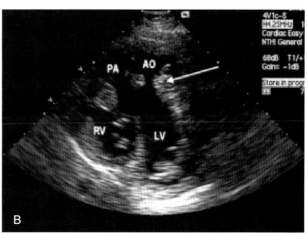
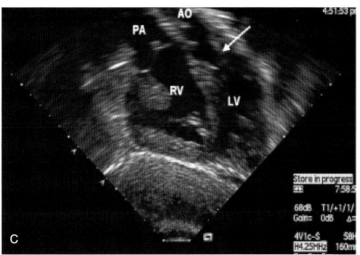

图 8-9-3　解剖矫正型大动脉异位声像图。(A)大动脉短轴切面显示主动脉在左侧、肺动脉在右侧;(B)高位大动脉短轴切面显示左心室与位于左侧的主动脉连接,右心室与位于右侧的肺动脉连接;(C)剑突下双流出道切面显示左心室与位于左侧的主动脉连接,右心室与位于右侧的肺动脉连接,箭头示肥厚的主动脉下肌性圆锥。(待续)

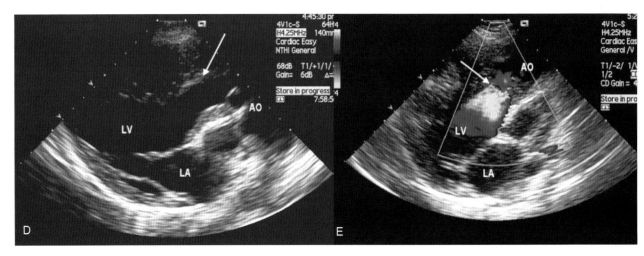

图 8-9-3(续)　(D)左心长轴切面显示主动脉下肌性圆锥；(E)彩色多普勒显示左心室流出道血流增快。

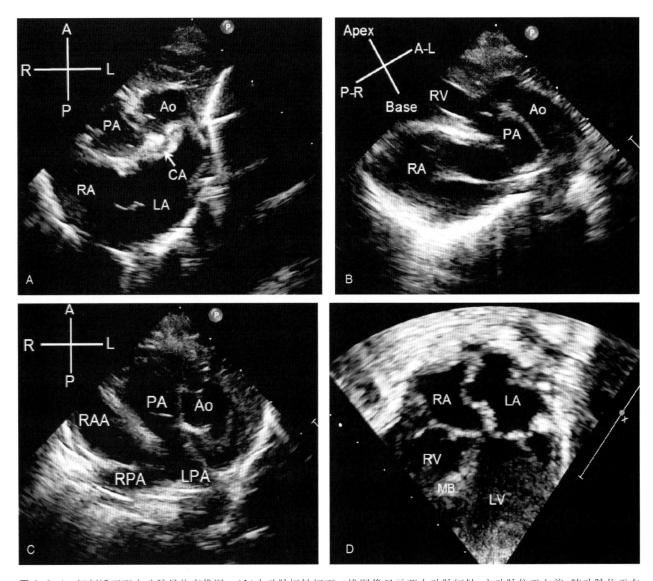

图 8-9-4　解剖矫正型大动脉异位声像图。(A)大动脉短轴切面二维图像显示两大动脉短轴，主动脉位于左前，肺动脉位于右后；(B)近似心室长轴切面二维图像显示两大动脉平行走行，主动脉在前；(C)近似大动脉短轴切面显示位于右侧的肺动脉分叉；(D)剑突下四腔心切面显示房室连接一致(图像倒转)。(待续)

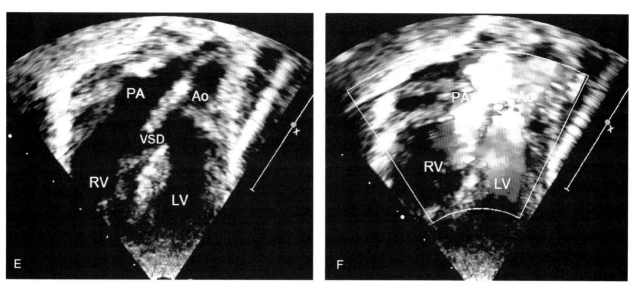

图 8-9-4(续)　(E)剑突下流出道长轴切面显示左、右心室流出道呈平行走行,左心室发出主动脉(左侧),右心室与位于右侧的肺动脉连接(图像倒转);(F)剑突下流出道长轴切面彩色多普勒声像图。RAA:右心耳;CA:冠状动脉。

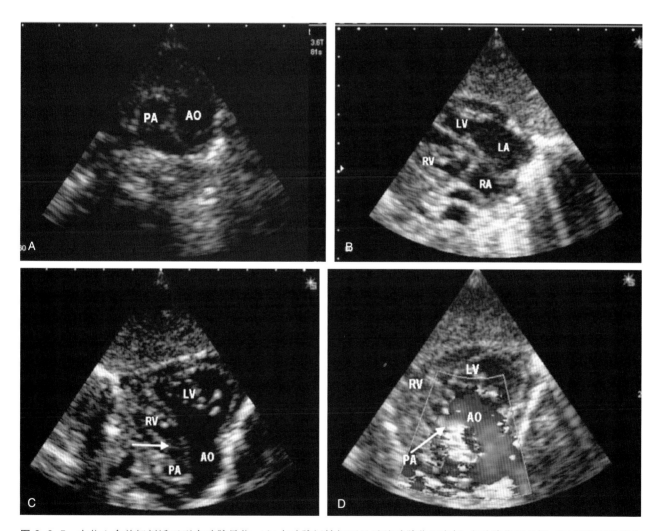

图 8-9-5　右位心合并解剖矫正型大动脉异位。(A)大动脉短轴切面显示肺动脉位于右侧,主动脉位于左侧;(B)剑突下四腔心切面显示心尖指向右侧,房室连接一致;(C)剑突下双心室流出道切面显示发育不良的右心室与肺动脉连接,左心室与主动脉连接;(D)彩色多普勒显示肺动脉狭窄的五彩镶嵌血流信号。

(耿斌　穆继贞　张桂珍)

第10节 孤立性心室反位

一、概述

孤立性心室反位(isolated ventricular inversion)又称为孤立性房室连接不一致或房室连接不一致伴心室大动脉连接一致,是一种极为罕见的先天性心血管畸形。其特征为心房与心室连接不一致(即右心房与形态学左心室连接,左心房与形态学右心室连接),但心室与大动脉连接一致(即主动脉发自形态学左心室,肺动脉发自形态学右心室)。血流动力学改变及临床表现同完全型大动脉转位相似,本畸形由 Van Praagh 于1966年首次提出并报道[1]。

二、胚胎学发生

孤立性心室反位的胚胎学发生与心室襻位置、圆锥动脉干及主动脉与肺动脉分隔异常有关。心房多为正位,心室多为左襻(L-loop),以致形态学左心室位于右侧与右心房连接,形态学右心室位于左侧与左心房连接。圆锥嵴发育异常,右腹侧和左背侧嵴相互融合形成圆锥间隔,自左后向右前将圆锥分成前外侧和后内侧漏斗部。前外侧漏斗保持与位于左侧的形态学右心室连接,后内侧漏斗部则融入至位于右侧的形态学左心室。主-肺动脉间隔发育正常,在头侧端从右后向左前,在尾侧端从左后向右前。这样主动脉就与后内侧漏斗部,形态学左心室连接,肺动脉与前外侧漏斗部,形态学右心室连接。心房反位者,心室及大动脉位置呈镜像反位。

三、病理解剖

绝大多数为心房正位,心房反位少见。右心房通过二尖瓣与形态学左心室连接,形态学左心室与主动脉连接,主动脉瓣与二尖瓣存在纤维连续。左心房经三尖瓣与形态学右心室连接,形态学右心室与肺动脉连接,肺动脉瓣与三尖瓣无纤维连续。两侧心室空间位置呈并列状,主动脉多位于肺动脉右侧。孤立性心室反位中冠状动脉起源及分支与形态学心室一致。右侧冠状动脉起源于主动脉的右前瓣叶窦,分为前降支及回旋支;左侧冠状动脉起源于主动脉的左前瓣叶窦,沿行房室沟为后降支。

常见合并心脏畸形有室间隔缺损,右心室流出道梗阻,形态学右心室发育不良,三尖瓣发育不良、下移。其他尚有动脉导管未闭、继发孔型房间隔缺损、主动脉缩窄、主动脉弓离断等。

四、病理生理改变

孤立性心室反位的血流动力学如下:体静脉血→右心房→左心室→主动脉→体循环;肺静脉血→左心房→右心室→肺动脉→肺循环。与完全性大动脉转位相同,体循环与肺循环平行,如果两个循环之间没有交通就不能生存。血流动力学异常主要取决于交通口的数目和大小,若交通良好,体、肺循环的血流量均增加,由于肺阻力下降和分流的增加,肺循环血流量显著高于正常,易早期导致肺动脉高压和心力衰竭;如果交通不足,可产生严重缺氧、发绀和代谢性酸中毒,甚至死亡。

五、超声心动图检查

(一)常用切面

胸骨旁左心室长轴切面、四腔心及五腔心(胸骨旁、心尖、剑突下)切面、心底大动脉短轴切面(剑突下)、左心室各短轴切面、胸骨上窝切面等。

(二)超声心动图表现

1.二维超声心动图

(1)节段分析法确定心房、心室及大动脉位置及相互连接关系,是超声心动图检查诊断孤立性心室反位的关键。

(2)四腔心切面(心尖或剑突下)显示心房正位,心室左襻,心房与心室连接不一致。

(3)五腔心(心尖或剑突下)及心室流出道切面可显示主动脉发自形态学左心室,主动脉瓣与二尖瓣前叶存在纤维连续;肺动脉发自形态学右心室。

(4)大动脉短轴切面及胸骨旁左心室长轴切面,显示主动脉与肺动脉包绕关系正常或呈平行关系,通常主动脉位于肺动脉的右前方或右侧;若心房反位,主动脉位于肺动脉的左前方或左侧。

(5)多切面可显示其合并畸形,如 VSD、ASD(或卵圆孔未闭)、PDA、主动脉弓离断及主动脉缩窄等。

(6)剑突下及左侧高位胸骨旁透声窗对显示心

室与大动脉的连接关系具有重要价值,是判断心室与大动脉关系的必要切面。

2.多普勒超声心动图

彩色多普勒可显示房、室水平是否存在分流,流出道及半月瓣是否有狭窄。频谱多普勒可测量分流及狭窄处的血流速度,并评价狭窄程度。见图8-10-1和图8-10-2。

六、MDCT 及 MRI 检查

孤立性心室反位的诊断牵涉到判断心房位置、心室位置、大动脉位置及其连接关系,CT 和 MRI 检查可通过显示双侧主支气管形态来推断心房位置;MRI 自回旋波 T1W 图像可清晰显示心肌小梁特征,并据此判断心室位置;造影增强 MRI 血管成像序列和多层螺旋 CT 可明确心室与大动脉的连接关系。见图8-10-2(G)和图8-10-2(H)。

七、心血管造影

心血管造影对显示心房位置、房室连接、心室与大动脉连接独具优势,对本病及其合并畸形的诊断具有重要价值。

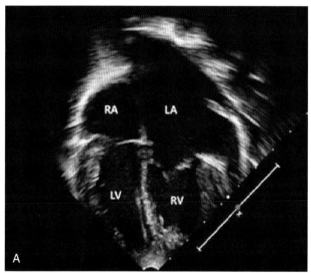
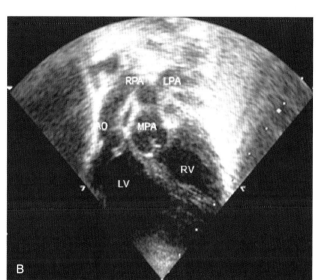
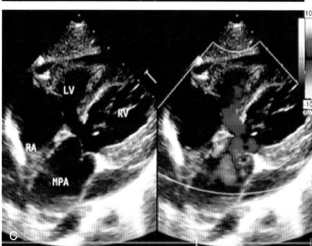
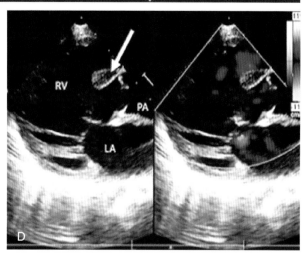

图8-10-1 心房正位、心室左襻、房室连接不一致的孤立性心室反位声像图。(A)心尖四腔心切面显示左心房与右心室连接,右心房与左心室连接;(B)心尖五腔心切面显示右心室发出肺动脉,左心室发出主动脉;(C)剑突下流出道切面二维(左图)及彩色多普勒(右图)显示形态学右心室与肺动脉连接;(D)非标准左心长轴切面二维(左图)及彩色多普勒(右图)显示肺动脉下肌性圆锥。(待续)

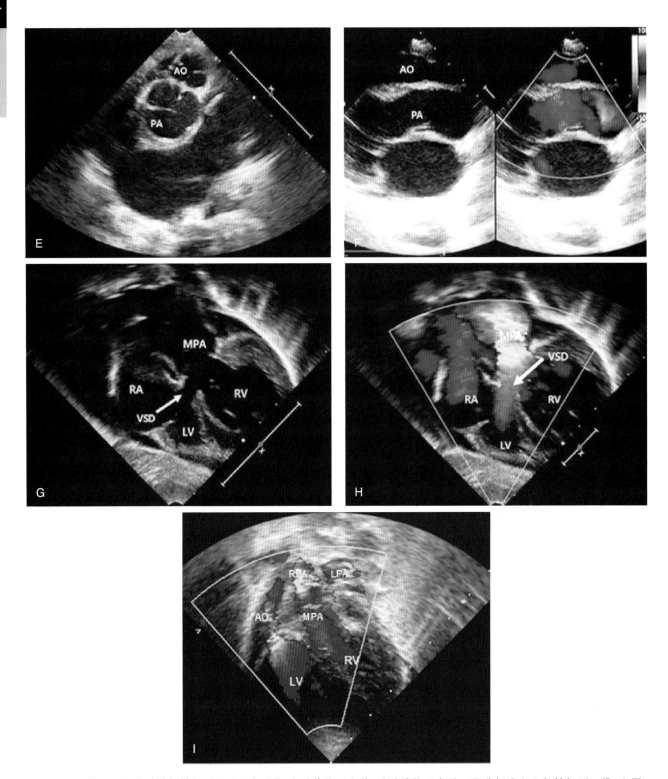

图 8-10-1(续)　(E)大动脉短轴切面显示心房反位,主动脉位于左前,肺动脉位于右后;(F)非标准左心长轴切面二维(左图)及彩色多普勒(右图)显示主动脉位于肺动脉前方,平行走行;(G)剑突下流出道切面显示 VSD 位于肺动脉瓣下;(H)剑突下流出道切面彩色多普勒显示 VSD 分流束(箭头所示);(I)心尖五腔心切面彩色多普勒声像图。

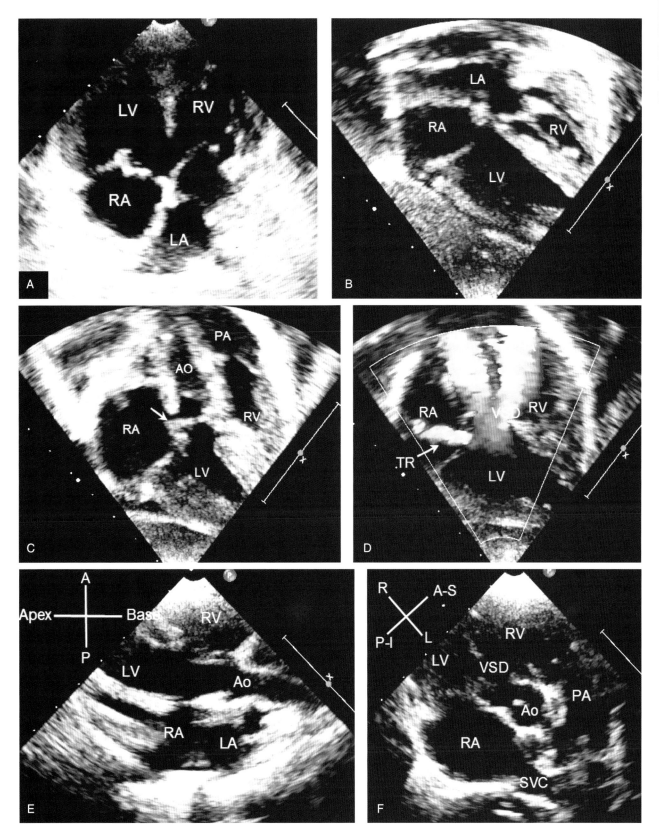

图 8-10-2 7 个月男孩,心房正位、心室右襻(室间隔水平位),孤立性心室反位超声心动图及 MDCT 图像。(A)心尖四腔心切面(扇面近乎平行于身体冠状面-室间隔水平位)二维图像显示心房正位,房室连接不一致;(B)剑突下四腔心切面二维图像显示心房正位,室间隔水平位,房室连接不一致;(C)剑突下五腔心切面二维图像显示心室大动脉连接一致,箭头示二尖瓣骑跨;(D)剑突下五腔心切面彩色多普勒声像图;(E)左心室长轴切面二维图像显示左心室与主动脉连接;(F)心底大动脉短轴切面显示肺动脉与右心室连接,大动脉空间关系正常。(待续)

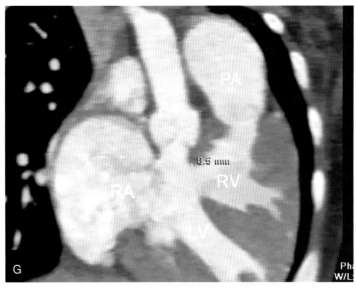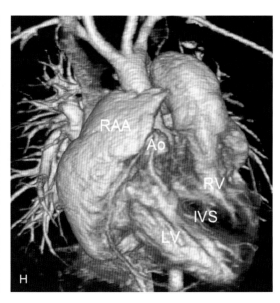

图 8-10-2(续) (G)MDCT 二维图像显示右心房与左心室连接,左心室发出主动脉,右心室发出肺动脉,室间隔水平走行;(H) MDCT 三维成像显示左心室连接主动脉,右心室连接肺动脉,室间隔呈水平位。应用心手法则判定该患者为心室右襻。

八、治疗方法

1.Mustard 或 Senning 术

为心房内调转术,是本病的根治手术,适用于早期不伴有明显肺动脉高压及严重肺动脉狭窄的患儿。

2.肺动脉环缩术

适用于合并肺动脉高压的患者,宜早期行肺动脉环缩,保护肺血管床,至 6 个月或 1 岁以后再进行根治术。

3.体-肺动脉分流术

也称 Blalock-Taussing 分流术,对伴有肺动脉明显狭窄、严重低氧血症者,可行 B-T 分流术,以促进肺动脉发育,改善低氧血症,为行根治术创造条件。

九、鉴别诊断

孤立性心室反位注意与完全型大动脉转位、矫正型大动脉转位及解剖矫正型大动脉异位相鉴别。

参考文献

1. Marin-Garcia J, Edwards JE. Atypical d-transposition of the great arteries: anterior pulmonary trunk. Am J Cardiol, 1980,46:507-510.

2. Van Praagh R, Perez-Trevino C, Lopes-Cuellar M, et al. Transposition of the great arteries with posterior aorta, anterior pulmonary artery, subpulmonary conus and fibrous continuity between aortic and atrioventricular valves. Am J Cardiol, 1971,28:621-631.

3. Wilkinson JL, Arnold R, Anderson RH, et al. "Posterior" transposition reconsidered. Br Heart J,1975,37:757-766.

4. Van Praagh R, Van Praagh S. Isolated ventricular inversion. A consideration of the morphogenesis, definition and diagnosis of nontransposed and transposed great arteries. American Journal of Cardiology, 1966, 17:395.

5. Snider AR, Enderlein MA, Teitel DF, et al. Isolated ventricular inversion: Two-dimensional echocardiographic findings and a review of the literature Pediatric cardiology. 1984,5(1):27-33.

(陈俊 耿斌 穆继贞)

肺动脉分支异常

第1节 一支肺动脉异常起源于升主动脉

一、概述

一支肺动脉异常起源于升主动脉(anomalous origin of pulmonary artery from the ascending aorta, AOPA)是指右肺动脉和左肺动脉中的一支异常起源于升主动脉,而另一支仍与主肺动脉延续。本病在临床比较罕见,多与其他心血管畸形并存,由于临床表现缺乏特异性,容易被漏诊、误诊。本病死亡率较高,死亡原因通常是难治性心力衰竭;未行外科手术治疗的患儿70%于6个月内死亡,80%于1年内死亡,早期行根治术可治愈。

二、胚胎发育

目前认为肺动脉异常起源于升主动脉是由于胚胎发育时第6对弓(又称肺动脉弓)发育异常所致。正常的肺动脉由第6对主动脉弓发育而来,第6对主动脉弓左侧发育成左肺动脉和动脉导管,右侧发育成右肺动脉。第5对主动脉弓一般无发育,但在人类中残存可见,少数可发育较完善。一支肺动脉异常起源于主动脉的胚胎机制有多种解释:①右侧第5弓发育而第6弓未发育或第6弓如有发育,则

退化早;②第5、6弓均不发育,胚胎早期肺动脉离开原来通常位置,向上迁移至升主动脉。由于第6对弓发育障碍,使左或右肺动脉无法与主肺动脉连接,而与主动脉囊相连,导致一支肺动脉异常起源于升主动脉。

三、病理解剖与分型

根据其病理特征,将其分为两型:

(1)右肺动脉异常起源于升主动脉(AORPA),见图9-1-1。

(2)左肺动脉异常起源于升主动脉(AOLPA),见图9-1-2。

临床上以AORPA多见,可合并房间隔或室间隔缺损、主动脉弓离断、主-肺动脉间隔缺损、动脉导管未闭、法洛四联症及右位主动脉弓等先天性心血管畸形。

根据异常起源的右肺动脉与主动脉瓣和无名动脉的距离,将AORPA又分为两型:

(1)近端型:右肺动脉发自升主动脉的后壁、左或右后侧壁,且距主动脉瓣较近,约85%的AORPA属于此型,见图9-1-3和图9-1-4。

(2)远端型:右肺动脉起源位置距离主动脉瓣较远,靠近无名动脉起始处。

罕见的是左、右肺动脉均起源于升主动脉,而主肺动脉干与升主动脉分隔明确,各自具有独立的瓣膜,主肺动脉通过动脉导管与降主动脉相交通。

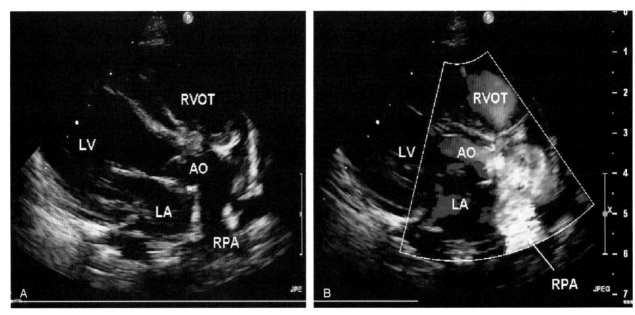

图 9-1-1　左心室长轴切面显示右肺动脉起源于升主动脉。(A)二维声像图；(B)彩色多普勒声像图。

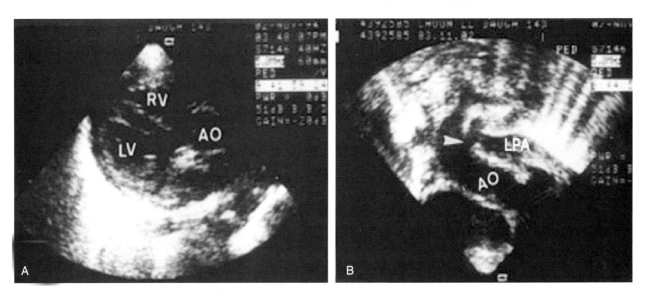

图 9-1-2　左肺动脉起源于升主动脉。(A)左心室长轴切面图显示主动脉骑跨；(B)剑突下五腔心切面显示左肺动脉起源于升
主动脉。

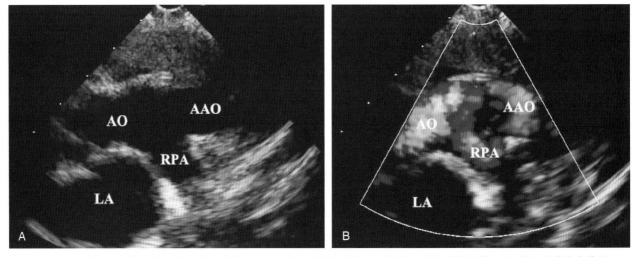

图 9-1-3　近端型右肺动脉起源于升主动脉。(A)二维声像图显示右肺动脉发自升主动脉近端；(B)彩色多普勒声像图。

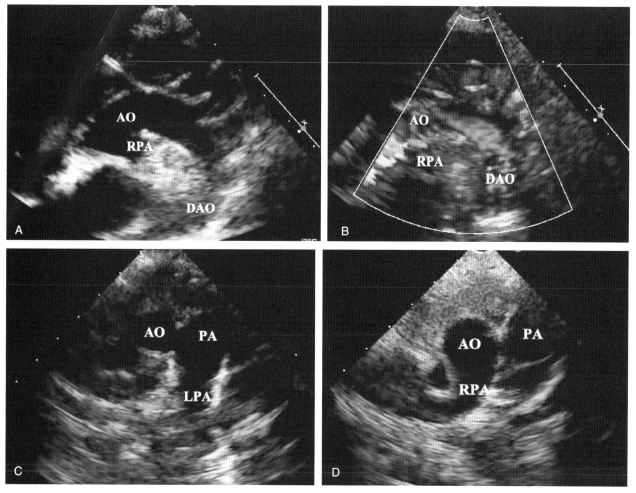

图 9-1-4　近端型右肺动脉起源于升主动脉。(A)胸骨上窝长轴切面显示于无名动脉发出前右肺动脉发自升主动脉；(B)彩色多普勒声像图显示主动脉弓连续完整；(C)高位大血管短轴切面显示左肺动脉发自主肺动脉，右肺动脉未显示；(D)调整扇面显示右肺动脉发自升主动脉。

四、血流动力学改变

本病的显著特征是重度肺动脉高压。一侧肺动脉起源于升主动脉时，由于右(左)肺动脉不是由肺动脉发出，回流入右心系统的静脉血经左(右)肺动脉全部注入健侧肺血管床，导致健侧肺血流量明显增加；而患侧肺动脉直接接受来自主动脉的高压血流灌注，该侧的肺血流量及压力也明显增加，形成肺动脉高压，所以自新生儿期患者就常有重度肺动脉高压改变，从而导致右心压力负荷增加，引起右心衰竭。另一方面，主动脉不仅供血给体循环，还供血给一侧肺动脉，左心容量负荷增加，导致左心衰竭。

AORPA 的右肺动脉高压主要是由升主动脉的高速、高压血流造成的，远端型若存在右肺动脉起始处狭窄，右肺动脉所承受的压力会减轻；左肺动脉直接延续于右心室，接受右心室的全部血流，而多数患者合并动脉导管未闭，同时还接受体循环的高压血流，加重了左肺动脉高压的发展。AOLPA 肺动脉高压的发生机制与 AORPA 相似。患者的发绀是由于右心室、右心房的压力增高而使卵圆孔开放，或经房间隔缺损或室间隔缺损、或肺动脉高压使动脉导管产生右向左分流所致。

五、超声心动图检查

(一)常用切面

常用切面有左心长轴切面、胸骨旁及剑突下大动脉短轴切面、胸骨上窝各切面等。

(二)超声心动图表现

1.二维超声心动图

(1)大动脉关系正常,肺动脉主干与主动脉包绕关系存在。

(2)肺动脉分叉处右肺动脉或左肺动脉缺失。

(3)多切面显示:一支肺动脉从升主动脉发出(图9-1-1至图9-1-5)。

注意:

(1)当一支肺动脉分支从主动脉后壁发出后,多普勒超声心动图对本病的诊断有一定局限性,易漏诊。

(2)当一支肺动脉分支由升主动脉发出,二维超声图像上易将主动脉当作"分叉较早的肺动脉";而肺动脉仅留一支分支,易误认为是"主动脉",此时容易误诊为完全性大动脉转位。鉴别要点为:完全性大动脉转位时,主动脉大多位于肺动脉的右前或前方,而本病的主动脉均位于肺动脉的右后方(位置正常)。因此,若诊断大动脉关系正常之完全性大动脉转位时,应注意与本病相鉴别,诊断的要点为发出头臂动脉与冠状动脉的血管为主动脉,而另一条则为肺动脉。

(3)与一侧肺动脉缺如相鉴别。

(4)与肺动脉悬吊相鉴别。

2.多普勒超声心动图

可通过彩色多普勒显像方法显示肺动脉分支的起源、血流情况及其他合并畸形。用频谱多普勒检查可判断肺动脉高压的程度。

3.胎儿超声心动图诊断

随着胎儿超声心动图诊断技术的进展,应用二维及彩色多普勒超声可清楚诊断一支肺动脉异常起源于升主动脉。

六、心血管造影及 MDCT、MRI 检查

过去心血管造影是该畸形确诊的首选方法。近年来,随着多排 CT 与高场 MRI 检查技术的飞速发展,以其更快的扫描速度、更高的图像分辨率、血管成像技术(CTA、MRA)以及三维成像技术的广泛应用,使其已取代心血管造影方法,成为心脏周围大血管及冠状动脉畸形诊断的首选方法。两者均可清楚显示肺动脉分支的起源、是否合并狭窄及发育不良等,见图9-1-6和图9-1-7。

七、治疗方法

本病患者的右心室压、肺动脉压、肺血管阻力随着年龄的增加而显著增加,早期施行根治性矫治术是治疗该病的根本方法。对 AORPA 近端型,手术则经升主动脉后方行右肺动脉与主肺动脉端侧吻合为

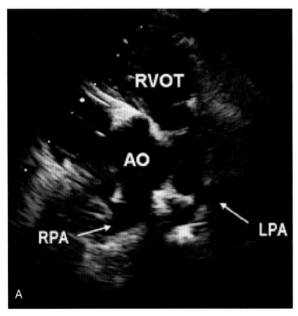
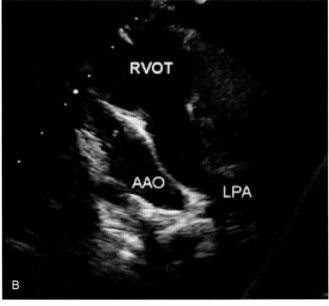

图 9-1-5　大动脉短轴切面显示右肺动脉起源于升主动脉。(A)右肺动脉与升主动脉连接;(B)肺动脉分叉处未显示右肺动脉,仅可见左肺动脉。

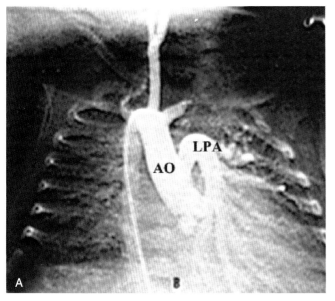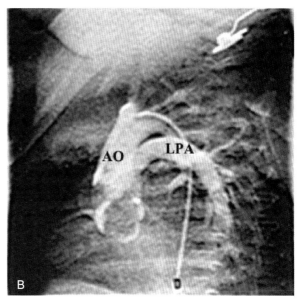

图 9-1-6　左肺动脉起源于升主动脉心血管造影。(A)正位;(B)侧位。

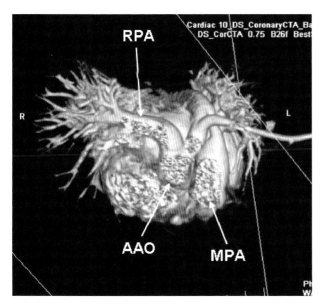

图 9-1-7　MDCT 清楚显示右肺动脉起源于升主动脉。

主,而远端型则行人工血管右肺动脉与主肺动脉连接吻合术;对 AOLPA 则行左肺动脉与主肺动脉直接端侧吻合术。

第2节　先天性单侧肺动脉缺如

一、概述

　　先天性单侧肺动脉缺如 (unilateral absence of pulmonary artery, UAPA) 是一种罕见的肺血管畸形,发病率约为 1/200 000,其特点是主肺动脉与肺实质内肺血管之间的连接段单侧缺如,而缺如侧肺动脉的远端部分和肺内的血管常存在。右肺动脉缺如多见,约占 2/3;该畸形常合并其他先天性心脏病,20%~40% 为单发,其中单纯性左肺动脉缺如极为罕见。左肺动脉缺如常合并法洛四联症、共同动脉干、主动脉缩窄;右肺动脉缺如多合并动脉导管未闭等,见图 9-2-1。

二、胚胎发育

　　胚胎发育第 4~6 周,动脉干与相邻的主动脉囊一起扩大成为动脉干主动脉囊,该部有 6 对主动脉弓的起源部,左、右肺动脉由第 6 对主动脉弓的腹侧部分形成。在胚胎发育的早期,第 6 对主动脉弓的左或右腹侧不发育或过早闭塞,不能与"后腮肺血管丛"相连,则形成一侧肺动脉缺如的先天畸形。

三、病理生理改变

(一)肺动脉缺如侧肺血供应

　　有两种:

　　(1)由未吸收的动脉导管连接位于心包腔内或外的隐蔽肺动脉供血,这种隐蔽的肺动脉大多在主动脉弓侧,血管粗大,肺内分支血管正常,肺组织发育较好。

　　(2)由起源于降主动脉、无名动脉的迷走动脉或

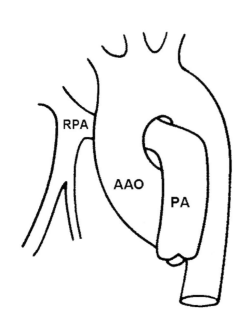 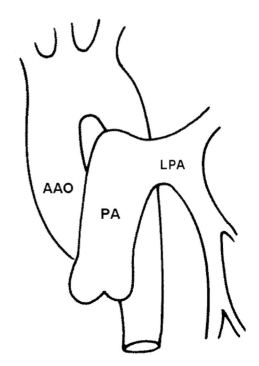

图 9-2-1　单侧肺动脉缺如示意图。RPA：右肺动脉；AAO：升主动脉；PA：肺动脉；LPA：左肺动脉。

支气管动脉供应患侧，此外还可由无名动脉、肋间动脉、内乳动脉、锁骨下动脉、冠状动脉等供血，随着年龄的增加，患侧肺的侧支血管也逐渐形成，但肺内血管细小，走行无规律，患侧肺组织大多发育不良。

(二)肺动脉高压形成原因

(1)由于一侧的肺动脉缺如，患侧肺组织供血来自主动脉的分支动脉及发育不好的侧支循环，故缺血缺氧，使肺血管收缩，管壁增生，血管腔狭窄、闭塞，肺血管阻力增加，最终导致肺动脉高压的发生。

(2)经动脉导管连接的主动脉分支向患侧肺动脉供血时，远期随着动脉导管部分收缩或完全关闭，可致患侧肺血减少，右心室血全部进入健侧肺动脉，可形成肺动脉高压。

随着肺动脉压力的逐渐升高，肺循环阻力增加，右心室发挥其代偿功能，以克服肺动脉阻力的增加，最终发生右心室肥厚；当肺动脉压力升高超过右心室负荷时，右心失代偿，右心排血量下降，右心室收缩末期残留血量增加，舒张末期压力增高，导致右心室扩大和右心衰竭。高原缺氧和妊娠期心脏负荷增加是诱发右心衰竭的重要因素。

四、临床症状及体征

临床症状和体征与合并畸形相关，如单发肺动

脉缺如，患者早期症状可不明显，可有反复呼吸道感染、气短、活动耐力下降等，与左向右分流型心血管畸形相似。听诊时单发肺动脉缺如无特征性杂音，偶在心底闻及收缩期杂音，存在肺动脉高压者可有肺动脉第二音亢进。体征表现为患侧胸廓缩小，呼吸音减低，心脏与纵隔向患侧移位。

五、超声心动图检查

(一)常用切面

常用切面有左心室长轴切面、胸骨旁及剑突下大动脉短轴切面、胸骨上窝各切面等。

(二)超声心动图表现

1.二维超声心动图

(1)肺动脉高压的声像学特征(右心室肥厚、扩张)。

(2)大动脉关系正常，肺动脉主干与主动脉包绕关系存在。

(3)肺动脉主干远端无分叉结构(无左肺动脉或右肺动脉)，远端向左或向右走行直接延续为一侧肺动脉，该侧肺动脉增粗。

(4)多切面显示：在主动脉弓或降主动脉见异

常侧支血管向缺失侧肺动脉方向走行（彩色多普勒显示）。

（5）多切面显示升主动脉上无肺动脉分支发出，右肺动脉上无左肺动脉发出（排除一支肺动脉起源于升主及肺动脉悬吊）。见图9-2-2至图9-2-5。

（6）合并其他畸形时可有相应超声心动图表现。

注意：该病应与一支肺动脉异常起源于升主动脉、肺动脉悬吊、肺动脉闭锁相鉴别。

2.多普勒超声心动图

（1）彩色多普勒显像可显示肺动脉主干血流直接延续为一侧肺动脉血流信号。

（2）多切面显示动脉导管分流或侧支血流信号及其他合并心内畸形。

（3）如果合并三尖瓣及肺动脉反流，彩色多普勒可判断反流程度，连续多普勒检查可判断肺动脉高压的程度。

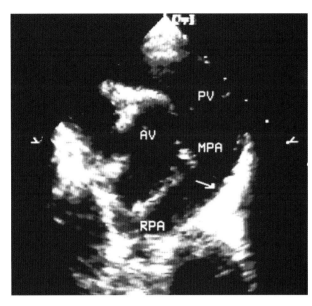

图9-2-2　左肺动脉缺如声像图。二维大动脉短轴切面显示：分叉处未见左肺动脉(箭头所示)。PV:肺动脉;AV:主动脉瓣;MPA:主肺动脉;RPA:右肺动脉。

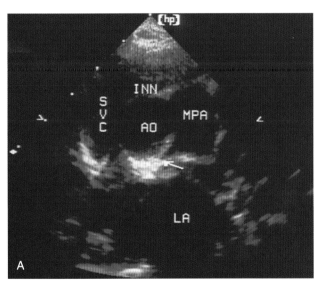

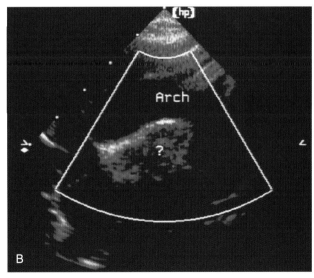

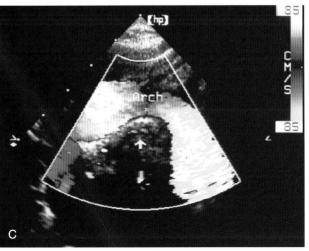

图9-2-3　右肺动脉缺如声像图(男孩,1岁)。(A)胸骨上窝短轴切面显示主动脉下方无正常走行的右肺动脉;(B)主动脉弓长轴切面显示主动脉弓下方无右肺动脉分支;(C)动脉弓长轴切面彩色多普勒显示无右肺动脉血流。INN:无名静脉;SVC:上腔静脉;AO:主动脉;MPA:主肺动脉;LA:左心房;ARCH:主动脉弓。

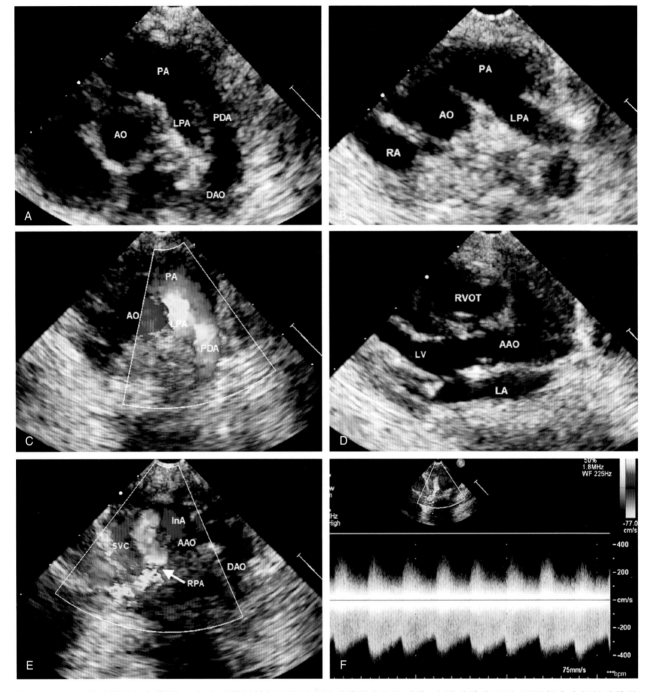

图 9-2-4　右肺动脉缺如声像图。(A)大动脉短轴切面显示主肺动脉发出左肺动脉,右肺动脉未显示,可见粗大未闭的动脉导管;(B)高位大动脉短轴切面显示主肺动脉发出左肺动脉,无右肺动脉发出;(C)彩色多普勒声像图显示肺动脉血流流向左肺动脉及动脉导管;(D)胸骨旁左心室长轴切面显示升主动脉无异常血管发出;(E)彩色多普勒声像图显示上腔静脉左侧可见一粗大侧支血管发自无名动脉,该侧支血管连接右肺动脉远端,向右肺供血;(F)频谱多普勒显示侧支血管与右肺动脉连接处内径狭窄,流速明显增快,流速超过 400cm/s。

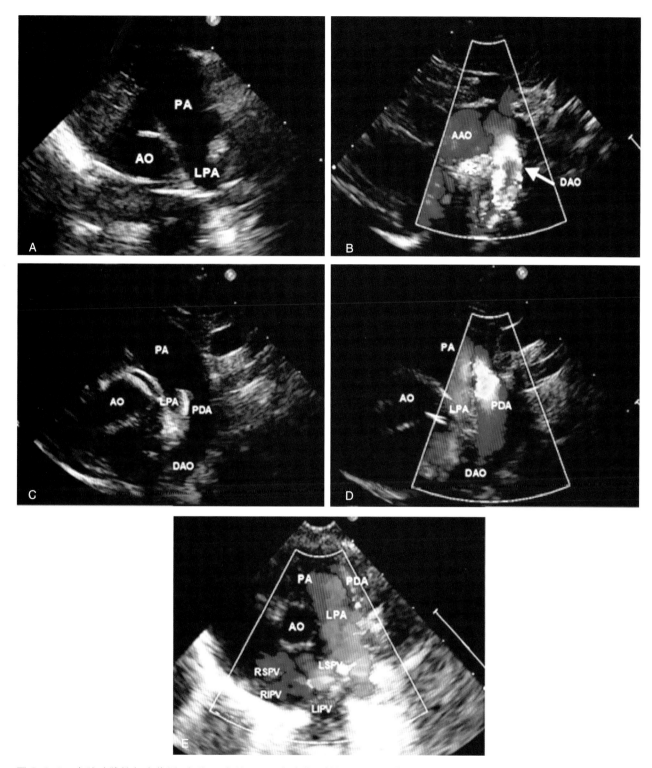

图 9-2-5 右肺动脉缺如声像图(女孩,2个月)。(A)大动脉短轴切面二维图像显示肺动脉分叉处无右肺动脉,仅可见左肺动脉发自肺动脉主干;(B)彩色多普勒声像图显示主动脉弓下方无右肺动脉(*);(C)胸骨旁大动脉短轴切面显示主肺动脉仅发出左肺动脉,可见粗大未闭的动脉导管;(D)彩色多普勒声像图显示动脉导管内左向右分流血流信号;(E)大动脉短轴切面彩色多普勒声像图显示四支肺静脉汇入左心房,但主动脉与左心房之间无右肺动脉。

随着胎儿超声心动图检查技术的进展,单支肺动脉缺如(尤其是右侧肺动脉)可以在胎儿期明确诊断,见图9-2-6。

六、其他影像学检查

胸部 X 线、增强 CT、磁共振、核素肺灌注显像及心血管造影等均对本病的诊断具有重要的价值。心血管造影是目前诊断本病的影像学"金标准",其中应包括肺静脉楔血管造影术。

七、治疗及预后

若患侧肺内有多支小血管供血,健侧无肺动脉高压,心内无畸形,则无需手术;如患侧由主动脉起源的粗大侧支供血,应行外科手术,将此血管移接到主肺动脉,早期手术效果良好;如果有反复严重的肺部感染和难以控制的咯血,可行患侧全肺或肺叶切除术。

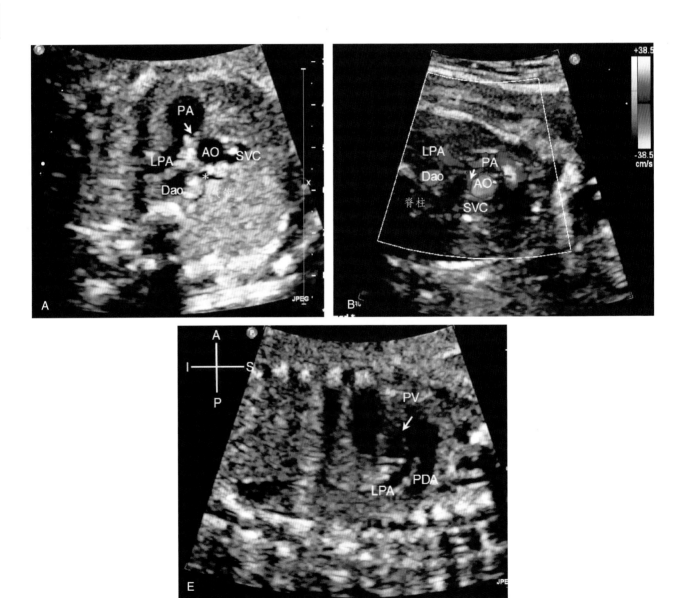

图 9-2-6 　 图 9-2-5 患儿的胎儿期超声心动图声像图。(A)大动脉短轴切面显示右肺动脉缺如(箭头所示);(B)大动脉短轴切面彩色多普勒声像图显示右肺动脉未见显像(箭头所示,正常右肺动脉应为蓝色血流);(C)动脉导管长轴切面显示分叉处无右肺动脉显示。Trachea:气管(*);SVC:上腔;Spine:脊柱。

(李文秀　耿斌)

第 10 章

肺静脉异常

第1节 部分型肺静脉异位引流

一、概述

肺静脉异位引流（anomalous pulmonary venous drainage，APVD）系指部分或全部肺静脉未直接与左心房相连，而与体静脉或右心房相连接。其发病率占先天性心脏病的5%~6%。肺静脉异位引流分为部分型和完全型，部分型指1~3支肺静脉未与左心房相连接，占60%~70%；完全型指所有肺静脉均未与左心房相连接，占30%~40%。

二、病理解剖与分型

根据异位引流肺静脉的支数，患者可出现右心系统（右心室、右心房）扩张、肥厚以及肺动脉不同程度的扩张；左心房、左心室缩小。绝大多数患者合并卵圆孔未闭或房间隔缺损，亦可合并其他复杂畸形。

部分型肺静脉异位引流（partial anomalous pulmonary venous drainage，PAPVD）解剖类型繁多，最常见者为以下几种类型（图10-1-1）：

(1)右肺静脉连接到上腔静脉或右心房。

(2)右肺静脉与下腔静脉相连[常伴有弯刀综合征（Scimitar syndrome）]。

(3)左肺静脉通过垂直静脉引流至无名静脉。

(4)左肺静脉引流至冠状静脉窦。

三、病理生理改变

部分型肺静脉异位引流的病理生理改变与房间隔缺损相似。右心系统扩张，左心系统缩小，肺血不同程度增多。

四、超声心动图检查

(一)常用切面

(1)四腔心切面（心尖、胸骨旁或剑突下）及大动脉短轴切面：注意观察四支肺静脉是否回流入左心房，观察左心房后有无共同肺静脉腔（总干）。

(2)胸骨上窝主动脉弓长轴及短轴切面：可显示左心房、上腔静脉、无名静脉，注意有无上行的垂直静脉。

(3)左心室长轴切面：注意冠状静脉窦有无扩张。

(4)剑突下长、短轴切面：观察有无下行的垂直静脉，结合彩色多普勒重点观察肺静脉的引流途径、部位以及是否合并梗阻。

(二)超声心动图表现

1.M型超声心动图

右心系统明显扩张，左心房、左心室缩小，室间隔与左心室后壁呈同向运动。

2.二维超声心动图

(1)心尖四腔心切面：可显示右心系统扩大，左

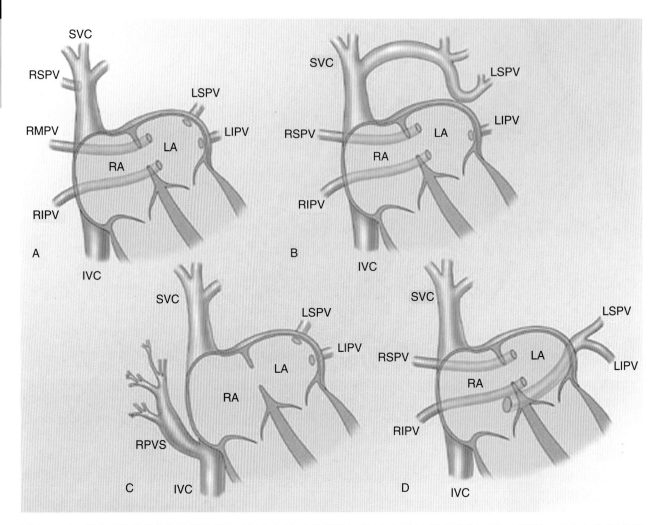

图 10-1-1　部分型肺静脉异位引流示意图。(A)心上型(上腔静脉);(B)心上型(左无名静脉);(C)心下型;(D)心内型(冠状静脉窦)。RSPV:右上肺静脉;RMPV:右中肺静脉;RIPV:右下肺静脉;LSPV:左上肺静脉;LIPV:左下肺静脉。

心房、左心室相对缩小,左心房内肺静脉开口数目不全。

(2)胸骨旁及剑突下四腔心切面:于右心房顶部显示右肺静脉开口,可骑跨于房间隔缺损之上(多为上腔静脉型房间隔缺损);右侧胸骨旁四腔心切面及矢状切面可清楚地显示右上肺静脉开口于右心房顶部或上腔静脉(图 10-1-2 和图 10-1-3)。

(3)胸骨上窝及剑突下切面:部分肺静脉通过垂直静脉引流至上腔静脉者可以显示位于主动脉弓左侧的垂直静脉,其上腔静脉增宽;引流至下腔静脉者表现为下腔静脉增宽(图 10-1-5 和图 10-1-6)。

(4)胸骨旁或剑突下四腔心切面:可显示肺静脉开口于扩张的冠状静脉窦(图 10-1-4)。

3.多普勒超声心动图

(1)彩色多普勒血流显像:彩色多普勒超声对肺静脉异位引流的诊断有重要价值。

1)多切面可显示房间隔缺损或卵圆孔未闭的分流信号,部分型为左向右分流。

2)彩色多普勒显像可追踪异常引流的肺静脉走行、回流部位及有无梗阻。见图 10-1-5 和图 10-1-6。

(2)频谱多普勒超声心动图:频谱多普勒可显示梗阻部位的血流速度,以评价梗阻程度;同时根据三尖瓣或肺动脉瓣的反流速度,评估肺动脉压力。

4.心脏声学造影

右心声学造影可显示心房水平右向左的分流。若冠状静脉窦扩大,于左上肢注射造影剂,扩大的静脉窦不显影,则可能为心内型。

5.经食管超声心动图

对高度怀疑本病而经胸超声心动图显示欠佳者,可以选择经食管超声心动图,对该畸形的诊断有重要参考价值,尤其是对肺静脉异常引流入上腔静

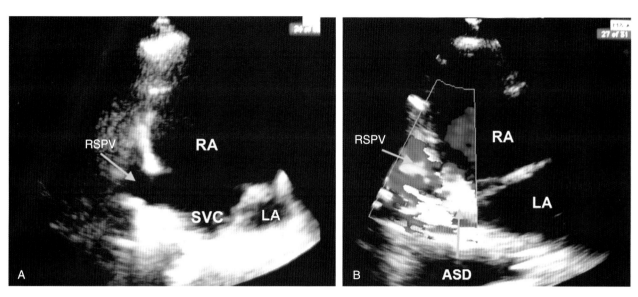

图 10-1-2　部分型肺静脉异位引流右侧胸骨旁四腔心切面声像图。(A)二维声像图显示右上肺静脉与右心房连接;(B)彩色多普勒声像图显示肺静脉为蓝色血流,汇入上腔静脉入口处。

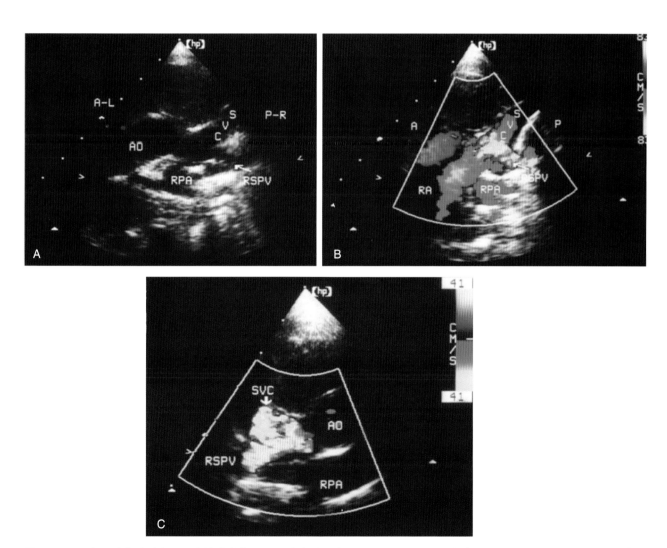

图 10-1-3　右上肺静脉引流入上腔静脉声像图。(A)右侧胸骨旁矢状切面显示右上肺静脉与上腔静脉交通;(B)右侧胸骨旁矢状切面彩色多普勒声像图显示右上肺静脉血流进入上腔静脉;(C)短轴切面彩色多普勒声像图显示右上肺静脉血流从后方进入上腔静脉。

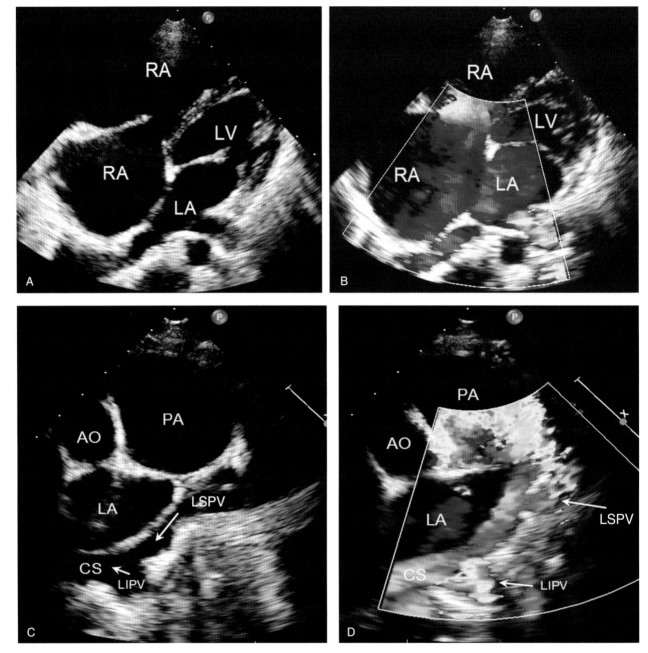

图 10-1-4 部分型肺静脉异位引流左侧肺静脉入冠状静脉窦声像图。(A)左侧胸骨旁切面显示右心扩大,未显示房间隔缺损;(B)彩色多普勒声像图未显示心房水平分流;(C)左侧胸骨旁矢状切面显示左侧肺静脉汇入扩张的冠状静脉窦;(D)左侧胸骨旁矢状切面彩色多普勒声像图显示左侧肺静脉汇入扩张的冠状静脉窦的血流。

脉者(图 10-1-7)。

五、MDCT 及 MRI 检查

　　过去心血管造影是诊断肺静脉异位引流的首选方法。近些年,随着 MDCT、高场 MRI 检查技术及血管成像技术(CTA、MRA)、三维成像技术的进展,其已广泛应用于对心脏周围大血管、肺静脉、体静脉畸形的诊断,在某些心血管畸形,MDCT、高场 MRI 已

逐渐取代了心血管造影。两者均可清楚显示肺静脉分支的走行、异常连接的部位,共同腔的部位和大小,以及引流途径是否狭窄等,成为肺静脉异位引流诊断的重要手段,见图 10-1-8。

六、鉴别诊断

　　本病需注意与永存左上腔静脉及引起肺静脉梗阻的三房心相鉴别。

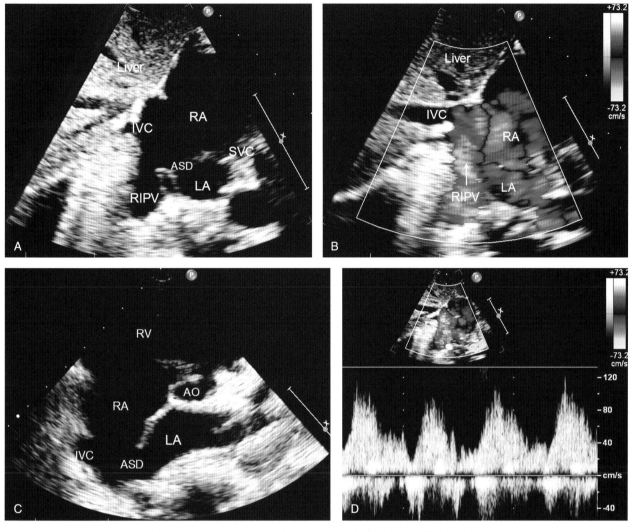

图 10-1-5　下腔型房间隔缺损合并右下肺静脉异位引流声像图。(A)剑突下上下腔静脉长轴切面显示右下肺静脉进入下腔静脉与右心房交界处;(B)剑突下上下腔静脉长轴切面彩色多普勒声像图显示右下肺静脉进入右心房;(C)胸骨旁四腔心切面显示房间隔缺损靠近下腔静脉(卵圆瓣完整);(D)脉冲多普勒显示肺静脉频谱。

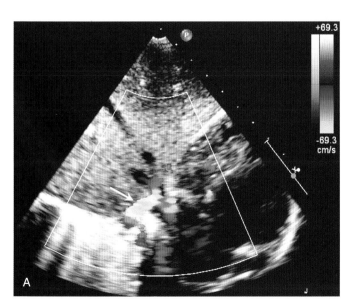

图 10-1-6　部分型心下型肺静脉异位引流声像图。(A)剑突下长轴切面彩色多普勒声像图显示一支肺静脉(右肺静脉)进入下腔静脉。(待续)

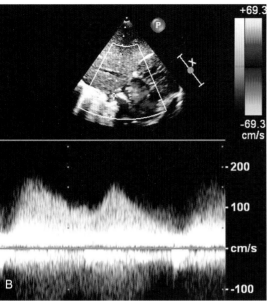

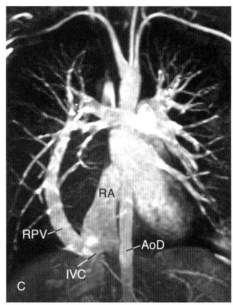

图 10-1-6(续)　(B)
脉冲多普勒显示异位
引流的肺静脉入口处
血流速度明显增快
(170cm/s)；(C) 心下
型肺静脉异位引流磁
共振三维成像图（非
同一患儿）。

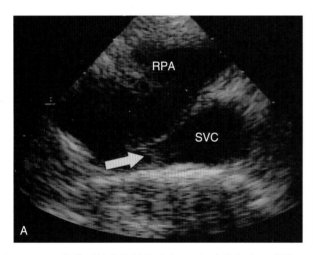

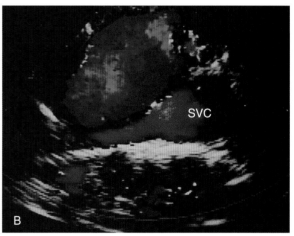

图 10-1-7　部分型肺静脉异位引流——经食管超声心动图。(A)二维声像图；(B)彩色多普勒显示右上肺静脉引流入上腔静脉。箭头示右上肺静脉。

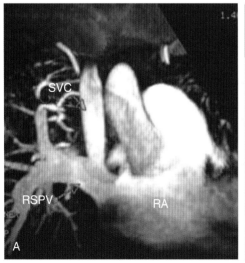

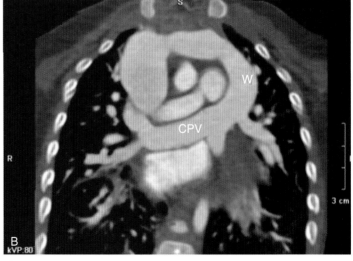

图 10-1-8　MDCT 显示肺静脉异位引流。(A)部分型；(B)完全型。

七、治疗及预后

部分型肺静脉异位引流可选择择期手术,治疗效果多良好。预后主要取决于有无肺静脉回流梗阻、左右心房的交通情况及肺动脉高压的程度。

第2节 完全型肺静脉异位引流

一、概述

完全型肺静脉异位引流 (total anomalous pulmonary venous drainage,TAPVD)系指全部肺静脉均未直接与左心房相连,而与体静脉或右心房相连接,占肺静脉异位引流的30%~40%。

二、病理解剖与分型

完全型肺静脉异位引流患者右心系统明显扩张、肥厚,肺动脉通常也明显扩张;左心房、左心室缩小。左心室发育不良程度与手术死亡率密切相关。患者均合并卵圆孔未闭或房间隔缺损,亦可合并其他复杂畸形。

根据异位连接的部位,Darling将完全型肺静脉异位引流分为四型:

1.心上型

此型约占50%。四支肺静脉在左心房后汇合成共同肺静脉腔(肺静脉总干),通过以下三种途径,最终进入右心房:①通过左侧垂直静脉与左无名静脉相连接,回流入右上腔静脉(最为常见);②通过右侧奇静脉回流入上腔静脉;③通过右侧垂直静脉直接回流入右上腔静脉。后两者的区别在于走行于右肺动脉前方还是后方:奇静脉与右侧垂直静脉的解剖标志为右肺动脉,奇静脉走行于右肺动脉后方,弓形包绕右肺动脉后进入上腔静脉;而垂直静脉则走行于右肺动脉前方。

2.心内型

肺静脉总干直接开口于右心房,或引流到冠状静脉窦,此型约占30%。

3.心下型

四支肺静脉汇合后,从左心房后下降与膈下的肝门静脉相连接,偶尔与静脉导管、肝静脉或下腔静脉相连,此型约占13%,因肺静脉血液回流到右心房行程遥远,受外界压迫的机会较多,容易导致肺静脉引流途径梗阻,产生严重的肺淤血,预后较差。

4.混合型

双侧肺静脉分别通过不同的引流途径和部位引流至右心房,约占5%。见图10-2-1。

三、病理生理改变

完全型肺静脉异位引流的肺静脉氧合血经不同引流途径均回流到右心房,与体静脉血混合,大部分入肺动脉,导致肺血流量增加;少部分混合血经卵圆孔未闭或房间隔缺损入左心房至体循环,引起发绀(本质上属于发绀型先天性心脏病范畴)。如果引流途径存在梗阻(心下型尤为常见),可产生严重肺淤血、肺水肿,导致重度肺动脉高压和右心衰竭,预后很差。左心发育情况与心房水平分流量密切相关,如果心房水平右向左分流量少,则左心室发育明显障碍,进一步影响左心功能,预后不良。

四、超声心动图检查

(一)常用切面

(1)四腔心切面(心尖、胸骨旁或剑突下)及大动脉短轴切面:注意观察四支肺静脉是否回流入左心房,观察左心房后有无共同肺静脉腔。

(2)胸骨上窝主动脉弓长轴及短轴切面:可显示左心房、上腔静脉、无名静脉,注意有无上行的垂直静脉。

(3)左心室长轴切面:注意冠状静脉窦有无扩张。

(4)剑突下长、短轴切面:观察有无下行的垂直静脉,结合彩色多普勒重点观察肺静脉的引流途径、部位以及是否合并梗阻。

(二)超声心动图表现

1.M型超声心动图

右心系统明显扩张,左心房、左心室缩小(以完

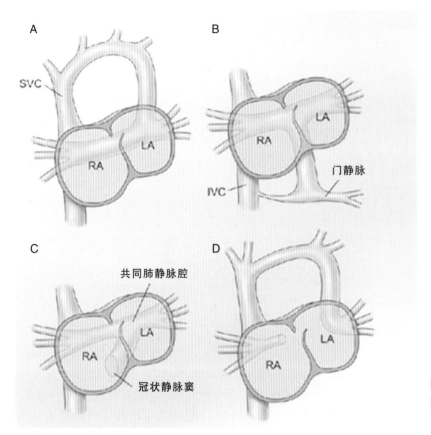

图 10-2-1 完全型肺静脉异位引流示意图。(A)心上型;(B)心下型;(C)心内型;(D)混合型。

全型更为显著),室间隔与左心室后壁呈同向运动。

2.二维超声心动图

心尖及剑突下四腔心切面显示:右心显著扩大,肺动脉扩张;房间隔中部均伴有回声失落或卵圆孔重新开放;左心房明显缩小,左心室及主动脉内径亦较小;在左心房后方多能显示共同肺静脉腔。

不同类型的肺静脉异位引流,二维超声心动图显示不同的超声征象。

(1)心上型。心尖、剑突下四腔心或大动脉短轴切面:可显示左心房内无肺静脉开口,而在左心房后上方可显示一异常的无回声血管腔,即共同肺静脉腔。

于胸骨上窝或高位胸骨旁主动脉短轴切面,可显示位于右肺动脉下方的共同肺静脉腔,肺静脉全部回流入该腔,同时可显示该腔与走行于主动脉和肺动脉(左)外侧的垂直静脉相连接,垂直静脉上行汇入无名静脉。垂直静脉与明显增粗的左无名静脉和右上腔静脉形成一静脉弓。心上型其他引流途径为:共同肺静脉腔经右侧奇静脉或右侧垂直静脉直接回流入上腔静脉(图 10-2-2 至图 10-2-6)。

(2)心内型。在心尖、剑突下低位四腔心切面,

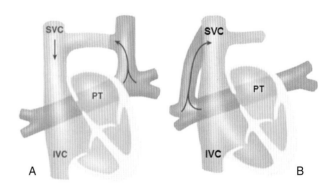

图 10-2-2 心上型肺静脉异位引流模式图。(A)经左侧垂直静脉;(B)经右侧垂直静脉(或奇静脉)入上腔汇入右心房。

可显示共同肺静脉腔开口于冠状静脉窦或直接开口于右心房。左心室长轴、右心室流入道及心尖或剑突下四腔心切面可见冠状静脉窦明显扩张 (图 10-2-7 至图 10-2-9)。

(3)心下型。胸骨旁及剑突下短轴切面显示共同肺静脉腔较小,下腔静脉异常增宽,肺静脉总干引流至门静脉者,表现为门静脉明显扩张(图 10-2-10 至图 10-2-12)。

剑突下长轴切面可显示下行的垂直静脉,穿过膈肌与门静脉或下腔静脉连接。

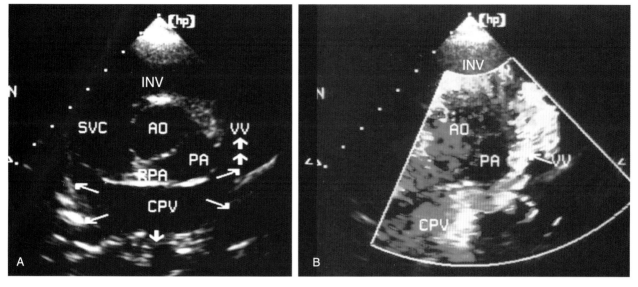

图 10-2-3 完全型肺静脉异位引流心上型声像图。(A)胸骨上窝短轴切面二维声像图显示位于主动脉弓下方的共同肺静脉腔及左侧的垂直静脉;(B)左高位矢状切面彩色多普勒声像图显示共同肺静脉经左侧垂直静脉(VV)的红色血流。INV:无名静脉。

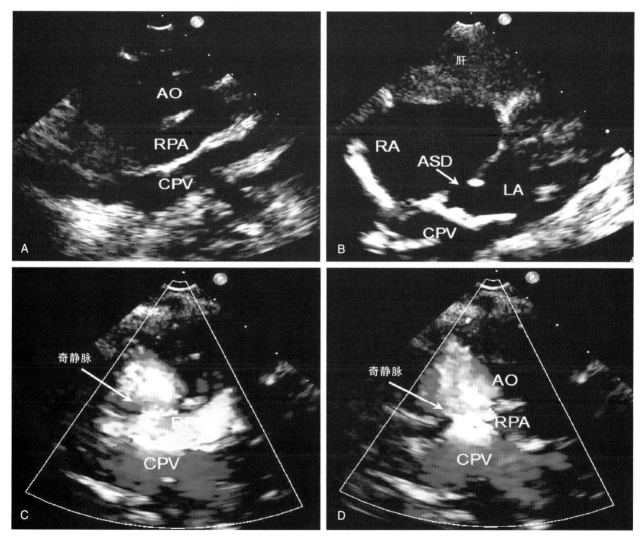

图 10-2-4 心上型肺静脉异位引流,通过右侧奇静脉异位引流声像图(11 个月,男孩)。(A)左高位胸骨旁短轴切面显示右肺动脉下方的共同肺静脉腔;(B)胸骨旁四腔心切面显示房间隔缺损;(C、D)右侧胸骨旁短轴切面(介于横切面与冠状切面之间)彩色多普勒声像图显示共同肺静脉经上行的右侧奇静脉(横跨右肺动脉)异位引流入上腔静脉。(待续)

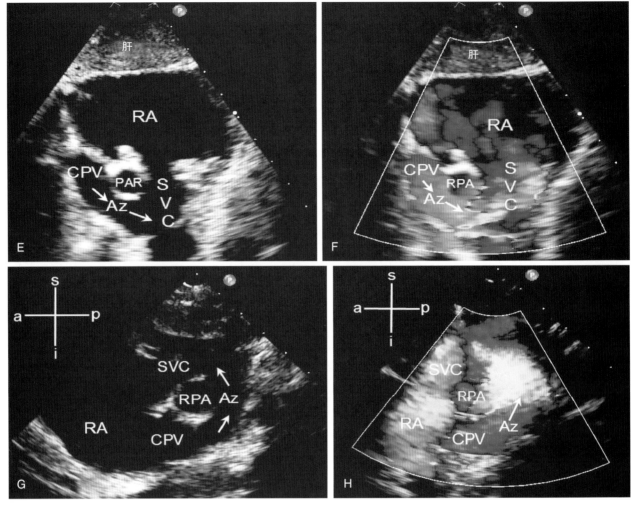

图 10-2-4(续) (E)剑突下上下腔长轴切面(矢状)二维图像显示共同肺静脉经奇静脉绕过右肺动脉进入上腔静脉;(F)剑突下上下腔长轴切面彩色多普勒声像图显示共同肺静脉经奇静脉进入上腔静脉;(G)右侧胸骨旁矢状切面二维图像显示奇静脉向后绕过右肺动脉进入上腔静脉;(H)右侧胸骨旁矢状切面彩色多普勒声像图显示奇静脉向后绕过右肺动脉进入上腔静脉。CPV:共同肺静脉腔;Az:奇静脉。

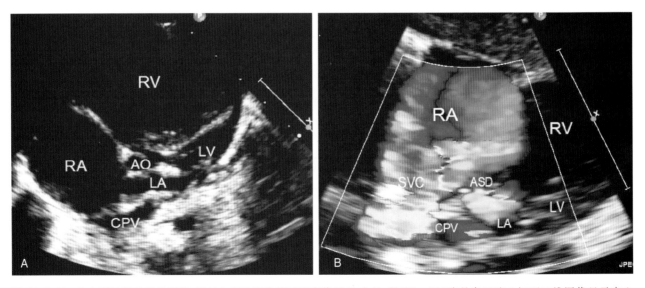

图 10-2-5 心上型肺静脉异位引流,通过右侧垂直静脉回流声像图(2 个月,男孩)。(A)胸骨旁四腔心切面二维图像显示右心系统明显扩张,左心系统明显缩小,左心房后可见共同肺静脉腔(CPV);(B)胸骨旁四腔心切面彩色多普勒声像图显示右心房经房间隔缺损分流入左心房的蓝色血流。(待续)

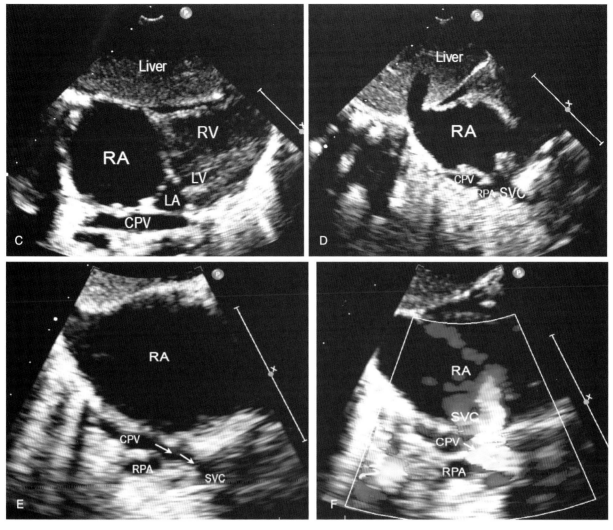

图 10-2-5(续)　(C、D)剑突下四腔心及矢状长轴切面二维图像显示右心系统明显扩张,同时显示位于左右心房后方的共同肺静脉腔(CPV);(E)剑突下矢状长轴切面二维图像显示共同肺静脉腔经走行于右肺动脉前方的垂直静脉与上腔静脉交通;(F)剑突下矢状长轴切面彩色多普勒声像图显示走行于右肺动脉前方的垂直静脉与上腔静脉交通。

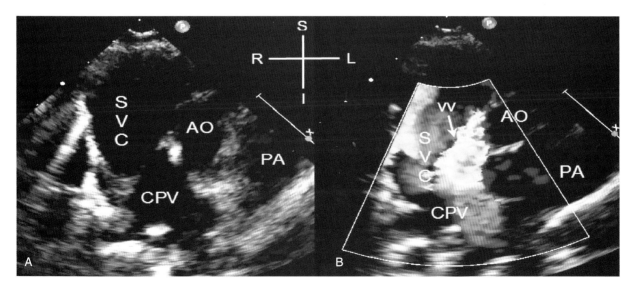

图 10-2-6　肺静脉异位引流(1 岁,男孩),通过右侧垂直静脉回流声像图,走行于上腔与右肺动脉前之间,伴有狭窄。(A)胸骨上窝短轴切面二维声像图;(B)胸骨上窝短轴切面彩色多普勒声像图。(待续)

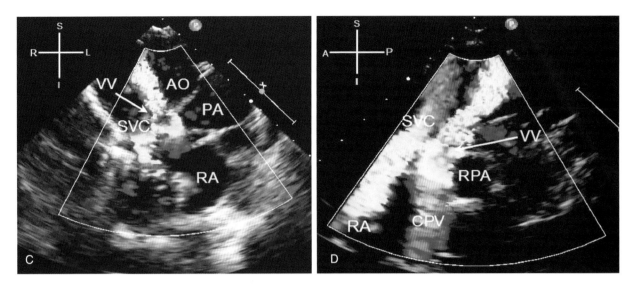

图 10-2-6　(C)右侧胸骨旁短轴切面彩色多普勒声像图；(D)右侧胸骨旁矢状切面。

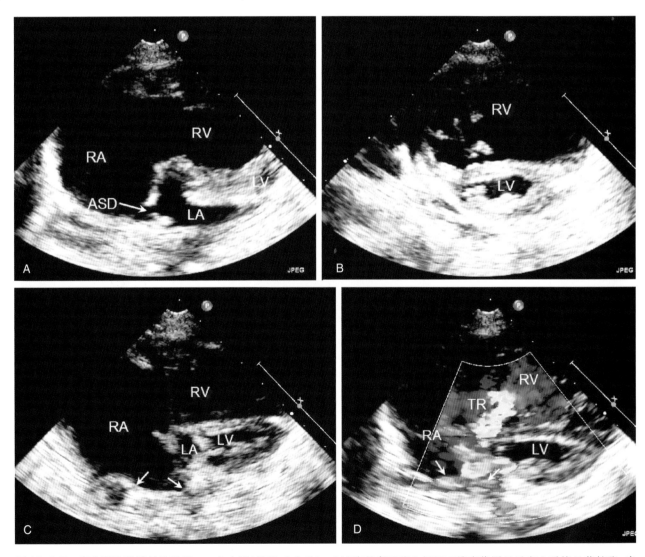

图 10-2-7　完全型肺静脉异位引流——心内型(男孩,4 个月)。(A)胸骨旁四腔心切面二维声像图显示右心系统显著扩张,房间隔回声失落；(B)心室短轴切面显示右心室高度扩张；(C)四支肺静脉直接回流入右心房顶部；(D)彩色多普勒声像图显示四支肺静脉直接回流入右心房顶部。(待续)

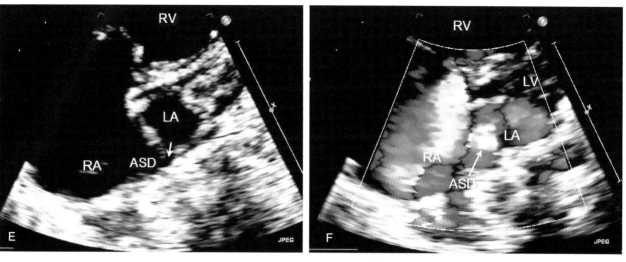

图 10-2-7(续)　(E、F)剑突下四腔心切面显示共同肺静脉腔于右心房顶部直接与右心房连接；彩色多普勒声像图显示共同肺静脉直接与右心房交通的红色血流。

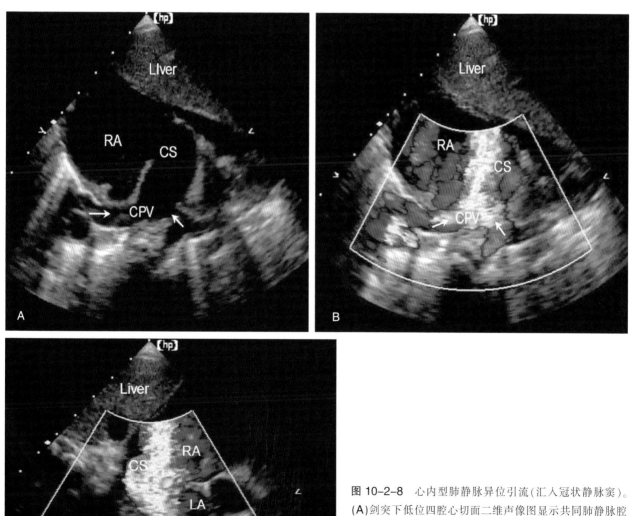

图 10-2-8　心内型肺静脉异位引流(汇入冠状静脉窦)。(A)剑突下低位四腔心切面二维声像图显示共同肺静脉腔直接与扩张的冠状静脉窦交通；(B)剑突下低位四腔心切面彩色多普勒声像图显示共同肺静脉血流直接进入扩张的冠状静脉窦；(C)剑突下矢状长轴切面彩色多普勒声像图显示共同肺静脉经左心房后方与冠状静脉窦直接交通。

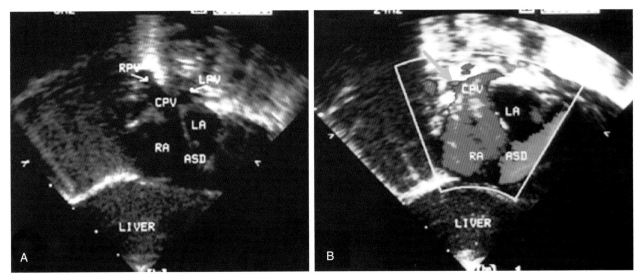

图 10-2-9　完全型肺静脉异位引流—心内型(直接入右心房)声像图。(A)剑突下四腔心切面显示四支肺静脉汇合成共同腔，直接与右心房交通；(B)剑突下四腔心切面彩色多普勒声像图显示共同肺静脉腔进入右心房。

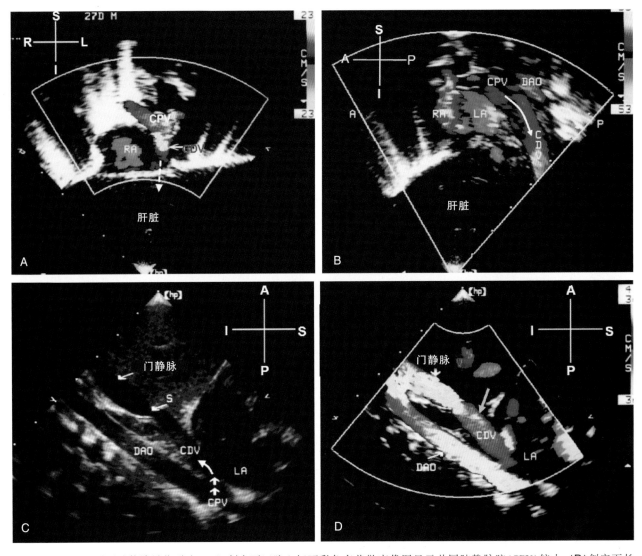

图 10-2-10　心下型肺静脉异位引流。(A)剑突下四腔心切面彩色多普勒声像图显示共同肺静脉腔(CPV)较小；(B)剑突下长轴(矢状)切面彩色多普勒声像图显示下降的垂直静脉于心房后方下行(CDV)；(C)长轴切面显示下行的垂直静脉穿过膈肌后狭窄；(D)长轴切面彩色多普勒声像图显示狭窄处血流速度增快。

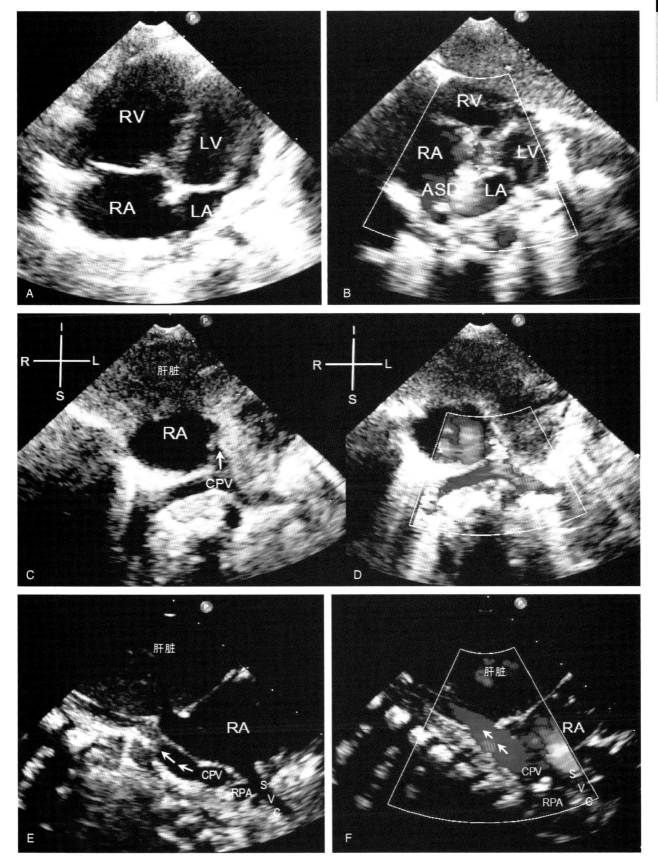

图 10-2-11　心下型肺静脉异位引流（3 个月，女孩）。(A)心尖四腔心切面显示右心明显增大，左心缩小；(B)心尖四腔心切面彩色多普勒声像图显示房间隔缺损右向左分流；(C)剑突下低位四腔心切面二维图像显示左右肺静脉在右心房左后汇合成共同腔（CPV）；(D)剑突下低位四腔心切面彩色多普勒声像图显示左右肺静脉在右心房左后汇合成共同腔；(E)剑突下矢状长轴切面显示下降的垂直静脉（箭头所示）；(F)剑突下矢状长轴切面彩色多普勒声像图显示下降的垂直静脉与肝门静脉交通。

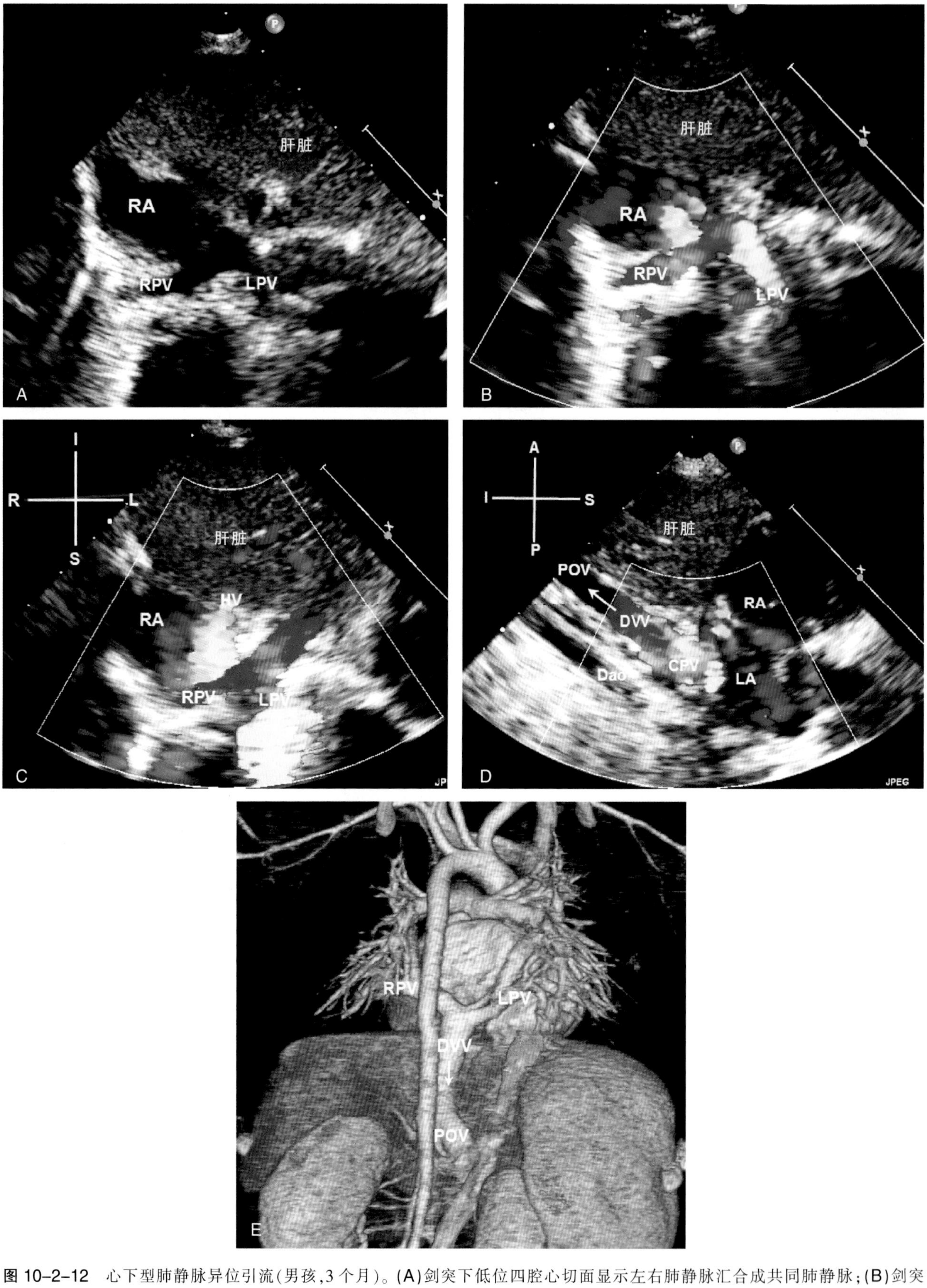

图 10-2-12 心下型肺静脉异位引流(男孩,3 个月)。(A)剑突下低位四腔心切面显示左右肺静脉汇合成共同肺静脉;(B)剑突下低位四腔心切面多普勒声像图显示左右肺静脉汇合成共同肺静脉;(C)彩色多普勒声像图显示左右肺静脉汇合后直接与下降的垂直静脉连接;(D)剑突下矢状切面彩色多普勒声像图显示垂直静脉穿过膈肌与门静脉交通;(E)MDCT 三维图像显示心下型肺静脉异位引流。DVV:下降的垂直静脉;POV:门静脉。

(4)混合型。兼有上述两种类型以上的超声特征。

3.多普勒超声心动图

(1)彩色多普勒血流显像:彩色多普勒超声心动图对肺静脉异位引流的诊断有重要价值。

1)多切面可显示房间隔缺损或卵圆孔未闭的分流信号,部分型为左向右分流,完全型为右向左或双向分流。

2)彩色多普勒显像可追踪异常引流的肺静脉,或肺静脉总干的回流途径、部位。

A.心上型:于胸骨上窝或左锁骨上窝切面可显示从主动脉和肺动脉左侧向上走行的垂直静脉,其血流为红色的静脉频谱,汇入左无名静脉。

B.心内型:于剑突下或心尖四腔心切面可显示异位引流的肺静脉或肺静脉总干汇入扩张的冠状静脉窦,或直接引流入右心房。

C.心下型:可见向下走行的垂直静脉穿过膈肌下行,通过门静脉或直接汇入下腔静脉系统。

D.混合型:彩色多普勒声像图显示肺静脉通过不同的途径引流入体静脉或右心房。

3)彩色多普勒对判断心房水平分流量大小、引流途径有无梗阻及梗阻程度有重要价值。

(2)频谱多普勒超声心动图:频谱多普勒可显示梗阻部位的血流速度,以评价梗阻程度;同时可根据三尖瓣或肺动脉瓣的反流速度,评估肺动脉高压程度。

4.心脏声学造影

右心声学造影可显示心房水平右向左的分流。若冠状静脉窦扩大,于左上肢注射造影剂,扩大的静脉窦不显影,则可能为心内型肺静脉异位引流。

五、MDCT 及 MRI 检查

MDCT、高场 MRI 均可清楚显示肺静脉分支的走行、异常连接的部位,共同腔的部位和大小,以及引流途径是否狭窄等,已成为肺静脉异位引流诊断的重要方法,见图 10-1-8。

六、鉴别诊断

本病需注意与永存左上腔静脉及引起肺静脉梗阻的三房心相鉴别。

七、手术治疗及预后

部分型肺静脉异位引流可选择择期手术;完全型肺静脉异位引流一旦确诊就应手术治疗,治疗效果多良好。预后主要取决于有无肺静脉回流梗阻、左右心房的交通情况及肺动脉高压的程度;心下型多预后凶险,手术死亡率较高。

第3节　先天性肺静脉狭窄

一、概述

先天性肺静脉狭窄 (congenital pulmonary venous stenosis,CPVS)是一种很少见的先天性心血管畸形。1951 年,Reyer 首次报道了 1 例死于心力衰竭的 8 岁女孩,尸检发现患有严重肺静脉狭窄,此后国外文献陆续有报道。

本病的发生机制尚不清楚,推测可能由于肺静脉内膜过度增生导致血管中层继发性改变,形成非特异性肺静脉纤维内膜增厚和不同程度、不规则的血管中层增厚,这种异常病理改变可发生于肺静脉的不同部位,累及范围亦差异较大,就形成了不同类型的狭窄[1]。本病可单独存在,但大多数合并心内其他畸形,合并畸形以心内间隔缺损的左向右分流型先天性心脏病多见。

二、病理解剖及分型

肺静脉狭窄的性质可分为管状狭窄和隔膜型狭窄,狭窄部位多见于肺静脉与左心房连接处[2],狭窄数目从一支到全部肺静脉。肺静脉开口、肺外肺静脉、肺内肺静脉等部位出现节段性或弥漫性内膜过度增生、中层增厚、管壁纤维化。根据受累的部位肺静脉狭窄可以分为:①肺静脉口狭窄:狭窄位于肺静脉在左心房开口处,多为隔膜型狭窄;②肺静脉长管状狭窄:狭窄位于肺静脉开口以远的肺静脉,但肺实质内的肺静脉正常;③肺静脉弥漫性狭窄:肺实质内的肺静脉也出现狭窄。

三、病理生理改变

肺静脉狭窄导致肺静脉血液向心性回流受阻,

肺淤血,肺静脉压升高,最终导致后向性肺动脉高压及右心室压力负荷增加。

四、临床表现

CPVS 的大组病例报道较少,有学者统计文献资料显示,CPVS 可表现为发育延迟、肺部感染、反复心力衰竭和中度以上肺动脉高压。临床表现主要取决于狭窄程度、狭窄静脉的数目以及合并的心内畸形。若 4 支肺静脉同时受累,症状出现较早,早期病死率较高;如受累肺静脉支数较少,可在青少年期才出现症状,或仅仅表现为偶发心悸、胸闷。本病可单独存在,但大多数合并各种心内畸形,以心内间隔缺损并左向右分流多见。

五、超声心动图检查

(一)常用切面

四腔心切面(胸骨旁、心尖、剑突下等)、左心长轴切面、胸骨上窝短轴(螃蟹征)切面等为常用切面。

(二)超声心动图表现

(1)肺动脉高压为 CPVS 最常见并发症,二维超声心动图可显示右心室及肺动脉扩张,如伴有三尖瓣口反流或肺动脉瓣口反流,可通过连续多普勒定量测得反流速度并评估高压程度。

(2)CDFI 在肺静脉狭窄处检出五彩镶嵌血流信号,采用胸骨上窝短轴切面(螃蟹征切面)可准确判定肺静脉狭窄的解剖部位 (哪支肺静脉狭窄?是一支还是多支狭窄?)。

(3)PW 显示正常肺静脉三相波血流频谱消失,肺静脉血流速度曲线始终不能回归至基线,a 波消失,呈现单相连续性双期血流频谱。

(4)频谱多普勒显示肺静脉流速增快(大多数学者以肺静脉 $V_{max} \geq 1.6m/s$ 作为阈值诊断 PVS,其特异度为 100%,敏感度为 90%[4])。

(5)狭窄程度的判定标准尚未统一,韩国专家的临床经验认为,平均压差 ≥5mmHg 即可诊断肺静脉狭窄,并提出分级标准:平均压差 5~8mmHg 为轻度狭窄,>8~11mmHg 为中度狭窄,>11mmHg 为重度狭窄[5]。见图 10-3-1 和图 10-3-2。

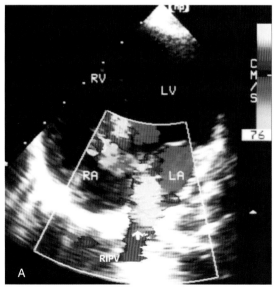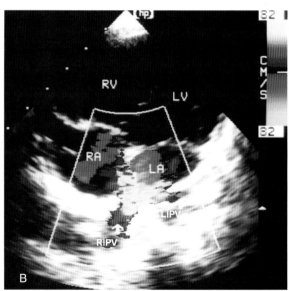

图 10-3-1　肺静脉狭窄声像图。(A)胸骨旁四腔心切面彩色多普勒声像图显示右下肺静脉血流加速,呈红色五彩血流;(B)胸骨旁四腔心切面彩色多普勒声像图显示双下肺静脉血流加速,呈红色五彩血流。(待续)

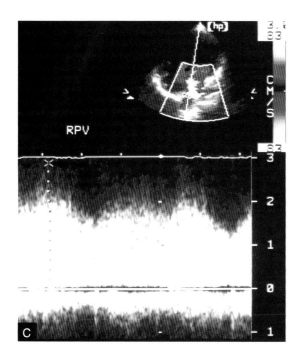

图 10-3-1(续)　(C)脉冲多普勒显示右下肺静脉血流明显加速,V_{max} 230cm/s。

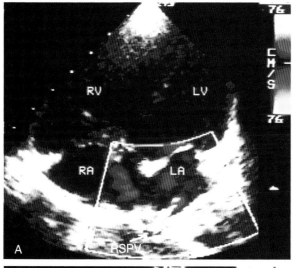

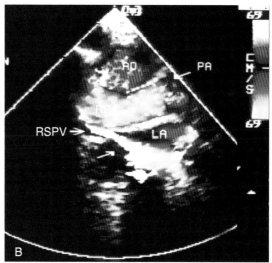

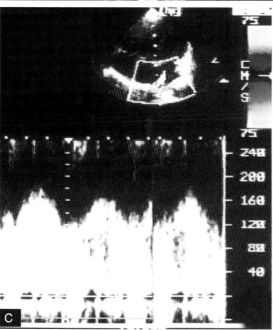

图 10-3-2　右上肺静脉狭窄声像图。(A)胸骨旁四腔心切面彩色多普勒声像图显示右上肺静脉(RSPV)血流速度加快;(B)胸骨上窝切面彩色多普勒声像图进一步证实右上肺静脉血流速度加快;(C)脉冲多普勒显示右上肺静脉 V_{max} 170cm/s。

参考文献

1. Bini RM, Cleveland DC, Ceballos R, et al. Congenital pulmonary vein stenosis. Am J Cardio, 1984,54(3):369.

2. Fong LV, Anderson RH, Park SC, et al. Morphologic features of stenosis of the pulmonary veins. Am J Cardio, 1988,62(16):1136.

3. Driscoll DJ, Hesslein PS, Mullins. Congenital stenosis of individual pulmonary veins: clinical spectrum and unsuccessful treatment of transvenous ballon dilation. Am J Cardio, 1982,49(7):1767.

4. 张志芳,张玉齐,孙锟,等.先天性肺静脉狭窄的多普勒超声心动图诊断.中国临床医学影像杂志,2009,20(4):247-249.

5. 吴明君,刘畅,付秀婷.彩色多普勒超声心动图对先天性肺静脉狭窄的诊断价值.中华医学超声杂志:电子版,2012,9(7):620-622.

（耿斌 李小丹）

第 11 章

体循环静脉畸形

一、概述

　　体循环静脉包括上腔静脉（superior vena cava，SVC）、下腔静脉（inferior vena cava，IVC）、肝静脉、无名静脉和奇静脉系统等。体静脉畸形系指静脉引流异常和走行异常：包括左上腔静脉（left superior vena cava，LSVC）入左心房、下腔静脉肝段中断-奇静脉异常连接、肝静脉异常引流、永存左上腔静脉（persistent left superior vena cava，PLSVC）、右上腔静脉缺如以及左无名静脉走行异常等，临床意义上以前两者较为重要。超声诊断该畸形仅占先天性心脏病的4%~7%。体静脉畸形变异较多，对体静脉畸形引流做出准确诊断对心导管检查、心血管造影以及手术方案的选择都具有重要价值。

二、病理解剖与分型

　　体静脉畸形变异较多，主要分类如下。

　　（1）左上腔静脉畸形：左上腔静脉入冠状静脉窦，左上腔静脉入左心房。

　　（2）右上腔静脉畸形：右上腔静脉缺如，右上腔静脉入左心房。

　　（3）下腔静脉畸形：下腔静脉中断-奇静脉异常连接，肝静脉引流异常；下腔静脉入左心房十分罕见，往往合并下腔静脉型房间隔缺损、单心房等。需要指出的是：理论上，与下腔静脉近心端相连的心房，即为解剖右心房，所以通常所指的下腔静脉入左心房多为功能左心房（解剖上为右心房）。

　　（4）无名静脉畸形：左无名静脉走行异常。见图11-1和图11-2。

三、病理生理改变

　　体静脉畸形变异较多，一般没有明显血流动力学改变，多无明显临床症状，临床上易忽视。但左上腔静脉入左心房可引起动、静脉血的混合，由于心脏术后静脉压力升高，可导致较明显的低氧血症（一般

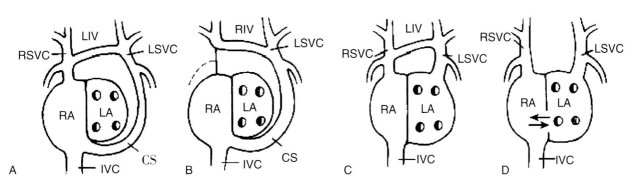

图 11-1　上腔静脉畸形示意图。

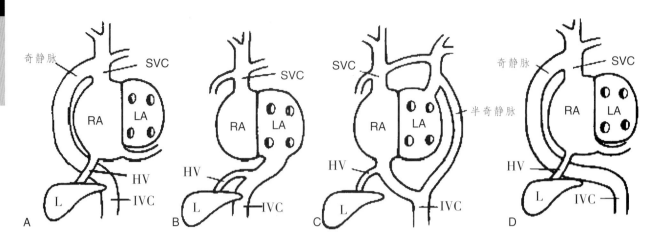

图 11-2 下腔静脉畸形示意图。

约为 90%），对手术恢复会造成影响。

四、超声心动图检查

(一)常用切面

主要采用左心室长轴切面、胸骨旁低位四腔心切面、剑突下短轴切面和长轴切面、冠状静脉窦切面、胸骨上窝冠状（横）切面和左高位矢状切面，后两者为诊断左上腔静脉畸形的最佳切面。

应用多切面观察冠状静脉窦有无扩张；于剑突下切面注意观察脊柱两侧的下腔静脉与腹主动脉之对称关系是否消失；于胸骨上窝切面可显示无名静脉是否缺如或变细，有无左上腔静脉；用胸骨上窝短轴切面及左高位矢状切面观察左上腔静脉入左房还是入冠状静脉窦，左上肢声学造影对左上腔静脉畸形的诊断有决定性意义；注意区分下腔静脉和肝静脉。

(二)超声心动图表现

1.二维超声心动图

(1)永存左上腔静脉

1)永存左上腔静脉时多切面显示冠状静脉窦扩张。

2)左胸骨旁高位纵切面或胸骨上窝（偏左）长轴

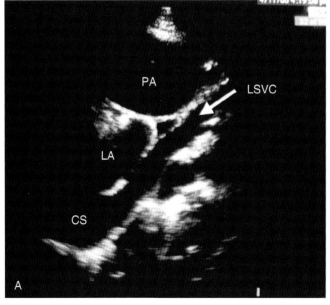
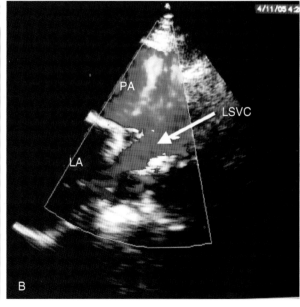

图 11-3 永存左上腔静脉。(A)左胸骨旁矢状切面显示左上腔静脉于左心房后方下行，与冠状静脉窦连接；(B)彩色多普勒声像图显示左上腔静脉引流入冠状静脉窦的低速蓝色血流。

切面显示:增粗、扩张的左上腔静脉绕过左心房下行(图11-3)。

(2)左上腔静脉入左心房

1)合并冠状窦间隔缺损时,冠状静脉窦可扩张或缺如。

2)不合并冠状静脉窦间隔缺损,冠状静脉窦不扩张。

3)无名静脉缺如或非常细小。

4)左胸骨旁高位纵切面或胸骨上窝(偏左)长轴切面显示:增粗、扩张的左上腔静脉直接入左心房的左上角。见图11-4。

(3)下腔静脉肝段中断-奇静脉异常连接

1)下腔静脉肝段中断时,剑突下短轴切面显示静脉与腹主动脉位于脊柱同一侧,动脉在前,静脉在后,静脉并非为下腔静脉,而是奇静脉。

2)于剑突下长轴切面仔细观察奇静脉未与右心房连接,而是绕过右心房后方上行。

3)肝静脉直接回流入右侧心房。

4)于胸骨上窝偏右侧长、短轴切面,多能显示奇静脉于上腔静脉右后方进入上腔静脉,见图11-5。

(4)无名静脉走行异常

1)胸骨上窝长轴切面:可显示主动脉弓与右肺动脉间存在一圆形静脉血管结构,即为无名静脉。

2)胸骨上窝短轴切面:显示无名静脉在主动脉

弓下方与右肺动脉上方之间横过主动脉弓,在上腔静脉入心房处同上腔静脉汇合(图11-6)。

2.彩色多普勒超声心动图

彩色多普勒超声心动图对体静脉畸形的诊断有重要作用,可显示左上腔静脉的低速静脉频谱引流入冠状静脉窦或左心房;还可清楚地显示下腔静脉中断,且未与右心房连接,而是通过奇静脉上行;另外还可显示右上腔静脉与无名静脉的异常。

3.静脉声学造影

左上肢静脉声学造影对左上腔静脉畸形的诊断及鉴别诊断(引流入冠状静脉窦还是左心房)有重要价值。

五、MDCT 及 MRI 检查

以往心血管造影是诊断体静脉引流异常的首选方法。目前 MDCT、高场 MRI 检查技术及血管成像技术(CTA、MRA)、三维成像技术已经取代了心血管造影,广泛应用于体静脉畸形的诊断。两者均可清楚显示体静脉的走行、是否合并狭窄、与心房的连接部位等,见图11-7。

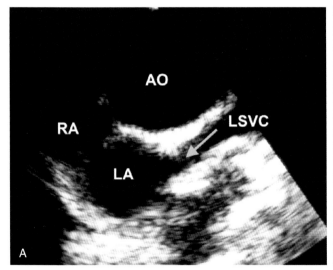 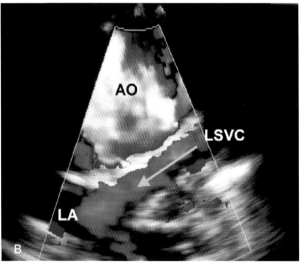

图 11-4 左上腔静脉入左心房。(A)左侧胸骨旁矢状切面显示左上腔静脉在左心房顶部与左心房交通;(B)彩色多普勒声像图显示左上腔静脉内低速蓝色血流进入左心房。

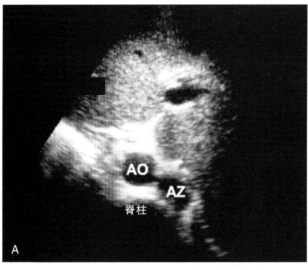
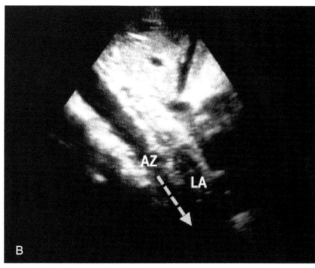
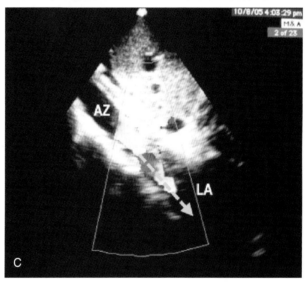

图 11-5　下腔静脉肝段中断-奇静脉连接。(A)剑突下短轴切面显示腹主动脉与静脉位于同一侧,主动脉在脊柱正前;(B)长轴切面显示静脉未与右心房连接,而是绕过心房后方上行,为异常连接的奇静脉;(C)彩色多普勒声像图显示奇静脉未与心房连接。

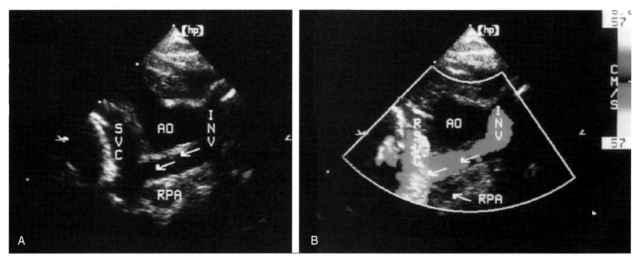

图 11-6　无名静脉走行异常。(A)胸骨上窝短轴切面显示左无名静脉于主动脉弓下方走行,与右上腔静脉连接;(B)彩色多普勒声像图显示异常走行的无名静脉内低速蓝色血流,与右上腔静脉交通。

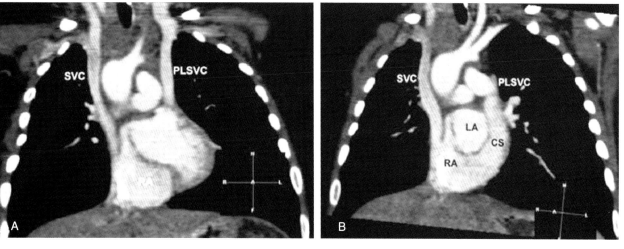

图 11-7 MDCT 显示体静脉异常:冠状切面显示左上腔静脉与冠状静脉窦连接。

（耿斌 张桂珍）

第 **12** 章

主动脉弓异常

第1节　主动脉缩窄

一、概述

　　主动脉缩窄（coarctation of aorta，COA）是指主动脉的局限性（discrete）狭窄性病变，多发生于主动脉峡部。COA为较常见的一种先天性心血管畸形，占先心病的6%~8%。本畸形似乎比较简单，但其病理解剖、病理生理、临床表现以及治疗和预后却非常复杂。本病的预后与病理类型和其他合并畸形有关，主要致死原因为心力衰竭、严重高血压引起的主动脉破裂及脑血管意外等。

二、病理解剖与分型

(一)病理解剖

　　主动脉缩窄部位多见于主动脉峡部，即锁骨下动脉至动脉导管或动脉导管韧带附着处的一段主动脉。缩窄后主动脉内径多扩张，狭窄近端主动脉与狭窄远端主动脉常形成丰富的侧支循环。见图12-1-1。

　　缩窄的主动脉中层变性，内膜增厚，主动脉壁呈隔膜状或嵴状突向腔内，致使管腔狭窄，狭窄后的降主动脉均有不同程度的扩张。

　　心脏由于左心室阻力负荷增加而导致左心室壁肥厚和心腔扩大；本病常合并动脉导管未闭、室间隔缺损、左心室流出道狭窄、主动脉瓣狭窄（二瓣化畸形）等。

(二)分型

　　主动脉缩窄分类方法多样，但根据狭窄的部位与程度大致分为两类：

1.局限性狭窄(过去称为导管后型或成人型)

　　尽管过去根据狭窄与动脉导管的关系可将主动脉缩窄分为导管前、导管旁及导管后型，但只有少数患者合并动脉导管，即使合并动脉导管，狭窄多发生于动脉导管或导管韧带附着处，所以准确地应称为导管旁（Juxtaductal）型，约占90%。该种类型狭窄比较局限，程度较轻，侧支循环丰富。局限性狭窄大多数不合并动脉导管未闭，少数可合并细小的动脉导管未闭，合并室间隔缺损或左心室流出道梗阻者少见，见示意图12-1-2。

2.管状狭窄或发育不良(过去称为导管前型或婴儿型)

　　约占10%，狭窄发生于主动脉弓远端及主动脉峡部（锁骨下动脉与动脉导管或导管韧带附着处之间），多呈管状发育不良（tubular hypoplasia）。主动脉弓和峡部发育不良的标准为：近端主动脉弓（无名动脉与左颈总动脉之间）内径小于升主动脉内径的60%；主动脉弓远端（左颈总动脉与左锁骨下动脉之间）小于升主动脉内径的50%；主动脉峡部小于升主动脉内径的40%。

　　该种类型狭窄常合并室间隔缺损、左心室流出

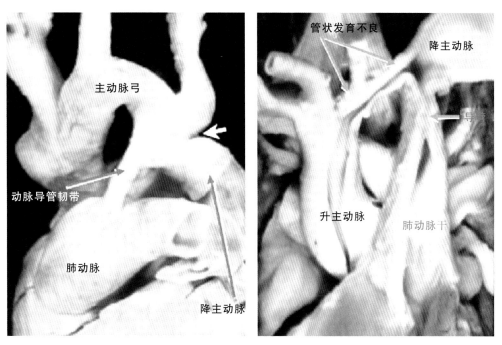

图 12-1-1 主动脉缩窄解剖示意图。(A)局限性主动脉峡部缩窄(箭头所示);(B)主动脉弓管状发育不良(弥漫性)(长箭头所示)。

道狭窄等,合并右心室流出道梗阻者非常罕见;本型狭窄常合并粗大的动脉导管未闭,狭窄后降主动脉一部分血供来源于动脉导管未闭,所以常早期出现肺动脉高压。如果在新生儿期动脉导管闭合,将导致严重后果,如得不到及时治疗,预后不良。

三、病理生理改变

主动脉缩窄近端,血容量增加,血压上升,如果高血压持续时间过长,可导致主动脉瘤和脑血管意

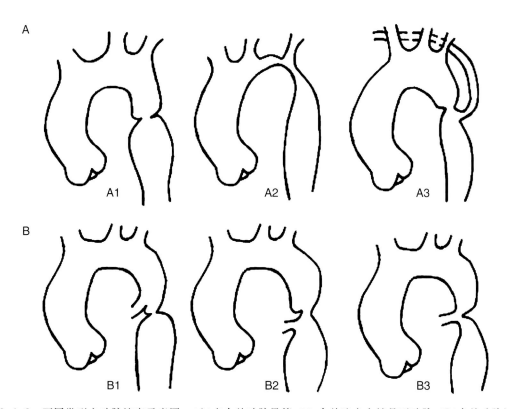

图 12-1-2 不同类型主动脉缩窄示意图。(A)未合并动脉导管;A3:合并迷走右锁骨下动脉;(B)合并动脉导管未闭。

外等并发症;狭窄部位以远,血压降低可引起组织器官灌注障碍。另外,由于左心室阻力负荷增加,导致左心室肥厚劳损,最终出现心力衰竭;由于肺动脉多明显扩张(甚至出现在胎儿期),因此可压迫支气管引起其狭窄或发育不良。

在婴儿期出现症状的主动脉缩窄,多合并动脉导管未闭,由于一部分血流由右心经动脉导管供应身体下半部,可早期出现肺动脉高压和心力衰竭。

四、超声心动图检查

二维超声心动图对主动脉缩窄的检出率为90%以上,结合多普勒超声评估狭窄程度更可靠;但成人胸骨上窝切面有时不宜显示主动脉峡部。

(一)常用切面

左心室长轴切面、五腔心切面、左侧胸骨旁高位切面及胸骨上窝主动脉长轴切面为常用切面。注意显示心脏其他合并畸形(室间隔缺损、主动脉口狭窄等),追踪主动脉弓、峡部及胸主动脉起始部,必要时追踪胸主动脉、腹主动脉。

(二)超声心动图表现

1.M型超声心动图

左心室壁增厚,当左心室未出现心力衰竭时,心室腔内径正常,室壁运动协调,幅度增强;当出现心力衰竭时,心室腔内径增大,室壁运动不协调。

2.二维超声心动图

(1)主动脉局限性缩窄:左锁骨下动脉以远狭窄,呈葫芦状或嵴(膜)状,狭窄段比较局限,狭窄后降主动脉扩张(图12-1-3)。

(2)主动脉管状发育不良:主动脉弓远端和主动脉峡部内径明显缩小,呈不规则的管状。

(3)动脉导管未闭与主动脉缩窄的关系:显示动脉导管与降主动脉的关系常采用两种切面。①胸骨上窝动脉导管切面:显示标准主动脉弓长轴后,将探

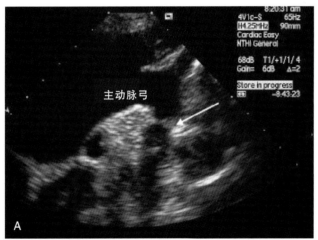

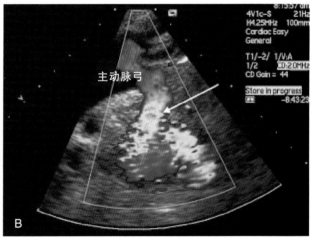

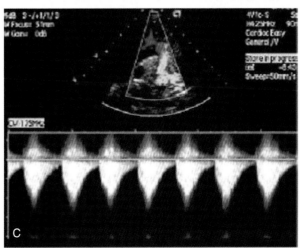

图12-1-3 主动脉峡部缩窄声像图。(A)胸骨上窝长轴切面二维超声显示降主动脉近端呈嵴状向腔内突出(箭头所示),狭窄段比较局限,狭窄后降主动脉扩张;(B)彩色多普勒声像图显示狭窄处蓝色五彩血流(箭头所示);(C)连续多普勒超声显示狭窄处血流速度接近500cm/s。

头逆时针旋转 20°~30°,同时向左侧倾斜,显示左肺动脉与降主动脉的交错。在左肺动脉的上方可清楚地显示未闭动脉导管与降主动脉的交通(注意不要将左肺动脉误认为动脉导管)(图 12-1-4)。②左侧高位切面(俗称三指切面):探头位于胸骨左缘锁骨下或第一肋间,顺时针旋转,使探头标示指向 1~2 点钟位置,可清楚地显示降主动脉与肺动脉之间的异常交通,并对判断动脉导管未闭与降主动脉之间的关系有重要价值。

(4)其他征象:左心室肥厚,运动幅度增强,升主

动脉增宽,可合并主动脉瓣二瓣畸形、左心室流出道狭窄和室间隔缺损等。

3.彩色多普勒血流显像

彩色多普勒血流显像显示主动脉弓狭窄前血流暗淡,狭窄后血流速度增快,狭窄处血流色调明亮呈五彩镶嵌状;如果为显著的管状狭窄,血流速度增速不明显,狭窄段血流变细,通过狭窄段后血流呈扩散状(图 12-1-5)。

动脉导管血流可因其在缩窄前后的位置不同

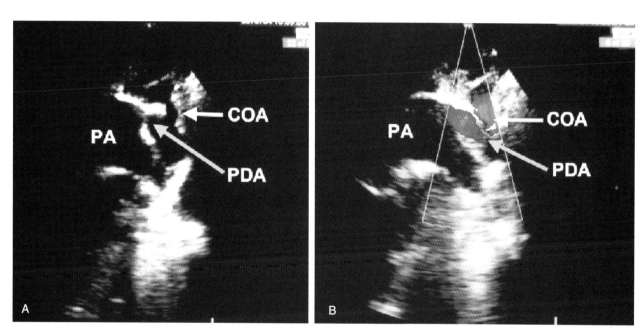

图 12-1-4　主动脉弓长轴切面显示合并动脉导管未闭。(A)胸骨上窝长轴切面显示狭窄位于动脉导管未闭的近端;(B)彩色多普勒声像图显示主动脉经未闭动脉导管到肺动脉的分流束(红色血流信号)。PA:肺动脉;PDA:动脉导管未闭;COA:主动脉缩窄。

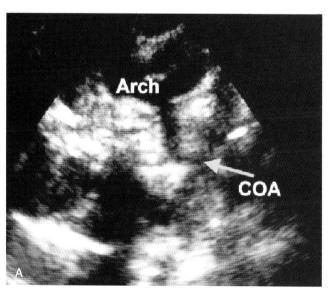
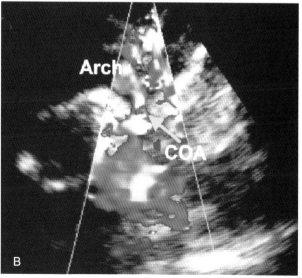

图 12-1-5　主动脉峡部发育不良声像图。(A) 胸骨上窝长轴切面二维超声心动图显示主动脉峡部呈管状发育不良 (箭头所示);(B)彩色多普勒声像图显示血流速度增快不显著(箭头所示)。

而不同:如果导管位于狭窄前,由于恰处于狭窄前的高压腔,血流由主动脉向肺动脉分流;如果导管位于缩窄后,与扩张的降主动脉相连,彩色多普勒声像图显示肺动脉血流经动脉导管向降主动脉分流。

4.频谱多普勒超声心动图

应用连续多普勒在主动脉狭窄处可记录到收缩期高速射流频谱,频谱峰值后移,射血时间延长;当主动脉缩窄时,收缩期降主动脉最高血流速度高于200cm/s。

主动脉存在缩窄时,腹主动脉彩色血流信号暗淡,其血流频谱出现异常,正常的三相波消失,变为单相低阻的双期血流频谱(类似肾动脉或颈动脉的血流频谱),对本病有辅助诊断价值,见图12-1-6。

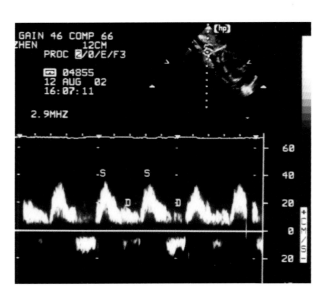

图 12-1-6　主动脉缩窄腹主动脉血流频谱:正常三相波消失,变为单相低阻血流频谱。

五、MDCT 及 MRI 检查

近年来,MDCT 与高场 MRI 检查技术广泛应用于心血管疾病的诊断,尤其适用于心脏周围大血管及冠状动脉畸形的诊断。这两种技术均可清楚显示主动脉弓缩窄部位、长度及严重程度,同时可显示气管和支气管有无狭窄和发育不良,成为心脏周围大血管畸形确诊的首选方法,见图12-1-7。

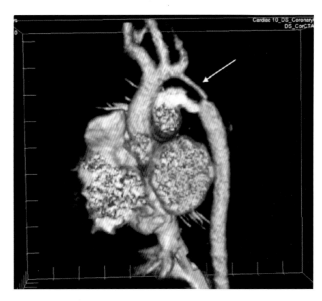

图 12-1-7　多排螺旋 CT 显示主动脉重度管状狭窄。

第2节　主动脉弓离断

一、概述

主动脉弓离断 (interruption of aortic arch, IAA)是指升主动脉与降主动脉之间连续性中断的一种先天性心血管畸形,该病发病率较低,约占先天性心脏病的 1%。单纯的主动脉弓离断非常罕见,常合并其他心内畸形和(或)心外畸形,常见的心内畸形为动脉导管未闭、室间隔缺损,称之为主动脉弓离断三联症(Trilogy of IAA);常合并的心外畸形为 22q11 微缺失、DiGeorge 综合征(即先天性胸腺发育不全)。

二、病理解剖与分型

1.病理解剖

主动脉弓中断的长度不一,短至数毫米,长可至数厘米。大部分患者均合并与降主动脉相连的粗大动脉导管及室间隔缺损,室间隔缺损多为干下型,少数为膜周或肌部缺损, 极少数患者可不合并动脉导管未闭,但在离断的主动脉两部分之间,可有不同程度的侧支血管形成。

本畸形可合并其他复杂畸形, 如主-肺动脉间隔缺损(称为 Berry 综合征)、共同动脉干、大动脉转位、右位主动脉弓、主动脉瓣及二尖瓣闭锁等,此外,还可合并锁骨下动脉起源及走行异常:①迷走右锁骨下动脉(aberrant right subclavian artery)或食管后锁骨下动脉(retroesophageal subclavian artery),即右锁骨下动脉起源于左锁骨下动脉远端的主动脉;②孤立性右锁骨下动脉 (isolated right subclavian artery),即右锁骨下动脉起源于右侧的动脉导管。

2.分型

Celoria 和 Patton 根据离断部位不同,将主动脉弓离断分为 3 型。

A 型:主动脉弓离断位于左锁骨下动脉起始部远端;

B 型:主动脉弓离断位于左颈总动脉与左锁骨下动脉之间;

C 型:主动脉弓离断位于无名动脉与左颈总动脉之间。

国外的资料显示 B 型最常见,占 55%,此型患者常合并 DiGeorge 综合征;北京安贞医院儿童心血管病中心资料显示,我国以 A 型主动脉弓离断最为多见,约占 70%,B 型约占 30%,C 型极为罕见。主动脉弓离断分型模式图见图 12-2-1。

三、病理生理改变

由于升主动脉与降主动脉连续性中断,升主动脉与降主动脉之间无血流交通,左心室的血液经升主动脉供应上半身,右心室的血液部分供应肺动脉,部分血液通过未闭的动脉导管经降主动脉供应下半身,因此,临床上患者上、下半身出现差异性发绀。但主动脉弓离断的患者常合并肺动脉高压,左、右心室的血液会发生混合,导致升主动脉、降主动脉及全身各部位的血液质量基本相同,此时,临床上不出现差异性发绀。

上述畸形导致的血流动力学改变导致心室负荷增加,尤其是右心室;由于右心室不仅向肺循环供血,还要向下肢体循环供血,因此,早期即可出现重度肺动脉高压,此时,右心系统不同程度的扩大,尤以肺动脉为著,常表现为瘤样扩张,并导致严重的心功能衰竭。胎儿期,肺动脉也可出现扩张,并且压迫气管及支气管,引起气管及支气管的狭窄或发育不良。

四、临床表现及预后

婴儿早期即可出现呼吸困难、不同程度青紫、充血性心力衰竭等表现,并逐渐加重,年长儿可有气促、鼻出血、头痛等临床表现。该畸形如果治疗不及时,出生后一旦动脉导管关闭,其平均的生存时间为 4~10 天;而动脉导管未闭的患儿约 75% 也因重度肺动脉高压及严重的心功能衰竭将在出生后 1 年内死亡。目前认为患儿出生后一旦确诊,应尽早使用前列腺素以维持动脉导管开放状态,为手术治疗创造机会。本畸形治疗的主要手段是手术治疗,合并其他的心内或心外畸形时预后较差。

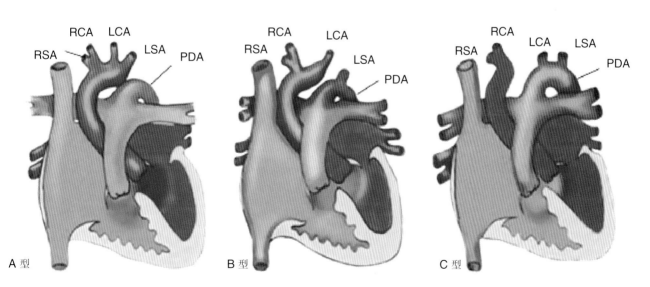

A 型   B 型   C 型

图 12-2-1 主动脉弓离断分型模式图。PDA:动脉导管未闭;LSA:左锁骨下动脉;LCA:左颈总动脉;RSA:右锁骨下动脉;RCA:右颈总动脉。

五、超声心动图检查

(一)常用切面

常用切面:左心室长轴切面、四腔心切面、大动脉短轴切面、左侧高位胸骨旁矢状切面及胸骨上窝长、短轴切面、剑突下主动脉弓长轴切面等。

(二)超声心动图表现

1.M型超声心动图

左心房、左心室扩大,伴有肺动脉高压时,右心室壁可肥厚。

2.二维超声心动图

(1)直接征象:主动脉弓长轴切面显示左锁骨下动脉(A型)或左颈总动脉(B型)或无名动脉(C型)以远主动脉呈盲端,与降主动脉不连续;胸骨上窝及胸骨旁主动脉弓长轴切面显示正常的升主动脉上升弧度消失,位置内移,陡直向上延伸(图12-2-2至图12-2-5)。

(2)间接征象:①多切面显示合并室间隔缺损(多为干下型);②肺动脉主干呈瘤样扩张,分支内径亦显著扩张,肺动脉与主动脉内径之比常大于1.5~2.0;③大动脉短轴切面及胸骨上窝、左侧高位胸骨旁切面显示粗大未闭的动脉导管(图12-2-6);④漏斗间隔向左心室流出道偏移;⑤升主动脉发育不良(内径细小),主动脉根部及升主动脉内径均较窄,常

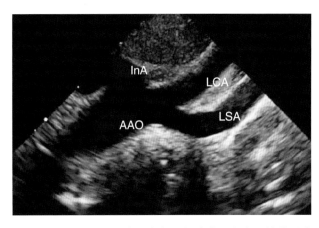

图12-2-2 A型主动脉弓离断:主动脉弓发出左锁骨下动脉后呈盲端。AAO:升主动脉;LSA:左锁骨下动脉;LCA:左颈总动脉;InA:无名动脉。

伴有主动脉瓣狭窄(二叶畸形)。

3.多普勒超声心动图

(1)主动脉弓离断部位:升主动脉与降主动脉之间无血流信号显示,这是区别于主动脉缩窄的重要征象;

(2)动脉导管血流:由肺动脉向降主动脉的右向左分流信号,或以右向左为主的双向分流信号;

(3)肺动脉血流:由于肺动脉内径高度扩张,致瓣环扩大,再加之肺动脉高压及动脉导管未闭,可导致肺动脉内及肺动脉瓣出现舒张期反流信号及频谱。

六、MDCT及MRI检查

多排CT与MRI血管成像可清楚显示主动脉弓

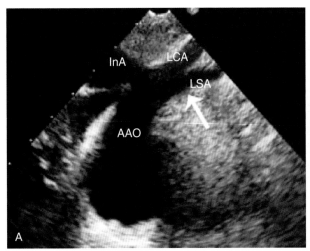
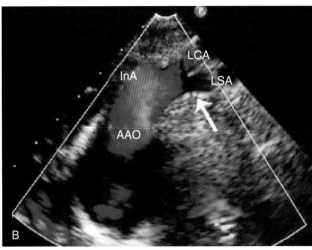

图12-2-3 A型主动脉弓离断声像图。(A)二维图像显示主动脉弓发出LSA后呈盲端(箭头所示);(B)彩色多普勒图像。

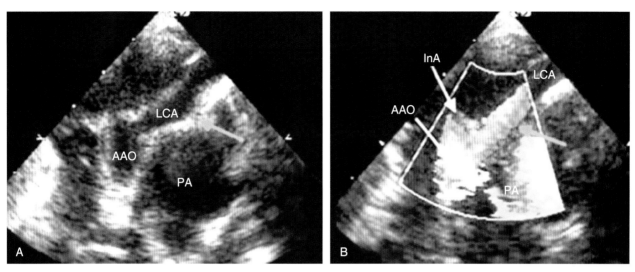

图 12-2-4　B 型主动脉弓离断声像图。(A)二维显示主动脉弓发出 LCA 后呈盲端(绿色箭头);(B)彩色多普勒图像。AAO: 升主动脉;LCA: 左颈总动脉;InA:无名动脉。

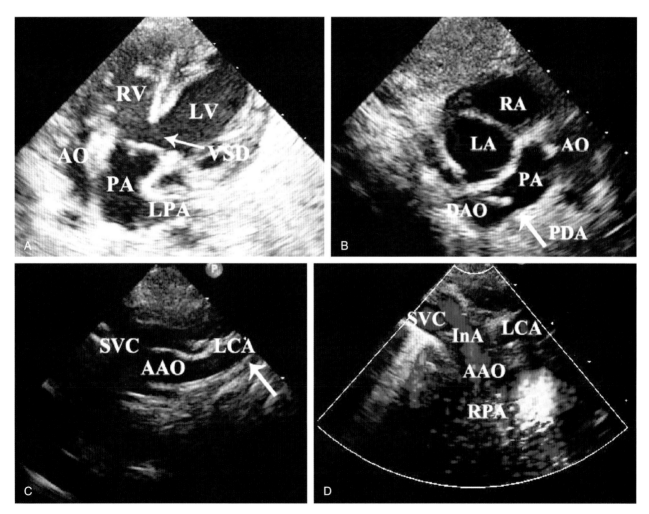

图 12-2-5　B 型主动脉弓离断声像图。(A)主动脉完全发自右心室,肺动脉增宽骑跨于室间隔缺损之上(箭头所示);(B)肺动脉与降主动脉之间可见粗大未闭的动脉导管(箭头所示);(C)主动脉发出无名动脉和左颈总动脉后呈盲端(箭头所示);(D)彩色多普勒声像图显示主动脉仅发出无名动脉及左颈总动脉。

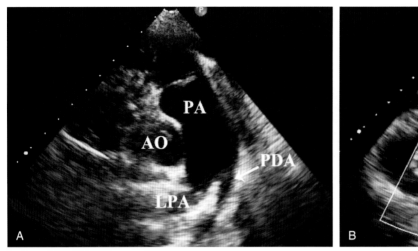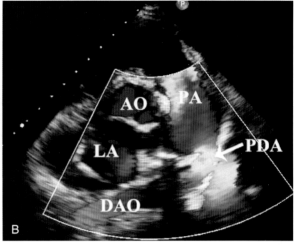

图 12-2-6 主动脉弓离断合并动脉导管未闭声像图。(A)二维图像显示降主动脉与主肺动脉之间 PDA(箭头所示);(B)彩色多普勒图像。

离断的类型、长度、侧支形成情况及主动脉横弓的发育程度，同时可显示气管和支气管有无狭窄和发育不良(图 12-2-7)。

七、检查注意事项

● 当室间隔缺损合并肺动脉高压、肺动脉瘤样扩张时,注意主动脉弓的检查,由于粗大未闭动脉导管形成的导管弓与主动脉弓相似,易导致误诊,检查时应注意鉴别。

● 在主动脉弓常规扫查切面显示主动脉弓离断时,应多切面扫查,注意将右位主动脉弓(常规切面不能显示完整的动脉弓) 误认为主动脉弓离断 (图 12-2-8)。

● 右侧的无名动脉与左颈总动脉、左锁骨下动脉一般不在同一平面上，因此在主动脉弓长轴切面仅能显示无名动脉的根部，而另两条血管回声为左颈总动脉、左锁骨下动脉的长轴。值得注意的是，在主动脉弓长轴切面上，左锁骨下动脉以远经常出现一支与左锁骨下动脉平行的血管回声，但在其他的扫查切面(例如剑突下主动脉弓切面)此血管回声消失，此为超声伪像，但常造成分型的错误，因此，检查时注意多角度、多切面扫查。

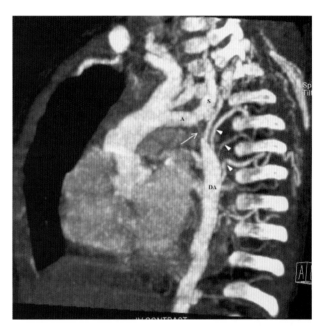

图 12-2-7 多排螺旋 CT 显示 A 型主动脉弓离断及侧支血管形成,主动脉发出 LSA 后呈盲端(长箭头所示),可见降主动脉多条侧支形成(三角箭头所示)。

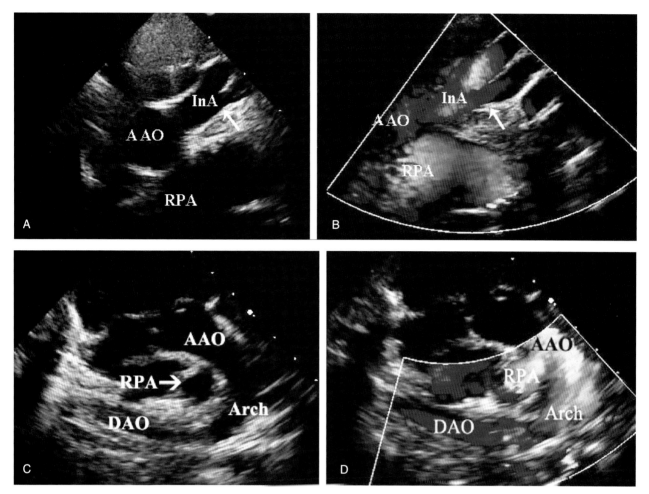

图 12-2-8 右位主动脉弓误认为 B 型主动脉弓离断图像。(A)胸骨上窝长轴切面显示:主动脉发出无名动脉后呈盲端(白色箭头),无名动脉向左侧走行;(B)彩色多普勒图像;(C)剑突下主动脉弓切面显示主动脉连续完整;(D)彩色多普勒图像。Arch:主动脉弓;AAO:升主动脉;InA:无名动脉;RPA:右肺动脉;DAO:降主动脉。

(李文秀 耿斌)

第 13 章

先天性血管环

一、概述

先天性血管环（congenital vascular rings）是指胚胎时期原始动脉弓系统发育异常，导致气管和食管被主动脉弓及其相关血管形成的异常血管结构包绕、压迫，从而产生相应压迫症状的一类先天性心血管畸形。这些异常血管可以为完整的血管环环绕气管和食管，也可为不完整的血管环引起部分压迫。先天性血管环非常少见，发病率低于先天性心血管畸形的 1%。

Edwards 认为血管环的形成，与胚胎期主动脉弓的发育演变异常有关，正常主动脉弓的发育是一个非常复杂的过程。在哺乳动物，胚胎发育的第 4 周，两侧背主动脉的前端绕越咽肠（前肠最头端部分）后，在前肠的腹侧形成第 1 对主动脉弓和左、右原始主动脉，后者相互融合形成主动脉囊。随着鳃弓的成长，先后从主动脉囊发出 6 对鳃动脉弓并与背主动脉相连接。在第 3 对鳃动脉弓充分发育时，第 1、2 对鳃动脉弓均消失。第 3 对鳃动脉弓形成颈总动脉和一部分颈内动脉，第 4 对鳃动脉弓左侧形成主动脉弓，右侧形成无名动脉和右锁骨下动脉干。第 5 对鳃动脉弓不恒定存在或迅疾消失。第 6 对鳃动脉弓形成肺动脉，其右侧远段与背主动脉连接中

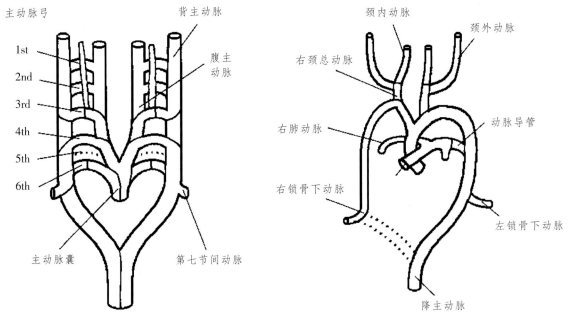

图 13-1 主动脉弓胚胎发育及出生后演变过程。

断;左侧在胎儿期持续存在成为动脉导管,出生后导管闭合成为动脉导管韧带。见图13-1。

二、分类

根据先天性血管环的解剖特征一般将其分为四类:

(1)双主动脉弓。

(2)右位主动脉弓合并左迷走锁骨下动脉+左位动脉导管末闭或左位动脉导管韧带。

(3)迷走右锁骨下动脉。

(4)肺动脉悬吊。

其中,1、2类为完整的血管环,3、4类为非完整的血管环。

第1节　双主动脉弓畸形

一、概述

双主动脉弓是先天性主动脉弓畸形最常见的一种。Hommel于1737年描述了双主动脉弓畸形。1939年Wolman叙述了双主动脉弓压迫气管、食管的临床表现。Gross于1945年施行外科手术治疗第一例双主动脉弓,从而促进了对各种类型主动脉弓畸形的发现和认识。随着诊断技术和治疗方法的发展和完善,该畸形疗效良好。

二、胚胎发育及病理解剖

胚胎发育过程中,双侧第4鳃动脉弓均存留并发育形成主动脉弓。其升主动脉正常,在心包膜外分为左、右两支主动脉弓。左侧主动脉弓在气管前方从右向左行走,越过左主支气管,在脊柱左侧与右侧主动脉弓汇合成降主动脉。右侧主动脉弓跨越右侧主支气管在脊柱前方、食管后方,越过中线向左向下行,与左侧动脉弓汇合成降主动脉。左、右主动脉弓各自分出两个分支,即左侧主动脉弓发出左颈总动脉和左锁骨下动脉,右侧主动脉弓发出右颈总动脉和右锁骨下动脉。动脉导管或动脉韧带位于左侧主动脉弓、左锁骨下动脉起点部位的下缘与左肺动脉之间。

大多数病例两侧主动脉弓口径不相等,一般右侧较粗且高于左侧弓,见图13-1-1。少数病例降主动脉位于右侧,左动脉弓跨越左主支气管后,向后向右经食管后方,在脊柱右侧与右主动脉弓汇合成为

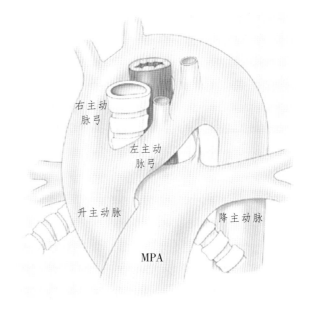

图13-1-1　双主动脉弓模式图。

降主动脉。该畸形一般不合并其他心血管畸形。不论降主动脉位于左侧或右侧,由于双侧主动脉弓形成的血管环围绕气管、食管,如两侧动脉弓之间空隙狭小,临床上均可产生压迫症状。

(二)临床表现

双主动脉弓形成的血管环包绕气管、食管,产生压迫引起喘鸣、呼吸困难及吞咽障碍;还可压迫迷走神经、喉返神经引起相应的症状。

三、超声心动图检查

1.常用切面

常用切面有:常规胸骨旁切面、心尖切面及剑突下切面。重点观察胸骨上窝短轴、长轴切面(左弓长轴切面:扇角沿身体矢状面顺时针旋转30°,右弓长轴切面:扇角沿身体矢状面逆时针旋转30°),注意显示主动脉弓的位置、数目、头臂血管分支类型、主动脉弓的发育程度等。

2.超声心动图表现

(1)多切面未显示心内存在畸形:房室间隔完整,静脉与心房,心室与大动脉连接正常。

(2)剑突下及胸骨上窝冠状切面(短轴)显示升主动脉末端发出左右两个动脉弓分支,见图13-1-2。

(3)胸骨上窝长轴切面可分别显示左、右主动脉

弓及其分支,以及弓的发育程度,见图 13-1-3 和图 13-1-4。

(4)彩色多普勒声像图可显示双动脉弓及其分支的血流状态,见图 13-1-5 和图 13-1-6。

四、MDCT 及 MRI 检查

多排 CT 与高场 MRI 检查技术及其血管成像(CTA、MRA)、三维成像技术,已广泛应用于主动脉弓及其分支、冠状动脉畸形及肺动脉畸形的诊断。其可清晰显示双主动脉弓的类型、分支血管的走行、弓的发育程度,同时可显示气管和支气管有无狭窄和发育不良,已成为主动脉弓畸形诊断的首选方法

之一,见图 13-1-7。

五、鉴别诊断

双主动脉弓应与永存动脉干相鉴别,多排 CT、尤其三维成像技术可清楚地显示双动脉弓及其分支的发育程度、哪一侧动脉弓占优势,以及气管受压状态。

六、治疗及预后

双主动脉弓多伴有临床症状(80%以上),伴有临床症状的异常血管环一旦确诊均需要手术治疗。血管环手术治疗包括离断血管环、彻底松解血管环

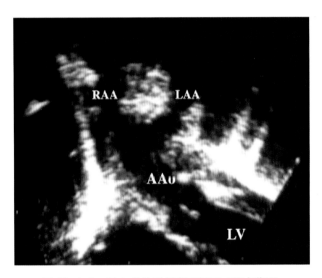

图 13-1-2 双主动脉弓剑突下切面二维声像图。

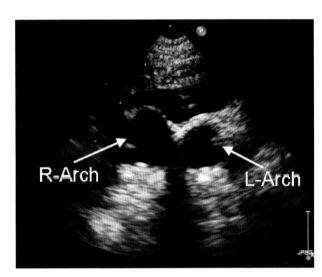

图 13-1-3 胸骨上窝短轴声像图,显示左右两个主动脉弓。

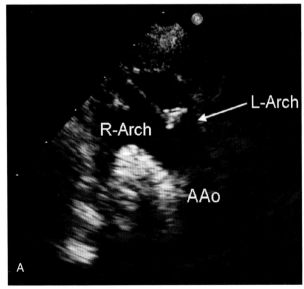

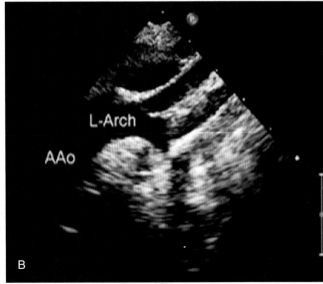

图 13-1-4 胸骨上窝切面二维声像图。(A)右侧主动脉弓及其两个分支;(B)左侧主动脉弓及其两个分支,左侧稍细。

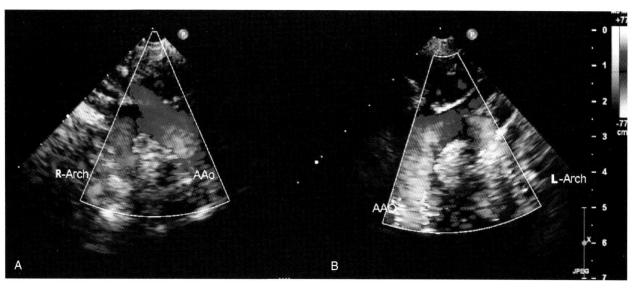

图 13-1-5　胸骨上窝切面彩色多普勒声像图。(A)右侧主动脉弓;(B)左侧主动脉弓。

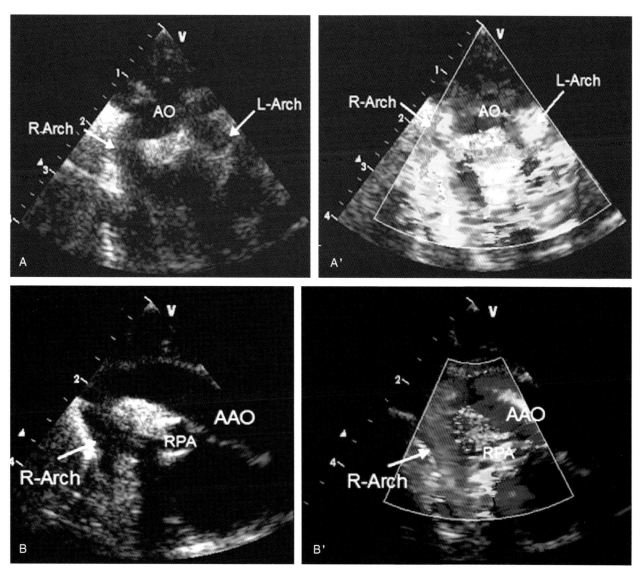

图 13-1-6　双主动脉弓声像图,右位主动脉弓占优势。(A)胸骨上窝短轴切面二维声像图,A'为彩色多普勒;(B)右位弓二维声像图,B'为彩色多普勒图像。(待续)

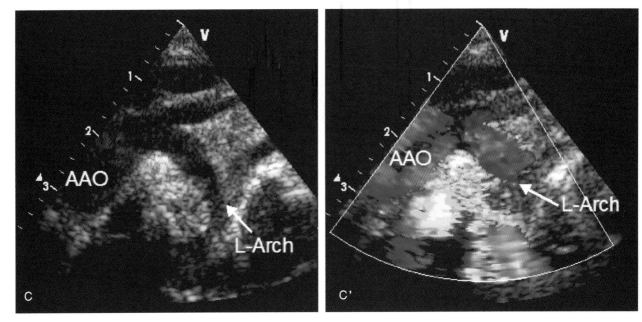

图 13-1-6(续)　(C)左位弓二维声像图,C'为彩色多普勒图像。

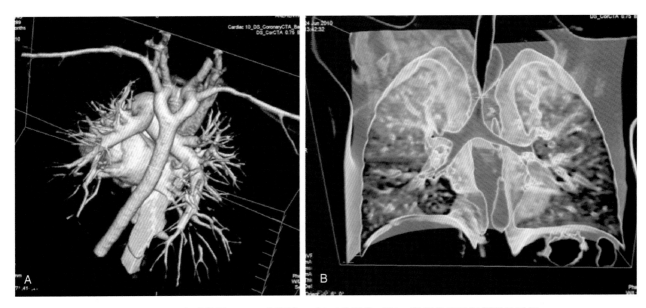

图 13-1-7　双主动脉弓 MDCT 成像图。(A)三维图像;(B)二维图像显示气管明显受压。

周围组织。手术方法取决于血管环不同的病理类型。离断血管环手术包括切断双主动脉弓中的次弓、切断动脉导管韧带/导管。合并气管明显狭窄的患儿需要同时矫治气管畸形,否则死亡率较高,预后不良。合并气管狭窄的处理是血管环手术治疗的关键,直接影响手术的最终效果。

第2节 肺动脉悬带

一、概述

　　肺动脉悬带(pulmonary sling)又称迷走左肺动脉,是指左肺动脉异常起源于右肺动脉,是一种极为罕见而严重的先天性心血管畸形,发病率难以确定。本畸形患儿常常在生后几周或几个月内出现症状,表现为气促、喘鸣、反复呼吸困难等严重的呼吸窘迫综合征。该畸形40%~50%合并心血管其他畸形,如得不到及时诊治,本病早期死亡率极高。

二、病理解剖

　　肺动脉悬带是在胚胎发育时,由于连接左肺的左侧第六动脉弓发育不全,而由右肺动脉后壁发出一侧支供应左肺动脉,异常起源的左肺动脉呈半环状跨过右主支气管的起始部及下端气管,穿行于主气管后与食管前之间,进入左侧肺野。异常走行的左肺动脉可使气管下端和右主支气管向左移位、受压,严重者可导致气道畸形及梗阻,出现严重的呼吸窘迫综合征。该畸形除了常常伴有气管、支气管畸形,还经常合并其他心血管畸形(如包括动脉导管未闭、房间隔缺损、永存左上腔静脉和室间隔缺损等)。见图13-2-1。

三、病理生理改变

　　肺动脉悬带患儿一半以上出现气管、支气管畸形,尤其是伴有完整气管软骨环、气管远端及支气管发育不良者,手术解除异常血管环压迫后仍然会遗留喘鸣症状。不伴有气道畸形的患儿,手术解除外在血管压迫后效果良好。持续呼吸窘迫综合征患儿接受手术者往往预后不佳,患儿病死率高的原因主要是由于完整气管软骨环引起的长段气管狭窄,而非肺动脉悬带本身所致。

四、超声心动图检查

1.常用切面

　　常用切面有胸骨旁和剑突下大动脉短轴切面、右侧胸骨旁高位短轴切面、胸骨上窝左肺动脉长轴切面(又称动脉导管长轴切面)、左高位大动脉短轴切面等。值得强调的是,右侧透声窗对该畸形有重要诊断价值,可避开气管对异常起源的左肺动脉的遮挡,可清楚地显示左肺动脉的起始部、中远段及走行(图13-2-2)。

2.超声心动图表现

　　(1)二维超声心动图

　　1)正常肺动脉分叉处左肺动脉缺失,见图13-2-3。

　　2)右肺动脉是主肺动脉的直接延续,右肺动脉

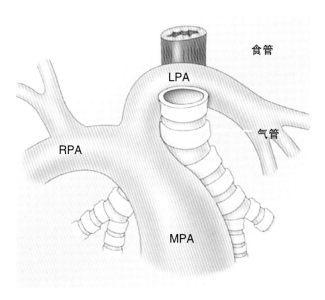

图 13-2-1　肺动脉悬带示意图。

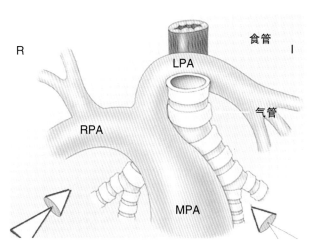

图 13-2-2　左右声窗显示异常起源的左肺动脉对比图。

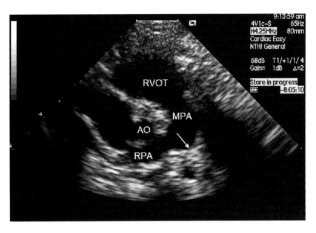

图 13-2-3 大动脉短轴切面显示正常分叉处左肺动脉缺失。AO:主动脉;MPA:主肺动脉;RVOT:右心室流出道。

增宽,右肺动脉与主肺动脉比值增大。

3)多切面(尤其是右侧高位短轴)显示左肺动脉起源于右肺动脉中远段,向后走行,见图 13-2-4 至图 13-2-6。

4)主动脉弓长轴切面显示弓下有两支动脉血管(正常只有右肺动脉),为右肺动脉和左肺动脉回声。见图 13-2-6。

5)多切面显示其他合并畸形:室间隔缺损、房间隔缺损。

(2)彩色多普勒显像:彩色多普勒显示左肺动脉发自右肺动脉,为蓝色血流。

当存在动脉导管未闭伴有肺动脉高压时,可出现双向或右向左为主的分流,在常规左侧大动脉短轴切面,易将粗大的动脉导管误认为是左肺动脉开

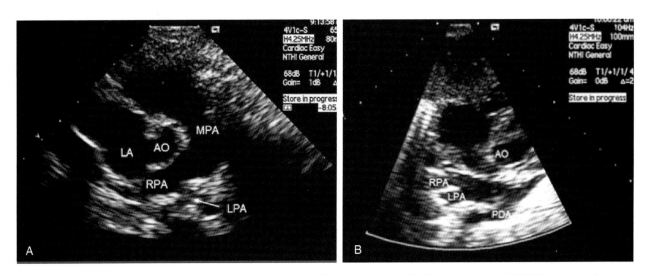

图 13-2-4 肺动脉悬带二维声像图。(A)左侧胸骨旁短轴切面;(B)剑突下短轴切面。PDA:动脉导管;LA:左心房。

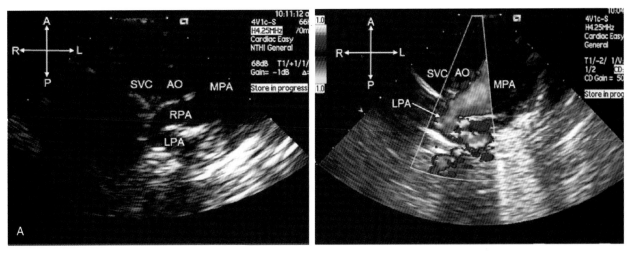

图 13-2-5 右侧胸骨旁切面显示肺动脉悬带。(A)二维声像图;(B)彩色多普勒声像图,右侧胸骨旁短轴切面清晰显示左肺动脉起始部、中远段走行。A:前;P:后;L:左;R:右;SVC:上腔静脉。

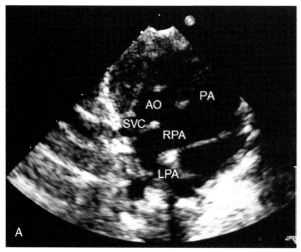

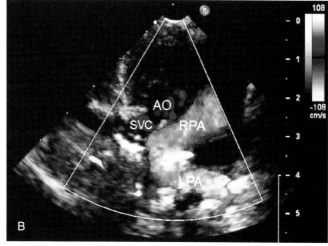

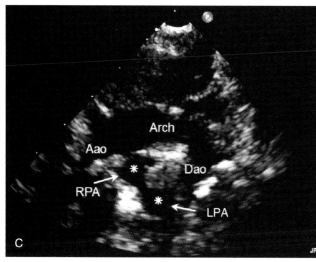

图 13-2-6　肺动脉悬带声像图。(A)右侧胸骨旁大动脉短轴切面显示左肺动脉起自右肺动脉中段后方;(B)彩色多普勒声像图显示左肺动脉血流;(C)主动脉弓长轴切面显示弓下有两条动脉血管回声(*),分别为左右肺动脉。

口。两者的鉴别要点是:动脉导管的走行较直,向后与降主动脉相通;而左肺动脉斜向左侧肺野,与右肺动脉形成"燕子或八字"征。

五、MDCT 及 MRI 检查

多排 CT 与高场 MRI 检查及其血管成像(CTA、MRA)技术,可清楚地显示左、右肺动脉的走行,及其与气管、支气管的比邻关系,同时还可显示气管和支气管有无狭窄和发育不良,为肺动脉分支异常诊断的首选方法,见图 13-2-7。

六、鉴别诊断

本畸形应注意与左肺动脉起源于升主动脉和左肺动脉缺如等相鉴别。

七、治疗及预后

肺动脉悬带患儿绝大多数出现明显的呼吸道狭窄症状,少部分可出现食管梗阻。合并气管明显狭窄的患儿需要同时矫治气管畸形,否则死亡率较高,预后不良。尽管先天性心脏病合并气管狭窄可以一期修补,但 Okamoto 等研究发现:由于对长时间体外循环耐受的有限性,复杂先天性心脏病合并气管狭窄一期手术是小婴儿手术死亡的危险因素,因此建议对该类患儿采取分期手术的方式。局限性气管狭窄在外科手术解除血管环压迫后均可获得较好改善,长段气管狭窄的手术需慎重,必要时可分期手术。总之,合并严重气管狭窄的肺动脉悬带预后十分凶险。

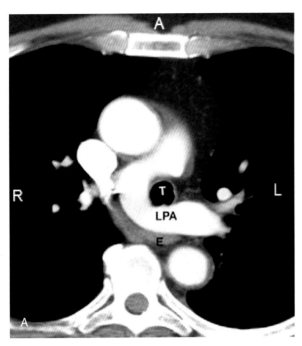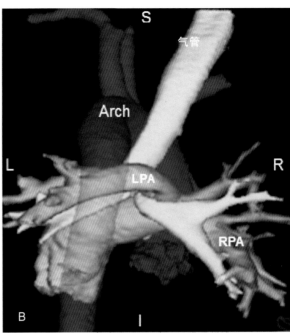

图 13-2-7　肺动脉悬带 MDCT 断层及三维图成像。(A)二维断层；(B)三维成像背面观。A:前；S:上；I:下。

第3节　右位主动脉弓合并左侧动脉导管(韧带)

一、概述

右位主动脉弓合并左侧锁骨下动脉迷走、且为左侧动脉导管(出生后为韧带)，为胎儿期异常血管环最常见的一种，但出生后很少引起呼吸窘迫及吞咽困难等临床症状。由于动脉导管已闭合，临床影像学方法(MR、CT、超声心动图等)多不能对该畸形作出直接诊断，所以出生后检出率较低。见模式图 13-3-1。

二、超声心动图检查

1.主动脉弓方位及其超声判定方法

主动脉弓的左右并非指主动脉弓在胸腔纵隔中的位置而言，而是指其与气管的位置关系：主动脉弓走行于气管的哪一侧(左、右)并横跨该侧的主支气管则称为哪侧(左、右)动脉弓。

主动脉弓位置的超声判定方法：由于气管充满了气体，超声波不能显示，所以只能通过间接的方法来判定主动脉弓的左、右。

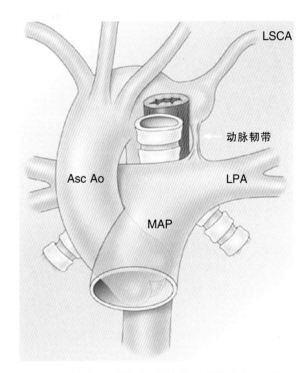

图 13-3-1　右位主动脉弓+左锁骨下动脉迷走+左侧 PDA (或韧带)。

(1)胸骨上窝主动脉弓短轴切面：显示主动脉弓第一个分支(无名动脉)走向，主动脉弓的方位与第一分支方向相反，这一方法非常准确。

(2)胸骨上窝主动脉弓长轴切面：显示完整主动脉弓后，如果声束(切面)指向左锁骨，则为左位弓；

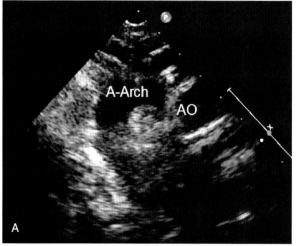
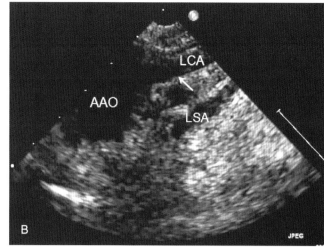
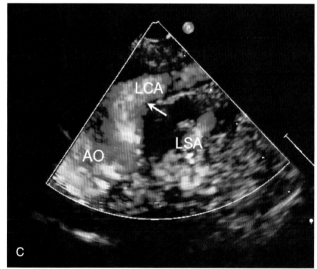

图13-3-2 右位主动脉弓+左锁骨下动脉迷走声像图。(A)主动脉弓长轴切面显示为右位主动脉弓;(B)主动脉弓短轴切面显示第一分支向左走,但只有左颈总动脉(LCA)一个分支,箭头示无锁骨下动脉(LSA)分出,而是起自他处;(C)主动脉弓短轴切面显示 LCA 及异常起源的 LSA 之血流。

如果指向右锁骨,则为右位弓。

2.出生后超声心动图表现

由于超声心动图难以显示迷走的左锁骨下动脉和动脉导管韧带,只能通过间接征象对该畸形(右位主动脉弓+左迷走锁骨下动脉)进行诊断。

1.右位主动脉弓。

2.向左侧走行的所谓无名动脉(第一支)之分支只有一个 (仅有颈总动脉),推测 LSA 迷走,见图13-3-2。

3.如果合并 PDA 开放,为左侧动脉导管未闭(起源于 LSA 对侧)。

三、治疗及预后

该畸形患儿较少(10%~15%)出现临床症状,如出现临床症状可以采用手术治疗。手术方法是切断动脉导管韧带/导管以离断血管环,手术简便,预后良好。

参考文献

1. Cheng W, Manson D, Forte V, et al. The role of conservative management in congenital tracheal stenosis: an evidence-based long term follow-up study. J Pediatr Surg, 2006,41: 1203-1207.

2. Terada M, Hotoda K, Toma M, et al. Surgical management of congenital tracheal stenosis. Gen Thorac Cardiovasc Surg, 2009,57:175-183.

3. Xu ZW, Li WH. One stage surgical correction of congenital cardiac disease and congenital tracheal stenosis in infants and children. Card Surg, 2009,24:558-60.

4. Okamoto T, Nishijima E, Maruo A, et al. Congenital tracheal stenosis: the prognostic significance of associated cardiovascular anomalies and the optimal timing of surgical treatment. J Pediatr Surg, 2009,44:325-328.

(耿斌 张桂珍)

第 14 章

冠状动脉异常

第1节 冠状动脉异位起源于肺动脉

一、概述

冠状动脉异位起源于肺动脉是一种非常少见的先天性心血管畸形,包括左冠状动脉异位起源于肺动脉 (anomalous origin of left coronary artery from pulmonary artery,ALCAPA)、右冠状动脉异位起源于肺动脉、双侧冠状动脉均起源于肺动脉、左冠状动脉回旋支起源于肺动脉等,其中最常见的是左冠状动脉异位起源于肺动脉。

ALCAPA 的发生率约为 1/300 000,在先天性心脏病中占 0.26%~0.50%。1933 年,由 Bland、White 和 Garland 等首次报道本病的临床特征,故本病又称为婴儿 Bland-White-Garland 综合征。本病如不能尽早明确诊断和及时手术矫治,则预后凶险,多在 1 岁内死于心肌梗死。双侧冠状动脉均起源于肺动脉者,出生后数日即因心肌严重缺血、缺氧而死亡,极少在临床上得到诊断。

二、病理解剖与分型

1.病理解剖

ALCAPA 最常见的异位起源部位是与主动脉对应的两个肺动脉瓦氏窦,即肺动脉左后窦、其次为右后窦。左冠状动脉主干起源于肺动脉后,于 5~6mm 处分为前降支和回旋支,左、右冠状动脉之间存在侧

支循环,但其数量多寡不一。右冠状动脉起源及分支正常,但主干内径扩张。

左心室高度扩大,以左心室心尖区扩大最为明显;左心室心内膜下区域广泛纤维化,常有心肌梗死病灶,有时可出现局灶性钙化,心内膜下尚可出现不同程度的弹性纤维组织增生;由于乳头肌广泛纤维化甚至钙化,引起乳头肌功能失调;心内膜弹性纤维组织增生造成腱索融合、缩短,以及左心室纤维化引起的左心室和二尖瓣瓣环扩大等原因,常呈现明显的二尖瓣关闭不全。

2.分型

临床根据冠状动脉间侧支血管发育情况将 ALCAPA 分为婴儿型和成年型。

(1)婴儿型:发病率较高,左、右冠状动脉之间侧支循环较少,患者心肌收缩无力,症状严重,常早期由于心力衰竭而夭折。

(2)成年型:发病率较低,左、右冠状动脉之间侧支循环丰富,患者症状较轻,仅劳累后出现心绞痛等症状,但如果治疗不及时,最终会死于心力衰竭或心源性猝死。

三、病理生理改变

由于胎儿期及出生后血流动力学发生改变,因此本病出生前后的病理生理改变不同,见示意图 14-1-1。

1.胎儿期

左、右心室的血氧含量相仿,肺动脉压力高于主动脉,左冠状动脉内的血液来自于肺动脉,即异常起源的左冠状动脉为正向灌注,冠状动脉灌注基本正

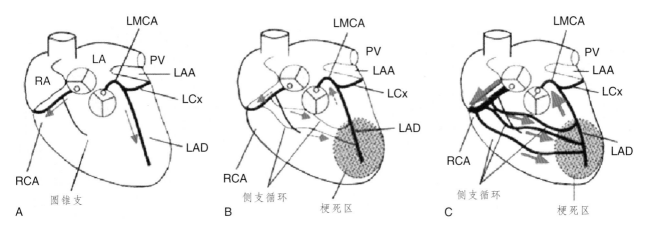

图 14-1-1　左冠状动脉异常起源于肺动脉血流示意图。(A)胎儿期左冠状动脉为前向血流,从主干到分支;(B)出生早期,侧支循环稀疏,少量左冠状动脉到肺动脉的逆向血流(红色箭头所示),左心室心尖部出现梗死区;(C)左、右冠状动脉间丰富侧支循环形成,大量血流逆灌入肺动脉(红色箭头所示)。LMCA:左冠状动脉主干;LAD:左冠状动脉前降支;LCx:左冠状动脉回旋支;RCA:右冠状动脉;LAA:左心耳;PV:肺静脉。

常,此时不会引起心肌缺血缺氧。

2.出生后3个月内

一般出生后的 3 个月内存在生理性肺动脉高压,因此肺循环压力和阻力均较高,虽然肺动脉血氧含量降低,但肺动脉内的低氧血流可经异常起源的左冠状动脉正向灌注心肌,再加上未成熟的心肌耐受缺氧能力高于耐低压能力,因此,出生后 3 个月内可不出现明显的心肌缺血症状。

3.出生3个月后

出生 3 个月后一般肺动脉压力逐渐下降,当肺动脉压力低于主动脉时,从肺动脉灌注到左冠状动脉的血流停止,左冠状动脉灌注压严重不足,直至出现向心性逆向灌注,即血流方向从主动脉→右冠状动脉→侧支循环→异常起源的左冠状动脉→逆灌入主肺动脉,随着侧支血管数量增多及管径增粗,右冠状动脉扩张。由于左冠状动脉的灌注压严重不足,出现心肌缺血的病理生理改变,心内膜下心肌呈现广泛纤维化,严重者可出现一定范围的心肌梗死(前室间隔及前壁),导致患儿出现心绞痛和严重的心力衰竭;如果左、右冠状动脉之间形成合适的侧支循环,通过右冠状动脉对整个心肌的灌注增加,10%~15%的患者心肌缺血不明显,患者可存活至青少年期或成年期。

四、临床表现

- 胎儿期及出生后 3 个月内:左冠状动脉灌注

基本正常,无明显临床表现。

- 出生 3 个月后:左冠状动脉灌注压严重不足,常出现逆向灌注,当患儿侧支循环建立不及时或侧支较少时,临床表现为喂奶或哭吵时诱发气急、烦躁不安、口唇苍白或发绀、大汗淋漓、乏力、心率增快、咳嗽、喘鸣等可能由于心绞痛和心力衰竭而产生的症状,称为婴儿 Bland-White-Garland 综合征。

- 少数患儿,左、右冠状动脉之间能及时建立丰富的侧支循环,由右冠状动脉通过侧支循环向左冠状动脉供血,再由左冠状动脉逆灌入压力较低的肺动脉,由于右冠状动脉显著扩张,大量血流通过侧支灌注左心室前、侧壁,所以心肌缺血得到一定程度的缓解。但由于左冠状动脉窃血入肺动脉,产生左向右分流,如侧支循环血流量多,患者可出现大量动静脉分流的临床表现和连续性杂音,X 线胸片可见肺血增多,肺纹理增加,患者多在青少年期或成年期出现心绞痛和慢性充血性心力衰竭的症状,这些病例心前区常可听到连续性杂音,二尖瓣关闭不全也较严重。

- 心电图特征:出现典型的左前、侧壁心肌梗死心电图表现,即 Ⅰ、avL、V4~V6 明显 ST-T 改变及深宽 Q 波。

五、超声心动图检查

1.常用切面

常用切面有:心底大动脉短轴切面、高位大动脉短轴切面、右心室流出道长轴切面、左心室长轴切面及心室各短轴切面等。

2.超声心动图表现

(1)M 型超声心动图:左心房、左心室明显扩大,室间隔及左心室前壁运动幅度明显减低。

(2)二维超声心动图

1)左心室明显扩大,呈球形,室间隔和左心室前壁节段性运动障碍,心内膜回声增强,部分患者可形成左心室室壁瘤,见图 14-1-2 至图 14-1-4;

2)主动脉左冠窦内没有左冠状动脉主干的开口,但此征象不能与单支冠状动脉畸形相区别;此外,由于小婴儿冠状动脉内径较细,起源于主肺动脉的左

冠状动脉距主动脉非常近,接近仪器分辩的极限,容易产生假阴性和假阳性结果, 是导致漏诊及误诊的主要原因;

3)于高位大动脉短轴切面、右心室流出道长轴切面可显示左冠状动脉直接与肺动脉主干相连接,但部分患儿左冠状动脉较细,走行迂曲,二维超声常不能清楚显示左冠状动脉与肺动脉连接的部位,见图 14-1-5 至图 14-1-7;

4)右冠状动脉主干内径增宽: 冠状动脉与主动脉瓣环直径比值≥0.14,见图 14-1-8;

5)二尖瓣腱索、乳头肌纤维化,回声显著增强,可伴有二尖瓣脱垂。

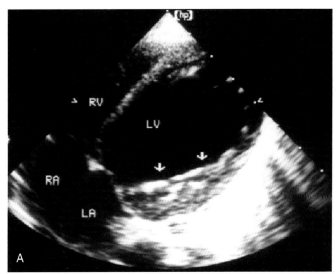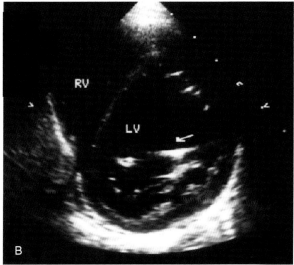

图 14-1-2　左冠状动脉起源于肺动脉声像图。(A)旁四腔心切面显示左心室高度扩大,二尖瓣腱索及心内膜回声增强(箭头所示);(B)左心室短轴切面显示左心室高度扩大,二尖瓣腱索及心内膜回声增强(箭头所示)。

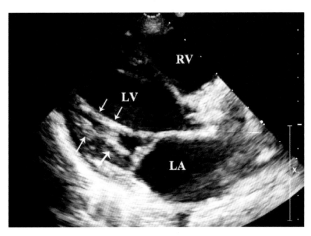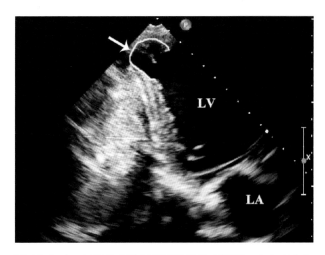

图 14-1-3　左冠状动脉起源于肺动脉声像图。胸骨旁左心室长轴切面显示左心室高度扩大,二尖瓣腱索回声增强(箭头所示)。

图 14-1-4　左冠状动脉起源于肺动脉声像图。左心室心尖两腔心切面显示心尖部室壁瘤形成(箭头所示)。

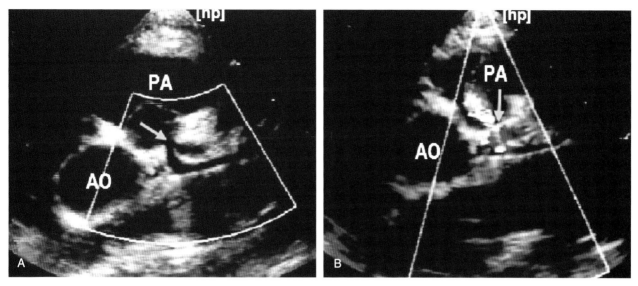

图 14-1-5 左冠状动脉起源于肺动脉声像图。(A)左侧高位胸骨旁切面显示左冠状动脉主干起源于肺动脉左后窦(绿色箭头所示);(B)彩色多普勒声像图显示舒张期左冠状动脉逆灌入肺动脉的红色血流(绿色箭头所示)。

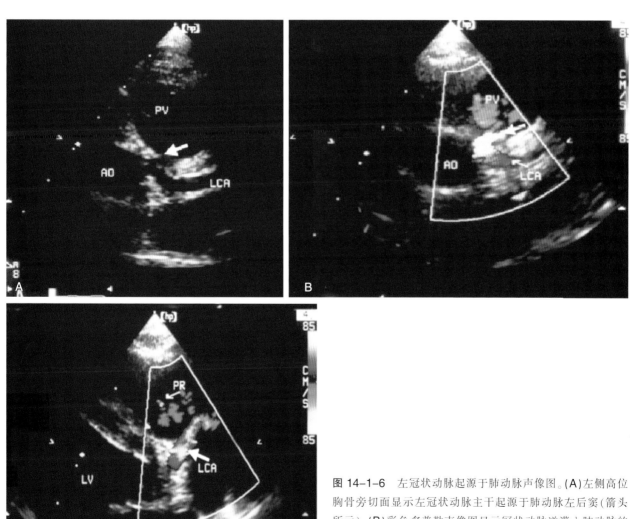

图 14-1-6 左冠状动脉起源于肺动脉声像图。(A)左侧高位胸骨旁切面显示左冠状动脉主干起源于肺动脉左后窦(箭头所示);(B)彩色多普勒声像图显示冠状动脉逆灌入肺动脉的红色血流(箭头所示);(C)右心室流出道长轴切面彩色多普勒声像图显示舒张期左冠状动脉(LCA)逆灌入肺动脉的红色血流(箭头所示)。

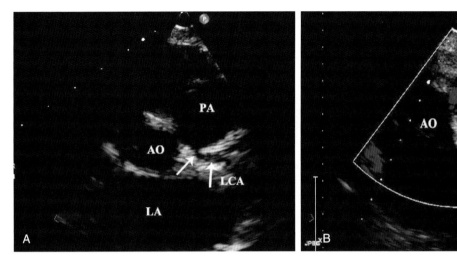

图 14-1-7   左冠状动脉起源于肺动脉声像图。(A)左侧高位胸骨旁切面显示左冠状动脉主干起源于肺动脉左后窦(箭头所示);(B)彩色多普勒声像图显示左冠状动脉逆灌入肺动脉的红色血流(箭头所示)。

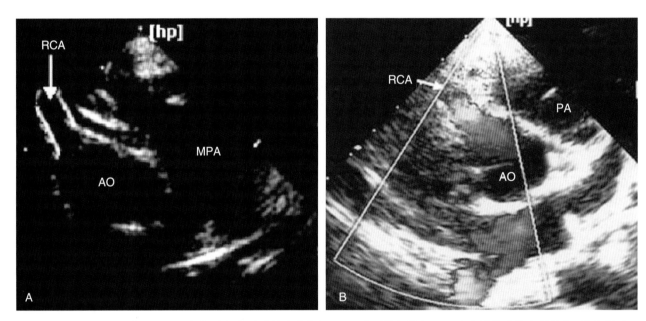

图 14-1-8   左冠状动脉起源于肺动脉、右冠状动脉扩张声像图。(A)大动脉短轴切面显示右冠状动脉内径扩张(箭头所示);(B)彩色多普勒声像图显示右冠状动脉内血流丰富(箭头所示)。

3.多普勒超声心动图

(1)彩色多普勒超声心动图

1)可清楚显示左冠状动脉内的血流方向(与正常不同,为逆向灌注)、丰富的冠状动脉间侧支循环和肺动脉根部红色异常血流信号进入肺动脉,这些表现对诊断具有极其重要的价值,见图 14-1-9;

2)右冠状动脉与起源异常的左冠状动脉形成丰富的侧支循环:在室壁内及室间隔上形成从心底到心尖,从后到前的五彩血流(血流方向为右冠状动脉→侧支循环→异常起源的左冠状动脉→逆灌入主肺动脉);左主干及其前降支和回旋支内的血流与正常相反(逆向灌注);

3)彩色多普勒显示扩张的右冠状动脉内血流丰富,见图 14-1-8。

(2)频谱多普勒超声心动图:频谱多普勒超声心动图可显示丰富的冠状动脉侧支循环及冠状动脉入肺动脉的双期连续性血流频谱,同时也可显示左冠状动脉近心端的逆向血流频谱。

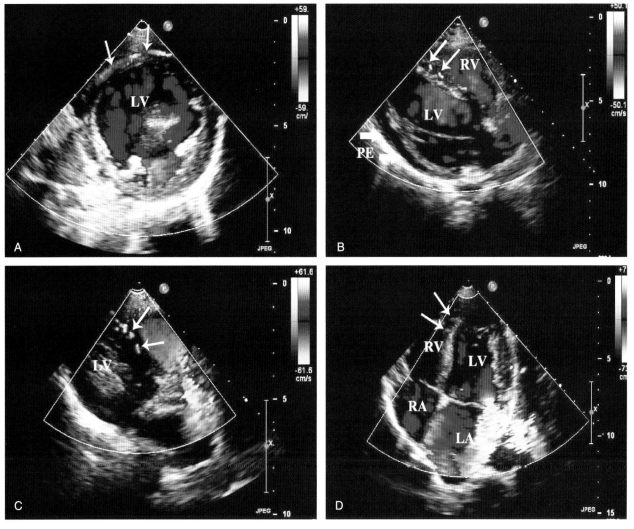

图 14-1-9　左冠状动脉起源于肺动脉,丰富侧支循环形成,彩色多普勒声像图。(A)左室短轴切面显示室间隔内侧支循环血流信号(箭头所示);(B)近似左心室长轴切面显示室间隔内侧支循环血流信号(细箭头所示)及少量心包积液(PE)(粗箭头所示);(C)左心室两腔心切面;(D)四腔心切面显示侧支循环血流信号(箭头所示),舒张期二尖瓣可见中至大量反流信号。

4.经食管超声心动图

经食管超声心动图对左冠状动脉开口及其近端走行的显示有一定优越性,适当调整探头深度和扫描扇面角度,可清楚地显示冠状动脉的丰富侧支循环。对于高度怀疑该畸形的成人患者可选用,对明确诊断有重要价值。

六、选择性冠状动脉造影检查

心血管造影检查是诊断 ALCAPA 的金标准。主动脉根部造影可见左冠状动脉影缺如,选择性右冠状动脉造影显示右冠状动脉显著增粗,右冠状动脉显影后通过侧支循环左冠状动脉显影,最后造影剂再逆向回流入肺动脉。

选择性左心室造影还可显示左心室腔扩大,左心室收缩力显著减弱和左心室前壁运动功能减退;选择性左心室造影尚有助于诊断二尖瓣关闭不全。有的病例于肺动脉内注入造影剂时,左冠状动脉可显影,见图 14-1-10。

对于年龄较小的 ALCAPA 患儿,患儿临床常表现有急性、严重的心力衰竭,心导管检查有一定的危险性,容易在检查过程中导致心力衰竭甚至心脏骤停,因此对危重患者检查时需做好术前准备及术后突发紧急状况的抢救工作。

七、MDCT 检查

近年来,冠状动脉多排螺旋 CT(MDCT)检查多采用回顾性心电门控薄层、小螺距的高分辨率螺旋

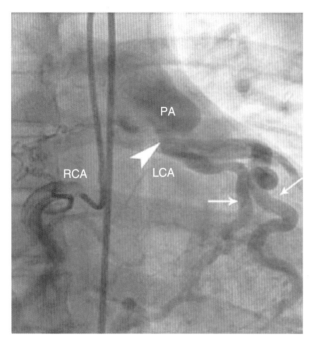

图 14-1-10　左冠状动脉异位起源于肺动脉的冠状动脉选择性造影图像。左冠状动脉(LCA)起源于肺动脉(PA)(短箭头所示),左冠状动脉主干及分支内径增粗(细长箭头所示)。

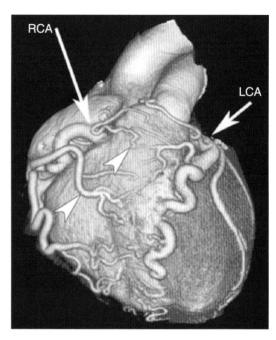

图 14-1-11　左冠状动脉异位起源于肺动脉 MDCT 三维成像图。左冠状动脉(LCA)起源于肺动脉,内径增粗(短箭头所示);右冠状动脉(RCA)起源于主动脉根部,内径增粗(细长箭头所示),左右冠状动脉间侧支循环丰富(箭头所示)。

扫描,其时间分辨率、空间分辨率、密度分辨率均明显提高,使这种无创诊断模式得到广泛应用,在心脏尤其是冠状动脉疾病的诊断方面开拓了全新的领域。其可清楚显示左、右冠状动脉主干及其分支的起源、走行及侧支循环形成的情况(图 14-1-11),已逐渐取代了心血管造影检查,成为冠状动脉畸形检查的首选方法。但 MDCT 对婴儿型 ALCAPA 的诊断准确率较低。

八、鉴别诊断

婴儿型 ALCAPA 需与左冠状动脉主干闭锁(left main coronary artery atresia,LMCAA)、心内膜弹力纤维增生症(endocardial fibroelastosis,EFE)进行鉴别诊断,而成人型 ALCAPA 需与原发性扩张型心肌病(dilated cardiomyopathy,DCM)、瓣膜疾病、冠状动脉瘘进行鉴别诊断。

九、治疗及预后

手术是治疗 ALCAPA 患者的最终手段,目前的理论认为即使没有症状的患儿也应尽早手术。研究显示,未行手术治疗的婴儿型 ALCAPA 患者

1 岁内死亡高达 90%,尽管成年型 ALCAPA 患者死亡率较低,但也应该尽早手术,只有手术才能解决肺动脉从左冠状动脉窃血的问题,从而进一步避免心肌的缺血损伤,预防乳头肌功能失调的发生,并最终改善左心功能和预防心力衰竭或猝死的发生。

第2节　冠状动脉瘘

一、概述

冠状动脉瘘(fistula of coronary artery,FCA)是指正常起源的左、右冠状动脉主干或分支与心腔和(或)大血管之间存在异常交通的一种先天性心血管畸形,较少见,占先天性心脏病的 0.2%~0.4%。

二、病理解剖

冠状动脉瘘可发生于右冠状动脉或左冠状动脉的主干或分支,以右冠状动脉瘘多见,占 50%~60%,左冠状动脉瘘占 30%~40%,双冠状动脉瘘占 2%~10%。冠状动脉瘘引流入右心系统多见,占 90%,依

次为右心室、右心房、肺动脉、冠状静脉窦及上腔静脉，其中又以冠状动脉–右心室瘘最为多见，占45%；瘘入左心系统者占8%~10%。

异常交通的冠状动脉近端内径显著增宽或呈瘤样扩张，壁薄。冠状动脉瘘入单一心腔或血管者多见，瘘口有多种类型，单发瘘口占84%，多发瘘口占16%；本畸形可单独发生，也可伴有动脉导管未闭、室间隔缺损、肺动脉瓣狭窄、房间隔缺损等先天性畸形。

三、病理生理改变

冠状动脉瘘的血流动力学改变取决于引流部位、瘘管大小及有无合并其他畸形，分流量的多少与瘘口大小及两端压差成正比。冠状动脉瘘入右心系统者，出现左向右分流；而瘘入左心系统则出现左向左的分流；分流入左心室一般只在舒张期分流，相当于主动脉瓣关闭不全之血流动力学改变，分流入左心房则出现连续性左向左分流。无论冠状动脉瘘入静脉系统还是动脉系统，均可导致心腔容量负荷增加而扩大。

冠状动脉循环血量减少，尤其是在舒张期，冠状动脉灌注压明显降低，造成所谓的"窃血现象"，出现相应部位的心肌缺血。

四、超声心动图检查

1.常用切面

常用切面为左心室长轴切面、心尖四腔心及五腔心切面、心底大血管短轴切面等。

2.超声心动图表现

(1)M型超声心动图：根据冠状动脉瘘引流入部位的不同可出现相应的左右心系统负荷过重的表现：引流入腔静脉、右心房、右心室，出现右心系统负荷过重的表现；引流入肺动脉、左心房、左心室，出现左心系统负荷过重的表现。

(2)二维超声心动图

1)冠状动脉扩张：大动脉短轴、左心室长轴及五腔心切面均可显示右冠状动脉或左冠状动脉扩张，甚至呈瘤样改变(图14-2-1至图14-2-4)。

2)瘘口：变换切面角度、扫描追踪粗大迂曲的冠状动脉，直达引流入心腔或血管的瘘口；瘘口多为单发，亦可多发(图14-2-5和图14-2-6)。

3)心腔扩大：根据瘘口引流部位的不同，相应心腔或血管内径因血流量增加而扩大。

3.多普勒超声心动图

(1)扩张的冠状动脉：彩色多普勒声像图显示增宽的冠状动脉内丰富的红色血流信号；脉冲多普勒取样容积置于扩张的冠状动脉内，可记录到以舒张期为主的双期连续性血流频谱。

(2)瘘口：彩色多普勒声像图显示瘘口处为鲜亮的五彩镶嵌分流束，据此可确定瘘口部位和数目。冠状动脉瘘入压力较低的心腔或血管(如体静脉、左右心房、右心室、肺动脉)时，频谱多普勒显示为双期连续性高速射流；若瘘入左心室时，瘘口仅呈现舒张期血流频谱。

4.经食管超声心动图

对于经胸超声心动图显示欠佳者，可应用经食管超声心动图，对显示扩张的冠状动脉走行、瘘口的部位和数目，均可提供重要诊断信息。

五、MDCT 检查

近年来，多排螺旋CT检查技术已广泛应用于冠状动脉疾病的诊断，其可清楚显示左、右冠状动脉主干及其分支的起源和走行、瘘管的走行、瘘口的部位和数目，是诊断冠状动脉瘘的重要手段。

六、血管造影

冠状动脉血管造影可清楚显示冠状动脉瘘的走行及开口，可明确瘘口的位置及瘘口的数量，对指导手术具有重要的意义。

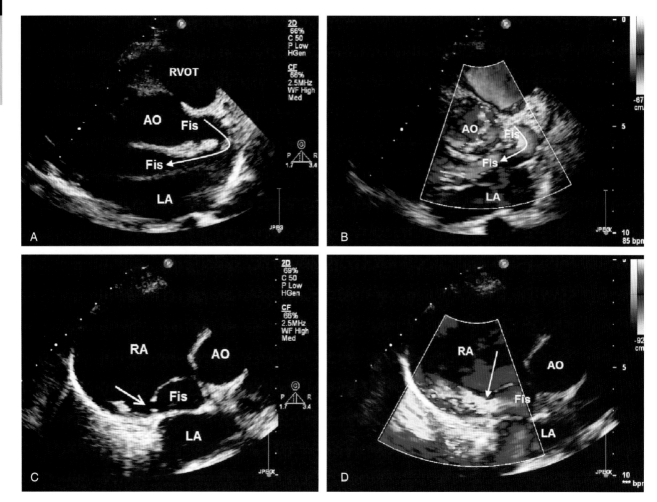

图 14-2-1 左冠状动脉-右心房瘘。(A)大动脉短轴切面显示左冠状动脉明显扩张,通过粗大的瘘管(Fis)与右心房交通(箭头所示);(B)彩色多普勒声像图显示瘘管迂曲走行(箭头所示);(C)双房切面显示右心房内瘘口(箭头所示);(D)彩色多普勒声像图显示瘘口五彩镶嵌高速血流(箭头所示)。

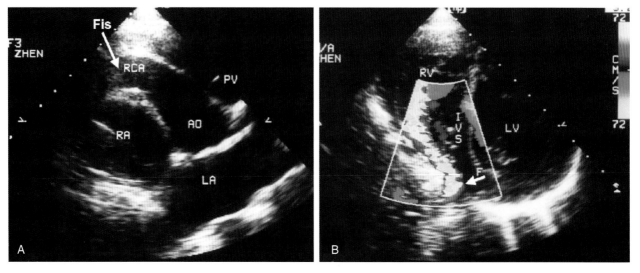

图 14-2-2 右冠状动脉-右心室瘘。(A)大血管短轴切面显示右冠状动脉明显扩张,并可见增粗的冠状动脉瘘管(箭头所示);(B)低位四腔心切面彩色多普勒声像图显示瘘口位于右心室后下壁(箭头所示)。

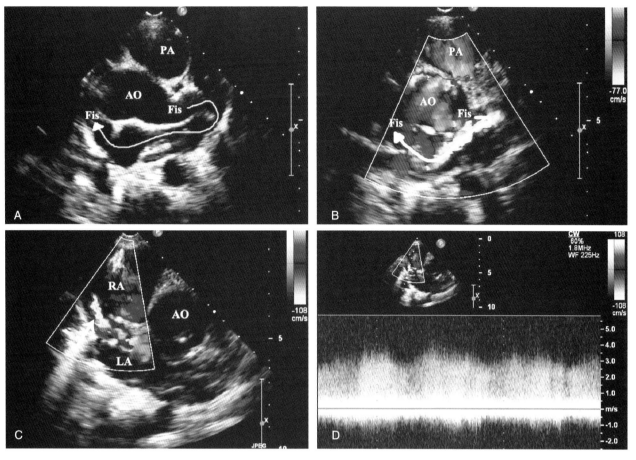

图 14-2-3　左冠状动脉-右心房瘘。(A)大血管短轴切面显示左冠状动脉明显扩张,并可见增粗的冠状动脉瘘管迂曲走行,远端呈瘤样扩张(箭头所示);(B)彩色多普勒声像图显示瘘管内的彩色血流信号(箭头所示),瘤样扩张处血流呈涡流;(C)剑突下双房切面彩色多普勒声像图显示瘘口位于右心房近三尖瓣环处,瘘口处血流呈花彩(箭头所示);(D)频谱多普勒显示双期连续左向右分流信号,最大分流速度接近 4m/s。

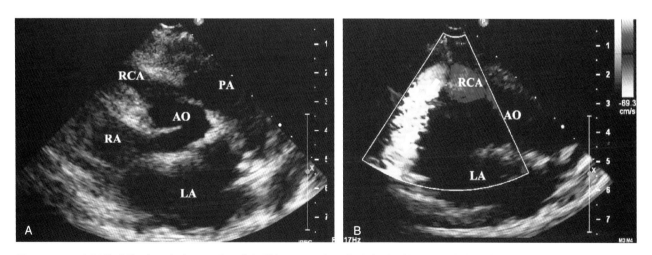

图 14-2-4　右冠状动脉-右心室瘘。(A)大血管短轴切面显示右冠状动脉明显扩张;(B)彩色多普勒声像图显示瘘管粗大,沿右心室游离壁走行(箭头所示)。(待续)

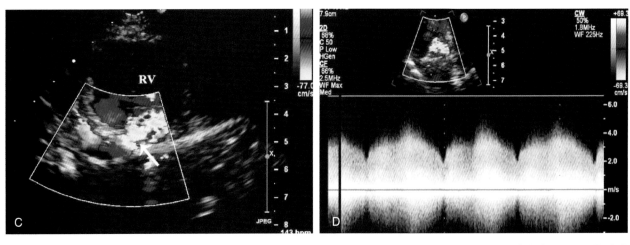

图 14-2-4(续) (C)彩色多普勒声像图显示瘘口位于右心室内,瘘口处血流呈花彩(箭头所示);(D)频谱多普勒显示双期连续左向右分流信号,最大分流速度接近 4m/s。

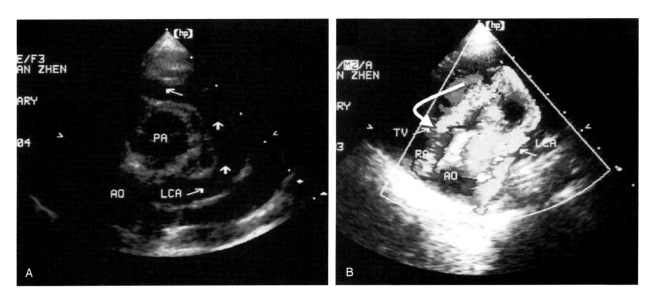

图 14-2-5 左冠状动脉-右心室瘘。(A)大血管短轴切面显示左冠状动脉前降支明显扩张,以及增粗的冠状动脉瘘管(箭头所示);(B)彩色多普勒声像图显示瘘口位于右心室三尖瓣环处(箭头所示)。

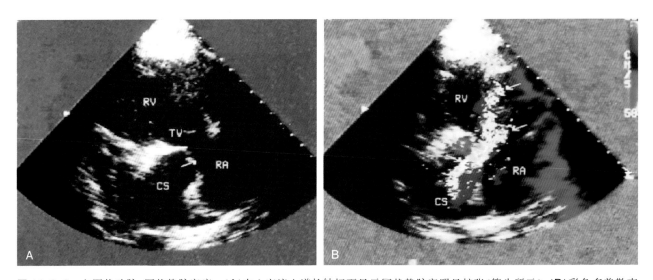

图 14-2-6 左冠状动脉-冠状静脉窦瘘。(A)右心室流入道长轴切面显示冠状静脉窦明显扩张(箭头所示);(B)彩色多普勒声像图显示冠状静脉窦内瘘口的五彩镶嵌血流(箭头所示)。

第3节 冠状动脉其他起源及走行异常

一、单支冠状动脉

1.概述

单支冠状动脉(single coronary artery)畸形是指冠状动脉以单一开口起源,并为整个心脏供血,在人群中的发病率为0.066%~0.024%。单支冠状动脉可单独存在或与其他心内畸形并存。

2.分型

根据单支冠状动脉起源的位置、分支的解剖走行及分布,不同的学者将其分为多种不同的类型。1979年,Lipton等将单支冠状动脉分为Ⅰ、Ⅱ、Ⅲ三型。

(1)Ⅰ型:单支冠状动脉远段延续为对侧冠状动脉的较大分支,根据冠状动脉起源于左冠窦或右冠窦可分为LI、RI两个亚型。

(2)Ⅱ型:单支冠状动脉自左冠窦或右冠窦发出后,即有较大分支经大动脉根部至对侧正常冠状动脉分布区,根据分支位于右心室圆锥部或肺动脉前(A)、主动脉和肺动脉之间(B)或主动脉根部之后(P),分为LIIA、B、P和RIIA、B、P亚型。

(3)Ⅲ型:单支冠状动脉起于右冠窦,回旋支及前降支分别经主动脉后方及前方走行。Shirani和Roberts将单支冠状动脉具体分为20型,见图14-3-1模式图。

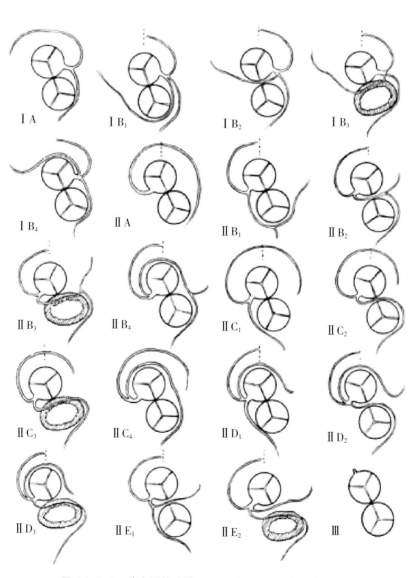

图14-3-1 单支冠状动脉 Shirani 和 Roberts 分型模式图。

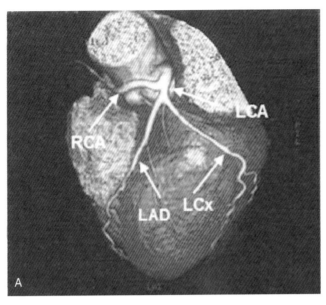
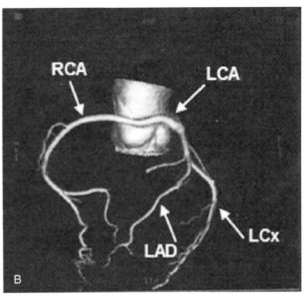

图 14-3-2　单支冠状动脉 MDCT 图像。(A)单支冠状动脉三维重建图仅见一支左冠状动脉发出,右冠状动脉发自左冠状动脉;
(B)单支冠状动脉三维重建图可见单支冠状动脉发自主动脉窦。LCA:左冠状动脉;RCA:右冠状动脉;LCx:左冠状动脉回旋支;
LAD:左冠状动脉前降支。

3.影像学检查方法

　　超声心动图对单支冠状动脉畸形检出率较低,心脏螺旋 CT 和冠状动脉造影是诊断本畸形最主要的影像学检查方法(图 14-3-2 和图 14-3-3),其中

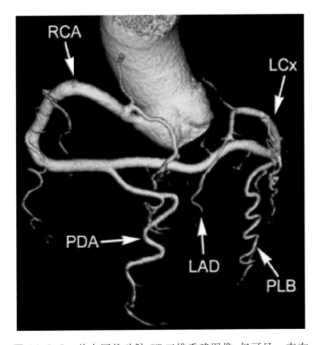

图 14-3-3　单支冠状动脉 CT 三维重建图像,仅可见一支右冠状动脉发自主动脉,左冠状动脉从右冠状动脉远端发出。RCA:右冠状动脉;LCx:左冠状动脉回旋支;LAD:左冠状动脉前降支;PDA:后降支;PLB:后外侧的左心室分支。

冠状动脉造影是最准确的检查方法。

二、一支冠状动脉横跨右心室流出道

1.概述

　　一支冠状动脉横跨右心室流出道(anomalous coronary arteries coursing across the obstructed right ventricular outflow tract)是指冠状动脉主干或分支在距肺动脉瓣环下不同距离处越过右心室流出道。如果手术中伤及此异常横跨的冠状动脉,可导致患者死亡。本类冠状动脉畸形发病率较低,常见于右心室双出口、法洛四联症等先天性心脏畸形。

2.分型

　　根据冠状动脉起源位置及横跨右心室流出道冠状动脉的不同,可分为以下四型:
　　(1)单支左冠状动脉前降支起源于右冠状动脉并横跨右心室流出道(图 14-3-4);
　　(2)异常粗大的圆锥动脉起源于右冠状动脉并横跨右心室流出道;
　　(3)左、右冠状动脉各发出一支左前降支动脉并横跨右心室流出道;
　　(4)右冠状动脉发自左前降支动脉并横跨右心室流出道。

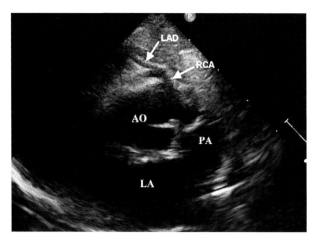

图 14-3-4　法洛四联症左冠状动脉前降支(LAD)发自右冠状动脉(RCA)，并横跨右心室流出道。

3.影像学检查方法

　　超声心动图对本类冠状动脉畸形检出率较低，但在右室双出口、法洛四联症的检查中，应对冠状动脉进行重点检查；冠状动脉造影是诊断本类冠状动脉畸形最准确的检查方法。

三、壁内冠状动脉畸形

1.概述

　　壁内冠状动脉(intramural coronary artery)是指冠状动脉走行于主动脉壁内，冠状动脉与主动脉中膜层之间无外膜层分隔(两者共享同一外膜层)，冠状动脉窦口与其在主动脉外层出口不在同一点，窦口与出口的距离就是冠状动脉壁内段长度，见示意图 14-3-5 至图 14-3-7。

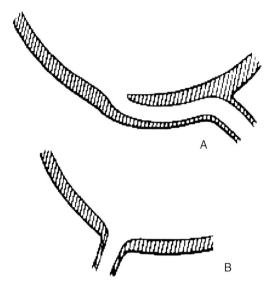

图 14-3-6　壁内冠状动脉开口模式图。(A)冠状动脉走行于主动脉壁内；(B)正常冠状动脉起源，其近心端垂直于主动脉壁。

　　壁内冠状动脉畸形多发于先天性大动脉畸形(完全性大动脉转位、右心室双出口等)及冠状动脉起源异常等，是大动脉调转(Switch)术等需要移植冠状动脉的高危因素之一；该冠状动脉畸形如果处理不当，则会严重影响手术预后；如果术中损伤冠状动脉，则会导致患者死亡，成人则易致心肌梗死。

2.超声心动图特征

　　(1)冠状动脉主要分支走行于两大动脉之间，主动脉壁呈双层征 "double-border"。

　　(2)相应壁内冠状动脉发自(与肺动脉交界处)对侧的主动脉窦：即左侧壁内冠状动脉起自右(迎面)窦，右侧壁内冠状动脉起自左(迎面)窦。

　　(3)近端冠状动脉走行与主动脉壁平行，与主肺

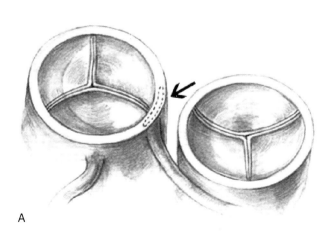

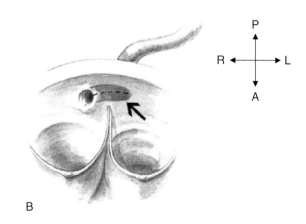

图 14-3-5　壁内冠状动脉模式图。(A)左冠状动脉壁内走行(虚线、箭头所示)；(B)冠状动脉开口与出口位置(箭头所示)之间的距离为冠状动脉壁内段长度(虚线、箭头所示)。

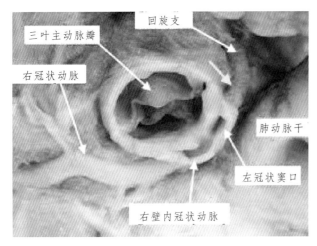

图 14-3-7 壁内冠状动脉病理解剖图。右冠状动脉壁内走行,黄色箭头所示为左冠状动脉。

动脉瓣后交界线(主动脉-肺动脉中心连线)垂直。

(4)冠状动脉起源位置较高,通常靠近主动脉窦峰处。

3.分型

依据左、右冠状动脉及其分支起源位置的不同,将壁内冠状动脉分为四型:

(1)左冠状动脉起自主动脉右冠窦,左冠状动脉主干壁内走行;

(2)左冠状动脉前降支起自主动脉右冠窦,左冠状动脉回旋支发自右冠状动脉;

(3)右冠状动脉起自主动脉左冠窦;

(4)右冠状动脉起自主动脉左冠窦,左冠状动脉回旋支发自右冠状动脉;见示意图14-3-8。

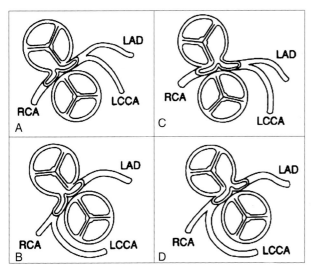

图 14-3-8 壁内冠状动脉走行示意图。(A、B)左冠状动脉壁内走行;(C、D)右冠状动脉壁内走行。

4.影像学检查方法

超声心动图对本类冠状动脉异常的诊断准确率与超声检查者的经验密切相关,对本病准确诊断的前提是对本畸形的全面认识,见图14-3-9。

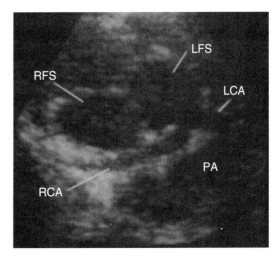

图 14-3-9 右冠状动脉壁内走行声像图。右冠状动脉(RCA)与左冠状动脉(LCA)均发自左冠状动脉窦(LFS),其中右冠状动脉走行于主动脉壁内。

第4节 先天性左冠状动脉主干闭锁

一、概述

左冠状动脉主干闭锁 (left main coronary artery atresia,LMCAA)是一种较左冠状动脉异常起源于肺动脉更为罕见的先天性冠状动脉畸形。目前关于LMCAA 的胚胎学发生机制尚不清楚。其解剖特征为:主动脉窦内左冠状动脉开口闭锁,发育不良的回旋支及前降支虽有连接,但左冠状动脉主干远心端发育不良,近心端闭锁呈盲端;左冠状动脉由右冠状动脉发出的细小侧支循环逆向灌注。临床表现及心电图特征与左冠状动脉异常起源于肺动脉相似,常出现严重的心肌缺血,甚至心肌梗死,导致心脏显著扩大,顽固性心功能不全,甚至猝死。如不及时治疗,预后多不良。

二、病理解剖及病理生理

右冠状动脉起源位置正常,内径增粗。左冠窦口闭锁呈一陷窝状，左冠状动脉主干近心端闭锁呈盲端，远心端短而细小；与右冠状动脉比较，左冠状动脉系统明显发育不良。左心室高度扩张，以心尖区扩大更为明显；左心室广泛纤维化，以心内膜下区域最为显著，常有心肌梗死病灶，有时出现局灶性钙化；由于乳头肌广泛纤维化甚至钙化，引起乳头肌功能失调，造成腱索融合、缩短，以及左心室纤维化引起的左心室和二尖瓣瓣环扩大等原因，常呈现明显的二尖瓣关闭不全。

左冠状动脉所承担的心肌供血通过右冠状动脉侧支循环的向心性逆向灌注而来。由于左右冠状动脉之间的侧支稀疏且细小，血供不丰富，左冠状动脉灌注压严重不足，故出现严重的心肌缺血，心内膜下心肌呈现广泛纤维化，重者可出现一定范围的心肌梗死。患者常因心肌缺血、心肌梗死而出现心绞痛、心脏扩大、心功能衰竭。少部分患儿的左、右冠状动脉间侧支循环较丰富，右冠状动脉对整个心肌灌注增加，心肌缺血不明显，患儿可存活至青少年期或成年期。

三、临床表现

患儿出生后即可出现由于心肌缺血导致的一些临床表现，表现为不同程度的呛奶、多汗等症状，易感冒，多哭闹，但患儿哭闹时无青紫，生长发育尚可，但活动受限。

心电图特征与左冠状动脉异位起源于肺动脉相似：出现典型的左前侧壁心肌梗死心电图表现，即 I、avL、V4~V6 明显 ST-T 改变及深宽 Q 波。

四、超声心动图检查

1.常用切面

常用切面有：心底大动脉短轴切面、高位大动脉短轴切面、右心室流出道长轴切面、左心室长轴切面及心室各短轴切面等。

2.超声心动图表现

（1）M 型超声心动图：左心房、左心室明显扩张，室间隔及左心室前壁运动幅度明显减低。

（2）二维超声心动图

1）左心室高度扩张，以心尖区扩大更为明显，心肌收缩功能明显减低，室间隔和左心室前壁节段性运动障碍，心内膜回声增强，甚至室壁瘤形成；二尖瓣腱索、乳头肌纤维化，回声显著增强，可伴有二尖瓣脱垂，见图 14-4-1。

2）主动脉左冠窦内无左冠状动脉主干开口，左冠状动脉窦口闭锁呈一陷窝状，见图 14-4-2。

3）多切面显示右冠状动脉增宽，与右冠状动脉比较，左冠状动脉主干及分支细小、明显发育不良，见图 14-4-3。

4）多切面未显示左冠状动脉与肺动脉确切连接的证据（由于小婴儿冠状动脉内径较小，接近仪器分辨的极限，容易产生假阴性和假阳性，导致错误诊断）。

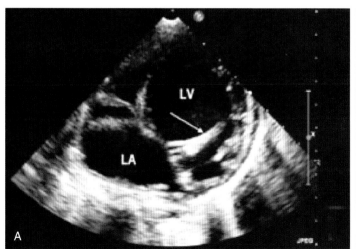
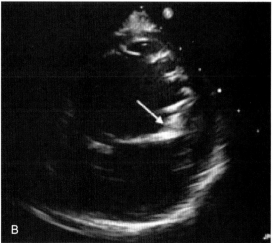

图 14-4-1　左冠状动脉主干闭锁二维声像图。(A)四腔心切面显示左心明显扩大，二尖瓣腱索及心内膜纤维化(箭头所示)；(B)心室短轴切面显示二尖瓣腱索纤维化(箭头所示)。

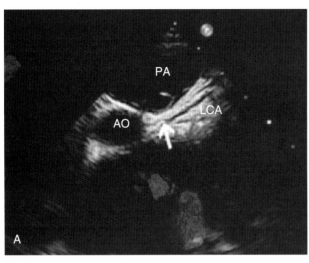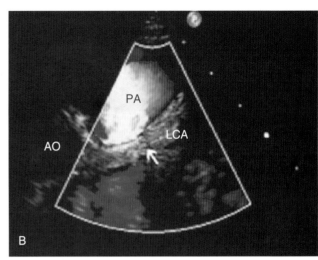

图 14-4-2　左冠状动脉主干闭锁声像图。(A)左侧高位大动脉短轴切面显示左冠状动脉(LCA)主干近心端闭锁呈盲端(箭头所示),远心端发育不良,内径细;(B)彩色多普勒声像图显示左冠状动脉(LCA)主干内逆向灌注(箭头所示),血流速度较低。

3.彩色多普勒超声心动图

(1)右冠状动脉与发育不良的左冠状动脉形成细小、稀疏的侧支循环,血流方向:右冠状动脉→侧支循环→发育不良的左冠状动脉,故前降支和回旋支内的血流为逆向灌注(向心性),血流速度较低,见图 14-4-4。

(2)发育不良的左冠状动脉虽然在肺动脉周围分布,但彩色多普勒不能显示其与肺动脉连接的确切逆灌血流,这是与左冠状动脉起源于肺动脉的最重要区别要点,见图 14-4-5。

(3)右冠状动脉扩张,彩色多普勒声像图显示其血流丰富,见图 14-4-6。

(4)二尖瓣可出现明显反流及关闭不全,见图 14-4-7。

五、选择性冠状动脉造影检查

冠状动脉造影检查是确诊左冠状动脉主干闭锁的最可靠的影像学检查方法。主动脉造影和选择性右冠状动脉造影显示仅有右冠状动脉起源于主动脉,右冠状动脉增粗,造影剂通过细小侧支逆向充盈发育不良的左冠状动脉,左主干近端呈盲端,未与肺动脉连接,见图 14-4-8 和图 14-4-9。但是,对于低龄婴幼儿患者,特别是合并心功能不全的患儿常不能耐受造影检查,导致心力衰竭甚至心脏骤停,因此

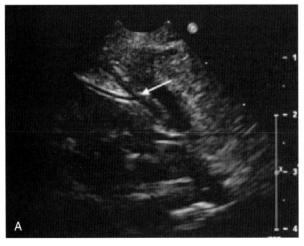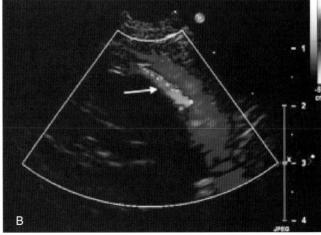

图 14-4-3　左冠状动脉主干闭锁声像图。(A)近似肺动脉短轴切面二维声像图显示左冠状动脉前降支发育不良,内径细小(箭头所示);(B)彩色多普勒声像图显示发育不良的左冠状动脉前降支(箭头所示)内血流为逆向灌注(正常血流方向应为红色的血流信号),未显示与肺动脉的确切连接。

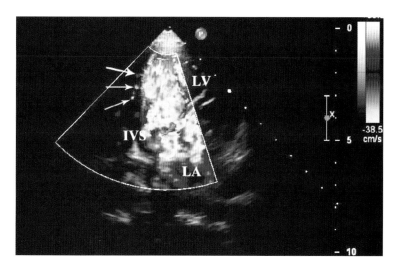

图 14-4-4　左冠状动脉主干闭锁侧支循环形成声像图。四腔心切面彩色多普勒声像图显示室间隔(IVS)内左、右冠状动脉间稀疏的侧支循环血流信号(箭头所示)。

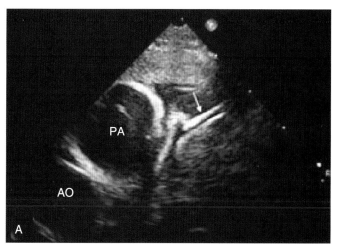

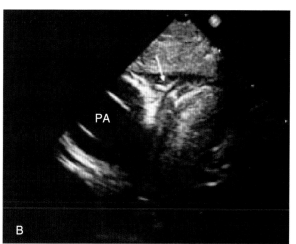

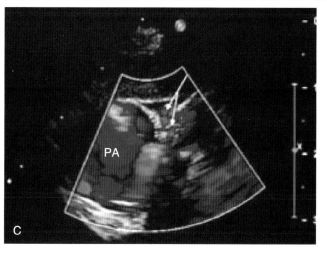

图 14-4-5　左冠状动脉主干闭锁声像图。(A、B)左侧高位大动脉短轴切面显示肺动脉左侧的左冠状动脉发育细小(箭头所示);(C) 彩色多普勒声像图显示左冠状动脉未与肺动脉连接,左冠状动脉血流方向为向心性的逆灌血流(箭头所示)。

对婴幼儿检查时需做好术前准备及术后突发紧急状况的抢救工作。

六、MDCT 检查

对于早期出现症状的婴幼儿,由于左主干发育不良,多排螺旋 CT 检查(MDCT)有时难以清楚地显示其是闭锁还是与肺动脉连接,但对于年长儿或成年患者,MDCT 可清楚地显示左、右冠状动脉主干及其分支的走行、侧支循环的形成及其近心端闭锁的左主干,因此不推荐婴幼儿患者使用 MDCT 检查,而对于年长儿或成年患者,MDCT 仍是诊断本病重要的检查手段,见图 14-4-10。

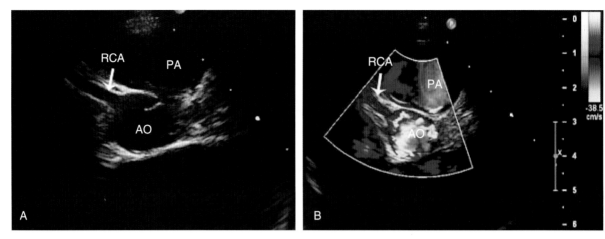

图 14-4-6　左冠状动脉主干闭锁、右冠状动脉(RCA)扩张声像图。(A)大动脉短轴切面显示 RCA 内径扩张(箭头所示);(B)彩色多普勒声像图显示 RCA 内正向的红色血流信号(箭头所示)。

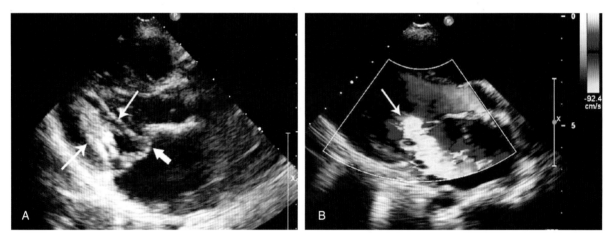

图 14-4-7　左冠状动脉主干闭锁声像图。(A)胸骨旁左心室长轴切面显示左心室高度扩大,二尖瓣腱索回声增强(细长箭头所示),二尖瓣前叶脱垂(粗短箭头所示);(B)彩色多普勒声像图显示收缩期二尖瓣口可见中至大量反流信号(箭头所示)。

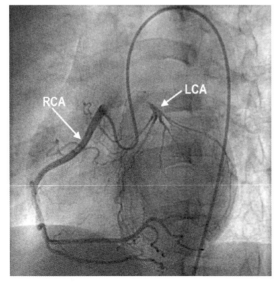

图 14-4-8　左冠状动脉主干闭锁右冠状动脉选择性造影图像。左冠状动脉(LCA)主干近端闭锁,发育不良的左冠状动脉系统血供由右冠状动脉(RCA)经稀疏的侧支循环逆向灌注而来。

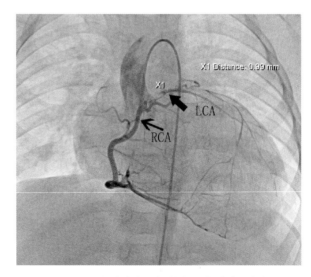

图 14-4-9　左冠状动脉主干闭锁右冠状动脉选择性造影图像。右冠状动脉(RCA)发自主动脉根部(细箭头所示),内径增宽;左冠状动脉(LCA)主干呈一盲端(粗箭头所示),未与主动脉或肺动脉相连,主干内径细窄(内径 0.99mm);左、右冠状动脉间侧支循环稀疏。

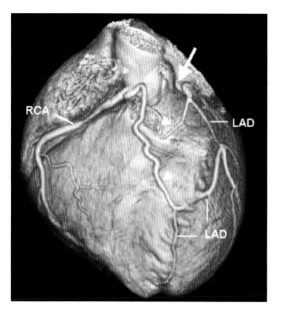

图 14-4-10　左冠状动脉主干闭锁 MDCT 三维成像图。右冠状动脉(RCA)增粗,左冠状动脉主干闭锁(箭头所示),左冠状动脉前降支(LAD)细小、发育不良,左右冠状动脉间形成的侧支循环不丰富。

七、鉴别诊断

左冠状动脉主干闭锁需与左冠状动脉异位起源于肺动脉(anomalous origin of the left coronary artery from the pulmonary artery,ALCAPA)、心内膜弹力纤维增生症(endocardial fibroelastosis,EFE)、原发性扩张型心肌病(dilated cardiomyopathy,DCM)、瓣膜疾病、冠状动脉瘘进行鉴别诊断。由于本病声像图与 ALCAPA 十分相似,因此掌握其特点对本病的鉴别诊断十分重要。LMCAA 具有以下特点:

(1)左冠状动脉内径细小,显著发育不良;

(2)左右冠状动脉间的侧支循环非常稀疏,逆灌血流速度低而暗淡;

(3)多切面不能显示左冠状动脉与肺动脉的确切连接。

八、治疗及预后

本病的治疗依赖于患者的年龄及左冠状动脉远心端主干的发育情况,过去由于冠状动脉搭桥技术的限制,对患该畸形的婴幼儿只能进行保守治疗,使许多患者在等待手术过程中死亡,所以,现在主张一旦确诊,应及时行外科冠状动脉搭桥手术治疗。目前多采用左乳内动脉搭桥术和(或)隐静脉移植、利用主动脉壁或自体心包补片的左冠状动脉主干重建术。

第5节　冠状动脉瘤

一、概述

冠状动脉瘤是指冠状动脉发生局部性或弥漫性扩张,超过局部原来直径的 2 倍以上、呈单发性或多发性的瘤样改变;瘤样扩张的冠状动脉内可有血栓形成,继而血管阻塞的远端呈血栓栓塞化和心肌梗死。

依据冠状动脉瘤发病的性质,分为先天性和获得性。先天性冠状动脉瘤发病率较低,其发病原因是由于动脉壁中层呈节段性缺如,肌纤维发育不良,组织排列异常,从而导致病变血管不断扩张、变薄而形成动脉瘤。获得性冠状动脉瘤发病率较高,在获得性冠状动脉瘤中多数为川崎病患者,其中 6 岁以下川崎病患儿中,15%~25%的患儿合并有冠状动脉瘤的形成(图 14-5-1 和图 14-5-2)。

二、临床表现

本病的临床表现主要取决于动脉瘤本身的病理改变,以及是否有合并症;当冠状动脉瘤出现血管栓塞时,患者可表现有心功能减低、心绞痛,相应的心肌部位会出现心肌梗死表现。

三、超声心动图表现

• 二维声像图显示受累冠状动脉瘤样扩张。

• 瘤体内可伴有血栓形成,呈团块状均质低回声,短轴呈椭圆形。

• CDFI 显示冠状动脉瘤内血流多为涡流,伴有血栓形成时可有充盈缺损,周边缝隙状血流信号。见图 14-5-1 和图 14-5-2。

四、治疗及预后

川崎病导致的冠状动脉瘤一般不需要手术治疗,但需应用阿司匹林和 γ-球蛋白等药物治疗。

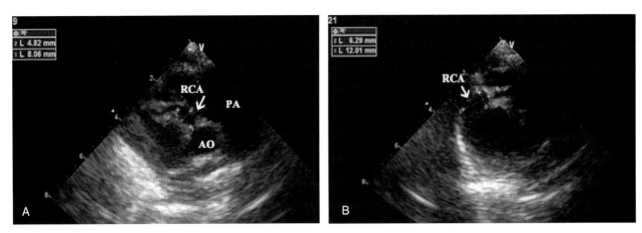

图 14-5-1　川崎病患儿右冠状动脉瘤。(A)大血管短轴切面显示右冠状动脉(RCA)起始端呈梭形扩张(箭头所示),累及的长度约 8.06mm,宽约 4.82mm;(B)同一患儿右侧胸骨旁大血管短轴切面显示右冠状动脉远端管腔呈梭形扩张(箭头所示),累及的长度约 12.01mm,宽约 6.29mm,两处扩张的管腔内透声好,未见明显血栓回声。

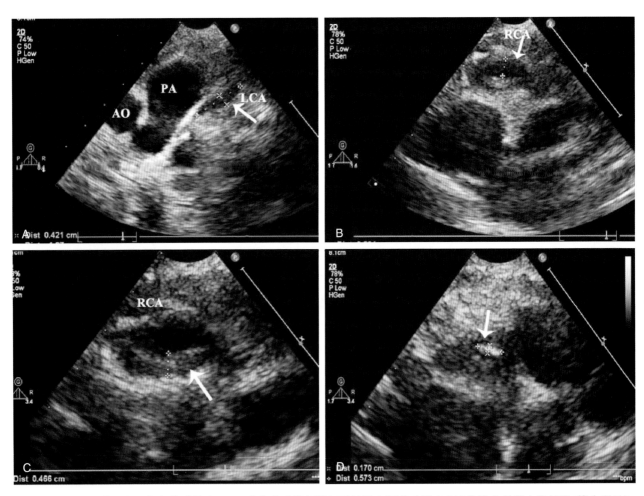

图 14-5-2　川崎病患儿双侧冠状动脉瘤。(A)高位大动脉短轴切面显示左冠状动脉(LCA)前降支局部内径扩张(箭头所示),形成冠状动脉瘤,宽约 4.2mm,累及长度约 18.7mm;(B)右侧胸骨旁大动脉短轴切面显示右冠状动脉(RCA)中段管腔局限性扩张(箭头所示);(C)局部放大显示 RCA 管壁明显增厚(箭头所示),厚约 4.7mm;(D)增厚的管壁内可见斑片状强回声(箭头所示),大小约 1.7mm×5.7mm。

(李文秀　张桂珍)

第 15 章

其他复杂心血管畸形

第1节 单心室(单一心室房室连接)

一、概述

单心室(single ventricle)是一组较少见的复杂心脏畸形,指心房(左、右心房或共同心房)仅与一个主要心室腔相连接的畸形,又称为单一心室房室连接畸形 (univentricular atrioventricular connection)。单心室还有很多其他名称, 如单心室心脏(univentricular heart)、心室双入口 (double-inlet ventricle)等。由于该畸形多数具有两个心室腔(主腔和残腔),为了避免概念混淆,近年来 Anderson 等将这一畸形称之为功能单心室。

单心室占先天性心脏病发病率的 1%~2%,约占发绀型先天性心脏病的 10%。

二、病理解剖与分型

(一)病理解剖

单心室的病理解剖非常复杂,其基本特征是左、右心房或共同心房与一个起主要功能的心室腔相连接。

1.心室腔

单心室畸形的心脏大多数仍有两个心室腔,但只有一个具有心室功能,属于真正的心室,即主腔(dominant ventricular chamber);另一个无功能的心室腔,为残存心腔(rudimentary chamber)。主腔为左心室时,肌小梁比较细腻;主腔为右心室时,则肌小梁比较粗大;仅有一个单一心室腔时,则肌小梁无规律, 难以辨别是属于左心室还是右心室。残存右心室腔通常与大动脉连接(肺动脉、主动脉或双动脉),而残存左心室腔则常无大动脉连接。与大动脉相连接的残存心腔称为流出小腔(outlet chamber),无大动脉连接的残存心腔称为心室陷窝(pouch)。

需要强调的是:这一组畸形的心脏大多数有两个心腔,所以称为单心室是不恰当的,但它已被沿用已久,许多学者(尤其是国人)仍习惯把这一畸形称之为单心室(single ventricle 或 uiventricular heart)。即使有另外一个心室腔存在, 不论其大小及形态如何,总是缺乏与心房的连接,强调房室连接的单一性而非心室腔的单一性,是本组畸形的本质特征。

2.房室瓣

单心室畸形中, 其房室瓣连接方式可以是双侧房室瓣、共同房室瓣或单侧房室瓣(另一侧房室瓣闭锁)连接,又分别称为心室双入口(double inlet)、心室共同入口(common inlet)和心室单入口(single inlet)。心室双入口多见于主腔为左心室型的单心室畸形,心室共同入口多见于主腔为右心室或不定型心室的单心室畸形。

另外,房室瓣可出现骑跨(straddling,指房室瓣腱索骑跨)及坐跨(overriding,指房室瓣环骑跨)。当房室瓣坐跨时,只有≥50%的瓣环与主心腔连接,才能诊断为单心室, 否则称为双心室连接伴房室瓣骑跨(坐跨和骑跨统称为房室瓣骑跨)。见图 15-1-1。

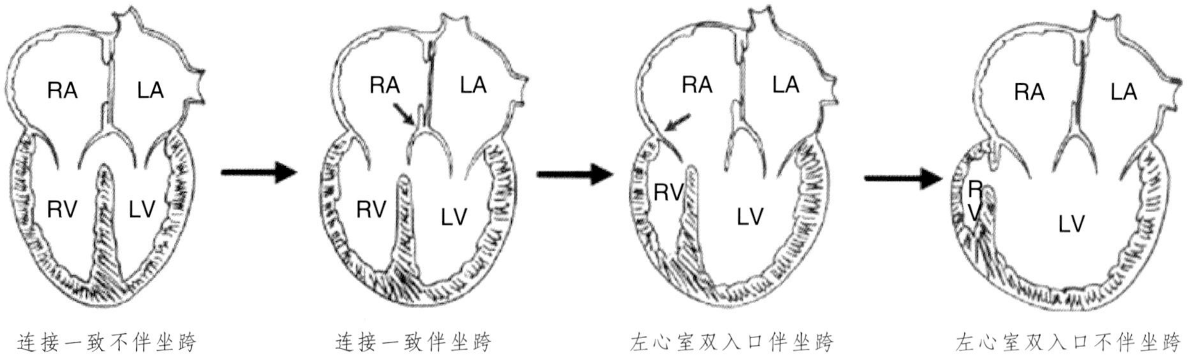

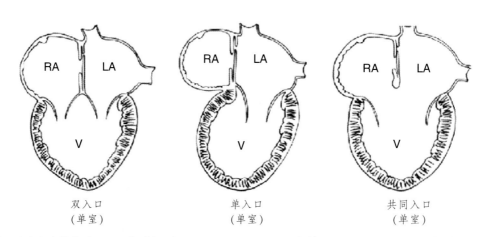

连接一致不伴坐跨　　　　连接一致伴坐跨　　　　左心室双入口伴坐跨　　　　左心室双入口不伴坐跨

图 15-1-1　房室瓣坐跨(overriding)及其与房室连接的关系。

这里介绍两个概念:房室连接类型(type)和房室连接方式(mode):

(1)房室连接类型:指心房与心室实体之间的连接形式,可分为两类。

1)双心室连接:包括房室连接一致、连接不一致和房室连接不定(心房对称位)三种。

2)单一心室房室连接:包括心室双入口(含共同入口)、一侧(左侧或右侧)房室连接缺如,见图15-1-2。

(2)房室连接方式:描述房室瓣的形态特征,包括双侧房室瓣、共同房室瓣、一侧房室瓣开放(另一侧闭锁),以及房室瓣骑跨。

3.主心腔与残存心腔的空间关系

主心腔为左心室时,残存右心腔位于主腔的前上方,可以偏左、偏右或正前;主腔为右心室时,残存左心腔位于主心腔的后下方,可以偏左、偏右;主心腔为不定型心室腔时,则仅有一个大心腔,无残存心腔。

4.其他合并畸形

单心室常合并心房对称、完全型大动脉转位、右

心室双出口、肺动脉狭窄和共同房室瓣畸形,以及主动脉缩窄或主动脉弓离断等。

(二)分型

随着心脏外科技术的发展(尤其是 Fontan 手术的采用和改进)以及对本畸形认识的深入,单心室的命名和分类发生了很大变化。经典单心室畸形是描述房室连接为心室双入口的一组心脏畸形 (不论其心肌实体是一个心腔还是两个心腔)。

由于一侧房室连接缺如(房室瓣闭锁)的心脏畸形与心室双入口有相似的形态学和病理生理学特征,手术方法也相似,只能进行单一心室修复。所以,越来越多的学者将它们归为同一种畸形,即单一心室房室连接畸形 (univentricular atrioventricular connection),以区别于双心室连接的心脏(后者指左、右心房与各自的心室相连接)。单心室畸形的本质为心房与单一的心室腔连接。三尖瓣闭锁者为右侧房室(瓣)连接缺如,其发育不全的右心室与左心室双入口的残存右心室残腔相似;同样,二尖瓣闭锁者为左侧房室(瓣)连接缺如,发育不全的左心室与右心室双入口的残存左心室残腔相似。

双入口　　　　　　单入口　　　　　　共同入口
(单室)　　　　　　(单室)　　　　　　(单室)

图 15-1-2　单心室房室连接类型(type):分别为心室双入口(double inlet)、心室单入口(single inlet)、心室共同入口(common inlet)。

1.经典单心室(具有两组房室瓣)的分类

(1)Van Praaph 根据 60 例单心室尸体解剖结果分为四型(1964 年)。

A 型:主腔为左心室解剖结构,右心室的漏斗部为残余腔(78%)。

B 型:主腔为右心室解剖结构,左心室残腔位于主腔的后方(5%)。

C 型:左、右侧心室肌各半,组成共同心腔,没有或仅有残存的室间隔(7%)。

D 型:无左、右心室窦部及室间隔结构,心室形态分辨不清楚左右结构(10%)。

(2)Elliott 将典型单心室分为三种类型。

A 型—左心室双入口(double inlet left ventricle, DILV):主腔结构为左心室,残余右心腔位于主腔的前上方,此型占绝大多数。

B 型—右心室双入口(double inlet right ventricle, DIRV):主腔结构为右心室,残余左心室腔在主腔的后下方。

C 型—不定型心室双入口(double inlet indeterminate ventricle, DIIV):仅有单一心室腔,其小梁发育不良, 分辨不清属于左心室还是右心室结构(indeterminate or undifferentiated type)。

2.功能单心室(单一心室房室连接)畸形的分类

Van Praagh 分类方法的缺点是没有包涵共同房室瓣的单心室畸形, 且分类依据是主腔肌小梁的解剖学特征,分类复杂,应用临床影像学检查方法对其进行明确分类时常常遇到困难。 Anderson 根据与心房连接的心室主腔形态学特征将单心室分为三类,目前国际上通常采用这一分类方法。

A 型:心房通过左、右房室瓣、共同房室瓣或单侧房室瓣 (另一侧闭锁) 与左心室主腔相连(dominant left ventricular type)。残余心腔为右心室,位于主腔的前上方,此型占绝大多数,多为两组房室瓣。

B 型:心房通过左右房室瓣、共同房室瓣或单侧房室瓣(另 ·侧闭锁)与右心室主腔相连(dominant right ventricular type)。残余左心室在主腔后下方,该型以共同房室瓣多见。

C 型:心房通过左右房室瓣、共同房室瓣或单侧房室瓣(另一侧闭锁)与单一的不定型心室腔相连,其心室腔肌小梁发育不良,分辨不清属于左心室还是右心室结构 (indeterminate or undifferentiated type),无残存心腔存在,与 B 型一样,该型以共同房室瓣多见。

单一心室房室连接及房室瓣膜连接模式见示意图 15-1-3。

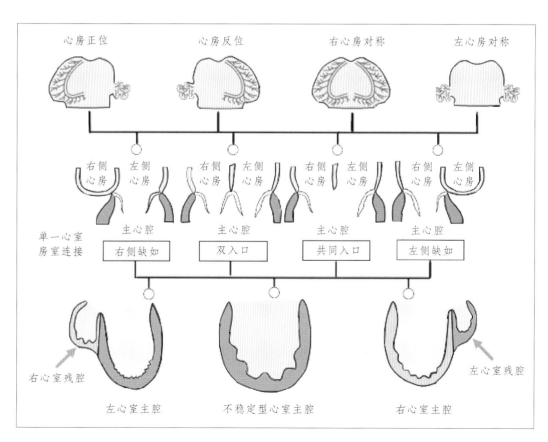

图 15-1-3 单一心室房室连接类型, 房室连接方式及瓣膜连接模式。

三、病理生理改变

本畸形病理生理改变较复杂,主要取决于是否合并肺动脉狭窄和房室瓣反流。由于只有一个心室主腔,心室腔内动静脉血液混合后被泵入两条大动脉,产生不同程度的发绀。如果合并肺动脉狭窄,则肺血流减少,发绀和缺氧严重;如果无肺动脉狭窄,则肺血流量明显增多,早期出现肺动脉高压及充血性心力衰竭;伴有明显房室瓣反流(共同房室瓣)、主动脉口狭窄以及主动脉缩窄或主动脉弓离断者,则更易早期发生肺动脉高压和顽固性充血性心力衰竭。

四、超声心动图检查

(一)常用切面

常用切面为:左侧胸骨旁心尖四腔心及五腔心切面、左心室长轴切面、心底大动脉短轴切面、左心室各短轴切面及剑突下各切面。

(二)超声心动图表现

1.M 型超声心动图及二维超声心动图

可清楚地显示房室瓣数目(两组房室瓣还是共同房室瓣),大动脉的空间关系以及残腔与主腔的关系;心室腔内一般不能探及室间隔回声。

(1)多切面显示正常左右对称的心室结构消失,变为一大腔(主心腔)和一小腔(残腔),甚至只有一个心腔;残存的室间隔分隔主腔和残腔,两者多通过室间隔缺损(球室孔)相交通。

(2)多切面显示左、右心房通过双侧房室瓣、共同房室瓣或单侧房室瓣(另一侧闭锁)与一主心室腔相连接。

(3)不同类型单心室的超声特征

1)心室形态学特征:形态学上左心室主腔肌小梁比较细腻,右心室主腔肌小梁比较粗大,不定型心室主腔肌小梁无规律(介于左右心室结构之间)。但在单心室畸形时,心室解剖学特征会发生明显变异,临床上单纯依靠肌小梁声学特征进行鉴别比较困难,也缺乏可靠性。

2)主腔与残腔空间位置关系:选用左心室长轴切面和心室各短轴切面判断主心室腔与残存心腔的空间关系。

A 型单一心室房室连接时,残存右心腔位于主腔的前上方(anterio-superior),残腔可以偏左、偏右或正前,但总是位于主腔的上方。见图 15-1-4 至图 15-1-7。

B 型单一心室房室连接时,残存左心腔总是位于主腔的后下方(posterio-inferior),可以偏左、偏右。见图 15-1-8 至图 15-1-11。

C 型单一心室房室连接时,则仅有一大心室腔,多切面观察无残存心腔存在。见图 15-1-12。

3)发出大动脉的残腔(流出小腔)为右心室残腔,未与大动脉连接的残腔(残存陷窝)多为左心室残腔。

注:单心室畸形时,心室内部的肌小梁特征常发生很多变化,所以通过肌小梁的声学特征来分辨心室腔的类型是不可靠的。但主腔与残腔的空间位置关系是非常固定的,因此,通过超声心动图判断主腔与残腔的位置关系来分辨单心室的类型是最可靠的方法。因残存心腔有时较小,应结合多切面进行扫查以免遗漏,否则,易造成分型错误(将其他类型误判为 C 型)。另外,C 型单心室时,心腔内常常充满许多粗大肌束,肌束多不规则甚至呈复合性(粗大且分叉),超声心动图检查时常将起源于心尖的粗大肌束误认为室间隔,导致误诊为双心室连接畸形(室间隔缺损、完全型大动脉转位、右心室双出口等),手术将造成严重后果,甚至死亡。应多切面(四腔心、心室短轴及室间隔矢状切面等)观察才能准确鉴别,见图 15-1-13 和图 15-1-14。

(4)心室与大动脉的连接:本畸形心室与大动脉连接关系非常复杂,可以连接一致(concordance)、连接不一致(disconcordance,大动脉转位)、主腔或残腔双出口 (double outlet of dominant or rudimentary chamber) 以及主腔或残腔单出口 (single outlet of dominant or rudimentary chamber,伴有肺动脉闭锁或缺如)。根据心室与大血管的关系可以进一步分为各种亚型。

左心室为主腔时,大动脉连接可以正常,或完全型大动脉转位、右心室(残腔)双出口等,左心室主腔双出口少见;右心室为主腔时,左心室残腔通常无大动脉连接,右心室则发出两条大动脉。

(5)其他合并畸形:常合并肺动脉狭窄、心房对称、房室瓣骑跨、主动脉缩窄或主动脉弓离断,以及腔静脉畸形 (下腔静脉中断、左上腔静脉入左心房等)等,应进行多切面扫描进行观察。

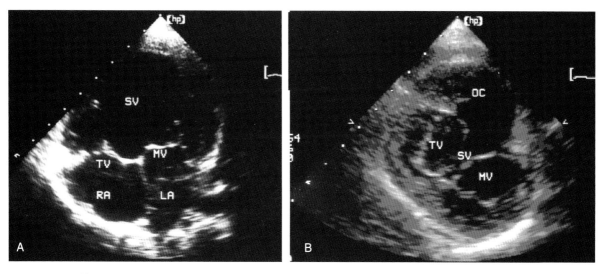

图 15-1-4　A 型单心室。(A)心尖四腔心切面显示左、右房室瓣同时开口于一主要心室腔(SV);(B)胸骨旁心室短轴切面显示主心腔内有房室瓣开口,残存心室腔(DC)在前,主心腔(SV)在后。

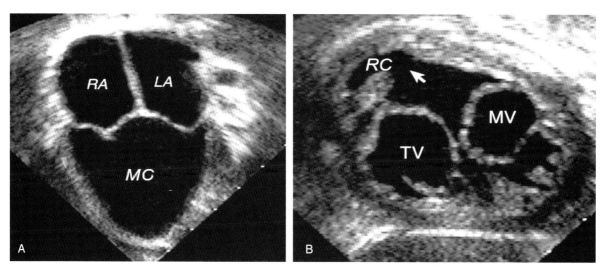

图 15-1-5　A 型单心室(图像倒转—国际上通常采用)。(A)心尖四腔心切面:左右心房通过各自的房室瓣与一主腔连接,肌小梁细腻;(B)剑突下短轴切面:主腔在后,残腔在前。MC:主腔;RC:残腔。

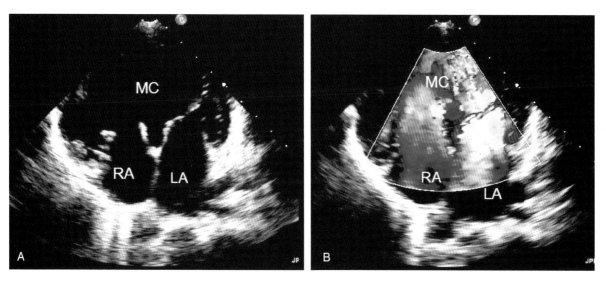

图 15-1-6　A 型单心室,心尖四腔心切面显示左右心房通过左右房室瓣与单心室主腔连接。(A)二维声像图;(B)彩色多普勒声像图。

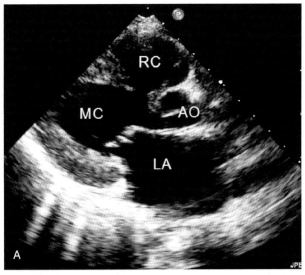
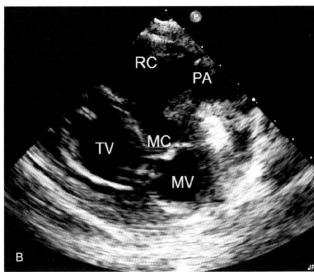
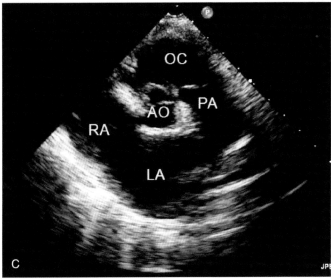

图 15-1-7 A 型单心室。(A、B)心室长短轴切面显示残腔在前,主腔在后,大动脉关系正常;(C)大动脉连接正常。

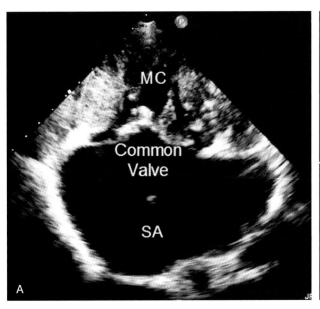
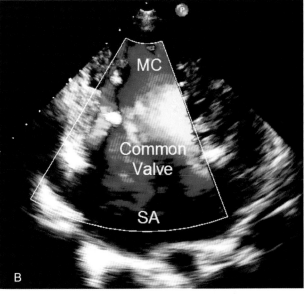

图 15-1-8 B 型单心室-共同房室瓣声像图。四腔心切面显示单心房(SA)通过共同房室瓣(common valve)与单心室主腔连接。(A)二维声像图;(B)彩色多普勒声像图。

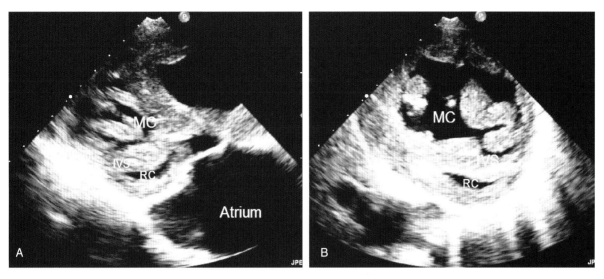

图 15-1-9 B 型单心室：主腔在前，残腔在后。(A)心室长轴切面；(B)心室短轴切面。Atrium：心房；MC：主腔；RC：残腔；IVS：室间隔。

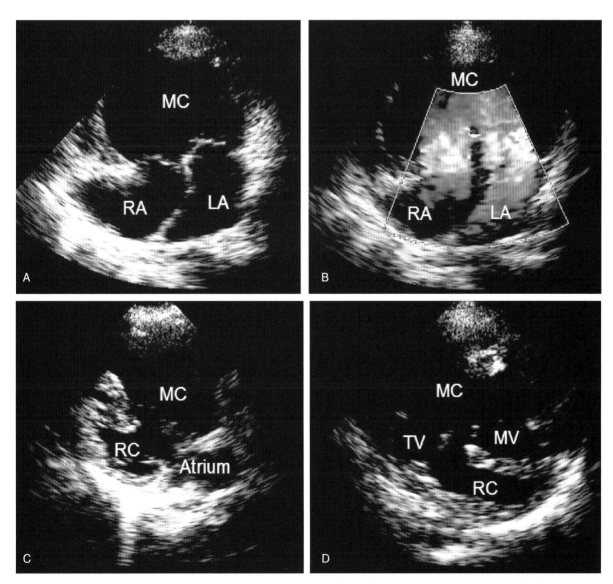

图 15-1-10 B 型单心室–左右心房室瓣。(A)四腔心切面显示左右房室瓣与主腔相连；(B)四腔心彩色多普勒声像图；(C)左心室长轴切面显示心室主腔在前，残腔在后；(D)左心室短轴切面显示心室主腔在前，残腔在后。

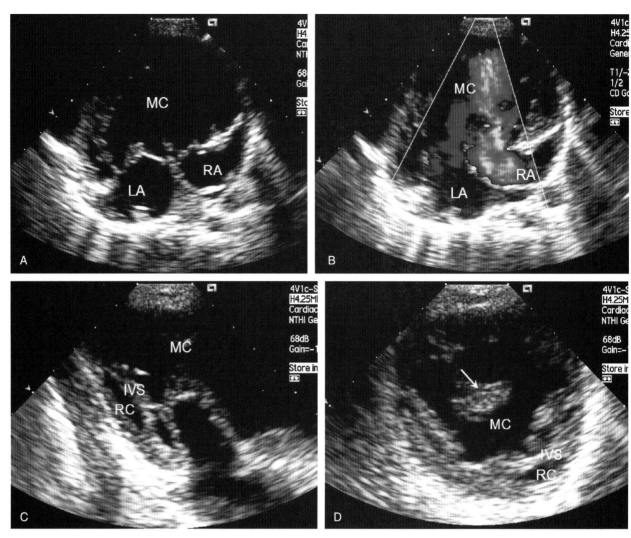

图 15-1-11 B 型单心室声像图。(A、B)四腔心切面显示左右房室瓣入心室主腔(MC);(C、D)长轴及心室短轴切面显示左心室残腔(RC)非常细小,位于后下方,箭头示异常粗大乳头肌。

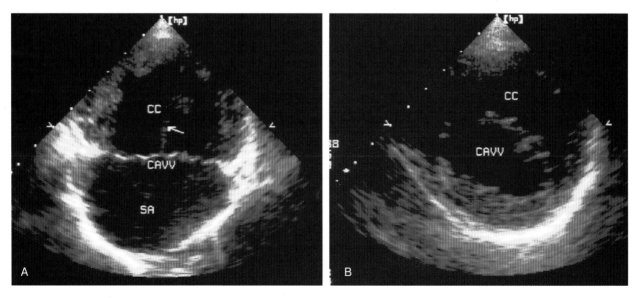

图 15-1-12 C 型单心室。(A)心尖四腔心切面显示为单一心房,通过共同房室瓣与一大的心室主腔连接;(B)心室短轴切面显示仅有一大心腔,无残存心腔。CC:心室主腔。

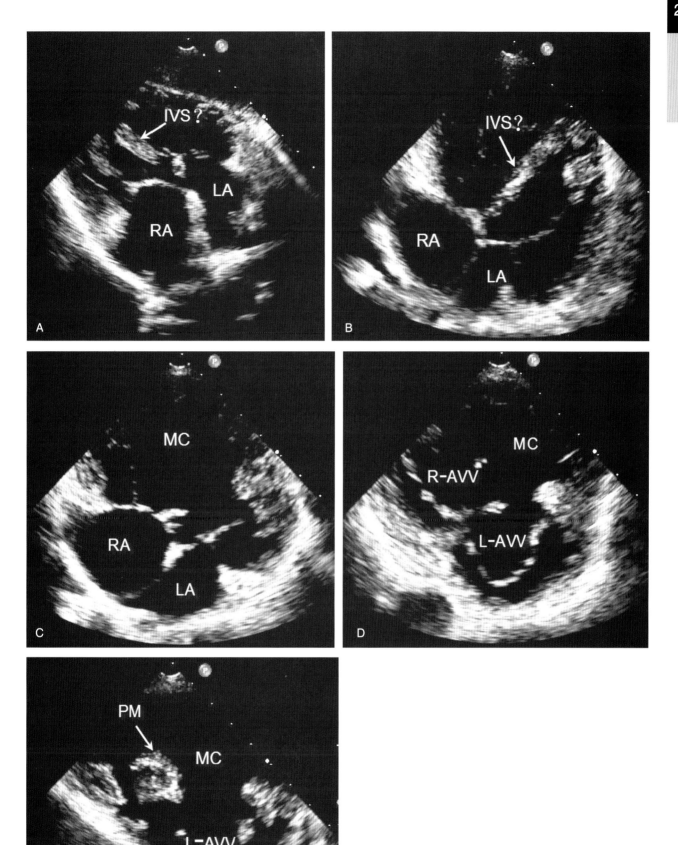

图 15-1-13　C 型单心室：粗大乳头肌与室间隔的鉴别。(A、B)剑突下及胸骨旁四腔心切面将粗大乳头肌误认为室间隔；(C)胸骨旁四腔心切面调整未显示室间隔回声；(D)心室短轴切面未显示确切室间隔；(E)心室短轴切面显示所谓"室间隔回声"其实为粗大乳头肌，明确 C 型单心室的诊断。R-AVV：右侧房室瓣；L-AVV：左侧房室瓣。

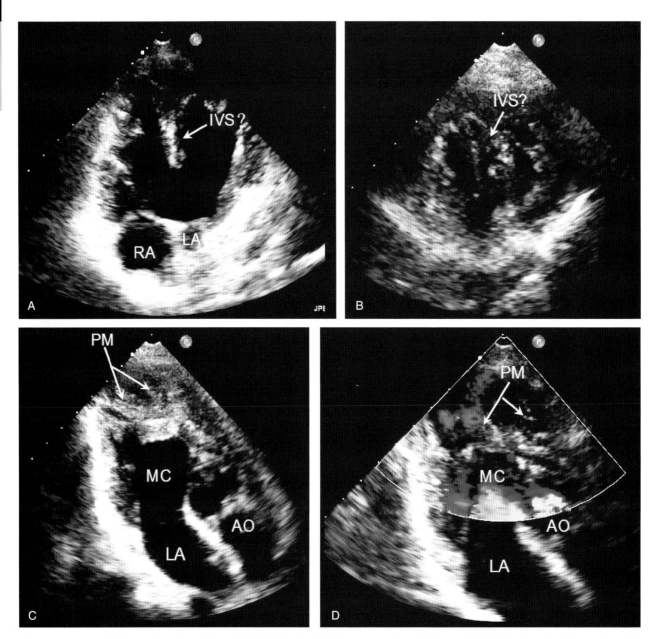

图15-1-14 C型单心室;粗大乳头肌与室间隔的鉴别(此例为误诊患儿,患儿在外地医院术前诊断为右心室双出口,术中打开心脏未发现明确室间隔,关胸未行矫治手术)。(A)心尖四腔心切面;(B)心室短轴切面;(C)心尖室间隔(乳头肌)矢状切面;(D)心尖室间隔(乳头肌)矢状切面彩色多普勒声像图。(A、B)四腔心及心室短轴切面将粗大乳头肌误认为室间隔;(C、D)室间隔(乳头肌)矢状切面显示所谓的室间隔实际上为复合型(分叉)乳头肌,明确单心室(C型)诊断。

2.多普勒超声心动图

彩色多普勒声像图显示两侧心房的血流经左右房室瓣(或共同房室瓣)进入主心室腔,以及主心腔与残存心腔的(通过室间隔缺损)血流交通。如果存在肺动脉口狭窄或主动脉口狭窄,彩色多普勒声像图可显示高速五彩镶嵌血流。合并房室瓣反流时,在心房内可显示蓝色五彩镶嵌血流束。

连续多普勒可探及肺动脉狭窄处的高速正向血流频谱,并可计算压差;也可显示房室瓣反流的高速湍流频谱。

3.经食管超声心动图

经食管超声心动图结合四腔心切面、主动脉长短轴切面及经胃心室短轴切面等,可清楚地显示房室瓣、主心腔及残存心腔的形态特征,对判定房室连接、心室与大动脉的连接以及观察房室瓣和辅助装置畸形(房室瓣关闭不全、房室瓣骑跨等)均有重要价值。

【附:房室瓣骑跨】

一、概述

房室瓣骑跨包括房室瓣坐跨(overriding)和腱索的骑跨(straddling),多见于圆锥动脉干畸形(contruncal malformation)。房室瓣坐跨阐述的是房室瓣与心室连接关系,是指房室瓣环骑跨在室间隔上,同时与两个心室连接,而其腱索未与另外一侧心室相连,多由房间隔、室间隔对位不良所致。如果一侧房室瓣的腱索分别与两个心室相连,则为房室瓣骑跨(straddling)。虽然两者可单独发生,但多同时存在,临床上一般将房室瓣坐跨和骑跨统称为骑跨。

房室瓣骑跨分为骑跨和坐跨,示意图见图15-1-15。

二、病理解剖与分型

1.房室瓣坐跨

房室瓣环与心室的关系决定了心房与心室的连接类型(单心室连接还是双心室连接),一般以50%为界限,坐跨率≤50%为双心室连接,如果坐跨率>50%(共同房室瓣则以>75%为标准),则为单心室连接,不论其心室的形态如何,即使心室具有典型的肌小梁特征和足够大的体积。

房室连接方式可归纳为:

(1)双心室连接伴有/不伴有房室瓣坐跨。

(2)单心室连接伴有/不伴有房室瓣坐跨。

2.房室瓣骑跨

根据房室瓣腱索在对侧心室的附着位置分为A、B、C三型,见示意图15-1-16。

A型:房室瓣腱索附着于对侧(心室)室间隔嵴顶部边缘。

B型:房室瓣腱索附着于对侧心室的室间隔上。

C型:房室瓣腱索附着于对侧心室的室壁上。

三、超声心动图表现

1.二维超声心动图

房室瓣骑跨的诊断主要依靠二维超声心动图,重点观察四腔心切面(心尖、胸骨旁及剑突下)、左心室长轴切面及左心室各短轴切面。

(1)多切面显示有大的膜周室间隔缺损,二尖瓣后叶及三尖瓣隔叶腱索骑跨多见于膜周偏流入道缺损,而二尖瓣前叶的骑跨多发生于膜周偏小梁部缺损。

(2)四腔心切面(低位)、左心室瓣口水平短轴切面显示二尖瓣后瓣或三尖瓣隔瓣腱索附着于对侧心室的室间隔或心室壁上,见图15-1-17至图15-1-19。

(3)五腔心切面、左心室长轴切面及瓣膜水平短轴切面可显示二尖瓣前叶的腱索附着于右心室的室间隔或室壁上,见图15-1-20。

(4)房室瓣坐跨(overriding),在四腔心切面可显示左侧或右侧房室瓣环骑跨在室间隔上,骑跨率多小于50%,可单独发生,亦常合并腱索骑跨。

(5)多并发于圆锥动脉干畸形,如法洛四联症、

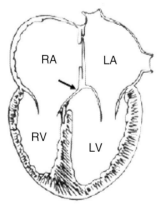

房室瓣坐跨

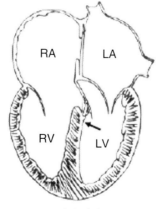

腱索骑跨

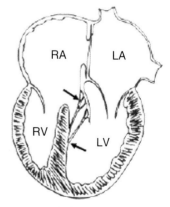

坐跨并骑跨

图15-1-15 房室瓣骑跨模式图。

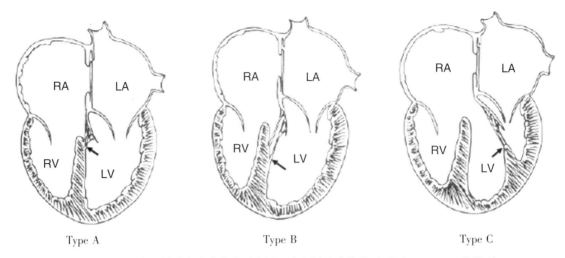

Type A   Type B   Type C

图 15-1-16　房室瓣腱索骑跨分类示意图。房室瓣骑跨的类型:分为 A、B、C 三种类型。

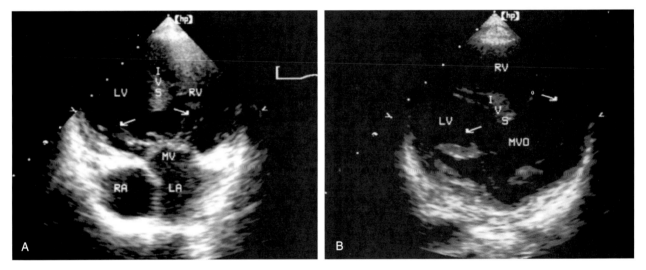

图 15-1-17　二尖瓣骑跨(overriding)。(A)四腔心切面显示二尖瓣腱索通过室间隔缺损骑跨于左右心室;(B)短轴切面显示二尖瓣口及腱索骑跨于两心室。

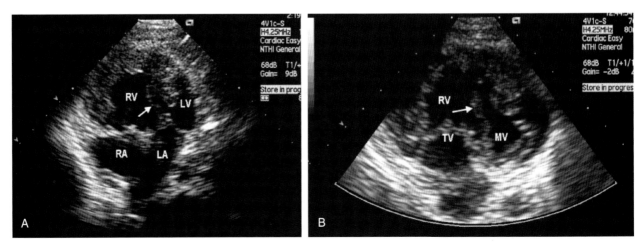

图 15-1-18　二尖瓣骑跨(straddling)。(A)五腔心切面显示二尖瓣瓣口及腱索骑跨左右心室;(B)近似左心室短轴切面显示二尖瓣腱索通过室间隔缺损附着于右心室。

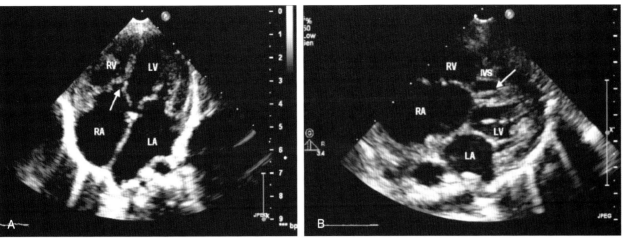

图 15-1-19　三尖瓣骑跨。(A)四腔心切面显示三尖瓣口骑跨于室间隔上,骑跨率约 40%;(B)稍微移动扇面显示隔瓣腱索附着于左心室壁(C 型骑跨)。

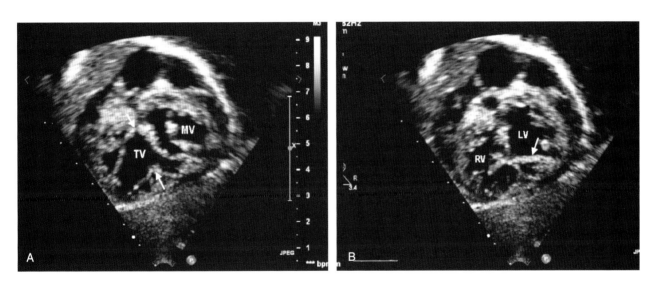

图 15-1-20　三尖瓣骑跨。(A)剑突下短轴切面显示三尖瓣口骑跨于室间隔上;(B)不同切面显示腱索附着于左心室壁。

右心室双出口、大动脉转位,以及永存动脉干等畸形。

2.经食管超声心动图

经食管超声心动图对瓣膜及其辅助装置(腱索、乳头肌等)的显示明显优于经胸超声心动图,是房室瓣骑跨诊断的理想方法,见图 15-1-21。

【附:心房位置的判断】

在先天性心脏病节段分析中,心房位置的判定是第一步,也是最重要的一步,区别心房的解剖特征依据为左右心耳(外部形态及内部梳状肌特征),但目前影像学技术对心耳形态的判定均不准确,不能作为判定心房特征的准确标准。研究发现,心耳解剖特征与胸部脏器(支气管、左右肺)的解剖特征高度一致,所以通常应用胸部器官的解剖形态来判定心耳形态,从而推断心房位置。心耳与胸腔脏器的关系见图 15-1-22 和图 15-1-23。

单心室合并共同房室瓣时,心脏结构非常复杂,由于心房及许多脏器偏侧性分化 (结构或位置分化为左右)障碍,常常合并心房-内脏位置异常,Anderson 称之为心房异构(atrial isomerism),又称为内脏异位(viseral heterotaxy)。现已证实心房的位置与气管和肺的解剖形态高度一致(图 15-1-23)。

当临床上判定心耳的解剖特征困难时,可通过支气管及肺的解剖特征来判断心房的位置。超声心动图对心耳的形态显示比较困难,更不能显示气管与肺组织,所以不能采用上述方法。许多研究证实:

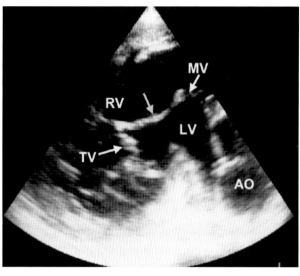

图 15-1-21　二尖瓣骑跨经食管超声心动图。经胃左心室短轴切面显示二尖瓣腱索附着于右心室前壁。

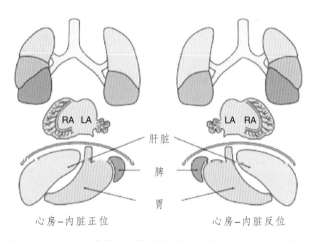

图 15-1-22　心房位置与胸腔脏器的关系。左：心房正位；右：心房反位。

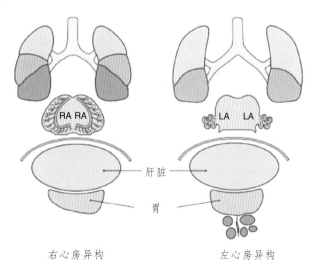

图 15-1-23　心房位置与胸腔脏器的关系。左：右心房对称（isomerism-异构）；右：左心房对称（isomerism-异构）。

腹主动脉与静脉（下腔或奇静脉）的关系，与心房位置高度相关。超声心动图可清楚显示腹主动脉与静脉[下腔和（或）奇静脉]的关系，从而间接推断心房-内脏的位置关系，准确率在 95％ 以上。见图 15-1-24。

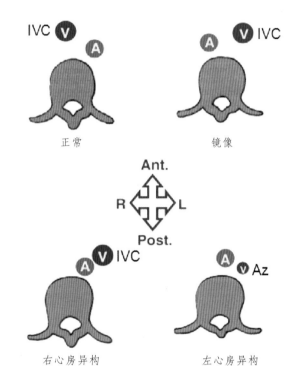

图 15-1-24　剑突卜短轴切面通过显示两条大血管（腹主动脉、下腔或奇静脉）的位置关系判断心房位置。IVC：下腔静脉；Az：奇静脉；A：腹主动脉。

（耿斌 穆继贞）

第 2 节　左心发育不良综合征

一、概述

左心发育不良综合征（hypoplastic left heart syndrom，HLHS）是指左心系统结构呈不同程度发育不良的一组复杂心血管畸形，病理改变包括左心房及左心室发育不良、二尖瓣口狭窄或闭锁、主动脉瓣狭窄或闭锁、升主动脉发育不良等。

本畸形发病机制不详，可能与胚胎期卵圆孔早期狭窄或闭合有关，发病率占先天性心脏病患者的 1.4％~3.8％。本病预后凶险，如不及时进行手术治疗，几乎所有的患儿在新生儿期死亡。

二、病理解剖与分型

(一)病理解剖

左心发育不良综合征患者的基本病理改变是左心系统多水平发育不良,左心房和左心室往往有心内膜胶原弹力纤维增生症的改变。

大多数为左位心,内脏心房正常位,房室连接和心室大动脉连接多相一致,合并右位心、心房反位等心脏位置异常者比较少见,有的患儿可合并其他脏器畸形。见模式图15-2-1。

1.右心系统

多数患者心脏扩大,尤其是右心房和右心室明显扩大,右心房房壁呈不同程度的肥厚,右心耳大于左心耳。心尖由右心室构成,右心室肥厚、扩张,基本上承担所有体循环、肺循环和冠脉循环的血液供应。

肺动脉形态多大致正常,分支完整,但管腔扩大,肺小动脉肌层肥厚,管壁多明显增厚。

2.左心房

左心房呈不同程度的发育不良、狭小,房壁较薄,心内膜增厚,多有严重的纤维化。胎儿时期卵圆孔提前关闭者,多合并左心房心内膜严重硬化,左心发育不良十分严重。

房间隔通常增厚,向左侧偏移,房间隔形态学可

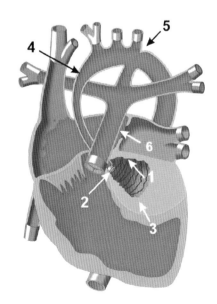

图15-2-1 左心发育不良综合征模式图。1:二尖瓣狭窄或闭锁;2:主动脉瓣狭窄或闭锁;3:左心室发育不良;4:升主动脉发育不良;5:主动脉缩窄;6:房间隔缺损。

呈以下几种病理形态:①卵圆孔狭小或缺乏;②原发孔型房间隔缺损(多存在房室瓣分割不均衡);③伴有较大的卵圆孔未闭或继发型孔房间隔缺损;④原发房间隔膨出瘤;⑤原发房间隔直接地异常附着于左心房的后上壁,远离继发房间隔的位置。极少数房间隔完整,多见于二尖瓣闭锁者。

肺静脉常扩张,多数回流入左心房,少数合并肺静脉畸形引流。二尖瓣闭锁伴房间隔完整时,肺静脉回流需经其他替代途径回流入右心房或体静脉系统,这些替代途径包括完全型肺静脉异位引流、左心房经左心房主静脉(levoatriocardinal vein)与头臂静脉连接(这一异常静脉引流提示左上腔静脉终止于左心房)或冠状静脉窦无顶等畸形。

3.二尖瓣

二尖瓣瓣环、瓣膜和其辅助装置严重发育不良,约80%为小而发育不良的畸形二尖瓣,如瓣叶增厚、瓣口狭窄、瓣环狭小、腱索畸形缩短、乳头肌细小且附着处异常;其余约20%为二尖瓣闭锁,表现为二尖瓣瓣叶完全融合、闭锁(valve imperforate),或缺乏瓣膜组织连接(被致密坚韧的纤维组织所替代,形成陷窝)。

4.左心室

左心室多有不同程度的发育不良,一般非常狭小,且左心室壁增厚、僵硬。二尖瓣和主动脉瓣均闭锁者,左心室仅为一裂隙,左心室腔亦可完全缺如。二尖瓣未闭锁者,左心室多有心内膜弹力纤维增生症之改变。

5.主动脉和冠状动脉

主动脉瓣及升主动脉的病理改变为本畸形的主要特征。主动脉闭锁者可为主动脉瓣膜融合、闭锁(valve imperforate)或缺乏瓣膜组织连接(以致密纤维组织代替);主动脉流出管道开放者,主动脉根部多细小,主动脉瓣多增厚、发育不良,常有严重狭窄。

升主动脉多重度发育不良、细小,甚至形成线样主动脉。个别患者因合并室间隔缺损和主动脉骑跨,其主动脉根部和升主动脉可基本正常,但多伴有主动脉缩窄或主动脉弓离断。开放的动脉导管粗大,血液从肺动脉→动脉导管→主动脉。

冠状动脉起源一般正常。部分二尖瓣未闭锁者,病理解剖和选择性心室造影可发现左心室心肌内窦状隙与冠状动脉相通,类似于室间隔完整的肺动脉

闭锁者之右心室腔与冠状动脉之间的交通。受累冠状动脉多有管壁增厚和阻塞性病变,可伴有心肌缺血、梗死和纤维化。

(二)分型

根据病理改变可进一步将左心发育不良综合征分为以下几个亚型:

(1)主动脉瓣及二尖瓣狭窄型。

(2)主动脉瓣及二尖瓣闭锁型。

(3)主动脉瓣闭锁及二尖瓣狭窄型。

(4)主动脉瓣狭窄及二尖瓣闭锁型。

三、病理生理改变

由于本病患者的病理解剖差异较大,血流动力学变化亦悬殊。多数患者的右侧心腔同时接收来自体循环和肺循环的血液,右心室作为全身循环的动力心室,可出现右侧心腔扩张、肥厚,心脏的功能基本上与单心室相类似。

二尖瓣闭锁时,左侧房室之间没有直接交通,肺静脉回流到左心房的血液经未闭卵圆孔、房间隔缺损或肺静脉畸形引流等进入右心房,与体循环静脉血混合后入右心室、肺动脉,部分血液可经动脉导管入主动脉。肺动脉和主动脉血氧饱和度基本一致,若伴有严重的肺静脉回流受阻及肺水肿,低氧血症将十分严重。

体循环血流量主要取决于心房水平和动脉导管的分流,多数患儿的体循环呈低灌注状态,主动脉弓往往出现逆向血流,冠状动脉的血液供应多来自逆行灌注。房间隔完整或心房水平分流受限制者,肺静脉血液需经替代途径回流入右心房,引流途径易引起梗阻,造成肺静脉淤血及严重的低氧血症。出生后,动脉导管亦可自然闭合,导致严重后果。

右心同时承担全身的血液循环,肺血流量明显增加,加上肺静脉淤血,可早期出现肺动脉高压,右心系统明显肥厚、扩张。同时,冠状动脉的血液供应往往异常,造成心肌缺血缺氧,可早期导致进行性心力衰竭,甚至死亡。

四、超声心动图检查

(一)常用切面

四腔心及五腔心切面(胸骨旁、心尖、剑突下)、左心室长轴切面、心底大动脉短轴切面、心室各短轴切面、右心室流出道长轴切面,胸骨上窝长轴切面为常用切面。

(二)超声心动图表现

1.M型超声心动图

主动脉内径纤细,主动脉瓣开放受限或闭锁,右心室流出道增宽,二尖瓣开放受限或闭锁,左心室明显缩小;右心房、右心室扩大。

2.二维超声心动图

(1)四腔心切面、左心室长轴切面显示:右心房、右心室扩大,左心室极小,甚至呈裂隙状,二尖瓣开放幅度明显减小甚至闭锁。

(2)左心室长轴、大动脉短轴切面显示:主动脉瓣环、主动脉根部及升主动脉发育不良、细小,主动脉瓣开放受限或闭锁。

(3)大动脉短轴、右心室流出道长轴切面显示:右心室流出道、主肺动脉明显增宽。

(4)大动脉短轴、主动脉弓长轴切面显示:主动脉弓细小,扩张的肺动脉通过粗大的动脉导管与降主动脉连接。

(5)合并房间隔缺损时,多切面显示房间隔回声失落。

(6)当二尖瓣闭锁且房间隔完整时,可显示肺静脉回流的异常替代途径:

1)合并肺静脉异位引流时,可显示共同肺静脉腔及其异常引流途径(垂直静脉、扩张的冠状静脉窦);

2)左心房主静脉(levocardinal vein)连接左心房与头臂静脉;

3)多切面显示冠状静脉窦扩张,冠状静脉窦与左心房之间的间隔缺损(或冠状静脉窦无顶)。

3.彩色多普勒超声心动图

(1)彩色多普勒显示二尖瓣进入左心室的血流束细小,甚至无血流通过(闭锁)。

(2)主动脉内血流纤细(主动脉瓣狭窄),甚至无血流(主动脉瓣闭锁)。

(3)合并房间隔缺损或卵圆孔未闭时,彩色多普勒显示心房水平左向右分流的蓝色血流信号。

(4)大动脉短轴及主动脉弓长轴切面,彩色多普勒可显示肺动脉经粗大动脉导管进入降主动脉的蓝色血流信号,以及反流入主动脉弓的红色血流信号(多见于主动脉瓣闭锁)。

(5)二尖瓣闭锁且房间隔完整时,彩色多普勒对显示肺静脉引流的替代途径非常有帮助。见图15-2-2至图15-2-8。

4.胎儿超声心动图

左心发育不良综合征预后凶险,如果不及时治疗,多在生后短时间内死亡。左心发育不良综合征在胎儿超声心动图上有特征性表现,能在胎儿期及时做出诊断,对选择性终止妊娠或生后及时得以治疗、改善预后都有重要价值。

五、MDCT 及 MRI 检查

MDCT 与高场 MRI 检查应用其血管成像技术(CTA、MRA)及三维成像技术可清楚显示左心室、升主动脉、主动脉弓发育程度,体-肺分流术后血流通畅情况, 以及对 Norwood 手术、Sano 改良术效果评价,见图15-2-9。

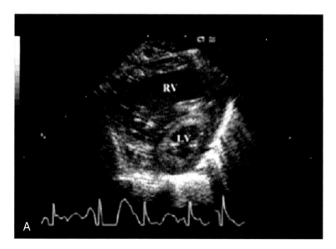
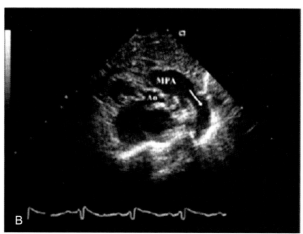

图 15-2-2 左心发育不良综合征。(A)心室短轴切面显示左心室明显缩小,右心室扩大;(B)大动脉短轴切面显示粗大的动脉导管开放。

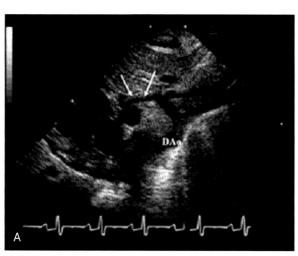
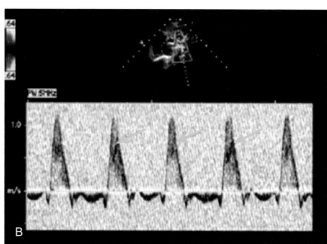

图 15-2-3 左心发育不良综合征。(A)胸骨上窝长轴切面显示升主动脉明显变细;(B)彩色多普勒及脉冲多普勒显示动脉导管逆灌入主动脉弓的血流。

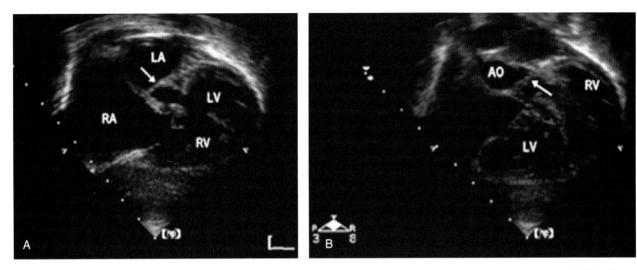

图 15-2-4 左心室发育不良综合征声像图。(A)剑突下四腔心切面显示二尖瓣闭锁;(B)五腔心切面显示主动脉瓣闭锁。

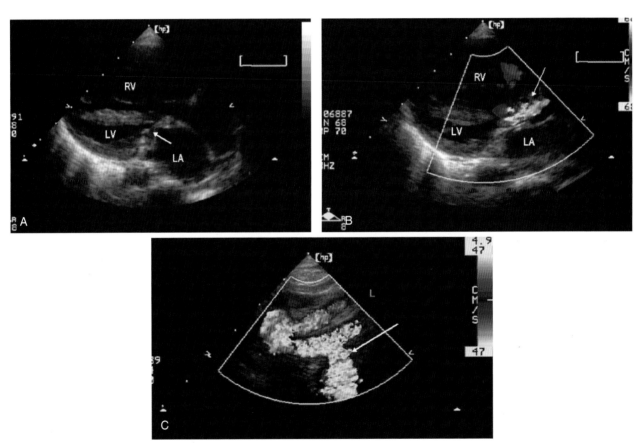

图 15-2-5 左心室发育不良综合征声像图。(A)左心长轴切面显示二尖瓣闭锁;(B)彩色多普勒显示升主动脉内的逆灌血流;(C)主动脉弓切面显示经动脉导管至主动脉的逆灌血流。

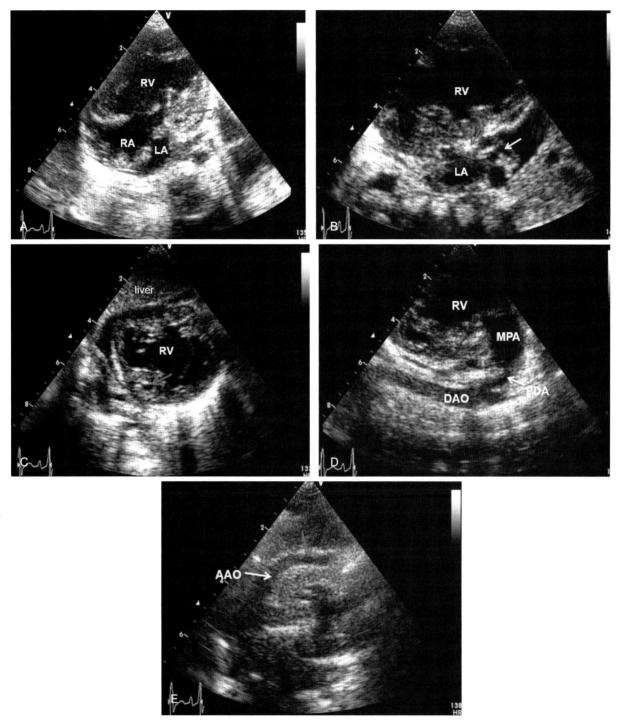

图 15-2-6　(生后 2 天)左心发育不良综合征声像图:主动脉瓣闭锁、二尖瓣狭窄、房间隔缺损、动脉导管未闭。(A)心尖四腔心切面显示右心房室增大,左心室明显发育不良(红色箭头所示),二尖瓣增厚,二尖瓣环小;(B)主动脉闭锁(红色箭头所示):胸骨旁左心室长轴切面显示,主动脉瓣增厚,回声增强,形成无活动的光带;升主动脉发育不良(黄色箭头);(C)左心室发育不良(红色箭头所示):剑突下左心室短轴切面显示,右心室增大,左心室明显发育不良;(D)剑突下右心室流出道切面显示,肺动脉明显增宽,通过粗大的动脉导管与降主动脉相连;(E)胸骨上凹切面显示升主动脉明显发育不良(红色箭头所示)。

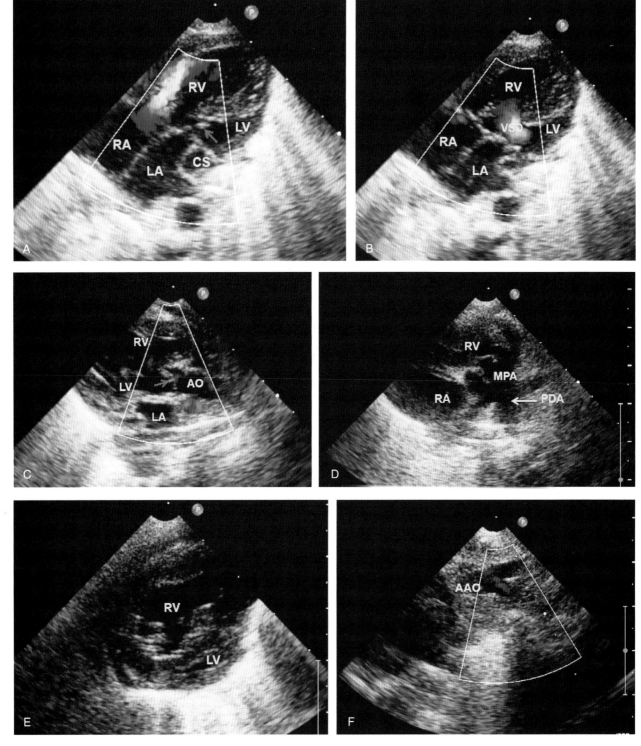

图 15-2-7 （生后 20 天）左心发育不良综合征声像图：二尖瓣闭锁、主动脉瓣狭窄、室间隔缺损、房间隔缺损、动脉导管未闭、主动脉弓离断（A 型）。(A)心尖四腔心切面+CDFI 显示二尖瓣闭锁（红色箭头所示），舒张期无血流信号通过；(B)在 A 图的基础上，CDFI 显示收缩期血流自右心室通过室间隔缺损进入左心室；(C)胸骨旁左心室长轴切面显示，主动脉瓣增厚，回声增强，为中至重度狭窄（红色箭头所示）；(D)胸骨旁大动脉短轴切面显示粗大的动脉导管未闭；(E)胸骨旁左心室短轴切面显示左心室明显发育不良；(F)胸骨上凹切面显示升主动脉发出三支头臂血管后未与降主动脉相连，红色箭头示中断处。

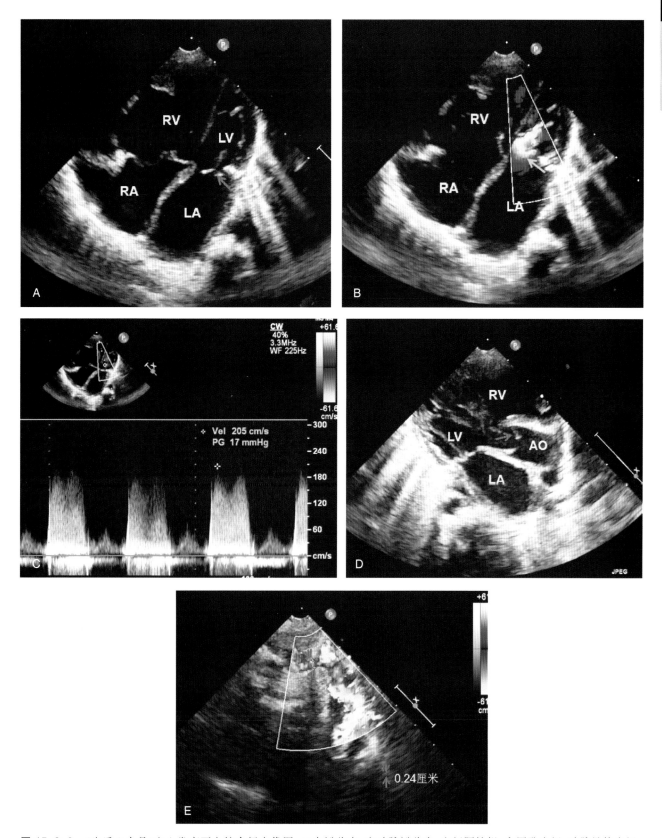

图 15-2-8　(生后 2 个月)左心发育不良综合征声像图:二尖瓣狭窄、主动脉瓣狭窄、室间隔缺损、卵圆孔未闭、动脉导管未闭、主动脉弓发育不良、肺动脉高压。(A)心尖四腔心切面显示右心房室增大,左心室明显发育不良,二尖瓣狭窄(红色箭头所示);(B)在 A 图的基础上,CDFI 显示舒张期通过二尖瓣的高速花色血流信号(绿色箭头所示);(C)连续多普勒测量二尖瓣前向血流速度明显增快;(D)胸骨旁左心室长轴切面显示:主动脉瓣增厚,回声增强,开放呈"圆顶状",红色箭头示狭窄的主动脉瓣;(E)胸骨上凹切面显示主动脉横弓处内径变窄(红色箭头所示)。

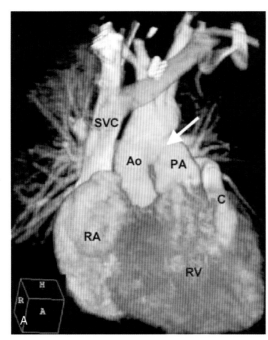
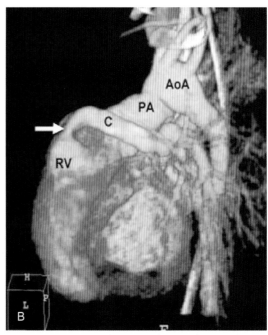

图 15-2-9　左心发育不良综合征 MDCT 三维图像。(A)正位图像显示主肺动脉与升主动脉的吻合口；(B)侧位图像显示连接右心室与左右肺动脉分叉的人工血管。

(郑春华　耿斌)

第3节　右心发育不良综合征

一、概述

右心发育不良综合征 (hypoplastic right heart syndrome, HRHS)是指右心系统的几个组成部分(三尖瓣、右心室、肺动脉等)均可出现发育不良的一类心脏畸形(图 15-3-1)。本病的发病率很低,但在东方人群中仍有一定的发病率,男孩多于女孩。

1783 年,Hunter 首次报道肺动脉闭锁伴室间隔完整病例。1963 年,Williams 等认为这是一组预后较差的青紫型先天性心脏病,建议命名为右心发育不良[1]。1969 年,Khoury 等根据 10 例患者特征性的临床表现和病理形态,建议将这类患者称作"右心发育不良综合征"。这类患者除了右心系统结构发育不良的共同特点外,常合并心内膜弹力纤维增生改变和心肌内冠状动脉窦样扩张畸形[2]。

二、病理解剖与分型

HRHS 的病理表现复杂多变,主要病理改变包

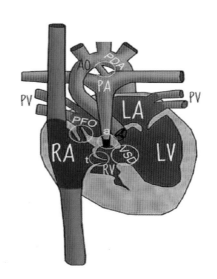

AO=主动脉
LA=左心房
LV=左心室
PA=肺动脉
PV=肺静脉
RA=右心房
RV=右心室

图 15-3-1　右心发育不良综合征模式图:三尖瓣狭窄、右心室腔小伴有室间隔缺损。

括:①三尖瓣狭窄或闭锁;②肺动脉瓣闭锁伴室间隔完整,重者可合并右心室依赖的冠状动脉循环;③肺动脉瓣狭窄及肺动脉发育不良；④三尖瓣下移;⑤房间隔缺损(卵圆孔未闭)或室间隔缺损。根据右心室发育不良综合征的病理特征,通常将其分成三类:Ⅰ类,肺动脉闭锁伴室间隔完整;Ⅱ类,三尖瓣闭锁;Ⅲ类,三尖瓣狭窄或严重三尖瓣下移畸

形(Ebstein 畸形)。右心室流入道、小梁部、流出道三个部分的发育情况也有所不同,Bull 等根据右心室发育不良的程度将其分成三型:Ⅰ型,右心室三个部分均存在(流入道、小梁部和流出道);Ⅱ型,仅有流入道和流出道两部分;Ⅲ型,只有流入道,其余两部分缺失[4]。

三、病理生理改变与临床表现

本病右心房压力升高,心房水平经卵圆孔或房间隔缺损存在右向左分流或双向分流,左心室功能、容量超负荷,似单心室。大多出生后即有发绀及心前区杂音,发绀程度及其临床表现因肺血流量的多少而不同。患者心脏存在多种畸形,可出现肺血减少、正常、增多等多种表现。肺血减少或正常者以发绀、缺氧为主,重者出生后即出现发绀。如动脉导管关闭延迟,发绀多在生后 2~3 个月发生。

对于病情较重(如室间隔完整的肺动脉闭锁、三尖瓣闭锁等)的右心发育不良综合征通常出现明显青紫,活动后呼吸困难,诊断比较容易。但对较轻的隐匿性右心发育不良综合征(仅有三尖瓣轻度狭窄和房间隔缺损或室间隔缺损)诊断比较困难,患者通常症状不明显,仅剧烈活动后气促,检测血氧饱和度降低;有的患 HRHS 的妇女会出现习惯性流产(Miscarriage)。由于心房水平出现双向分流甚至为右向左的分流,会出现不同程度的发绀,手术修补或介入封堵 ASD 会导致严重后果。

四、超声心动图检查

1.常用切面

左心室长轴切面、四腔心切面(心尖及剑突下)、右心室流入道、流出道长轴切面及房室瓣口水平心室短轴切面、心底大动脉短轴切面(胸骨旁、剑突下)为常用切面。

2.超声心动图特征

(1)严重的右心发育不良综合征(室间隔完整的肺动脉闭锁、三尖瓣闭锁)超声心动图表现明确,容易诊断,其超声心动图特征详见第8章第四节。

(2)轻型(隐匿性)右心发育不良综合征超声心动图特征如下:

1)多切面显示三尖瓣环存在不同程度的狭窄,瓣环径缩小,三尖瓣 Z 值低于正常,右心房多有不同程度增大。

2)多切面显示右心室内径(或容积)不同程度的缩小,右心室三部分(流入道、小梁部、流出道)均有发育,右心室壁增厚。

3)多切面显示房间隔缺损或卵圆孔未闭,CDFI 显示为双向甚至右向左的分流信号。

4)肺动脉可正常或伴有流出道、肺动脉瓣等不同程度的狭窄, 彩色多普勒显示蓝色五彩血流,CW 可评价肺动脉的狭窄程度。

5)可合并室间隔缺损:多切面显示室间隔(膜周部)回声失落,血流分流方向依据是否合并肺动脉狭窄、肺动脉高压等而不同。

见图 15-3-2 至图 15-3-5。

五、外科治疗原则及预后

外科手术方式选择依据主要是右心室腔发育程度(大小),但由于右心室腔舒张末期容积测量方法非常复杂,在临床上难以推广应用。研究证实:三尖瓣环 Z 值与右心室腔呈高度相关,所以通常用三尖瓣环 Z 值来评估右心室腔的大小,这一方法简单准确,对临床有重要指导价值。

右心发育不良综合征的治疗原则包括:确保体静脉血液的回流,解除右心室流出道梗阻,减少或纠正发绀,保证正常的心输出量。

手术方法主要有三种:一个心室纠治、二个心室纠治、1½ 心室纠治。目前对于手术方法的选择最关键的是右心室发育程度的评价,包括形态学和功能两大方面。

$$三尖瓣\ Z\ 值 = \frac{三尖瓣实测值 - 正常平均值}{正常平均直径的标准差}$$

三尖瓣 Z 值>-2,往往提示右心发育较好,可考虑行双心室纠治术。Z 值<-5,则说明右心室发育较差,适宜行单一心室纠治。Z 值在-2~-5 之间可进行一个半(1½)心室纠治术。值得强调的是,对症状不明显的隐匿性右心发育不良综合征,如果手术修补或介入封堵房间隔缺损,会造成严重后果甚至死亡。

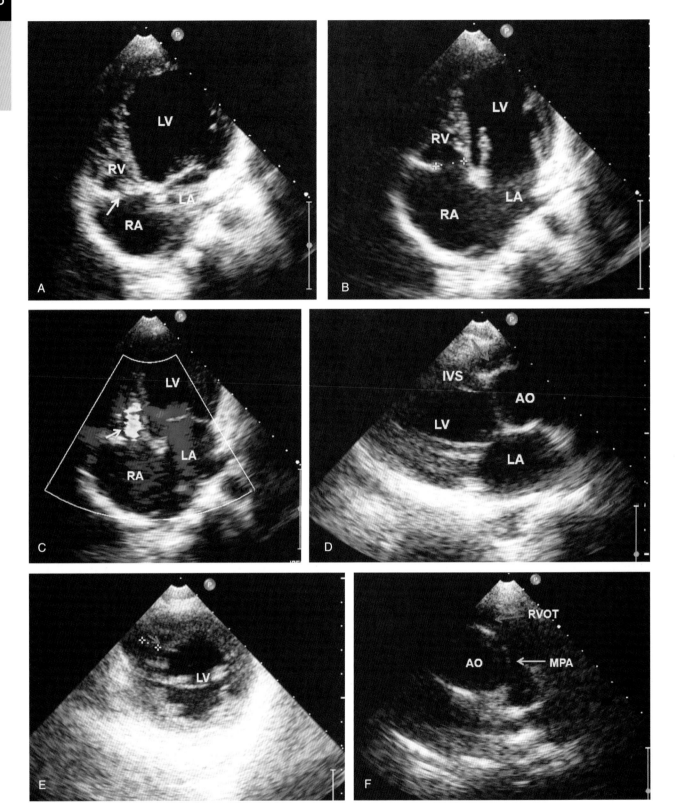

图15-3-2　男孩,8岁,右心发育不良综合征(三尖瓣狭窄+房间隔缺损+肺动脉瓣狭窄)声像图。(A)心尖四腔心切面显示:右心室内径明显小,室壁增厚,三尖瓣环内径小及三尖瓣增厚,黄色箭头示发育不良的三尖瓣;(B)心尖四腔心切面显示(舒张期)右心房增大,右心室发育不良,三尖瓣环内径明显小,小于二尖瓣内径的1/2;房间隔回声缺失;(C)心尖四腔心切面彩色多普勒声像图显示通过三尖瓣的高速花色血流(黄色箭头所示);(D)胸骨旁左心室长轴切面显示右心室发育不良(红色箭头所示);(E)胸骨旁左心室短轴切面显示右心室前后内径明显小,左心室增大;(F)胸骨旁大动脉短轴切面显示右心室流出道、肺动脉瓣及主肺动脉均狭窄。(待续)

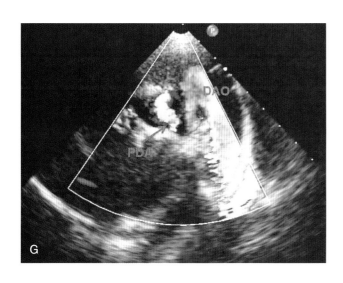

图 15-3-2(续) (G)胸骨上窝切面+CDFI 显示迂曲的动脉
导管连接降主动脉和肺动脉,以及未闭的动脉导管内高速花
色血流信号(红色箭头所示)。

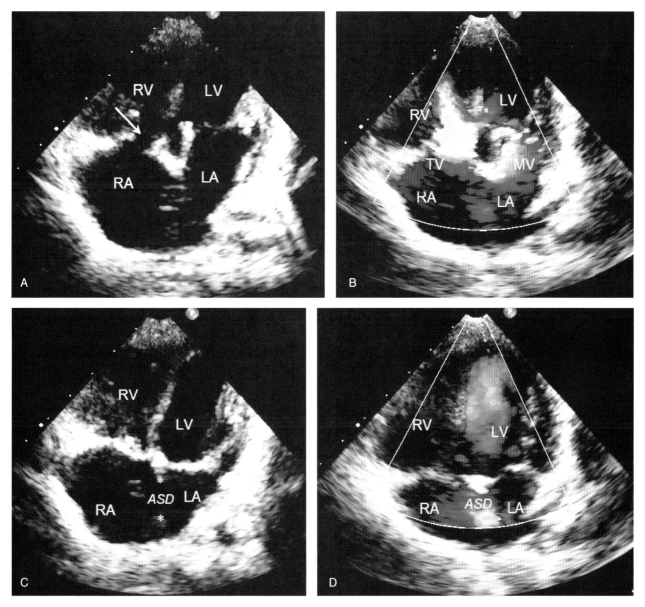

图 15-3-3 右心发育不良综合征声像图(女孩,3 岁)。(A)心尖四腔心切面显示三尖瓣环缩小,右心房扩大;(B)心尖四腔心彩
色声像图显示三尖瓣血流增速;(C)胸骨旁四腔心切面二维图像显示房间隔中部回声失落;(D)胸骨旁四腔心切面彩色多普勒
声像图显示房水平左向右分流信号(实际为双向分流)。(待续)

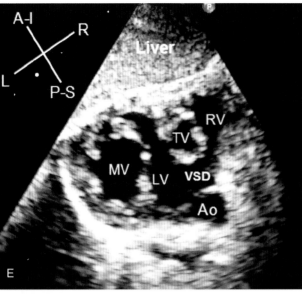
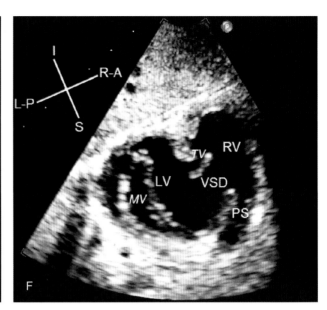
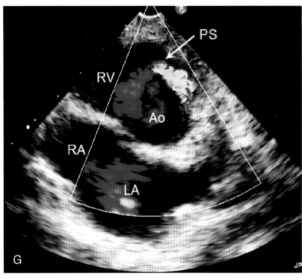

图 15-3-3(续)　(E)剑突下房室瓣口水平心室短轴切面二维图像显示三尖瓣口明显缩小及合并巨大室间隔缺损;(F)剑突下心底大动脉短轴切面二维图像显示右心室流出道及肺动脉狭窄;(G)胸骨旁心底大动脉短轴切面彩色多普勒声像图显示肺动脉狭窄的蓝色五彩血流。

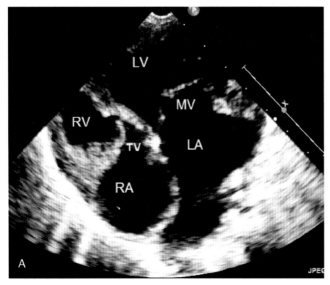
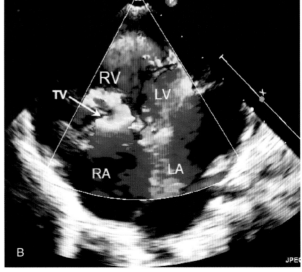

图 15-3-4　右心发育不良综合征声像图(男孩,1岁6个月)。(A)心尖四腔心切面二维图像显示三尖瓣环明显发育不良,三尖瓣开放受限,右心房无明显扩张;(B)心尖四腔心切面彩色多普勒声像图显示三尖瓣正向血流明显加速。(待续)

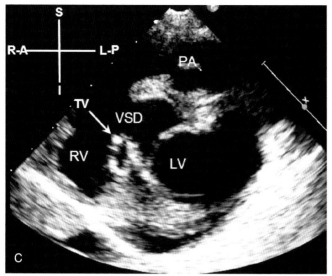

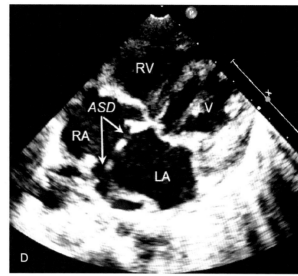

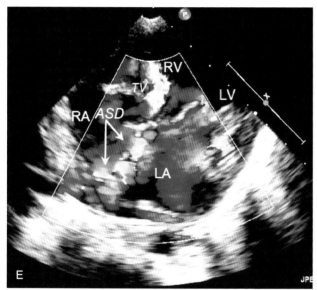

图 15-3-4(续) (C)心底短轴切面二维图像显示三尖瓣环明显缩小,同时合并室间隔缺损;(D、E)胸骨旁四腔心切面二维及彩色多普勒声像图分别显示房间隔多处回声失落及左向右为主的分流信号。

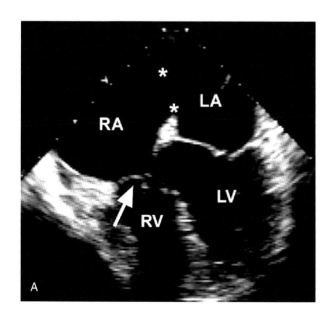

图 15-3-5 女性,23 岁,习惯性流产,右心发育不良综合征经食管超声心动图。(A)四腔心二维声像图显示三尖瓣环缩小及房间隔缺损。(待续)

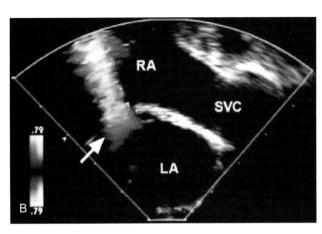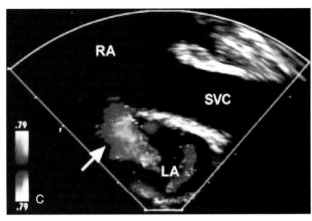

图 15-3-5(续)　(B、C)分别显示房间隔缺损的左向右和右向左的双向分流信号。

（吴江　耿斌　郑春华）

第4节　十字交叉心

一、概述

十字交叉心(criss-cross heart)是一种罕见的先天性心血管畸形,是由于心室沿心脏长轴旋转,导致双侧心室流入道在房室瓣水平呈现交叉的关系(体静脉和肺静脉血流在房室瓣水平也交叉),位于右侧的心房与位于左侧的心室相连接,而位于左侧的心房与位于右侧的心室相连接,因而得名。常伴有房室连接或心室大动脉连接异常及其他心内畸形,如室间隔缺损、三尖瓣及右心室发育不良、肺动脉狭窄,以及右心室双出口或大动脉转位等。

二、形态发生学及病理解剖

1.形态发生学

目前普遍认为,十字交叉心源于胚胎期心室异常旋转,这一过程发生于心室襻形成和心室分隔完成之后。此时,心脏房室连接关系已确定,心室(ventricular mass)沿心脏长轴(心底→心尖轴)发生异常的顺时针或逆时针旋转(从心尖向心底观察),使心房与心室连接在房室瓣水平发生交叉,同时左、右心室的相互空间位置也相应改变,从而形成十字交叉心。

有学者认为,最常见的两种交叉心,实际上分别由完全型大动脉转位的心室沿长轴顺时针旋转,以及矫正型大动脉转位的心室沿长轴逆时针旋转演变而成,旋转后总是将右心室置于左心室的前、上方

(图 15-4-1)。此外,心室窦部旋转程度较肌小梁部轻,因而房室瓣位置变化较心室小梁部亦轻。室间隔的旋转使其走行方向呈水平位,同时与房间隔对合不良而产生房室瓣下的巨大室间隔缺损。

2.病理解剖

通常心房、内脏正位,房室连接多协调一致:右侧的形态学右心房与左上方的形态学右心室相连,左侧的形态学左心房与右下方的形态学左心室相连。少数房室连接不一致:右侧的形态学右心房与左下方的形态学左心室相连,左侧的形态学左心房与右上方的形态学右心室相连。

(1)右心室发育不良:与左心室比较,形态右心室常发育较差,通常右心室漏斗部发育较好,而三尖瓣和窦部发育较差。

(2)室间隔走行方向与正常心脏显著不同,多数接近水平位(室间隔平面向身体横断面倾斜),两心室上下排列;少数矢状位(室间隔平面向身体矢状面倾斜),两心室呈左右排列。

(3)心室的空间位置发生变化,右心室位于前上方,左心室位于后下方;心室的左右关系根据心室襻的不同而不同:心室右襻时,右心室在左侧,左心室在右侧;而心室左襻时,位置则相反(这是十字交叉心与通常心脏畸形心室襻显著不同之处)。

(4)通常合并室间隔缺损,为膜周偏流入道的缺损,类似于完全型心内膜垫缺损。

(5)心室大动脉连接异常,如右心室双出口、大动脉转位等。常有动脉瓣下双圆锥结构,半数以上有肺动脉瓣或瓣下肌性流出道狭窄。

(6)常合并房室瓣骑跨。

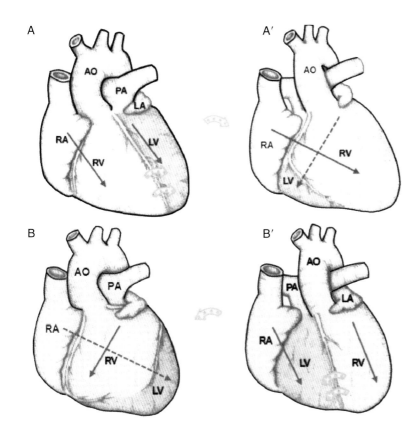

图 15-4-1 十字交叉心形成模式图。(A)心室右襻时,心室沿心脏长轴顺时针旋转;(B)心室左襻时,心室沿心脏长轴逆时针旋转。

3.分类

十字交叉心可分为两类:A,房室连接一致;B,房室连接不一致。

十字交叉心 MRI 血管显影三维图像可更直观、立体地显示其解剖特征(图 15-4-2)。

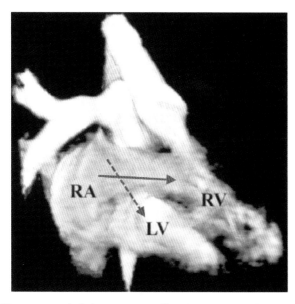

图 15-4-2 十字交叉心 MRI 血管显影三维图。红色实箭头表示右心房-右心室连接,红色虚箭头表示左心房-左心室连接,同时合并完全型大动脉转位。

三、病理生理改变

十字交叉心本身并不引起异常的血流动力学改变,病理生理改变主要取决于其合并畸形,如室间隔缺损、右心室双出口、完全型大动脉转位、肺动脉狭窄等。合并肺动脉狭窄时,可出现不同程度的发绀;如果无肺动脉狭窄,则可早期出现肺动脉高压。

四、超声心动图检查

应按照系统节段性诊断方法进行:①确定心房的位置(根据下腔静脉与腹主动脉位置关系、腔静脉及肺静脉与心房的连接);②确定心室位置和心室襻(肌小梁细腻程度、有无调节束,及房室瓣的腱索与室间隔有无附着);③房室连接及心室与大动脉的连接关系。

1.常用切面

四腔心切面(剑突下、心尖)、心室各短轴切面显示室间隔的位置及左右心室的关系,左心室长轴切面可显示大动脉与心室的连接关系。以剑突下冠状切面动态扫描最为重要,由于该切面与左心室流入道(左心房-二尖瓣-左心室连接)平行,而与右心室流入道(右心房—三尖瓣—右心室连接)垂直,可充分展示两流入道的交叉连接关系。强调同一切面动态扫描(从上到下、从前到后)是诊断该畸形的关键。

2.二维超声心动图

二维超声心动图是诊断十字交叉心的主要方法,诊断要点如下:

(1)房间隔与室间隔不在同一平面,四腔心切面常规不能同时显示左、右心室流入道,但将探头倾斜(上下)不同的角度,可显示右心房—右侧房室瓣—右心室(房室连接不一致时为左心室)连接;左心房-左侧房室瓣-左心室(房室连接不一致时为右心室)连接,两个连接呈现交叉关系(图 15-4-3 至图 15-4-12)。

重点强调的是:剑突下四腔心切面对该畸形有重要诊断价值,由于十字交叉心畸形时,剑突下四腔心切面与左心房-左心室流入道连接呈平行关系,而与右心房-右心室流入道连接垂直,可以充分显示两者的交叉关系,强调在同一组切面连续动态扫描:从后到前(或从下到上)移动扫描扇面,才能清楚地显示左右室流入道的交叉关系。而在心尖四腔心切面,探头声束与左右心室流入道均呈 45°角左右,

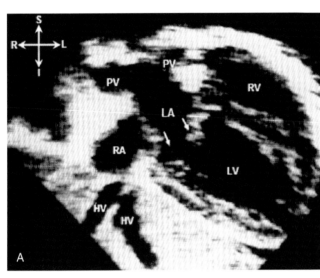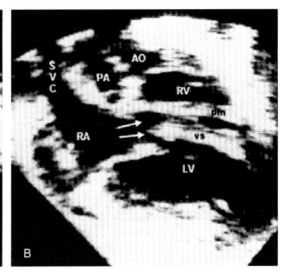

图 15-4-3 十字交叉心剑突下四腔心切面。(A)室间隔呈水平位,左心房与位于右下方的左心室连接;(B)右心房与位于左上方的右心室相连。

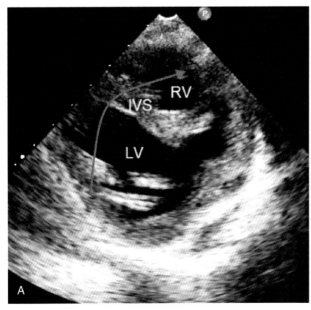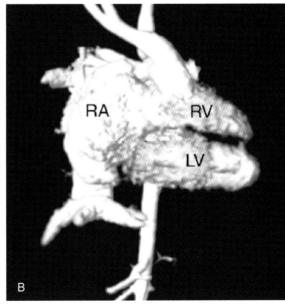

图 15-4-4 十字交叉心胸骨旁心室短轴切面声像图,室间隔呈水平位。(A)室间隔与常规室间隔走向(红色箭头所示)垂直,右心室位于前上方,左心室位于后下方;(B)多排 CT 三维成像图。

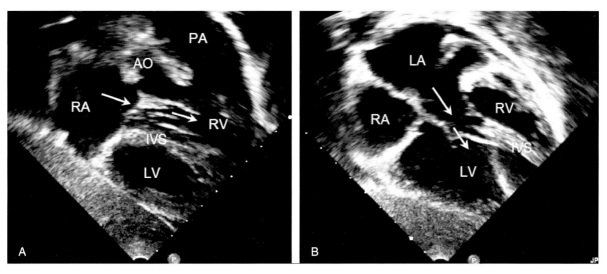

图 15-4-5　十字交叉心剑突下冠状切面。(A)右心房与位于左侧的右心室连接,合并 DORV;(B)左心房与位于右侧的左心室连接,呈十字交叉状(交叉角度约 60°)。

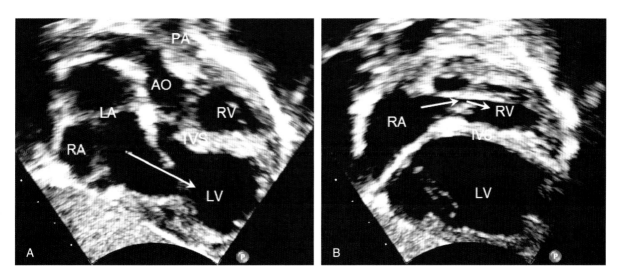

图 15-4-6　心室-大动脉连接一致的十字交叉心剑突下冠状切面。(A)左心房与左心室连接,左心室发出主动脉;(B)室间隔水平位,右心房与右心室连接。

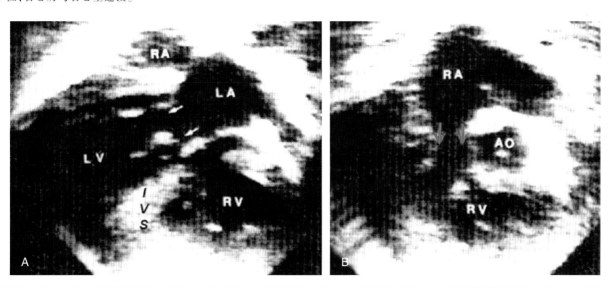

图 15-4-7　中位心室间隔近呈矢状位之十字交叉心。(A)位于左侧之左心房与右侧的左心室连接(箭头所示);(B)右上的右心房垂直向下与位于左侧的右心室连接(红色箭头所示)。

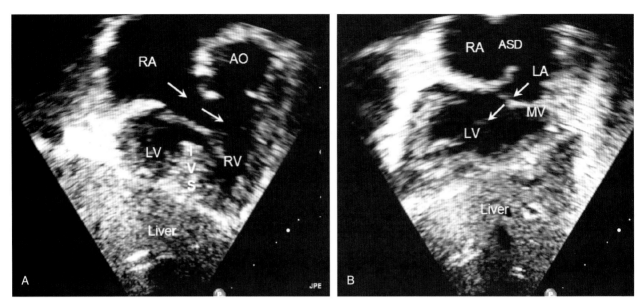

图15-4-8　中位心伴有十字交叉心。(A)剑突下切面显示心尖指向剑突,室间隔呈矢状位,位于右侧的右心房与位于左侧的右心室连接,右心室发出主动脉;(B)位于左侧的左心房与位于右侧的左心室连接。

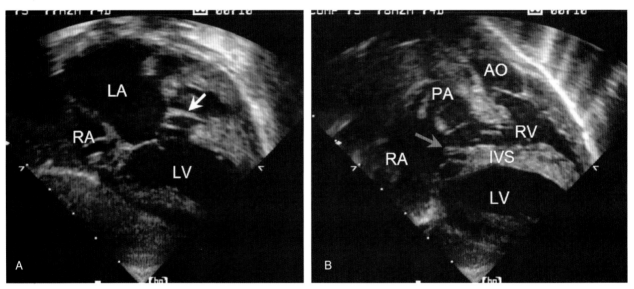

图15-4-9　十字交叉心合并房室瓣异常之二维声像图。(A)二尖瓣骑跨(白色箭头所示);(B)三尖瓣发育不良(红色箭头所示)。

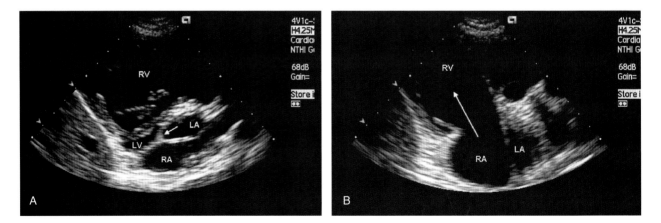

图15-4-10　十字交叉心合并左心室发育不良。(A)近似左心长轴切面显示左心房通过膜性闭锁的二尖瓣潜在与后下发育不良的左心室连接,箭头示膜性闭锁的二尖瓣;(B)稍微移动扇面显示较大的右心房与位于前上的右心室连接。(待续)

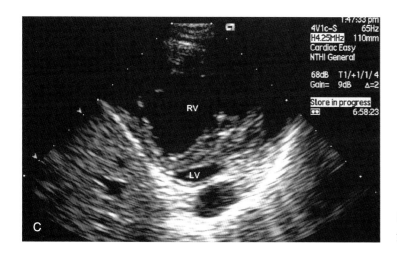

图 15-4-10(续) (C)左右心室呈前后关系,左心室显著发育不良。

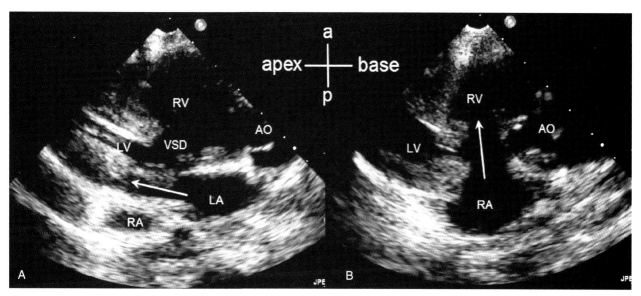

图 15-4-11 十字交叉心胸骨旁声像图。(A)左心室长轴切面显示更加靠近心底的左心房水平走行与后方左心室连接;(B)调整声束(向胸壁倾斜)显示更加靠近心尖的右心房垂直走行与位于前方的右心室连接,两流入道呈近似90°交叉。

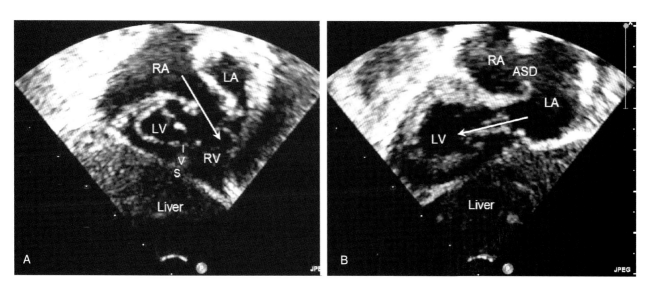

图 15-4-12 十字交叉心合并右心室双出口+肺动脉狭窄声像图。(A)剑突下五腔心切面显示室间隔矢状走行,位于右侧的右心房与位于左侧的右心室连接;(B)位于左侧的左心房与位于右侧的左心室连接。(待续)

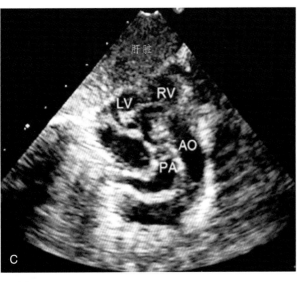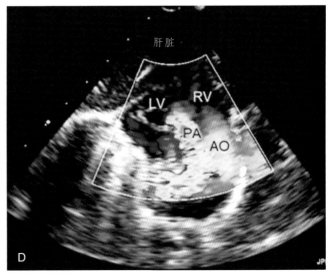

图 15-4-12(续)　(C)调整切面(向头侧继续倾斜)显示右心室发出两条大动脉,主动脉居左,肺动脉居右;(D)彩色多普勒声像图显示肺动脉瓣血流明显加速,呈蓝色五彩镶嵌血流。

所以对两流入道交叉关系的显示较剑突下四腔心切面逊色。见图 15-4-13。

(2)心室短轴切面显示室间隔呈水平位,右心室在前上方,呈新月形,隔瓣与室间隔附着,肌小梁粗大;左心室位于后下方,呈椭圆形,肌小梁细腻,可显示两组明显的乳头肌。根据心室襻的不同,心室的相对空间位置有所不同,心室右襻时右心室在左侧,左心室在右侧;心室左襻时右心室在右侧,左心室在

左侧(图 15-4-2 和图 15-4-4)。

注:有人认为十字交叉心的心室位置与心室襻规律相悖,因此心室襻规律不适用于十字交叉心。从本质上讲,Van Praagh 的心室襻判定方法是心手法则,而并非用心室的空间位置来判定,十字交叉心同样遵循心室襻规律。

(3)其他合并畸形的诊断(图 15-4-5、图 15-4-10 和图 15-4-12)。

1)多切面显示室间隔缺损:多为膜周室间隔缺损,也可发生于肌部或肺动脉瓣下等。

2)大动脉与心室的连接关系异常,常合并完全型大动脉转位、右心室双出口等。

3)常合并房室瓣骑跨:可合并三尖瓣骑跨或二尖瓣骑跨。

4)肺动脉狭窄(瓣下及瓣膜)。

3.多普勒超声心动图

对显示是否合并肺动脉狭窄及房室瓣的反流、心房心室水平的分流,以及对反流或狭窄程度的评估可提供重要信息。

五、MDCT 及 MRI 检查

多排 CT 与高场 MRI 检查以其血管成像技术(CTA、MRA)以及三维成像技术可清楚显示心脏的立体空间解剖结构、室间隔走向、心室大动脉连接及心脏周围大血管畸形,对十字交叉心的诊断有重要辅助价值。

图 15-4-13　十字交叉心剑突下切面与心尖四腔心切面对比示意图,与心尖四腔心相比,剑突下四腔心可更清楚显示两流入道的交叉关系。

六、鉴别诊断

应注意与单心室鉴别：由于不能完整显示四腔心，十字交叉心常被误诊为单心室。单心室的本质为左右房室瓣共同与一个心室主腔相连接(心室通常为一主腔和一残腔，参见第 15 章单心室相关章节)。而本畸形特征为左右房室瓣分别与相应发育完善的心室连接，只是左右流入道为交叉的连接关系，标准四腔心切面难以同时显示，而瓣口水平心室短轴切面显示双侧房室瓣分别与对应心室连接，动态扫描可显示交叉的左右房室瓣与对应心室连接；心室瓣口水平短轴切面对两者的鉴别有重要价值。见图 15-4-14 和图 15-4-15。

七、治疗及预后

十字交叉心畸形如果仅合并单纯室间隔缺损，可以进行手术修补，预后良好。但绝大多数合并复杂畸形，所以只能行单一心室矫治。

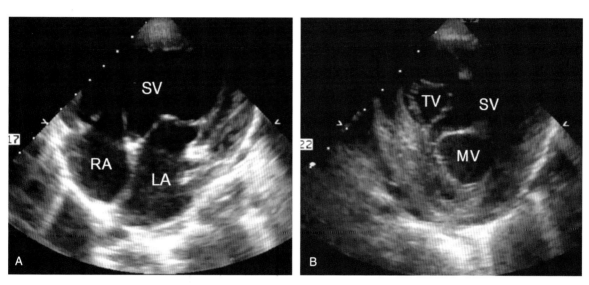

图 15-4-14　单心室二维声像图。(A)四腔心切面显示左右心房通过左右房室瓣与一个心室主腔连接；(B)心室短轴切面显示左右房室瓣与心室(SV)连接。

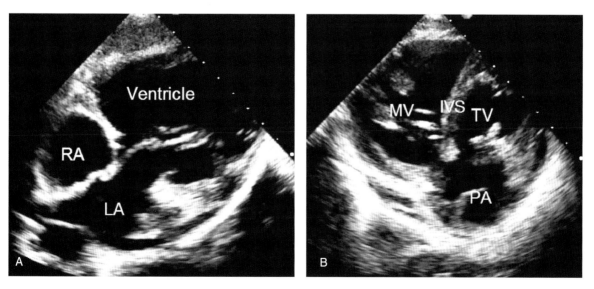

图 15-4-15　十字交叉心二维声像图。(A)四腔心切面不能完整显示四腔心；(B)心室短轴切面显示两个心室发育良好且分别居于室间隔两侧，具有各自的房室瓣。Ventricle：心室。

(耿斌　穆继贞)

第5节 心房双出口

一、概述

心房双出口 (double outlet atrium) 首先由 Van Mierop 命名，是指一侧心房与心室无直接连接，而另一侧心房通过左右房室瓣或共同房室瓣与左右心室连接，是一种非常少见的先天性心血管畸形，右心房双出口较左心房双出口多见，常合并房室间隔缺损等其他畸形。

二、病理解剖及病理生理改变

(一)病理解剖

本畸形是因胚胎期在房间隔发育过程中，房间隔与共同房室孔的左侧或右侧异常融合，而非与原发房室孔中央底部游离缘融合，使房间隔极度向左或右偏移，病理解剖或外科手术中发现其继发房间隔发育正常，故推测本畸形为原发房间隔发育异常所致。其基本病理改变为一侧心房未与心室直接连接，而是通过房间隔缺损或卵圆孔未闭与另一侧心房相通；另一侧心房则通过左右房室瓣(或共同房室瓣)与左右心室连接，左右心室发育均基本正常，见示意图15-5-1。

(二)病理生理改变

主要表现为一侧心房出口血流梗阻及动静脉血混合、动脉血氧饱和度低。血流梗阻程度取决于心房间交通口的大小，如果右心房出口受阻，则表现为

腔静脉梗阻，临床表现为上下腔静脉扩张、肝脏淤血、水肿等；如果左心房出口受阻，则表现为肺静脉回流梗阻，出现肺淤血、肺水肿、肺动脉高压等(类似三房心的病理生理改变)。另外，由于含氧量高的肺静脉血和含氧量低的腔静脉血在与心室连接的心房内混合，患者出现不同程度的发绀。

三、超声心动图检查

(一)常用切面

常选用心尖、胸骨旁及剑突下四腔心切面，剑突下双房切面及大动脉短轴切面等。

(二)超声心动图表现

1.二维超声心动图

(1)四腔心切面显示一侧心房(右心房或左心房)与对应的心室无连接，另一侧心房通过左、右房室瓣或共同房室瓣与双侧心室连接，见图15-5-2和图15-5-3。

(2)剑突下双房及胸骨旁四腔心切面显示左、右心房间的异常交通及交通口的大小。

(3)多切面显示左右心室发育良好。

(4)可显示其他合并心血管畸形，如房室间隔缺损、肺动脉狭窄、右心室双出口等。

2.频谱多普勒及彩色多普勒显像

彩色多普勒显像于四腔心切面显示双出口侧心房通过左右房室瓣或共同房室瓣流入左右心室的红色血流信号，同时可评价房室瓣有无反流及反流程度；还可显示房内异常交通及交通口有无梗阻。频谱多普勒可测定房内交通口的血流速度，以估测压差及梗阻程度，见图15-5-2至图15-5-5。

3.经食管超声心动图

对诊断困难的病例可采用经食管超声心动图，可清楚地显示左右心房、房间隔缺损及心房通过左右房室瓣与心室的连接等。

四、鉴别诊断

心房双出口应与一侧房室瓣闭锁相鉴别，两畸形之共同点为一侧心房与心室无直接连接。不同点

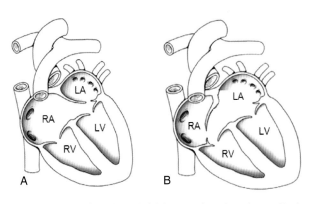

图 15-5-1 心房双出口示意图。(A)右心房双出口；(B)左心房双出口。

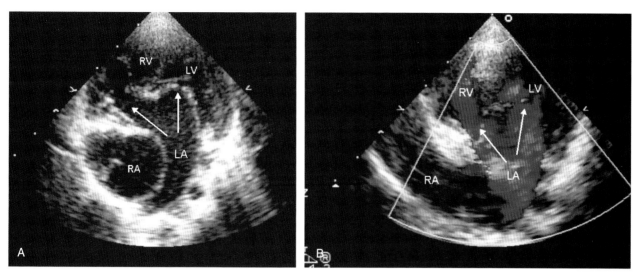

图 15-5-2　男孩,3 岁, 左心房双出口。(A)心尖四腔心切面显示右心房明显扩张,与相应的心室无连接;左心房通过左右房室瓣口与双心室连接;(B)彩色多普勒声像图显示左心房血流通过左右房室瓣进入双侧心室。

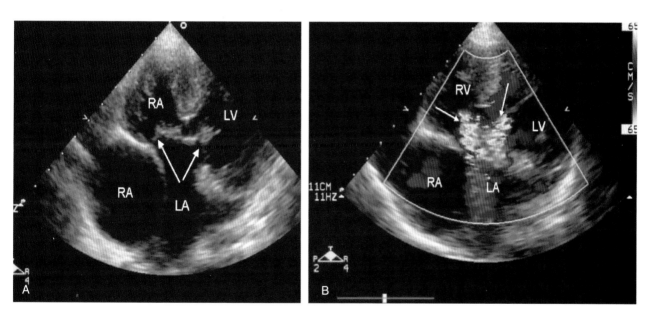

图 15-5-3　左心房双出口。(A)心尖四腔心切面显示右心房与相应的心室无连接,左心房通过共同房室瓣口与双侧心室连接;(B)彩色多普勒声像图显示共同房室瓣反流。

是:一侧房室瓣闭锁为一侧心房通过单一的房室瓣仅(或主要)与一侧心室连接,另一侧心室因与房室瓣无连接而发育不良,属于单一心室房室连接的范畴,手术治疗只能进行单一心室修复;而心房双出口为一侧心房与双侧心室连接,所以两心室发育基本正常,手术可行双侧心室修复。

右心房双出口还应注意与左侧三房心相鉴别,鉴别要点是左心耳的位置,如果左心耳与肺静脉在同一腔,则为右心房双出口,否则为左侧三房心。

五、手术治疗及预后

一经确诊均需手术治疗,可根据具体畸形解剖类型,选择单心室矫治或双心室矫治,预后主要取决于其他合并畸形。

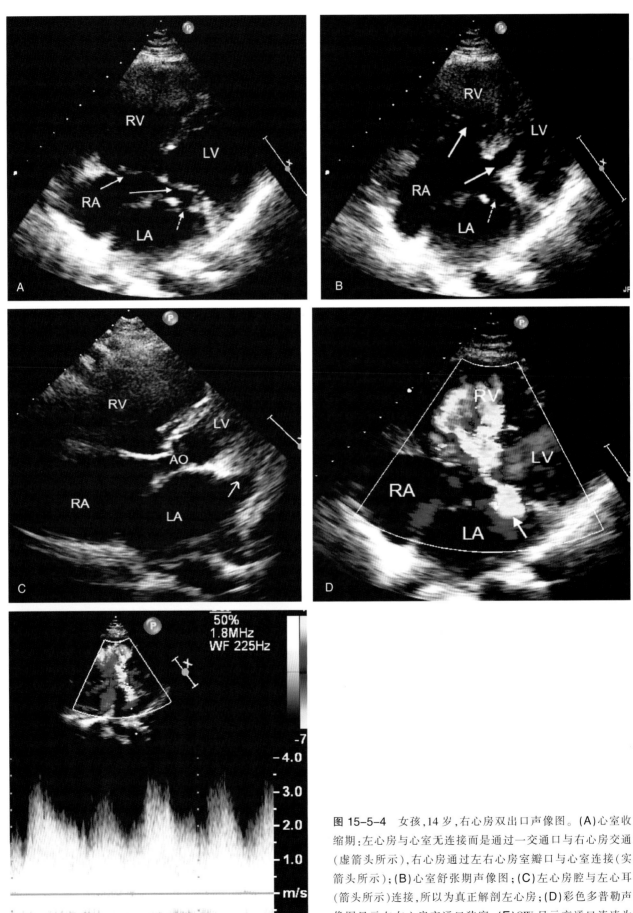

图 15-5-4 女孩,14 岁,右心房双出口声像图。(A)心室收缩期:左心房与心室无连接而是通过一交通口与右心房交通(虚箭头所示),右心房通过左右心房室瓣口与心室连接(实箭头所示);(B)心室舒张期声像图;(C)左心房腔与左心耳(箭头所示)连接,所以为真正解剖左心房;(D)彩色多普勒声像图显示左右心房交通口狭窄;(E)CW 显示交通口流速为300cm/s,明显狭窄。

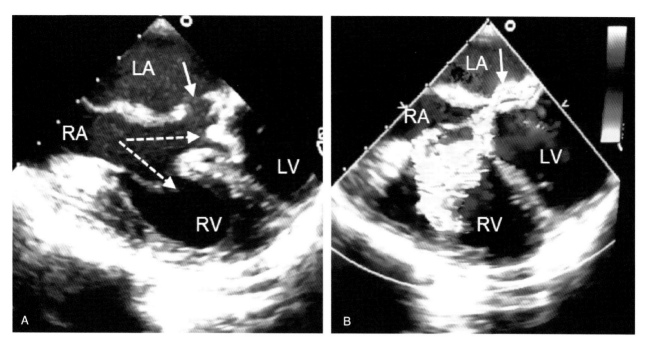

图 15-5-5　同一患儿经食管超声心动图。(A)二维声像图；(B)彩色多普勒声像图。实箭头示左右心房交通口；虚箭头示右心房双出口。

（耿斌　张桂珍）

第 16 章

先天性心血管畸形术后及其并发症评价

第1节 法洛四联症术后

一、手术术式

法洛四联症的外科手术治疗包括姑息及根治手术。姑息手术主要是针对法洛四联症合并肺动脉发育不良或左心室发育比较差的患儿,姑息手术包括 Blalock-Taussig 分流术,即将锁骨下动脉与肺动脉吻合, 使体循环血流进入肺循环; 也可以用 Gore-tex 管搭或中心分流术, 即主动脉和主肺动脉之间用 Core-tex 管搭桥, 此法简便、安全, 有利于再次手术处理分流管道; 另外, 也可在体外循环下解除右心室流出道或肺动脉瓣狭窄而不闭合室间隔缺损。上述几种手术目的是增加肺血流量, 提高血氧饱和度, 促进肺动脉发育和缓解症状, 以便再行根治术。

根治术包括解除右心室流出道和肺动脉系统狭窄、修补室间隔缺损、右心室流出道重建, 同时矫治所合并的其他心内畸形, 如房间隔缺损、三尖瓣关闭不全等, 并要尽量保护好三尖瓣、肺动脉瓣和右心室的功能(图 16-1-1)。

根治术术后常见的问题:

(1)心室水平的残余分流, 包括室间隔缺损补片残余分流、遗留的肌部室间隔缺损;

(2)肺动脉瓣关闭不全, 特别是跨肺动脉瓣环补片未带瓣者;

(3)遗留右心室流出道和(或)肺动脉的狭窄, 一般压差大于40mmHg;

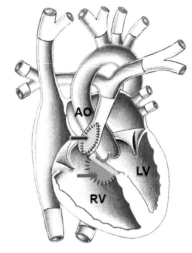

图 16-1-1 法洛四联症外科根治术示意图。蓝色箭头示解除右心室流出道狭窄,红色箭头示修补室间隔缺损。

(4)不同程度的三尖瓣关闭不全;

(5)左、右心室功能不全。

二、超声诊断要点

● 胸骨旁左心室长轴切面、五腔心切面可见室间隔通过强回声的补片与主动脉前壁相连, 在此切面上,可用 M 型超声评价左心室的大小、收缩功能及左心室后壁处有无心包腔积液。见图 16-1-2 和图 16-1-3。

● 大动脉短轴及肺动脉长轴切面观察室间隔缺损处补片是否完整,补片回声是否正常,观察右心室流出道、主肺动脉及左右肺动脉内径。见图 16-1-4 至 16-1-11。

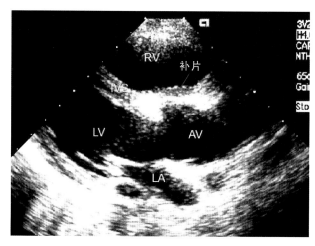

图 16-1-2　左心室长轴切面显示法洛四联症根治术后。室间隔通过强回声的补片(红色箭头所示)与主动脉前壁相连。

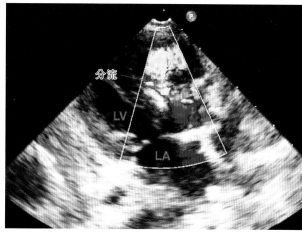

图 16-1-3　左心室长轴切面显示法洛四联症根治术后。室间隔通过强回声的补片与主动脉前壁相连,CDFI显示补片有残余分流(红色箭头所示)。

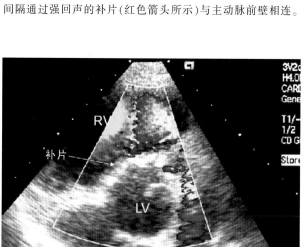

图 16-1-4　大动脉短轴切面显示法洛四联症根治术后。室间隔膜部至漏斗部可见强回声的补片(黄色箭头所示),CDFI显示补片完整,无残余分流。

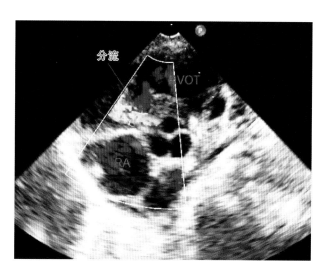

图 16-1-5　大动脉短轴切面显示法洛四联症根治术后。CDFI显示室间隔补片近三尖瓣隔叶处残余分流(红色箭头所示)。

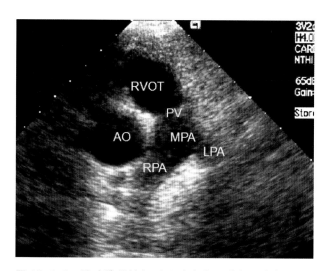

图 16-1-6　肺动脉长轴切面显示法洛四联症根治术后,显示右心室流出道、主肺动脉及左右肺动脉无明显狭窄。

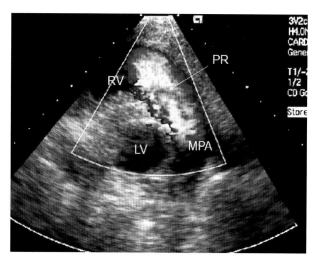

图 16-1-7　肺动脉长轴切面显示法洛四联症根治术后。CDFI显示中度肺动脉反流(黄色箭头所示)。PR:肺动脉瓣反流。

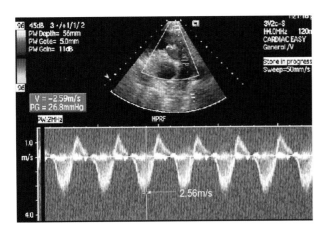

图 16-1-8　肺动脉长轴切面显示法洛四联症根治术后。CW 测量肺动脉前向血流速度,显示肺动脉瓣无明显狭窄。

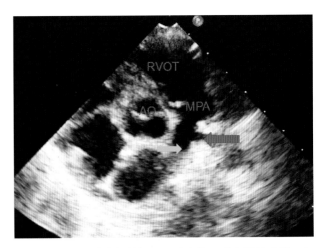

图 16-1-9　肺动脉长轴切面显示法洛四联症根治术后。左肺动脉起始部狭窄。红色箭头示左肺动脉,绿色箭头示右肺动脉。

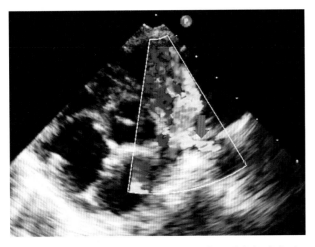

图 16-1-10　肺动脉长轴切面显示法洛四联症根治术后。CDFI 显示左肺动脉起始部花色血流,提示左肺动脉(红色箭头所示)起始部狭窄。

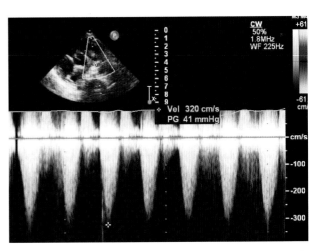

图 16-1-11　肺动脉长轴切面。CW 测量左肺动脉起始部最大血流速度为 3.2m/s,压差 41mmHg,提示左肺动脉起始部狭窄。

● CDFI 可证实室间隔缺损的补片是否完整、有无残余分流;显示收缩期右心室流出道、主肺动脉及左右肺动脉是否存在高速五彩镶嵌血流,从而提示是否有残余狭窄;评价舒张期肺动脉瓣反流程度及收缩期三尖瓣的反流情况;胸骨上凹切面可显示是否存在大的体-肺侧支。

● PW 定位评价右心室流出道、主肺动脉及左右肺动脉的流速。在房室瓣口评价左、右心室的舒张功能。

● 组织多普勒及三维超声心动图可评价右心室的收缩功能。

（郑春华　杨爽）

第2节　大动脉转位矫治术后

一、手术术式

完全型大动脉转位手术方式的选择需要根据患儿的年龄、心脏畸形情况以及合并其他畸形来决定。目前比较常用手术方式是新生儿时期的 Switch 手术(Jatene 术),另外也可应用 Rastelli 手术、Senning 手术及 DKS 手术。

1.Switch 手术(Jatene 术)

Switch 手术(Jatene 术)也称为大动脉调转术,即将升主动脉及主肺动脉横断,位置调转后与根部重新吻合,再将冠状动脉重新吻合在新的主动脉上,然后修补房、室间隔缺损及心脏合并的其他畸形。术后应注意肺动脉瓣及主动脉瓣上有无狭窄,左心室形态及发育情况,房、室水平有无残余分流等。见图 16-2-1 和图 16-2-2。

2.Rastelli 手术

Rastelli 手术适用于大动脉转位合并室间隔缺损、左心室流出道狭窄或肺动脉狭窄的患者。在右心室内用人工血管片或涤纶布建立通道,将左心室的血流通过室间隔缺损及内通道引流入主动脉;再用带瓣的外管道连接右心室与肺动脉,将右心室的血流引流入肺动脉。术后应注意内通道是否完整,外管道有无狭窄等。见图 16-2-3。

3.Senning 手术

Senning 手术也称为心房内转流手术,即将房间隔切除,心房内做一挡板,使体循环血液经二尖瓣进入左心室,进入肺动脉;肺静脉血通过三尖瓣进入右心室并进入体循环,从而达到功能上的矫正。术后应注意腔静脉、心房内挡板是否存在狭窄,解剖右心室作为体循环心室是否存在心功能不全,三尖瓣反流情况等。见图 16-2-4。

二、超声诊断要点

● 术后主动脉与肺动脉的位置变化,肺动脉位于主动脉的前上方。

● 胸骨旁、心尖及剑突下切面测量左心室及右心室流出道、主肺动脉及左右肺动脉、主动脉瓣口及升主动脉内径。观察有无左右心室流出道狭窄。CDFI 探查吻合口处是否存在高速的花色血流,PW 测量吻合口流速应小于 2.0m/s。见图 16-2-5 至图 16-2-11。

● 在大动脉短轴切面,二维图像及 CDFI 结合探查左右冠状动脉是否扭曲或狭窄。

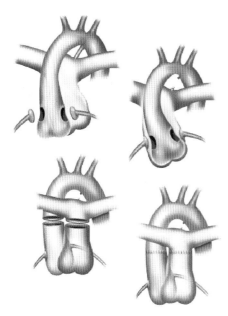

图 16-2-1 Switch 手术步骤。

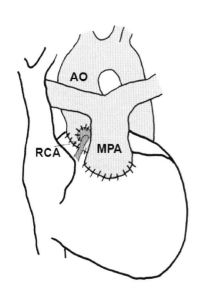

图 16-2-2 Switch 术后改变,移植后的主肺动脉一般在主动脉的前方;MPA:主肺动脉,AO:主动脉,RCA:右冠状动脉。

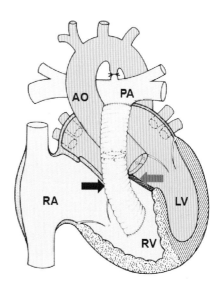

图 16-2-3 Rastelli 手术示意图。黑色箭头示带瓣的外管道,红色箭头示内通道。

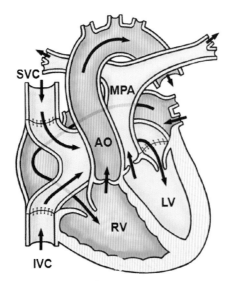

图 16-2-4 Senning 手术示意图。心房内的挡板将上、下腔静脉血流隔入左心室,后入肺动脉;将肺静脉的血流隔入右心室,后入主动脉,达到生理矫治。

- 左心室长轴切面、四腔心切面观察各瓣膜反流情况及速度,评价反流程度,估测肺动脉压力。见图 6-2-12。
- M 型或容积法测量心功能,特别是左心室功能。
- 检查术前合并畸形如房间隔缺损、室间隔缺损或动脉导管未闭的矫治是否满意。
- 在四腔心及剑突下切面观察心房内挡板是否有梗阻,残余分流。

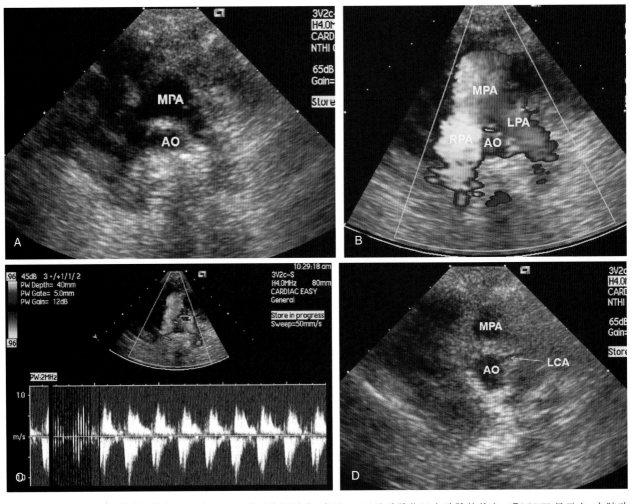

图 16-2-5 胸骨旁大动脉短轴切面显示 Switch(大动脉调转术)术后。(A)肺动脉位于主动脉的前方;(B)CDFI 显示左、右肺动脉起始部无狭窄;(C)PW 测左肺动脉起始部流速正常;(D)二维图像显示左冠状动脉自后方的主动脉发出。MPA:主肺动脉;AO:主动脉;LPA:左肺动脉;RPA:右肺动脉;LCA:左冠状动脉。

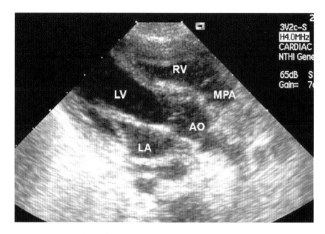

图 16-2-6　胸骨旁左心长轴切面显示 Switch 术后。肺动脉与主动脉呈前后平行关系。

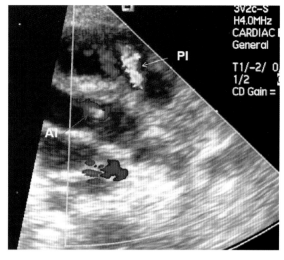

图 16-2-7　胸骨旁左心长轴切面显示 Switch 术后。CDFI 显示肺动脉瓣及主动脉瓣均存在少量反流。PI:肺动脉瓣反流；AI:主动脉瓣反流。

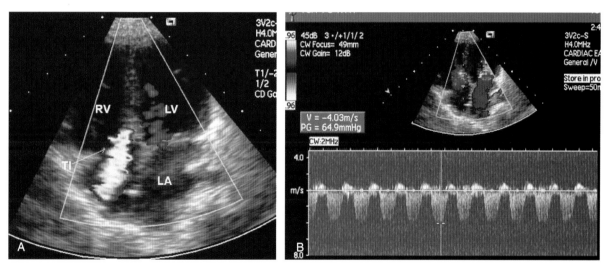

图 16-2-8　心尖四腔心切面显示 Switch 术后。(A)CDFI 显示三尖瓣中度反流;(B)根据三尖瓣反流估测收缩压约为 74mmHg，为中至重度肺高压。TI:三尖瓣反流。

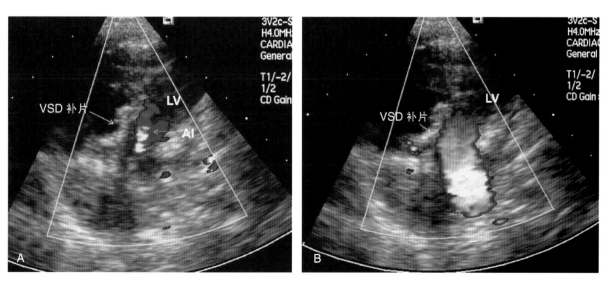

图 16-2-9　心尖五腔心切面显示 Switch 术后。(A)CDFI 显示舒张期主动脉瓣少量反流;(B)收缩期室间隔缺损补片无残余分流。

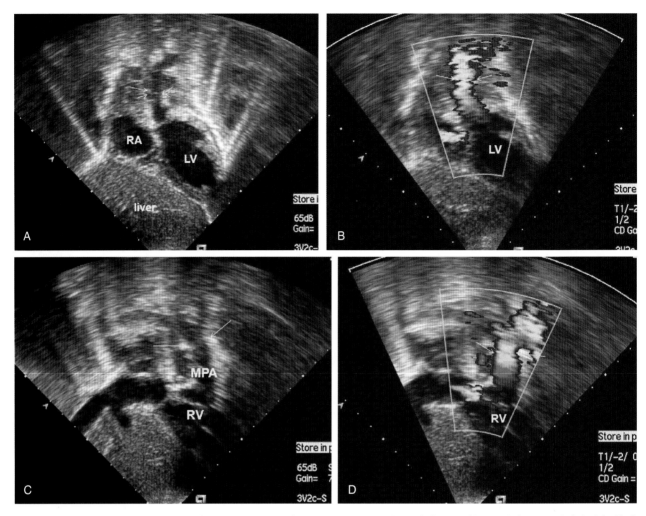

图 16-2-10　剑突下左、右心室流出道切面显示 Switch 术后。(A、B)左心室与主动脉相连,箭头示吻合口,主动脉发出冠状动脉;CDFI 显示吻合口通畅;(C、D)右心室与肺动脉相连,箭头示吻合口;CDFI 显示吻合口通畅。

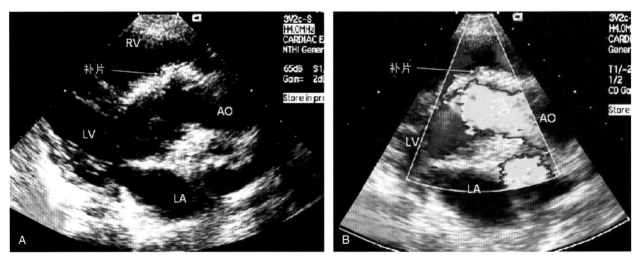

图 16-2-11　胸骨旁切面显示大动脉转位伴肺动脉狭窄 Rastelli 术后。(A)左心室长轴切面二维声像图显示左心室通过右心室内的通道与主动脉相连;(B)CDFI 显示内通道无狭窄。(待续)

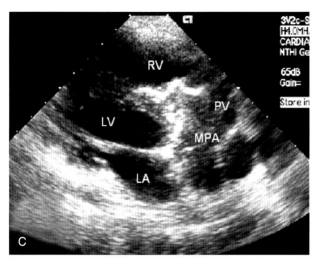

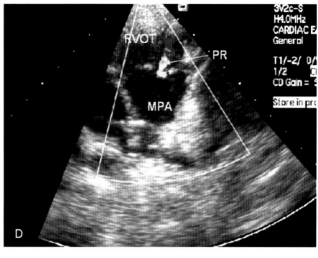

图 16-2-11(续)　(C)右心室流出道长轴切面二维声像图显示带瓣的外管道与右心室相连;(D)大动脉短轴切面 CDFI 显示新的肺动脉瓣少量反流。PV:肺动脉瓣。

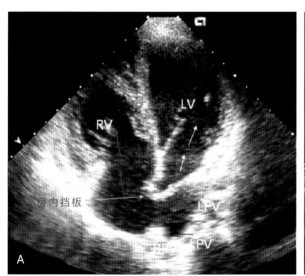

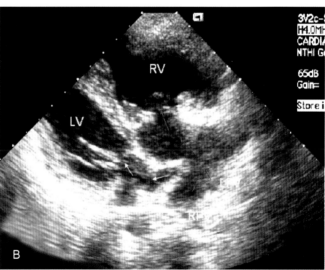

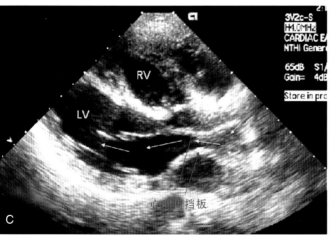

图 16-2-12　大动脉转位伴肺动脉狭窄 Senning 术后。(A) 心尖四腔心切面显示心房内的挡板将肺静脉的血流隔入右心室,红色箭头示肺静脉血流方向;(B)胸骨旁右心室流入道切面显示心房内挡板将肺静脉的血流隔入右心室;(C)胸骨旁左心室长轴切面显示心房内挡板将腔静脉的血流隔入左心室,黄色箭头示腔静脉血流方向。LPV:左肺静脉;RPV:右肺静脉。

（郑春华　吴江）

第3节 B-T (Blalock-Taussig shunt)术后

一、手术术式

此类手术的目的主要是增加肺血流量,促进肺动脉及左心室的发育,减轻患者的缺氧症状,为以后的根治术做准备。手术包括经典的 Blalock-Taussig 分流术:即将左或右锁骨下动脉与左或右肺动脉吻合,使体循环血流进入肺循环,现已很少应用。目前常用 Goretex 管搭桥或中心分流术即主动脉和主肺动脉之间用 Core-tex 管搭桥,此法简便、安全,有利于再次手术处理分流的管道。术后需要注意分流管道是否通畅、肺动脉及分支的发育情况、房室瓣的反流及左心室发育情况。见图 16-3-1 和图 16-3-2。

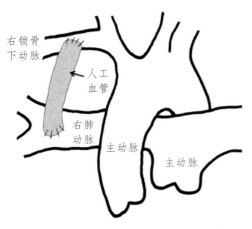

图 16-3-1 Blalock-Taussig 分流术示意图。右锁骨下动脉与右肺动脉之间用人工血管(Gore-tex 管)相连。

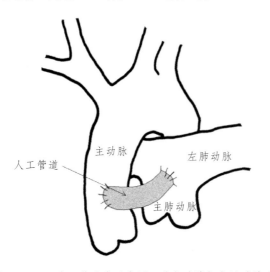

图 16-3-2 中心分流术示意图。升主动脉与主肺动脉之间用人工血管(Gore-tex 管)相连。

二、超声诊断要点

● 首先了解术前的超声诊断及所采用的手术方式。

● 高位胸骨旁切面及胸骨上凹切面可显示人工血管自锁骨下动脉或升主动脉连接在左、右肺动脉或肺动脉分叉处。见图 16-3-3 和图 16-3-4。

● 在胸骨旁近似大动脉短轴切面测量主肺动脉及左右肺动脉内径,了解肺动脉的发育情况。M 型超声测量左心室的大小及心功能。见图 16-3-5 至图 16-3-7。

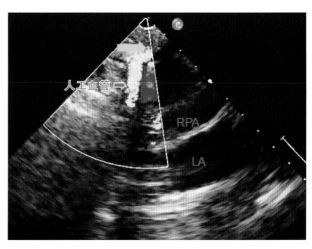

图 16-3-3 胸骨上凹切面显示法洛四联症 B-T 分流术后。起自右锁骨下动脉的人工血管向下走行,CDFI 显示人工血管内花色血流。RSA:右锁骨下动脉;RPA:右肺动脉;LA:左心房。

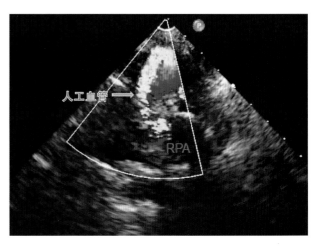

图 16-3-4 胸骨上凹切面显示法洛四联症 B-T 分流术后。在上图的基础上,探头稍转显示人工血管与右肺动脉相连,CDFI 显示高速血流射入右肺动脉。

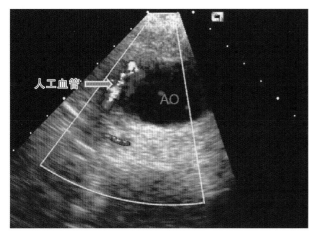

图 16-3-5　高位大动脉短轴切面显示肺动脉闭锁中心分流术后。起自主动脉右前壁的人工血管向下走行,CDFI 显示花色血流,花色血流束较细,提示人工血管可能存在梗阻。

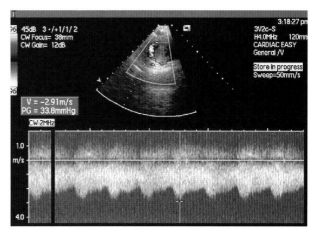

图 16-3-6　高位大动脉短轴切面显示肺动脉闭锁中心分流术后。在上图的基础上,CW 测量人工血管内血流为连续分流频谱,但血流速度不高,提示可能存在梗阻。

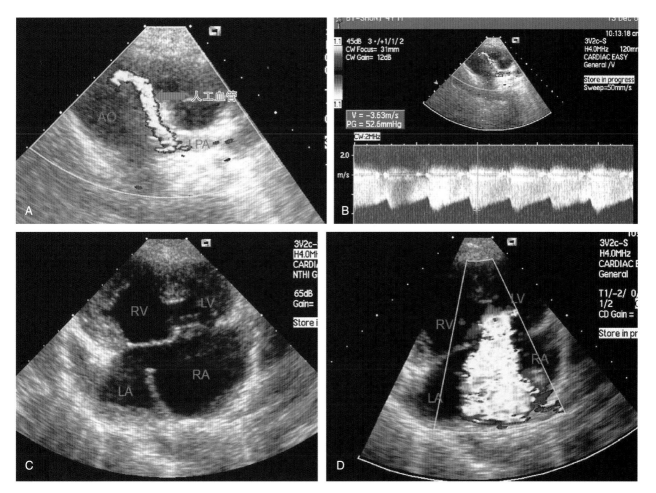

图 16-3-7　患儿,5 岁,大动脉转位,肺动脉狭窄,完全型房室间隔缺损,心房反位,中心分流术后。(A)高位动脉短轴切面显示:起自主动脉左侧壁的人工血管与左肺动脉起始部相连,CDFI 显示高速血流射入左肺动脉;LPA:左肺动脉。(B)CW 测量人工血管内血流为高速连续分流频谱,提示人工管道通畅;(C)心尖四腔心切面显示心房反位,心室右袢,完全型房室间隔缺损;(D)CDFI 显示共同房室瓣重度反流。

• 彩色多普勒可显示人工血管是否通畅，房室瓣的反流情况。连续多普勒可测量人工血管内的血流速度,可进一步评价是否通畅。

（郑春华　莫莹）

第4节　Glenn 术后

一、手术术式

经典的 Glenn 手术是将右肺动脉与上腔静脉末端行端侧吻合,同时闭合上腔静脉入心房处,缝扎右肺动脉近端。目前手术已经改良,不再缝扎右肺动脉近端,称为双向 Glenn 术。该手术主要治疗单心室合并肺动脉狭窄。Glenn 术与体动脉–肺动脉分流(B-T 分流术)相比的根本区别和优点是:①比体动脉分流术分流更多的低氧未饱和血到肺,使动脉血氧饱和度大幅度提高。②体静脉回流的 1/3 直接分流入肺,可以减轻心脏的容量负荷;而动脉分流则使心室负担一个额外的容量负荷,增加心脏做功。术后应注意:吻合口是否通畅、上腔静脉血流是否梗阻。见图 16-4-1。

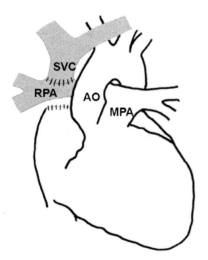

图 16-4-1　Glenn 术后的示意图。上腔静脉与右肺动脉吻合。SVC:上腔静脉;RPA:右肺动脉;AO:主动脉;MPA:主肺动脉。

二、超声诊断要点

• 首先了解术前的超声诊断及所采用的手术方式,特别是分清哪一侧肺动脉与上腔静脉吻合。

• 胸骨上凹切面可显示右侧上腔静脉或左侧上

腔静脉与右或左肺动脉吻合。可在二维图像上测量吻合口大小。见图 16-4-2 至图 16-4-8。

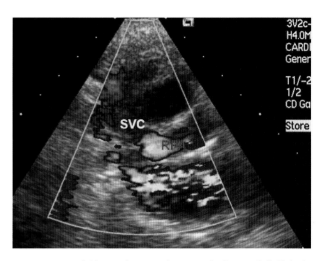

图 16-4-2　胸骨上凹切面显示 Glenn 术后。上腔静脉与右肺动脉吻合,CDFI 显示吻合口血流通畅。SVC:上腔静脉;RPA:右肺动脉。

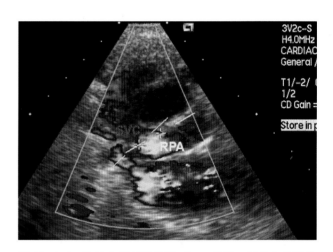

图 16-4-3　胸骨上凹切面显示 Glenn 术后,测量上腔静脉与右肺动脉吻合口内径。

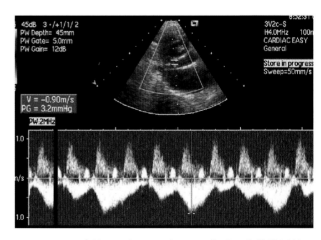

图 16-4-4　胸骨上凹切面显示 Glenn 术后。多普勒测量上腔静脉与右肺动脉吻合口处流速,显示吻合口无狭窄。

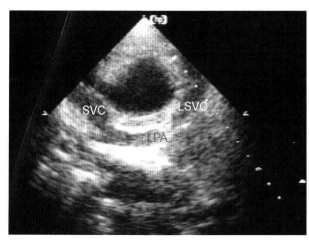

图 16-4-5　胸骨上凹切面显示双侧双向 Glenn 术后。右上腔静脉与右肺动脉吻合，左位上腔静脉与左肺动脉吻合。SVC：上腔静脉；RPA：右肺动脉；LSVC：左位上腔静脉；LPA：左肺动脉。

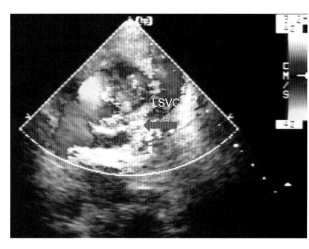

图 16-4-6　胸骨上凹切面显示双侧双向 Glenn 术后。上图叠加 CDFI 显示左位上腔静脉与左肺动脉吻合处存在花色血流，提示吻合口处狭窄(红色箭头所示)。

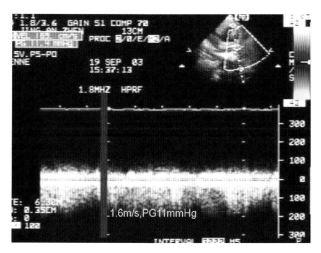

图 16-4-7　与图 16-4-6 为同一患儿，多普勒测量左位上腔静脉与左肺动脉吻合处血流速度增快，提示吻合口处狭窄。

- 彩色多普勒声像图可显示吻合口是否通畅，房室瓣的反流情况。多普勒可测量吻合口处的血流速度，进一步评价是否通畅。
- 心脏其他切面可评价原有畸形的严重程度，心功能变化等。

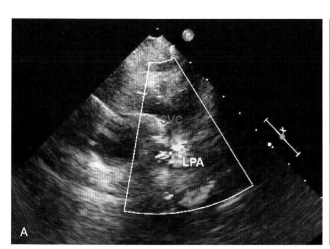

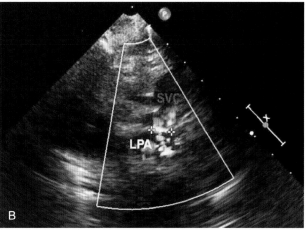

图 16-4-8　患儿，4 岁，右心室双出口、室间隔缺损远离主动脉、肺动脉狭窄、心房反位的患儿双向 Glenn 术后改变。(A)胸骨上窝切面彩色多普勒声像图显示，左位上腔静脉与左肺动脉吻合血流；(B)测量吻合口处内径。(待续)

临床儿童超声心动图学

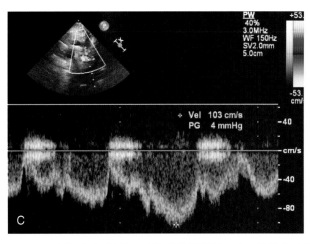
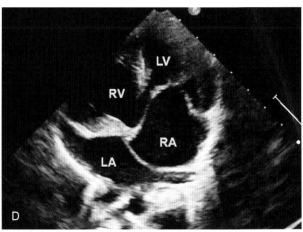

图 16-4-8(续) （C）多普勒测量吻合口处流速正常，为层流频谱；（D）心尖四腔心切面显示心房反位。

（郑春华 莫莹）

第5节 单心室矫治全腔肺术后

一、手术术式

全腔静脉-肺动脉吻合术是将上腔静脉与右肺动脉远端吻合，同时将下腔静脉的血流通过右心房内的隧道或外管道引流入右肺动脉近端，然后横断并缝扎主肺动脉，使腔静脉的血液直接进入肺动脉。该手术主要用于治疗单心室或功能单心室合并肺动脉狭窄的一种姑息手术。有时在肺动脉压比较高时，会在右心房隧道中间打孔，以便平稳度过术后早期。术后应注意：腔静脉-肺动脉吻合口是否通畅、外管道是否存在狭窄、房室瓣的反流情况及心室功能。见图 16-5-1 和图 16-5-2。

二、超声诊断要点

● 首先了解术前的超声诊断及所采用的手术方式，特别是分清哪一侧肺动脉与上腔静脉吻合。

● 胸骨上凹切面可显示右侧上腔静脉或左侧上腔静脉与右或左肺动脉吻合，可在二维图像上测量吻合口大小。

● 剑突下切面显示下腔静脉与管道吻合口大小，有无狭窄。CDFI 显示右心房内隧道是否打孔，分流情况。

● 彩色多普勒声像图可显示吻合口是否通畅，房室瓣的反流情况。多普勒可测量吻合口处的血流速度，进一步评价是否通畅。见图 16-5-3 和图 16-5-4。

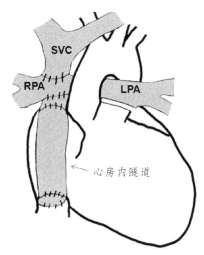

图 16-5-1 全腔静脉-肺动脉吻合术（心房内隧道）示意图。下腔静脉通过右心房内隧道与右肺动脉吻合，上腔静脉与右肺动脉吻合，主肺动脉横断。SVC：上腔静脉；RPA：右肺动脉；LPA：左肺动脉。

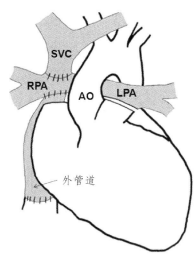

图 16-5-2 全腔静脉-肺动脉吻合术（外管道）示意图。下腔静脉通过右心房外的外管道与右肺动脉吻合，上腔静脉与右肺动脉吻合，主肺动脉横断。

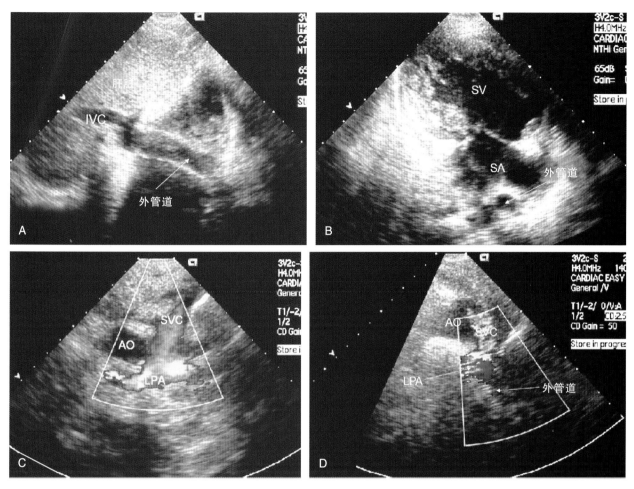

图 16-5-3　单心房、单心室、肺动脉狭窄、心房不定位患儿,全腔静脉-肺动脉吻合术后(外管道)。(A)剑突下切面显示下腔静脉与外管道相连;(B)心尖四腔心切面显示单心房、单心室,心房后的外管道;(C)胸骨上凹切面显示左侧上腔静脉与左肺动脉吻合,CDFI 显示吻合口血流通畅;(D)胸骨上凹切面显示外管道与左肺动脉近端吻合,CDFI 显示吻合口血流通畅。SA:单心房;SV:单心室。

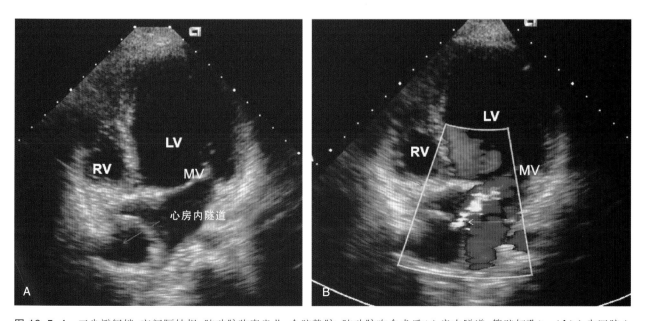

图 16-5-4　三尖瓣闭锁、室间隔缺损、肺动脉狭窄患儿,全腔静脉-肺动脉吻合术后(心房内隧道,管壁打孔)。(A)心尖四腔心切面显示三尖瓣闭锁、心房内隧道(红色箭头所示)、房间隔切除;(B)A 图切面+CDFI 显示:心房内隧道管壁中部分流束进入心房(提示管壁打孔),黄色箭头示分流。(待续)

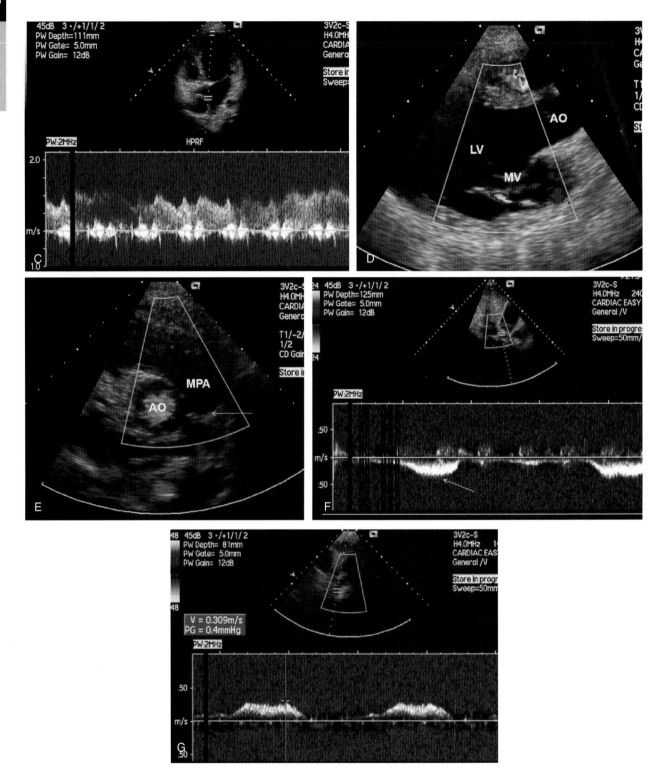

图 16-5-4(续)　(C)多普勒测量管壁打孔处流速,测得内隧道至心房连续分流频谱,提示内隧道压力高于心房压力(如以后出现反向分流,可建议使用心导管介入方法封闭此孔)；(D)胸骨旁心室长轴切面显示：右心室流出道小,CDFI 显示二尖瓣轻度反流；(E)胸骨旁动脉短轴切面显示：主肺动脉内可见一补片(黄色箭头所示),将主肺动脉横断；(F)剑突下切面：多普勒测量下腔静脉与内隧道吻合口处血流速度无增快,示血流通畅；(G)胸骨上窝切面：多普勒测量内隧道与右肺动脉吻合口处血流速度无增快,示血流通畅。

• 心脏其他切面可评价原有畸形的情况，心功能变化等。

（郑春华　莫莹）

第6节　肺静脉异位引流矫治术后

一、手术术式

完全型肺静脉异位引流手术根据不同的类型有两种手术方式。心上型及心下型的手术方式包括两方面的处理：一是游离并结扎上行或下行的垂直静脉；二是将肺静脉共同腔与左心房后壁或房顶吻合，同时闭合房间隔缺损。心内型为肺静脉共同腔或四支肺静脉分别直接引流入右心房或冠状静脉窦，在矫治时，必须切开右心房，扩大房间隔缺损或未闭的卵圆孔至冠状静脉窦或肺静脉入右心房处，然后用补片修补房间隔缺损，将肺静脉分隔至左心房侧。手术最主要的并发症是肺静脉共同腔与左心房吻合口梗阻，其他包括垂直静脉结扎后残余分流、房间隔缺损补片残余漏等。另外左心房、左心室的大小，肺动脉压的程度也是术后检测的重点。见图 16-6-1 和图 16-6-2。

二、超声诊断要点

• 首先了解术前肺静脉异位引流的类型及所采用的手术方式，以选择主要探查切面。
• 心尖及剑突下四腔心切面可显示左心房与肺静脉共同腔吻合口的大小，或补片是否将肺静脉共同腔的开口完整地隔至左心房，可在二维图像上测量吻合口大小。
• M 型超声可测量左心房室大小、左心室功能，有无心包积液并定量评价。
• 彩色多普勒声像图可显示吻合口是否通畅，房室瓣的反流情况，垂直静脉是否结扎完全。频谱多普勒可测量吻合口处的血流速度，进一步评价是否通畅。见图 16-6-3 至图 16-6-6。
• 心脏其他切面可评价原有畸形的情况，并根据三尖瓣的反流情况，估测肺动脉压等。

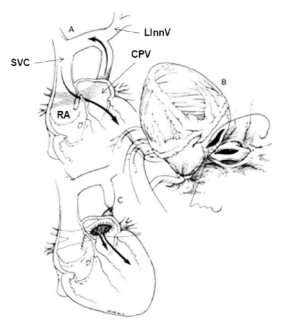

图 16-6-1　完全型肺静脉异位引流（心上型）手术示意图。(A)术前四支肺静脉形成肺静脉共同腔(CPV)，通过垂直静脉汇入左无名静脉(LInnV)；(B)将肺静脉共同腔与左心房后壁吻合；(C)结扎垂直静脉，修补房间隔缺损。

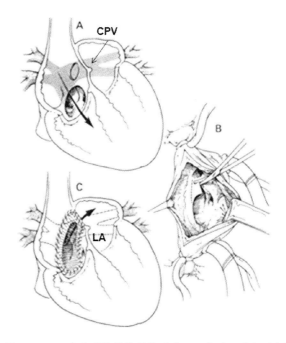

图 16-6-2　完全型肺静脉异位引流（心内型）手术示意图。(A)术前四支肺静脉形成肺静脉共同腔(CPV)，并汇入扩张的冠状静脉窦；(B)扩大房间隔缺损或未闭的卵圆孔至冠状静脉窦；(C)用补片修补房间隔缺损，将肺静脉分隔至左心房侧。

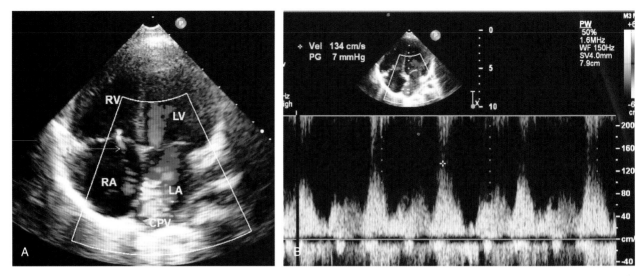

图 16-6-3　(A)心尖四腔心切面显示:肺静脉共同腔与左心房后壁吻合,CDFI 显示吻合口血流通畅,三尖瓣少量反流;(B)多普勒测量吻合口处血流速度正常。TI:三尖瓣反流。

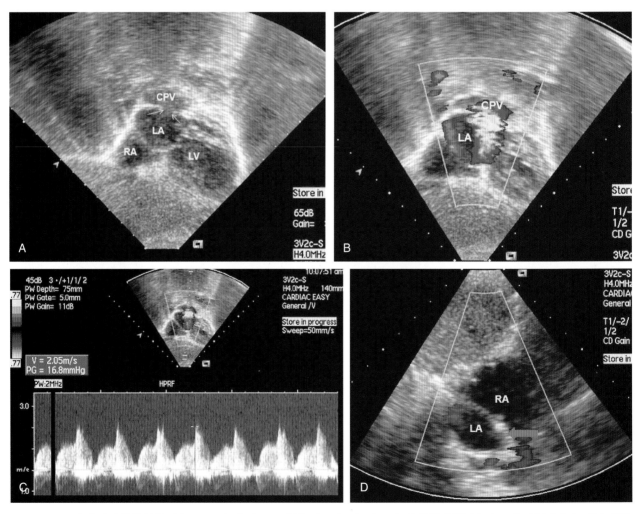

图 16-6-4　完全型肺静脉异位引流(心上型)术后。(A)剑突下四腔心切面显示:肺静脉共同腔与左心房后侧壁吻合(黄色箭头所示);(B)CDFI 显示吻合口处花色血流,提示血流速度增快;(C)多普勒测量吻合口处血流速度增快,一般超过 1.5m/s 提示存在狭窄;(D)CDFI 显示房间隔缺损处补片完整(红色箭头所示),无残余分流。

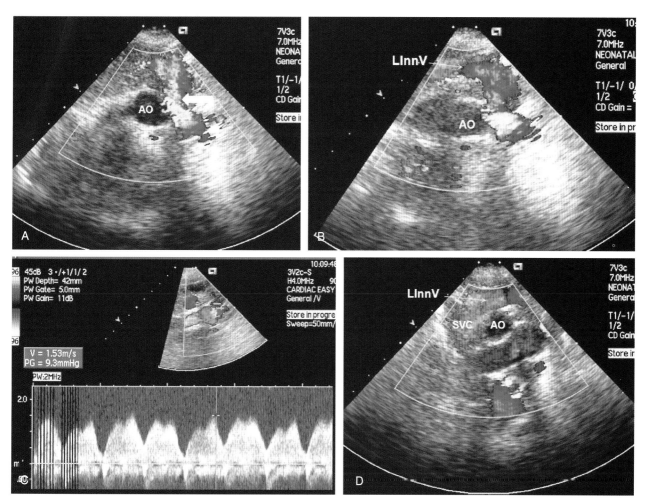

图 16-6-5　完全型肺静脉异位引流(心上型)术后。(A)胸骨上窝切面 CDFI 显示：垂直静脉依然开放，黄色箭头示垂直静脉向上血流；(B)CDFI 显示垂直静脉向上血流汇入左无名静脉；(C)多普勒测量垂直静脉向上血流速度；(D)CDFI 显示右上腔静脉及左无名静脉(LInnV)增宽。

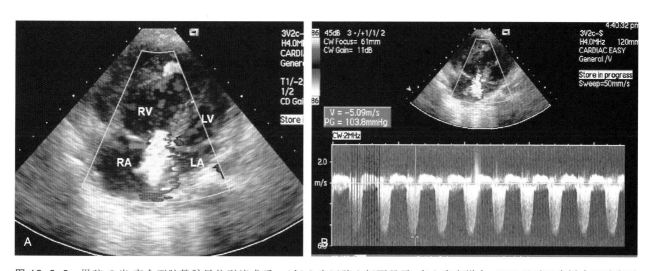

图 16-6-6　男孩，8 岁，完全型肺静脉异位引流术后。(A)心尖四腔心切面显示：右心房室增大，CDFI 显示三尖瓣中至重度反流；(B)连续多普勒测量三尖瓣反流速度，估测肺动脉收缩压达 113mmHg，提示存在重度肺动脉高压。

(郑春华　莫莹)

第7节 主动脉缩窄及主动脉弓离断术后

一、手术术式

先天性主动脉缩窄是指主动脉先天发育不良导致的局限性或广泛性狭窄,其常见的部位是主动脉峡部,临床表现和治疗方法取决于狭窄的位置和范围,以及有无合并畸形。主动脉弓离断是指主动脉弓的连续性中断,不论是完全离断,还是离断的主动脉弓管腔之间仅存纤维条索,均可导致主动脉弓内血流中断,形态上可见升主动脉较细,呈树枝状。临床上将主动脉弓离断分为三型。A型:较常见,占40%,离断位于左锁骨下动脉以远,降主动脉与未闭动脉导管相连;B型:离断位于左颈总动脉与左锁骨下动脉之间,最为常见,占55%,可合并胸腺组织缺如综合征(Di George's syndrome)而引起的低钙血症;C型:罕见,约占5%,离断位于无名动脉与左颈总动脉之间。常伴有室间隔缺损和严重的肺动脉高压,可继发不可逆性肺内血管病变。

目前主动脉缩窄常用的矫治手术有缩窄段切除端端吻合术、缩窄段切开补片成形术、缩窄段切除人工血管移植术、转流术等,同时处理合并的心内畸形。主动脉弓离断与主动脉弓缩窄手术相似。术后主要注意主动脉弓病变吻合口是否存在狭窄、有无动脉瘤以及心内畸形矫治情况。见图16-7-1。

二、超声诊断要点

•首先了解术前主动脉缩窄及主动脉弓离断的类型、合并畸形及所采用的手术方式,以选择主要探查切面。

•胸骨上凹切面可显示主动脉病变的修补吻合口、补片及使用的人工血管,可在二维图像上测量吻合口大小、血管的内径等。

•M型超声可测量左心房室大小、左心室功能,有无心包积液并定量评价。

•彩色多普勒可显示吻合口是否通畅,房室瓣的反流情况,是否存在侧支血管。多普勒可测量吻合口处的血流速度,进一步评价是否通畅。

•心脏其他切面可评价原有畸形的矫治情况,如室间隔缺损修补是否完整、动脉导管的缝扎是否

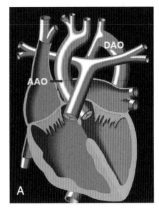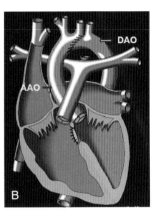

图16-7-1 主动脉弓离断手术示意图。(A)术前,B型主动脉弓离断,室间隔缺损,动脉导管未闭;(B)术后,主动脉弓端端吻合,缝扎动脉导管,修补室间隔缺损。AAO:升主动脉;DAO:降主动脉。

完全、三尖瓣的反流情况,估测肺动脉压等。见图16-7-2至图16-7-4。

(郑春华 杨爽)

第8节 完全型房室间隔缺损矫治术后

一、手术术式

完全型房室间隔缺损是由心内膜垫发育异常所致的一类心脏畸形,其形态特点是房室间隔缺失,仅有一组房室瓣,而且在其上下方分别存在房间隔缺损和室间隔缺损。手术矫治方法主要是:修补房、室间隔以及房室瓣成形。术后主要的问题是:左右侧房室瓣的反流,有无前向狭窄,心室功能不全,房、室间隔残余漏以及左心室流出道狭窄等。见图16-8-1。

二、超声诊断要点

•首先了解术前完全型房室间隔缺损的类型、合并畸形及所采用的手术方式,以选择主要探查切面。

•心尖四腔心切面可显示心内膜垫处十字补片。心尖五腔心切面及胸骨旁左心室长轴切面可显示左心室流出道是否存在狭窄。

•M型超声可测量左心房室大小、左心室功能,有无心包积液并定量。

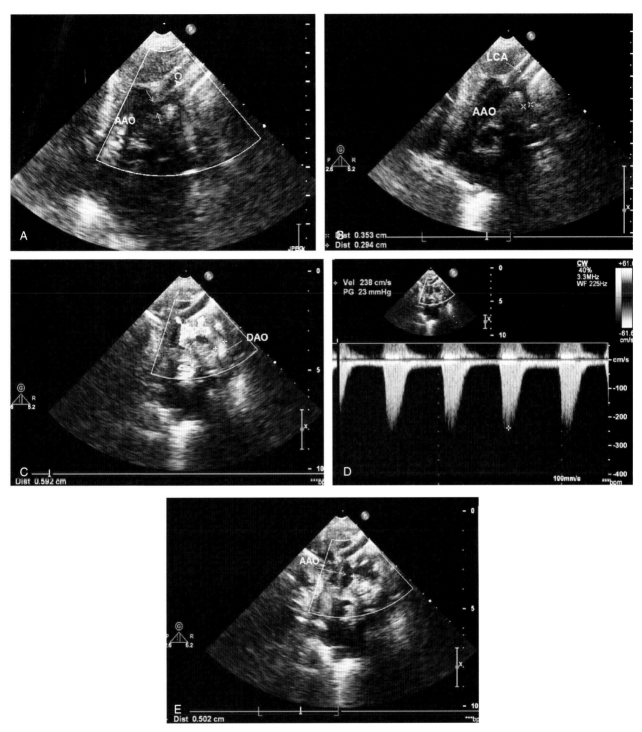

图 16-7-2 主动脉缩窄(主动脉横弓至降部发育不良)手术前后的对比。(A)胸骨上凹主动脉长轴切面显示：主动脉横弓部自左颈总动脉起始部至弓降部内径变窄，长段发育不良。LCA：左颈总动脉；(B)测量左颈总动脉起始部处主动脉横弓部内径为0.29cm，主动脉弓降部内径0.35cm；(C)扩大补片术后改变：主动脉弓降部内径增加为0.59cm；(D)连续多普勒测量主动脉弓降部流速为2.3m/s，PG 23mmHg，轻度增快；(E)术后测量左颈总动脉起始部处主动脉横弓部内径增加至0.5cm。

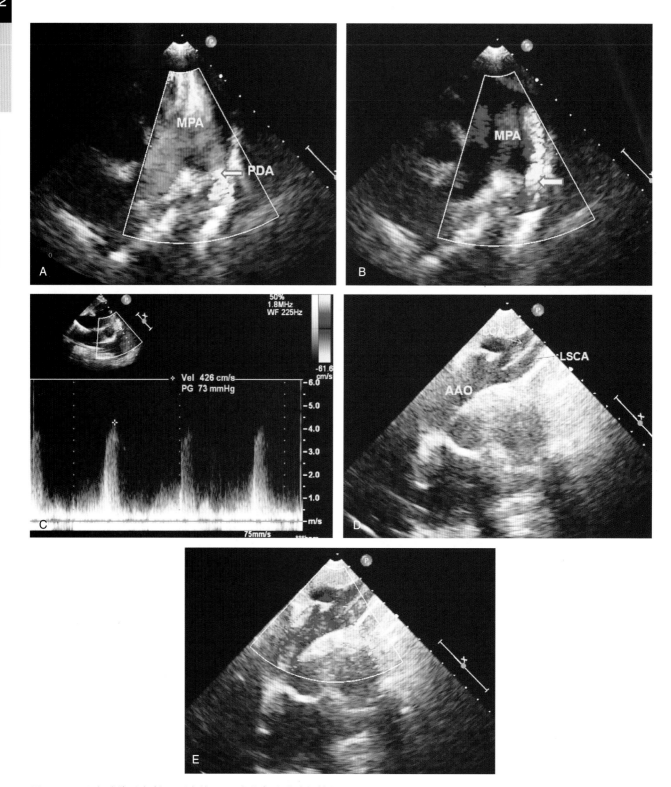

图 16-7-3　主动脉弓离断 A 型术前。(A)胸骨旁肺动脉长轴切面显示主肺动脉明显增宽,CDFI 显示收缩期动脉导管未闭处右向左分流;(B)CDFI 显示舒张期动脉导管未闭处左向右分流;(C)连续多普勒测量肺动脉反流速度,估测肺动脉平均压为73mmHg,为重度肺动脉高压;(D)胸骨上窝切面显示:主动脉弓部发出三支头臂血管后与降主动脉离断。LSCA:左锁骨下动脉;(E)CDFI 进一步显示主动脉弓部血流未进入降主动脉。

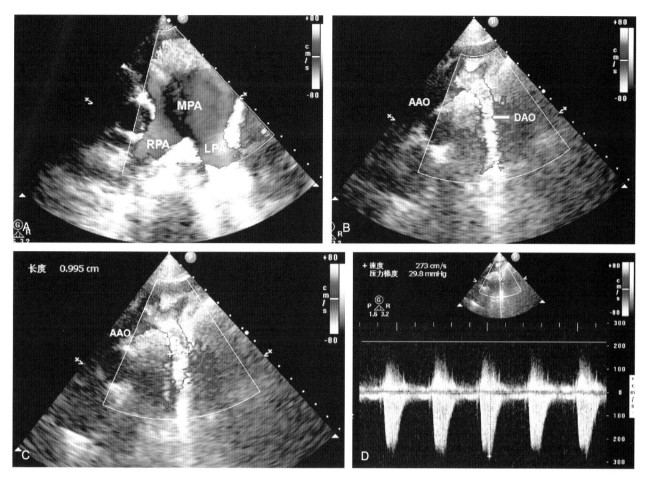

图 16-7-4 图 16-7-3 病例主动脉弓离断 A 型术后。(A)胸骨旁肺动脉长轴切面显示主肺动脉明显增宽,CDFI 显示收缩期无大动脉水平分流;(B)胸骨上窝切面显示主动脉横弓部血流进入降主动脉;(C)测量吻合口处内径;(D)连续多普勒测量主动脉弓降部流速为 2.7m/s,PG 29mmHg,提示吻合口轻度狭窄。

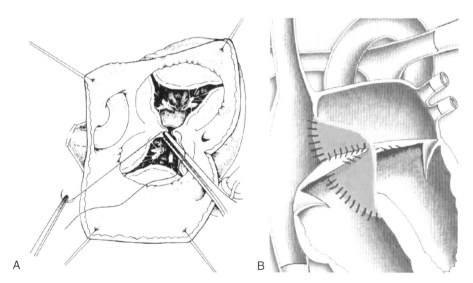

图 16-8-1 完全型房室间隔缺损手术示意图。(A)缝合前后共瓣,并做左、右侧房室瓣的成形;(B)修补房、室间隔缺损。

• 彩色多普勒超声可显示左右侧房室瓣的反流情况,是否存在房室瓣的狭窄。多普勒可测量左心室流出道血流速度,测量右侧房室瓣反流速度,估测肺动脉压。见图 16-8-2 至图 16-8-4。

• 心脏其他切面可评价原有畸形的矫治情况,如室间隔缺损修补是否完整、动脉导管的缝扎是否完全以及腔静脉回流等。

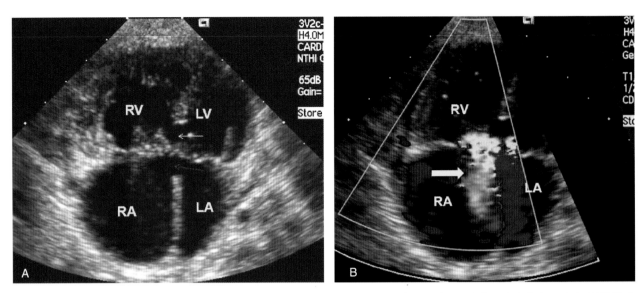

图 16-8-2　完全型房室间隔缺损(A 型)术前。(A)心尖四腔心切面显示:右心房室增大,心内膜垫处十字交叉消失,原发孔房间隔缺损及流入道室间隔缺损;黄色箭头示流入道室间隔缺损,红色箭头示原发孔房间隔缺损;(B)CDFI 显示房室瓣右侧中度至重度反流(黄色箭头所示)。

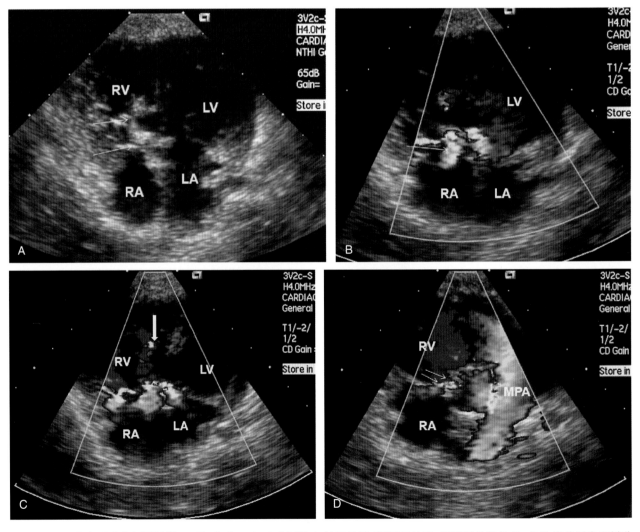

图 16-8-3　完全型房室间隔缺损(A 型)术后。(A)心尖四腔心切面显示:强回声的房、室间隔缺损补片,补片将共同房室瓣分为左右侧房室瓣;(B)CDFI 显示左右侧房室瓣轻度反流;(C)CDFI 显示左右侧房室瓣轻度反流,室间隔缺损补片近肌部少量残余分流(黄色箭头所示);(D)大动脉短轴切面+CDFI 显示:室间隔缺损补片残余分流(黄色箭头所示)。(待续)

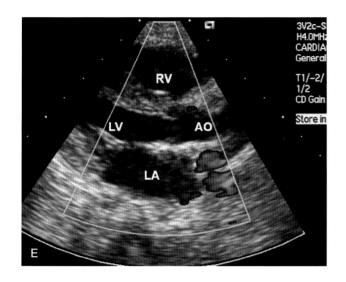

图 16-8-3(续) (E)左心室长轴切面显示:左心室流出道无明显狭窄。

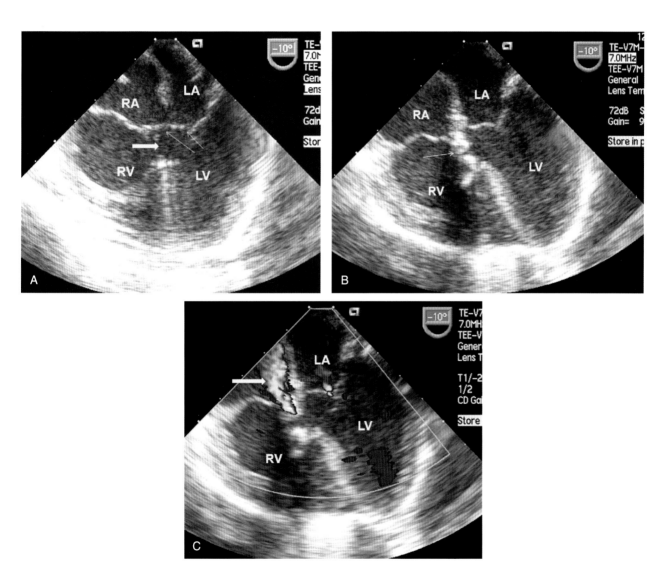

图 16-8-4 完全型房室间隔缺损手术前后经食管超声声像图。(A)术前四腔心切面显示:心内膜垫处十字交叉消失,原发孔房间隔缺损(红色箭头所示),流入道室间隔缺损(黄色箭头所示);绿色箭头示前共瓣;(B)术后显示:强回声的房、室间隔补片将共瓣分为左右侧房室瓣;(C)CDFI显示右侧房室瓣轻度反流(黄色箭头所示),左侧房室瓣微少量反流(红色箭头所示)。

(郑春华 田家玮)

第9节　术后腱索、瓣膜损伤

　　所有的先天性心脏病心内直视手术操作不当都可引起瓣膜或腱索的损伤。比如,室间隔缺损修补术可以引起三尖瓣、二尖瓣瓣膜或腱索的损伤,也可以引起主动脉瓣、肺动脉瓣的损伤。大动脉转位调转术可能损伤主动脉或肺动脉瓣。先天性心脏病的术后随访除应注意补片的完整外,还应注意各瓣膜是否存在反流。术后究竟是腱索损伤还是瓣膜损伤,在大多数情况下并不好鉴别,但都会引起瓣膜的反流。

一、超声诊断要点

　　• 首先了解术前先天性心脏病的类型、合并畸

形及所采用的手术方式,以便选择主要探查切面。

　　• 胸骨旁左心室长轴切面:主要观察主动脉瓣及二尖瓣的形态、活动情况以及有无反流;胸骨旁右心室流入道切面主要观察三尖瓣的前叶、后叶有无异常;心尖四腔心切面主要观察二尖瓣前后叶、三尖瓣的前叶及隔叶有无异常;胸骨旁大动脉短轴切面及右心室流出道切面主要观察肺动脉瓣。

　　• 在上述切面叠加彩色多普勒可显示主动脉瓣、肺动脉瓣及二、三尖瓣的反流情况。

　　• 脉冲多普勒或连续多普勒可测量瓣膜反流速度,特别是肺动脉瓣及三尖瓣的反流情况,估测肺动脉压等。见图 16-9-1 至图 16-9-7。

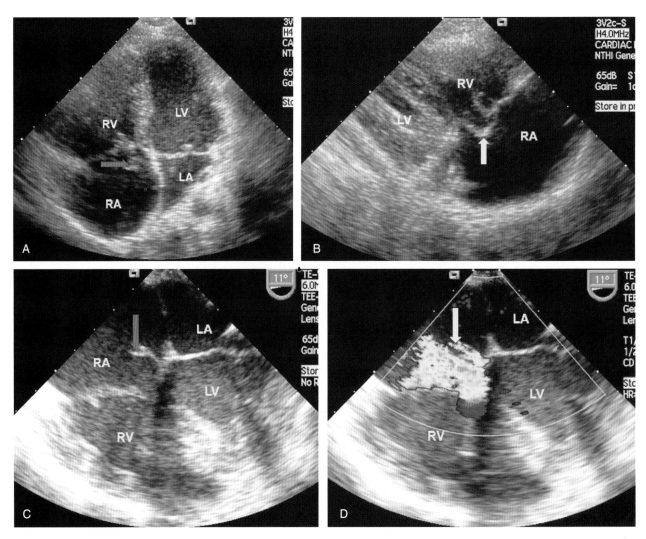

图 16-9-1　室间隔缺损修补术后引起三尖瓣损伤。(A)四腔心切面显示:右心房室增大,三尖瓣隔叶脱垂(红色箭头所示);(B)胸骨旁右心室流入道切面显示:右心房增大,三尖瓣后叶脱垂(黄色箭头所示);(C)瓣膜成形术前食管超声四腔心切面显示:三尖瓣隔叶明显脱垂(红色箭头所示);(D)C图切面+CDFI显示:三尖瓣重度反流(黄色箭头所示)。

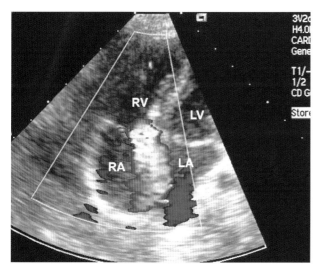

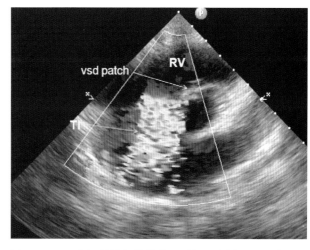

图 16-9-2　室间隔缺损修补术后引起三尖瓣隔叶损伤。四腔心切面+CDFI 显示：三尖瓣中度反流。

图 16-9-3　室间隔缺损修补术后引起三尖瓣隔叶损伤。近似大动脉短轴切面+CDFI 显示：三尖瓣重度反流(TI)。

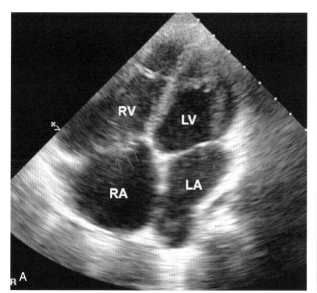

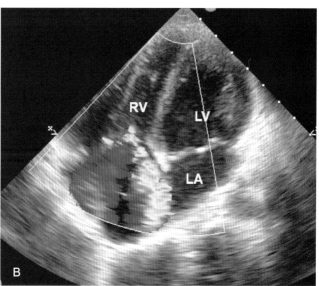

图 16-9-4　室间隔缺损修补术后引起三尖瓣前叶损伤。(A)四腔心切面显示：右心房室增大，三尖瓣前叶卷曲、脱垂(红色箭头所示)；(B)CDFI 显示：三尖瓣中度反流。

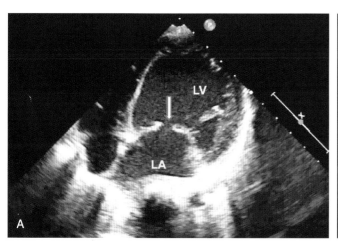

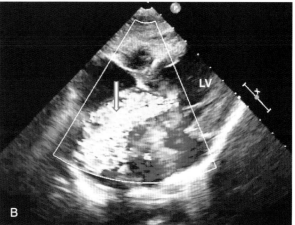

图 16-9-5　室间隔缺损修补术后引起二尖瓣损伤(造成二尖瓣前叶裂)。(A)心尖四腔心切面显示：左心房室增大，二尖瓣前叶裂(红色箭头所示)；(B)剑突下四腔心切面+CDFI 显示：左心房室增大，二尖瓣重度反流(红色箭头所示)。(待续)

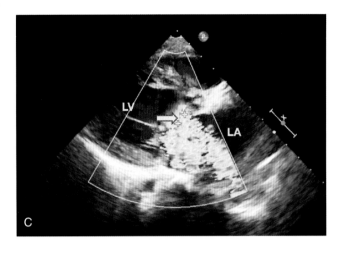

图 16-9-5(续) (C)胸骨旁左心室长轴切面+CDFI 显示：
二尖瓣重度反流，反流束起源于二尖瓣前叶瓣根部的裂孔
(红色箭头所示)。

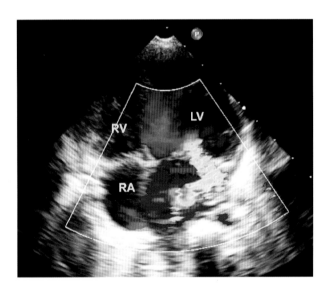

图 16-9-6 右心室双出口，大动脉调转术+室间隔缺损修补术
后引起二尖瓣损伤。心尖四腔心切面+CDFI 显示：左心房室增
大，二尖瓣中度反流(红色箭头所示)。

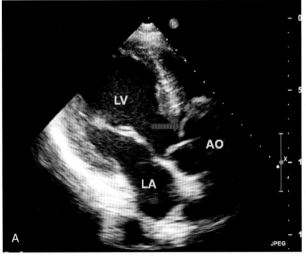

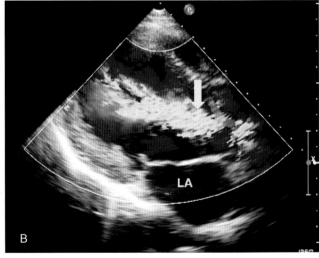

图 16-9-7 室间隔缺损修补补术后引起主动脉瓣损伤(造成主动脉右冠瓣脱垂)。(A)近胸骨旁左心室长轴切面显示：左心室增
大，主动脉右冠瓣脱垂(红色箭头所示)；(B)A 图切面+CDFI 显示：左心室增大，主动脉瓣重度反流(黄色箭头所示)。

(郑春华 田家玮)

第 17 章

儿童常见后天性心脏病

第1节　心内膜弹力纤维增生症

心内膜弹力纤维增生症（endocardial fibroelastosis，EFE）是小儿原发性心肌病中较常见的一种。发病年龄多为婴幼儿期。其病因尚不完全清楚，考虑可能与宫内感染、免疫机制失调及遗传因素有关。

一、病理解剖

EFE为心内膜的弹力纤维和胶原纤维增生，呈瓷白色，硬如橡皮。心内膜明显增厚，一般呈弥漫性，主要累及左心室，亦可累及所有心腔、瓣膜、腱索及乳头肌。根据左心室病理状态可分为：

扩张型—相对多见，左心室明显扩大。

收缩型—较少见，左心室正常或缩小，心室壁明显增厚，多见于新生儿。

二、血流动力学改变

病变主要累及左心室，心室明显扩大，心内膜明显增厚，心脏收缩及舒张功能减低，心脏搏出量减少，静脉压增高，导致左心衰竭、肺水肿。

三、临床表现

多在婴幼儿期发病。常以呼吸道感染等为诱因，以充血性心力衰竭为首发症状。

四、超声心动图检查

1.M型超声

左心室内径显著扩大，左心房正常或轻、中度扩大。左心室内膜弥漫性增粗增厚，回声增强。二尖瓣E峰与A峰变窄，活动幅度减小，形成大心腔小开口，类似"钻石样"改变。左心室后壁及室间隔运动幅度减弱，收缩期增厚率减低。主动脉瓣开放幅度减小，射血时间缩短。

2.二维超声心动图

左心室显著扩大，呈球形。左心室内膜回声增粗、增强、增厚，心内膜厚度>2mm。二尖瓣、腱索、乳头肌回声亦可增强、增粗，室间隔向右心室侧膨出，左心室流出道明显增宽，左心室内径收缩期与舒张期变化很小。左心各项收缩功能指标均减低，舒张功能亦可减低。

3.多普勒及彩色多普勒超声

左心房内可见收缩期反流信号，反流束一般较窄。房室瓣口血流量减低，左心室舒张压升高，瓣口血流频谱E峰减低，A峰升高。见图17-1-1至图17-1-8。

五、鉴别诊断

左冠状动脉起源异常：是指左冠状动脉从主肺

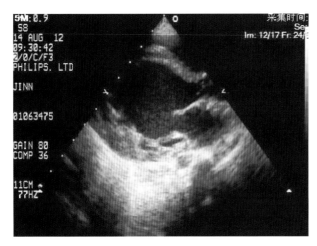

图 17-1-1　左心室长轴切面声像图：左心室显著扩大，呈球形。

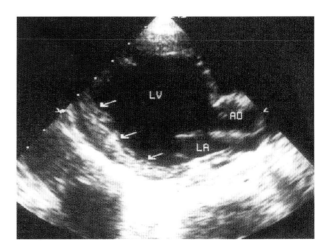

图 17-1-2　左心室长轴切面声像图：左心室内膜回声增粗、增强、增厚。

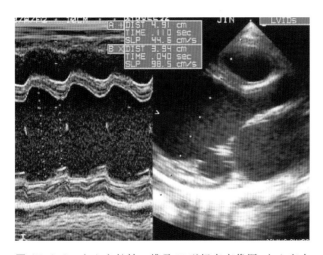

图 17-1-3　左心室长轴二维及 M 型超声声像图：左心室内径明显扩大。

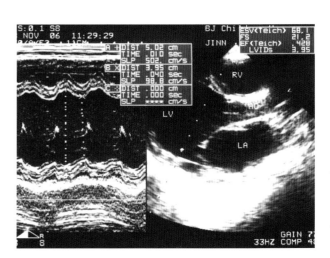

图 17-1-4　左心室长轴切面二维及 M 型声像图，显示左心房轻度扩大，左心室重度扩大。心内膜回声增粗增厚。左心室射血分数减低。

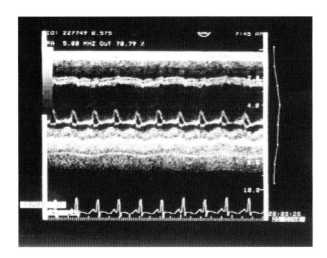

图 17-1-5　左心室长轴切面声像图：左心室内径明显扩大，二尖瓣活动减低，形成大心腔小开口，类似"钻石样"改变。

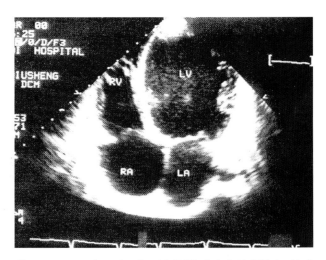

图 17-1-6　心尖四腔心切面声像图：左心室显著扩大，呈球形。左心室内膜回声增粗、增强、增厚。

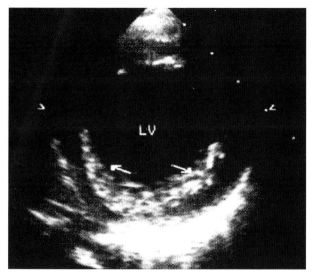

图 17 1 7　左心室短轴切面声像图:左心室显著扩大,呈球形。左心室内膜回声增粗、增强、增厚。

动脉或其分支发出。在胎儿期一般不影响生长发育,出生以后对心脏的血液供应多数有明显影响,亦可出现心脏明显扩大,心内膜粗厚。但仔细观察冠状动脉起始部位及其走行,即可发现左冠状动脉正常部位不能显示冠状动脉开口,而正常右冠状动脉内径增宽。彩色多普勒超声显示室间隔及心室壁出现丰富的血流信号,应高度警惕此病的可能性。

(金兰中)

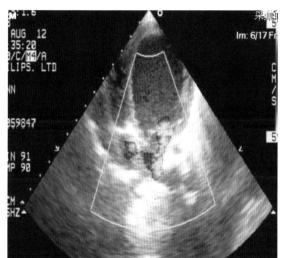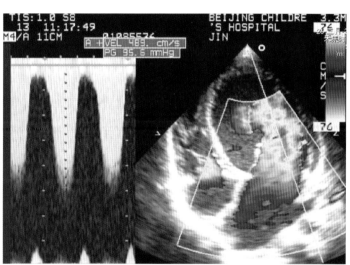

图 17-1-8　四腔心彩色声像图。(A)左心房内可见收缩期反流信号,反流束一般分布范围较窄;(B)连续多普勒显示二尖瓣口收缩期可见自左心室反流至左心房内的血流信号。

第2节　儿童心肌病

　　心肌病(cardiomyopathy,CM)是儿科严重心脏病之一,常并发心力衰竭,导致心源性猝死,预后较差。国外儿童心肌病的发病率约为1%,国内发病率呈逐渐增加趋势。上海交通大学附属儿童医学中心研究发现:儿童 CM 患者占儿童心内科住院患者总数的比例从 1999 年的 0.69% 逐渐增加到 2009 年的3.79%。医学工作者对儿童 CM 的正确诊断和治疗越来越重视。近年来,儿科心肌病流行病学研究取得很大进展,揭示了儿童心肌病的病因、病程及临床特

点,对临床处理产生了积极的影响。关注儿童心肌病的病因诊断,加强多中心、多学科心肌病临床及基础研究对改善心肌病患儿预后具有重要意义。

　　研究表明,CM 是一个逐渐发病的过程,很多患儿甚至于胎儿期就已发病,而且其发病越早,预后越差,故对于 CM 的诊断应越早越好。胎儿医学,尤其是胎儿心脏病学及胎儿超声心动图学的进步使胎儿期心血管疾病的诊断率显著提高。超声心动图能够对胎儿期及儿童期心脏形态、结构、功能、节律等提供全面可靠的判断,是目前诊断胎儿及儿童 CM 的主要工具。

　　儿童心肌病类型与成人基本一致,主要包括扩张型心肌病(dilated cardiomyopathy,DCM)、肥厚型

心肌病(hypertrophic cardiomyopathy，HCM)、限制型心肌病(restrictive cardiomyopathy，RCM)、致心律失常性右心室心肌病 (arrhythmogenic right ventricular cardiomyopathy，ARVC)、心内膜弹力纤维增生症(endocardial fibroelastosis，EFE)和心肌致密化不全(isolated non-compaction of the ventricular myocardium，INVM)。

一、扩张型心肌病

扩张型心肌病 (dilated cardiomyopathy，DCM)是一种病因不清、发病机制尚待阐明的原发性疾病。主要表现为左心室或双侧心室扩张及收缩功能障碍，可能代表着由各种迄今未确定的心肌损害因素所造成的心肌损伤的一种共同表现。儿童期表现为左心室扩张为主，胎儿时期以右心室受累为主。超声心动图对本病诊断有重要的价值。

(一)病理及血流动力学改变

1.病理改变

DCM 心肌细胞减少并肥大，间质胶原增殖，蛋白合成增加。组织学检查是非特异性的，可呈现广泛的间质和血管周围纤维化，尤其多累及左心室心内膜下。

2.血流动力学改变

早期心肌舒张功能受损，继而收缩功能受损，心脏泵血功能衰竭，心脏排血功能减低，残余血量增多，舒张末期压增高，射血分数减少，肺循环、体循环淤血，最终导致严重的不可逆性心力衰竭。

(二)临床表现

其临床症状是逐渐发展的。主要症状源于左心室扩大，收缩功能下降而导致的左心功能不全。最早出现的症状仅为疲倦无力，尤其是活动后，晚期出现不同程度的呼吸困难、端坐呼吸、夜间阵发性呼吸困难甚至肺水肿。常有心律失常、血栓栓塞及猝死，预后不良。

(三)超声心动图表现

1.二维超声心动图

儿童期各个切面均显示四个房室腔明显增大，

或以左心室、左心房为著(图 17-2-1)。左心室呈球形扩大，室间隔向右心室侧膨凸，左心室侧壁向外侧膨凸。

2.M 型超声心动图

(1)二尖瓣波群：左心室腔明显增大，二尖瓣前后叶开放幅度变小，形成"大心腔，小开口"的特征性表现；前后叶呈镜像运动，呈"钻石样"改变，E 峰至室间隔距离(E-point septal separation，EPSS)明显增大，一般>10mm(图 17-2-2)。

(2)室间隔及左心室后壁厚度正常或变薄，运动幅度弥漫性减低。

(3)左心室收缩功能减低，左心室射血分数(ejection fraction，EF)及左短轴缩短率(fraction shortening，FS)明显降低(图 17-2-3)。

3.彩色多普勒血流显像

彩色多普勒血流显像(color Doppler flow imag-

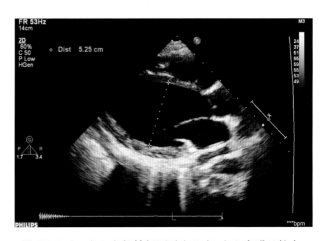

图 17-2-1 左心室长轴切面示左心室、左心房明显扩大。

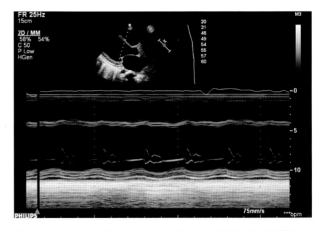

图 17-2-2 二尖瓣水平 M 型超声：室壁运动幅度减低，心腔扩大，呈"大心腔，小瓣口"改变，EPSS 明显增大。

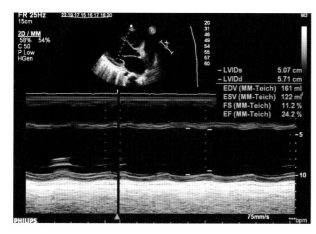

图 17-2-3　左心室收缩功能减低,EF、FS 减低。

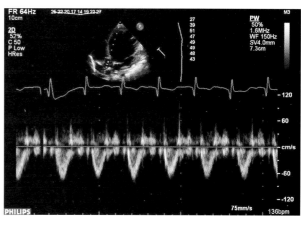

图 17-2-5　主动脉瓣口血流频谱,主动脉瓣血流峰值流速(V_{max})减低。

ing,CDFI)可见各瓣口血流色彩暗淡,一般条件下血流信号难以充满左心室腔。合并多瓣口反流(图 17-2-4),尤以二尖瓣和三尖瓣反流为著。于左心房或右心房内收缩期出现蓝色血流束或蓝色为主的镶嵌血流束。一般为轻度反流(均为相对性反流)。

4.频谱多普勒

(1)主动脉瓣口血流峰值流速(V_{max})减低,射血时间(ejection time,ET)缩短,射血前期(previous ejection period,PEP)延长,PEP/ET 比值增大(图 17-2-5)。

(2)二尖瓣口血流频谱异常的形态随疾病时期和程度不同而表现形式各异:①在病变早期常表现为 A 峰增高、E 峰减低,E/A<1(图 17-2-6);②伴有较严重的二尖瓣反流时,二尖瓣 E 峰正常或稍增高,A 峰减低,E/A 增大(>1.0)呈现所谓"假性正常化"的频谱形态(图 17-2-7);③严重心衰时,会出

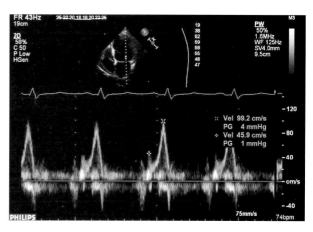

图 17-2-6　二尖瓣口血流频谱,病变早期表现为 A 峰增高、E 峰减低,E/A<1。

现"限制性"充盈形式,E 峰高耸,A 峰极低或消失,E/A>1.5~2.0,此时多为不可逆性舒张功能不全(图 17-2-8)。

5.组织多普勒成像

DCM 患者二尖瓣环水平组织多普勒成像(tissue Doppler imaging,TDI)收缩期峰值速度 Sm 及舒张期 E_m、A_m 峰值均明显降低,$E_m<A_m$(图 17-2-9)。

6.三维超声心动图

应用三维超声心动图 (three dimensional echocardiography,3DE)测定左心室整体容积及射血分数较二维超声法准确,已得到临床和超声界的公认。DCM 患儿左心室形状发生改变,左心室横径及前后径的增大程度重于长径增大的程度,因此常规左心室射血分数及左心室短轴缩短率的测值偏低,

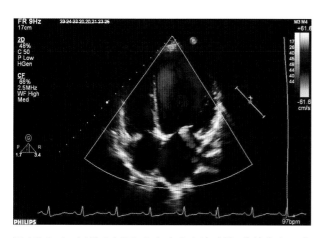

图 17-2-4　四腔心切面,左心室内血流暗淡,收缩期左心房内出现以蓝色为主的镶嵌血流束。

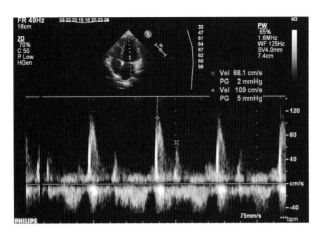

图 17-2-7 二尖瓣口血流频谱,出现 E 峰增高的假性正常化,E/A>1。

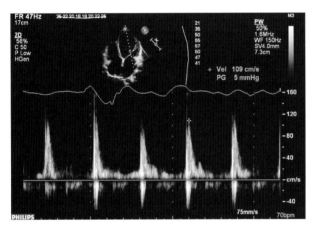

图 17-2-8 二尖瓣口血流频谱,出现"限制性"充盈不良,E峰高耸,A峰极低或消失。

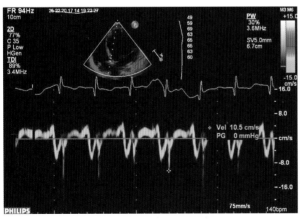

图 17-2-9 TDI 示取样容积置于室间隔二尖瓣环处,S_m、E_m 及 A_m 峰值均明显降低,E_m<A_m。

经常与患儿的临床症状不符。3DE 对 DCM 患儿左心室收缩功能的评价采用多平面的 Simpson 法,该法不受左心室形态的影响,可更真实反映左心室收

缩功能及全身供血状况,为该病的诊断和治疗提供新的评价标准。同时,3DE 能更加直观地观察瓣口及室壁运动、心腔内有无血栓、血栓部位、数量等情况(图 17-2-10 和图 17-2-11)。

(四)鉴别诊断

主要与心内膜弹力纤维增生症和左心室心肌致密化不全鉴别,见表 17-2-1。

(五)临床价值

超声心动图是诊断扩张型心肌病较为准确的方法,通过心脏大小、室壁运动、房室瓣膜情况,可多次随访作出诊断,可为临床提供重要参考。通过超声测定心脏功能为临床治疗和评估预后提供重要依据:左心室舒张末期内径明显超过正常值、射血分数<25%者,预后较差。左心室充盈异常,严重者

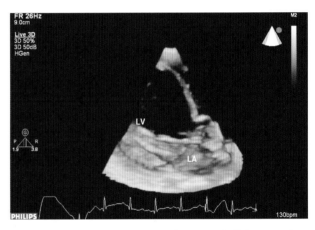

图 17-2-10 DCM 患者 3DE 图像:左心室长轴切面,见左心室扩大,二尖瓣口开放相对小。

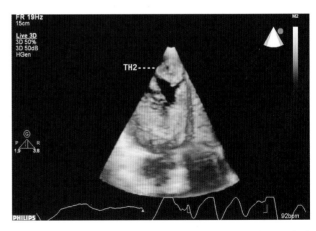

图 17-2-11 DCM 患者 3DE 图像:左心室近心尖处血栓形成。

表17-2-1 三种疾病鉴别一览表

	DCM	EFE	NVM
病因	原因不明	心内膜弹力纤维增生,可累及各心腔、瓣膜	心内膜形成过程终止致肌小梁不能吸收,心肌正常致密化停止
心腔大小	全心大	左室球形扩大	左心腔大
室壁厚度	相对均匀变薄	均匀变薄	厚薄不均
心内膜	平直的线状	明显增强增厚	突出的肌小梁之间有深隐窝
CDFI	心尖部血流暗淡	心尖部血流暗淡	小梁间见血流充盈,并与心腔相通

注:DCM:扩张型心肌病;EFE:心内膜弹力纤维增生症;NVM:左心肌致密化不全

表现为限制性充盈,当二尖瓣 E/A>2,E 峰下降时间<150ms 时,预后较差。

二、肥厚型心肌病

肥厚型心肌病(hypertrophic cardiomyopathy, HCM)特点通常是左心室壁非对称性肥厚,以室间隔肥厚最为多见。典型者左心室容量正常或降低,常伴有左心室流出道收缩期出现压力阶差。家族性者为常染色体显性遗传。常发生心律失常及猝死。根据左心室流出道有无梗阻,可分为梗阻性和非梗阻性两型。

(一)病理及血流动力学改变

1.病理改变

肥厚型心肌病通常左心室壁非对称性肥厚,以室间隔为主,致心腔狭小,左室流出道狭窄。心脏体积增大,重量增加。典型的病理形态学改变为心肌细胞肥大和排列紊乱,细胞核大、畸形、深染,周围疏松结缔组织增多,纤维化明显。

2.血流动力学改变

心室肥厚、心肌收缩力增强、左心室流出道收缩期形成压力阶差、舒张期弛缓和顺应性异常及二尖瓣反流,其中最显著的特点是动力性压力阶差的存在。根据血流动力学改变将肥厚型心肌病分为:肥厚型梗阻性心肌病和肥厚型非梗阻性心肌病。

(二)临床表现

临床症状根据其梗阻程度不同而不同,非梗阻性肥厚型心肌病患者多无症状或只有轻微症状,梗阻性者最常见的症状是呼吸困难、胸痛。整体预后好于 DCM。

(三)超声心动图表现

1.二维超声心动图

(1)左心室壁非对称性肥厚:室间隔增厚明显,以中间段为著,可呈团块状,左心室后壁正常或轻度增厚,室间隔厚度与左心室后壁厚度之比大于 1.5,左心室腔相对小(图 17-2-12)。

(2)肥厚的心肌回声增强、不均匀,呈斑点状(图17-2-12),其他节段心肌回声正常。

(3)左心房不同程度增大。

2.M 型超声心动图

(1)二尖瓣波群:见二尖瓣 E-F 斜率减慢,E 峰常与室间隔相撞。梗阻者收缩期二尖瓣 C-D 段呈多层弓背样向前隆起,称为收缩期前向运动(systolic anterior motion,SAM)(图 17-2-13)。左心室流出道狭窄。

(2)心底波群:梗阻者主动脉瓣常出现收缩中期

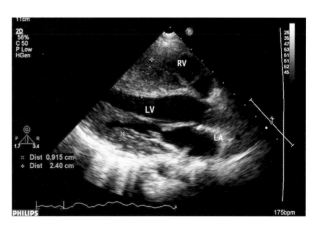

图 17-2-12 左心室长轴切面:室间隔明显增厚,心肌回声增强、不均匀,呈斑点状。

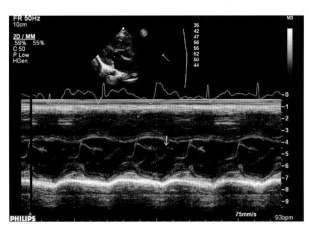

图 17-2-13　梗阻者二尖瓣波群 M 型曲线,二尖瓣 C-D 段收缩期前向运动,呈多层弓背样隆起,即 SAM 现象。

提前关闭现象,右冠瓣呈"M"型,无冠瓣呈"W"型,出现收缩期半关闭切迹。

3.CDFI

(1)梗阻者左心室流出道内收缩早期充满五彩镶嵌的细窄血流束,狭窄越重,色彩混叠越严重。彩色血流最窄的部位即为左心室流出道梗阻部位(图 17-2-14)。非梗阻者左心室流出道收缩期为不加速(层流)血流信号。

(2)常合并不同程度的二尖瓣反流。

4.频谱多普勒

(1)梗阻者左心室流出道血流速度明显加快,频

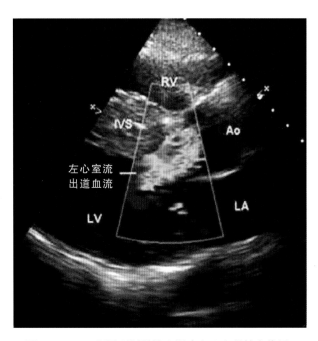

图 17-2-14　肥厚型梗阻性心肌病左心室长轴声像图。

谱为收缩期负向高速充填状射流,形态呈"匕首"样。左心室流出道内压力阶差>30mmHg 时提示有梗阻。左心室流出道越狭窄,流速越快,且左心室射血时间越长,见图 17-2-15。非梗阻者左心室流出道血流速度正常(图 17-2-16)。

(2)二尖瓣频谱可呈 A 峰>E 峰。这是由于心肌肥厚、心室舒张延缓、心肌硬度增加,左心室顺应性下降所致。

5.组织多普勒

HCM 患者 TDI 显示室间隔二尖瓣环水平以及肥厚的室间隔中部频谱 $E_m<A_m$,等容舒张期(isovolumic relaxation,IVR)延长(>80ms)(图 17-2-17)。其他节段可表现为正常。

6.三维超声心动图

三维超声心动图(3DE)可更直观地显示 HCM 患儿左心室腔变小、室壁增厚程度及位置,准确测量

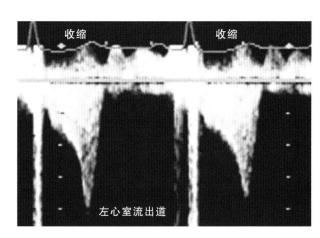

图 17-2-15　左心室流出道梗阻者,收缩早期左心室流出道频谱为负向高速充填状射流,呈"匕首"样。

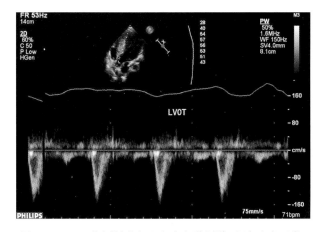

图 17-2-16　非梗阻者左心室流出道频谱,血流速度正常。

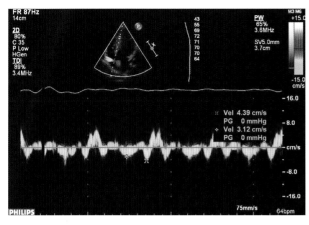

图 17-2-17 TDI 显示室间隔二尖瓣环水平 TDI 频谱 E_m 峰<A_m 峰,等容舒张期 IVR 延长。

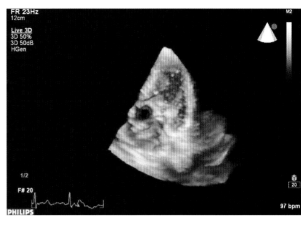

图 17-2-19 3DE 图像,从左室流出道向心底方向观察,可清晰显示左流出道狭窄的程度。

左心室舒张末期及收缩末期容积,真实反映左心室功能。特别是对于肥厚型梗阻性患者能更清晰地显示左心室流出道狭窄的程度,从左心室向心底方向观察时可以准确测定流出道的面积(图 17-2-18 和图 17-2-19),实时动态可观察瓣膜运动情况。

(四)鉴别诊断

主要应与以下疾病相鉴别。

1.主动脉狭窄及主动脉缩窄性病变

包括主动脉瓣先天性狭窄(如主动脉瓣二瓣化等)、主动脉瓣下狭窄、主动脉瓣上狭窄和主动脉缩窄。

主要超声表现为:①室间隔及左心室后壁向心性对称性增厚,内部回声均匀;②主动脉瓣明显增厚、回声强、开放受限;或于主动脉瓣上、瓣下出现膜性狭窄;③主动脉局限性缩窄。而肥厚型心肌病患

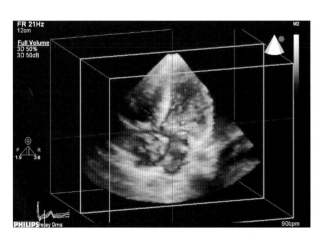

图 17-2-18 3DE 图像可直观显示左心室流出道狭窄及增厚的室间隔。

者主动脉瓣、升主动脉及降主动脉均正常,这是最主要的鉴别点。

2.尿毒症性心肌病

尿毒症性心肌病属于特异性心肌病。凡是能引起左心室肥厚且能够查出明确的相关疾病病史者都可列入特异性心肌病的范畴。特点均为左心室壁均匀一致性的对称性肥厚,常合并不同程度的心包积液。

(五)临床意义

超声心动图应注意检测室壁增厚程度、位置及左心室流出道有无狭窄,观察有无二尖瓣收缩期前向运动及主动脉瓣的收缩中期关闭现象,并应用彩色及频谱多普勒进一步判定左心室流出道狭窄程度,这对肥厚型梗阻性心肌病的判断极为重要。也可帮助临床选择对 HCM 进行化学消融治疗的适应证,在术中即刻及术后长期随访判断疗效方面具有重要临床意义。

三、限制型心肌病

限制型心肌病(restrictive cardiomyopathy, RCM)是一种特殊类型原因不明的心肌病,少见。其特点为一侧或两侧心室有限制充盈及舒张期容量减少,其收缩功能正常或接近正常。

(一)病理及血流动力学改变

1.病理改变

限制型心肌病的病理改变为心室内膜和内膜下

心肌纤维化、增生,心内膜明显增厚。心室壁硬化,心室腔缩小或闭塞,心室舒张充盈严重受损,舒张末压增高。

2.血流动力学改变

心室肌收缩功能正常或减低。左心室心内膜心肌纤维化者,左心室舒张末压增高,左心房压增高,肺循环瘀血,肺动脉压升高;右心室心内膜心肌纤维化占优势的患者,右心室舒张末压增高。

(二)临床表现

限制型心肌病早期可有发热、全身倦怠,嗜酸性粒细胞增多明显。随着病情进展,心力衰竭和体循环、肺循环栓塞症成为本病的主要临床表现。病变侵犯左心室时,常合并二尖瓣关闭不全,患者主述劳力性呼吸困难、疲惫、心悸、心绞痛样胸痛;进而可出现端坐呼吸、夜间阵发性呼吸困难。

(三)超声心动图表现

1.二维超声心动图

(1)心内膜增厚,正常心内膜厚度小于1.0mm,限制型心肌病的心内膜厚度可达数毫米。

(2)室壁可有一定程度增厚,心肌回声增强,呈点状回声;以心尖部显著,常导致心尖部闭塞。

(3)双房明显增大(图17-2-20);心室通常不大或减小,心室腔变形,舒张后2/3心室径无变化。

(4)二尖瓣、三尖瓣可增厚、变形,开放受限,失去关闭功能,瓣叶活动明显僵硬。

2.M型超声心动图

M型超声心室波群可显示室壁及心内膜回声增强,室壁运动幅度减低,心室内径变小,左收缩功能减低。

3.CDFI

舒张期二尖瓣、三尖瓣瓣口血流信号充盈持续时间较短,合并二尖瓣、三尖瓣口轻至中度反流(图17-2-21)。

4.频谱多普勒

二尖瓣、三尖瓣血流频谱改变:E峰高尖,E峰减速时间缩短DT≤150ms。A峰减低,E/A增高>2.0。

(四)鉴别诊断

本病与缩窄性心包炎难以鉴别。两者在二维超声心动图上均可表现为双房明显增大,心室相对小,可伴有少量心包积液、腔静脉增宽等改变。频谱多普勒均呈限制性充盈。鉴别要点:缩窄性心包炎脏层和壁层心包增厚、回声增强,部分区域可有钙化,心包积液发生率明显多于限制型心肌病。

(五)临床意义

超声心动图检查可观察限制型心肌病的心内膜情况及心腔变化,测量二尖瓣、三尖瓣口血流频谱,对诊断本病有重要的临床价值。同时观察心包情况及血流频谱的变化特征与缩窄性心包炎相鉴别,为临床治疗提供依据。但目前,超声心动图检查仍缺

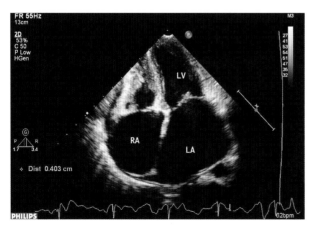

图17-2-20 心尖四腔心切面:左心室壁稍厚,心内膜增厚,双房扩大。

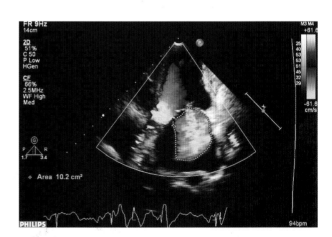

图17-2-21 心尖四腔心切面彩色多普勒声像图:左心房内可见二尖瓣口反流信号。

乏明确诊断限制型心肌病的特征性改变,所以要确诊该病还需结合心导管检查、CT、磁共振成像甚至心内膜心肌活检等其他检查方法。

四、致心律失常性右心室心肌病

致心律失常性右心室心肌病(arrhythmogenic right ventricular cardiomyopathy,ARVC)是一种以右心室心肌被纤维或脂肪组织取代为特征的原因不明的心肌病(又称羊皮纸心)。通常表现为局限性右心室病变,可逐渐进展呈弥漫性,偶可侵及左心室。1995 年,WHO/ISFC 工作者专家委员会关于心肌病定义和分类的报告中,将 ARVC 与扩张型心肌病、肥厚型心肌病、限制型心肌病并列为四类原发性心肌病。胎儿 ARVC 发病率较低而且超声诊断较为困难,目前少见相关报道。

(一)病理改变

病理改变的特征是右心室心肌局灶性或大片被脂肪和纤维组织所取代,正常心肌组织被分隔成岛状或块状,散在分布于纤维脂肪组织中间,致使右心室壁变薄、心腔扩大,形成室壁瘤和节段性功能减低。组织学检查显示心肌 T 淋巴细胞性浸润和凋亡。

(二)临床表现

心悸、头晕和室性心律失常,甚至晕厥为常见症状,7%~29%的患者无明显症状而以猝死为首发症状。患者多以室性早搏、室性心动过速就诊,部分患者起病隐匿,表现为劳力性呼吸困难等肺循环淤血症状,继而发展为右心衰竭、全心衰竭。

(三)超声心动图表现

1.二维及 M 型超声心动图

(1)右心室弥漫性或局限性增大、严重者局部瘤样膨出,右心室流出道增宽、右心室心尖部增宽。

(2)右心室基底部、右心室流出道及心尖部心肌明显变薄(1~2mm),肌小梁消失,构成"发育不良三角区",其他未受累心肌厚度正常。

(3)病变区域室壁运动明显减弱,局部可发生矛盾运动,形成室壁瘤。

(4)右心室收缩功能减低,以射血分数减低为著,左心室功能可正常,晚期减低。

2.CDFI

多数患者会出现不同程度的三尖瓣反流,一般为轻度至中度。

3.频谱多普勒

部分患者三尖瓣频谱可呈 E 峰<A 峰。

4.组织多普勒

ARVC 患者右心室侧壁瓣环水平收缩期峰值速度(S_m)下降,快速充盈期运动速度峰(E_m)明显下降,而且房缩期瓣环速度(A_m)也下降,$E_m/A_m<1$,预示右心室收缩和舒张功能均受损。组织多普勒对舒张期改变的反映更敏感。

5.三维超声心动图

3DE 可直观显示明显扩大的右心室及右心室流出道,直观右心室壁变薄及外膨情况。

(四)临床意义

ARVC 是一种家族性的侵犯右心室的心肌病,通常表现为室性心律失常,并常有猝死的危险,因此早期诊断、并对亲属进行体检非常重要。超声心动图是最广泛应用于评价该病的一种无创技术,可准确评价右心室大小,室壁厚度,右心室流出道扩张情况以及有无室壁瘤形成。但目前对右心室功能的评价仍很困难,需要联合使用不同的超声心动图模式,如三维超声及一些新技术。其确定诊断需活检或手术病理证实。

(田家玮 任敏)

第 3 节　左心室心肌致密化不全

左心室心肌致密化不全(noncompaction of the left ventricular myocardium,NVM)是一种由于胚胎发育初期正常心内膜形成停止、疏松的心肌组织致密化过程障碍所致的罕见的先天性心室肌发育不全性心肌病。病因迄今不明,多呈家族性,近年基因学研究认为,它可能与 Xq28 染色体上的 G4.5 基因突变有关。主要累及左心室,多不合并其他心脏畸形。

一、病理及血流动力学改变

(一)病理改变

由于正常心内膜胚胎发育停止,正在发育过程中的心肌小梁压缩不良、心肌呈海绵状而导致的一种先天性心肌病,属于左心室发育不良的特殊类型。病理学特征是心室肌小梁的突出和肌小梁之间呈现较深的隐窝状,后者与左心室腔相交通。

(二)血流动力学改变

同扩张型心肌病。

二、临床表现

NVM 早期无明显症状,多数患者以心力衰竭就诊,临床上酷似扩张型心肌病,表现为渐进性左心功能不全、室性心律失常、心内膜血栓形成,甚至发生体循环栓塞等为临床表现。

三、超声心动图表现

(一)二维超声心动图

● 二维超声心动图常在左心室心尖部、前侧壁心内膜面探及多个突入左心室腔内的肌小梁,小梁之间可见深度不同的间隙又称隐窝(图 17-3-1)。病变处心内膜呈节段性缺失。

● 非致密化心肌呈海绵状增厚,近心外膜处心肌回声接近正常,厚度变薄。非致密化心肌与正常心肌厚度之比≥2。

(二)M 型超声心动图

左心室腔不同程度扩大,室壁运动减低;左心室壁增厚率减低,左心室射血分数减低(图 17-3-2)。

(三)CDFI

● 肌小梁隐窝内可见血液充盈并与左心室腔相通(图 17-3-3)。

● 常合并二、三尖瓣反流,以二尖瓣反流为著(图 17-3-4)。

(四)频谱多普勒

二尖瓣口血流频谱 A 峰>E 峰,代表左心室舒

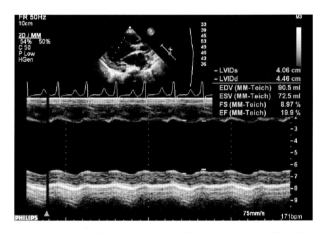

图 17-3-2 M 型超声显示左心腔扩大,左室收缩功能减低。

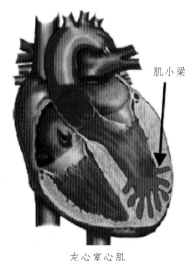

A

左心室心肌致密化不全

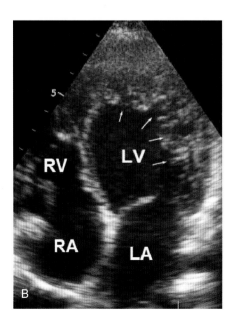

B

图 17-3-1 左心室致密化不全示意图及声像图。(A) 示意图;(B)心尖四腔心切面二维声像图可见左心室扩大,左心室内有多个肌小梁伸入腔内,小梁间隙较深。

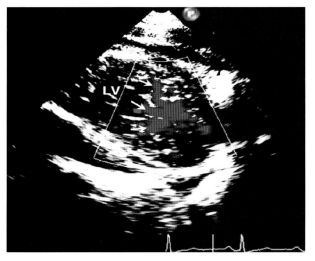

图 17-3-3 左心室短轴切面 CDFI 显示隐窝内充满血流,并与心腔内血流相通。

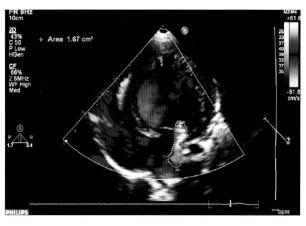

图 17-3-4 CDFI 收缩期于左心房内可见二尖瓣反流信号。

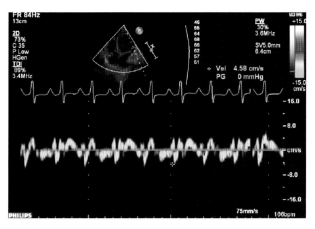

图 17-3-5 TDI 显示,左心室侧壁瓣环水平组织多普勒 E_m 峰< A_m 峰。

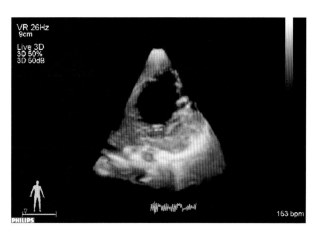

图 17-3-6 3DE 图像显示伸入左心室腔内的肌小梁及隐窝呈"织网状"。

张功能减低。

(五)组织多普勒

同 DCM,表现为室间隔和(或)左心室侧壁瓣环水平组织多普勒 E_m 峰< A_m 峰(图 17-3-5)。

(六)三维超声心动图

可更加直观显示突入左心室腔内的多条肌小梁形成的多个隐窝,尤其在左心室短轴心尖水平可见隐窝纵横交错,呈"织网状"(图 17-3-6)。

四、鉴别诊断

本病主要需与扩张型心肌病和心内膜弹力纤维增生症进行鉴别,见表 17-3-1。

五、临床意义

NVM 是以进行性加重的心力衰竭为主要表现,久治不愈,最后失去生命。如能早期诊断,积极采取内科治疗措施,对改善患者的预后具有重要意义。出现反复心力衰竭后再检查诊断、治疗,则预后较差,因此该病的早期诊断显得尤为重要。而超声心动图是诊断无症状性孤立性左心室心肌致密化不全的准确可靠的方法。由于本病是一种先天性心脏病,胎儿时期已有明确表现,故产前超声心动图诊断意义重大,但由于其发病率较低以及超声医师认识和经验不足等原因,常常忽略 NVM 的存在。

表17-3-1　三种疾病鉴别一览表

	DCM	EFE	NVM
病因	原因不明	心内膜弹力纤维增生,可累及各心腔、瓣膜	心内膜形成过程终止致肌小梁不能吸收,心肌正常致密化停止
心腔大小	全心大	左心室球形扩大	左心腔大
室壁厚度	相对均匀变薄	均匀变薄	厚薄不均
心内膜	平直的线状	明显增强增厚	突出的肌小梁之间有深隐窝
CDFI	心尖部血流暗淡	心尖部血流暗淡	小梁间见血流充盈,并与心腔相通

注:DCM:扩张型心肌病;EFE:心内膜弹力纤维增生症;NVM:左心室心肌致密化不全

（田家玮　任敏）

第4节　感染性心内膜炎

感染性心内膜炎(infective endocarditis,IE)是指细菌或其他微生物迁徙至心脏瓣膜和(或)心内膜、大血管内膜的炎症病变。感染性心内膜炎典型的临床表现有发热、杂音、贫血、栓塞、皮肤病损、脾大和血培养阳性等[1]。

一、病因

感染性心内膜炎常发生于原有心脏病基础之上,包括风湿性心脏瓣膜病、先天性心血管畸形、二尖瓣脱垂、瓣膜及瓣下结构退行性变、人工瓣膜置换术后等。在风湿性心脏病,感染性心内膜炎最常发生于二尖瓣及主动脉瓣关闭不全,而发生于单纯二尖瓣狭窄伴房颤者少见,发生于肺动脉瓣者罕见。先天性心血管畸形中,以单纯主动脉缩窄、动脉导管未闭、室间隔缺损和法洛四联症最常见。

二、病理生理改变

心血管的器质性损害和畸形是造成感染性心内膜炎的内因条件。病损部位通常为跨瓣压差明显处、瓣膜反流处、血液分流处等引起血流动力学上压力急剧变化的部位。压力急剧变化及血流严重冲击使内膜破坏,胶原纤维暴露,血小板及纤维蛋白原沉积,从而形成无菌性血栓。当细菌经血流黏附于病损部位时,由于纤维索覆盖,形成细菌性赘生物,赘生物易出现于压力阶差较大的低压部位。感染性心内膜炎患者的心血管结构可不断发生变化,出现多种影响预后的并发症,感染侵及瓣膜、腱索、乳头肌和

邻近心肌时,可以引起瓣叶穿孔、腱索及乳头肌断裂,导致严重瓣膜关闭不全、瓣周脓肿。由于赘生物基质较脆,易发生破碎、脱落,从而导致栓塞发生。

在风湿性心脏瓣膜病中,赘生物易出现于二尖瓣的左心房面,主动脉瓣的左心室面。

在先天性心脏病中,细菌性赘生物易出现在:动脉导管未闭患者导管的肺动脉端,室间隔缺损的右心室面。而房间隔缺损与较大的室间隔缺损由于不存在较大的压力阶差,细菌性赘生物发生的概率较小。

三、超声心动图表现

超声心动图可检出心脏赘生物,并可发现新的异常反流或分流信号,同时可评价瓣膜和心脏功能。因此,在新的Duck诊断标准中,超声心动图检查是主要的检查手段及诊断标准之一[2,3]。

常于左心室长轴切面、四腔心切面、主动脉根部短轴及二尖瓣水平短轴切面观察二尖瓣及主动脉瓣情况,四腔心及右心长轴切面观察三尖瓣情况,右心室流出道及肺动脉长轴切面观察肺动脉瓣情况。

(一)二维及M型超声心动图

二维及M型超声心动图可见赘生物呈团块样或蓬草样附着于瓣膜、腱索或有蒂与瓣膜相连,可见震颤。受累瓣叶增厚变形,呈多重回声或毛刺样(图17-4-1)。感染性赘生物易导致瓣膜穿孔及关闭不全,严重者甚至腱索断裂,从而出现吊床样、连枷样等改变。若瓣周明显增厚,考虑为瓣周脓肿出现。

1.二尖瓣赘生物

二尖瓣可见毛糙的赘生物附着于心房面,赘生物大小不等,呈团块状或片状,较大的赘生物多数活

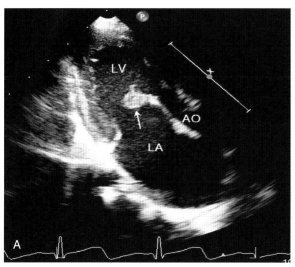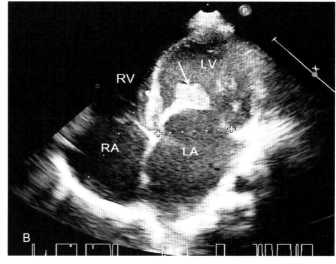

图 17-4-1　二尖瓣赘生物。(A)左心室长轴切面显示二尖瓣前叶赘生物；(B)心尖四腔心切面显示二尖瓣前叶赘生物。

动度较大,随心动周期甩动,收缩期位于左心房侧,舒张期甩入左心室,回声强度随病程而增强,瓣叶不均匀性增厚。二尖瓣多数开放尚好,闭合不良。见图17-4-2。

2.主动脉瓣赘生物

主动脉瓣增厚,回声增强,赘生物多附着于左心室面,多数活动度较大,随心动周期甩动,幅度较大时可进入左心室流出道。见图17-4-3和图17-4-4。

3.三尖瓣赘生物

三尖瓣上可见粗糙不规则的活动性团块附着,瓣叶活动尚好。三尖瓣赘生物常大于左心赘生物,可能是由于三尖瓣瓣叶较大而右心房、室压力较低,使赘生物容易在三尖瓣生长得较大。见图17-4-5

和图17-4-6。

4.肺动脉瓣赘生物

二维超声于右心室流出道或大动脉短轴切面显示肺动脉瓣单瓣增厚,回声增强,可见粗糙的团块样回声物附着,随瓣叶甩动。见图17-4-7。

5.人工瓣赘生物

人工瓣置换术后,二维超声无论从哪个切面观察人工瓣的结构均不满意,尤其是瓣周的强回声及机械瓣的反射都影响对较小的赘生物的识别,超声从业者需引起高度重视。赘生物早期较小,呈毛刺状,随病情进展变大如蓬草样,感染常波及瓣周组织导致瓣周脓肿、瓣周漏形成。见图17-4-8。

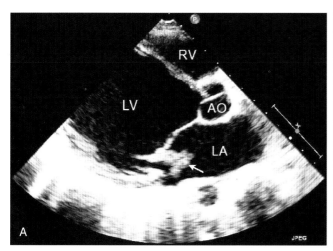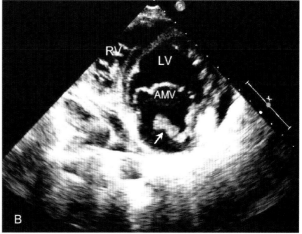

图 17-4-2　二尖瓣赘生物伴中度至重度反流。(A)左心室长轴切面显示二尖瓣后叶赘生物突入左心房,呈菌状；(B)瓣膜短轴切面显示二尖瓣后叶赘生物；(C)左心室长轴切面彩色多普勒显示于收缩期二尖瓣明显反流信号。(待续)

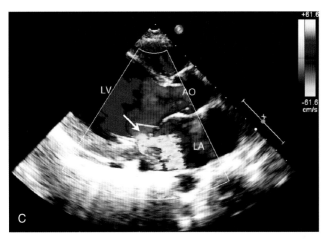

图 17-4-2(续)

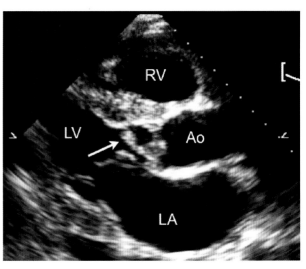

图 17-4-3　主动脉瓣赘生物二维声像图：赘生物于舒张期突入左心室流出道(箭头)。

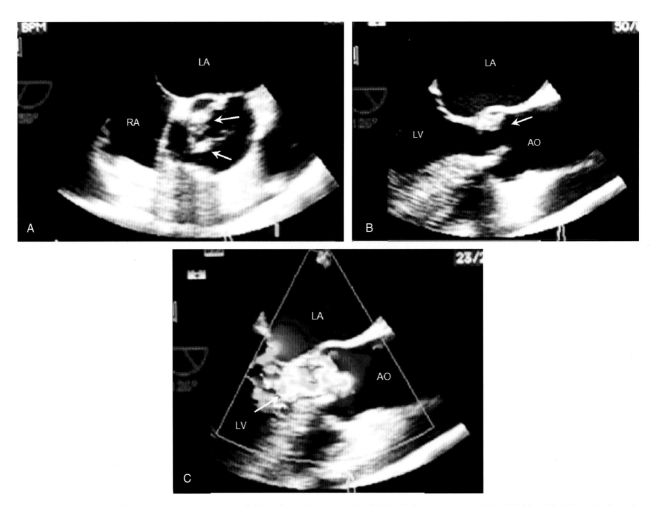

图 17-4-4　主动脉瓣赘生物合并重度反流经食管超声心动图。(A)主动脉短轴切面(45°)显示主动脉瓣上赘生物；(B)左心室长轴切面(126°)显示主动脉瓣上赘生物随心动周期而活动；(C)左心室长轴切面(126°)彩色多普勒显示主动脉瓣重度反流信号。

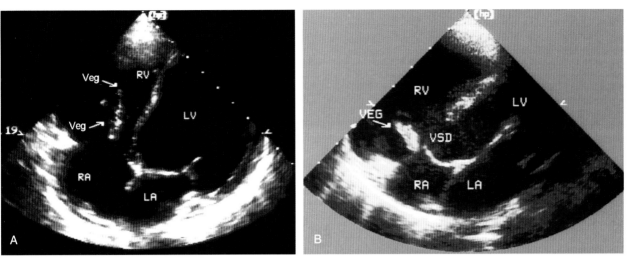

图 17-4-5　三尖瓣赘生物(Veg)旁四腔心声像图。赘生物随心动周期而摆动。(A)旁四腔心切面舒张期;(B)旁四腔心切面收缩期。

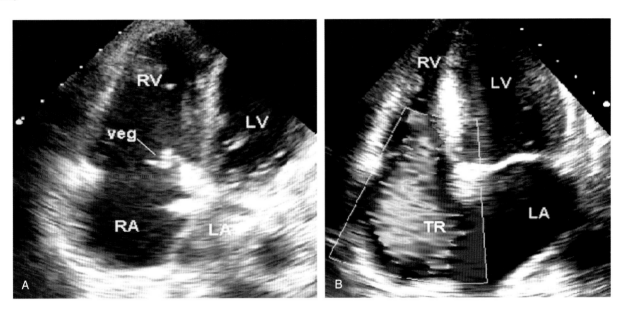

图 17-4-6　三尖瓣赘生物(Veg)伴重度反流声像图。(A)心尖四腔心切面显示三尖瓣隔叶赘生物;(B)心尖四腔心切面彩色多普勒于收缩期显示三尖瓣重度反流信号。

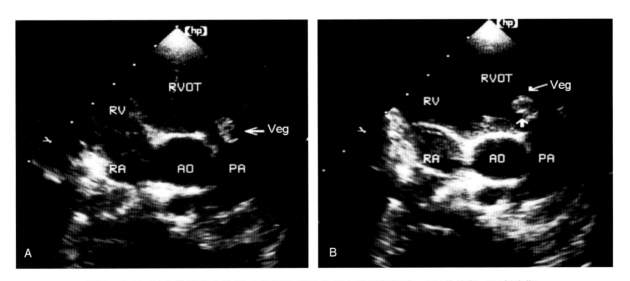

图 17-4-7　肺动脉瓣赘生物(Veg)声像图。赘生物随心动周期摆动。(A)收缩期;(B)舒张期。

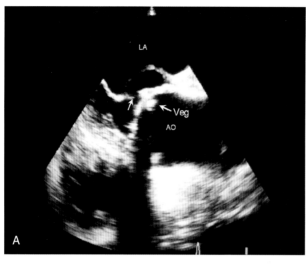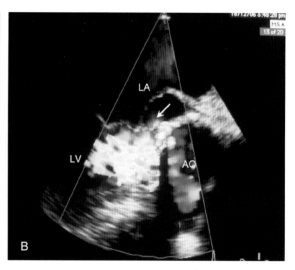

图 17-4-8　主动脉瓣周脓肿声像图。(A)TEE 显示主动脉与左心房之间形成一腔隙(箭头所示)；(B)彩色多普勒显示脓肿腔与左心室流出道交通(箭头所示)。Veg：赘生物。

(二)彩色多普勒超声心动图

受累瓣叶多出现严重关闭不全,CDFI 常可见到大量反流信号。当腱索受损导致瓣叶脱垂时,反流呈偏心性。

(三)经食管超声心动图

随着经食管超声心动图 (transesophageal echocardiography, TEE)技术的进步,赘生物非侵入性检测技术大大提高,TEE 在检测赘生物、脓肿和瓣周损伤方面的特异性和敏感性均较常规经胸检查高,因此成为检测赘生物最有价值的检查方法。见图 17-4-4 和图 17-4-8。

赘生物的鉴别诊断：需与风湿性心脏瓣膜病相鉴别,风湿性心脏瓣膜病多见于成人,而感染性心内膜炎常见于儿童。IE 是一种破坏性疾病,瓣膜上的菌样赘生物常导致瓣叶穿孔,腱索断裂呈连枷样改变,而瓣叶活动不受限；而风湿性心脏瓣膜病是一种增生性疾病,瓣膜纤维化、钙化、粘连,常使瓣叶活动受限并有僵硬感。

(田家玮 李小丹)

第5节　川崎病

一、概述

川崎病(Kawasaki disease),又称皮肤黏膜淋巴结综合征。此病于 1967 年由日本医生川崎富作首次报道。病因尚未明确,因临床有发热、皮疹,故推测与感染有关, 可能是多种病原。也有考虑环境污染、化学物品过敏所致。近年来研究表明,免疫功能失调在发病机制上可能起着重要作用。发病年龄80%~85%在 5 岁以下, 好发于 1 岁左右的婴儿,男女发病比例约为 1.3:1~1.5:1。

二、病理改变

川崎病是一种以全身性血管炎为主的急性发热性、皮疹性的小儿疾病。常伴有明显的心脏病变,主要累及冠状动脉,导致冠状动脉扩张。因管壁瘢痕、钙化、血栓形成造成冠状动脉狭窄,继而有 2%~5%发展为心肌梗死, 偶有心肌梗死造成猝死。亦可有心包炎、心肌炎、心内膜炎。可累及腋、髂、颈、胸、及肝、肾、脑等动脉,造成相应器官病变。

三、临床表现

临床过程可分为三期：

(1)急性期(5~10 天)：持续高热(常达 39°以上)5 天以上,抗生素治疗无效；双眼结膜充血；口唇潮红,伴有皲裂、出血,可有杨梅舌；四肢末端指趾发红硬肿；躯干出现多形性红斑；非化脓性淋巴结肿大。冠状动脉可扩张,可出现心包积液。

(2)亚急性期(10~25 天)：指趾端膜样脱皮,心血管受累症状明显。

(3)恢复期(25 天以后)：各种化验结果及临床

症状均恢复,但心血管症状仍存在。

四、超声心动图检查

(一)冠状动脉的探查

对小于 2 岁不配合的患儿应给予 10%水合氯醛 70~100mg/kg(0.5ml/kg)镇静,在患儿完全安静状态下观察冠状动脉。应尽量应用高频率短焦距探头,最佳取左侧卧位,观察右冠状动脉及后降支可采用右侧卧位及平卧位。

1.左冠状动脉

(1)取胸骨左缘人动脉短轴切面:探头标记点指向 3 点钟左右的位置,探头略向左上倾斜,即可观察到左主冠状动脉起始部及左前降支,亦可观察部分患儿回旋支分叉部。探头顺时针旋转 15°~30°可观察到左前降支远端(图 17-5-1)。

(2)左心室长轴切面:稍将探头朝患儿左肩上倾斜介乎于左心室长轴与右心室流出道切面之间,可观察到左冠状动脉主干,部分可观察到左前降支,回旋支分叉处(图 17-5-2)。

(3)剑突卜五腔心切面:主动脉根部长轴左心房室后壁移行处可观察到回旋支(图 17-5-3)。

2.右冠状动脉

(1)胸骨左缘大动脉短轴切面:探头标记点指向 10 点钟~11 点钟位置,使超声切面与身体横轴近乎平行,略偏右上方即可观察到右冠状动脉主干及近端,再将探头逆时针旋转约 30°,可观察到右冠状动

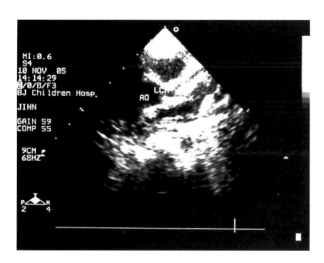

图 17-5-1 大动脉短轴切面声像图显示正常左冠状动脉主干、前降支及回旋支。

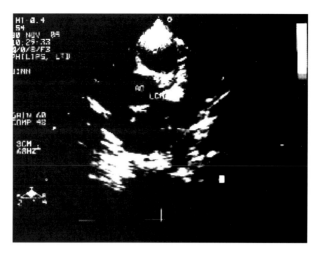

图 17-5-2 左心室长轴与右心室流出道切面之间切面声像图显示正常左冠状动脉主干及前降支。

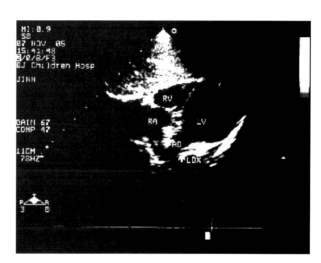

图 17-5-3 剑突下五腔心切面声像图显示正常左冠状动脉回旋支。

脉中远段(图 17-5-4)。

(2)胸骨左缘右心室流入道切面:三尖瓣前叶后叶起始处可分别显示右冠状动脉中段及后降支横切面(图 17-5-5)。

(3)剑突下四腔心或五腔心切面:略将探头朝右上方右房室沟,三尖瓣前叶根部下方处可观察到右冠状动脉后降支(图 17-5-6)。

3.左右冠状动脉正常值

北京儿童医院对 400 名健康小儿行超声心动图研究发现,冠状动脉内径随体表面积变化呈显著性相关,其建立起回归方程,描记出 Z 值曲线图,选择 Z 值在-2~2 之间为冠状动脉内径正常值范围(后附冠状动脉随体表面积变化的 Z 值曲线,图 17-5-7)。

正常小儿的冠状动脉内径随年龄增长而增长,

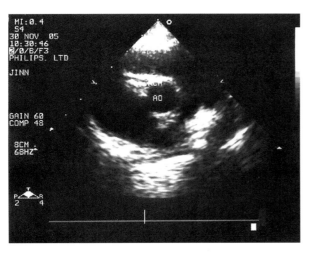

图 17-5-4 大动脉短轴切面声像图显示正常右冠状动脉主干及近段。

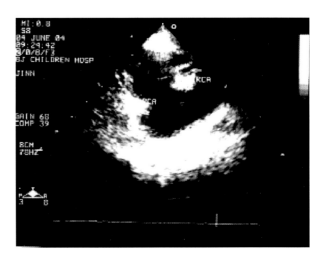

图 17-5-5 右心室流入道切面声像图显示右冠状动脉中段及后降支横切面。

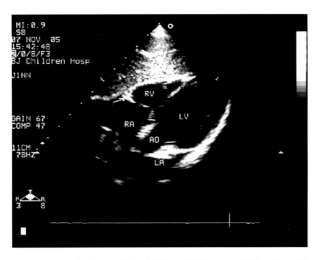

图 17-5-6 剑突下五腔心切面声像图显示右冠状动脉后降支。

冠状动脉内径与主动脉根部内径之比值不受年龄影响,各年龄组均<0.3。

实时三维超声心动图可多角度、动态显示心脏内部解剖结构,图像更加清晰,在观察冠状动脉瘤内膜及瘤内血栓方面有明显的优势(图 17-5-8 和图 17-5-9)。

4.冠状动脉扩张及冠状动脉瘤(图 17-5-10 至图 17-5-14)

冠状动脉内径超过正常范围或局部扩张内径较其相邻冠状动脉内径>1.5 倍,为异常扩张或动脉瘤形成。

动脉瘤分度:

轻度(Ⅰ度)——瘤样扩张明显而局限,内径<4mm。

中度(Ⅱ度)——瘤样扩张可单发,多发或广泛性,内径 4~7mm。冠状动脉与主动脉比值>0.3。

重度(Ⅲ度)——巨型瘤内径≥8mm。多为广泛性,累及 1 支以上。

(二)超声心动图表现

• 左、右冠状动脉内径扩张或动脉瘤形成:冠状动脉内径大于正常值为扩张。左、右冠状动脉内径/主动脉内径>0.3 为冠状动脉瘤。

• 管壁内膜回声增强增厚,管腔内可见强回声团(血栓形成)。

• 心房或心室内径可扩大,多为轻度,严重者可出现左心室收缩功能减低。

• 可有瓣膜反流,多为少量,以二尖瓣反流最为多见。

• 可合并少量心包积液。

本病绝大多数预后良好,呈自限性经过。15%~30%川崎病患儿可发生冠状动脉瘤,故应动态观察。超声心动图检查:急性期(发病 2 周内)检查 1 次;发病 4~6 周、3 个月、6 个月、1 年各检查 1 次,至少复查 2 年或至冠状动脉完全恢复正常。

川崎病冠状动脉瘤的患者恢复期最严重的合并症是冠状动脉狭窄或闭塞,造成心肌梗死或突然猝死。约 2%的患儿可出现再发。

五、鉴别诊断

1.冠状动脉瘘

是指冠状动脉与心脏或其他静脉血管之间存在

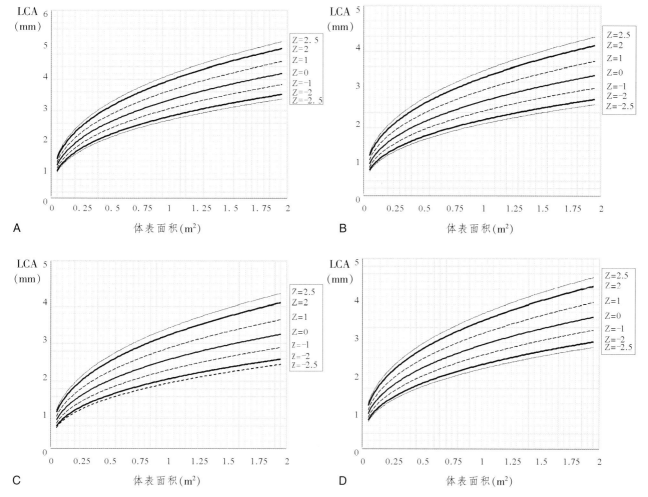

图 17-5-7 小儿冠状动脉内径正常值。(A)左主干;(B)前降支;(C)回旋支;(D)右冠状动脉。

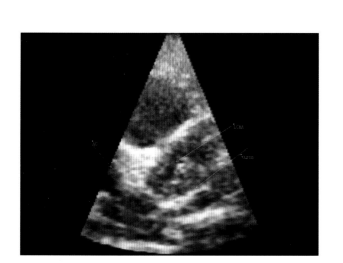

图 17-5-8 冠状动脉内血栓声像图:实时三维超声心动图显示左侧巨型冠状动脉瘤及血栓,内膜粗厚。

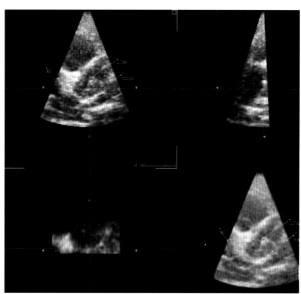

图 17-5-9 冠状动脉内血栓声像图;实时三维超声心动图显示左侧巨型冠状动脉瘤及瘤内血栓。

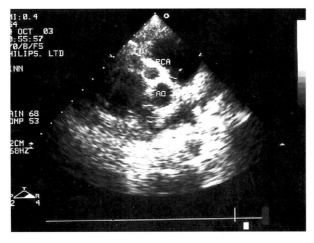

图 17-5-10　右冠状动脉扩张。

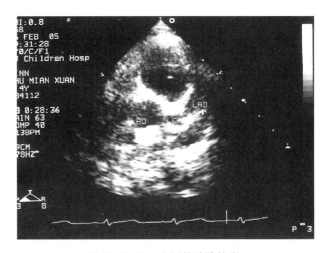

图 17-5-11　左冠状动脉扩张。

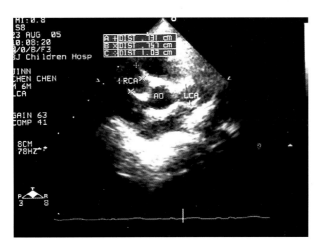

图 17-5-12　大动脉短轴切面声像图显示左、右冠状动脉瘤。

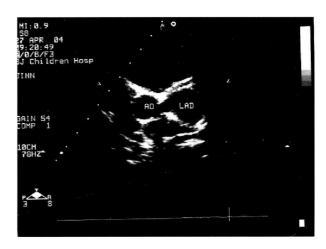

图 17-5-13　左冠状动脉扩张、左前降支动脉瘤。

五彩血流。

2.冠状动脉起源异常

冠状动脉异常起源于肺动脉：除左心扩大等非特异性表现外，超声在正常部位不能显示冠状动脉的开口，但可显示其他部位冠状动脉异常增粗或代偿性扩张。彩色多普勒亦显示心壁或室间隔内出现连续性五彩镶嵌的冠状动脉侧支血流，应考虑到本病的可能。

（金兰中）

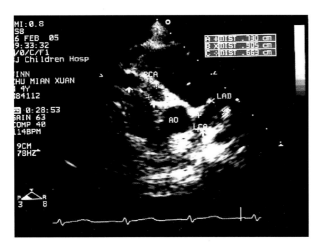

图 17-5-14　左、右冠状动脉瘤声像图。

异常交通，血液从冠状动脉经瘘管分流到有关心腔和血管。冠状动脉扩张但很少呈瘤样。结合彩色多普勒可检出冠状动脉瘘部位、走行，其管腔内可见五彩镶嵌的血流，瘘入的心腔或血管扩大，瘘口处可见

第6节　马方综合征

一、概述

马方综合征（Marfan syndrome）为一种先天遗传

性的全身结缔组织疾病，与原纤维蛋白-Ⅰ基因变异有关[4]。主要特征为眼(晶状体异位或近视)、骨骼系统(肢体过长、蜘蛛状指、脊柱后侧曲及漏斗胸)及心血管系统(主动脉瘤和夹层动脉瘤,可伴有主动脉瓣关闭不全及主动脉瓣、二尖瓣退行性改变)异常。本病属少见病,发病率为 1/5000~1/10000,约 60% 的病例有心血管病变,最严重者为主动脉瘤或夹层动脉瘤破裂,马方综合征的诊断主要依据 Ghent 修订的诊断标准[5,6]。心血管症状在出生时并不明显,症状多见于年长儿或成人期,所以儿童马方综合征诊断比较困难,需要长期随访追踪。

二、病理解剖及夹层动脉瘤分类

(一)病理解剖

1.主动脉及主动脉瓣病变

患者由于其主动脉根部的中层弹力组织明显消失、中层囊性坏死、平滑肌破坏和胶原纤维增生,主动脉根部扩张伴主动脉瓣关闭不全;在腔内压力的作用下,其主动脉壁全层显著扩张,主动脉壁变薄而形成主动脉瘤,根据解剖部位不同可分为升主动脉瘤、主动脉弓动脉瘤和降主动脉瘤。

夹层动脉瘤是由于主动脉内膜断裂,血液流入管壁夹层,形成血肿并扩大,使管壁分离为两层,血肿可向两侧扩展,管壁继续剥离,向近心端可侵及主动脉瓣,亦可向远心端扩张,累及主动脉弓及降主动脉。内膜裂口可扩大使部分内膜游离,在主动脉腔内飘动或脱落。

主动脉瘤及主动脉根部夹层动脉瘤均可侵及主动脉瓣环,使瓣环扩大,主动脉瓣关闭不全。

2.二尖瓣脱垂

由于二尖瓣黏液样变性,使瓣叶变薄、过长,或腱索伸长致二尖瓣脱垂,严重者并发二尖瓣关闭不全。

(二)夹层动脉瘤分类

DeBakey 等根据破口部位和夹层累及范围将主动脉夹层分为以下三种类型。

Ⅰ型:夹层从升主动脉开始向远心端延伸,累及主动脉弓(可超过主动脉弓)。

Ⅱ型:指夹层单纯累及升主动脉。

Ⅲ型:指夹层从胸主动脉开始延伸至其远端。

Stanford 等将其分为两类:

A 型:指夹层累及升主动脉;

B 型:指夹层未累及升主动脉。分类示意图见图 17-6-1。

三、病理生理改变

主动脉瘤或夹层动脉瘤在破裂前,一般无明显病理生理学改变,但升主动脉瘤及主动脉根部夹层动脉瘤常伴有主动脉瓣关闭不全,左心负荷过重,导致左心衰竭。如果动脉瘤或夹层动脉瘤破裂,可因大量出血而出现严重的血流动力学障碍,迅速导致循环衰竭和死亡。也可累及二尖瓣,二尖瓣脱垂至二尖瓣反流,加重左心功能损害。

四、临床表现

1.家族史阳性,男女均可发病。

2.身高高于正常人,指距大于身高。

3.下肢、上肢、手足细长,尤其是手指和足趾细长如蜘蛛指状。

4.鸡胸,皮下脂肪少,肌张力低。

5.常有先天性心脏病、晶状体脱位。

五、超声心动图检查

(一)常用切面

左心室长轴切面、心尖四腔心、五腔心切面、大动脉短轴切面、胸骨上窝长轴切面、腹主动脉长短轴

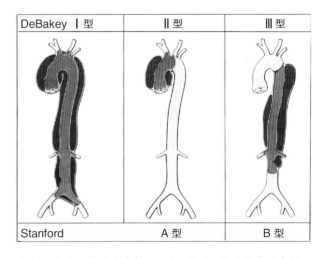

图 17-6-1 夹层动脉瘤 DeBakey 和 Stanford 分类示意图。

切面为常用切面。注:右侧胸骨旁升主动脉长轴切面可清楚地显示升主动脉全程,对升主动脉的病变观察有一定价值。

(二)超声心动图表现

1.M型超声心动图

左心室可扩大,左心室流出道和主动脉根部增宽;合并主动脉瓣关闭不全时,显示主动脉瓣舒张期闭合不拢,而呈明显双曲线回声,二尖瓣前叶于舒张期出现震颤。

2.二维超声心动图

(1)升主动脉瘤样扩张。左心室长轴及主动脉短轴切面,可显示升主动脉内径增宽,尤以瓦氏窦部为著,测量其内径超过相应年龄段正常值,并追踪其扩张的上下缘,测定范围。短轴切面显示显著扩张的主动脉窦压迫后方的左心房,使之变形。

(2)升主动脉夹层分离。其二维超声特征是在长轴切面图上,可见主动脉根部扩大,主动脉壁由正常的一条回声变成两条分离的回声带,其间为无回声区,可大可小,是夹层间的血液,内层起于血管内膜呈纤细的低回声,外层回声较强,两层平行运动。夹层动脉瘤可环形侵及管壁或部分管壁,于主动脉短轴切面可显示,前者主动脉根部呈同心圆状,内层低回声环为内膜,外层强回声环为中层及外层,其间为无回声区;或者可侵及主动脉前壁或后壁,显示局部管壁分离。沿主动脉纵轴方向追踪做纵切及横切

扫查,可以发现夹层的起止部位及剥离形态。若有内膜大片撕裂,则可在管腔内显示纤细的低回声带,一端与管壁相连,另一端游离随血流飘动(Flap)。

(3)主动脉瓣关闭不全。由于主动脉瓣环扩大及主动脉瓣黏液性变,造成主动脉瓣关闭不全,可伴有主动脉瓣脱垂,于左心室长轴切面可显示主动脉瓣舒张期脱入左心室流出道。

(4)二尖瓣脱垂伴关闭不全。若出现二尖瓣环扩大或存在二尖瓣脱垂时,可出现二尖瓣关闭不全,引起左心房、左心室扩大;左心室长轴切面显示二尖瓣对合不良,二尖瓣叶脱入左心房。

(5)左心室及左心室流出道扩张。见图17-6-2至图17-6-5。

3.多普勒超声心动图

(1)彩色多普勒超声:对夹层动脉瘤的诊断有重要价值。彩色多普勒显示真腔内血流色彩鲜明,假腔内色彩暗淡,亦可发现真、假腔血流交通处(破口)收缩期血流由真腔进入假腔,有附壁血栓处则无血流通过;对主动脉瓣和二尖瓣是否存在反流及反流程度的评估也非常重要。

(2)频谱多普勒超声:脉冲多普勒可显示真腔内血流速度快,假腔(夹层中)内血流速度缓慢;连续多普勒可显示主动脉瓣和二尖瓣反流的高速频谱信号。

4.经食管超声心动图

TEE是主动脉瘤和夹层动脉瘤诊断的最佳方法,对累及胸主动脉的病变,TEE更有独特诊断价

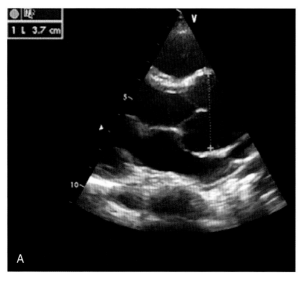
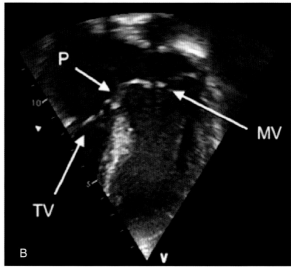

图17-6-2 儿童马方综合征声像图。(A)左心室长轴切面显示主动脉窦部扩张;(B)四腔心切面显示二尖瓣脱垂(P,箭头所示)。

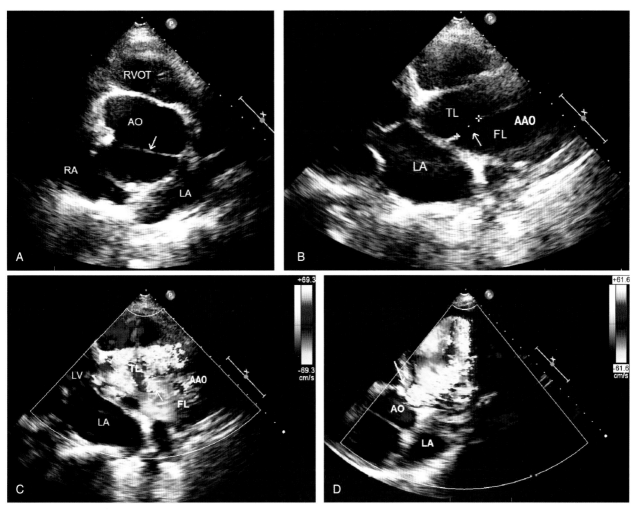

图 17-6-3　马方综合征合并主动脉根部夹层声像图。(A)大动脉短轴切面显示主动脉根部扩张,主动脉窦部明显扩张,后壁内膜撕脱(箭头所示);(B)左心室长轴切面显示真、假腔之间的交通口(箭头所示);(C)彩色多普勒显示真、假腔之间的血流交通(箭头所示);(D)五腔心切面彩色多普勒显示主动脉瓣明显反流。TL:真腔;FL:假腔。

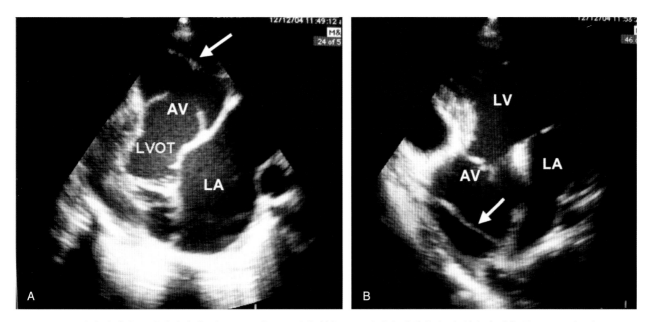

图 17-6-4　升主动脉夹层动脉瘤声像图。(A)近似左心室长轴切面显示升主动脉扩张,起始部内膜撕脱;(B)五腔心切面显示升主动脉起始部内膜撕脱(箭头所示)。

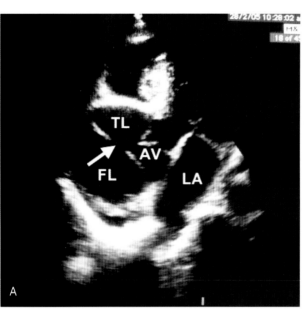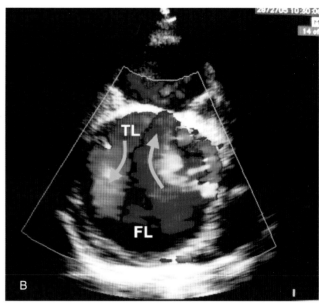

图 17-6-5　升主动脉夹层动脉瘤声像图。(A)大动脉短轴切面显示主动脉根部扩张及夹层的破口；(B)彩色多普勒显示真腔(TL)与假腔(FL)的血流交通。

值,对急性主动脉剥离诊断的敏感性和特异性均达99%,能迅速作出诊断。TEE辅以彩色多普勒超声对真假腔的判断及准确识别破裂口的部位及数目,均有重要价值(图 17-6-6)。

六、临床意义

　　急性夹层动脉瘤病情凶险,如不能及时准确诊

断和治疗(介入或手术),后果严重。二维超声心动图及彩色多普勒可提供重要诊断信息。右侧胸骨旁升主动脉长轴切面可清楚地显示升主动脉全程,对升主动脉的病变观察有一定价值。TEE可清楚地显示升主动脉和降主动脉,是诊断本病及进行分型的最佳方法。

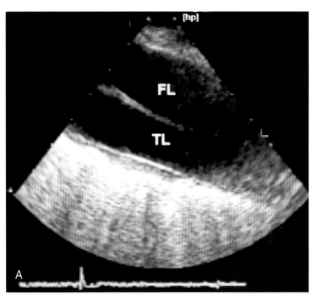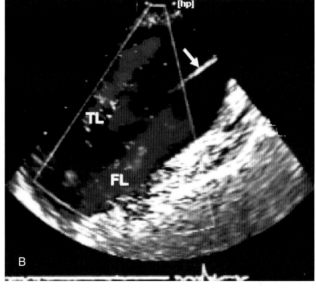

图 17-6-6　降主动脉夹层经食管超声心动图。(A)二维超声显示降主动脉内膜剥离；(B)彩色多普勒显示真腔(TL)与假腔(FL)内的血流。

(李小丹　田家玮　杜国庆)

第7节 原发性心脏肿瘤

儿童原发性心脏肿瘤甚为少见,多为良性。尸检发生率为0.01%~0.28%,常见的依次为黏液瘤、横纹肌瘤、纤维瘤、脂肪瘤、间皮瘤,罕见的原发性心脏恶性肿瘤主要为肉瘤,多见于右心,易扩散[7,8]。

一、黏液瘤

(一)概述

黏液瘤(cardiac myxoma)是较为常见的心脏良性肿瘤,见于任何年龄,在成人心脏肿瘤中占第一位,儿童中以年长儿多见。

(二)病理及病理生理改变

黏液瘤起源于原始内皮细胞或心内膜细胞,可发生于各个心腔,以左心房单发多见,常位于左心房侧房间隔卵圆窝附近,有一蒂与房间隔相连,心脏其他部位也可发生黏液瘤。瘤体多为圆形或椭圆形,可呈块状、分叶状或穗状,直径一般为1~6cm,小者约1cm,表面呈胶冻样物质,质脆、软,易出血及碎片脱落;瘤蒂为结缔组织,与房间隔或心房壁相连,长短不一,蒂越长,瘤体的活动度越大。

病理生理改变主要取决于血流动力学障碍及血管栓塞的程度。位于心房的黏液瘤,舒张期瘤体随血流经房室瓣口入心室,收缩期退回心房,视瘤体大小及瘤蒂长短不同,可引起房室瓣口不同程度梗阻及关闭不全,出现类似于瓣口狭窄及关闭不全的临床症状及体征;若碎片脱落随血液流至外周血管,可造成相应供血器官的栓塞表现(图17-7-1)。

(三)超声表现(以左心房黏液瘤为例)

1.二维超声心动图

(1)瘤体形态和回声:左心房内出现圆形、椭圆形或不规则形,边界清晰,边缘较光整的团块,有时呈分叶状,多数易变形;团块多呈弱回声,或呈等回声或略高回声,如合并钙化可见强回声斑。

(2)瘤体的蒂和活动度:四腔心切面见黏液瘤常借助一蒂附着于房间隔的卵圆窝处,蒂可长可短,蒂长者,瘤体活动度较大;蒂短者,瘤体活动度较小。蒂较长者舒张期瘤体摆入二尖瓣口,收缩期回到左心房内。瘤蒂可附着于左心房的其他部位,

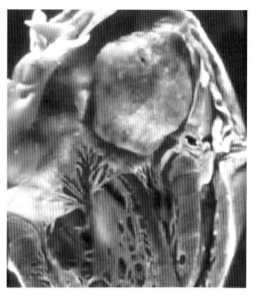

图17-7-1 左心房黏液瘤病理解剖图。

如左心房前后壁及左心耳内,甚至瓣叶上。

(3)瓣膜受阻情况:左心房较大黏液瘤舒张期摆至二尖瓣口,导致二尖瓣瓣口受阻,影响左心房排空,常出现左心房不同程度扩大。收缩期瘤体再次返回左心房内(图17-7-2至图17-7-4)。

2.M型超声心动图

(1)心底波群:左心房内等回声团收缩期出现或变大,舒张期消失或变小;左心房内径增大(图17-7-5)。

(2)二尖瓣波群:①团块状回声:二尖瓣前叶之后或前后叶之间,舒张期可见团块状回声,收缩期消失,但二尖瓣叶厚度正常;②EF斜率减慢:舒张期肿瘤移至二尖瓣口,阻塞左心房血液排空,二尖瓣前叶EF斜率减慢,但前后叶呈镜像运动。如瘤体较小或不活动,则EF斜率可正常。

3.彩色多普勒血流显像

舒张期在瘤体与二尖瓣前叶或后叶间狭窄间隙处出现明亮的五色镶嵌射流束(图17-7-6)。

4.频谱多普勒

将取样容积置于二尖瓣口彩色血流射流束内,可录及舒张期高速的射流信号,呈正向充填的频谱(如速度超过脉冲多普勒所能探测的尼奎斯极限时,可改用连续多普勒探测)。血流频谱与二尖瓣狭窄的频谱相似,为双峰或单峰,峰值血流速度加快,EF斜率减慢。如合并二尖瓣关闭不全则可录及收缩期负向湍流频谱。

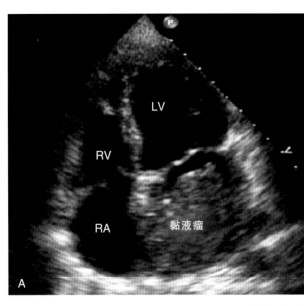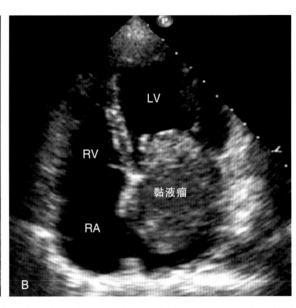

图 17-7-2　左心房黏液瘤,心尖四腔心切面见左心房内不规则等回声团块,舒张期团块摆至二尖瓣口(B),致二尖瓣有效瓣口面积减小,收缩期团块返回左心房内(A)。

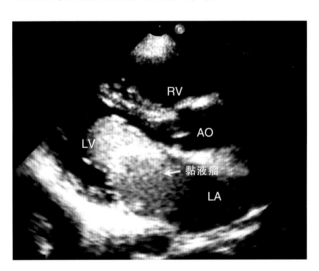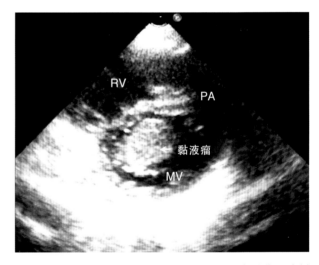

图 17-7-3　左心房黏液瘤,左心室长轴切面见左心房内不规则等回声团块,舒张期团块摆至二尖瓣口,阻塞二尖瓣。

图 17-7-4　左心室短轴二尖瓣口水平切面,舒张期二尖瓣口见等回声团块。

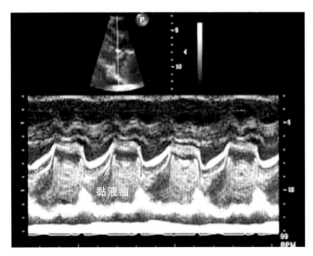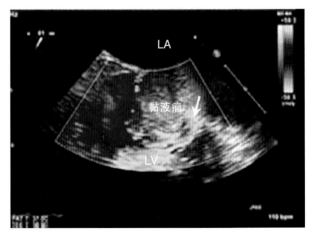

图 17-7-5　左心房黏液瘤 M 型超声心动图心底波群,左心房内显示黏液瘤团块样回声。

图 17-7-6　左心房黏液瘤彩色多普勒,经食管超声心动图四腔心切面显示舒张期瘤体与二尖瓣后叶间出现明亮的五色镶嵌射流束。

5.三维超声心动图

实时三维超声心动图对心脏占位性病变的观察十分重要,对于术前诊断和制定手术方案有很大帮助。

三维超声心动图可立体显示肿瘤形态、大小、附着部位、毗邻关系和活动度情况,更加清晰地显示蒂的宽窄、长短及附着处,并可准确判断肿瘤梗阻导致的血流动力学改变(图17-7-7)。

(四)鉴别诊断

1.左心房血栓

左心房后侧壁或左心耳处可见形状不规则或类圆形团块附着,一般无蒂,不活动。儿童期的左心房血栓多呈低回声,很少有钙化高回声。

2.二尖瓣赘生物

此类患儿均有感染病史,声像图上可见二尖瓣瓣膜上绒毛状、絮状或不规则团附着,边界不清,随瓣膜摆动而动。

二、横纹肌瘤及横纹肌肉瘤

(一)概述

横纹肌瘤(cardiac rhabdomyoma)占胎儿心脏肿瘤的60%,在存活新生儿中的发病率约为1/40000,占1岁以内婴幼儿心脏肿瘤的58.3%,占小儿心脏肿瘤的62%。多发性者约占92%,其中有50%的病例伴有结节性硬化症。横纹肌肉瘤是一种非常罕见的原发性心脏恶性肿瘤,早期可向心包或心外转移。

(二)病理及病理生理改变

肉眼观,肿瘤多位于左、右心室的心肌内,常为多发性,直径数毫米至数厘米。镜下,瘤组织疏松,细胞较大,呈卵圆形。生长部位以室间隔为多,也可在左、右心室壁,两侧发生率相似;肿瘤边界分明但无包膜,呈灰白色结节样生长于心肌内,肿瘤大者可长入心腔。

患儿常有家族史,故认为与遗传有关,可能有两种基因位点突变。部分病例在婴幼儿期肿瘤可自然消退,青春期再复发。为单个或多个结节,包埋于室壁或室间隔中,突入心腔。

肿瘤较小者一般不引起血流动力学改变,较大者有时可出现心律失常,发生在2岁以下婴幼儿者,可引起顽固性室性心动过速。突入心腔者,可引起相应的病理生理改变。

(三)超声表现

横纹肌瘤肿瘤多位于室间隔或心室壁内,最常累及左心室,其次为右心室和室间隔。多呈类圆形、边界清晰、均质的较强回声团(图17-7-8和图17-7-9)。若突入心腔内可造成流入道或流出道梗阻(图17-7-10和图17-7-11)。心脏横纹肌肉瘤表现为室壁局限性增厚,可向心腔或心包突起,形态不规则,与正常心肌界线不清。

如果是横纹肌肉瘤则表现为基底附着宽、形态不规则,回声减低、内部回声不均。尤其是该肿块固定不动时,所附着处组织亦基本固定不动。如动

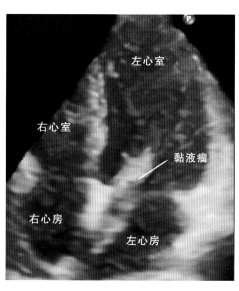

图17-7-7 左心房黏液瘤三维超声图像。

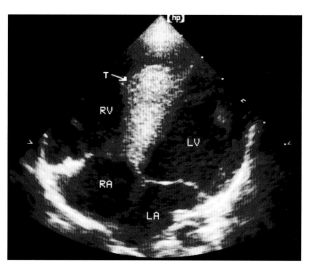

图17-7-8 胸骨旁四腔心切面显示肿瘤浸润室间隔,并突入右心室腔。

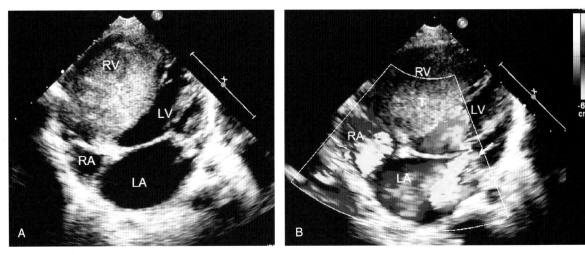

图 17-7-9　胸骨旁四腔心切面。(A)肿瘤巨大浸润室间隔,明显突入右心室腔内;(B)彩色多普勒显示舒张期右心室流入道无明显梗阻,二尖瓣于收缩期少量反流。

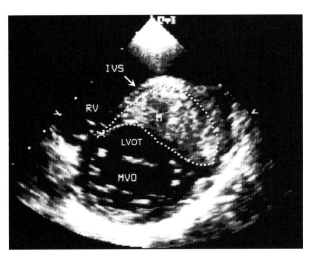

图 17-7-10　心室短轴切面显示瘤体突入左心室流出道(LVOT)。

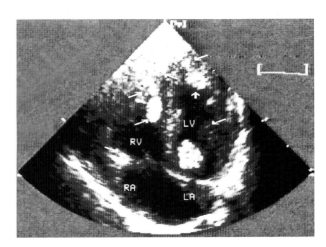

图 17-7-11　心尖四腔心切面显示心腔内多发横纹肌瘤。

态观察肿块生长迅速,会产生较多量的心包积液。

(四)鉴别诊断

纤维瘤:超声显示为表面光整、形态规则、内部回声均匀的略强回声团,声像图上与横纹肌瘤较相似,二者鉴别困难(详见第三节)。

三、心脏其他原发性肿瘤

(一)心脏畸胎瘤

1.概述

心脏畸胎瘤(cardiac teratoma)是一种少见的良性肿瘤,多见于儿童和婴儿,发病率约占心脏原发肿

瘤的 2.6%。多由心脏外累及心脏,常起自心底部,附着于肺动脉或主动脉根部, 心内型较少见。瘤体由多种组织构成。病理生理及临床症状取决于肿瘤的部位及大小,如累及心室流出道可引起梗阻。

2.超声心动图特征

(1)多切面显示心脏异常占位,回声不均匀,多位于心包、心底部,附着于大动脉根部(图 17-7-12)。

(2)瘤体内可见囊状回声、钙化斑块或骨骼回声。

(3)累及心包时,常伴有心包积液。

(二)心脏纤维瘤

1.概述

心脏纤维瘤(cardiac fibroma)多见于 2 岁以下

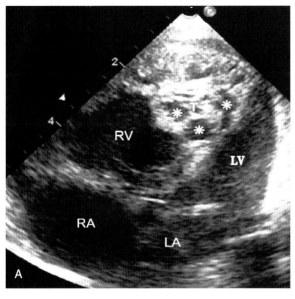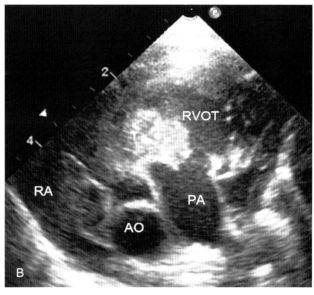

图 17-7-12　心脏畸胎瘤声像图。(A)四腔心切面显示右心室腔内占位,回声不均匀,内有囊状无回声区(*);(B)收缩期大动脉短轴切面显示占位阻塞右心室流出道。

幼儿,瘤体主要成分为增生的纤维细胞,瘤体一般较大,无包膜,包埋于心肌中。

2.超声表现

肿瘤常位于左心室前壁及室间隔内,可向心腔内生长,可呈圆形或椭圆形、边界清晰、均质的较强回声团。

(三)脂肪瘤

1.概述

瘤体由成熟脂肪细胞、少数纤维组织、小血管及淋巴管组成。多发生在心外膜与心包膜处,少见心内膜处脂肪瘤可向心腔内生长。

2.超声表现

肿瘤呈圆形或椭圆形的稍高回声,表面光滑、有包膜、边界清楚、形态规则。瘤体如发生退行性变或坏死,内部回声不均匀,可出现低回声区或无回声区,见图 17-7-13。

(四)心包间皮瘤

1.概述

心包间皮瘤(pericardial mesothelioma)是来源于心包间皮的一种罕见的原发性肿瘤,尸检报道原发性心包肿瘤的发病率为 0.0022%,其中间皮瘤最为

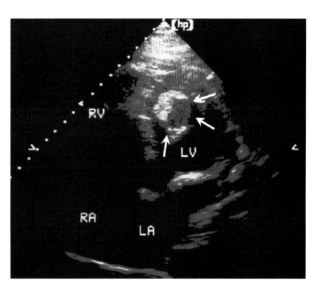

图 17-7-13　心脏脂肪瘤心尖四腔心切面:箭头示瘤体位于左心室,边缘光滑。

常见。心脏间皮瘤为一种恶性肿瘤,瘤体来源于潜在的心包间皮下细胞,受间皮细胞的诱导而分化。肉眼可分为弥漫型和局限型,弥漫型者心包弥漫不规则增厚,局限型者瘤体表面光滑,边界清楚。房室结间皮瘤累及房室传导,可发生进行性房室传导阻滞,甚至猝死。

2.超声表现

心包内可见实性团块,多呈低回声,形态各异,无完整包膜,边界不清,常侵犯心包脏、壁层,多伴有心包积液(图 17-7-14 和图 17-7-15)。

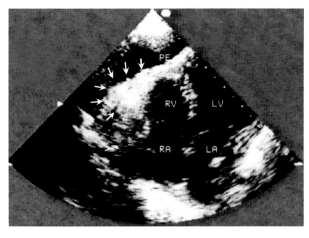

图 17-7-14 心脏间皮瘤声像图:胸骨旁四腔心切面显示肿瘤起源于右心室面心包脏层,伴有中至大量心包积液。

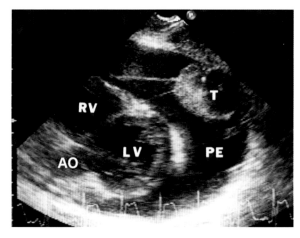

图 17-7-15 心脏间皮瘤声像图:胸骨旁四腔心切面显示肿瘤起源于心尖部心包壁层,伴有大量心包积液。

参考文献

1. Karchmer AW. Infective endocarditis. In: Braunwald´s Heart Disease: A Textbook of Cardiovascular Medicine. 7th ed. WB Saunders Co, 2005:1633-1658.

2. Durack DT, Lukes AS, Bright DK. New criteria for diagnosis of infective endocarditis: utilization of specific echocardiographic findings. Duke Endocarditis Service. Am J Med, 1994,96(3):200-209.

3. Nishimura RA, Carabello BA, Faxon DP, et al. ACC/AHA 2008 guideline update on valvular heart disease: focused update on infective endocarditis: a report of the American College of Cardiology/American Heart Association Task Force on Practice Guidelines: endorsed by the Society of Cardiovascular Anesthesiologists, Society for Cardiovascular Angiography and Interventions, and Society of Thoracic Surgeons. Circulation, 2008,118(8):887-896.

4. Kainulainen K, Karttunen L, Puhakka L, et al. Mutations in the fibrillin gene responsible for dominant ectopia lentis and neonatal Marfan syndrome. Nat Genet, 1994,6(1):64-69.

5. De Paepe A, Devereux RB, Dietz HC, et al. Revised diagnostic criteria for the Marfan syndrome. Am J Med Genet, 1996,62:417-426.

6. Loeys BL, Dietz HC, Braverman AC, et al. Revised Ghent nosology for the Marfan syndrome. J Med Genet, 2010,47: 7476-7485.

7. Penha JG, Zorzanelli L, Barbosa-Lopes AA, et al. Heart Neoplasms in children: Retrospective analysis. Arq Bras Cardiol, 2013,100:120-126.

8. Uzun O, Wilson DG, Vujanic GM, et al. Cardiac tumours in children. Orphanet Journal of Rare Disease, 2007,2:1-14.

(田家玮 杜国庆 闫玉梅)

第 18 章

经食管超声心动图

经食管超声心动图(transesophageal echocardiography,TEE)因避开了肺组织和骨组织的干扰,且探头与受检结构距离很近,可以应用高频探头,与经胸超声心动图相比,TEE可以提供更高品质的图像,尤其对偏后方的心脏结构,如左心房、肺静脉及二尖瓣等。TEE一经问世,即得到临床的广泛应用,目前已成为不可缺少的心血管疾病诊查手段之一。近年来,能够应用于小儿的细小多平面及经食管实时三维超声探头和技术的发展,更加扩展了TEE的应用范围,在成人和婴幼儿心脏外科手术及介入手术的指导、监测过程中,发挥着不可替代的作用。

第1节 经食管超声心动图检查方法及常规切面

一、检查方法

通常的检查步骤(程序)包括经食管和经胃两个部位的超声心动图检查。经食管超声心动图检查进一步可分为:

(1)上段食管超声心动图检查(主要观察大血管、瓣膜和心房);

(2)下段食管超声心动图检查(主要观察心室和心房);

(3)主动脉(通常指降主动脉)检查。

在清醒状态下,经食管超声心动图检查会给受检者造成不同程度的痛苦和不适,所以应根据观察项目及检查目的,选择检查部位,不必要完成上述所有部位的检查,尽量缩短检查时间。

二、经食管二维超声心动图常用切面

超声探头在插送过程中,在气管隆嵴以上的食管内,超声波会受到气管的干扰和限制,这一段食管是相对的超声盲区。所以,从气管隆嵴至胃贲门的这一段食管及胃底部为TEE的主要检查部位。为了叙述方便,TEE将食管和胃底分为食管上段、食管下段及经胃扫描切面(食管上、下段是人为划分的,因人而异,没有明确界限)。

(一)食管下段扫描切面

探头位于左心房中部水平,包括心脏四腔心及五腔心切面、左心两腔心切面、左心室长轴切面、右心室流出道长轴切面及右心房长轴切面(又称双腔静脉切面,bicaval view)。

1.四腔心切面

探头位于左心房中部的后方,扇面角度为0°,并使探头向后(背部)弯曲,使扇面指向心尖,可获得标准四腔心切面(图18-1-1);如果将探头稍微向前弯曲,可以获得与经胸心尖五腔心相似的五腔心切面。在标准四腔心切面的基础上,旋转扫描扇面角度可分别获得左心室两腔心及左心室长轴切面。

2.左心两腔心切面

在标准四腔心切面的基础上,使心尖位于图像的中央,将扇面角度旋转至60°~70°(为了显示清楚,可

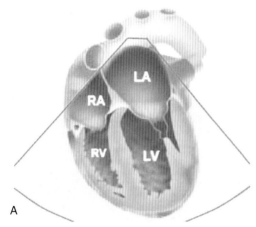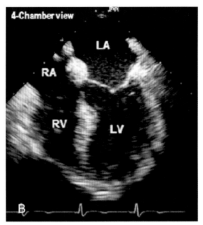

图 18-1-1　四腔心切面。(A)四腔心切面三维示意图;(B)四腔心切面声像图显示左、右心房及左、右心室。

轻微向前弯曲探头),即可获得此切面,见图 18-1-2。

3.左心室长轴切面

在标准经食管四腔心切面的基础上,将扫描扇面旋转至 100°~120°(可轻微向前弯曲探头),便可获得此切面,见图 18-1-3。

4.右心室流出道长轴切面

扫描扇面旋转至 90°~110°,将食管探头向受检者的身体左侧水平转动,可获得右心室流出道长轴切面。在该切面,右心室流出道和肺动脉瓣位于声窗的远场,显示有时欠理想,如果主动脉瓣或主动脉根部有钙化,肺动脉瓣区的观察会受到声影的干扰。

5.右心房长轴切面

扫描扇面旋转至 90°~110°时,将食管探头从左

心室长轴切面位向受检者身体的右侧水平转动,可获得右心房长轴切面。该切面可清楚地显示左右心房、房间隔,以及上腔静脉与右心房的关系。上腔静脉在屏幕右侧与右心房连接,下腔静脉在屏幕左侧同右心房连接,有时也可清楚地显示下腔静脉入口的 Eustachian 瓣,见图 18-1-4。

6.右心室流入道长轴切面

介于左心室长轴切面与右心房长轴切面之间,可观察到三尖瓣及流入道的右心室部分,见图 18-1-5。

(二)食管上段扫描切面

探头位于左心房后上方的肺静脉与右肺动脉之间,包括主动脉(根部)短轴及长轴切面、左心耳、左肺静脉切面、右肺静脉切面、主肺动脉及其分支切面。

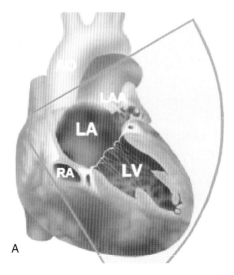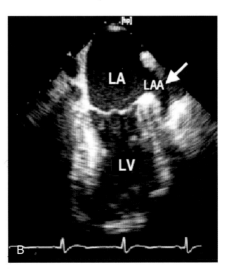

图 18-1-2　左心两腔心切面。(A)两腔心切面三维示意图;(B)两腔心切面声像图显示左心房、左心室及左心耳。

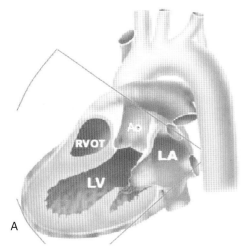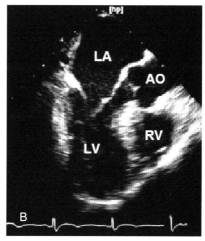

图 18-1-3　经食管超声心动图左心室长轴切面。(A)左心室长轴切面三维示意图;(B) 左心室长轴切面声像图显示左心房、左心室、左心室流出道及主动脉瓣。

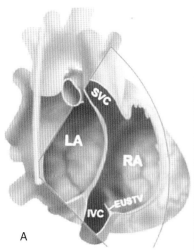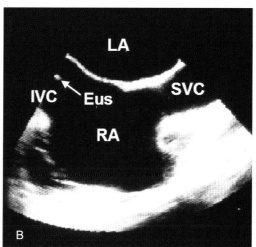

图 18-1-4　右心房长轴切面(又称双腔静脉长轴切面)。(A)右心房长轴切面三维示意图; (B) 右心房长轴切面声像图,显示房间隔、右心房,同时显示上、下腔静脉分别与右心房连接,箭头示欧氏瓣(Eus)。

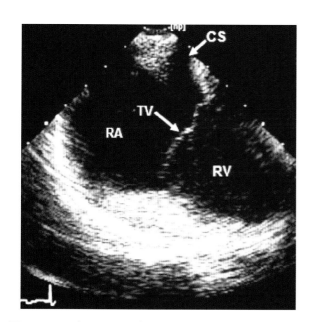

图 18-1-5　右心室流入道长轴切面二维声像图显示三尖瓣和右心室流入道。

1.主动脉短轴切面

　　将探头置于主动脉瓣水平的食管内，旋转扫描扇面角度至 20°~50°,可获得主动脉短轴切面(又称主动脉根部短轴切面)。扇面中央为主动脉瓣及主动脉根部(主动脉窦),周围分别为左、右心房、右心室流出道。稍微调整探头深度可清楚地显示左冠状动脉主干及其分支,右冠状动脉较难观察到,只有少数的受检者可以显示。该切面是观察主动脉瓣及主动脉窦部病变(主动脉窦瘤或主动脉夹层)的理想切面,见图 18-1-6。

2.主动脉长轴切面

　　在主动脉短轴切面基础上，将扫描扇面角度调至 110°~145°,便可获得主动脉长轴切面(又称主动脉根部长轴切面)。该切面可清楚显示主动脉

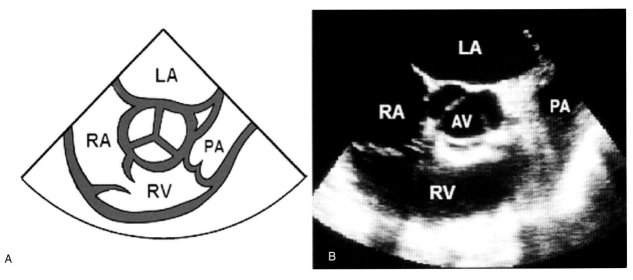

图 18-1-6　主动脉短轴切面。(A)二维示意图,中央为主动脉瓣的三个瓣叶;(B)二维声像图,主动脉开放时呈三角形,关闭时呈 Y 字形。

瓣两个瓣叶的启闭活动, 以及主动脉瓣下的左心室流出道和主动脉根部(窦部),是观察主动脉瓣病变(狭窄、关闭不全、赘生物等)、左心室流出道狭窄(膜性或纤维肌性)及主动脉窦瘤(破裂)的理想切面。屏幕上方为无冠瓣(对应的为无冠窦),屏幕下方为右冠瓣(对应的为右冠窦)。稍微外撇探头, 很容易显示右冠状动脉开口及其近端,见图18-1-7。

3.肺静脉切面

　　将探头轻轻后撤至左心耳及肺静脉水平,扫描扇面角度为 0°~20°,并向左侧稍转动探头,可获得左心耳及左上肺静脉切面;如果向右侧轻轻转动探头可以获得右肺静脉切面。另外,将扇面旋转至 90°,向受检者左右转动探头以观察左右全部肺静脉。

　　(1)左心耳及左肺静脉切面:扫描扇面角度为0°~20°,稍微向前弯曲并适当向左转动探头,可获得该切面。此切面显示左心耳及左上肺静脉,稍微推进探头并向后(向背侧)弯曲探头可显示左下肺静脉,见图 18-1-8。

　　(2)右肺静脉切面:扫描扇面角度为 0°~20°,并向右侧适当转动探头,可以获得右肺静脉切面。右

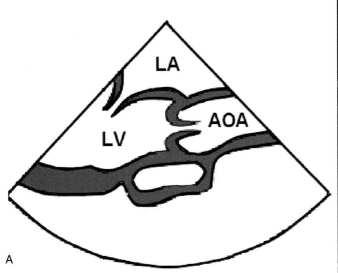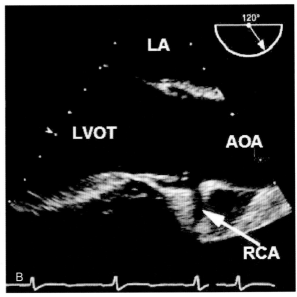

图 18-1-7　主动脉长轴切面。(A)主动脉长轴切面示意图:扫描扇面角度 110°~145°;(B)主动脉长轴切面声像图:屏幕上方为无冠瓣,下方为右冠瓣,同时显示右冠状动脉开口及其主干近段。

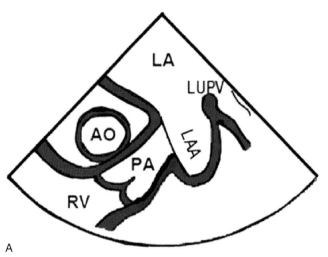
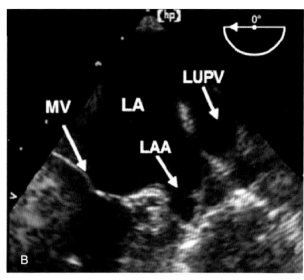

图 18-1-8　左心耳、左肺静脉切面。(A)左心耳、左肺静脉切面示意图;(B)左心耳、左肺静脉切面声像图:显示左心耳及左后的左上肺静脉。LUPV:左上肺静脉;LAA:左心耳。

肺静脉位于上腔与右心房连接处的后方,向右下走行。另外,该切面可同时显示升主动脉和上腔静脉短轴,见图 18-1-9。

4.右肺动脉长轴切面

将探头继续后撤至右肺动脉水平(探头向前弯曲),可观察到主肺动脉及其分叉(主要是右肺动脉,而左肺动脉较难显示),见图 18-1-10。

(三)经胃扫描切面

探头进入胃的过程中,可能在食管与胃交界处稍微遇到一些阻力,从胃贲门至胃底深部依次扫描。

1.左心室乳头肌水平短轴切面

探头位于胃底中部,扫描扇面角度为 0°,同时向上弯曲探头,可获得左心室乳头肌水平短轴切面。该切面是显示左心室乳头肌解剖、各室壁的运动状况及评价左心室功能的常用切面,见图 18-1-11。

2.左心室瓣口水平短轴切面

在乳头肌水平短轴切面基础上,轻微后撤探头,可获得左心室瓣口水平短轴切面(图 18-1-12)。该切面对显示二尖瓣及瓣膜辅助装置、评价二尖瓣功能不全,是较理想的切面。

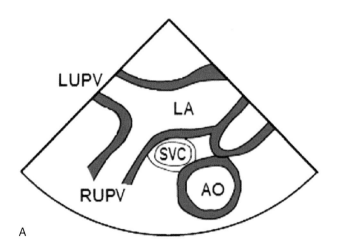
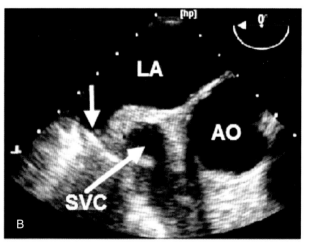

图 18-1-9　右肺静脉切面。(A)右肺静脉切面示意图;(B)超声声像图:右上肺静脉进入左心房(垂直箭头所示),同时显示升主动脉和上腔静脉。RUPV:右上肺静脉;SVC:上腔静脉。

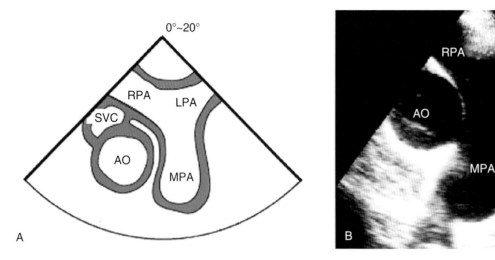

图18-1-10　右肺动脉长轴切面。(A)右肺动脉长轴切面示意图；(B)右肺动脉长轴切面声像图显示右肺动脉长轴、升主动脉短轴和主肺动脉长轴。

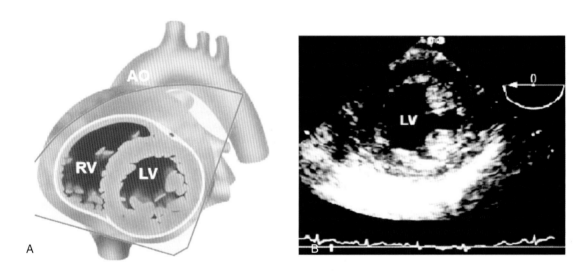

图18-1-11　经胃左心室乳头肌水平短轴切面。(A)经胃左心室乳头肌水平短轴切面三维示意图；(B)经胃左心室乳头肌水平短轴切面声像图：清楚显示后内和前外乳头肌，前外侧乳头肌大约位于4~5点钟位置，后内侧乳头肌大约位于11点钟至2点钟位置。

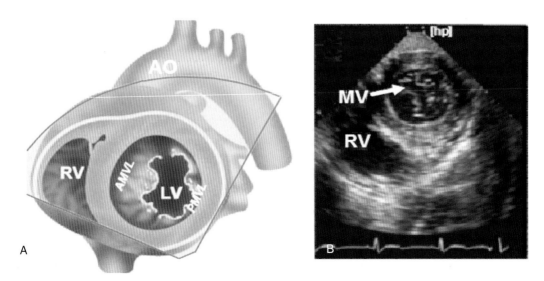

图18-1-12　经胃左心室瓣口水平短轴切面。(A)经胃左心室瓣口水平短轴切面三维示意图；(B)经胃左心室瓣口水平短轴切面声像图显示二尖瓣前叶和后叶。

3.左心两腔心切面

在左心室乳头肌水平短轴切面基础上,将扫描扇面旋转至90°,可获得左心两腔心切面。该切面可清楚地显示左心室、二尖瓣及其辅助装置、左心房及左心耳(图18-1-13)。

4.右心室流入道长轴切面

从左心两腔心切面,将扫描扇面(或探头)向受检者右侧旋转,可获得类似经胸右心室流入道长轴切面,该切面可显示右心室、三尖瓣和右心房。

5.经胃(底)心尖切面

将探头插入胃底深部,同时最大限度地向上弯曲探头,大多数受检者可获得类似经胸超声心动图检查的心尖左心室长轴及四腔心切面。

(1)经胃(底)心尖四腔心切面:将探头置于胃底最深处,扫描扇面角度为0°,可获得类似经胸检查心尖四腔心切面(注意:探头可能不在真正的心尖位置,所以是缩短的心尖四腔心切面)。轻微调整探头弯曲的角度可以获得五腔心切面。应用彩色多普勒及频谱多普勒技术,可评价左心室流出道和主动脉瓣的血流状况。

(2)经胃心尖左心室长轴切面:在经胃心尖四腔心切面的基础上,旋转扫描扇面角度至110°~130°,可获得心尖左心室长轴切面。应用彩色多普勒、频谱多普勒评价左心室流出道及主动脉瓣的血流信息,该切面使多普勒的探测角度与左心室流出道和主动脉瓣血流方向更趋平行,提高测定

的准确性。

但并非所有受检者都能获得经胃(底)心尖切面,尤其是探头不在真正心尖位置时,使探头与心脏结构间存在肺组织,干扰透声窗。

(四)降主动脉切面

无论在食管还是在胃(底),将探头向背部水平转动,使扇面指向受检者脊柱左侧的降主动脉,扫描扇面角度为0°时显示降主动脉短轴切面,将扫描扇面角度旋转至90°,可获得降主动脉长轴切面。

对降主动脉应进行系统/逐节段扫描:从胸主动脉胃底段至主动脉弓。对降主动脉夹层分离、动脉瘤、动脉粥样硬化的诊断,以及指导主动脉反搏球囊的放置有重要价值。

(五)心腔各结构与扫描切面的关系

1.心脏瓣膜与扫描切面的关系(表18-1-1)。
2.心脏各心腔、大血管与扫描切面的关系(表18-1-2)。

三、经食管三维实时超声心动图

由于经食管探头明显改善了超声图像的清晰度及分辨率,其三维图像远较经胸三维图像清楚,它能实时直观地观察感兴趣区域心脏的立体结构,通过俯视、仰视、左侧、右侧观,以及任意角度观察心脏结构的解剖细节,对临床诊断、介入和手术指导有重要意义,尤其是对诊断二尖瓣及其辅助装置、主动脉病变等。

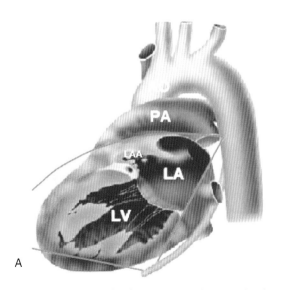
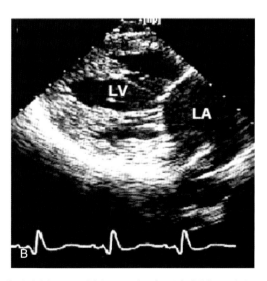

图18-1-13 经胃左心两腔心切面。(A)经胃左心两腔心切面三维示意图;(B)经胃左心两腔心切面声像图:显示左心室、二尖瓣和左心房。

表18-1-1 心脏瓣膜观察与扫描切面

瓣膜	切面	探头位置	扇面角度
主动脉	长轴	食管上段	110°~140°
		或经胃	90°(最大程度向上弯曲探头以观察左心室流出道)
	短轴	食管上段	30°~50°
	五腔心	食管下段或经胃底深部	0°(向上弯曲探头)
二尖瓣	长轴	食管下段	110°~140°
		或经胃	90°
	短轴	经胃(食管与胃交界处)	0°(向上弯曲探头)
	四腔心	食管下段或经胃底深部	0°
肺动脉	长轴	食管下段	90°(探头向身体左侧转动)
三尖瓣	四腔心	食管下段	0°
	经食管右心室流入道	食管下段	90°(向右转动探头)
	经胃右心室流入道	经胃	90°(向右转动探头)

表18-1-2 心脏各心腔及大血管观察与扫描切面

心腔及血管	切面	探头位置	扇面角度
左心室	四腔心	食管下段	0°
	两腔心	食管下段	60°
	长轴	食管下段	120°
	短轴	经胃	0°(向上弯曲探头)
左心房	四腔心	食管下段	0°
	两腔心	食管下段	60°
	长轴	食管下段	120°
右心室	四腔心	食管下段	0°
	右心室流入道轴	食管下段	90°(探头向身体右侧转动)
右心房	四腔心	食管下段	0°
	右心房长轴	食管下段	90°
升主动脉	长轴	食管上段	110°~140°
	短轴	食管上段	0°
右肺动脉	短轴	食管上段	0°
肺静脉	短轴	食管上段	0°(分别向左、右转动探头,以观察左、右肺静脉)
	长轴	食管上段	90°(分别向左右转动探头,以观察左右肺静脉)
上腔静脉	短轴	食管上段	0°(向右侧转动探头)
	长轴	食管上段	90°~120°(向右侧转动探头)
下腔静脉	长轴	食管下段	90°~120°(向身体右侧转动探头,同时向下推进探头可更好显示IVC)

1.二尖瓣左心房俯视观(外科医师手术观)

可清晰、全面、立体地显示二尖瓣前后瓣叶的启闭活动,有无瓣膜脱垂、赘生物及其部位,同时可显示瓣膜周围有无瓣周漏等,见图 18-1-14。

2.主动脉瓣升主动脉观

可清楚地显示主动脉瓣的启闭活动,对瓣膜有无赘生物、瓣膜穿孔及瓣周脓肿的显示更加准确,见图 18-1-15。

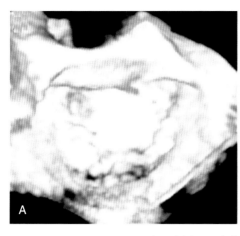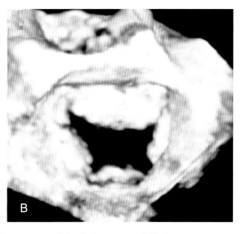

图 18-1-14　正常二尖瓣左心房俯视观。(A)关闭状态;(B)开放状态。

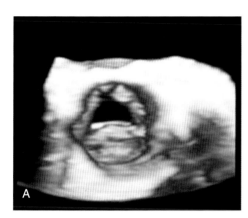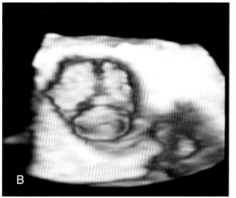

图 18-1-15　主动脉瓣升主动脉俯视观。(A)开放状态;(B)关闭状态。

3.左心室流出道长轴观

从左心室观察主动脉瓣下左心室流出道及二尖瓣辅助装置,见图 18-1-16。

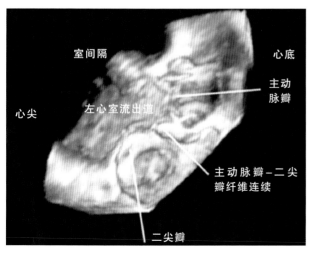

室间隔　　　　　　　心底

心尖　　　　　　　主动脉瓣

左心室流出道

主动脉瓣-二尖瓣纤维连续

二尖瓣

图 18-1-16　左心室流出道长轴切面。

第2节　经食管超声心动图的临床应用

一、二尖瓣及主动脉瓣疾病的诊断

二尖瓣位于四个瓣膜的最后方,与食管距离最近,TEE 对二尖瓣的显示最为理想,可清楚地显示二尖瓣及其辅助装置(腱索及乳头肌)的病理解剖细节,如瓣叶增厚、卷曲、穿孔、脱垂、乳头肌或腱索断裂及赘生物等;同时,TEE 对二尖瓣狭窄程度的评估(跨瓣压差、瓣口面积),以及反流程度的定量诊断都有重要价值。Carpentier 将二尖瓣前、后叶从外向内依次命名为 A1、P1,A2、P2,A3、P3 六个区域 (图 18-2-1)。经食管二维超声心动图根据扫描角度可大致判断病变累及二尖瓣的部位,而实时三维超声心动图可更加直接、立体地清楚显示累及二尖瓣的解剖部位。

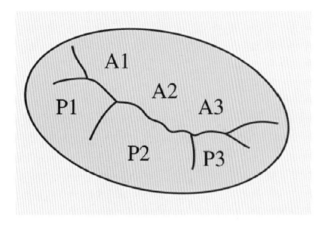

图 18-2-1　二尖瓣 Carpenter 分区法。

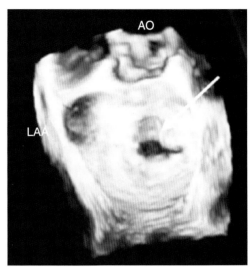

图 18-2-3　二尖瓣狭窄 RT-3D TEE 图像：清楚显示二尖瓣狭窄。

经胸超声心动图一般都能较好地显示主动脉瓣，但在有些患者，由于受骨骼、肥胖、肺组织等因素的干扰，经胸超声心动图显示不清楚，可以采用 TEE。与经胸超声心动图相比，TEE 二维及三维超声心动图能更加清楚地显示主动脉瓣及主动脉根部的病理改变。

TEE 对于三尖瓣的观察无明显优势，但在经胸超声心动图透声不佳的情况下，可考虑应用 TEE。

1.二尖瓣病变

采用四腔心切面、左心两腔心切面(食管下段或经胃)及左心室长轴切面、经胃左心室瓣口水平短轴切面，可清楚地观察二尖瓣及其辅助装置的病理特征，评价瓣膜的开放和关闭功能等。经食管实时三维超声心动图(RT-3D TEE)可更加清晰、准确地显示病变特征及定位。

(1)二尖瓣狭窄：以风湿性二尖瓣狭窄最多见，其次为先天性二尖瓣狭窄(图 18-2-2 和图 18-2-3)。

(2)二尖瓣腱索断裂—连枷样二尖瓣：当二尖瓣瓣膜腱索断裂时，瓣膜活动度加大，呈挥鞭样运动，称为连枷样二尖瓣(图 18-2-4 和图 18-2-5)。

(3)二尖瓣穿孔：二尖瓣瓣叶可因先天发育不良、细菌感染等原因，而导致穿孔(图 18-2-6)。

(4)二尖瓣脱垂：瓣膜由于腱索疏松、过长或断裂，使瓣叶于收缩期突向心房，称为脱垂(图 18-2-7)。

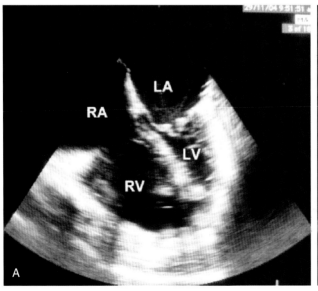

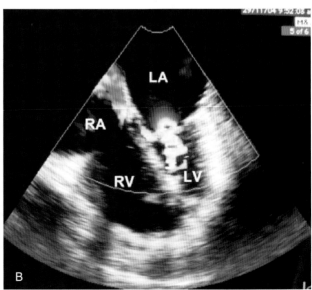

图 18-2-2　风湿性二尖瓣狭窄 TEE 四腔心切面声像图。(A)二维图像显示二尖瓣增厚，开放受限；(B)彩色多普勒显示狭窄口蓝色镶嵌血流。

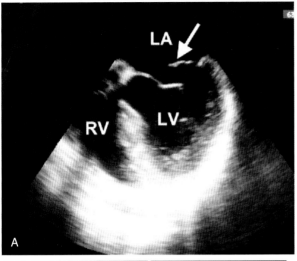
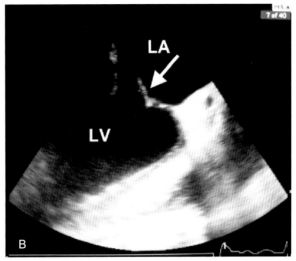
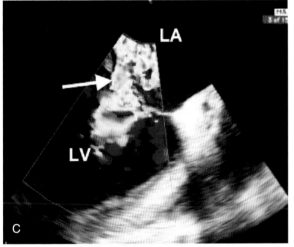

图 18-2-4 连枷样二尖瓣。(A)四腔心切面显示二尖瓣后瓣于收缩期突入左心房，与前瓣形成较大的关闭不全缝隙；(B)两腔心切面显示后瓣于收缩期突入左心房，与前瓣形成较大的关闭不全缝隙；(C)彩色多普勒于两腔心切面显示二尖瓣明显反流。

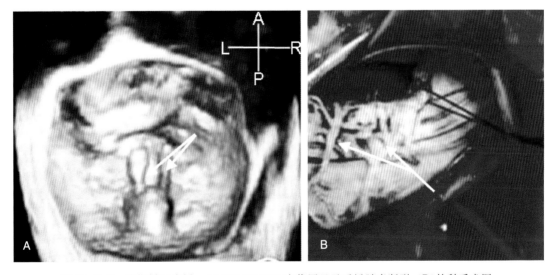

图 18-2-5 连枷样二尖瓣。(A)RT-3D TEE 声像图显示后瓣腱索断裂；(B)外科手术图。

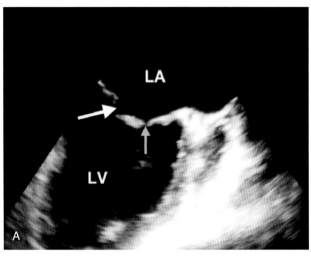
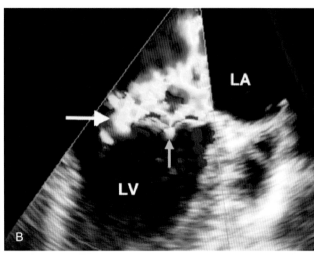

图 18-2-6　二尖瓣穿孔。(A)左心两腔心切面,收缩期显示前瓣瓣体中部有一裂孔(白色箭头所示),绿色箭头示瓣叶交界处; (B)彩色多普勒显示瓣体裂孔处明显反流,绿色箭头示瓣叶交界处反流。

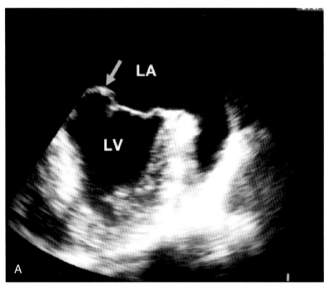
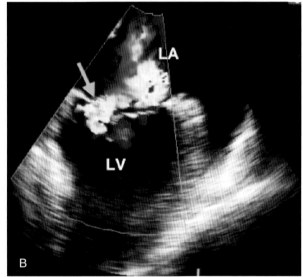

图 18-2-7　左心两腔心切面。(A)收缩期二尖瓣前叶瓣体突入左心房;(B)彩色多普勒显示二尖瓣口反流的高速五彩镶嵌血流。

2.主动脉瓣病变

采用主动脉长轴、主动脉短轴及左心室长轴切面可清楚地显示主动脉瓣, 观察瓣膜有无增厚、钙化、卷曲、穿孔、脱垂,以及开放和关闭状况等,必要时采用经胃心尖五腔心切面评价血流速度。

(1)主动脉瓣狭窄:主动脉瓣狭窄多见于风湿性主动脉瓣狭窄、主动脉瓣钙化和先天性狭窄(二叶畸形)等,TEE 可清晰显示瓣膜的病理特征,并可评价狭窄程度(图 18-2-8)。

(2)主动脉瓣脱垂:因主动脉瓣膜疏松、过长、裂缺,导致主动脉瓣叶于舒张期突入左心室流出道,从而引起瓣膜关闭不全(图 18-2-9)。

二、左心室流出道梗阻性病变

与经胸超声心动图比较,TEE 对主动脉根部及左心室流出道的显示更加清晰, 尤其对肥胖、肺气肿、胸廓畸形的患者更为理想。

1.主动脉瓣下狭窄

主动脉瓣下存在纤维膜或肌性纤维组织是引起狭窄的主要原因,TEE 可清晰显示梗阻的性质、部位及范围, 彩色多普勒可清楚显示狭窄处的五彩血

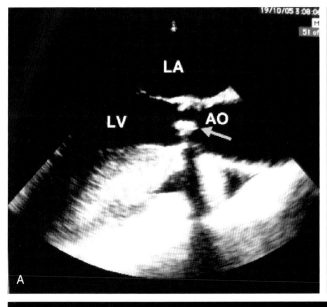

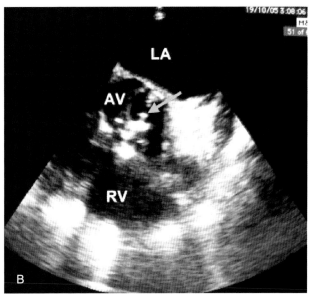

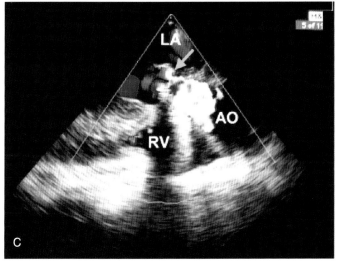

图 18-2-8　主动脉瓣狭窄。(A)主动脉长轴切面显示主动脉瓣钙化,开放受限;(B)主动脉短轴切面显示,主动脉瓣呈二叶瓣,伴有钙化;(C)主动脉长轴切面彩色多普勒显示狭窄处高速五彩镶嵌血流束。

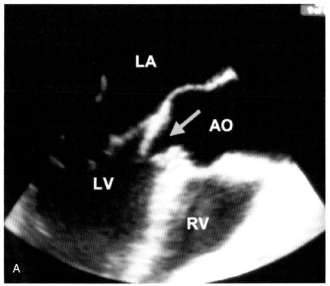

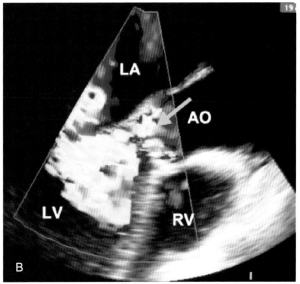

图 18-2-9　主动脉长轴切面显示主动脉瓣脱垂。(A)二维超声显示舒张期主动脉无冠瓣、右冠瓣突入左心室流出道;(B)彩色多普勒显示宽大五彩反流束。

流。经食管左心室长轴切面、主动脉长轴切面或经胃左心室长轴切面为常用切面（图18-2-10和图18-2-11）。

2.梗阻性肥厚型心肌病

选用主动脉长轴切面、五腔心切面、经食管或经胃(底)左心室长轴切面,TEE可清楚地显示左心室流出道(left ventricle outflow tract,LVOT)室间隔肥厚的病理特征及二尖瓣于收缩期的前向运动(SAM

征),应用彩色及频谱多普勒超声心动图可评价梗阻程度(图18-2-12和图18-2-13)。

三、主动脉病变

通常经胸超声心动图对主动脉根部显示良好,但对于升主动脉、主动脉弓及降主动脉的病变显示欠佳。对于肥胖、胸廓畸形和肺气肿的患者,TEE可弥补经胸超声心动图的缺陷,TEE几乎能提供除升

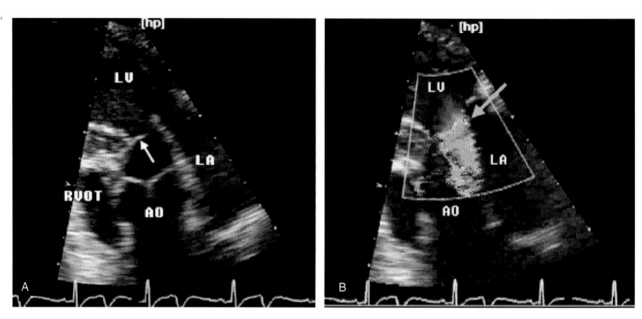

图18-2-10　主动脉瓣下纤维膜,经胃左心室长轴切面超声心动图。(A)二维图像清晰显示主动脉瓣下纤维膜起自室间隔面,向二尖瓣突出;(B)彩色多普勒显示主动脉瓣下狭窄处以蓝色为主的五彩血流。

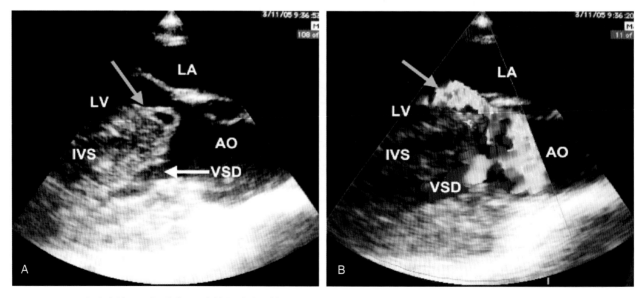

图18-2-11　主动脉瓣下肌性狭窄,经食管主动脉长轴切面声像图。(A)二维超声显示主动脉瓣下室间隔上异常增厚、突起的肌性组织,引起左心室流出道显著狭窄,同时合并膜周室间隔缺损;(B)彩色多普勒显示狭窄处的高速五彩血流,以及经室间隔缺损的红色血流。

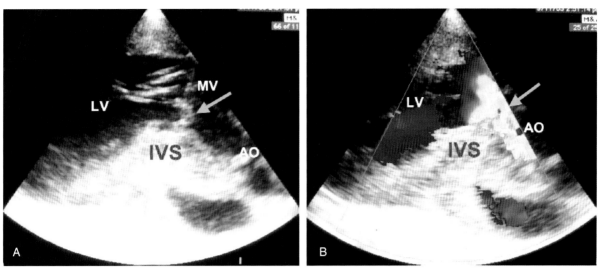

图 18-2-12 梗阻性肥厚型心肌病,经食管左心室长轴切面声像图。(A)左心室流出道起始部室间隔明显肥厚,收缩期见二尖瓣前向运动(绿色箭头所示),紧贴室间隔,引起 LVOT 梗阻;(B)彩色多普勒显示狭窄处的高速五彩血流。

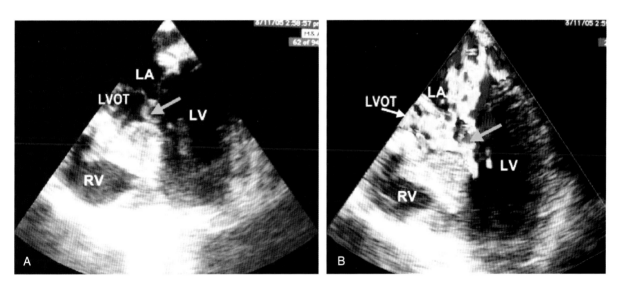

图 18-2-13 梗阻性肥厚型心肌病,经食管五腔心切面声像图。(A)左心室流出道起始部室间隔明显肥厚,收缩期见二尖瓣前向运动(绿色箭头所示),紧贴室间隔,引起 LVOT 梗阻;(B)彩色多普勒显示狭窄处的高速五彩血流。

主动脉上部(受气管的干扰,为超声盲区)之外的所有主动脉的高分辨率超声图像,在主动脉病变的诊断中发挥着重要作用。

1.主动脉窦瘤

采用主动脉长短轴切面、左心室长轴切面,可清楚地显示主动脉窦瘤发生的部位、窦瘤是否破裂、破口的大小及破裂部位(图 18-2-14)。

2.主动脉瘤

主动脉瘤好发于升主动脉,采用主动脉(或升主动脉)长、短轴切面可清楚地显示瘤体的大小、范围和病理特点,是否合并主动脉瓣关闭不全及其严重

程度(图 18-2-15)。

3.夹层主动脉瘤

本病为心血管内外科的危重急症,必须及时准确做出诊断和治疗,以减少死亡率。TEE 的作用:明确夹层的诊断,是否合并主动脉瓣反流及程度、确定夹层分离的起始和终止部位,以及真假腔内的血流动力学情况(图 18-2-16)。

4.主动脉粥样硬化

最近研究显示,主动脉粥样硬化与冠状动脉硬化性心脏病密切相关。TEE 可准确观察主动脉内中膜厚度,有无粥样斑块形成及大小;另外可清楚地显

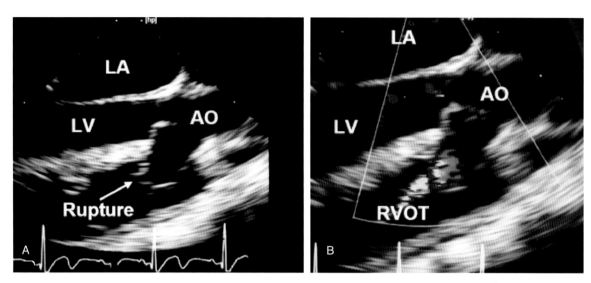

图 18-2-14　主动脉右冠窦瘤破入右心室,主动脉长轴切面声像图。(A)二维声像图显示右冠窦瘤样扩张,瘤顶部可见破裂口;(B)彩色多普勒显示主动脉向右心室的五彩分流束。

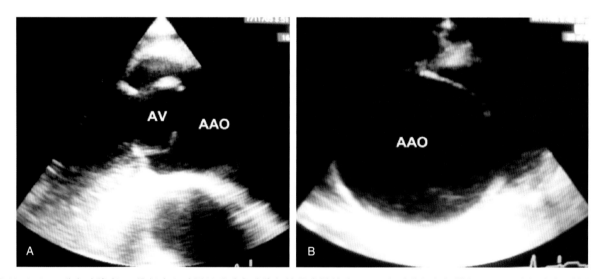

图 18-2-15　升主动脉瘤,二维超声心动图显示升主动脉起始处瘤样扩张。(A)主动脉根部长轴切面;(B)升主动脉短轴切面。

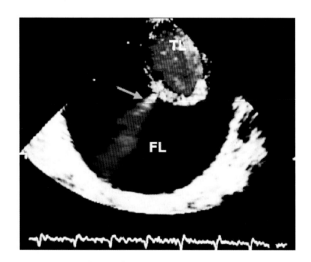

图 18-2-16　升主动脉夹层—升主动脉起始部短轴切面声像图,显示升主动脉明显扩张,主动脉内膜与动脉壁分离,彩色多普勒显示血流自主动脉真腔(true lumen)经破裂口进入假腔(false lumen)。

示粥样斑块是否钙化、有无血栓附着,以及斑块脱落后引起的溃疡(动脉壁)等。

四、感染性心内膜炎

感染性心内膜炎,虽然可发生于正常心脏,但多见于先天性心脏病、后天性瓣膜疾病及心血管疾病术后,尤其是人工瓣膜和心内补片更易发生,近年来有增加的趋势。细菌向周围侵犯,会导致瓣膜周围脓肿形成,后者可破溃入心腔,形成腔室瘘,或破溃到心包腔,形成心包积脓,病情凶险,如不能得到及时有效地诊断和治疗,死亡率颇高。

感染性心内膜炎造成的瓣膜及其他心内结构的损害,对患者疾病的转归及预后有重要影响。虽然经胸超声心动图是诊断感染性心内膜炎的首选方法，但敏感性较低。许多研究证实 TEE 对其诊断的敏感性远高于经胸超声心动图，TEE 还能准确评价感染性心内膜炎的并发症，如主动脉瓣及人工瓣周围脓肿、脓肿引起的腔室瘘及主动脉左心室通道等。对怀疑主动脉瓣固有瓣膜或人工瓣膜存在感染的患者，应不失时机地及时进行 TEE 检查(图 18-2-17 和图 18-2-18)。

五、心腔内血栓

左心房是血栓的主要好发部位，左心耳是最常见的部位，其次是心房后壁。采用左心耳左肺静脉切面、左心两腔心切面可清楚地显示左心耳结构，及

有无血栓形成(图 18-2-19)。值得注意的是，TEE 检查时，在无明显二尖瓣狭窄的情况下，有时可出现自显影现象，其临床价值有待于进一步研究，可能与短暂性脑缺血有关。

六、人工瓣膜的功能评价

人工瓣膜种类繁多，只有了解各种瓣膜的形态结构、功能特点才能对各种人工瓣膜的病理状态进行正确诊断。人工机械瓣膜(双叶瓣)开放时，在瓣叶与瓣叶间及瓣叶与瓣环间形成一个中间开口和两个侧开口。当瓣膜开始关闭时，会产生早期瓣膜关闭血流束(closing jet)，使人工瓣膜关闭；当瓣膜闭合后，在瓣叶与瓣叶间及瓣叶与瓣环间产生少许血液反

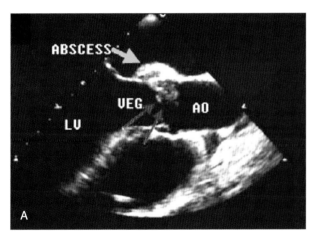
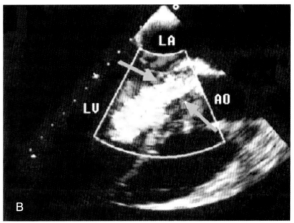

图 18-2-17　主动脉瓣赘生物及根部脓肿 TEE 声像图。(A)TEE 显示主动脉无冠瓣赘生物及后壁脓肿形成；(B)彩色多普勒显示主动脉瓣明显反流。ABSCESS：脓肿。

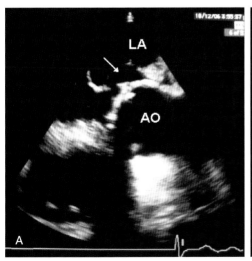
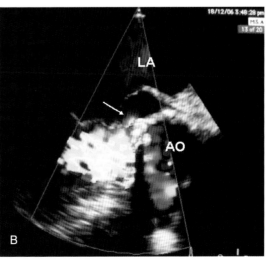

图 18-2-18　主动脉瓣周脓肿—左心室瘘声像图。(A)左心室流出道长轴切面：主动脉与左心房间有一无回声腔，并与左心室流出道相通；(B)左心室流出道长轴切面彩色多普勒显示自脓肿腔到左心室的血流。

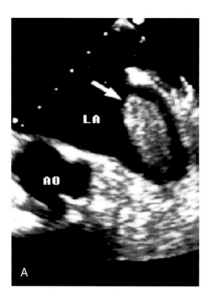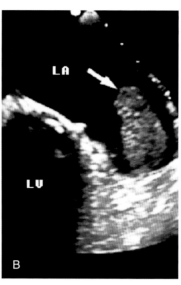

图18-2-19　二维声像图显示左心耳内血栓。
(A)主动脉短轴切面;(B)左心两腔心切面。

流,即冲洗血流(washing jet),以减少血栓形成。

　　瓣膜置换术后,对人工瓣膜的功能评价非常重要。经胸超声心动图虽然是评价人工瓣膜功能的首选方法,但由于受瓣膜本身金属声影、多重反射的干扰,以及对小的血栓、赘生物和脓肿敏感性较低,使其对人工瓣膜的评价有一定的局限性,尤其是二尖瓣的人工瓣膜。与经胸超声心动图比较,TEE有以下优点:

　　(1)探头距人工二尖瓣较近,且频率较高,分辨率更加清晰。

　　(2)TEE探测的人工瓣反流束与声影相反,不受声影的影响,克服了经胸超声心动图遇到的金属所致的声能衰减和"血流遮盖效应(flow-masking)"的影响。

　　(3)人工瓣膜瓣周(paravalve)漏多为偏心反流,经胸超声多显示欠佳,而多平面TEE调整扫描扇面到合适角度,都可清楚地显示。

　　(4)经食管实时三维超声心动图能更加准确直观地显示其并发症的解剖特征、部位和范围。

　　人工瓣膜功能不良有以下几种情况:瓣内过量反流(病理性)和瓣周反流;有效瓣口面积减小,瓣上肿物(血栓或赘生物)等。过量反流会引起溶血,严重时可导致心力衰竭,瓣叶上肿物可表现为菌血症或引起中风。

　　(1)常见人工瓣膜及其超声特征:①常见人工瓣膜形态特征:常用的双叶瓣包括ST Jude人工双叶瓣和Carbomedics人工双叶瓣(图18-2-20)。②常见人工瓣膜的超声特征:见图18-2-21。

　　(2)人工瓣膜赘生物:人工瓣膜由于是人工材料(生物或金属),易导致微生物感染(细菌或真菌等),

形成赘生物以及瓣周脓肿等(图18-2-22)。

　　(3)人工瓣膜瓣周漏(图18-2-23)。

　　(4)人工生物瓣膜、同种血管之赘生物和瓣周脓肿。微生物容易滞留于人工瓣膜及血管,形成赘生物甚至脓肿,TEE对诊断有重要价值(图18-2-24和图18-2-25)。

　　(5)经食管实时三维超声心动图评价人工瓣膜:与二维超声心动图比较,经食管实时三维超声心动图对人工瓣膜(或人工瓣环)的显示更加直观、清晰、立体,可清楚实时显示瓣膜的功能、活动状态。同样对瓣周漏的诊断和定位也更加准确(图18-2-26和图18-2-27)。

七、TEE在先天性心血管疾病诊断和介入治疗中的应用

　　TEE是从左心房后方的食管以及膈肌下方的胃底观察心脏及周围大血管结构,对左右心房及房间隔、肺静脉、二尖瓣、主动脉瓣及左心室流出道、冠状动脉及二尖瓣腱索乳头肌显示比较理想,经胃底切面可显示右心室流出道。对经胸超声心动图诊断不清楚的患者,可以应用TEE,对这些部位先天性心脏畸形的诊断非常有帮助。

1.常见先天性心脏病的TEE诊断

　　(1)房间隔缺损:对经胸超声心动图显示欠佳或选择导管介入治疗的房间隔缺损患者可应用TEE,尤其对静脉窦型缺损,更加适用(图18-2-28和图18-2-29)。

　　(2)卵圆孔未闭(PFO):PFO通常不会产生临床

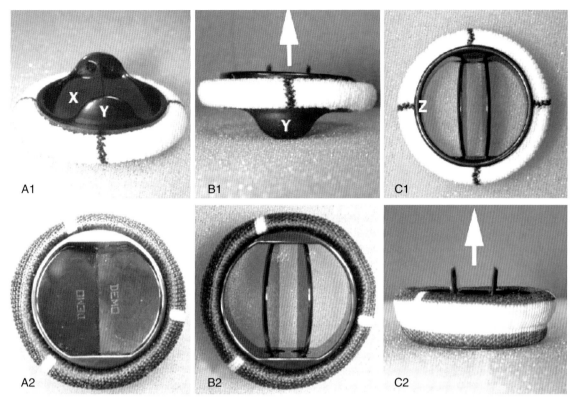

图 18-2-20　ST Jude 和 Carbomedics 人工双叶瓣膜结构。上为 ST Jude 人工双叶瓣膜,下为 Carbomedics 人工双叶瓣膜,两者区别在于后者缺少保护装置。ST Jude 人工瓣膜:A1,关闭状态;B1,侧面观;C1,开放状态;X,瓣叶;Y,瓣轴保护装置;Z,缝环。Carbomedics 人工瓣膜:A2,关闭状态;B2,开放状态;C3,箭头示血流方向。

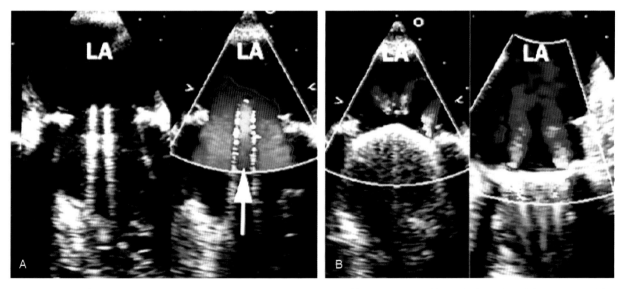

图 18-2-21　正常人工瓣膜的超声特征。(A)开启状态;二维显示双叶瓣(ST Jude 双叶瓣)开放时,形成一中间开口和两个侧开口,彩色多普勒显示开放时的三束血流;(B)人工瓣膜关闭时,彩色多普勒显示少量的关闭血流及低速冲洗血流。

症状,但在年长儿及成人可能与一过性脑缺血有关。但经胸超声心动图对显示 PFO 阳性率较低,通常需要 TEE 才能确诊(图 18-2-30 和图 18-2-31)。

　　(3)左侧三房心:由于食管靠近左心房,经食管超声心动图对左心房内病变显示非常清楚:如三房心、二尖瓣瓣上隔膜、左心房内黏液瘤等(图 18-2-32)。

　　(4)部分型肺静脉异位引流:TEE 对异常引流入上腔静脉或右心房顶部上腔静脉入口处的肺静脉显示比较理想(图 18-2-33)。

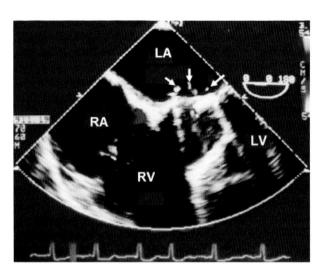

图 18-2-22　二尖瓣人工瓣膜赘生物 TEE 四腔心切面：瓣膜心房面有细小赘生物(箭头所示)。

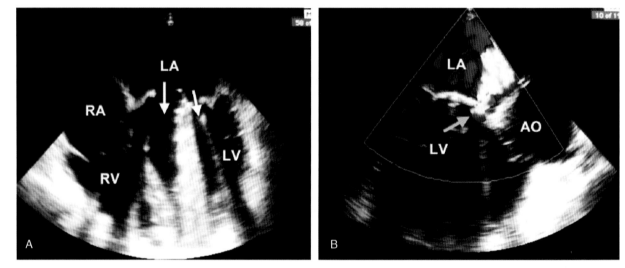

图 18-2-23　人工机械瓣膜瓣周漏。(A)四腔心切面显示双叶瓣开放状态,箭头示两个侧口;(B)左心室长轴切面彩色多普勒显示人工瓣近主动脉缘较明显的瓣周漏。

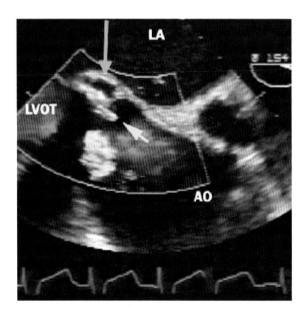

图 18-2-24　生物瓣(猪)瓣周脓肿声像图。主动脉根部长轴切面：显示左心房与主动脉根部的动脉壁内形成一较小无回声腔（脓肿腔,绿色箭头所示）,黄色箭头示支撑架。

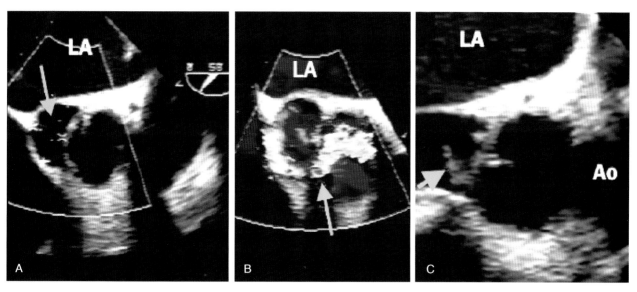

图 18-2-25 TEE 显示主动脉同种血管周围脓肿。(A) 主动脉短轴切面显示同种血管周围脓肿；(B) 主动脉短轴切面显示同种血管与脓肿腔交通；(C) 左心长轴切面显示瓣膜心室面赘生物。

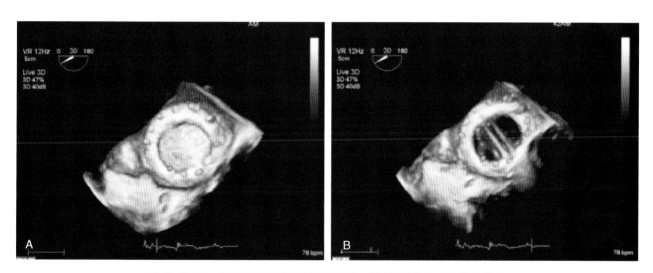

图 18-2-26 RT-3D-TEE 显示人工机械瓣。(A) 关闭状态；(B) 开启状态。

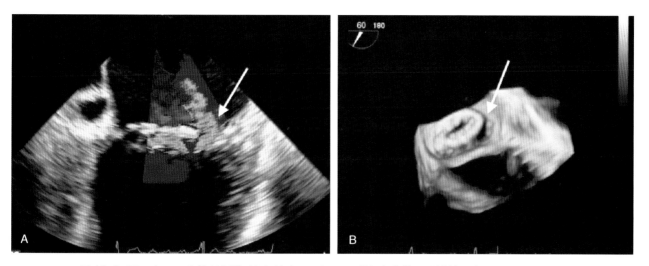

图 18-2-27 人工二尖瓣环撕脱(箭头所示)。(A)TEE 彩色多普勒显示瓣周反流；(B)RT-3D TEE。

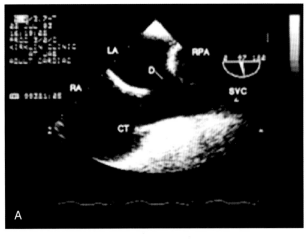

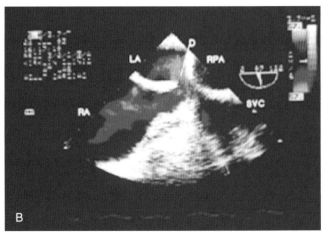

图 18-2-28　上腔型房间隔缺损。(A)TEE 双房长轴切面二维声像图;(B)彩色多普勒声像图。

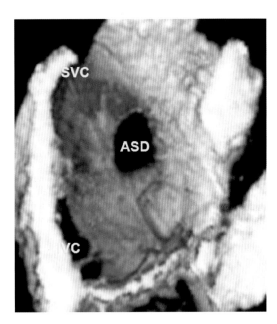

图 18-2-29　经食管实时三维超声心动图显示继发孔房间隔缺损,可清楚地显示房间隔缺损的各个边缘。ASD:房间隔缺损,SVC:上腔静脉,IVC:下腔静脉。

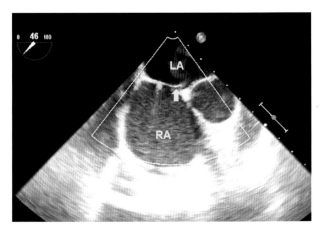

图 18-2-30　食管中段近主动脉根部短轴切面+CDFI:继发孔房间隔缺损(红色箭头所示)及卵圆孔未闭(黄色箭头所示),缺损处左向右分流。

(5)室间隔缺损:TEE 可清楚地显示膜周、肌部等部位的室间隔缺损(图 18-2-34)。

(6)冠状动脉瘘:TEE 可清楚显示瘘入心房或心室的交通口及其瘘管的行程 (图 18-2-35 和图 18-2-36)。

(7)右心室流出道梗阻:采用胃底或主动脉长、短轴切面可显示右心室流出道(图 18-2-37)。

(8)动脉导管未闭:动脉导管未闭位于主动脉弓降部,处于经食管超声探头显示较困难的部位。对因肥胖、胸骨畸形等经胸透声窗不佳、显示困难的动脉导管未闭或动脉导管介入术中监测可采用 TEE (图18-2-38)。

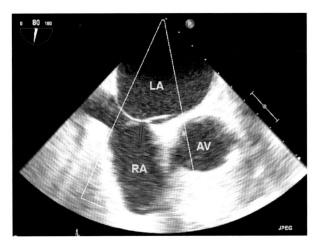

图 18-2-31　食管中段近主动脉根部短轴切面+CDFI 显示卵圆孔未闭(红色箭头所示)。

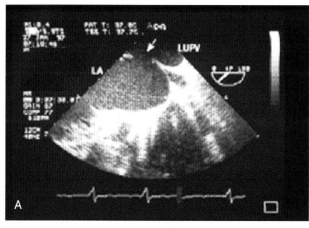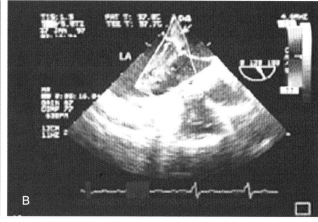

图 18-2-32　左心房三房心。(A)经食管二维声像图;(B)彩色多普勒声像图。

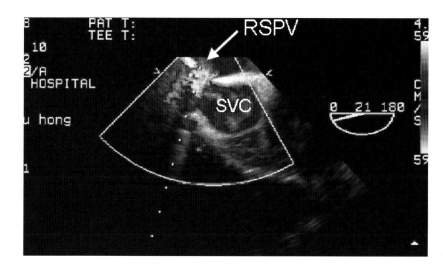

图 18-2-33　TEE 显示右上肺静脉引流入上腔静脉入右心房口处。

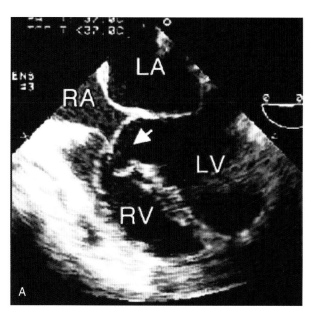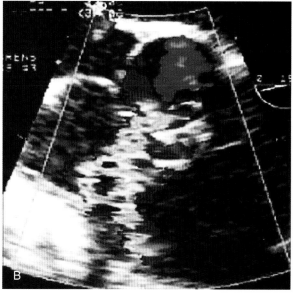

图 18-2-34　膜周室间隔缺损。(A)经食管四腔心切面二维声像图;(B)彩色多普勒声像图。

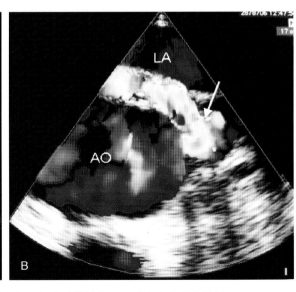

图 18-2-35　左冠状动脉右心房瘘。(A)主动脉根部左冠状动脉扩张；(B)彩色多普勒声像图。

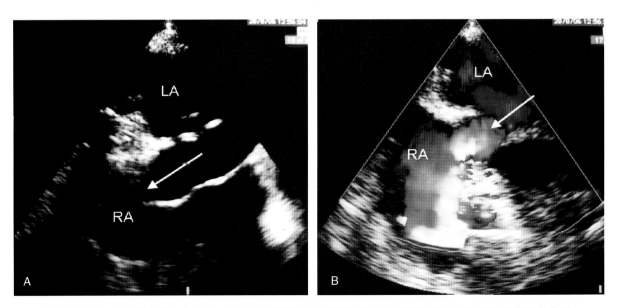

图 18-2-36　左冠状动脉右心房瘘。(A)二维声像图显示经房间隔右心房侧的瘘口；(B)彩色多普勒声像图。

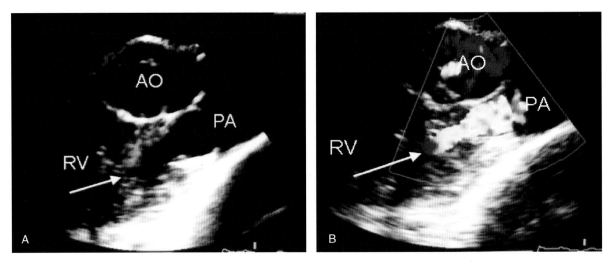

图 18-2-37　右心室流出道梗阻主动脉短轴切面。(A)二维声像图显示流出道肌束明显肥厚；(B)彩色多普勒声像图示血流明显增快。

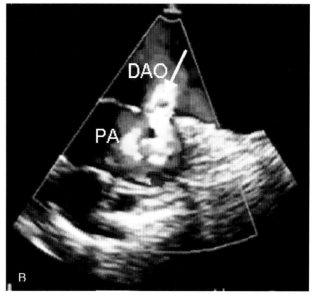

图 18-2-38　TEE(降主动脉长轴切面)显示动脉导管未闭。(A)主动脉弓降部长轴二维声像图;(B)彩色多普勒声像图显示左向右分流。

2.TEE 在常见先天性心脏病介入治疗中的应用

(1)TEE 在房间隔缺损介入治疗中的应用:TEE 从心脏后方探测房间隔,其声束与房间隔垂直,因此对房间隔缺损有独特的诊断价值。明确房间隔缺损的诊断及其数目;确定房间隔缺损的类型,尤其注意静脉窦型房间隔缺损(上、下腔型);评价房间隔缺损与周边重要结构的关系,测定缺损四周残缘与这些重要结构的距离,如缺口与房室瓣的距离,测量缺损边缘与右侧肺静脉入口、上下腔静脉入口及冠状静脉窦口的距离;同时应对缺损残缘的厚度进行评估,估计支撑力度,全面评价以确定是否适合介入封堵治疗。

现在,采用经导管 Amplatzer 封堵器治疗房间隔缺损已成为首选方法。在经导管介入封堵房间隔缺损治疗中,TEE 发挥着不可替代的作用。近年来,有很多应用经食管实时三维超声心动图指导房间隔缺损介入治疗的报道,初步显示对形状不规则的房间隔缺损,多发性房间隔缺损的显示更加直观可靠。详见第 19 章第二节。见图 18-2-39 至图 18-2-42。

(2)TEE 在室间隔缺损介入治疗中的应用:外科手术修补室间隔缺损成功率较高,并发症及死亡率非常低,是伴有明显肺循环血流量过高及心功能不全的室间隔缺损的经典治疗方法。近年来,许多学者采用经导管封堵室间隔缺损作为一种外科修补的替代治疗方法,取得了良好的效果,但主要局限于肌

部室间隔缺损(由于紧靠三尖瓣或肺动脉瓣,流入部和流出部室间隔缺损一般不适合经导管介入封堵)。膜周缺损是室间隔缺损中最常见的一种类型,由于其位置的特殊性,以往的各种封堵器的效果均不理想,近几年,随着非对称偏心的 Amplazter 膜周室间隔缺损封堵器的发明,有关膜周室间隔缺损经导管介入封堵治疗的报道越来越多,临床结果显示,疗效满意,但也有迟发性传导阻滞的报道。

TEE 无论是对肌部还是对膜周室间隔缺损介入封堵治疗过程中,适应证的选择,术中引导、监测,都起着重要作用。详见第 19 章第 3 节。见图 18-2-43 至图 18-2-45。

3.TEE 在心脏瓣膜修复中、先心病手术前后、术后心功能的评价

(1)术前即刻诊断(术前诊断的完善及补充):众所周知,心血管病变术前的临床诊断,无论是无创性还是有创性检查,难免有欠完整和不完全正确之处。通过术前即刻 TEE,有望进一步完善诊断,帮助外科医生更好地制定、修改手术方案,节省术中探查和体外循环的时间。TEE 所提供的在心脏跳动下的结构和血流信息是心外科医生在体外循环开始后直视手术下得不到的。术前即刻 TEE 对以下情况尤具价值:感染性心内膜炎中瓣膜解剖和功能受损的检测,特别是二尖瓣叶穿孔和主动脉根部脓肿;二尖瓣病变左心房血栓的检测;二尖瓣反流机制的评价以及修复可行性的评估。

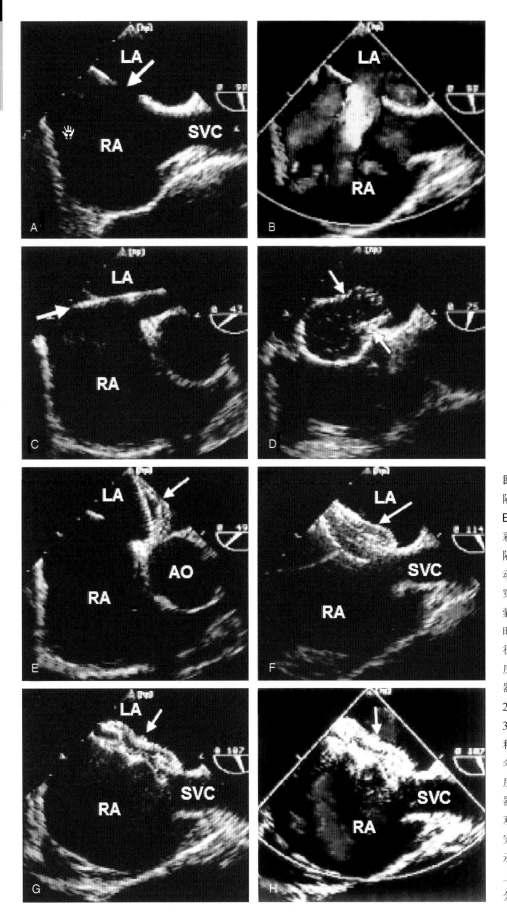

图 18-2-39　TEE 指导房间隔缺损介入治疗过程。(A、B)双腔静脉长轴切面二维和彩色多普勒显示中央型房间隔缺损和上下腔静脉;(C)主动脉短轴切面显示导引钢丝穿过房间隔缺损;(D)测量球囊在房间隔缺损处充分充盈时直径,显示球囊腰部,其直径相当于扩展 (Stretched)后房间隔缺损的内径(注:封堵器一般比球囊测径大 1~2mm,无主动脉端残缘者可大 3~4mm);(E)在远离房间隔处释放左心房伞;(F)左心房侧伞紧贴房间隔后,释放右心房侧伞,长轴切面显示封堵器位置良好,缺损上缘卡在双面伞之间;(G、H) 封堵器完全释放,长轴切面二维显示封堵器紧紧卡在房间隔上,彩色多普勒显示无残余分流。

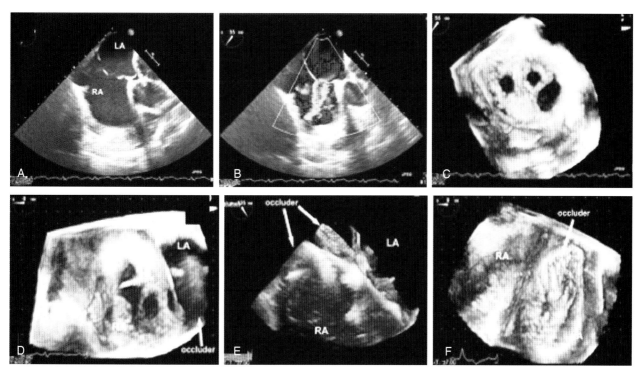

图 18-2-40　RT-3D-TEE 超声心动图指导房间隔缺损介入治疗过程。(A)二维声像图显示两个缺损;(B)彩色多普勒声像图;(C)RT-3D TEE 显示实际有三个缺损;(D~F)RT-3D TEE 指导过程(仅放一个大号封堵器)。

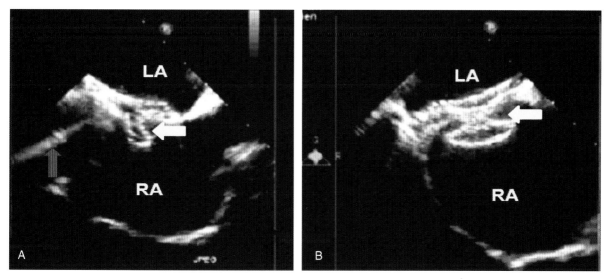

图 18-2-41　TEE 显示房间隔缺损介入封堵。(A)显示封堵器夹在房间隔缺损处,有传送钢丝连接封堵器。黄色箭头示封堵器,红色箭头示传送钢丝;(B)封堵器已释放,位置良好,两个伞盘紧紧卡在房间隔上。

(2)即刻评价手术效果:TEE 可以在术后即刻了解有无残余病变,必要时可在关胸前再次手术,使患者免遭二次开胸的创伤。见图 18-2-46 至图 18-2-52。

(3)术中监测心功能:TEE 可评价左心室功能和室壁节段运动, 可以用于评价冠脉旁路移植术的效果及术中监测左心室功能, 在非心脏手术中也很有价值。TEE 在术中检测心肌缺血方面优于心电图。TEE 还可在术中评价麻醉药物对左心室功能的影响。

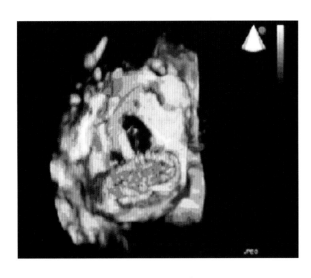

图 18-2-42　实时三维经食管超声显示房间隔缺损的封堵，左心房面伞已打开。

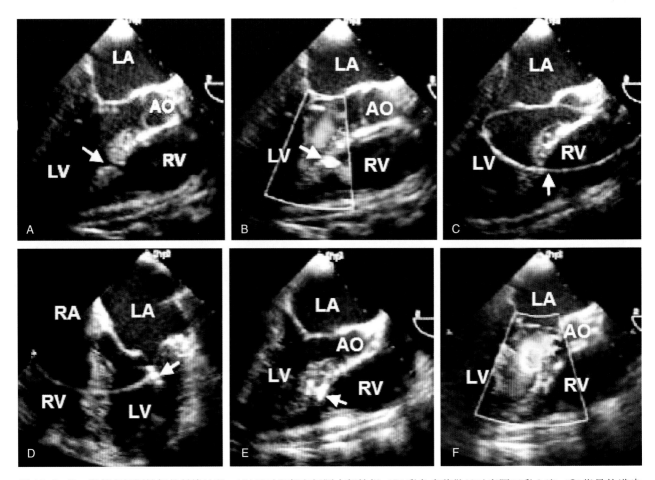

图 18-2-43　肌部室间隔缺损的封堵过程。(A)显示肌部室间隔中部缺损；(B)彩色多普勒显示穿隔五彩血流；(C)指导轨道建立，引导钢丝从左心室经室间隔进入肺动脉；(D)封堵器左心室面伞从传送鞘内释放；(E)封堵器位置良好，两个伞盘紧紧卡在室间隔上；(F)彩色多普勒显示过隔血流消失。

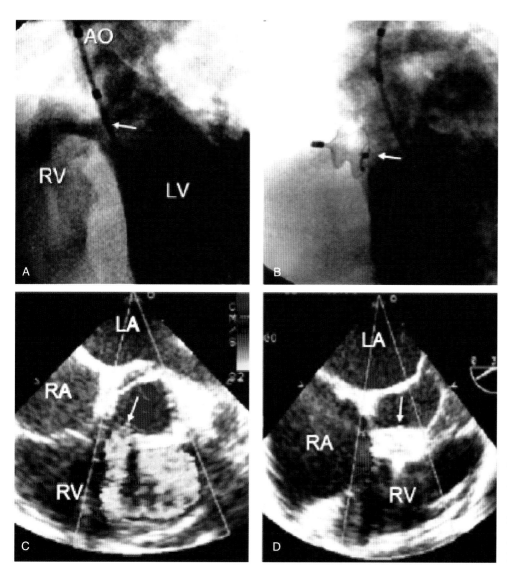

图 18-2-44 膜周室间隔缺损的封堵。(A)左前斜位左心室造影显示膜周室间隔缺损;(B)左前斜位左心室造影显示 Amplatzer 封堵装置位置良好,分流消失;(C)TEE 主动脉短轴切面显示左向右分流的膜周室间隔缺损;(D)TEE 显示 Amplatzer 封堵器位置良好,左向右分流消失。

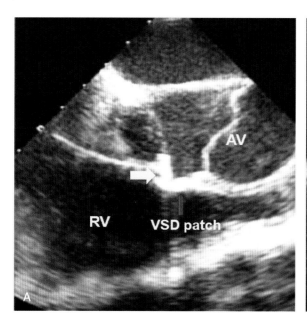
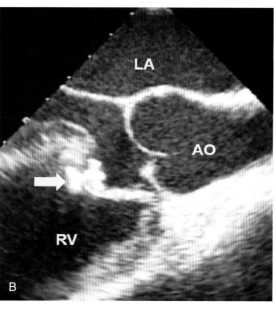

图 18-2-45 TEE 显示室间隔缺损修补术后残余漏的介入封堵。(A)室间隔封堵器左心室面伞面已贴近室间隔缺损,黄色箭头示封堵器,红色箭头示室间隔缺损补片;(B)封堵器已释放,位置良好,两个伞盘紧紧卡在室间隔上。VSD patch:室间隔缺损补片。

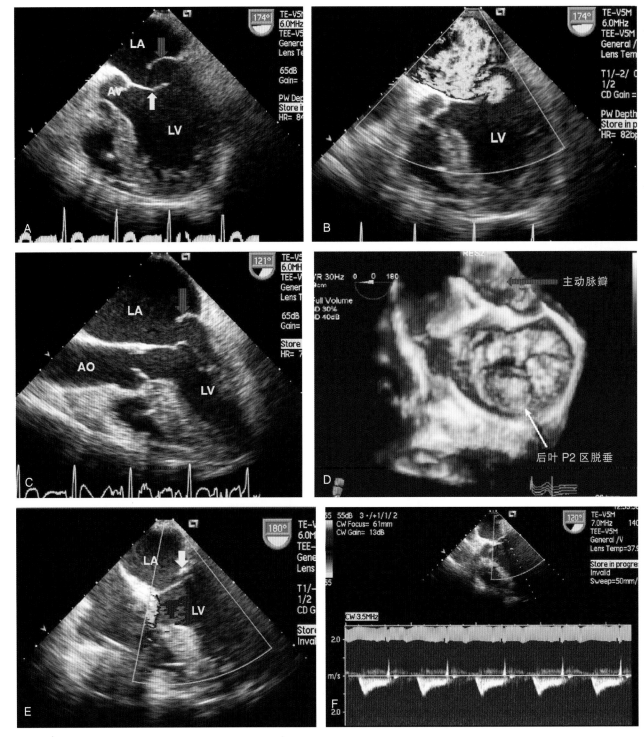

图 18-2-46　TEE 显示二尖瓣后叶脱垂瓣膜成形术前后改变。(A)五腔心切面显示收缩期二尖瓣后叶明显脱入左心房,黄色箭头示二尖瓣前叶,红色箭头示二尖瓣后叶;(B)在 A 图切面基础上,CDFI 显示偏心性、二尖瓣重度反流;(C)左心室长轴切面显示收缩期二尖瓣后叶明显脱入左心房,红色箭头示二尖瓣后叶;(D)经食管实时三维超声心动图立体显示二尖瓣后叶 P2 区脱垂;(E)术后:左心室长轴切面显示二尖瓣后叶变短,回声增强,脱垂消失,CDFI 显示无明显反流;(F)术后:在 E 图的基础上,多普勒测量二尖瓣的前向血流速度无明显增快,提示瓣膜成形后无狭窄。

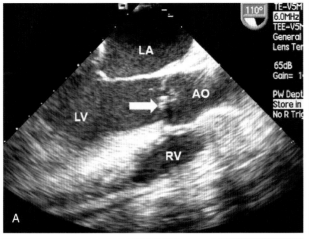

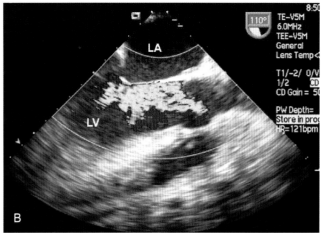

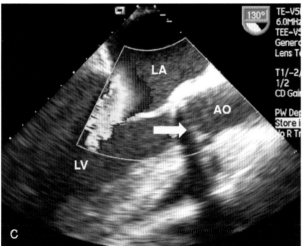

图 18-2-47 TEE 显示主动脉瓣机械瓣置换手术前后改变。(A)左心室长轴切面显示舒张期主动脉右冠瓣增厚,脱垂;黄色箭头示主动脉右冠瓣;(B)在 A 图切面基础上,CDFI 显示主动脉瓣中度至重度反流;(C)主动脉瓣机械瓣置换术后,CDFI 显示舒张期主动脉机械瓣无瓣周漏;黄色箭头示主动脉机械瓣。

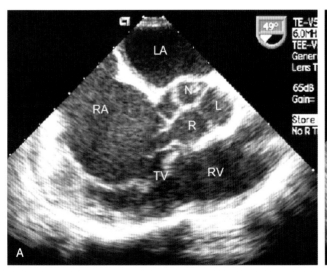

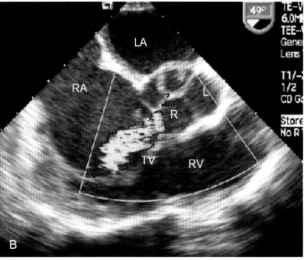

图 18-2-48 TEE 显示主动脉窦瘤破裂入右心房手术前后改变。(A)主动脉根部切面显示主动脉右冠窦部分呈袜带样突入右心房,其上可见破口,右心房明显增大,红色箭头示窦瘤破口;R:右冠窦,L:左冠窦,N:无冠窦;(B)在 A 图切面基础上,CDFI 显示窦瘤破口处存在主动脉至右心房高速分流。(待续)

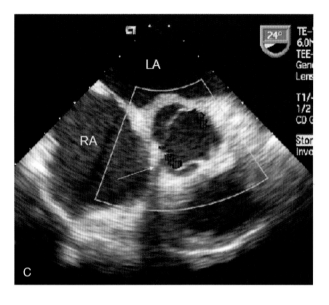

图 18-2-48(续) (C)窦瘤切除及窦壁修补术后,CDFI 显示主动脉至右心房分流消失,黄色箭头示修补的右冠窦壁。

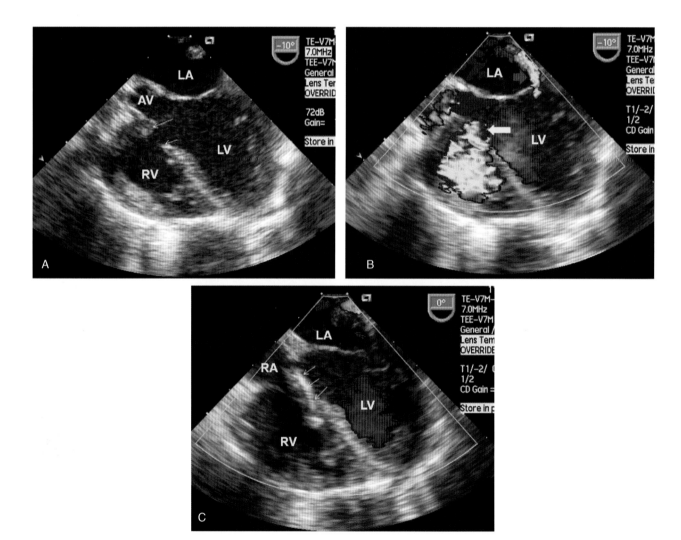

图 18-2-49 TEE 显示膜周室间隔缺损修补手术前后改变。(A)五腔心切面显示室间隔膜周部可见回声缺失,左心房室明显增大;黄色箭头示室间隔缺损;(B)在 A 图切面基础上,CDFI 显示室缺处存在室水平左向右分流(黄色箭头所示),二尖瓣轻度至中度反流(红色箭头所示);(C)室间隔缺损修补术后,室间隔膜周部可见强回声补片,CDFI 显示心室水平分流消失,黄色箭头示室缺的补片。

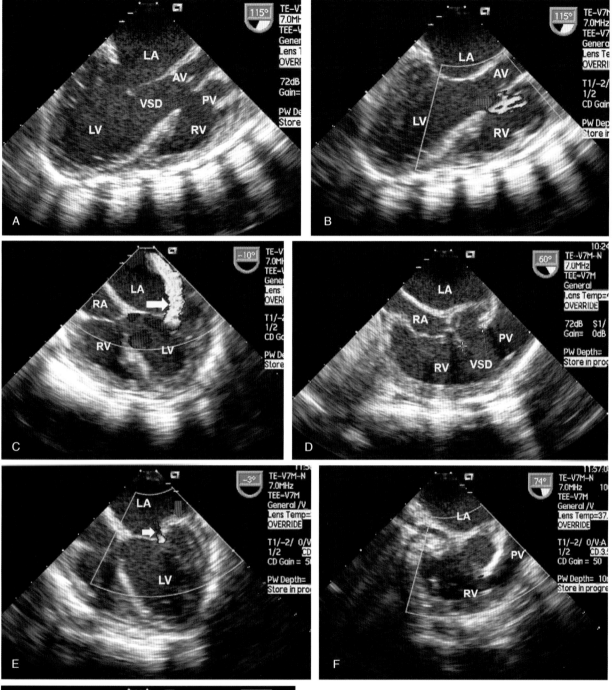

图 18-2-50　TEE 显示干下型室间隔缺损修补术+二尖瓣成形手术前后改变。(A)左心室长轴切面显示双动脉瓣下室间隔回声缺失(也称为干下室缺),左心房室明显增大;红色箭头示室间隔缺损;(B) 在 A 图切面基础上,CDFI 显示室间隔缺损处存在心室水平左向右分流(红色箭头所示);(C)四腔心+CDFI 显示二尖瓣中度至重度反流(黄色箭头所示);(D)动脉短轴切面显示干下部室间隔回声缺失 (红色箭头所示);(E) 术后四腔心切面显示, 二尖瓣后叶瓣根部回声增强,CDFI 显示二尖瓣微量反流,黄色箭头示二尖瓣反流,红色箭头示二尖瓣后叶瓣根部的人工瓣环;(F) 术后动脉短轴切面显示室间隔干下部可见强回声的补片,CDFI 显示补片完整,无残余分流;(G) 术后左心室长轴切面显示室间隔干下部可见强回声补片,CDFI 显示二尖瓣前向血流无增快。

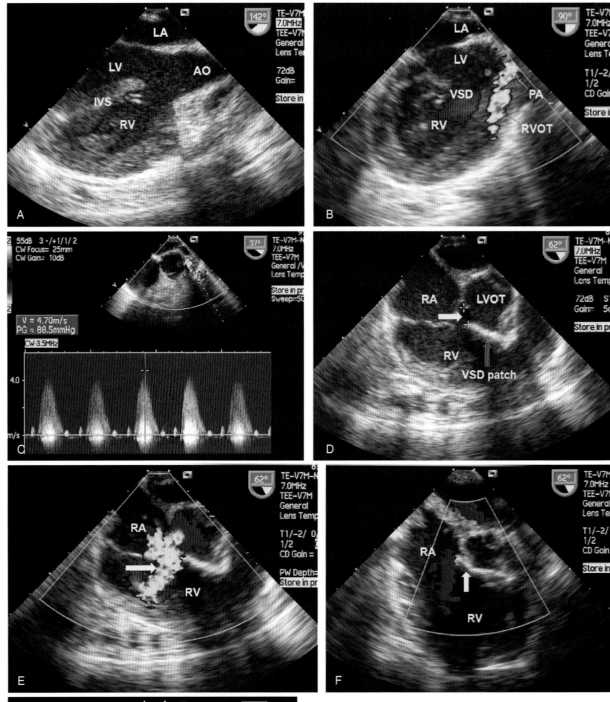

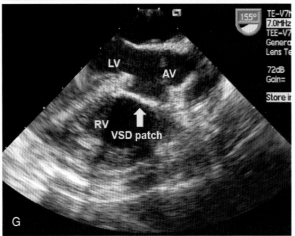

图 18-2-51　TEE 显示法洛四联症根治手术前后改变。(A) 左心室长轴切面显示主动脉内径增宽,位置前移,骑跨在室间隔上;(B) 右心室流出道切面显示右心室流出道及肺动脉瓣、肺动脉狭窄,CDFI 显示右心室流出道高速花色血流;(C) 在 B 图的基础上,应用 CW 在右心室流出道测得高速湍流频谱;(D) 术后动脉短轴切面显示室间隔强回声的补片近三尖瓣隔叶处撕脱,黄色箭头示室间隔补片的残余漏;LVOT:左心室流出道;VSD patch:室间隔补片;(E) 在 D 图切面基础上,CDFI 显示室间隔补片残余漏处左向右分流(黄色箭头所示);(F) 重新修补后显示补片完整(黄色箭头所示),无残余分流;(G) 术后左心室长轴切面显示强回声补片连接主动脉前壁与室间隔;黄色箭头示补片。

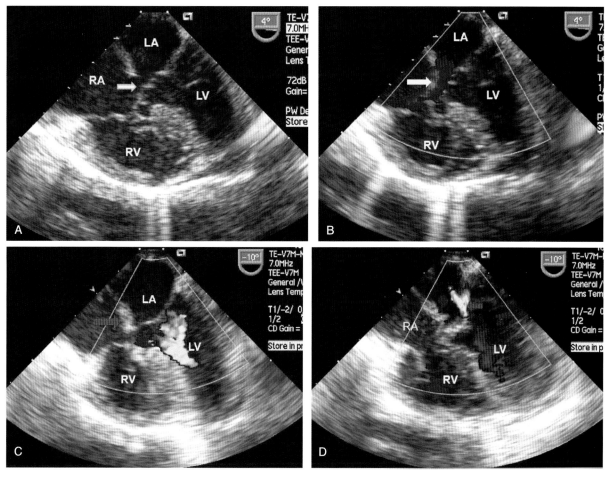

图 18-2-52　TEE 显示部分型心内膜垫缺损矫治手术前后改变。(A)四腔心切面显示房间隔下端近十字交叉处回声缺失(箭头所示),左右房室瓣附着点在同一水平;(B)在 A 图切面基础上,CDFI 显示房间隔原发孔缺损处左向右分流(箭头所示),膜部室间隔突向右心室,无室水平分流;(C)矫治术后显示房间隔原发孔处可见强回声的补片(箭头所示),心房水平分流消失;(D)矫治术后显示左侧房室瓣瓣叶回声增强,CDFI 显示左侧房室瓣轻度反流(箭头所示)。

参考文献

1. 吴清玉.心脏外科学.济南.山东科技出版社,2003.

2. 张桂珍,韩玲.先天性心脏病–超声心动图谱.北京:人民卫生出版社,2005.

3. Feigenbaum H. Feigenbaum's Echocardiography. Sixth Edition. Philadelphia: Williams & Wilkins, 2005.

4. Snider AR. Echocardiography in pediatric heart disease. Second edition. St Louis: Mosby Inc,1997.

5. 王新房. 超声心动图学. 第 3 版. 北京：人民卫生出版社,1999.

6. 简文豪,杨浣宜.心血管超声诊断学. 北京:科学技术文献出版社,2005.

7. Catherine M. Otto. Textbook of Clinical Echocardiography.汪芳,郑春华主译.临床超声心动图学.北京:北京大学医学出版社,2012.

(耿斌　郑春华　田家玮)

超声心动图在常见先天性心脏病介入治疗中的应用

先天性心脏病介入治疗已在国际及国内广泛开展。从最早的房间隔缺损(atrial septal defect，ASD)扩大或封堵、室间隔缺损(ventricualr septal defect，VSD)封堵、动脉导管未闭(patent ductus arteriosus，PDA)封堵、肺动脉瓣狭窄球囊扩张，发展到冠状动脉瘘封堵、主–肺动脉侧支封堵、主动脉缩窄支架成形以及复合畸形的介入与外科"镶嵌"手术等。

经胸超声心动图 (transthoracic cchocardiogra phy，TTE)、经食管超声心动图(transesophageal e-chocardiography，TEE)在对先天性心脏病介入治疗适应证的选择、术中的操作指导、术后的随访及并发症的及时发现和预防方面具有重要临床价值。

第1节 动脉导管未闭

一、介入治疗适应证

- 一般适合于任何年龄 (新生儿期≤2mm 的 PDA 暂缓，因有自行闭合的可能性)；
- 具有临床症状和心脏负荷增加表现；
- 无右向左分流的肺动脉高压；
- PDA 术后残余分流。

二、超声观察指标

观察未闭的动脉导管的形态，并测量其长度(PDA 主、肺动脉两端间距离)、肺动脉端内径(即最窄经)、主动脉端内径(即最宽径)。

三、常用切面

大动脉短轴切面、胸骨上窝主动脉弓长轴及短轴切面观察动脉导管形态，大小；左心室长轴及四腔心切面观察左心负荷状态、二尖瓣关闭情况。

四、术后超声评价

观察堵闭器位置、形态、有无残余分流、有无脱落或移位，并测量降主动脉和左肺动脉血流。见图 19-1-1 至图 19-1-8。

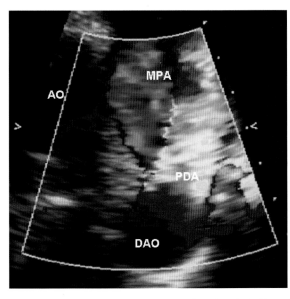

图 19-1-1 大动脉短轴切面显示:动脉导管呈粗大管型,彩色多普勒显示为左向右分流信号。

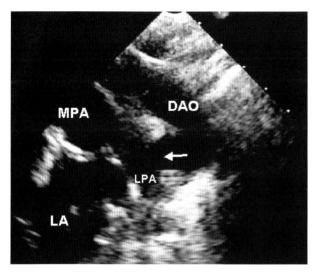

图 19-1-2　胸骨上窝降主动脉长轴切面显示：降主动脉与左肺动脉起始处之间回声中断，箭头所示为窗型 PDA。

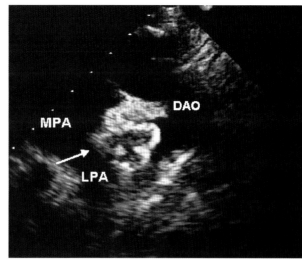

图 19-1-3　胸骨上窝降主动脉长轴切面显示：降主动脉与肺动脉之间可见封堵器回声，为肌部室间隔缺损封堵器。

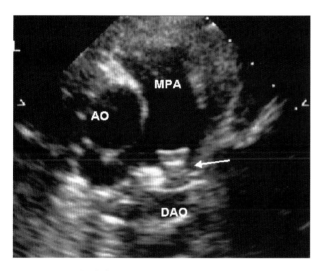

图 19-1-4　大动脉短轴切面显示：动脉导管处为封堵器回声。

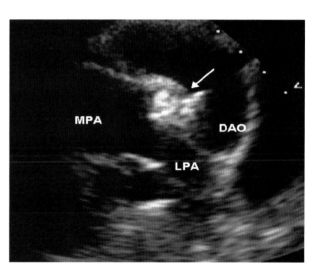

图 19-1-5　胸骨上窝切面显示：降主动脉与肺动脉间见封堵器回声。

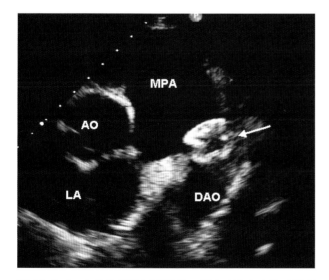

图 19-1-6　大动脉短轴切面显示：降主动脉与主肺动脉间见封堵器回声（室间隔肌部缺损封堵器）。

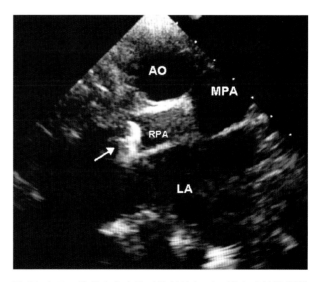

图 19-1-7　胸骨上窝右肺动脉长轴切面：箭头示封堵器脱落至右肺动脉远端。

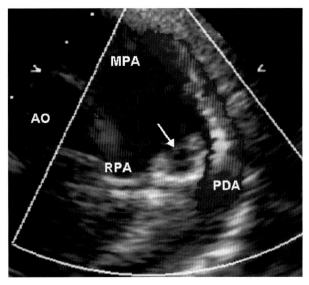

图 19-1-8 胸骨旁动脉短轴切面显示:PDA 分流血流存在,箭头所示为封堵器移位至左肺动脉。

第2节 房间隔缺损

一、介入治疗适应证

- 单纯中央型 ASD(继发孔);
- 任何年龄(>10kg);
- ASD≤35mm(成人),小儿房间隔的长径应≥ASD 的 2 倍;
- 卵圆孔未闭 (patent foramen ovale,PFO)(尤其并栓塞者);
- ASD 手术修补后残余分流;
- 经皮球囊二尖瓣成形术(percutaneous balloon mitral valvuloplasty,PBMV)术后明显的心房水平分流。

二、超声观察指标

ASD 封堵器需要房间隔残缘组织支撑和固定,故需观测缺损边缘的软、硬情况;房缺心房顶端有无残缘及其长度;主动脉端有无残存房间隔及其长度;有无房间隔膨出瘤;缺损与上下腔静脉的关系(一般残缘长度≥7mm),以及缺损与二尖瓣、三尖瓣的关系。

三、常用切面

心尖四腔心及五腔心切面;胸骨旁四腔心切面、大动脉短轴切面;剑突下双房、上下腔长轴切面;右侧高位胸骨旁双房切面、上下腔长轴切面等为常用切面。

四、术中超声引导

- 引导球囊导管穿过房间隔缺损中间 (封堵器一般比球囊最大充盈径≥1~2mm);
- 观察堵闭器位置;
- 指导释放左、右心房侧伞面;
- 多切面观察封堵器与二尖瓣、三尖瓣及上下腔静脉的关系,有无残余分流、房室瓣反流和腔静脉梗阻;
- 注意观察有无血栓形成。

五、术后超声评价

观察堵堵器位置、形态、有无残余分流、有无脱落或移位,并观察封堵器与二尖瓣、三尖瓣、主动脉瓣间的关系。

当 ASD 主动脉缘无残缘时,观察封堵器两侧是否抱住主动脉缘,封堵器的大小是否合适。当二尖瓣侧残缘长度较短时,注意观察封堵器是否完全紧密夹闭房间隔缺损,封堵器左心房侧顶端有否碰触二尖瓣前叶,如果收缩期二尖瓣关闭时封堵器顶端触碰到前叶,出现二尖瓣反流,提示封堵器选择较大,需调整封堵器型号。见图 19-2-1 至图 19-2-26。

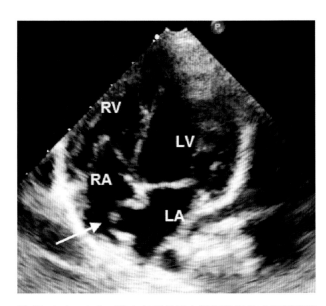

图 19-2-1 心尖四腔心切面显示房间隔缺损及房间隔瘤形成,箭头示房间隔瘤顶端多处缺损。

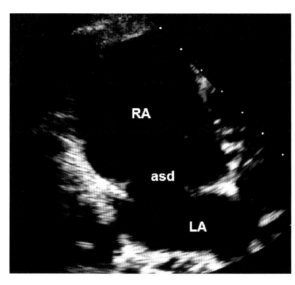

图 19-2-2 右侧高位胸骨旁双房切面显示房间隔中部回声中断。

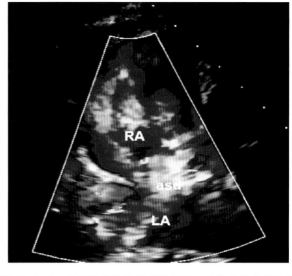

图 19-2-3 右侧高位胸骨旁双房切面：彩色多普勒显示房间隔中部左向右分流。

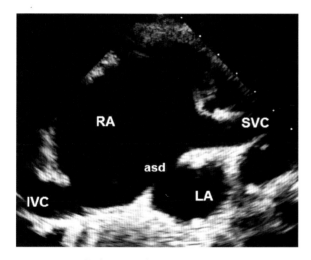

图 19-2-4 右侧高位胸骨旁上下腔切面显示房间隔回声中断，此切面可观察房间隔缺损残缘与上下腔的关系。

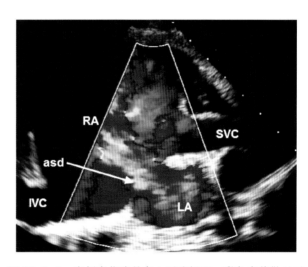

图 19-2-5 右侧高位胸骨旁上下腔切面：彩色多普勒显示心房水平左向右分流。

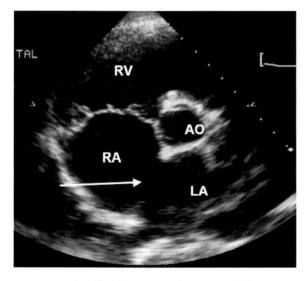

图 19-2-6 大动脉短轴切面显示房间隔回声中断，此切面可观察房间隔缺损主动脉残缘及对侧的房间隔后端残缘。

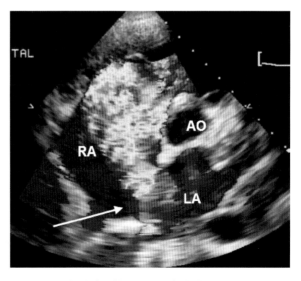

图 19-2-7 大动脉短轴切面：彩色多普勒显示心房水平左向右分流信号。

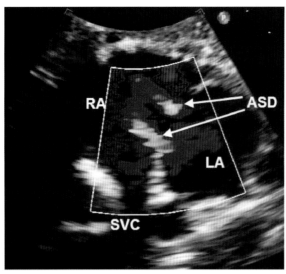

图 19-2-8　剑突下双房切面：彩色多普勒显示心房水平多束左向右分流信号。

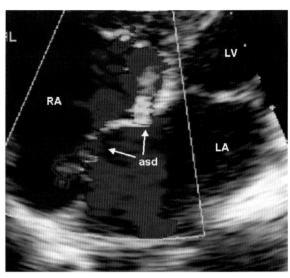

图 19-2-9　胸骨旁四腔心切面：彩色多普勒显示心房水平多束左向右分流信号。

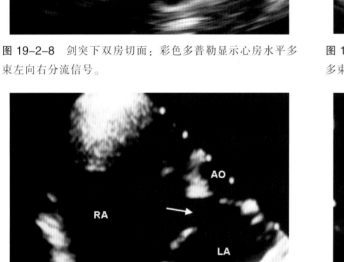

图 19-2-10　右侧高位双房切面显示房间隔缺损，并观察缺损与主动脉及下腔静脉的关系。

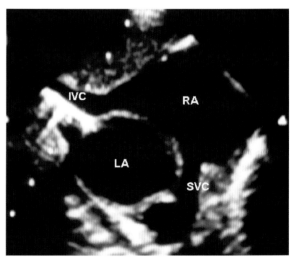

图 19-2-11　剑突下上下腔长轴切面显示房间隔缺损及其与上下腔静脉的关系。

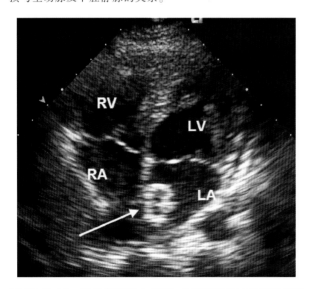

图 19-2-12　胸骨旁四腔心切面：术中监测显示封堵器左侧伞盘打开，并贴近房间隔左心房侧。

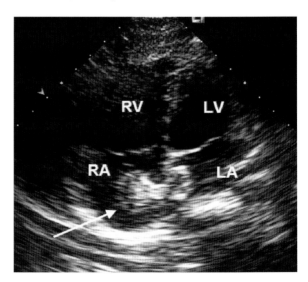

图 19-2-13　心尖四腔心切面：术中监测显示封堵器两侧伞盘打开，并分别位于房间隔左右两侧。

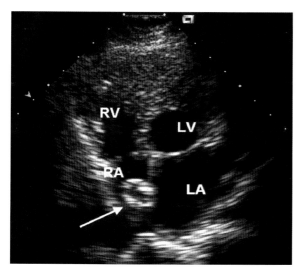

图 19-2-14 胸骨旁四腔心切面：术中监测显示封堵器位置异常，位于右心房内。

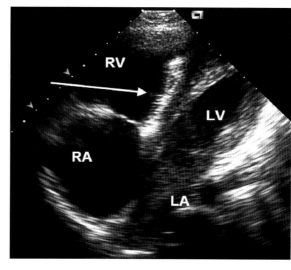

图 19-2-15 胸骨旁四腔心切面：术中监测显示封堵器异常脱入右心室内，收缩期与三尖瓣关系密切。

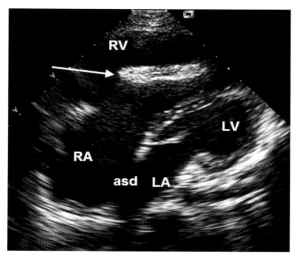

图 19-2-16 胸骨旁四腔心切面：术中监测显示封堵器位置异常，舒张期脱入右心室内。

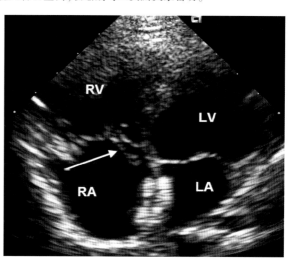

图 19-2-17 心尖四腔心切面：箭头示三尖瓣隔叶右心房面见异常飘带样回声，术中监测考虑急性血栓形成。

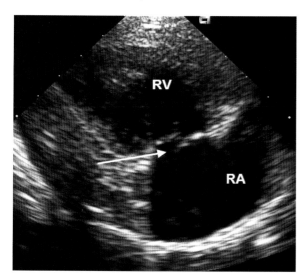

图 19-2-18 胸骨旁右心两腔心切面：箭头示收缩期三尖瓣前叶瓣尖异常飘带样回声，考虑术中急性血栓形成。

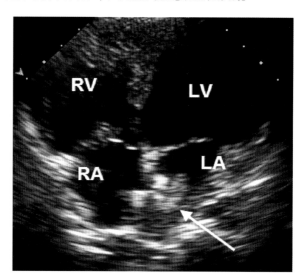

图 19-2-19 心尖四腔心切面：术中监测房间隔封堵器两侧释放后位置异常（箭头所示），未夹在房间隔缺损上，而是脱入左心房内。

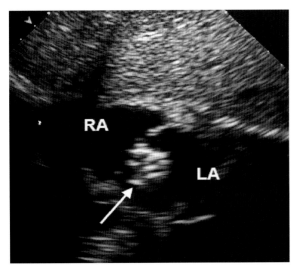

图 19-2-20 剑突下双房切面:箭头示房间隔封堵器两侧释放后位置异常,未夹在房间隔缺损上,而是脱入左心房内。

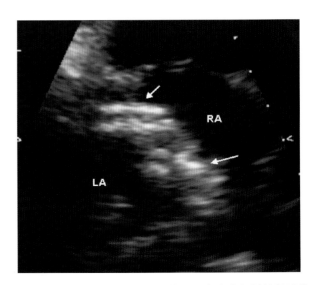

图 19-2-21 剑突下双房切面:箭头示多发房间隔缺损置放两枚封堵器。

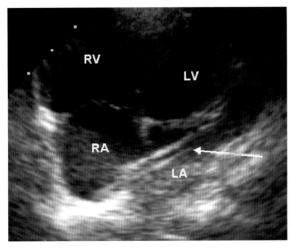

图 19-2-22 心尖四腔心切面:箭头示鞘管经腔静脉入右心房,经房间隔缺损、左心房放置于左肺静脉内。

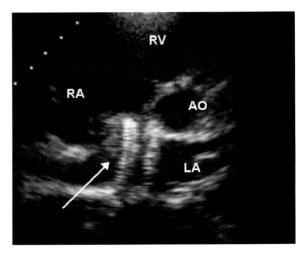

图 19-2-23 胸骨旁大动脉短轴切面:箭头示封堵器两侧释放后,封堵器未夹闭在主动脉两侧,而脱入左心房内。

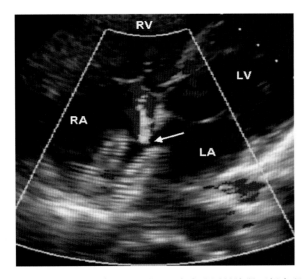

图 19-2-24 胸骨旁四腔心切面:术中监测封堵器两侧伞释放后,位于房间隔两侧,彩色多普勒显示心房水平残余左向右分流信号(箭头所示)。

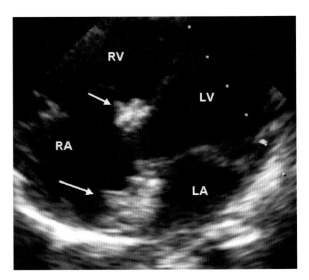

图 19-2-25 胸骨旁四腔心切面:箭头分别示室间隔封堵器及房间隔封堵器,位置形态良好。

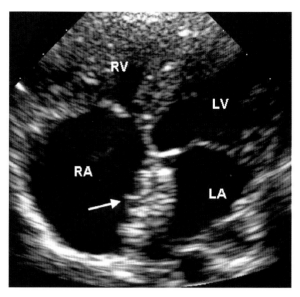

图 19-2-26　胸骨旁四腔心切面:箭头示房间隔封堵器位置形态良好。

第3节　室间隔缺损

一、介入治疗适应证

- 单纯肌部及部分膜周部 VSD（肌部 VSD:>5mm;膜周部 VSD:3~10mm）;
- 无右向左分流的室间隔缺损;
- 年龄>3~4 岁,体重>10kg;
- 室间隔缺损膜部膨出瘤;
- 手术后残余分流。
- 膜周部缺损残缘距主动脉瓣应>1mm。

二、禁忌证

- 肺动脉高压合并艾森曼格综合征;
- 干下型室间隔缺损;
- 缺损紧靠主动脉瓣;
- 明显的主动脉瓣反流。

三、常用切面

左心室长轴切面、心尖四腔心及五腔心切面、胸骨旁四腔心切面、大动脉短轴切面;剑突下双心室切面为常用切面。

四、超声观察指标

- 选择合适的病例,准确测量 VSD;
- 引导导管/导丝穿过 VSD,建立股动-静脉间的轨道。

五、术中超声引导

- 指导左心室面偏心伞放于恰当位置;
- 指导释放封堵器右面伞,封闭缺损;
- 封堵器左右心室两侧打开后观察堵闭器位置,多切面观察有无残余分流及封堵器是否影响三尖瓣、主动脉瓣启闭;
- 当室间隔缺损伴膜部瘤封堵时,判定封堵器两侧确实夹闭在室间隔瘤的间隔两侧,否则,当释放后势必会造成封堵器的脱落,后果严重;
- 注意观察有无血栓形成。

六、术后超声评价

观察封堵器位置、形态、有无残余分流、有无脱落或移位,并观察封堵器与二尖瓣、主动脉瓣间的关系。见图 19-3-1 至图 19-3-23。

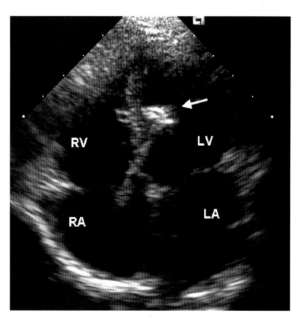

图 19-3-1　心尖四腔心切面显示:导管经右心房、右心室穿过室间隔缺损,将封堵器左心室面伞盘打开。

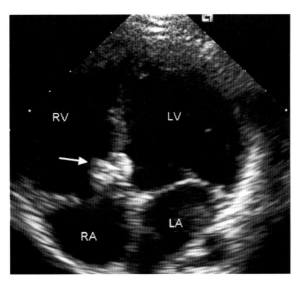

图 19-3-2　心尖四腔心切面：封堵器左右心室面伞盘打开后，夹闭在室间隔缺损上。

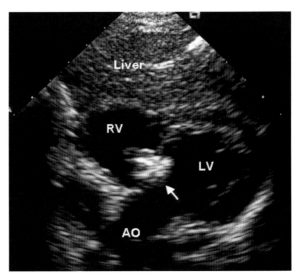

图 19-3-3　剑突下双心室切面：封堵器左右心室面伞盘打开后，夹闭在室间隔缺损上，远离主动脉瓣，位置良好。

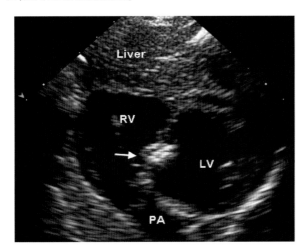

图 19-3-4　剑突下双心室切面：封堵器左右心室面伞盘打开后，夹闭在室间隔缺损上，距离三尖瓣较远，封堵器位置、形态良好。

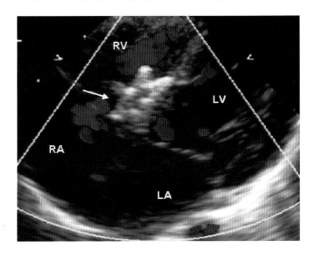

图 19-3-5　胸骨旁四腔心切面：型号较大的封堵器释放后，夹闭在室间隔上，位置及形态良好，彩色多普勒显示心室水平分流消失。

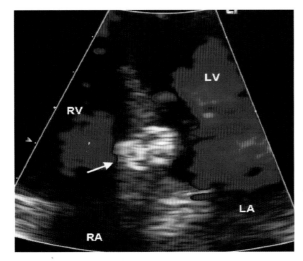

图 19-3-6　心尖四腔心切面：型号较小的封堵器释放后，夹闭在室间隔上，位置及形态良好，彩色多普勒显示心室水平分流消失。

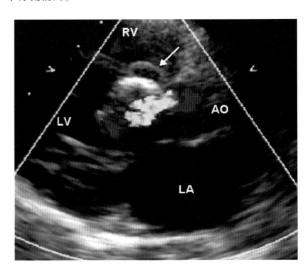

图 19-3-7　左心室长轴切面：封堵器形态正常，彩色多普勒显示舒张期主动脉瓣少量反流信号。

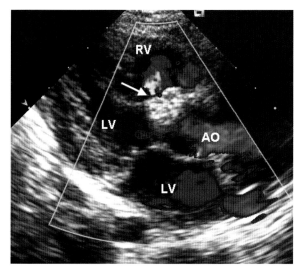

图 19-3-8 左心室长轴切面:封堵器形态正常,彩色多普勒显示源自封堵器中央的分流信号。

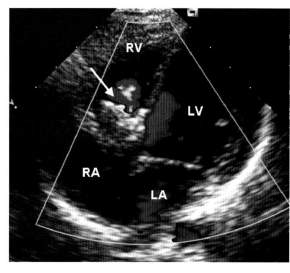

图 19-3-9 胸骨旁四腔心切面:封堵器形态正常,彩色多普勒显示源自封堵器中央的分流信号。

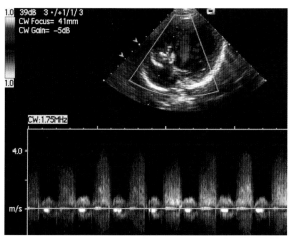

图 19-3-10 频谱多普勒:测量残余左向右分流的速度。

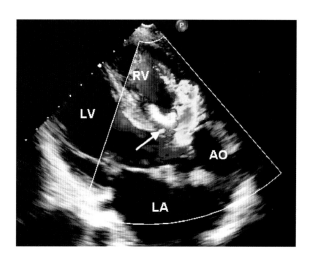

图 19-3-11 近似左心室长轴切面:彩色多普勒显示封堵器上缘的残余左向右分流。

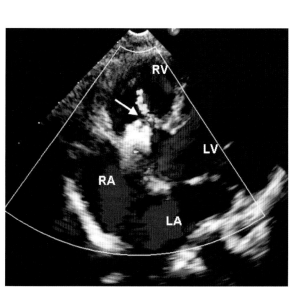

图 19-3-12 胸骨旁四腔心切面:封堵器形态正常,但彩色多普勒显示封堵器下缘残余左向右分流。

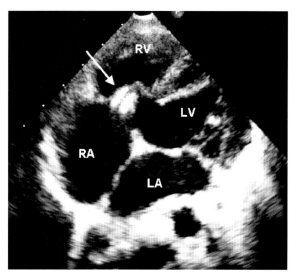

图 19-3-13 胸骨旁四腔心切面:室间隔膜部瘤较大,封堵器仅夹闭膜部瘤一部分,位于瘤体顶部。

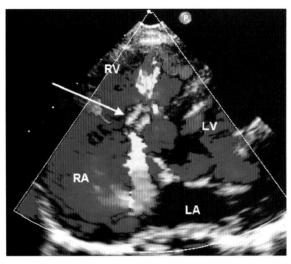

图 19-3-14　胸骨旁四腔心切面：室间隔膜部瘤较大时，封堵器仅夹闭膜部瘤一部分，彩色多普勒可见源自封堵器两端的残余分流信号，且血流方向不同。

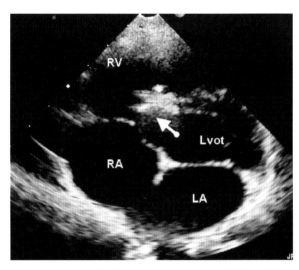

图 19-3-15　近似胸骨旁四腔心切面：室间隔膜部瘤较大，封堵器仅夹闭膜部瘤一部分，位置异常。

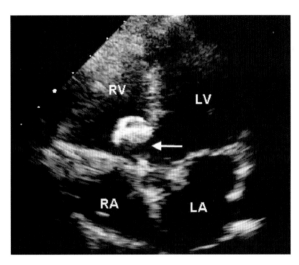

图 19-3-16　心尖四腔心切面：膜部瘤较大，封堵器位置异常。

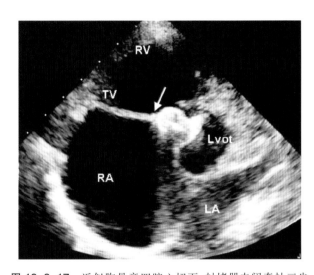

图 19-3-17　近似胸骨旁四腔心切面：封堵器夹闭牵扯三尖瓣腱索。

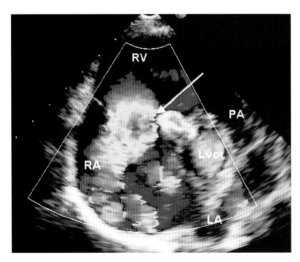

图 19-3-18　近似胸骨旁四腔心切面：封堵器夹闭牵扯三尖瓣腱索，彩色多普勒显示三尖瓣大量反流信号。

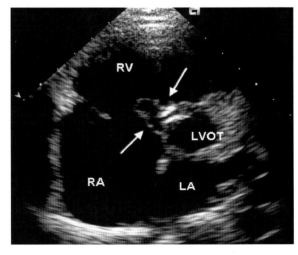

图 19-3-19　近似胸骨旁四腔心切面：膜部瘤较大，封堵器选择偏小，导致封堵器位置异常，且夹闭部分三尖瓣前叶瓣下腱索，致瓣叶活动受限。

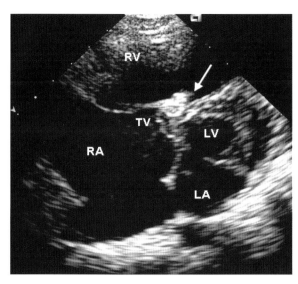

图 19-3-20　近似胸骨旁四腔心切面;封堵器夹闭三尖瓣前叶,致瓣叶启闭受限。

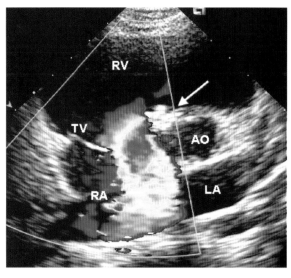

图 19-3-21　近似胸骨旁四腔心切面;封堵器夹闭牵扯三尖瓣前叶,彩色多普勒显示三尖瓣大量反流信号。

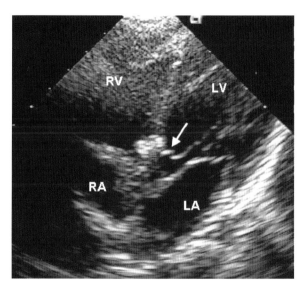

图 19-3-22　胸骨旁四腔心切面;箭头示封堵器左心室面附着条索样(血栓)回声。

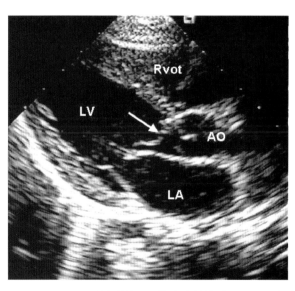

图 19-3-23　左心室长轴切面;箭头示封堵器左心室面附着条索样(血栓)回声。

第4节　主-肺动脉间隔缺损

一、介入治疗适应证

- 一般适合于任何年龄;
- 适用于 Ⅱ 型主-肺动脉间隔缺损(aortic-pulmonary sepeal defect, APSD),缺损远离主动脉瓣及肺动脉瓣;
- 无右向左分流的肺动脉高压。
- 无右肺动脉起源于升主动脉。

二、常用切面

大动脉短轴切面、胸骨上窝主动脉长轴及短轴切面、剑突下流出道长轴切面为常用切面。

三、超声观察指标

测量主-肺动脉间隔缺损的宽度并观察其形态,注意有无一支肺动脉起自升主动脉。

四、术中超声引导

- 观察堵闭器位置;
- 指导释放左、右侧伞面;
- 多切面观察有无残余分流;封堵器与半月瓣关系,有无新发生的瓣膜反流;
- 注意观察有无血栓形成。

五、术后超声评价

观察堵闭器位置、形态、有无脱落或移位,并测量主动脉和肺动脉血流速度。见图 19-4-1 至图 19-4-11。

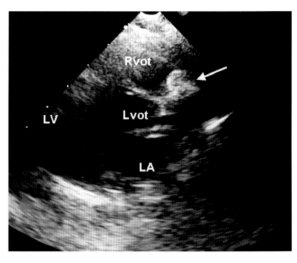

图 19-4-3　胸骨旁右心室流出道长轴切面显示封堵器左侧面在肺动脉内打开。

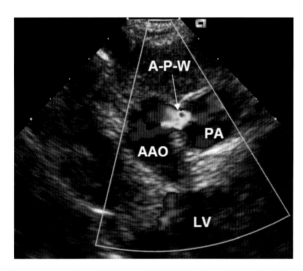

图 19-4-1　胸骨旁高位大动脉短轴切面:彩色多普勒显示大动脉水平分流信号。

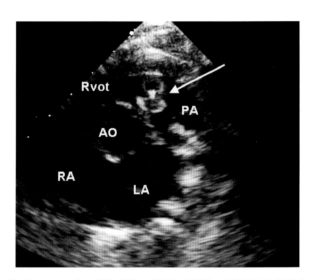

图 19-4-4　大动脉短轴切面显示封堵器左侧面在肺动脉内打开,并靠近缺损位置。

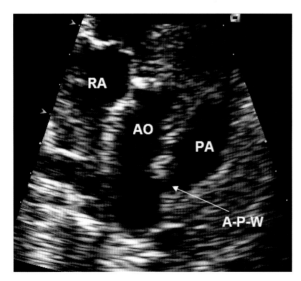

图 19-4-2　剑突下流出道长轴切面显示主-肺动脉间隔缺损,且缺损远离半月瓣。

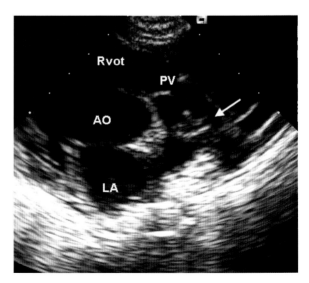

图 19-4-5　近似大动脉短轴切面显示封堵器左侧面在肺动脉内打开,并远离半月瓣。

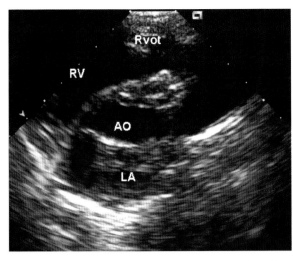

图 19-4-6 近似左心室长轴切面显示封堵器两侧均打开，封闭缺损，但尚未释放。

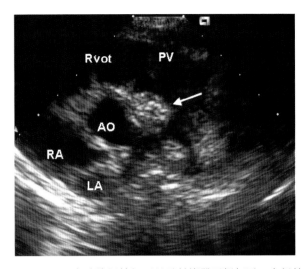

图 19-4-7 大动脉短轴切面显示封堵器两侧打开，夹闭缺损，释放后位置良好。

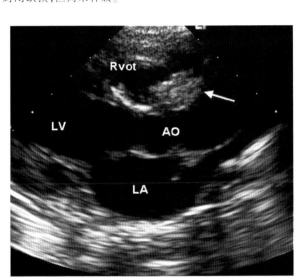

图 19-4-8 左心室长轴切面显示封堵器封闭缺损，释放后位置及形态正常。

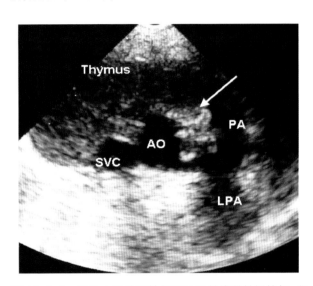

图 19-4-9 高位大动脉短轴切面显示封堵器封闭缺损，释放后位置及形态正常。

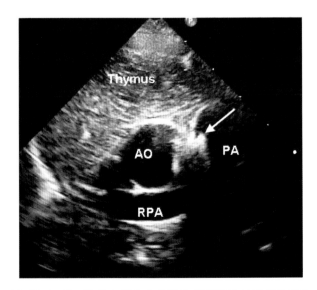

图 19-4-10 胸骨上窝主动脉短轴切面显示封堵器位置及形态正常，右肺动脉显示良好。

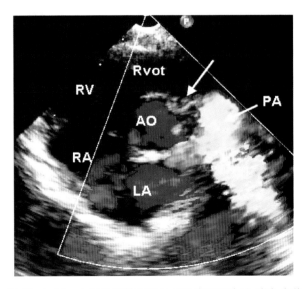

图 19-4-11 大动脉短轴切面显示封堵器释放后，彩色多普勒显示大动脉水平分流消失。

第5节 冠状动脉瘘

一、介入治疗适应证

● 先天性冠状动脉瘘，冠状动脉瘘管长而扭曲且瘘口细小。

● 手术后残余分流。

二、常用切面

由于冠状动脉瘘分型较多，因此不同的类型，所需观察测量的切面也各不相同。常用基本切面为：心尖四腔及五腔心切面；胸骨旁四腔心切面、大动脉短轴切面；剑突下双心房切面等。

三、超声观察指标

重点观察冠状动脉瘘管走行、管长及瘘口数量。瘘管较长、细小单发瘘口适于封堵，多发瘘口不适宜封堵，瘘管过粗亦难以封堵。

四、术后超声评价

观察堵闭器位置、形态、有无残余分流、有无脱落或移位。见图19-5-1至图19-5-4。

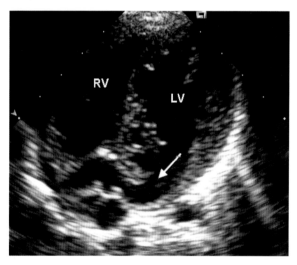

图 19-5-1 近似心尖低位四腔心切面：冠状动脉增粗，箭头示左冠状动脉左心室瘘口。

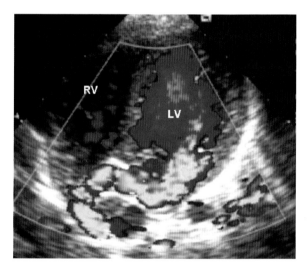

图 19-5-2 近似心尖低位四腔心切面：CDFI 显示增粗的左冠状动脉异常分流入左心室。

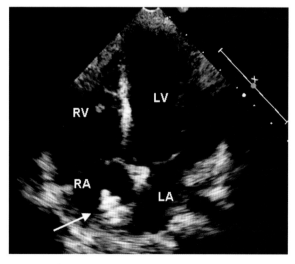

图 19-5-3 心尖四腔心切面：冠状动脉右心房瘘封堵术后，箭头示封堵器回声。

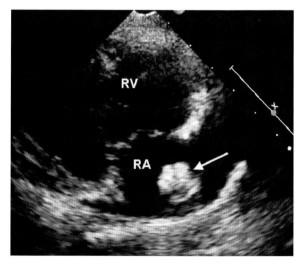

图 19-5-4 右心两腔心切面：箭头示右心房内封堵器回声。

第6节 经食管超声心动图监测介入封堵治疗

一、TEE 检查适应证

- 经胸超声图像不清晰时可考虑经食管超声心动图;
- 体重>5kg;
- 多应用于房间隔缺损的术前超声诊断,介入术中监测;
- 也可应用于室间隔缺损及动脉导管未闭的介入术中监测。

二、常用切面及角度

常用角度:30°、60°、90°、120°、180°。

常用切面:四腔心切面、大动脉短轴切面、双房切面、心房上下腔长轴切面等。

三、超声术前观察指标

观察重点同经胸超声心动图在先天性心脏病介入治疗中的应用。

四、术中及术后超声评价

观察堵闭器位置、形态、有无残余分流、有无脱落或移位。见图 19-6-1 至图 19-6-8。

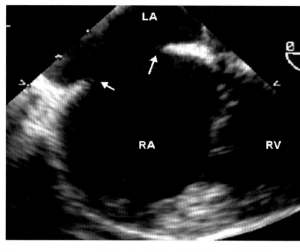

图 19-6-2 60°双房切面:显示房间隔全长,房缺残端至二尖瓣距离及心房顶部残缘情况。

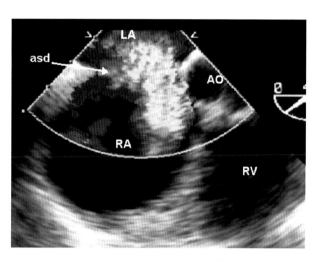

图 19-6-3 大动脉短轴切面:彩色多普勒显示心房水平分流。

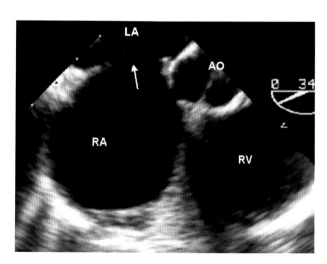

图 19-6-1 30°大动脉短轴切面:显示房间隔中部回声失落,可见主动脉端残缘情况及对侧房间隔后缘情况。

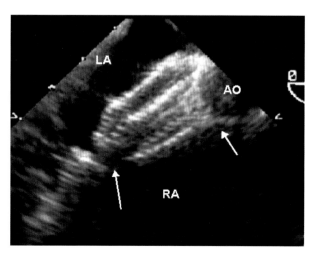

图 19-6-4 30°~40°主动脉短轴切面:显示封堵器位置、封堵器主动脉端夹闭形态及夹闭对侧房间隔后缘情况。

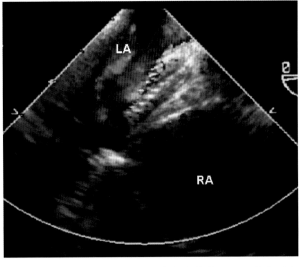

图 19-6-5　双心房切面(60°):彩色多普勒显示心房水平未见分流。

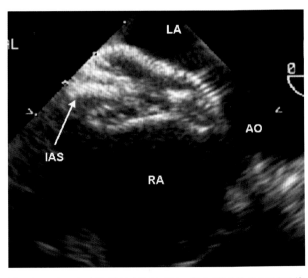

图 19-6-6　大动脉短轴切面(50°):箭头所示为房间隔后缘被封堵器两侧夹闭。

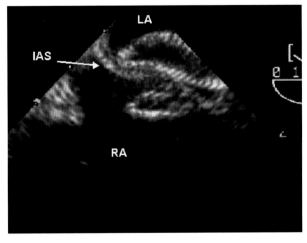

图 19-6-7　双心房切面(85°):箭头所示为房间隔下缘被封堵器夹闭。

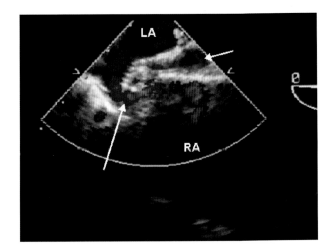

图 19-6-8　双心房切面(90°)彩色多普勒血流频谱:箭头所示为房间隔顶部见少量残余分流。

(吴江　张桂珍)

第 20 章

超声心动图在先天性心脏病镶嵌治疗中的应用

随着技术进步和经验的积累,介入治疗在复杂先天性心脏病治疗中发挥越来越重要的作用。近年来,有学者提出介入与外科手术镶嵌治疗(hy-brid procedure)复杂先天性心脏病的新技术并应用于临床,取得了较好的临床效果。该技术可减小手术创伤、扩大介入手术适应证范围,并改善手术效果。虽然介入性治疗目前尚不能达到根治复杂先天性心脏病的目的,但可用于姑息性治疗或与外科手术联合达到解剖或功能矫治的效果,并可最大限度地发挥二者的优势,是今后先天性心脏病治疗的发展方向。

目前小儿心脏外科镶嵌治疗主要应用于以下几个方面:肌部多发室间隔缺损(ventricular septal defect,VSD)的修补;术中球囊或支架血管成形术;单心室的镶嵌治疗;TGA/IVS 大动脉调转术术前建立或扩大房间隔缺损 (atrial septal defect,ASD);粗大主–肺侧支弹簧圈(或封堵器)封堵术;Fontan 类手术后采用 ASD 关闭器(或 PDA 关闭器或弹簧圈)关闭板障开窗孔;肺动脉瓣膜性闭锁球囊扩张治疗。

介入与外科手术镶嵌治疗中主要采用经食管超声心动图(transesophageal echocardiography,TEE)引导及监测。

第 1 节　经食管超声心动图在微创房间隔缺损封堵术中的应用

经皮心导管房间隔缺损 Amplatzer 封堵器封堵术于 20 世纪 90 年代引进我国,并逐渐被临床应用及推广治疗先天性心脏病。由于经皮心导管介入封堵术的适应证较窄、操作技术难度大、导管途径长、可控性较差,以及封堵伞与房间隔常呈垂直位,易导致封堵伞位置摆放困难等问题,在临床实践中受到一些限制。近年来,利用经胸小切口直接送入输送器的外科微创封堵术(镶嵌治疗),可大大弥补经皮导管介入封堵的不足,提高手术的精确性和安全性,较适用于巨大 ASD 的封堵及血管较细的儿童,因此逐渐被临床所应用及推广。

在镶嵌治疗过程中超声心动图起着重要作用,尤其是 TEE,与经胸超声心动图 (transthoracic echocardiography,TTE) 相比,其具有不干扰手术视野、图像清晰等特点,在微创外科 ASD 封堵效果评价中具有显著的优势。TEE 可于术前准确判断 ASD 的类型及缺损边缘的状态,为微创封堵治疗适应证做进一步筛选,尤其对巨大的 ASD 更为重要;同时对术中指导操作起着至关重要的作用。

一、封堵材料及食管超声探头型号

Amplatzer 封堵器是近些年来国际和国内普通应用、安全性高、适应范围较广、疗效良好的 ASD 封堵器。近年来上海形状记忆合金公司也生产了同类产品并应用于临床 (图 20-1-1),产品疗效与 Amplatzer 封堵器相媲美,且价格明显低于 Amplatzer 封堵器,被广泛地应用于外科微创 ASD 封堵治疗。

TEE 需要将探头插入食管及胃内,是一种半侵入性检查,儿童食管较细,通常使用的食管超声探头是直径 5mm 的婴幼儿多平面 TEE 探头 S8-3t,频率为 4~11MHz;国外研究显示,其可广泛应用于体重大于 3kg 的患儿,且并发症较低。

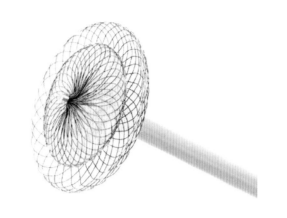

图 20-1-1 房间隔缺损封堵器（上海形状记忆合金公司生产）。

二、适应证

掌握 ASD 封堵适应证，是手术成功的关键，因此，除了需要对房间隔解剖结构有充分了解外，还应掌握封堵手术的禁忌证和适应证。适合行 ASD 封堵治疗者应符合以下几个条件：

（1）ASD 类型为继发孔型，分流方向为左向右。以中央型 ASD 为最佳，如 ASD 靠近上腔静脉端或下腔静脉端，则不能合并部分型肺静脉异位引流。

（2）残端组织发育状况良好，边缘组织较厚。

（3）有症状或发现心脏扩大。

（4）多发 ASD，缺损之间的间距最好在 5~7mm 之间。如超过此范围，应考虑采用两个封堵器进行封堵。

（5）如伴较大房间隔膨出瘤，房间隔组织又较菲薄，可考虑扩大 ASD 的范围，选择较大号的封堵器进行封堵，或改行外科手术治疗。如仅为局部的房间隔瘤形成，可根据 ASD 的大小选择封堵伞型号。

（6）外科术后残余分流。

（7）房间隔的总长度>封堵伞左房盘的直径。

（8）不合并必须外科手术的其他心血管畸形。

三、禁忌证

ASD 封堵禁忌证如下：

（1）原发孔型 ASD 及冠状静脉窦型 ASD。

（2）合并重度肺动脉高压，肺血管阻力>7Wood 单位。

（3）心房水平右向左分流，外周血氧饱和度<94%。

（4）合并需要外科纠治的其他心脏畸形。

（5）合并血栓、感染、败血症或其他严重并发症者。

四、超声心动图遴选原则及术中超声引导技术

（一）术前 TTE 常用遴选切面及测量意义

● 大动脉短轴切面：观察 ASD 的大小、部位，主动脉端有无房间隔残缘组织；观察心房顶部 ASD 残缘的长度及发育状况，通常如在本切面观察到 ASD 靠近心房顶部，则 ASD 的位置位于近上腔静脉端。若主动脉端房间隔残缘较短，则选伞难度较大。

● 双心室流入道切面：可显示四个心腔内径，精确测量 ASD 的大小、房间隔的总长度，观察房间隔残端组织的长度及发育状况，显示右上肺静脉与 ASD 的关系。

● 胸骨旁及心尖四腔心切面：可观察房室瓣环部位 ASD 残缘的长度及状态，如残缘过短则易造成二尖瓣、三尖瓣损伤，对缺损较大者尤为重要。

● 剑突下双心房切面：是选择 ASD 封堵适应证的最佳切面，可清晰显示 ASD 的部位、大小，缺损与上、下腔静脉的关系。ASD 位于上腔静脉端时应注意有无右上肺静脉异位引流入右心房。

（二）TEE 在微创房间隔缺损封堵术中的应用

1.ASD 封堵术前 TEE 常用切面及观察要点

通过改变多平面 TEE 探头的深度，调整探头左右及前后方向，以及探头内晶片 180°范围内的旋转，从而可清晰显示 360°空间方位内的 ASD 形态、各残缘的状态及其与周围毗邻结构的相互关系。

（1）食管中段四腔心切面（0°）：主要用于观察 ASD 前后径（图 20-1-2）及房室瓣环部位 ASD 残缘组织的长度、发育。适当调整探头角度，可观察缺损与右肺静脉及冠状静脉窦的关系。

（2）大动脉短轴切面（20°~35°）：主要观察房间隔后下部及缺损后下残缘的情况，缺损前缘与主动脉端无冠窦壁的距离及残缘发育状况。

（3）左心室流出道短轴及双心房切面（70°~90°）：较主动脉左心房切面距门齿的深度约深 5~10mm，

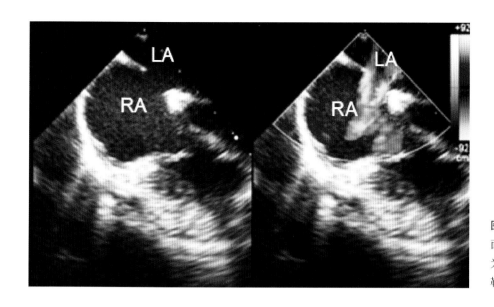

图 20-1-2　食管中段四腔心切面显示中央型房间隔缺损。左图为二维声像图；右图为彩色多普勒声像图。

主要用于观察主动脉端及近下腔静脉端 ASD 残缘状况。

（4）双腔静脉长轴切面（110°~130°）：是观察 ASD 与上、下腔静脉关系的最佳切面，也是确定 ASD 类型的主要切面之一。主要用于观察上、下腔静脉端 ASD 残缘的长度及发育状况。

2.ASD 封堵术中 TEE 引导要点

（1）食管中段四腔心切面（0°）：通过观察 ASD 的位置，帮助术者在建立荷包前指探定位点，ASD 较小时需多平面观察其方向是否与缺损方向垂直，定位准确可以节省心内操作时间，引导导丝、鞘管穿过房间隔缺损进入左心房，封堵器左碟在左心房内打开，调节封堵伞与房间隔平行，并指引术者将封堵器左碟拉向房间隔，将操作杆退至右心房，到位后释放右房侧碟，注意观察对二、三尖瓣是否有影响，封堵器边缘有无残余分流。术后持续观察数分钟，至效果满意才可释放。在多发 ASD 患者，当使用单个封堵器封堵两个缺损时，注意观察较小的缺损是否得到满意封堵。

（2）大动脉短轴切面（20°~35°）：确认封堵器位置及形态正常，注意伞翼是否抱住主动脉，伞翼是否磨损主动脉窦部，并观察分流情况。

（3）双腔静脉长轴切面（110°~130°）：当鞘管通过房间隔缺损进入左心房时，从四腔心切面迅速转至此切面，由于鞘管一般会朝向左心耳，为防止鞘管进入过深导致左心耳破裂，应严密监视鞘管的走向及深度。封堵器左侧碟打开时，判断左侧碟是否在左心房内打开，封堵器右侧碟打开后观察封堵器是否夹住房间隔（图 20-1-3），是否影响上下腔静脉血流，观察封堵器的边缘有无残余分流，并通过推拉试验检查其稳定性。

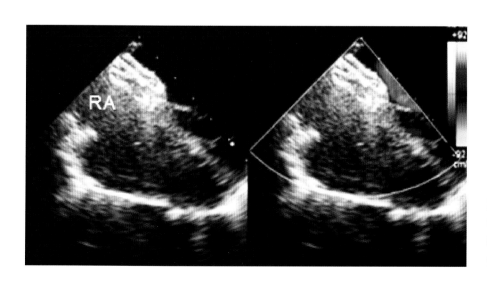

图 20-1-3　封堵器夹住房间隔的两侧，未见残余分流。左图为二维声像图；右图为彩色多普勒声像图。

第2节 经食管超声心动图在微创室间隔缺损封堵术中的应用

室间隔缺损(ventricular septal defect, VSD)是常见先天性心脏病之一,成熟的外科手术修补仍是重要的治疗方法,但是存在创伤大、风险高、恢复慢等缺点。随着心导管技术的进展,近年来,介入与外科手术镶嵌治疗 VSD 也得到了临床应用及推广。2002年,Hijaz 利用 Amplatzer 封堵装置闭合膜部 VSD 取得成功。2004年,Amin 报道正中切口非体外循环下应用偏心型封堵器封堵猪的膜周部 VSD 取得成功,随访结果满意;2006年又在机器人辅助下,成功实施经胸微创小切口封堵 VSD。国内自 2005 年以来,上海形状记忆合金公司生产的 VSD 封堵器越来越多地应用于外科微创 VSD 封堵术中(图 20-2-1),且效果良好。

与传统体外循环下外科修补和内科心导管介入治疗相比,外科微创封堵的优点是:首先安全性高,避免了开胸手术和体外循环并发症,以及导管介入的血管损伤和辐射影响;其次损伤小,胸前小切口,术后瘢痕小,对患儿的心理影响小;再次恢复快,患儿术后康复时间明显缩短。

镶嵌治疗手术成功的关键在于术中有效的 TEE 监测,TTE 在术前筛选病例、术后随访中发挥着重要作用。

一、适应证与禁忌证

(一)适应证

不同类型的 VSD,其周围的毗邻关系略有差异,VSD 镶嵌治疗适应证的选择亦有所不同。

1.膜周型 VSD

(1)年龄≥1 岁。

(2)左心室有不同程度扩大。

(3)缺损口大小:缺损口最大径一般≤10.0mm。当左心室侧缺损口最大径≥8.0mm 时,缺损口右心室侧径应<左心室侧径 1/2,且右心室侧缺损边缘粘连牢固。缺损口左、右心室侧最小径分别>3.0mm 和>2.0mm。

(4)心室水平左向右分流。

(5)无病理性主动脉瓣反流和中度以上三尖瓣反流。

(6)无其他需要外科手术治疗的心脏畸形。

2.流出道 VSD

(1)缺损口大小:最大径≤6.0mm。

(2)缺损残端距肺动脉瓣距离>3.0mm。

(3)缺损残端距主动脉右冠瓣距离≥1.0mm(偏心型封堵器)。

(4)无主动脉瓣脱垂及主动脉瓣反流。

3.肌部 VSD

(1)缺损口大小:最大径≤10.0mm。

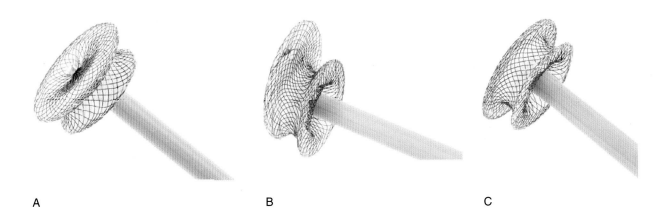

A   B   C

图 20-2-1 室间隔缺损封堵器(上海形状记忆公司生产)。(A)对称型封堵器;(B)偏心型封堵器;(C)肌部室缺封堵器。

(2)缺损残端距心尖及室间隔后下边缘(后下室间沟)的距离≥5.0mm。

(3)缺损口:单孔缺损时,左心室侧为单孔,右心室侧因肌小梁分隔成数孔,且左心室侧缺损口不大于上述标准者也可考虑微创封堵治疗。

(二)禁忌证

VSD 禁忌证如下:

(1)干下型、隔瓣下型 VSD。

(2)流出道 VSD 大小≥7.0mm,膜周型及肌部 VSD≥10.0mm。

(3)主动脉瓣脱垂及主动脉瓣反流。

(4)三尖瓣瓣叶的主要腱索附着于缺损边缘。

(5)紧邻心尖及室间隔后下方边缘部的小梁肌部 VSD。

(6)心室水平右向左或双向分流。

(7)感染性心内膜炎合并缺损周围赘生物。

(8)合并需要外科手术治疗的心血管畸形。

二、超声心动图遴选原则及术中超声引导技术

(一)术前 TTE 常用遴选切面及测量意义

膜周部 VSD 周边毗邻结构复杂,封堵治疗易造成瓣膜及其辅助装置的损伤和传导阻滞,对其进行微创封堵在技术上存在难度。因此术前超声心动图对 VSD 的精确定位、测量及 VSD 形态的观察尤为重要。一般认为,应从多角度、多切面观察和测量,以便进行全面的综合评价。常用切面如下:

(1)胸骨旁左心室长轴切面:可测量缺损口左、右心室面的大小,观察 VSD 与主动脉瓣右冠瓣的距离,以及 VSD 与左心室流出道的关系。

(2)大动脉短轴切面:可准确判断 VSD 的部位、类型,对流出道 VSD 可测量缺损残端距肺动脉后瓣的距离,对膜周 VSD 可测量缺损残端与三尖瓣隔瓣间距离。

(3)心尖四腔心切面:主要观察肌部 VSD,如同时采用彩色多普勒常可避免漏诊。小梁肌部的 VSD 应仔细观察缺损的位置,及其与调节束、三尖瓣腱索的关系,位于近心尖部的肌部 VSD,注意测量缺损下缘残留室间隔的长度。

(4)心尖五腔心切面:在此切面能清晰地显示膜周 VSD,而且观察到缺损的大小与实际缺损大小相近。可观察主动脉瓣下 VSD 残缘情况,VSD 与主动脉右冠瓣及无冠瓣的距离;观察缺损与主动脉右冠窦的关系及主动脉瓣有无脱垂和脱垂的程度。尤其是伴有膜部瘤的 VSD,可观察瘤体形态,精确测量缺损左心室面的大小,结合彩色多普勒观察缺损右心室面的破口数目及大小。

(5)左心室系列短轴切面:通常大部分肌部 VSD 可在此切面显示,并可测量缺口在左、右心室侧的大小,对位于室间隔后下方(后室间沟处)边缘部的小梁肌部 VSD,应注意测量缺损右心室面后下残缘的长度。肌部 VSD 常为多发,应注意各缺损的位置及相互距离。

(6)右心室流出道切面:可清晰显示双动脉下 VSD 的形态、大小及残缘状态,及其与主动脉瓣、肺动脉瓣的关系。

(二)TEE 在微创 VSD 封堵术中的应用

1.封堵术前 TEE 判断 VSD 位置、大小及其周围的毗邻关系

术前准确测定 VSD 的位置和大小,选择合适的封堵器,是手术成功的关键。对于缺损靠近主动脉瓣下的 VSD,因其解剖位置特殊,邻近主动脉瓣,应考虑使用偏心型封堵器。由于使用型号过大的封堵器是导致房室传导阻滞的主要因素之一,因此术前 TEE 多切面准确测量 VSD 的大小尤为重要。

TEE 常用切面有:①食管中段四腔心切面(0°);②大动脉短轴切面(20°~35°);③左心房室主动脉长轴切面(125°~135°)④五腔心切面(0°~25°);⑤乳头肌短轴切面(30°~70°)。各切面观察内容及测量意义同 TTE 相应切面。见图 20-2-2 至图 20-2-4。

2.微创封堵手术方法及术中 TEE 引导要点

患儿取平卧位,胸骨下段正中切口,3~5cm 长,劈开胸骨下端,纵行切开心包下部。TEE 于食管中段四腔心切面或大动脉短轴切面指引下,选择与 VSD 角度最小、距离最近且无冠状动脉血管的右心室表面作为穿刺点。膜周型及肌部 VSD 的穿刺点多位于右心室前壁近房室沟处,流出道 VSD 穿刺点位于右心室漏斗部肺动脉瓣下方。缝双层荷包,中空探条辅助时,经 TEE 监测下,将中空探条由穿刺点通过 VSD 送入左心室,将导丝置入中空探条,退中空探条,然后将输送鞘管通过导丝送入左心室并固

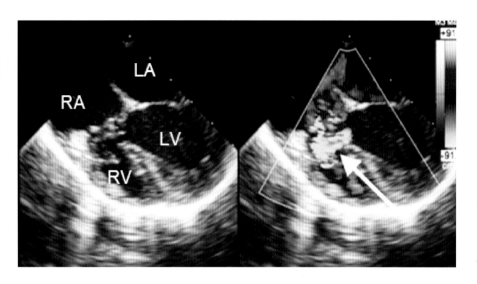

图 20-2-2 四腔心切面二维及彩色多普勒超声显示膜周部室间隔缺损,部分三尖瓣隔瓣附着。左图为二维声像图;右图为彩色多普勒声像图。

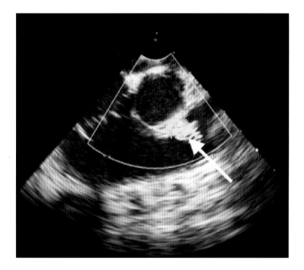

图 20-2-3 大动脉短轴切面显示缺损位于漏斗间隔。

定,TEE 此时应观察左心室腔内是否出现"双管征"(图 20-2-5 和图 20-2-6),待证实后,再退出导丝,将装有推送杆、封堵器的装载鞘管插入输送鞘管,撤装载鞘管,推送杆将封堵器送入输送鞘管的顶端,在 TEE 引导下释放左心室侧伞,回撤输送鞘管,使左心室侧伞紧贴 VSD 的左心室面。如使用偏心型封堵器,在送出封堵器左盘面时,应调整无边的一侧在主动脉瓣侧,再释放伞的腰部和右心室侧伞,卡紧 VSD(图 20-2-7 和图 20-2-8)。非中空探条辅助直接输送时,在 TEE 引导下直接将装有推送杆、封堵器的输送鞘管由穿刺点通过 VSD 送入左心室,相同方法释放封堵器。封堵器卡紧 VSD 后,推拉推送杆测试其牢固性。

在封堵器释放前及释放后,TEE 应多角度、多方位变换观察封堵器的形态、位置、有无明显残余分流、对周围结构有无影响。释放后继续监测 15min,以防封堵器脱落及其他并发症出现。见图 20-2-9 至图 20-2-11。

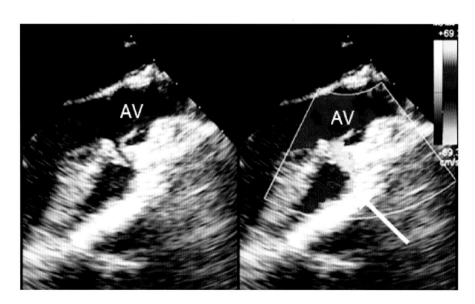

图 20-2-4 心室主动脉长轴切面显示室间隔缺损毗邻主动脉瓣。左图为二维声像图;右图为彩色多普勒声像图。

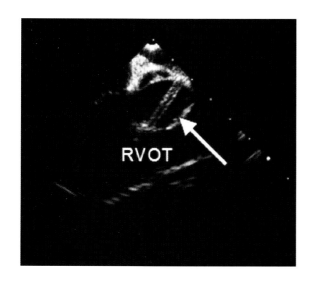

图 20-2-5　大动脉短轴切面显示鞘管进入左心室,左心室腔内出现"双管征"。

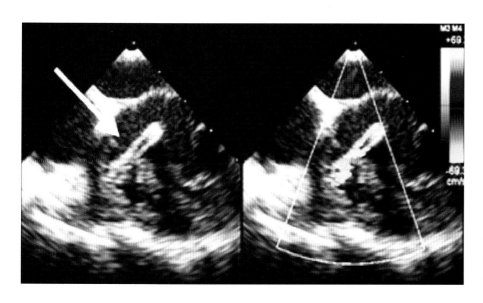

图 20-2-6　四腔心切面显示输送鞘管进入左心室腔。左图为二维声像图;右图为彩色多普勒声像图。

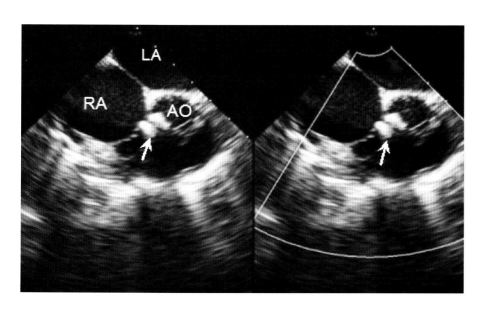

图 20-2-7　大动脉短轴切面显示封堵器夹在室间隔两侧,位置良好。左图为二维声像图;右图为彩色多普勒声像图。

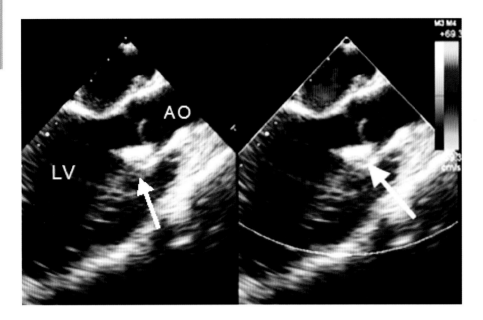

图 20-2-8　左心房室主动脉长轴切面显示偏心型封堵器位置正常,封堵器无边的一侧在主动脉瓣侧。左图为二维声像图;右图为彩色多普勒声像图。

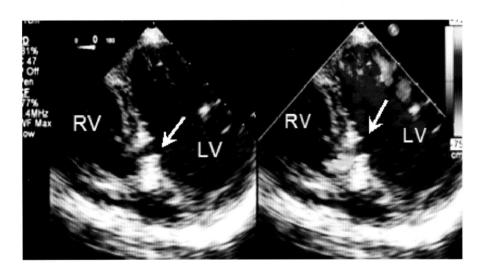

图 20-2-9　食管中段四腔心切面,显示缺损位于肌小梁肌部,单个分流口,室间隔肌肉较厚。左图为二维声像图;右图为彩色多普勒声像图。

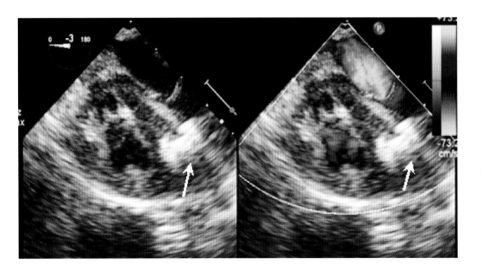

图 20-2-10　缺损部位的室间隔肌肉较厚,选用高腰封堵器,封堵器的左、右心室面装置与室间隔紧密贴合,无残余分流。左图为二维声像图;右图为彩色多普勒声像图。

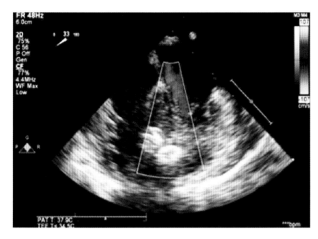

图 20-2-11 肌部室间隔放置两枚封堵器,其中靠近心尖部的缺损选用 PDA 封堵器,单面伞,紧贴右心室面,未见残余分流。

第 3 节 经食管超声心动图在室间隔完整型肺动脉闭锁镶嵌治疗中的应用

室间隔完整型肺动脉闭锁 (pulmonary atresia with intact ventricular septum, PA/IVS) 目前的治疗方法主要有经典外科手术和经皮介入治疗,但无论哪种方法均存在明显的缺点和局限性。近年来,采用介入与外科镶嵌技术经胸肺动脉瓣球囊扩张成形术治疗 PA/IVS 日益得到重视,并取得较好的临床效果。与经皮介入治疗相比,该方法可避免导管产生的并发症,提高操作的安全性和成功率。

一、适应证

● 肺动脉瓣为膜性闭锁,不合并右心室流出道狭窄(中度以上)。

● 体重≥2.5kg。

● 无明显的右心室发育不良,三尖瓣 Z 值>-4。

● 不合并冠状动脉异常及右心室依赖的冠状动脉循环。

二、超声心动图遴选原则及术中超声引导技术

(一)术前 TTE 遴选切面及检查意义

1.左心室长轴切面

显示室间隔完整,同时观察右心室的大小及发育情况。

2.大动脉短轴和右心室流出道长轴切面

显示肺动脉瓣膜闭锁情况(图 20-3-1 和图 20-3-2),未见瓣膜启闭活动;肺动脉主干及分支发育尚好;同时注意观察左、右冠状动脉的起源、内径及走行,同时可显示未闭的动脉导管。

3.四腔心切面

可显示右心室发育状况、肥厚程度及运动幅度。结合彩色多普勒观察三尖瓣反流程度(图 20-3-3),

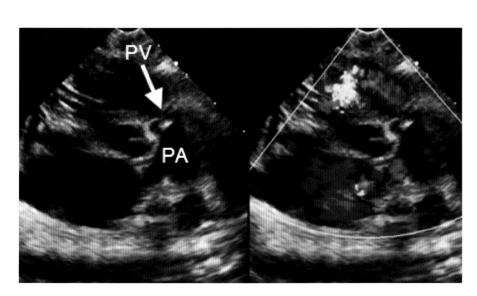

图 20-3-1 大动脉短轴切面显示肺动脉瓣膜呈膜性闭锁。左图为二维声像图;右图为彩色多普勒声像图。

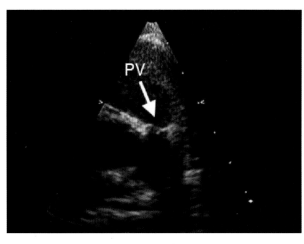

图 20-3-2 膜性闭锁的肺动脉瓣膜无明显启闭运动。

有无窦状隙的开放及右心室依赖的冠状动脉循环；频谱多普勒测量三尖瓣反流速度并估测右心室收缩压；观察三尖瓣环发育情况,测量三尖瓣 Z 值。

4.右心室流入道切面

可观察右心室流入道、三尖瓣前叶及后叶发育情况,结合彩色多普勒超声观察三尖瓣反流程度。

5.胸骨上窝主动脉弓长轴切面

可显示升主动脉增宽及未闭的动脉导管。

6.剑突下双心房切面

可显示 ASD 或卵圆孔未闭。

(二)TEE 在 PA/IVS 镶嵌治疗中的应用

1.PA/IVS 镶嵌治疗手术方法

患儿取平卧位,胸骨下段正中切口,心脏不停搏及非体外循环下, 肝素化后于右心室流出道距肺动脉瓣口 1~1.5cm 处行荷包缝线,使用静脉穿刺针,在 TEE 引导下穿刺针对准膜性闭锁的肺动脉瓣膜穿刺后,导入引导钢丝及鞘管,在钢丝引导下放入球囊扩张管。首先选择大小与主肺动脉直径相当的球囊导管进行预扩张,扩张后使用 TEE 即时测量肺动脉瓣压差变化,若压差仍大于 36mmHg,则选择比初次扩张球囊大 1~2 号的球囊导管依次扩张, 效果满意后,撤离球囊,荷包线打结。

2.PA/IVS 镶嵌治疗术中 TEE 引导要点

术前 TEE 应多切面扫查, 尤其重要的是食管中段右心室流出道主肺动脉长轴观（探头位于第 6 胸椎水平,角度在 120°~135°之间,指向左前方）、大动脉短轴观(探头位于第 6 胸椎水平,角度在 30°~75°之间),可清晰显示右心室流出道、肺动脉瓣及主肺动脉(图 20-3-4),并于收缩期准确测量肺动脉瓣环直径,以便选择大小合适的球囊。引导术者将穿刺针准确穿过膜性闭锁的瓣膜中心, 并导入引导钢丝及鞘管(图 20-3-5),注意球囊的位置及形态是否正常,并自瓣膜中心进行扩张(图 20-3-6),尽可能保留瓣膜的完整性和关闭功能。球囊扩张后,观察肺动脉瓣血流通过情况(图 20-3-7),即时测量肺动脉瓣跨瓣压差, 一般要求扩张后收缩期肺动脉跨瓣压差低于 36mmHg;并评价肺动脉瓣有无反流及反流程度。

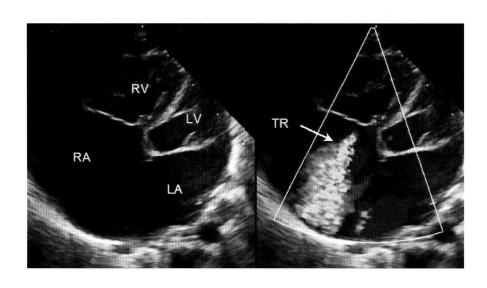

图 20-3-3 四腔心切面显示右心室发育尚可,彩色多普勒显示三尖瓣反流。左图为二维声像图;右图为彩色多普勒声像图。

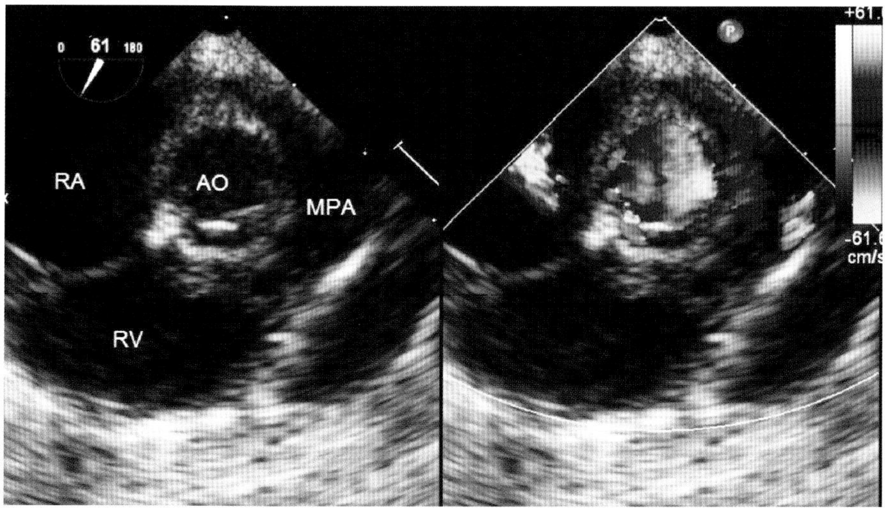

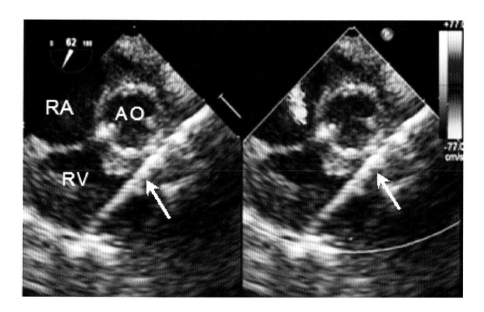

图 20-3-4　术前 TEE 示肺动脉瓣呈膜性闭锁，未见正向血流通过，主肺动脉发育尚可。左图为二维声像图；右图为彩色多普勒声像图。

图 20-3-5　术中 TEE 显示鞘管通过闭锁的肺动脉瓣进入主肺动脉内(箭头示导丝)。左图为二维声像图；右图为彩色多普勒声像图。

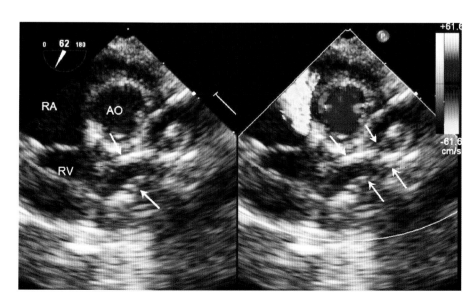

图 20-3-6　术中 TEE 显示扩张的球囊(箭头所示)。左图为二维声像图；右图为彩色多普勒声像图。

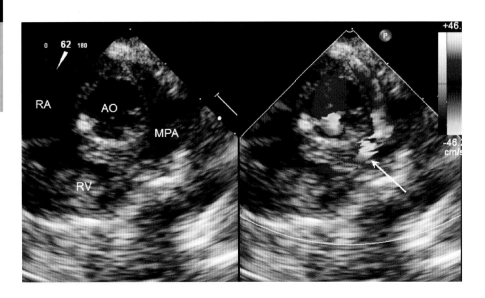

图 20-3-7　球囊扩张后,TEE
显示右心室血流经肺动脉瓣进
入主肺动脉。左图为二维声像
图;右图为彩色多普勒声像图。

(陈俊　耿斌)

下 篇

临床胎儿
超声心动图学

第 21 章

心脏胚胎发育及血液循环特点

第1节 心脏的胚胎发育

参见第1章。

第2节 胎儿血液循环的特点

一、胎儿血液循环特点

胎儿时期的营养、代谢物的排除及气体交换是经过脐血管及胎盘与母体之间经过渗透方式进行的。来自胎盘的含氧和营养物质丰富的血流,通过脐静脉进入胎儿体内,到肝脏下缘分为两支,一支经静脉导管将约60%的脐静脉血直接注入下腔静脉,与来自胎儿下半身的静脉血相混合,共同流入右心房;另一支注入肝脏,经肝血窦后注入下腔静脉。由于下腔静脉在右心房的开口正对卵圆孔,致使来自下腔静脉高含氧量的血大部分通过卵圆孔流入左心房,再与从肺静脉回流的少量血液混合后流入左心室。左心室射出的血通过主动脉瓣和升主动脉优先分布到冠状动脉、脑动脉、头颈部及上肢,只有少量流入降主动脉。从头颈和上肢回流的静脉血入右心房,与下腔静脉来的小部分血混合后,经右心室进入肺动脉,其中90%以上的血通过开放的动脉导管入降主动脉,仅不到10%的血流进入尚无呼吸功能的肺脏。降主动脉的血液除经分支到盆腔、腹腔脏器和下肢外,还经由髂外动脉分出的一对脐动脉到达

血管阻力极低的胎盘[1-3],见图21-2-1。

胎儿血液循环系统有以下特点:

(1)胎儿心血管系统中只有脐静脉内是氧合血,其余血管都是混合血。

(2)胎儿时期的营养、代谢产物的排除及气体的交换通过脐血管到达胎盘,再与母体进行交换。

(3)胎儿这种特有的血液循环方式主要通过三个通道完成:卵圆孔、静脉导管、动脉导管,能保证高氧饱和度的血液优先供给心肌和脑等重要脏器,低

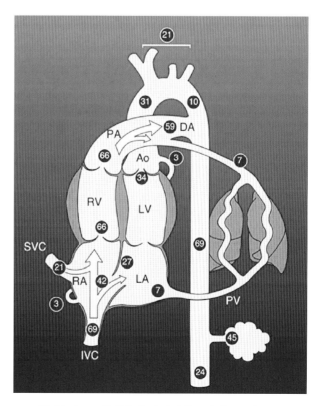

图 21-2-1 胎儿期各重要脏器血流分配示意图。

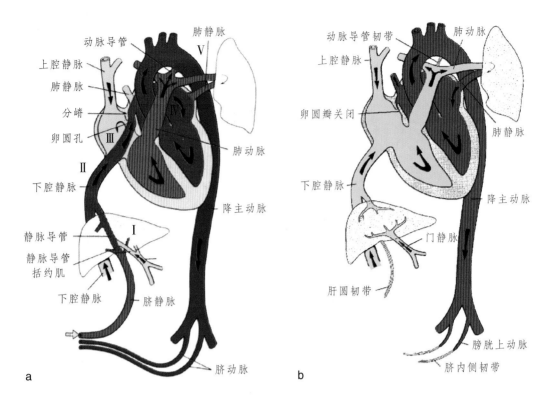

图 21-2-2 胎儿(a)及出生后(b)血液循环模式图。在胎儿期脐静脉氧合血分别在肝脏(Ⅰ)、下腔静脉(Ⅱ)、右心房(Ⅲ)、左心房(Ⅳ)及动脉导管入降主动脉处(Ⅴ)五个部位与非氧合血混合。

氧饱和度的血回流至胎盘。

二、胎儿出生后血液循环的变化

胎儿出生后,由于胎盘作用的停止和肺开始呼吸,胎儿血液循环发生下列一系列变化。

1.卵圆孔闭合

胎儿出生后,肺开始呼吸,肺循环血量急剧增加,回流入左心房的血量增加,使左心房的压力大大超过右心房,致使第一房间隔与第二房间隔(卵圆孔)相贴,造成卵圆孔功能性关闭,以后两个房间隔的结缔组织增生融合达到结构上的封闭。此时仅在房间隔的右侧遗留一个凹形,称卵圆窝。卵圆孔完全封闭一般在1岁左右,最晚不超过3岁,但人群中有15%~20%终身不闭合。

2.动脉导管闭锁

胎儿出生后,由于肺动脉压力降低,动脉导管的平滑肌收缩,致使动脉导管功能性关闭;出生2~3个月后,由于内膜增生,动脉导管完全闭锁,形成动脉韧带。

3.脐动脉和脐静脉的关闭

胎盘功能停止后,首先是脐血管的平滑肌发生收缩,脐带血液循环也相应发生变化。①脐静脉(腹腔内的部分)闭锁,成为由脐部至肝脏的肝圆韧带(ligamentum teres hepatis);②脐动脉大部分闭锁成为脐内侧韧带(medial umbilical ligaments),仅近段保留成为膀胱上动脉;③肝内静脉导管闭锁成为静脉韧带。

经过上述一系列的变化,新生儿已具备了和成人完全相同的血液循环方式,见图21-2-2。

参考文献

1. Bernstein D. The cardiovascular system; in Nelson's Textbook of Pediatrics. Saunders, Philadelphia, 1996.

2. Cahill DR. Lachman's Case Studies in Anatomy. Oxford Univ Press, New York, 1997.

3. Moore, KL, Persaud TVN. The Developing Human: Clinically Oriented Embryology, 6th Ed., Saunders, Philadelphia,1998.

(耿斌 李小丹)

第 22 章

胎儿超声心动图常规检查方法

胎儿超声心动图检查目的是为了了解胎儿心血管解剖结构及血流动力学改变。完整的胎儿超声心动图检查包括：①二维超声心动图；②M 型超声心动图；③频谱多普勒及彩色多普勒超声心动图。在满足穿透力的情况下，尽可能选用高频率探头，以取得较高分辨率的图像。在大多数情况下，5MHz 的中程聚焦探头可取得满意的图像。在前壁胎盘、妊娠晚期、母体较为肥胖以及胎儿背部朝上(脊柱及肋骨产生声影，影响观察)的情况下，可考虑使用 3.5MHz 的探头。多普勒对血流动力学探测十分重要，脉冲多普勒(pulse wave，PW)用于血流的定位检查，连续多普勒(continuous wave，CW)多用在探测高速血流(如动脉导管收缩、严重的瓣膜狭窄或关闭不全)，彩色多普勒对于异常血流的显示十分敏感，在胎儿超声心动图检查中很有帮助。

一、仪器的基本要求及技术方面因素

• 探头：尽量使用高频凸阵探头，探头频率为 4.5MHz 左右。

• 扇角调节功能：在对胎儿整体及胎位观察之后，调节合适的扇面角度，避开对胎儿心脏组织结构观察的干扰，以提高帧频数。

• 调节深度：使胎儿心脏位于图像的中下 1/3，尽量避开脊柱或肋骨的干扰，使胎儿胸壁靠近近场。

• 局部放大功能：由于胎儿心脏较小，使用局部放大功能可使图像显示更加清楚，但如果深度以及扇角调节不合适，局部放大会损失很多信息，反而使清晰度降低。

• 冻结和电影回放功能：由于胎儿活动幅度较大，捕捉理想图像有时非常困难，所以需使用冻结和电影回放功能，才能获得更加清晰的图像。

• 合适的滤波(filter)和阻抑(compression)功能：使脉冲多普勒频谱从基线开始，中间不能有悬空带。

• 羊水过少、胎儿体位不好(脊柱向上)的情况下应采用以下措施：①探头不能压的过重，否则会使腹壁与胎儿间的羊水减少，影响观察；②用探头将周围的羊水向观察的部位挤压，尽量使腹壁与胎儿间有充足的羊水；③胎位不好时，使孕妇体位左右活动或者让孕妇下床活动，到洗手间排空膀胱，这样可能会使胎儿体位发生变化。

二、检查时机及流程

胎儿超声心动图检查国际上通常依据美国超声医学会 (the American Institute of Ultrasound in Medicine，AIUM)及美国妇产科医师协会(American College of Obstetricians and Gynecologists，ACOG)制定的胎儿超声心动图操作指南的检查流程来进行[1,2]。胎儿超声心动图检查多在妊娠 18~28 周时进行，此时容易获得比较满意的图像，24 周左右最佳。在某些情况下(如胎儿染色体异常、多重家族史)，可提前至 16 周进行，以排除比较严重的心血管畸形。妊娠后期，由于羊水减少，胎儿较大，透声窗较差，给检查带来一定困难。

一般情况下，一次完整的胎儿超声心动图检查需 30~40 分钟，其中包括基本胎儿测量(双顶径、头围、腹围、股骨长径)以判断胎龄。首先排除心脏外的大体畸形，观察胎盘位置，测量脐动脉血流，必要时可探测外周血流,如大脑中动脉、颈内动脉、降主动脉、腹主动脉、肾动脉等。

胎儿超声检查首先要明确胎儿在子宫内的位置,探测胎儿的头、足及脊柱,确定胎儿的左右。对于心脏的检查,提倡使用节段分析方法,对诊断先天性心脏病有重要价值。这个步骤包括确定心尖的位置、心房的位置、心房与心室的连接、心室与大动脉的连接以及心脏周围动静脉血管的连接状态。若以筛检的角度而言,胎儿心脏检查如有正常的心脏四腔心切面,即可排除半数以上先天性心脏病,但它无法观察肺静脉、体静脉异常、心室-动脉连接异常、心室流出道狭窄等畸形,所以目前对胎儿心脏畸形的筛选,提倡加用左右心室流出道切面。

要完整地完成胎儿超声心动图检查则需要更多的切面,国际上通常采用美国 AIUM 及 ACOG 制定的操作指南:①腹部横切面及冠状切面的观察,以确立心房、腹部内脏的对应关系;②胸腔横切面观察,以确定心脏方位、心尖的位置和指向及心胸比例;③四腔心切面探查,以明确心房与心室的连接,判断心腔间隔、房室瓣的情况;④左、右心室流出道长轴、三血管、心底大动脉短轴切面观察,明确心室与大动脉的连接是否异常,判断有无流出道梗阻及半月瓣以远的狭窄;⑤主动脉弓及动脉导管弓的观察,判断有无主动脉弓畸形(缩窄或离断)以及动脉导管有无异常收缩或关闭;⑥肺静脉及体静脉连接的观察,明确有无肺静脉、体静脉异常引流或下腔静脉中断等。

• 腹部降主动脉及下腔静脉的横切面观察,对确定胎儿的左右及其心房位置非常重要。通常情况

下(心房正位)主动脉位于脊柱的左侧,有搏动感;下腔静脉位于脊柱的右侧,与主动脉相比位置略偏前。超声可清晰地显示胃泡位于左上腹部,心脏的下方。当胎儿心房位置异常时,上述结构可发生改变(图22-1)。

• 胸腔横切面(四腔心切面):胎儿心脏大小用心脏面积与胸腔面积的比值来表示(C/T),其比值正常为 0.25~0.33。心脏底部位于胸腔的中后部,心尖朝向左前方。由于胎儿肝脏较大,使膈肌上抬,心脏更呈水平位,右心室更靠近胸前壁(图22-2)。

三、正常胎儿超声心动图检查方法

(一)胎儿方位及左右判定

胎儿位于母体子宫腔内,根据胎儿纵轴(矢状轴)与母体纵轴的关系将胎位分为头位、臀位、横位及斜位(oblique position)。确定胎儿位置之后,进行胎儿超声心动图检查第一步也是最重要的一步就是判定胎儿的左右(fetal laterality)。我们通常采用两种方法:

1.国际通用法则

这一方法是由 Cordes 及同事创立的,在观察超声心动图二维切面图像时,国际上通常采用足头观(caudocranial view,从足向头侧观察),这与 CT 及 MRI 检查观测方法一致。此方法步骤:

(1)不论胎儿什么体位,获得胎儿身体的矢状

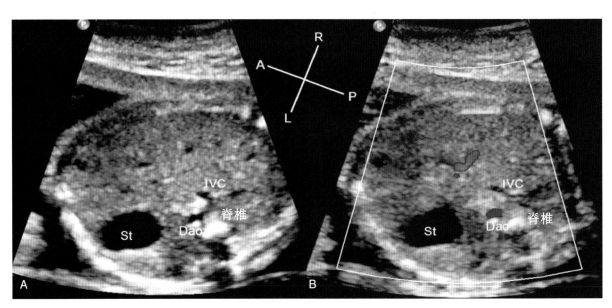

图 22-1 胎儿上腹部横切面图像。(A)二维声像图;(B)彩色多普勒声像图。Dao:腹主动脉;IVC:下腔静脉;St:胃泡。

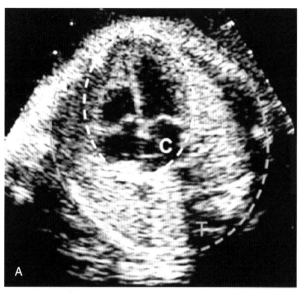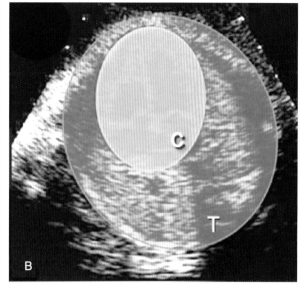

图 22-2　胸腔横切面(四腔心切面)显示心脏面积(C)及胸腔面积(T)。

(长轴)切面。

(2)调整探头示标方向,使胎儿头部成像于超声诊断仪显示屏幕的右侧(对观察者而言)。

(3)顺时针旋转探头 90°获得胎儿胸部横切面,依据脊柱与胸骨相对位置不同来判断胎儿的左右(见图 22-3 和图 22-4)。其优点为:①简便易学,容易操作;②不受胎儿方位(尤其是横位、斜位)的影响;③国际通用,便于交流,即使胎儿左右没有标注也可识别。缺点:此方法不论胎儿何种体位,均将胎儿人为假设为站立位(臀位)进行观察,这与儿童及成人超声心动图检查虽然一致,但实际上胎儿多为头位(倒立位),这会造成探头示标与显示屏示标不一致,给操作者带来一定困惑[1]。

2.左右手法则

左右手法则(chirality or handness)步骤如下:

首先判定胎儿脊柱及头部的方位,然后伸开右(或左)手掌,拇指与其余四指垂直,将手掌面对胎儿脊柱,拇指指向胎儿头部,则四指所致的方位为胎儿右侧(如果为左手则相反,四指所指的方向为胎儿左

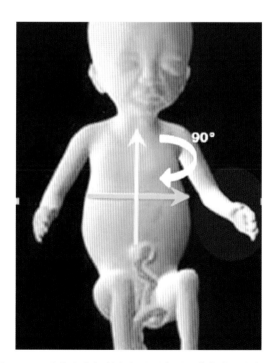

图 22-3　胎儿左右侧判定方法示意图。黄箭头示矢状切面,绿箭头示横切面。

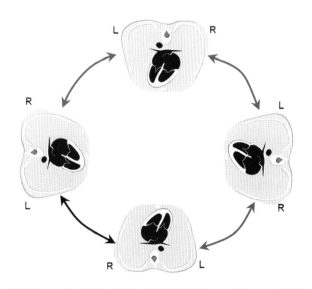

图 22-4　四种常见位置胎儿胸部横切面,判定胎儿左右模式图(足侧→头侧观)。

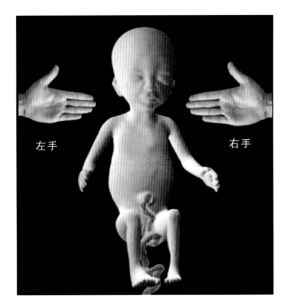

图 22-5　胎儿左右侧判定:左右手法则示意图。

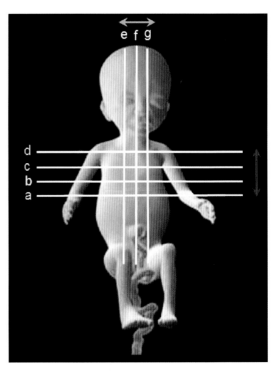

图 22-6　胎儿横切面及矢状切面扫描示意图。a、b、c、d 分别相当于上腹部横切面、四腔心切面、三血管切面及三血管+气管切面;e、f、g 分别为上下腔长轴切面、主动脉弓长轴及动脉导管弓长轴切面。

侧)。这一方法简便易学,不受胎儿体位的影响,探头示标与显示屏示标一致;但胎儿横切面图像无固定观测方向(足侧→头侧观还是头侧→足侧观,依据胎儿体位而定),所以需要注明胎儿左右侧。见图 22-5。

　　为了全面地完成胎儿心血管超声心动图扫查,应系统地进行胎儿三个正交切面的多个平行切面扫描,即横切面(从底部向头部)、矢状切面(从右到左)、冠状切面(从前到后)三个正交切面的一系列多切面扫描,见图 22-6。

(二)胎儿超声心动图常用切面

1.胎儿横(短轴)切面

　　(1)四腔心切面:胎儿四腔心切面是胎儿超声心动图最基本、也是最重要的切面。将探头与胎儿脊柱平行,先进行纵向扫查,在胎儿胸部心脏部位(胸部低位)作 90°旋转,一般均可取得满意的心脏四腔心切面。根据胎儿体位的不同,可为心尖四腔心切面,也可为胸骨旁四腔心切面,沿此切面平行移动,可实现心尖四腔与胸骨旁四腔心间的相互转化(图 22-7 和图 22-8)。在心尖四腔心切面基础上将探头轻轻向胎儿头部倾斜,便可获得五腔心切面。

　　标准四腔心切面可清楚地显示心脏的四个腔室及左右心房室瓣膜。左心房最靠近脊柱,在大动脉关系正常的情况下,左心房的后方可见降主动脉的横断面。左右心房大小大致相等,卵圆孔为胎儿期心房间隔的通道,并可见卵圆孔瓣膜在左心房内飘

动。左心房、室之间为二尖瓣,右心房、室之间为三尖瓣,正常情况下三尖瓣附着点(更接近心尖部)比二尖瓣略低。左右心室大小基本相等,左心室内壁较为光滑,可见双组乳头肌附着于左心室壁。在妊娠中期,有时可见增强的回声点附着于乳头肌腱索之上,在妊娠晚期则缩小或消失,所以可视此为正常。右心室腔呈三角形,内壁较为粗糙,要注意右心室内可见调节束(moderator band),一端附着于室间隔的中下 1/3,另一端附着于右心室壁心尖部。在大多数四腔心切面,均能清晰显示一支或两支肺静脉(左右肺静脉)与左心房顶部相连,彩色多普勒(Scale 调低),特别是能量多普勒、高清晰彩色多普勒或 e-flow 有助于肺静脉的显示。

　　四腔心切面可显示大部分的心脏结构,可诊断或排除十几种常见的心脏畸形,如左心室或右心室发育不良、房室瓣膜闭锁、三尖瓣下移、大的房室间隔缺损、心脏肿瘤、先天性心肌肥厚等。胎儿五腔心切面可以观察到主动脉瓣、左心室流出道、二尖瓣前叶及室间隔膜周部,也是主动脉瓣测量的常用部位,见图 22-8 至图 22-11。

　　(2)左、右心室流出道长轴切面:以胸骨旁四腔心切面为基础,探头向胎儿右肩部旋转 20°~30°(右

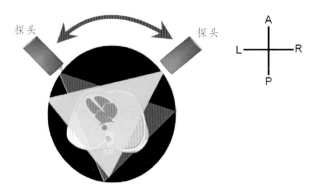

图 22-7　心尖四腔心与胸骨旁四腔心切面相互转换示意图。

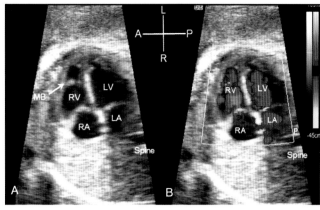

图 22-8　胎儿心尖四腔心切面声像图。(A)二维声像图;(B)彩色多普勒声像图。

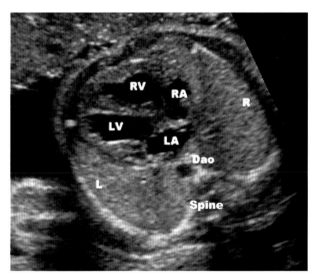

图 22-9　正常胎儿胸骨旁四腔心切面(右心系统在前)声像图。Spine:脊柱。

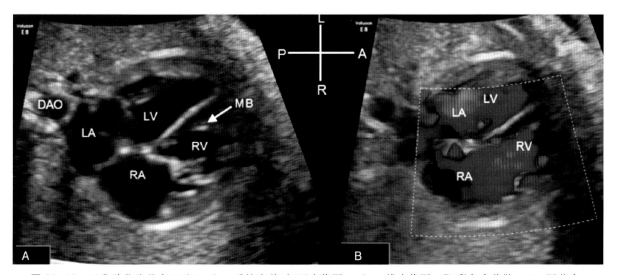

图 22-10　正常胎儿胸骨旁四腔心(左心系统在前)切面声像图。(A)二维声像图;(B)彩色多普勒。MB:调节束。

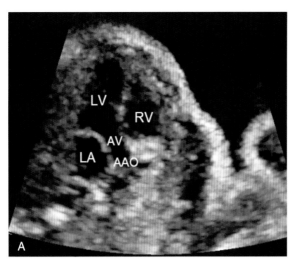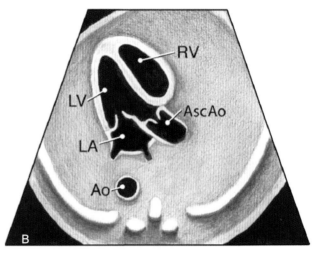

图 22-11 正常胎儿心尖五腔心切面二维声像图(A)及示意图(B)。AscAo:升主动脉。

心系统在前时–顺时针旋转探头,左心系统在前时–则逆时针旋转探头),并将探头向胎儿头部倾斜则可获得左心室流出道长轴切面(图 22-12)。此切面显示主动脉及升主动脉位于中间,其前壁与室间隔相连续,其后壁(主动脉瓣)与二尖瓣前叶通过纤维组织延续。探头继续向胎儿头侧倾斜,则可显示右心室流出道与肺动脉的连接,肺动脉下为肌性圆锥,肺动脉与三尖瓣无纤维连续。正常左心室流出道与右心室流出道呈十字交叉关系(两者约呈 90°夹角),这一特征非常重要,是排除各种类型大动脉

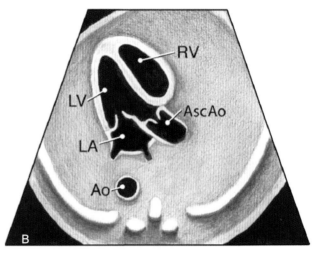

图 22-12 胎儿左心室流出道长轴切面扫描扇面示意图,绿箭头示四腔心扫描切面。

关系异常(大动脉转位、右心室双出口等)的检查要点。见图 22-12 至图 22-16。

(3)三血管切面:该切面是胎儿超声心动图检查非常重要的切面之一。在标准四腔心切面的基准上,将探头稍微向胎儿头部平行移动,便可获得该切面。正常的肺动脉、主动脉和上腔静脉从左向右呈一直线排列关系,内径逐渐变小(肺动脉可大于主动脉 20% 左右)。在圆锥动脉干畸形(完全型大动脉转位、右心室双出口、法洛四联症、肺动脉闭锁、共同动脉干等)、心上型肺静脉异位引流、永存左上腔静脉、主动脉弓异常时,可出现位置异常或内径比例异常等。见图 22-17 和图 22-18。

(4)三血管+气管切面(又称双动脉弓横切面):在标准三血管切面的基础上,继续向头侧稍微平行移动探头,并略倾斜扫描扇面(右高左低,因为主动脉弓略高于导管弓)即可获得该切面。正常情况下从左到右依次为肺动脉及导管弓、主动脉弓、上腔静脉;气管位于上腔静脉后方、主动脉弓的右侧。两动脉弓呈 V 字形,与动脉导管弓比较,主动脉弓内径稍细。见图 22-19 和图 22-20。

2.胎儿矢状(纵)切面

(1)主动脉弓(长轴)切面及动脉导管弓(长轴)切面:对于初学者来说,获得理想的主动脉弓和动脉导管弓切面是比较困难的,因为两动脉弓均为平面体(近似矢状面走行)结构,所以探头扫描扇面需完全重叠于主动脉弓或导管弓平面才能准确地显示。由于胎儿胸部横切面相对容易获得,我们提倡从三血管横切面着手来寻找主动脉弓及动脉导管弓切面。其方法如下:

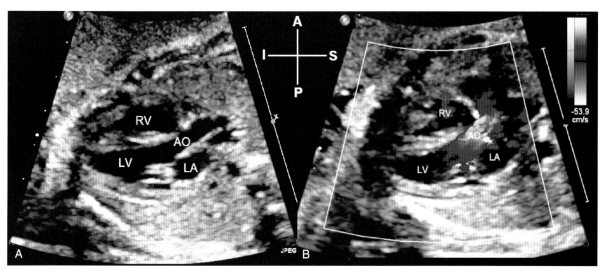

图 22-13　正常胎儿胸骨旁左心室流出道长轴切面声像图(右心室在前)。(A)二维声像图;(B)彩色多普勒声像图。

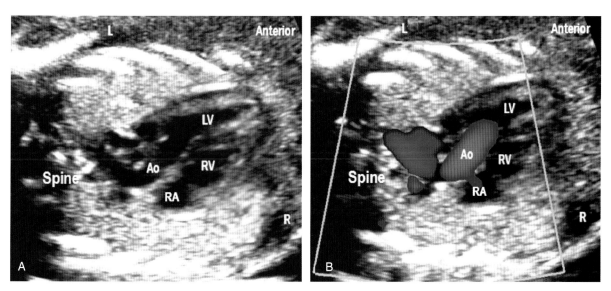

图 22-14　正常胎儿胸骨旁左心室流出道长轴切面声像图(左心室在前)。(A)二维声像图;(B)彩色多普勒声像图。

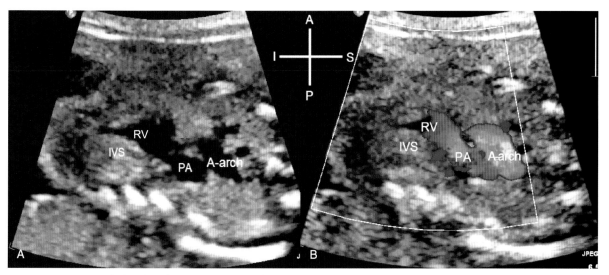

图 22-15　正常胎儿胸骨旁右心室流出道长轴切面(右心室在前)。(A)二维声像图;(B)彩色多普勒声像图。

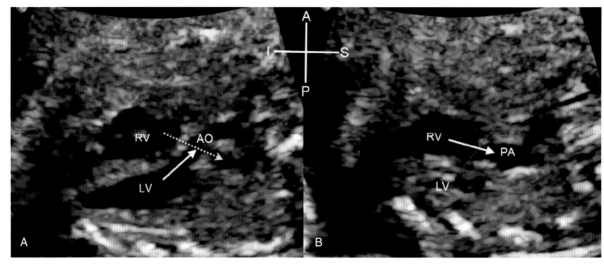

图 22-16　正常胎儿胸骨旁切面示左右心室流出道呈十字交叉关系(约呈 90°)。(A)左心室流出道切面,黄色虚箭头为右心室流出道走行方向;(B)右心室流出道切面,红色虚箭头为左心室流出道走行方向。

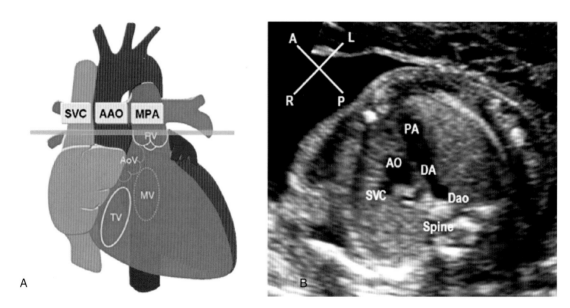

图 22-17　正常三血管切面扫描位置(A)及二维声像图(B)。DA:动脉导管。

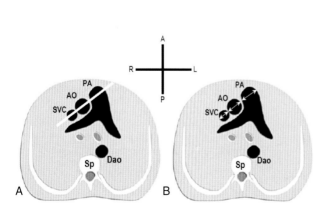

图 22-18　正常胎儿三血管切面示意图。(A)三血管切面示肺动脉、主动脉、上腔静脉从左至右呈一条直线排列;(B)血管内径从肺动脉至上腔静脉依次变小。Sp:脊柱。

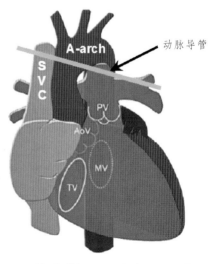

图 22-19　三血管+气管切面(双动脉弓切面)位置及超声切面方向示意图。

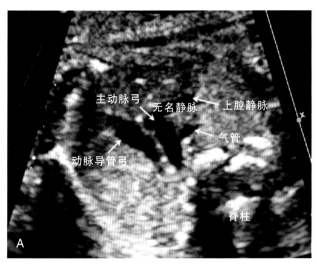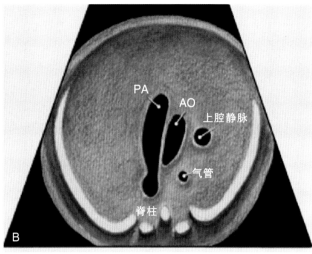

图 22-20　正常三血管+气管切面声像图(A)及示意图(B)。两动脉弓呈 V 字走行。

1)主动脉弓长轴切面。在三血管切面基础上移动探头,使其与主动脉弓成一条直线,然后旋转探头90°,即可获得主动脉弓长轴切面(或探头、升主动脉、降主动脉三点成一线)。如果从背部(脊柱朝前)检查,则从背侧将探头与主动脉弓、降主动脉呈一条线,然后将声束旋转 90°,便可从脊柱侧获得主动脉弓长轴切面,见图 22-21 至图 22-23。

2)动脉导管弓长轴切面。同样在三血管切面基础上,移动探头,使其与肺动脉及动脉导管弓呈一条直线,然后旋转探头90°,即可获得动脉导管弓长轴切面(或探头、肺动脉、降主动脉三点成一线)。导管弓多与脊柱在同一解剖平面上,所以如果从背部(脊柱朝前)显示动脉导管弓时,容易受脊柱的干扰,图像多不理想。见图 22-24 和图 22-25。

主动脉弓的形状类似"拐杖把"状,起自升主动

脉,弯曲度较大,主动脉弓可见三支头臂动脉发出。而动脉导管呈直角形,形态似"曲棍球杆"状,起始于肺动脉,位置略低于主动脉弓,无分支发出。

(2)上下腔静脉(双腔静脉)长轴切面:此切面是胎儿右侧胸骨旁(紧邻胸骨)的矢状切面,与正中矢状切面平行。如果从胎儿背侧探查则矢状切面紧邻脊柱右侧。以主动脉弓切面为基准,探头稍微向胎儿右侧平行移动即可获得该切面,此切面可显示上下腔静脉及其与右心房之间的关系。下腔静脉的内径大于上腔静脉,肝静脉在下腔静脉进入右心房前与其汇合,同时可观察卵圆孔和卵圆瓣的情况,见图 22-26 和图 22-27。

(3)胎儿心底大动脉短轴切面(右心室流出道矢状长轴切面):对于初学者而言,在临床工作中,想要获得胎儿大动脉短轴切面比较困难,这与胎儿心脏

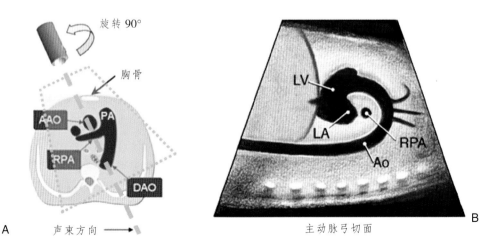

图 22-21　从三血管切面获得主动脉弓长轴切面示意图。(A)在三血管切面基础上使探头、升主动脉及降主动脉呈一条直线,然后旋转探头 90°;(B)主动脉弓(长轴)切面示意图。

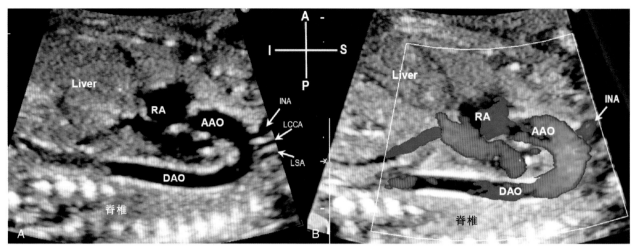

图 22-22　主动脉弓长轴切面(腹侧在前)。(A)二维超声心动图；(B)彩色多普勒声像图。INA：无名动脉；LCCA：左颈总动脉；LSA：左锁骨下动脉。

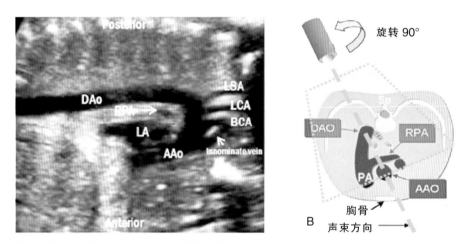

图 22-23　主动脉弓长轴切面(脊柱在前)。(A)主动脉弓长轴切面声像图。(B)从三血管切面(脊柱在前)获得主动脉弓长轴切面示意图。BCA：头臂动脉干；Innominate vein：无名静脉。

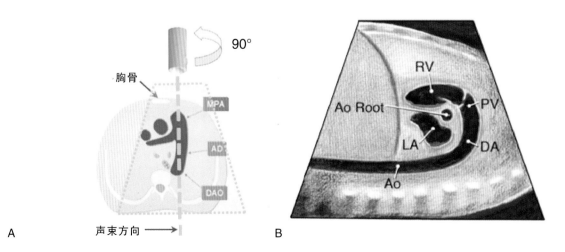

图 22-24　从三血管切面获得动脉导管弓长轴切面示意图。(A)在三血管切面基础上旋转探头 90°；(B)动脉导管弓(长轴)切面示意图。

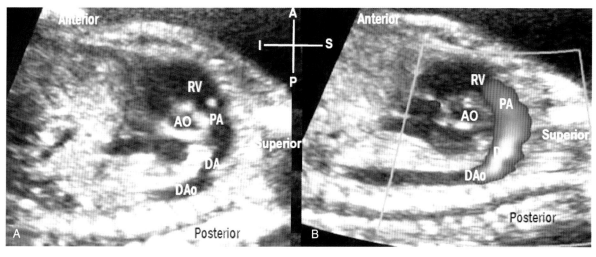

图 22-25　动脉导管弓声像图(腹侧在前)。(A)二维超声心动图;(B)彩色多普勒声像图。

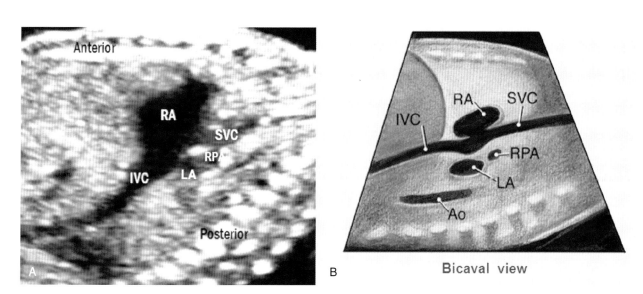

图 22-26　正常胎儿超声心动图上、下腔静脉切面图(腹侧在前)。(A)上、下腔静脉长轴切面二维声像图;(B)上、下腔静脉长轴切面示意图,同时显示主动脉弓。

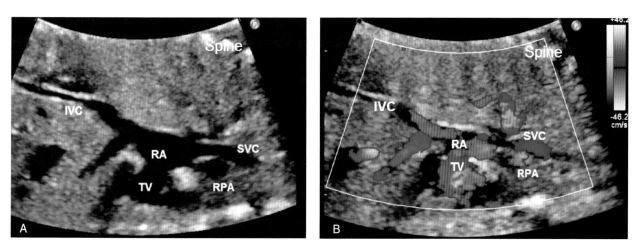

图 22-27　正常胎儿超声心动图上、下腔静脉(双腔静脉)声像图(背部在前)。(A)二维声像图;(B)彩色多普勒声像图。

的解剖特征有关。与小儿心脏位置比较,胎儿心脏在膈肌上处于更加水平的位置,胎儿心底大动脉短轴的解剖平面更加近似于(平行于)胎儿身体矢状切面(纵轴),所以应将该切面归类于胎儿矢状(纵)切面的范畴,见图22-28。如果从胎儿胸部横切面获得心底大动脉短轴切面,则需要大角度旋转探头,此操作易使扫描扇面偏离心底大动脉短轴的解剖平面,不易显示。我们体会从导管弓长轴切面着手来获得大动脉短轴切面比较容易,先显示理想的动脉导管弓长轴切面声像图(主动脉位于图像的中央),以主动脉根部为中心向胎儿左肩旋转探头20°~25°(腹部朝前:顺时针旋转探头;背部朝前:则逆时针旋转探头),便可获得理想的大动脉短轴切面,见图22-29。

(4)胎儿心室短轴切面(乳头肌水平):在心底大动脉短轴基础上平行向心尖移动,或在旁四腔心基础上旋转探头90°左右,便可获得心室乳头肌水平短轴切面,此切面可显示左心室乳头肌、肌部室间隔,也是测量左心室功能的常用切面。见图22-30和图22-31。

(三)M型超声心动图

M型超声心动图是通过时间活动曲线来观察心脏的活动。取样线通过二维超声的指导,穿过心脏不同切面进行扫描检查。M型超声对辨别胎儿心律失常、测量心腔和大血管内径、计算心室缩短分

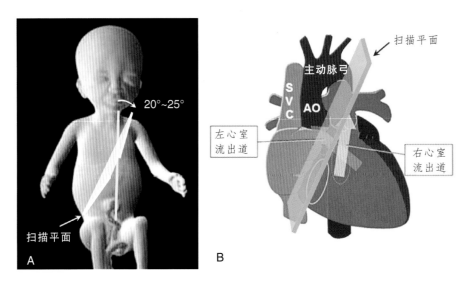

图22-28 胎儿心底大动脉短轴切面体表及心脏切面示意图。(A)从胎儿动脉导管弓(黄线所示)切面获得心底大动脉短轴切面(白色扇面)示意图;(B)心脏切面示意图。

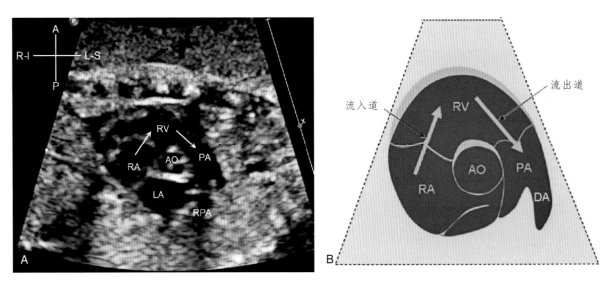

图22-29 正常胎儿心底大动脉短轴切面声像图(A)及示意图(B)。R-I:右下;L-S:左上。

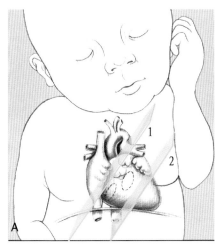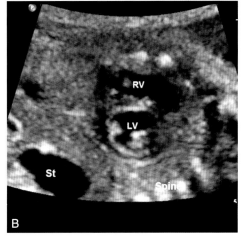

图 22-30　正常胎儿心室乳头肌水平短轴切面示意图(A)及声像图(B)。1:心底大动脉短轴切面;2:心室乳头肌水平短轴切面。

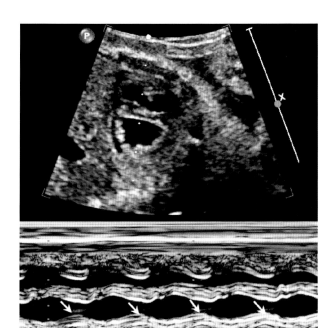

图 22-31　正常胎儿 M 型超声心动图。心室乳头肌水平短轴切面:显示左右心室基本对称,可测定心室功能及心室率。

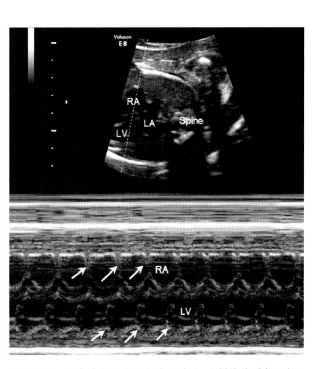

图 22-32　正常胎儿心脏 M 超声心动图。取样线分别穿过右心房及左心室,可判断心房率、心室率及心房→心室的传导情况。

数、评价胎儿心功能等有重要价值。

　　M 型超声心动图最常用于观察胎儿异常心律。检查时将取样线穿过心房及心室,显示心房壁、房室瓣、心室壁、半月瓣的活动,以观察心房收缩同心室收缩之间的关系,辨别属于哪一类型的心律失常,如房性期前收缩(下传或未下传)、室性早搏、心房颤动、室上性心动过速、房室传导阻滞等。见图 22-32 和图 22-33。

　　M 型超声心动图还多用于测量心腔及大血管内径。在测量心室内径时,多采用乳头肌水平双心室短轴切面,取样线垂直穿过双心室,可以记录下右

心室壁、室间隔及左心室壁的活动,以此测量心室壁及室间隔的厚度、心室腔的收缩期及舒张期内径(图 22-31)。心室壁及室间隔肥厚可见于母体患糖尿病、双胎自体输血综合征以及某些先天性心脏病的胎儿。心脏缩短分数正常范围是 0.28~0.38。

(四)多普勒超声心动图

1.二尖瓣及三尖瓣血流

　　正常胎儿二尖瓣及三尖瓣多普勒频谱呈 M 形,第一峰(E 峰)由舒张早期心室快速充盈而形成,第

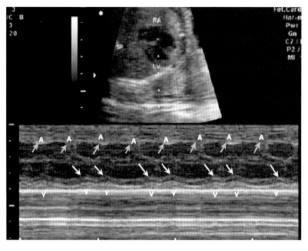

图 22-33　胎儿 M 型超声心动图:取样线经过右心房及左心室,显示室性早搏(二联律)。A:房性收缩;V:室性收缩。

二峰(A 峰)为心房收缩而形成;与成人不同的是其第二峰大于第一峰,原因是胎儿心脏顺应性较低,其 A 峰与 E 峰的比值(A/E)随着妊娠期的推移而减低,但始终大于 1。由于胎儿右心系统占优势,所以三尖瓣血流速度和流量均大于二尖瓣。若在心室收缩期有血流返回心房,则说明有瓣膜反流,反流程度严重时可引起胎儿心力衰竭,影响胎儿预后(图 22-34)。

2.主动脉及肺动脉血流

　　主动脉及肺动脉多普勒频谱均显示为收缩期单峰层流频谱,主动脉血流速度大于肺动脉,但频谱窄,可能因主动脉内径小于肺动脉有关。肺动脉血流频谱峰值上升支快于主动脉。左右肺动脉频谱相似,胎儿肺阻力较高,其形态为上升支陡峭,收缩早期即快速下降,呈窄尖峰状(食指征),之后下降速度变慢,表示肺动脉高阻力的特征。胎儿左右肺动脉分支的血流频谱特征非常重要,在肺动脉主干闭锁及肺动脉分支走行异常时,是识别肺动脉分支的重要依据,见图 22-35 和图 22-36。

3.下腔静脉及肺静脉血流

　　下腔静脉血流显示为流向心房的双向频谱,心房收缩期可见短暂的反流。当严重三尖瓣反流、右心室后负荷过重及胎儿水肿时,此反流波明显增大,常提示右心功能不全。肺静脉多普勒频谱图形与下腔静脉类似,其形成及意义亦与下腔静脉相同,S/D 比值绝大多数 > 1,少数胎儿 ≤1,见图 22-37 和图 22-38。

4.主动脉弓及动脉导管弓血流

　　主动脉弓及动脉导管弓血流多普勒频谱形态相似,均为收缩期高速血流及舒张期低速血流。但是,动脉导管的收缩期血流流速总是高于主动脉弓,舒张期血流动脉导管呈波峰状,而主动脉弓呈平缓状。正常情况下,动脉导管血流搏动指数(P)大于 1.9,血流搏动指数降低提示动脉导管收缩,见图 22-39。

5.静脉导管血流频谱

　　静脉导管血流为胎儿静脉系统最快的血流,为双期连续血流频谱,心房收缩期其速度减慢。右心房及中心静脉压力增高时,频谱会发生变化:心房收缩波呈反向,见图 22-40。

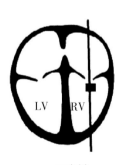

三尖瓣

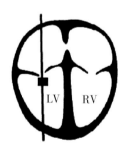

二尖瓣

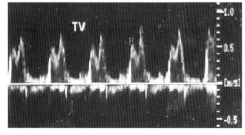

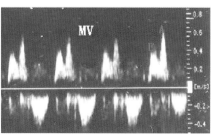

图 22-34　正常二尖瓣、三尖瓣频谱:E 峰小于 A 峰,且一般三尖瓣的速度大于二尖瓣。

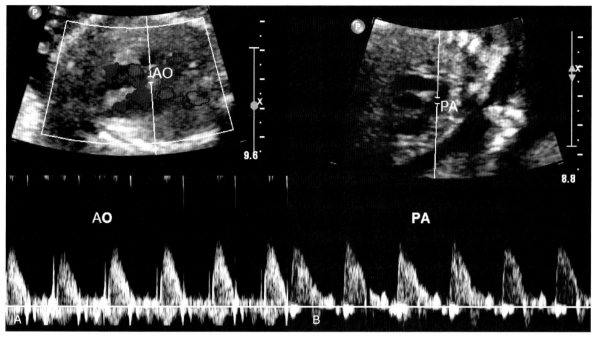

图 22-35　正常主、肺动脉频谱。(A)主动脉频谱上升支与下降支基本对称;(B)肺动脉频谱则上升支陡峭,下降支稍平缓,速度一般不超过 60~70cm/s。

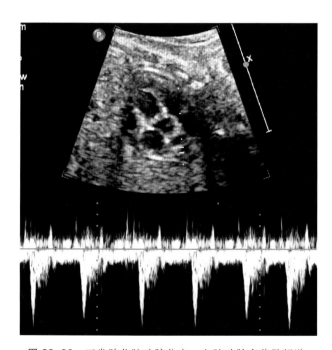

图 22-36　正常胎儿肺动脉分支—左肺动脉多普勒频谱。

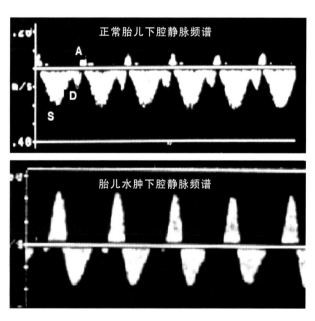

图 22-37　正常胎儿下腔静脉频谱:S 峰高大，代表心室收缩，下腔静脉快速进入右心房;D 峰较小，代表心室舒张早期;A 为一正向血流,代表心房收缩。

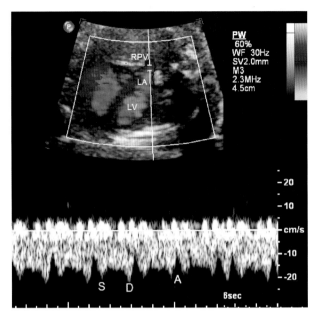

图 22-38　正常胎儿肺静脉频谱。S:心室收缩期;D:心室舒张期;A:心房收缩。

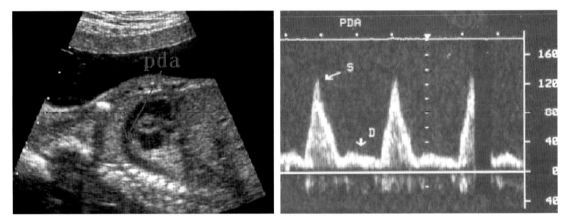

图 22-39　正常动脉导管频谱:收缩期高速血流及舒张期低速血流频谱。

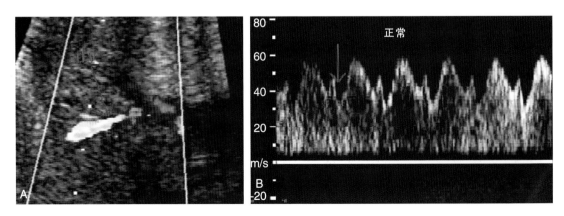

图 22-40　正常静脉导管频谱。(A)静脉导管彩色多普勒显像;(B)连续性正向血流,心房收缩期速度降低(箭头所示);(C)右心房和中心静脉压力增高时静脉导管血流频谱:心房收缩波反向(箭头所示)。(待续)

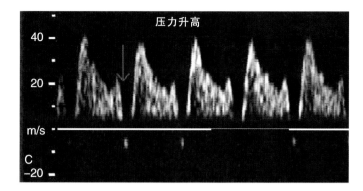

图 22-40(续)

参考文献

1. Cordes TM, O'Leary PW, Seward JB, et al. Distinguishing right from left: a standardized technique for fetal echocardiography. J Am Soc Echo, 1994,7:47–53.

2. American Institute of Ultrasound in Medicine. AIUM practice guideline for the performance of fetal echocardiography. J Ultrasound Med, 2011,30:127–136.

（耿斌 张桂珍）

第 23 章

胎儿超声心动图检查新进展

胎儿先天性心脏病是严重影响胎儿生长发育及新生儿生存的先天性疾病之一,在胎儿畸形中的发生率较高,占活产新生儿的7‰~9‰。随着超声心动图及计算机技术的快速发展,胎儿超声心动图已经成为无创性诊断胎儿心血管异常十分重要的检查技术。胎儿期先天性心脏病的早期诊断和早期治疗能改善新生儿期的预后,对降低新生儿病死率及优生优育都有重要意义。

胎儿超声心动图能够对胎儿心脏畸形的解剖结构、血流动力学变化以及病变发展情况进行观察。除了二维、M型、多普勒超声心动图,随着科学技术的不断发展,一些新技术正广泛应用于临床。

胎儿超声心动图新技术的发展主要体现在以下三个方面:胎儿心脏解剖结构的显像、胎儿循环血流的显像、胎儿心功能的检测。

一、胎儿心脏解剖结构的显像

(一)谐波成像

谐波成像(harmonic imaging, HI)与基波成像(fundamental imaging, FI)原理不同,HI是通过发射一定频率超声波进入人体组织,换能器则接收谐波回声信号,通过过滤器对其进行处理,仅提取谐波成分产生图像。由于HI接收的波束宽度较FI的波束更为细窄,所以,HI能显著改善侧向分辨率,提高微细结构的显示率,在观察胎儿卵圆孔、室间隔、主动脉弓、动脉导管弓等结构时更清晰。HI技术在肥胖孕妇群体中提供的诊断信息优于FI技术,但基波频率超声依然是常规检查的选择。

(二)时间-空间关联成像技术

时间-空间关联成像(spatio-temporal imaging correlation, STIC)技术采用容积探头,进行连续扫查得到包含空间和时间的信息数据,将这两种数据进行处理、重建后,显示心脏在心动周期内的动态图像。它能显示二维模式的心脏各个切面,也可显示表面成像的心内立体动态图。空间信息由探头扫查过程中的空间位置决定,时间信息由胎儿心率决定,处理系统根据胎儿心率对不同心动周期中各时间点对应的心脏结构进行重建。因此,采集的容积体积越小,采集时间越长,则重建图像就越清晰。常用的采集时间为10~12.5秒,采集角度为15°~40°(图23-1和图23-2)。

二、胎儿循环血流的显像

(一)二维灰阶血流成像

二维灰阶血流成像(B-flow)是GE公司推出的新技术,是利用数字编码技术对血流、血管及周围软组织进行直接实时观察,并以灰阶方式显示的一种新型影像技术。此技术的优点是:①同时显示组织、血流和斑块信息;②显示管腔中流动的血液散射信号;③无彩色覆盖;④无角度依赖;⑤提高彩色和组织的图像分辨率。血管常规检查由于混响伪像和声束入射角度的受限,使血管前壁显示不清,增厚内膜和一些低回声斑块易漏诊,尤其给血管穿刺带来一些麻烦,B-flow技术可以明显改善血管前壁及斑块的显像,为血管穿刺避开斑块提供了比较可靠的影

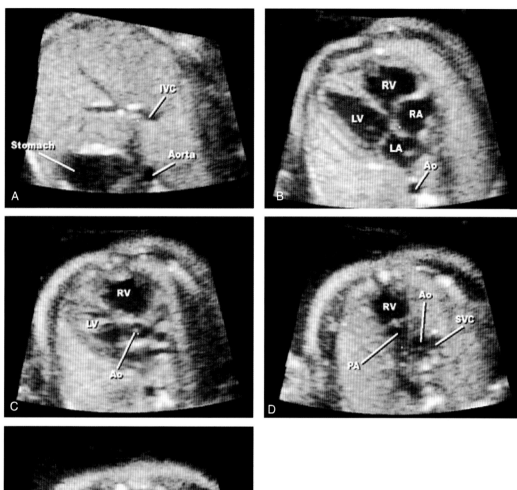

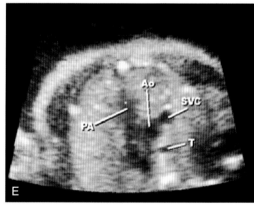

图 23-1 STIC 技术三维声像图：Yoo 及 Yagel 提倡的五段切面法。(A)上腹部切面；(B)四腔心切面；(C)五腔心切面；(D)三血管切面；(E)三血管+气管切面。Stomach：胃；Aorta：主动脉；T：气管。

像学依据。B-flow 技术在血管疾病检查中与二维超声及彩色多普勒血流显像结合使用，扩展了二维影像显示血流的能力，可更好地显示胎儿低速血流的血管如肺静脉等，能更好检测出肺静脉异位引流等，可为临床提供准确的检测信息。该技术能够很好地评价胎儿心脏血流动力学和先天性心脏病解剖特征(图 23-3 和图 23-4)。

(二)能量多普勒成像

能量多普勒成像(power Doppler imaging，PDI)是收集血流中单位面积下红细胞的通过量和信号振幅的大小，然后进行彩色编码成像。PDI 能显示低速、低流量的血流信号，对高速血流不会产生信号的

混叠。但是它不能显示血流方向、性质和速度。能量多普勒在观察早孕时血管内血流情况有一定的优势，特别是当血流方向发生改变应用传统彩色速度血流图出现"血流缺失"时。用能量多普勒和彩色多普勒血流成像技术对肺静脉进行观察结果表明，PDI 对同时显示左右肺静脉非常敏感，而 CDFI 多不能同时显示左右肺静脉，PDI 可作为诊断胎儿复杂血管畸形辅助手段(图 23-5 和图 23-6)。

(三)高分辨率血流成像技术

高分辨率血流成像技术 (high-definiton flow imaging，HDFI)是将能量多普勒叠加血流方向进行血流成像，又称双向血管模式，对血管显示更灵敏，

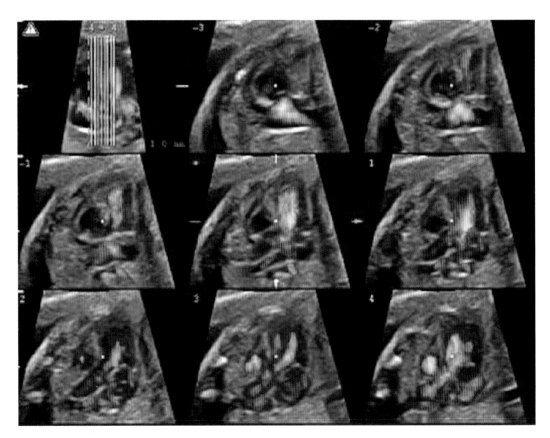

图 23-2　STIC 技术彩色多普勒三维声像图。

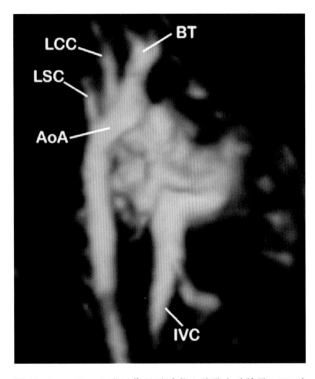

图 23-3　B-flow 血流显像显示胎儿心脏及主动脉弓。BT:头臂动脉;IVC:下腔静脉;AoA:主动脉弓。

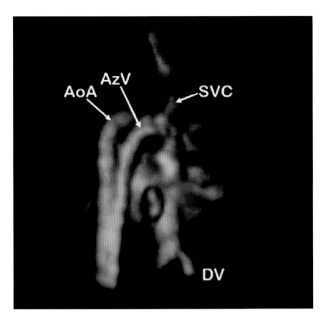

图 23-4　B-flow 血流显像显示下腔静脉中断伴奇静脉引流。AzV:奇静脉;DV:静脉导管;AoA:主动脉弓。

减少了普通彩色多普勒成像时的重叠伪像，被广泛应用于早中孕期胎儿血管检查(图23-7至图23-9)。

(四)增强型血流成像

增强型血流成像(e-Flow)的接收技术是采用宽带接收信号的同时，在自相干成像中加入运动伪像抑制，使彩色血流信号与二维信号区分开，提高其敏感性的同时，避免了传统彩色多普勒技术引起的血流外溢，同时采用高速声束提高了帧频速度，从根本上改善血流的空间分辨率和时间分辨率，能够真实

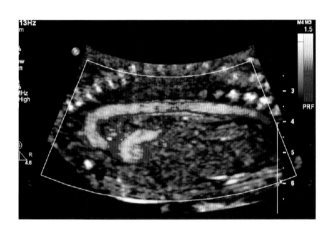

图23-5　彩色能量多普勒显像显示胎儿主动脉弓。

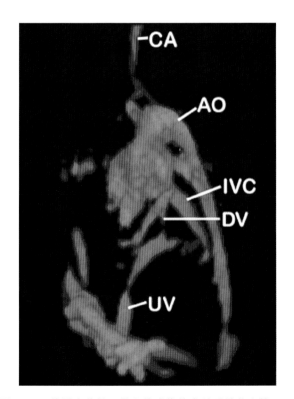

图23-6　能量多普勒三维血管成像技术显示胎儿血管。DV：静脉导管；UV：奇静脉。

地反映微细血液循环的灌注情况，并有效控制了高灵敏度下血流外溢现象。胎儿超声心动图检查中应用e-Flow技术，与传统彩色多普勒血流成像相比，能够显著提高肺静脉及静脉导管的血流显像，减少彩色血流外溢，显示微小血管和低速血流信号，同时能清晰显示室间隔缺损时心室水平分流信号，有助于诊断胎儿肺静脉畸形引流、室间隔缺损及静脉导管血流异常等心血管畸形(图23-10)。

有研究证实：①e-Flow对静脉导管、肺静脉、主动脉弓的显示早于二维和传统彩色多普勒血流成像。②e-Flow血流成像能使完全型肺静脉异位引流、主动脉弓离断、肺动脉起源异常等复杂畸形的诊断更加容易。e-Flow技术为胎儿心脏超声心动图检查提供了一项先进而可靠的血流显像技术，将大大提高胎儿部分先天性心血管病的诊断正确率，减少漏诊及误诊。

三、胎儿心功能的检测

(一)组织多普勒成像

组织多普勒成像(Doppler tissue imaging，DTI)可以获得低频率、高振幅的多普勒频移信号，实时显示不同节段心肌运动的时间、方向和速度，为定量分析心肌运动功能提供了新的方法。Tutschek等应用DTI技术观察妊娠中、晚期胎儿心肌活动，结果显示胎儿心脏室壁轴向收缩速度随着孕期的增加而增

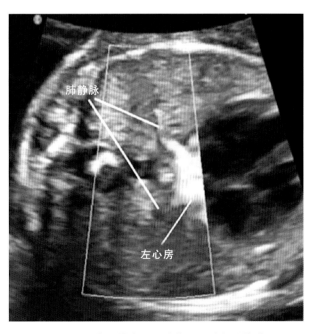

图23-7　高分辨率血流成像显示胎儿肺静脉。

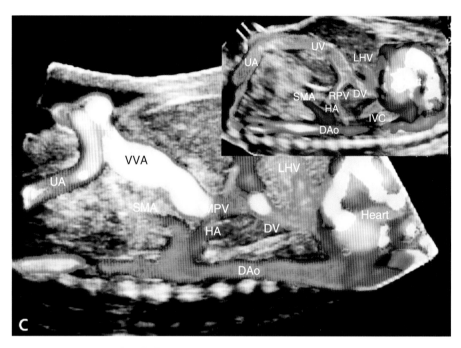

图 23-8　高分辨率血流成像可清晰显示胎儿动、静脉血管内血流。

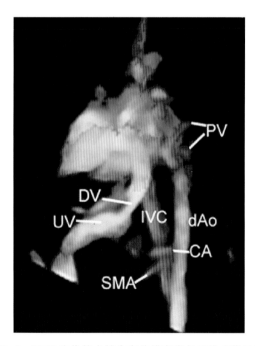

图 23-9　STIC 成像技术结合高分辨率彩色三维成像显示胎儿血管。DV:静脉导管;IVC:下腔静脉;PV:肺静脉;SMA:肠系膜上动脉;UV:脐静脉。

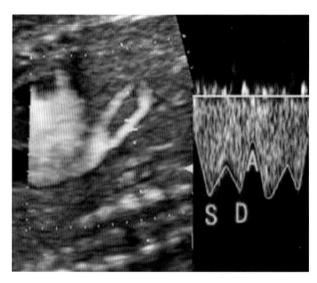

图 23-10　正常胎儿静脉导管 e-Flow 显像及频谱特征。

以在同一时相对心脏各部位的速度波形进行比较,也可对胎儿不同时期心肌组织速度成像的心肌进行取样,然后将运动曲线进行对比,从而迅速诊断胎儿心律失常。该技术能够诊断室上性和室性心律失常,其中包括常规方法不能诊断的心律失常。

(耿斌　张桂珍)

大。因此该技术适用于评价整个孕期胎儿的心功能。

(二)组织速度成像

组织速度成像 (tissue velocity imaging, TVI)可

第 24 章

正常胎儿心脏腔径的测量

正常胎儿心脏结构的测量及正常值范围是诊断胎儿心血管畸形的基础。在 80 年代中期,国外就有学者开始应用实时二维指导下的 M-型超声心动图测量正常胎儿心室腔内径、室壁厚度及房室瓣运动幅度。M-型超声心动图的缺点在于被检查的心脏结构需要与声束垂直,这在胎儿心脏检查中(胎儿体位及骨骼、母体肠道的影响)受到很大限制。自 90 年代开始,国内学者开始应用实时二维超声心动图对胎儿心腔、房室瓣环及大动脉内径进行测量的研究。

一、测量方法

目前国际上通常采用的测量模式参照 Allan、Firpo 及 Vettraino 介绍的方法进行[1-3]。心房、大动脉、动脉导管的测量在收缩末期,此时径线也最大;主动脉和肺动脉内径取半月瓣水平,瓣叶刚刚关闭时实施测量,尽量使声束与被测动脉长轴垂直。心室横径、房室瓣环径测量在舒张末期。见图 24-1 至图 24-4。

二、正常值范围及其与孕周的回归曲线

1.正常胎儿房室瓣环及二尖瓣与三尖瓣距离测值

房室瓣环径及二尖瓣与三尖瓣距离测值及其与胎龄的关系见表 24-1、表 24-5,图 24-5 和图 24-6。房室瓣环径、左右房室瓣距离与胎龄呈显著正相关,随胎龄的增大而逐渐增加[4]。

2.正常胎儿心房、心室横径测值

左右心房、心室测值及其与胎龄的关系见表 24-2、表 24-5、图 24-7[4]。

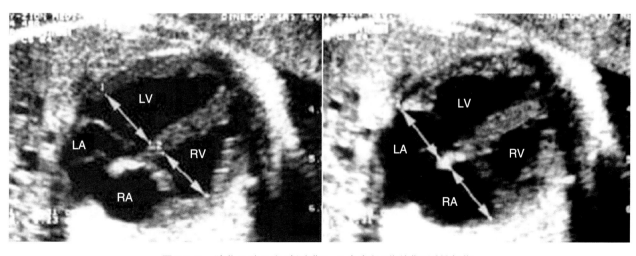

图 24-1　胎儿心脏心室(舒张期)、心房内径(收缩期)测量部位。

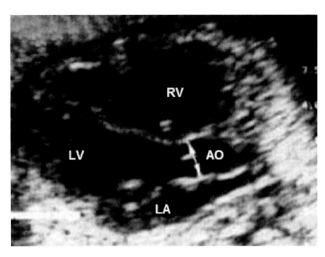
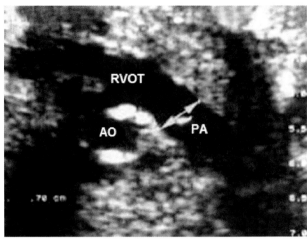

图 24-2 胎儿心脏主动脉、肺动脉(收缩期)测量部位(瓣环水平,声束与动脉长轴垂直)。

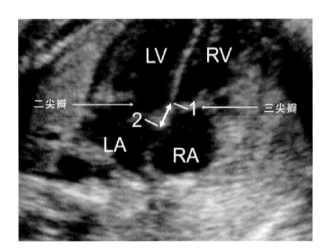

图 24-3 正常胎儿二尖瓣、三尖瓣附着点距离测定方法。

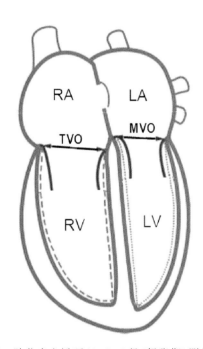

图 24-4 胎儿房室瓣环(Orifice)径(舒张期)测量方法示意图。

3.正常胎儿大动脉及卵圆孔测值

大动脉及卵圆孔正常测值及其与胎龄的关系见表 24-3、表 24-5,图 24-8。左右心房、心室测量值及主动脉、肺动脉内径与胎龄呈显著正相关,随胎龄的增长而增大[4]。

4.正常胎儿心脏左右对称结构的对比

见表 24-4。

孕周 (W)	例数	二尖瓣环径 (mm)	三尖瓣环径 (mm)	二、三尖瓣环 距离 (mm)
16~	21	2.2±0.2	2.5±0.3	2.1±0.3
18~	15	2.7±0.1	3.0±0.3	2.2±0.3
20~	33	3.6±0.5	4.0±0.6	2.5±0.5
22~	42	4.7±0.7	5.0±0.6	2.9±0.6
24~	50	5.2±0.7	5.6±0.7	3.1±0.6
26~	61	6.0±0.8	6.4±0.9	3.5±0.9
28~	57	6.5±0.7	7.0±0.7	3.7±0.8
30~	55	6.9±0.6	7.6±0.7	4.0±0.8
32~	54	7.6±0.9	8.4±0.8	4.3±0.8
34~	50	7.9±0.9	8.6±1.0	4.5±0.8
36~	45	8.6±0.8	9.5±1.1	5.1±0.8
38~	49	8.7±0.9	9.5±0.9	5.7±1.1
40~	20	8.7±1.1	9.9±1.3	4.6±1.1

表24-1 不同孕周正常胎心二尖瓣环径、三尖瓣环径及二、三尖瓣环间距

表24-2 不同孕周正常胎儿心脏LV、RV、LA、RA测量值

孕周 (W)	例数	LA (mm)	RA (mm)	LV (mm)	RV (mm)
16~	21	4.6±0.5	4.9±0.5	4.6±0.5	4.6±0.5
18~	15	5.8±0.4	6.3±0.7	5.4±0.8	5.5±0.7
20~	33	7.1±0.9	7.9±0.8	6.9±1.1	7.2±0.8
22~	42	8.2±1.1	9.1±0.9	8.2±0.9	8.4±1.2
24~	50	9.1±1.2	10.1±1.2	9.2±1.2	9.4±1.4
26~	61	10.2±0.8	11.5±1.1	10.3±1.3	10.6±1.4
28~	57	11.1±1.3	12.5±1.4	11.4±1.1	11.5±1.4
30~	55	12.3±1.5	13.7±1.5	12.4±1.4	13.3±1.6
32~	54	12.5±1.4	14.6±1.4	12.8±1.7	13.8±1.4
34~	50	12.9±1.6	15.6±1.8	13.7±1.5	14.8±1.6
36~	45	14.1±1.3	16.9±2.4	14.8±1.5	15.7±1.5
38~	49	14.6±1.8	16.3±2.3	15.1±1.7	15.7±1.8
40~	20	14.5±1.9	15.3±2.0	14.9±1.2	15.5±1.3

表24-3 不同孕周胎儿AO、PA、DAO、DA、FO内径测量值

孕周 (W)	例数	AO (mm)	PA (mm)	DAO (mm)	DA (mm)	FO (mm)
16~	21	2.1±0.3	2.4±0.3	1.8±0.2	1.5±0.2	2.6±0.3
18~	15	2.6±0.2	3.0±0.2	2.0±0.3	1.9±0.3	3.0±0.5
20~	33	3.3±0.3	3.9±0.4	2.5±0.2	2.3±0.3	3.6±0.6
22~	42	3.9±0.5	4.6±0.6	3.1±0.3	2.9±0.4	3.8±0.4
24~	50	4.4±0.5	5.3±0.7	3.3±0.3	3.0±0.4	4.5±0.6
26~	61	4.8±0.6	5.7±0.7	3.8±0.6	3.4±0.5	5.0±0.8
28~	57	5.2±0.6	6.1±0.6	3.9±0.5	3.5±0.4	5.2±1.1
30~	55	6.0±0.6	6.8±0.6	4.5±0.5	4.2±0.8	5.5±1.0
32~	54	6.3±0.8	7.5±0.7	4.7±0.5	4.2±0.6	5.7±1.0
34~	50	6.8±0.7	7.9±0.7	5.4±0.5	4.8±0.6	5.9±1.5
36~	45	7.0±0.5	8.2±0.7	5.4±0.5	4.8±0.6	6.0±1.3
38~	49	7.3±0.7	8.6±0.7	6.0±0.6	5.1±0.6	6.0±1.2
40~	20	7.5±0.8	8.4±0.6	5.6±0.6	5.2±0.7	6.0±0.9

注：AO，主动脉；PA，肺动脉；DAO，降主动脉；DA，动脉导管；FO，卵圆孔

表24-4 正常胎儿左右心腔对应结构测值比较

心脏结构(内径)	差异均值(mm)(X±SD)	比值	t 值	P 值	r 值	P 值
三尖瓣环 二尖瓣环	0.562±0.501	1.0917	19.180	< 0.001	0.979	< 0.001
右心室 左心室	0.514±1.002	1.0472	8.763	< 0.001	0.963	< 0.001
右心房 左心房	1.452±1.422	1.1344	17.446	< 0.001	0.933	< 0.001
肺动脉 主动脉	0.882±0.480	1.1699	31.391	< 0.001	0.937	< 0.001

表24-5 孕周与房室瓣环、心室腔及大血管径的回归方程

心脏结构	回归方程	决定系数(R^2)	方差(F)	P 值
三尖瓣环	$Y=-7.092+0.675X-0.006X2$	0.877	1.027E3	< 0.001
二尖瓣环	$Y=-6.999+0.662X-0.007X2$	0.872	982.045	< 0.001
二三尖瓣距离	$Y=-0.507+0.149X$	0.618	469.568	< 0.001
左心室	$Y=-9.151+0.972X-0.009X2$	0.855	850.331	< 0.001
右心室	$Y=-10.239+1.048X-0.1X2$	0.860	886.500	< 0.001
左心房	$Y=-8.635+0.957X+0.009X2$	0.838	745.826	< 0.001
右心房	$Y=-12.170+1.230X-0.013X2$	0.835	729.661	< 0.001
主动脉	$Y=-4.071+0.431X-0.003X2$	0.878	1.041E3	< 0.001
肺动脉	$Y=-5.521+0.564X-0.005X2$	0.897	1.261E3	< 0.001
动脉导管	$Y=-2.370+0.268X-0.02X2$	0.806	600.288	< 0.001
卵圆孔	$Y=-4.828+0.558X-0.007X2$	0.554	179.398	< 0.001

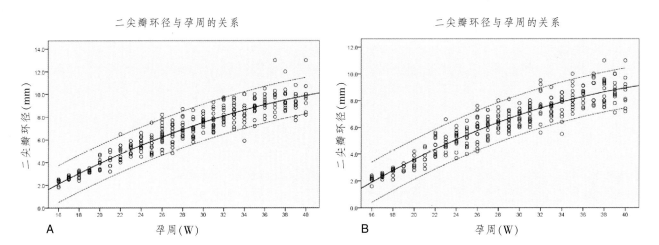

图 24-5 孕周与三尖瓣环径(A)、二尖瓣环径(B)关系散点图及回归曲线图。

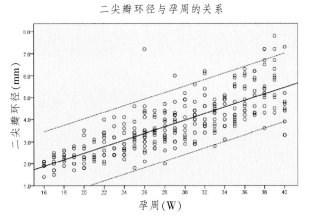

图 24-6 孕周与二、三尖瓣距离之散点图及回归直线图。

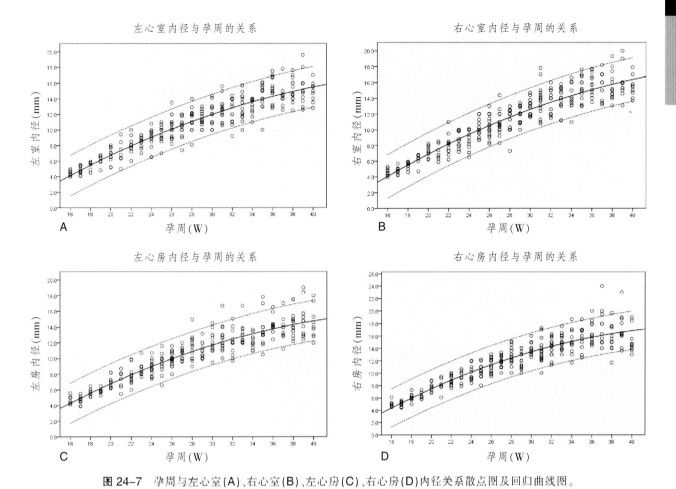

图 24-7 孕周与左心室(A)、右心室(B)、左心房(C)、右心房(D)内径关系散点图及回归曲线图。

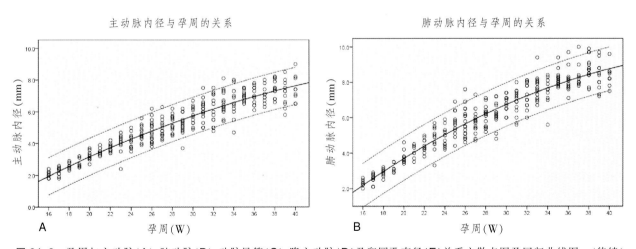

图 24-8 孕周与主动脉(A)、肺动脉(B)、动脉导管(C)、降主动脉(D)及卵圆孔直径(E)关系之散点图及回归曲线图。(待续)

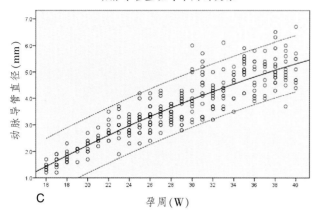

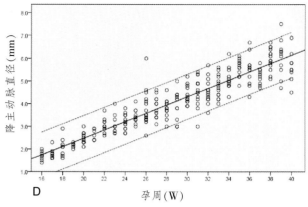

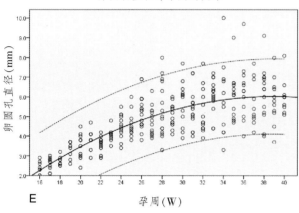

图 24-8(续)

参考文献

1. Allan L. Technique of fetal echocardiography. Pedatric Cardio, 2004,25(3):223-233.

2. Firpo C, Hoffman JI, Silverman NH. Evaluation of fetal heart dimensions from 12 weeks to term. Am J Cardiol, 2001,87(5):594-600.

3. Vettraino IM, Huang R, Comstock CH. The normal offset of the tricuspid septal leaflet in the fetus. J Ultrasound Med, 2002,21(10):1099-1104.

4. 李玉兰,李伟,李春荣,等.超声测定正常胎儿心脏房室瓣环、腔室径及其与胎龄的相关性.中国医学影像技术,2012,28(5):961-965.

(李小丹 耿斌 穆继贞)

第 25 章

胎儿超声心动图检查适应证

哪些孕妇应该接受胎儿心脏超声检查？从围产保健的角度来看，孕妇在中期妊娠期（一般在 18 周左右）均需进行一次常规超声检查，其中包括胎儿大小的测量，胎盘位置及功能的评价，以及排除各脏器主要的先天性畸形，其中也包括最基本的胎儿超声心动图切面（如四腔心切面、左右室流出道切面、三血管切面）检查。本章所要讨论的应该接受胎儿超声心动图检查的对象，是指先天性心脏病的高发组（high risk group）人群，概括地将其分为以下三个方面。

一、来自母体方面的因素

1.各种类型的糖尿病

尤其是在妊娠早期即为胰岛素依赖型糖尿病孕妇。其胎儿畸形的发生率可为正常人群组的 4~5 倍，其中 1/3 为心血管畸形，常见为房间隔缺损、室间隔缺损、大动脉转位，而先天性心肌肥厚及心脏扩大的发生率可高达 30%~50%，同时胎儿先天性肥胖（macrosomia）也较多见。

2.结缔组织疾病

如系统性红斑狼疮（systemic lupus erythematosus）、RH 溶血病、风湿性关节炎（macrosomi）、斯耶格伦综合征（Sjögrens syndrome）。胎儿先天性心脏病的发病率在系统性红斑狼疮孕妇中为 25%~30%，斯耶格伦综合征孕妇中为 40%，风湿性关节炎孕妇中为 5%。其主要损害为胎儿心脏房室传导阻滞，这些结缔组织疾病所产生的抗体可以通过胎盘损害胎儿的心脏传导系统。

3.感染性疾病

孕早期某些病毒感染如风疹（rubella）、弓形体病感染（toxoplasmosis）、水痘（chickenpox）、流感（flu）、流行性腮腺炎（mumps）等，其胎儿先天性心脏病的发病率约为 10%。

据报道，孕妇风疹病毒感染者之胎儿先天性心血管疾病的发生率可高至 35%，常见为肺动脉狭窄、动脉导管未闭。流行性腮腺炎（Mumps）则与心内膜纤维化（endocardial fibroelastosis）有关，患梅毒孕妇其胎儿多见主动脉及肺动脉的缺陷。

4.孕早期接受某些药物治疗

孕妇如服用氧化锂（Lithium）、大伦丁（Dilantin）、三氧双酮（Trimethadione）等，其胎儿易出现房室传导阻滞及心血管系统发育畸形。

另外，某些药物对胎儿循环生理有影响。如某些抗高血压药物可致心功能减低，前列腺合成酶抑制剂可导致胎儿动脉导管收缩甚至关闭。

早期妊娠对特定感染，以及孕期接受药物的不同时间作用于胎儿的不同时期，均可导致心血管系统不同部位的发育障碍。

5.慢性酒精中毒

其胎儿中 25%~30%患有"胎儿酒精综合征"，可伴有先天性心脏病，常见为室间隔缺损、房间隔缺损、动脉导管未闭。

6.高龄孕妇及不正常妊娠史

孕妇大于 35 岁，其胎儿染色体异常发生率增高，先天性心脏病的发生率也随之增高。羊水过多、羊水过少、单脐动脉均可合并先天性心脏畸形。既往史中有不正常妊娠史，如流产、胎死宫内，均为胎儿超声心动图检查指征。羊水过多，常见于胃肠道闭锁，也可见于心血管畸形。羊水过少，可因肾脏发育不全引起，也可合并心血管畸形。

二、来自胎儿方面的因素

1.常规超声检查发现胎儿心脏可疑异常

根据我们多年来对胎儿先天性心脏病的统计，其 85% 的患者是因为在 18 周左右的孕期常规超声检查中发现"心脏异常"而转来进行系统胎儿超声心动图检查的，所以孕 18 周左右的常规超声检查是十分重要的。

2.某些器官的畸形与先天性心脏病有明显关联

(1)脑积水；
(2)食管闭锁、十二指肠闭锁、空肠闭锁；
(3)脐突出；
(4)胃肠膨出；
(5)肾脏发育不全；
(6)膈疝。

3.染色体异常

染色体异常的胎儿中先天性心脏病的发病率很高，在常染色体 21 三倍体（唐氏综合征，Down's syndrome），其发生率为 50%，常见为房室通道、房间隔和(或)室间隔缺损；在常染色体 13 三倍体中先天性心脏畸形可高达 84%，而常染色体 18 三倍体中可高达 99%，XO 综合征（泰勒综合征，Turner's synerome）常合并左室系统畸形。其他遗传基因缺陷疾病如农内综合征(Noonan's syndrome)常合并有肺动脉狭窄、房间隔缺损、动脉导管未闭，威廉姆斯综合征(William's syndrome)常合并主动脉及肺动脉瓣上的狭窄，迪-乔治综合征(Di-George syndrome)可伴有主动脉弓异常、室间隔缺损、动脉导管未闭等。

4.胎儿心律失常

胎儿心律失常包括心动过缓(心率低于 100 次/分钟)、心动过速(心率高于 200 次/分钟)、心律不齐。以上三种情形均为胎儿超声心动图检查的适应证。胎儿超声心动图可以区别各种类型的心律失常，了解心脏功能，排除心脏结构异常，以及随访观察。

5.胎儿水肿

胎儿水肿是指胎儿皮下、体腔(胸、腹腔)积液。非免疫因素引起的胎儿水肿可由心脏畸形或心脏功能不全引起。母体与胎儿血型不合引起的溶血性贫血，可造成继发性的血容量增加，心脏功能超负荷，引起胎儿心功能不全而致胎儿水肿。

三、先天性心脏病家族史

家族史包括父母本身为先天性心脏病患者，家庭中已有其他子女患先天性心脏病，较近的旁系亲属中患先天性心脏病。在此组患者中，先天性心脏病的发生率为 3%~5%。值得注意的是，在家族中已有子女患左心系统阻塞性疾病时其同胞的发病率明显上升(至 15%)，并仍以左心系统缺陷为多见。

(耿斌 张桂珍)

第 26 章

胎儿心脏超声异常征象的鉴别诊断

由于胎儿存在卵圆孔、动脉导管水平的右向左分流,左、右心系统血流动力学呈现平行关系,绝大多数患先天性心脏病的胎儿仍可继续存活。如果一侧心室流出道阻塞,则同侧心房、心室及其流入、流出道都会因血流减少而变小;如果是下游的梗阻,则大动脉及同侧心房、心室因血流量减少而变小。与此同时,血流重新分布,对侧循环系统(心房、心室、大动脉)血流量将会增加而导致腔室径增大。在这种情况下,全心(综合)排出的血量仍可以正常地分布到胎儿的各个器官和胎盘,但会导致左右心系统比例失调(discrepancy)。所以,在胎儿心脏异常时,心脏腔室及大血管内径不对称为最常见的征象。准确识别胎儿各种异常征象,进行细致的鉴别诊断,是确诊胎儿先天性心血管畸形的基础。

一、心脏腔室及血管大小不对称

四腔心切面是观察心室不对称的最佳切面,其次为心室短轴切面。建立不同孕周二维及 M 型超声各腔室的正常测值范围,以确定不同胎龄的异常标准是非常必要的。国内外学者已建立了正常胎儿心室腔测值与胎儿发育程度(双顶径、股骨长度)的相关方程及 Z 值曲线[1-4]。

(一)心室不对称(右心室大于左心室)

导致右心室大而左心室正常(或缩小)的因素包括以下几种情况:左心系统梗阻性病变、心律失常、肺动脉瓣异常、卵圆孔缩小或关闭、动脉导管狭窄或关闭、心室功能不良、三尖瓣反流、宫内发育迟缓等。频繁出现的非心动过速性心房异位节律可致右心系

统增大,而室上性快速心律失常(室上性心动过速、心房扑动)亦可引起左、右心室不对称,甚至出现全心的扩大。

* 肺动脉闭锁或严重肺动脉狭窄合并完整室间隔,常伴有右心室发育不良,但三尖瓣明显反流者可伴有右心室扩大。肺动脉瓣缺如时由于明显肺动脉瓣反流可导致右心室扩大。

* 卵圆孔缩小或提早关闭以及导管提早收缩或关闭,会引起右心房、右心室、肺动脉及右心周围静脉系统的扩张,其主要原因是右心室后负荷增加及三尖瓣的反流。

* 各种原因引起的右心室收缩功能不良,均可引起右心系统扩大,最终导致全心扩大。舒张功能不良可引起右心室充盈压增加,导致右心室扩大或肥厚。

* 三尖瓣反流引起的容量负荷过大,可引起右心房、右心室扩大,如充盈压明显增加,周围静脉也可受累。引起三尖瓣反流的原因有:右心室功能不良、三尖瓣下移畸形、双胎间输血综合征。

* 左心系统梗阻性病变,可导致右心室增大和(或)左心室相对缩小,左心室发育不良(或相对缩小)的机制有两种理论:①由于梗阻造成的左向右分流,减少了左心系统的血流量,从而减少了对左心室发育的刺激;②有学者认为左心室小的原因是原发性心肌发育及功能异常。主流观点认为是多因素的综合影响造成了这一结果。

左心系统梗阻性病变包括:二尖瓣狭窄、主动脉狭窄和主动脉缩窄(可能单独存在或合并其他畸形)或主动脉弓中断,见图 26-1。左心发育不良综合征(hypoplastic left heart syndrome,HLHS)是一种严重

的左心系统多部位梗阻性病变的典型代表,该综合征包括了二尖瓣、主动脉瓣的狭窄或闭锁,主动脉弓发育不良伴主动脉缩窄。

主动脉缩窄(coarctation of the aorta,,COA)常合并其他左心系统病变,胎儿超声心动图直接诊断COA有时比较困难,但最常见的征象是心室、大血管大小比例异常,即右心系统(右心室及肺动脉)明显增大,左心室及主动脉明显缩小。COA常合并主动脉瓣二叶畸形,此时可显示主动脉瓣流速增快;亦常合并主动脉瓣下狭窄。

二尖瓣狭窄畸形(降落伞样二尖瓣等),可导致左心室变小,测量和比较二尖瓣、三尖瓣环径的大小,彩色多普勒定量分析瓣口的血流量对诊断有一定帮助。如果发现两侧乳头肌太靠近或融合,可能是伞状二尖瓣,其常合并不同程度的二尖瓣狭窄或二尖瓣反流。

某些情况下,预测胎儿左心系统梗阻程度是困难的,尤其存在多水平梗阻时则更困难。目前很难在产前准确评价患左心系统梗阻的胎儿,能否在出生后进行双心室矫治。

在胎儿心脏超声诊断中,掌握好左心室是否缩小(发育不良)的诊断标准(尺度)也是比较困难的,也就是说左室径小到什么程度才算发育不良是一个判断上的难题,有时左心室横径明显小于正常,但左心室长径(增加)延伸至心尖部,出生后的随访证明左心室具备正常功能。

当存在有缝隙状(slit-like)左心室或主动脉弓、升主动脉出现明显逆向血流时,则高度提示存在HLHS,正常情况下胎儿出生后肺动脉阻力下降,肺血流量增加,动脉导管应自左向右分流。当女性胎儿有左心系统梗阻性病变时,应重点检查有无 Turner(XO)综合征的可能。见图 26-2。

• 其他可能引起左心室过小的原因有:某些类型的右心室双出口、非对称性房室间隔缺损、高位室间隔缺损等,有较多的血流直接进入右心室,引起右心增大。另外宫内发育迟缓也是右心室增大的原因之一,可能由于血液的重新分配,脑的血流量增加而使上腔静脉回流入右心的血量增加。

(二)左心室大于右心室

• 左心室扩大而右心室正常(或缩小),可见于单纯的左侧心脏功能异常,如心肌炎、原发性心内膜弹力纤维增生症、重度主动脉狭窄等。左心室功能不良常伴有血流再分布至右心室,致右心室代偿性增大,虽然此时右心室内径增大,但仍小于异常增大的左心室。

• 右心室缩小,而左心室代偿性增大,可见于三尖瓣闭锁、室间隔完整的肺动脉闭锁、对位不良的房室间隔缺损(左心室占优势)等。在三尖瓣下移畸形时,虽然房化的右心室部分会明显扩大,但功能右心室则变小。见图 26-3。

(三)单纯大动脉比例异常

单纯大动脉内径比例异常伴心室比例正常者可

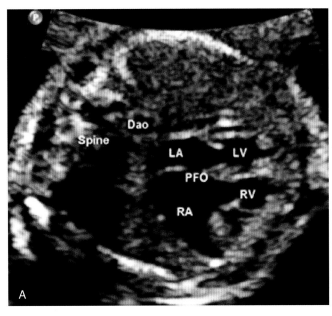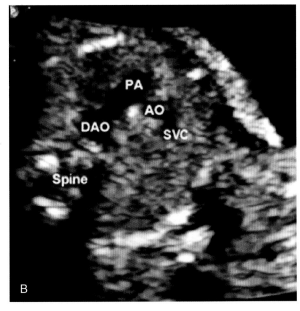

图 26-1　胎儿主动脉弓离断声像图。(A)四腔心切面显示右心明显增大;(B)三血管切面显示肺动脉明显增宽。

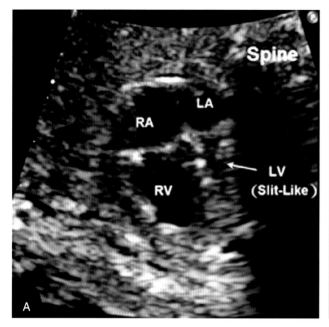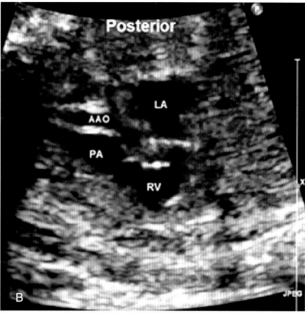

图 26-2　左心发育不良综合征(HLHS)声像图。(A)四腔心切面显示左心室呈缝隙状;(B)流出道长轴切面显示升主动脉明显变细。

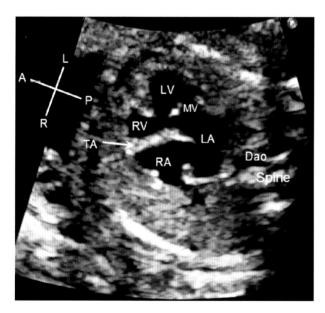

图 26-3　胎儿三尖瓣闭锁声像图。二维声像图显示三尖瓣闭锁(TA),左心代偿性增大。

能合并先天性心脏畸形,如肺动脉瓣狭窄[和(或)瓣环缩小]可伴有肺动脉主干狭窄后扩张;同样,缩小的主动脉瓣环和扩张的升主动脉是主动脉瓣狭窄的主要征象之一。当然,上述情况在心室不对称时更常见。胎儿法洛四联症,如果室间隔缺损被遗漏,那增宽的主动脉也许是唯一的征象。

二、心脏增大和胸腔内心血管肿块

心脏病变引起全心增大在胎儿较少发生,鉴别诊断需确定增大的心脏是由于心腔或大动脉增大所致,还是由心肌肥厚、心包积液等其他因素所致。正常心脏与胸腔周径(CC/TC)之比是 0.5,正常心脏与胸腔面积(CT/TA)之比是 0.25~0.33,比值增大可能由于心脏增大或胸腔变小,必须注意区分胸腔内径缩小致心/胸比值增大导致的正常心脏假性增大现象。

(一)心脏增大

心脏腔室增大的原因有多种,包括房室瓣反流、半月瓣反流、心室流出道梗阻、心室收缩功能不良、贫血、心律失常等。房室瓣反流可导致同侧心房、心室扩大,心室及相应瓣环的扩大又将加重反流,常见的心血管畸形包括:房室间隔缺损、二尖瓣脱垂或乳头肌腱索功能不良、三尖瓣下移畸形及三尖瓣发育不良等。一般来说,房室间隔缺损对胎儿发育影响不大,但如果伴有重度房室瓣反流可能会导致胎儿水肿甚至宫内死亡。心脏扩大可伴有传导阻滞或心动过缓,这些现象若出现在内脏反位综合征并伴有心脏畸形的胎儿中,预后一般较差。见图 26-4。

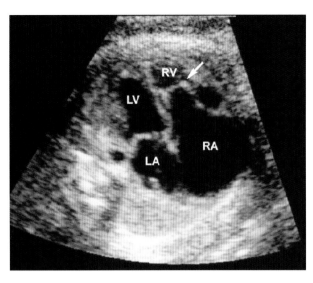

图 26-4　胎儿三尖瓣下移畸形二维声像图。

法洛四联症伴有肺动脉瓣缺如时，肺动脉瓣反流可引起右心室增大，其表现为肺动脉瘤样扩张，有时误认为胸腔内囊性或血管性肿块，彩色多普勒可显示肺动脉瓣环狭窄及反流（图 26-5）。心室收缩功能降低可由于感染性心肌炎、扩张性心肌病、胎儿低氧血症、心内膜弹力纤维增生症及严重的流出道梗阻（如极重型肺动脉、主动脉狭窄或动脉导管显著收缩）所致。

心律失常包括心动过速或心动过缓，如室上性或室性心动过速、窦房结功能不全所致的窦性心动过缓、与先天性心脏病及母体自身免疫性疾病相关的房室传导阻滞等，都可导致心室扩大。

(二)心肌肥厚

左、右心室流出道梗阻（瓣下、瓣及瓣上）可引起胎儿左、右心室肥厚。肥厚型心肌病可能是原发性的或是围产期糖尿病或胎与胎之间输血综合征所引起的。母亲为糖尿病的婴儿，常表现为巨大儿或器官肥大，其心肌肥厚特征与原发性心肌病很相似。胎-胎输血综合征（单卵双生）是由于胎盘循环不正常，双胎可出现生长发育不平衡，血流动力学不对称，通常较大的胎儿有心肌肥厚，这是由于持续高压的缘故。

原发性肥厚型心肌病在胎儿很少见，有时在农内综合征（Noonan's syndrome）的胎儿中可以出现。胎儿期代谢性或糖原累积性疾病引起的心肌肥厚更加少见，可引起胎儿水肿。

心脏舒张期功能异常伴充盈压增高与心肌肥厚有关，这可通过房室瓣血流的异常和静脉多普勒频谱来判断，存在舒张期功能不良时，二尖瓣或三尖瓣流入的频谱可表现为被动充盈（"e"波）和心房收缩（"a"波）的异常。胎儿心室充盈与成人不同，虽然"a波"占优势，但"a波"的异常增大可提示舒张期功能异常。

胎儿腔静脉多普勒检查可帮助诊断舒张功能异常，正常胎儿的下腔静脉频谱包含着三组波形，第一个为大的正向"S波"，与心室收缩和三尖瓣向心尖运动相关，产生心房充盈；第二个为较小的向前"D波"，产生于心室舒张期，血流由心房流入右心室所

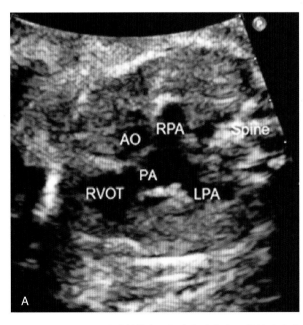

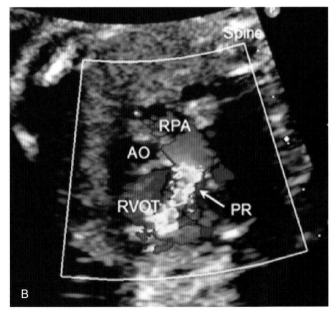

图 26-5　肺动脉瓣缺如，肺动脉及分支显著扩张声像图。(A)二维声像图；(B)CDFI 显示肺动脉瓣明显反流(PR)。

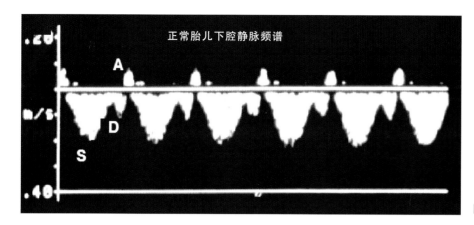

图 26-6 正常胎儿下腔静脉频谱。

致;第三个为很小的反向波形"A 波",由心房收缩形成回流至下腔静脉的血流而产生,见图 26-6。如有充盈受限,这一图形渐渐变成两组波形,"D 波"减小变得不易与"S 波"区分,心房的反向波"A 波"显得更加突出。这些异常波形可波及脐静脉,引起脐静脉频谱异常,另外,可以通过计算 Tei 指数(心脏做功指数,MPI)来评价胎儿心功能。见图 26-7 至图 26-8。

(三)心包积液

心包积液是液体累积在心包腔之内,但必须与正常情况下心包内起润滑作用的液体和心肌肥厚时心肌回声增强所谓的"光环"作用区分开来。在感染性心包积液时,液体的回声可呈粗糙颗粒状;引起心包积液的另一情况是各种原因(急性、重度胎儿贫血、双胎输血综合征等)导致的胎儿水肿,胎儿水肿常可伴有低蛋白血症。大量的心包积液可影响心

脏充盈导致对心房、心室的压迫和周围静脉的扩张。见图 26-9。

(四)胸腔内肿块(占位)

当胸腔肿块为低回声时,必须注意鉴别是否为心血管结构,多普勒对此有诊断意义。如严重三尖瓣下移畸形之巨大房化右心室、严重三尖瓣发育不良之巨大右心房、肺动脉瓣缺如导致的显著扩张的肺动脉主干及其分支等,常表现为巨大胸腔内肿块。见图 26-5。

三、间隔缺损和其他病理性分流

单纯的心脏间隔缺损不会引起胎儿的心脏扩大,其原因是由于肺循环高阻力状态避免了肺循环量的增加。胎儿存在的正常分流及两心室压力一致等因素,给心室内异常分流的诊断造成一定困难。

室间隔缺损可发生在间隔的任何部位,由于间隔形状近似 S 形,因此在超声探查时要系统观察每

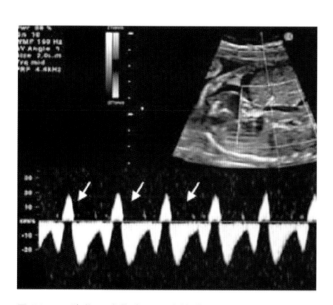

图 26-7 胎儿心功能障碍下腔静脉之脉冲多普勒波形,A波高尖。

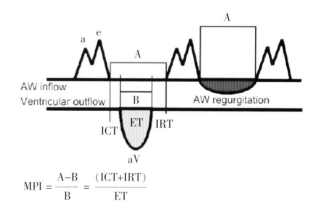

$$MPI = \frac{A-B}{B} = \frac{(ICT+IRT)}{ET}$$

图 26-8 心脏做功指数(MPI)计算公式图。AVV inflow:房室瓣流入道血流;Ventricular outflow:心室流出道血流;AVV regurgitation:房室瓣反流;ICT:等容收缩期;IRT:等容舒张期;ET:射血期(时间)。

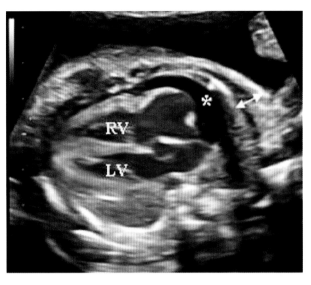

图 26-9　胎儿心包积液声像图。

一个部位,如流入道、肌部、膜部和流出道;彩色及脉冲多普勒有助于诊断(彩色棒的速度一定要低,约 50cm/s),在胎儿期,穿过缺损的血流很少,常见的是双向分流,系由于心室收缩和舒张引起的压力变化而产生的。见图 26-10。

四、心脏血管及腔室异常连接

　　胎儿心脏检查最好采用先天性心脏病的节段性诊断和分析方法,详细阐述心脏的三个节段及三个连接,三个节段包括心房(包括内脏位置)、心室及大动脉;三个连接包括肺静脉及周围体静脉与心房的连接、心房与心室的连接、心室与大动脉的连接。

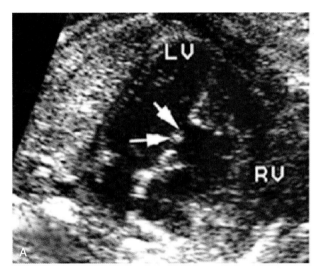
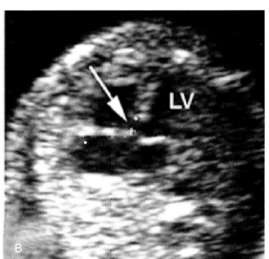
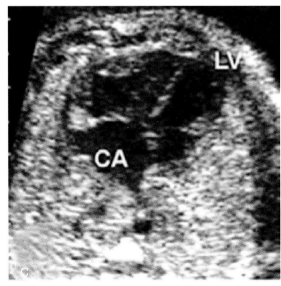

图 26-10　胎儿四腔心切面声像图显示肌部室间隔缺损(A)、膜周部室间隔缺损(B)及单心房(C)。

(一)心脏位置及肺、体静脉的异常

　　四腔心切面、上下腔静脉长轴切面、上腹部横切面是识别肺静脉、体静脉的常用切面。肺静脉在胎儿时期辨别比较困难，但彩色多普勒及新的血流显像技术（如能量多普勒、HDFI）有助于肺静脉的显示，在诊断肺静脉异位引流及内脏-心房异位时起着重要作用。

　　异常体静脉引流包括双上腔静脉、永存左上腔静脉、下腔静脉肝段缺如伴奇静脉异常连接等。腹主动脉与静脉(下腔静脉或奇静脉)位于脊柱同一侧时，则提示心房异构。

(二)房室连接不一致及房室单一心室连接

　　心室在胚胎发育过程中分为右襻和左襻两种；心室右襻时，右心室通常在右前，左心室在左后；心室左襻时，右心室通常位于左前，左心室在右后。房室连接不一致指右心房经二尖瓣与左心室相连接；而左心房经三尖瓣与右心室相连接。单心室(房室单一心室连接)是指左右心房与一个主要心室腔相连接(图 26-11)。

　　正确辨别左右心室要依据房室瓣、心室的形态特征及房室瓣的附着状态，检查时要多切面(四腔心切面、五腔心切面、心室短轴切面等)扫查。见图 26-12 至图 26-14。

(三)圆锥动脉干异常

　　心室大动脉连接正常时，主动脉起源于左心室，主动脉瓣以纤维结构与二尖瓣相连续；肺动脉起源于右心室的圆锥部，圆锥肌肉组织将三尖瓣与肺动

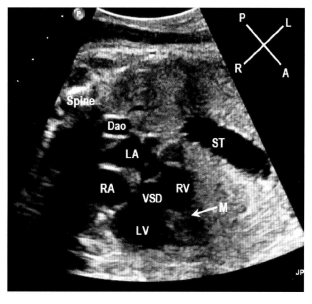

图 26-12　胎儿房室连接不一致之四腔心声像图。M：调节束；ST：胃泡。

脉瓣分隔。由于圆锥间隔呈螺旋状以及在胚胎发育过程中的正常旋转和向左侧转移，两动脉位于心室之上，互相旋转包绕呈十字交叉状，肺动脉瓣位于主动脉的左前方，肺动脉分出两分支后，向后上继续走行与动脉导管相延续；主动脉向前上走行发出冠状动脉及头臂动脉。概括起来，心室大动脉连接有以下几种类型，见图 26-15。

　　大动脉之间的关系是指主动脉和肺动脉的空间关系，而并非指其与心室的连接。正常的关系是主动脉位于肺动脉的右后方，反位则为正常位的镜像。大动脉关系常见的有以下几种类型：

　　(1)大动脉关系正常(normal position)；

　　(2)大动脉关系反位(inversus position)；

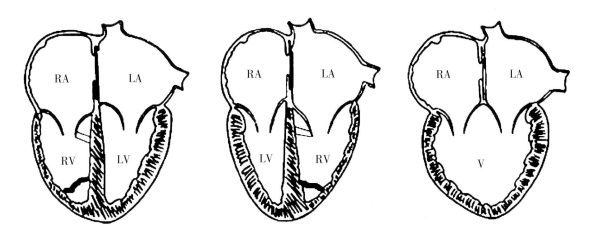

图 26-11　房室连接类型。(A)双心室连接：房室连接一致；(B)双心室连接：房室连接不一致；(C)单一心室连接。

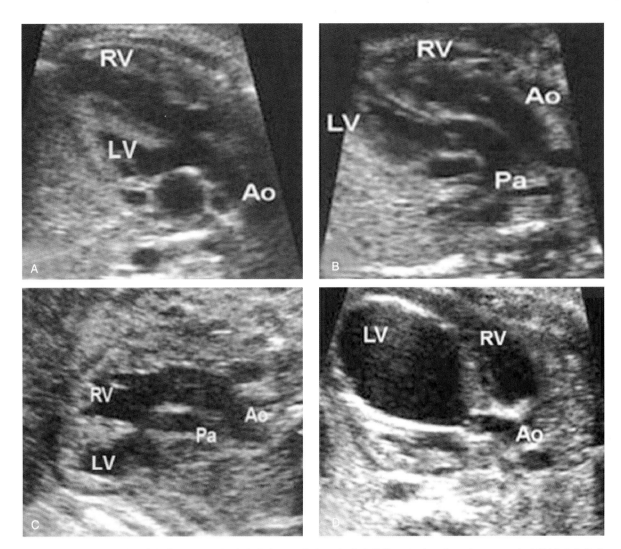

图 26-13　心室流出道异常声像图。(A)主动脉骑跨;(B)完全型大动脉转位;(C)右心室双出口;(D)主动脉瓣重度狭窄。

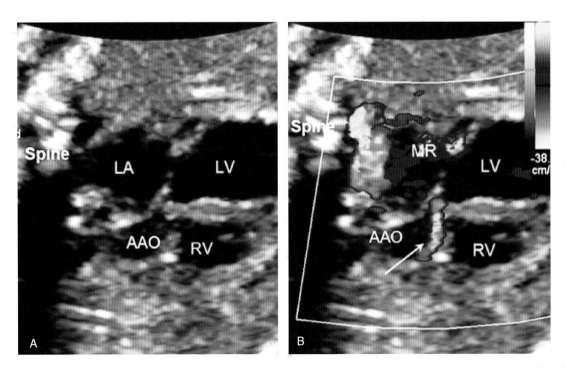

图 26-14　主动脉瓣狭窄声像图。(A)二维声像图显示左心室扩张;(B)彩色多普勒声像图显示主动脉瓣血流束窄小。

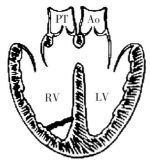

心室大动脉连接一致

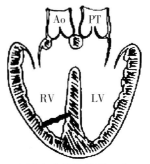

心室大动脉连接不一致

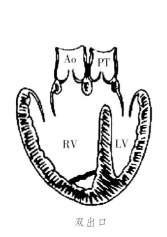

双出口

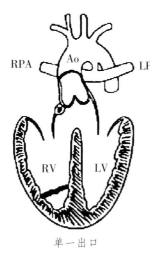

单一出口

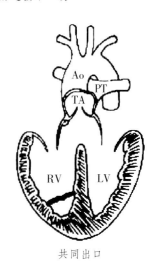

共同出口

图 26-15 心室大动脉连接类型模式图。

（3）右位型大动脉转位（或异位）：通常为主动脉位于肺动脉的右前（D-TGA）；

（4）左位型大动脉转位（或异位）：通常为主动脉位于肺动脉的左前（L-TGA）；

（5）并列关系（side-by-side）：又可分为右侧并列（主动脉在右）和左侧并列（主动脉在左）。见图 26-16。

1.右位大动脉转位（D-TGA）

当两大动脉平行上升而不发生旋转和十字交叉时，常是大动脉转位的信号。右位型转位时，两大动脉可在同一切面上看到，尤其在胸骨旁左心室长轴切面。诊断依据是心室大动脉连接不一致，后方的左心室发出的大动脉向后走行，并分叉，为肺动脉；前方的右心室发出主动脉，位于肺动脉的前方。在右位型大动脉转位时，要注意有无室间隔缺损和肺动脉狭窄，以指导新生儿期的处理。另外，狭窄的（限制性）卵圆孔可使新生儿产生严重的低氧血症和酸中毒，需要及时地进行卵圆孔导管扩张或采用外科手术进行扩大处理。见图 26-17。

2.大动脉骑跨和右心室双出口

该畸形是由于流出道间隔缺失及对位不良所致。通常为一条大动脉骑跨于室间隔缺损之上，另一条完全发自右心室，如果骑跨的大动脉更倾向于右心室侧，且二尖瓣与半月瓣失去纤维连续而代之为肌性圆锥，则为右心室双出口。右心室双出口有多种病理类型，如类似法洛四联症伴有肺动脉狭窄；或肺动脉增宽骑跨于室间隔之上，常合并主动脉缩窄或主动脉弓离断等（Taussing-Bing syndrome）。右心室常扩大，但也可合并严重右心室发育不良。骑跨的大动脉可以是主动脉（如法洛四联症），也可以为肺动脉（Taussig-Bing anomaly），或者是共同动脉干。流出道长轴切面是观察大动脉骑跨的理想切面。

3.单一动脉与心室连接

只有一条大动脉发自心室，识别该动脉的性质特征是诊断的关键，必须确定该大动脉是主动脉（如肺动脉闭锁）、肺动脉（如 HLHS）还是共同动脉干。如果是主动脉，则可见头臂动脉发出；若是肺动脉，

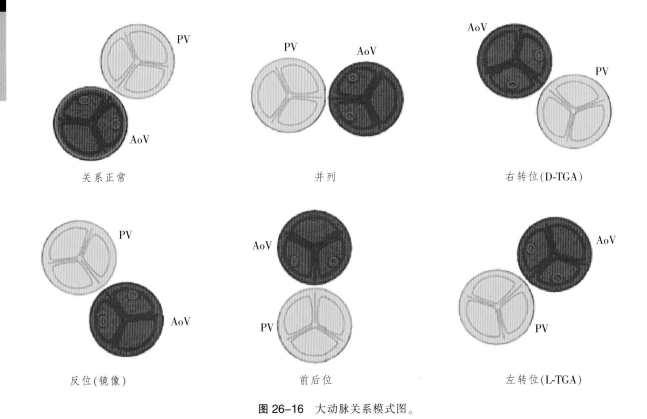

图 26-16 大动脉关系模式图。

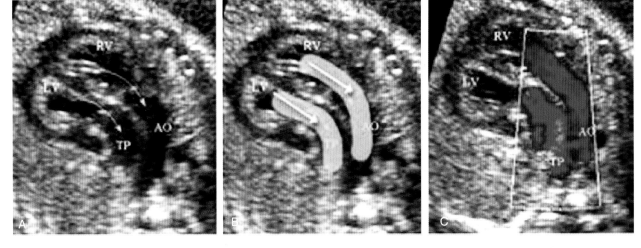

图 26-17 完全型大动脉转位声像图。(A)二维声像图;(B)血流方向示意图;(C)彩色多普勒声像图。

则可显示分出左右肺动脉;如果是共同动脉干,则该动脉既要发出冠状动脉,还要发出升主动脉(延续为主动脉弓)及肺动脉。

4.左位型大动脉转位(L-TGA)

通常见于矫正型大动脉转位或右位心伴有大动脉转位的胎儿。主动脉通常位于肺动脉的左前,也可位于左后或与肺动脉呈左侧并列。

五、主动脉弓异常

主动脉包括升主动脉、主动脉弓、峡部(左锁骨下动脉与动脉导管之间的主动脉)及降主动脉(为动脉导管以下的主动脉)。主动脉弓的三个分支较难在一个平面完整显示,分段检查可以显示整个主动脉弓的分支。

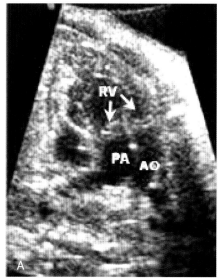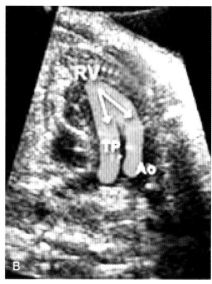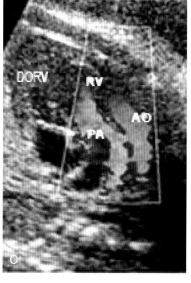

图 26-18　右心室双出口声像图。(A)二维声像图;(B)血流方向示意图;(C)彩色多普勒声像图。

法洛四联症可伴有右位主动脉弓及镜像主动脉弓分支,诊断对外科手术很有帮助,但在胎儿期诊断相当困难。

主动脉缩窄是一种常见的血管异常,通常发生于靠近动脉导管的部位。该畸形在宫内诊断比较困难,当存在左心室明显小于右心室时,要高度怀疑本病,多切面显示主动脉弓横弓部分有发育不良及峡部存在狭窄;主动脉缩窄有时伴有其他左心系统畸形,如二尖瓣狭窄、主动脉瓣狭窄等。出现主动脉缩窄要注意排除泰勒综合征(Turnre's syndrome)。但值得强调的是孕周是诊断该畸形的重要因素,如果胎龄≥28 周,则假阳性率很高(可高达 50%~60%)。见图 26-19 和图 26-20。

主动脉弓离断是较少见的严重畸形,部位可发生在左锁骨下动脉之后(A 型)、左颈总动脉与左锁骨下动脉之间(B 型)、无名动脉起始部远端主动脉离断而左颈总动脉及左锁骨下动脉起自降主动脉(C 型),以 B 型最为常见。诊断依据是多切面(二维及 CDFI)不能显示完整的主动脉弓,升主动脉与降主动脉之间连续性中断,绝大多数伴有室间隔缺损。该畸形可合并狄乔治综合征(Digorge syndrome)。

六、三血管切面异常

正常三血管切面可见肺动脉、主动脉、上腔静脉从左至右依次呈线性排列,内径也依次变细。胎儿先天性心脏病尤其是复杂心血管畸形常伴有三血管切面异常,如三血管管径大小比例、三血管排列关系

及血管数目异常等。

1.三血管管径大小比例异常

有血管管腔狭窄和管腔扩张两类,先天性血管狭窄畸形包括肺动脉狭窄及闭锁、主动脉狭窄及闭锁、主动脉缩窄或主动脉弓离断等;单纯的肺动脉瓣、主动脉瓣狭窄可致其相应管腔狭窄后扩张;心上型肺静脉异位引流可引起上腔静脉增宽。

2.三血管排列关系异常

圆锥动脉干畸形如完全型大动脉转位、矫正型大动脉转位、右心室双出口等可出现三血管的线性排列关系异常,通常主动脉在前,肺动脉在后,与上腔静脉呈三角关系。

3.血管数目异常

血管数目增多常见畸形包括永存左上腔静脉、完全型心上型肺静脉异位引流（向上的垂直静脉）;数目减少包括永存动脉干,肺动脉闭锁或主动脉闭锁等。见图 26-21。

七、心轴异常(cardiac axis)

在标准四腔心切面基础上（要求横切胎儿胸部）,将胎儿脊柱与胸骨(前胸正中央)划一直线,同时沿胎儿房间隔与室间隔划一直线,两条直线的夹角定义为心轴夹角,正常心轴夹角为 43°±7°。见图 26-22。

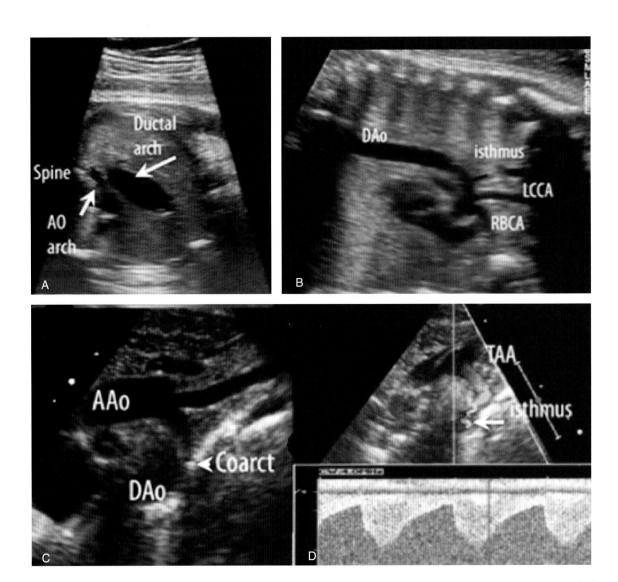

图 26-19 胎儿主动脉缩窄声像图。(A)三血管切面显示肺动脉/主动脉比值明显加大;(B)主动脉弓长轴切面显示峡部内径变窄;(C)图像放大后显示峡部明显狭窄;(D)出生后证实主动脉峡部缩窄。Dutal arch:导管弓;AO arch:主动脉弓;isthmus:峡部;Coarct:缩窄。

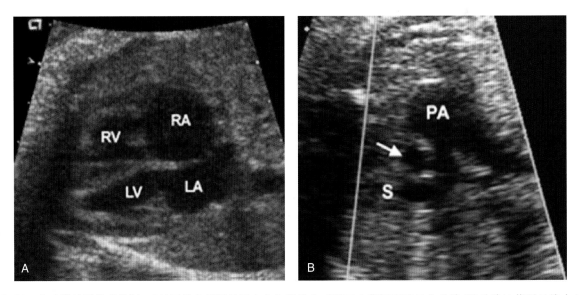

图 26-20 主动脉弓异常声像图。(A)四腔心切面显示右心比例增大;(B)三血管切面显示主动脉/肺动脉比值明显缩小(箭头示主动脉)。(待续)

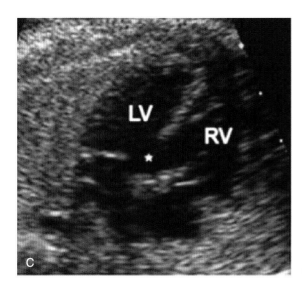

图 26-20(续)　(C)五腔心切面显示较大的室间隔缺损(主动脉下)。

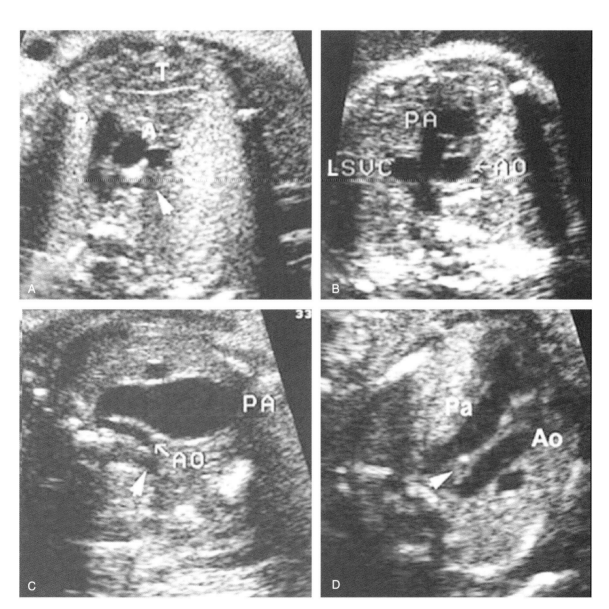

图 26-21　正常及异常三血管切面声像图。(A)正常;(B)永存左上腔静脉;(C)主动脉缩窄;(D)右位主动脉弓合并异常血管环,箭头示气管。

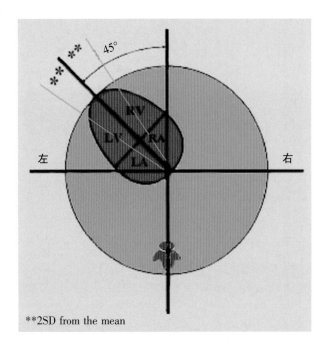

**2SD from the mean

图 26-22　正常心轴示意图:心轴为 43°±7°。

心轴异常变化分为夹角增大(逆时针旋转)和夹角变小(顺时针旋转)。心轴增大常见于永存动脉干、Ebstein 畸形、主动脉缩窄、三尖瓣畸形及法洛四联症等。心轴缩小常见于中位心及矫正型大动脉转位等。

八、心腔内异常强回声

在胎儿超声心动图检查过程中，尤其是妊娠早中期，常在左心室腔内(二尖瓣腱索上等)见到异常的强回声光点，右心室内亦可见到，绝大多数情况下在妊娠后期或出生后消失，一般无明显临床意义。

参考文献

1. Allan L. Technique of fetal echocardiography. Pedatric Cardio, 2004,25(3):223-233.
2. Firpo C, Hoffman JI, Silverman NH. Evaluation of fetal heart dimensions from 12 weeks to term. Am J Cardiol, 2001,87(5):594-600.
3. Vettraino IM, Huang R, Comstock CH. The normal offset of the tricuspid septal leaflet in the fetus. J Ultrasound Med, 2002,21(10):1099-1104.
4. 李玉兰,李伟,李春荣,等.超声测定正常胎儿心脏房室瓣环、腔室径及其与胎龄的相关性. 中国医学影像技术,2012,28(5):961-965.

(张桂珍　耿斌)

第 27 章

心腔内异常交通

第1节　室间隔缺损

一、概述

　　室间隔缺损（ventricular septal defect，VSD）是指室间隔上存在孔洞。VSD 为最常见的先天性心血管畸形，占先天性心脏病的 20%~25%。VSD 可单独存在，亦常为其他复杂心脏畸形的组成部分。

二、病理解剖与分型

1.病理解剖

　　详见第一篇第 3 章第二节。

2.室间隔缺损分类

　　国际上通常采用 Anderson 分类法，Anderson 等主张依据缺损的边缘构成进行分类，这一分类方法简明扼要，对临床有重要指导意义，被广泛采用。根据缺损的边缘构成分为三类（图 27-1-1）：①膜周缺损——缺损累及膜部间隔，由房室瓣、半月瓣与中心纤维体组成的纤维组织构成其边缘的一部分；②肌部缺损——其边缘均由肌肉组织构成，可根据累及室间隔的部位分为流入道、小梁部和流出道；③双动脉（干）下缺损（doubly committed and juxta-arterial defect）——主动脉瓣和肺动脉瓣之纤维连续或共同动脉瓣构成其缺损上缘。

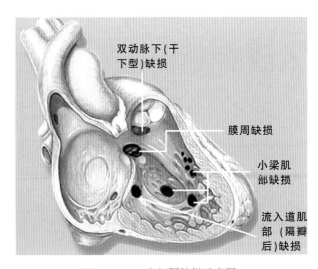

双动脉下（干下型）缺损

膜周缺损

小梁肌部缺损

流入道肌部（隔瓣后）缺损

图 27-1-1　室间隔缺损示意图。

三、病理生理改变

　　单发的室间隔缺损，引起出生后心室水平的左向右分流。室间隔缺损亦可作为复杂畸形的一部分（法洛四联症、右心室双出口、完全型大动脉转位等）。由于胎儿血液循环的特点是左右心室压力相近，没有明显压力阶差存在，除非伴有流出道梗阻，一般不会产生明显心室水平的分流，所以左右心系统大小一般是对称的。

四、超声心动图表现

- 四腔心切面左右心室比例基本正常。
- 较大的膜周或肌部室间隔缺损，超声心动图容易识别回声失落。

● 虽然胎儿时期左右心室的压力基本一致,但在心动周期不同时相会发生压力的变化,产生压力阶差,所以彩色多普勒可显示室水平双向分流信号,有助于诊断(注意彩色取样棒速度要低,或采用能量多普勒超声技术),见图27-1-2至图27-1-5。

五、注意事项

● 即使非常仔细的胎儿超声心动图检查,也常常漏诊较小的室间隔缺损。

● 由于胎心较小且膜部室间隔非常薄,容易产生假的回声缺失,所以检查时应该尽量使声束与室间隔垂直,即旁四腔心切面。

● 彩色多普勒有助于对室间隔缺损的诊断(彩色棒的速度一定要降低)。

● 可用高清晰血流显像或 e-flow 技术显示微小室间隔缺损。

六、治疗及预后

出生后应及时诊断和治疗。对于较小的室间隔缺损,应择期选择手术或介入方法治疗,效果良好。对于较大的室间隔缺损,如果诊断治疗不及时,易导致严重的肺动脉高压,即 Eisenmanger 综合征,失去手术治疗机会,则预后不佳。

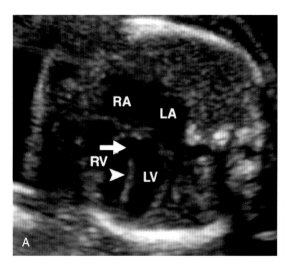
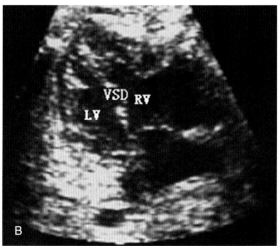

图 27-1-2　胎儿室间隔缺损声像图。(A)膜周部回声失落;(B)小梁肌部回声失落。

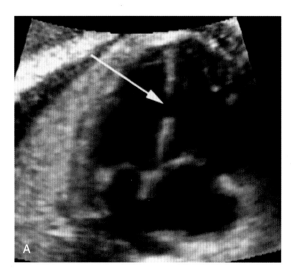
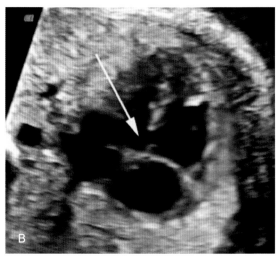

图 27-1-3　胎儿室间隔缺损声像图。(A)肌部室间隔缺损;(B)流入道室间隔缺损;(C)主动脉下室间隔缺损。(待续)

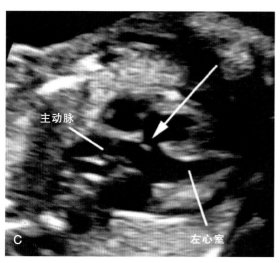

图 27-1-3(续)

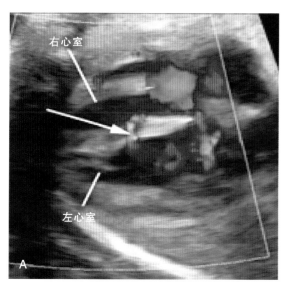

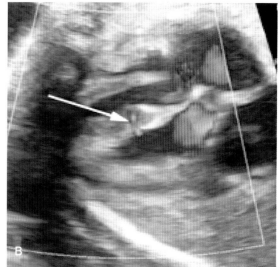

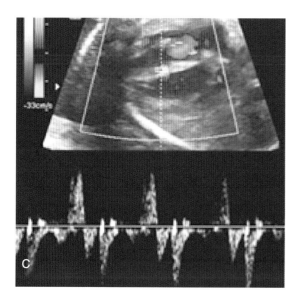

图 27-1-4 胎儿肌部室间隔缺损声像图。(A)右向左分流;(B)左向右分流;(C)脉冲多普勒显示双向分流。

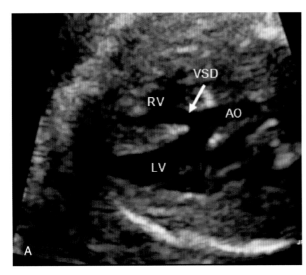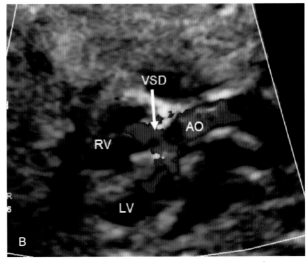

图 27-1-5　膜周室间隔缺损左心长轴切面声像图。(A)二维声像图;(B)彩色多普勒显示右向左分流信号。

第 2 节　房室间隔缺损(心内膜垫缺损)

一、概述

房室间隔缺损 (atrio-ventricular septal defect, AVSD)是指房室间隔(心内膜垫组织)出现不同程度的发育不良,累及房间隔下部、流入道室间隔和房室瓣等组织结构,从而导致心内结构出现复合性畸形,发病率占先天性心脏病的 2%~4%。

通常根据其病理解剖特征将房室间隔缺损分为部分型、中间型(或过渡型)和完全型三种。部分型实质上就是原发孔型房间隔缺损(部分型心内膜垫缺损),临床上以部分型最为常见,完全型次之,以中间型最为少见。

二、胚胎发育

心内膜垫在胚胎发育过程中未能正常发育及融合,导致上下房室间隔缺损及左右心房室瓣畸形。

三、病理解剖与分型

详见第一篇第 3 章第 4 节。

四、病理生理改变

出生后:由于存在心房、心室水平的分流及房室瓣反流,易早期产生严重的肺动脉高压和心功能衰竭。

胎儿时期:由于左右心室间的压差较小,分流不明显;瓣膜发育不良会产生房室瓣反流,可能导致心房、心室增大,心功能不全和胎儿水肿。根据我们的经验, 在胎儿期房室瓣的反流程度一般轻于出生后,这可能因为出生后左心室占主导地位有关。

五、超声心动图表现

● 二维超声显示房间隔近十字交叉处回声失落—部分型,房室瓣为左右两个瓣口,附着于同一水平。

● 心脏内十字交叉结构消失, 左右心房室瓣融合为一共同的房室瓣—完全型。

● 心室短轴切面可以显示是一组(完全型)房室瓣还是两个瓣口(部分型);完全型可根据其前共瓣与室间隔嵴顶部的关系进行亚型分类。如果为部分型则左右心房室瓣口在室间隔嵴顶部融合。

● 心房、心室增大,增大的心室系统与瓣膜反流侧一致。

● CDFI 可显示房室瓣反流,注意评价反流程度。

● 胎儿心脏与生后心脏不同, 对瓣膜反流的耐受性较差,易产生心功能衰竭,导致胎儿水肿。

● 常常伴有其他畸形 (肺动脉狭窄、法洛四联症、右心室双出口、单心室等)。

● 应注意评价共同房室瓣在左右心室侧分隔是否均衡。见图 27-2-1 至图 27-2-8。

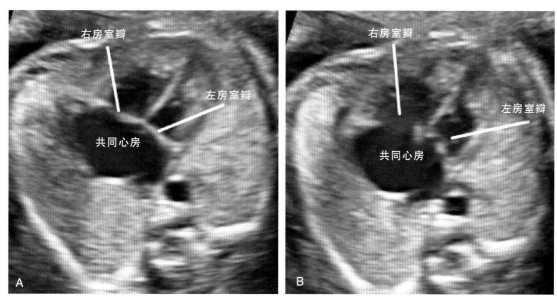

图 27-2-1　部分型房室间隔缺损声像图。(A)房室瓣关闭,处于同一水平;(B)房室瓣开放。

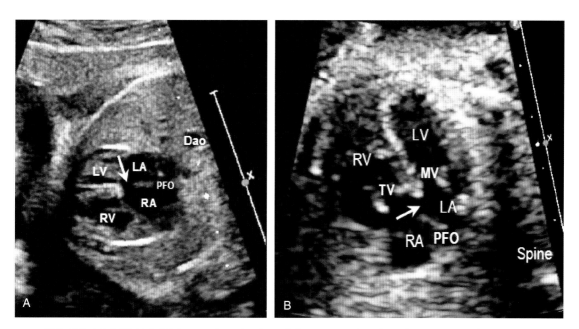

图 27-2-2　部分型房室间隔缺损声像图。(A)旁四腔心切面声像图显示左右心房室瓣在同一水平,靠近房室瓣(关闭状态)处房间隔回声缺失;(B)心尖四腔心切面显示房室瓣口为左右两个,靠近房室瓣水平房间隔回声缺失。

六、治疗及预后

　　该病均需要手术治疗,部分型预后良好,完全型应在 1 岁内手术矫治,以免导致不可逆的肺动脉高压。手术效果主要取决于房室瓣发育及肺动脉高压的程度。完全型房室间隔缺损时,共同瓣膜口通常于左、右心室侧均衡分配,如果分割显著不均匀则为非对称性房室间隔缺损,严重者只能行单心室矫治。

下篇

临床胎儿超声心动图学

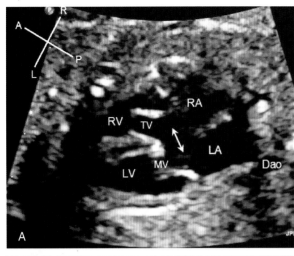
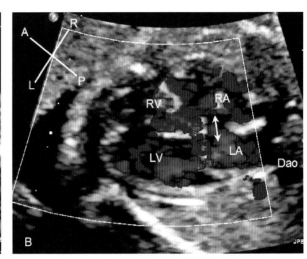
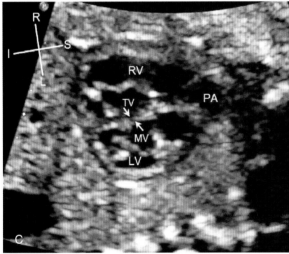

图 27-2-3　部分型房室间隔缺损声像图。(A)旁四腔心切面显示近房室瓣处回声较大缺失(箭头所示)；左右房室瓣附着于同一水平；(B)彩色多普勒声像图；(C)瓣膜短轴切面示左右心房室瓣失去正常形态，在室间隔上融合。

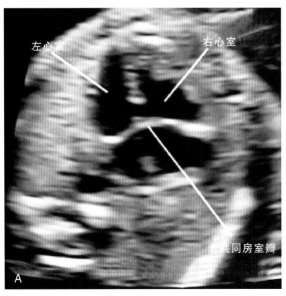
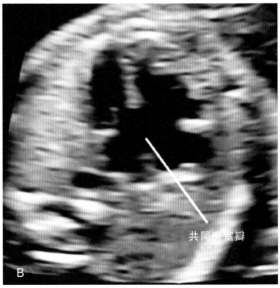

图 27-2-4　完全型房室间隔缺损声像图。(A)共同房室瓣关闭；(B)共同房室瓣开放，十字交叉结构消失。

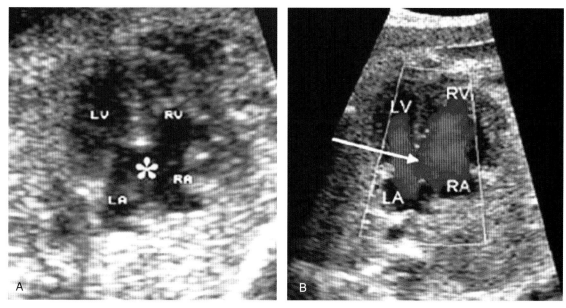

图 27-2-5　完全型房室间隔缺损声像图。(A)心内十字交叉结构消失；(B)彩色多普勒声像图。

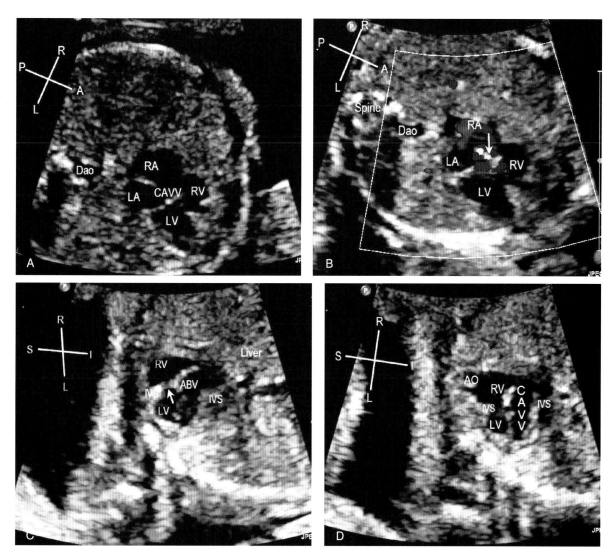

图 27-2-6　合并右心室双出口的完全型房室间隔缺损声像图—A 型。(A)四腔心切面显示十字交叉结构消失；(B)彩色多普勒显示共同房室瓣反流(箭头所示)；(C)瓣口水平心室短轴切面显示前桥瓣(ABV)附着于室间隔嵴顶部(箭头所示)；(D)显示共同房室瓣(CAVV)，及主动脉发自右心室。

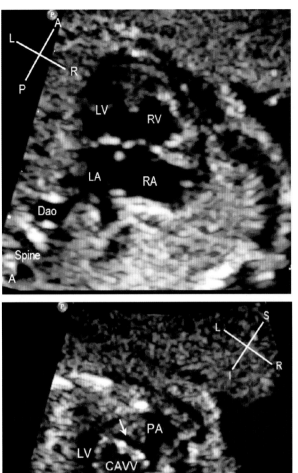

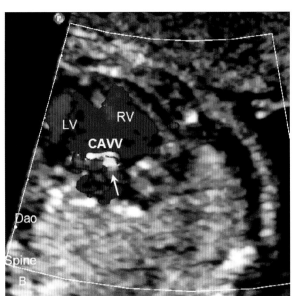

图 27-2-7 完全型房室间隔缺损声像图—C 型。(A)胎儿四腔心切面显示十字交叉结构消失，为一组房室瓣(CAVV)；(B) 彩色多普勒显示共同房室瓣少量反流；(C)瓣膜短轴切面显示前桥瓣呈悬浮状(箭头所示)。

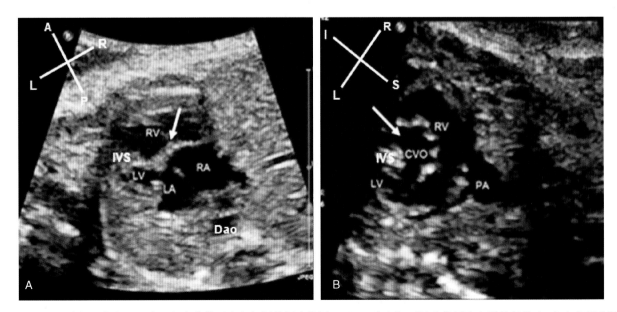

图 27-2-8 分割不均匀型—右心室占优势型房室间隔缺损声像图。(A)四腔心切面显示共同房室瓣关闭状态,左心室侧分割较小;(B)瓣口水平共同房室瓣(CVO)开放状态(短轴),箭头示共同房室瓣的右心室侧,左心室侧分割明显小于右心室侧。

第3节 主-肺动脉窗

一、概述

主-肺动脉窗（又称主-肺动脉间隔缺损）是一种非常少见的先天性心血管畸形，是指升主动脉与主肺动脉间存在交通，一般缺损较大。其发病率约占先天性心脏病的1%。

二、病理解剖与分型

主-肺动脉窗是由于胚胎发育过程中，主、肺动脉分隔不完全所致，但两组半月瓣发育及两大动脉的关系基本正常。

根据缺损的部位一般分为三型，见图27-3-1。

Ⅰ型：缺损紧邻两组半月瓣上方，称主-肺动脉间隔近端缺损；

Ⅱ型：缺损远离两组半月瓣，即升主动脉与主肺动脉远端交通，缺损上缘可达主动脉弓，常伴有右肺动脉起源异常；

Ⅲ型：为混合型，主-肺动脉间隔完全缺如。

本畸形常合并室间隔缺损及主动脉弓的病变，主-肺动脉窗也是Berry综合征（包括主-肺动脉间隔缺损、主动脉弓中断及右肺动脉起源于升主动脉三种畸形）的畸形之一[1]。

三、病理生理改变

出生后：本病的病理生理改变和临床表现均类似于粗大的动脉导管未闭，但病情更加严重，由于存在大量大动脉近端的左向右分流，导致严重的心力衰竭，常早期出现严重肺动脉高压及肺动脉阻塞性病变（Eisenmenger综合征）。

胎儿期：由于肺动脉处于高阻状态，主动脉与肺动脉一般不存在压差，所以无明显分流，因此主-肺动脉窗对胎儿心血管血流动力学无明显影响。

四、超声心动图表现

- 左右心室、大动脉比例基本正常。
- 流出道长轴、大动脉短轴及三血管等切面均显示主-肺动脉间隔回声缺失。
- 彩色多普勒一般无分流或双向血分流。
- 可合并其他畸形，如室间隔缺损、右肺动脉异常起源于升主动脉及主动脉弓中断等，可有相应超声心动图表现。见图27-3-2至图27-3-7。

五、治疗及预后

主-肺动脉窗由于存在大量的左向右分流，极易早期出现严重心力衰竭、重度肺动脉高压及肺动脉阻塞性病变。所以早期诊断和治疗是预后的关键，早期手术治疗多预后良好。但合并主动脉弓离断者（Berry综合征）预后较差。

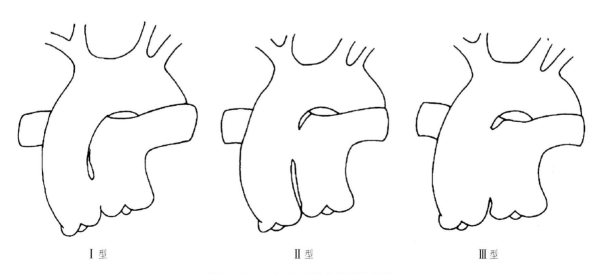

Ⅰ型   Ⅱ型   Ⅲ型

图27-3-1　主-肺动脉窗分类示意图。

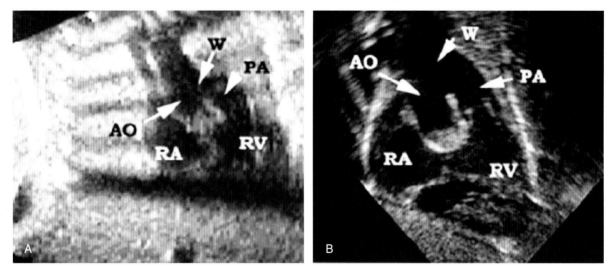

图 27-3-2 流出道长轴切面显示升主动脉与肺动脉间回声缺损。(A)胎儿超声心动图;(B)新生儿期超声心动图。

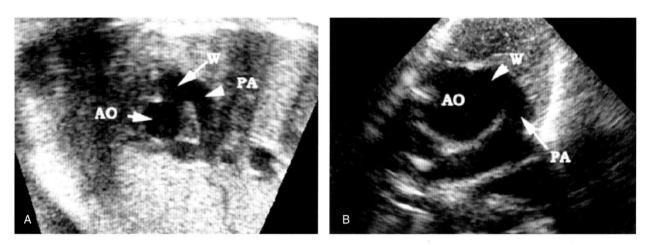

图 27-3-3 大动脉短轴切面显示升主动脉与主肺动脉间隔回声缺损。(A)胎儿超声心动图;(B)新生儿期超声心动图。

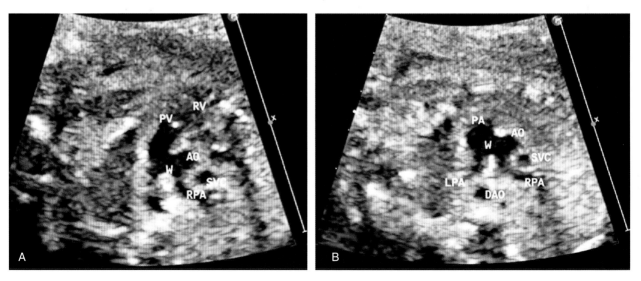

图 27-3-4 胎儿(27 周)Berry 综合征声像图。二维图像显示主动脉与肺动脉间隔较大回声失落,右肺动脉异常起源于升主动脉。(A)肺动脉长轴切面声像图;(B)三血管切面声像图。

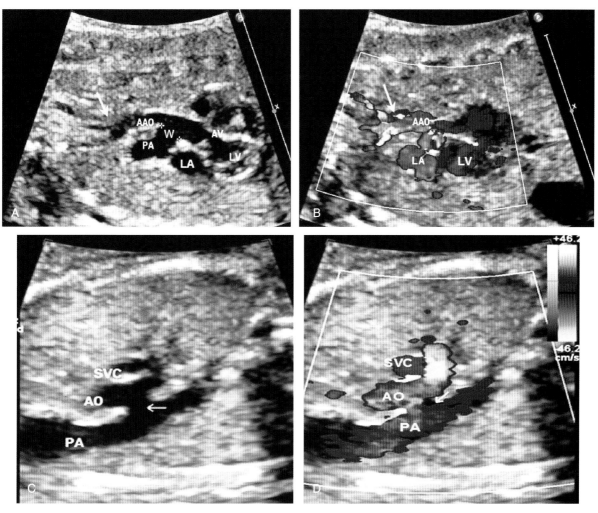

图 27-3-5　胎儿主–肺动脉窗(与上图为同一胎儿)。(A)升主动脉长轴切面二维图像显示主动脉与肺动脉间隔有一较大回声缺失(W);(B)彩色多普勒显示双向分流信号;(C)肺动脉长轴切面显示较大主–肺动脉间隔回声失落(箭头所示);(D)彩色多普勒显示肺动脉向主动脉的分流信号。

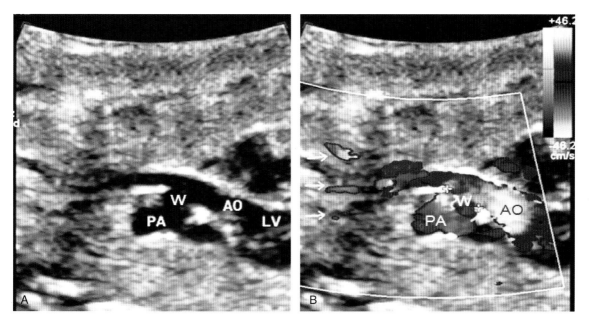

图 27-3-6　与图 27-3-5 为同一胎儿,胎儿主–肺动脉窗合并主动脉弓中断(IAA)。(A)主动脉弓长轴切面显示动脉弓分出三支后呈盲端;(B)主动脉弓长轴彩色多普勒声像图(箭头示主动脉弓 3 个分支)。

第4节　单心房

一、概述

由于卵圆孔在胎儿时期是开放的,所以一般产前不做房间隔缺损的诊断。单心房是指房间隔几乎完全缺失,左右心房形成一共同心房。单心房很少单独发生,多合并房室间隔缺损(心内膜垫缺损)。

二、病理生理改变

胎儿时期,正常右心房内血流的一部分经正常开放的卵圆孔进入左心房,所以即使存在单心房畸形,胎儿也无明显血流动力学障碍。出生后由于存在大量左向右分流,会导致肺血明显增多及右心扩大。另外,由于肺静脉回流与体静脉回流的血液在单一心房内混合,可能出现不同程度的发绀,见图27-4-1。

三、超声心动图表现

- 四腔心切面:房间隔几乎完全缺失。
- 常合并其他畸形,如单心室、房室间隔缺损等。
- 合并房室间隔缺损时,彩色多普勒可显示房室瓣不同程度的异常及反流(图27-4-2)。

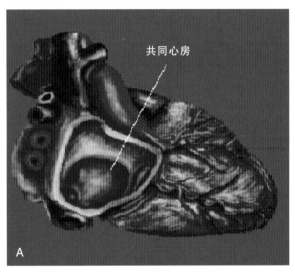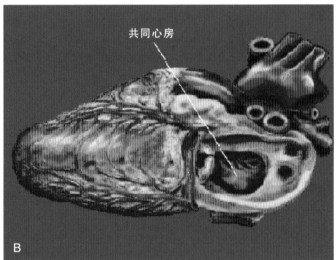

图 27-4-1　单心房解剖模式图。(A)右心房观;(B)左心房观。

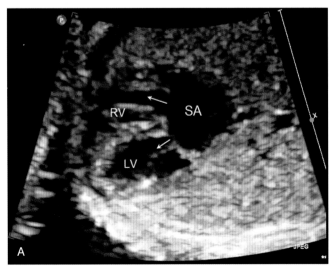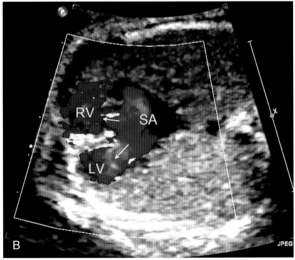

图 27-4-2　单心房声像图;(A)四腔心切面显示房间隔几乎完全缺失;(B)彩色多普勒声像图。

四、治疗及预后

主要采用手术治疗,单纯单心房预后良好。

【附:房间隔膨出瘤】

由于房间隔非常薄弱,如果卵圆瓣过大且交通口(左右心房)相对小时,可出现房间隔膨出瘤。胎儿期右心房压力高于左心房,受压力的作用房间隔膨出瘤突向左心房侧,见图27-4-3和图27-4-4。

预后

胎儿期房间隔膨出瘤无明显临床意义,与出生后卵圆孔是否闭合无明显关系。要重点观察左右心房交通口(卵圆孔)是否受阻,如果交通口过小(限制性卵圆孔),会出现右心增大,甚至右心功能衰竭等。

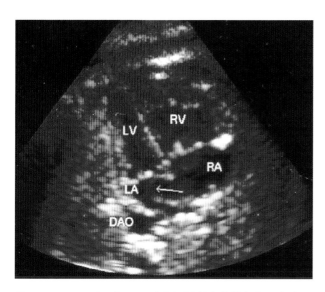

图27-4-3 四腔心切面显示房间隔形成瘤样突起,突向左心房。

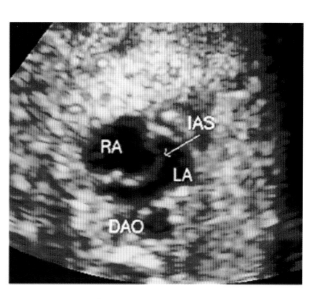

图27-4-4 双心房切面显示房间隔形成瘤样突起,突向左心房。

参考文献

1. Berry TE, Bharati S, Muster AJ, et al. Distal aortopulmonary septal defect, aortic origin of right pulmonary artery, intact ventricular septum, patent ductus arteriosus and hypolastic aortic isthmus: a newly recognized syndrome. Am J Cardiol, 1982, 49:108-116.

(耿斌 张桂珍 李小丹)

第 28 章

心房异常

第1节 左侧三房心

一、概述

左侧三房心(Cor Triatriatum)于 1868 年首次被报道[1],是指左心房被异常纤维组织隔膜分为两个腔室(分别称为副房和真性左心房)的一种先天性心血管畸形。根据肺静脉的回流情况可将三房心分为完全型(所有肺静脉均回流入副房)及部分型(部分肺静脉回流入副房)。三房心的发生率较低,约占先天性心脏病的 0.1%,其中 50% 患儿合并其他心脏畸形,其预后取决于肺静脉回流梗阻程度及其他合并畸形。见图 28-1-1 和图 28-1-2。

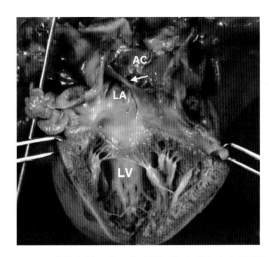

图 28-1-2 胎儿左侧三房心解剖图。箭头示心房内异常隔膜。AC:副房。

二、病理生理改变

● 胎儿期:由于胎儿没有呼吸,肺组织没有开放,肺循环血流只占全部血流的 8% 左右,所以对胎儿的肺静脉回流几乎没有影响,无明显的血流动力学改变。

● 出生后:主要取决于副房与真房交通口的梗阻程度,如果交通口狭窄严重,肺静脉回流显著受阻,导致肺静脉淤血,则出现呼吸困难、严重肺动脉高压及心力衰竭等。

三、超声心动图表现

● 多选用四腔心切面及左心室长轴切面,彩色多普勒可帮助显示肺静脉的回流及副房与真房间交

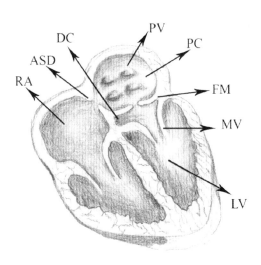

图 28-1-1 完全型三房心模式图。PC:近端心房腔(副房);DC:远端心房腔(真房)。FM:纤维膜。

通口的血流状态。

- 二维超声显示左心房内一隔膜回声（纤维组织或纤维肌性组织），将左心房分为两个腔，一个是靠近二尖瓣的真房，另一个是靠近房顶部的副房。

- 完全型左侧三房心时所有肺静脉均回流入副房，部分型左侧三房心时可见部分肺静脉回流入真房，能量多普勒及高分辨率血流显像（high-definition flow imaging, HDFI）对胎儿肺静脉的血流显示非常有帮助。

- 由于胎儿期肺动脉血流仅占所有血流的7%~8%，所以，即使交通口（副房与真房）较窄，彩色多普勒显示血流不会明显加快，但在妊娠晚期，肺动脉血流明显增加时交通口血流可加速。

- 由于卵圆孔的开放（卵圆瓣飘于左心房侧），使胎儿期三房心的诊断有时比较困难（图28-1-3至图28-1-5）。

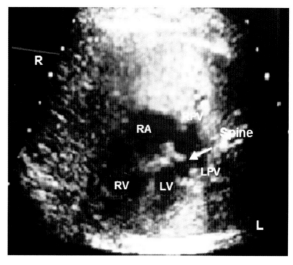

图 28-1-3　胎儿左侧三房心四腔心二维声像图。箭头示左心房内有一纤维隔膜形成，左右肺静脉入副房。

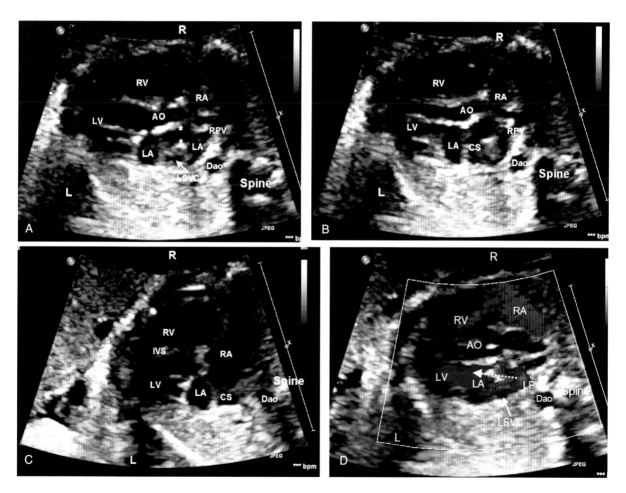

图 28-1-4　34周胎儿心脏声像图，左上腔静脉突入左心房内形成所谓三房心。(A)左心室流出道长轴切面显示左心房侧壁有一圆形血管回声突入左心房，形成后上的副房和前下的真房，两腔间内径变窄（两星号之间）；(B)突入的左上腔静脉似经冠状静脉窦入右心房；(C)进一步显示上腔静脉似经冠状静脉窦入右心房；(D、E)左心室流出道长轴切面彩色声像图，显示舒张期(D)及收缩期(E)副房（肺静脉处）与真房间交通无明显梗阻（虚箭头所示）。（待续）

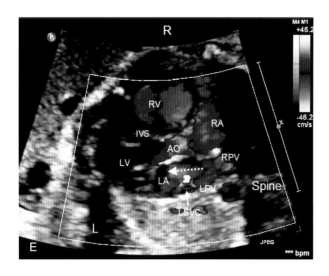

图 28-1-4(续)

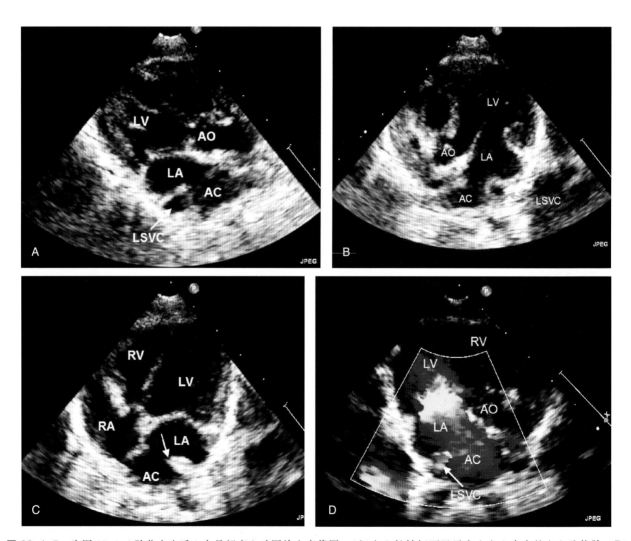

图 28-1-5　为图 28-1-4 胎儿出生后 3 个月超声心动图检查声像图。(A)左心长轴切面显示突入左心房内的左上腔静脉；(B)四腔心切面显示突入左心房内的左上腔静脉(舒张期)；(C)四腔心切面显示收缩期突入左心房内的左上腔静脉也收缩(箭头所示)；(D)左心长轴切面显示副房与真房交通无梗阻。(待续)

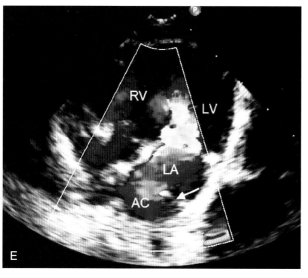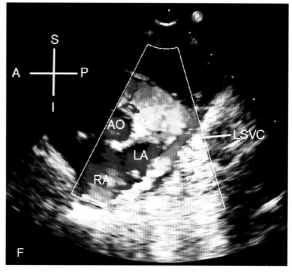

图 28 1 5(续)　(E)四腔心切面显示副房与真房交通无梗阻;(F)左高位矢状切面显示左上腔静脉通过冠状静脉窦入右心房。

第2节　卵圆孔缩小或早期闭合

一、概述

卵圆孔(foramen ovale,FO)是胎儿时期特有的解剖结构,为胎儿血液循环的重要通道,来自下腔静脉的血液大部分经 FO 进入左心房。如果 FO 缩小或提前闭合(restriction or closure,FO R/C),使通过 FO 的血流受阻, 可引起胎儿心脏结构及功能的异常。FO R/C 出现的时间可能是影响胎儿预后的重要因素,孕早期 FO R/C 可能是左心发育不良综合征(hypoplastic left heart syndrome,HLHS)的原因或结果,HLHS 是一种极其严重的先天性心脏畸形, 西方人多见,预后很差;而在孕中晚期出现的 FO R/C 则多为自发性,左心系统只是出现功能性萎缩,左心室容积虽然变小,但出生后左右心比例多恢复正常,预后良好,不会导致 HLHS。

二、发病率及发病机制

FO R/C 非常少见,文献报道其发病率为 0.2%~1.0%。FO R/C 发病机制尚不明确,目前主要有两种观点:其一认为 FO R/C 是单发病变,可能为心脏结缔组织病引起的房间隔及房室瓣病变;另一种观点认为 FO R/C 与 HLHS 和(或)室上速有关,发生HLHS时,肺静脉回流入左心房的血液排出受阻,左心房压力增加,将卵圆瓣推向右心房侧,可能引起 FO 提前闭合或血流受限。

三、病理生理改变

● FO在孕早期受限或闭合可能导致左心发育不良综合征—HLHS。

● 孕晚期出现可致右心室扩大, 甚至右心功能衰竭。

● 新生儿期可出现肺动脉高压 (肺小动脉肌层肥厚),持续胎儿循环(发绀、心力衰竭),甚至死亡。

四、超声心动图表现

● 建议在孕 18~24 周时行胎儿超声心动图检查。

● 选择胎儿心脏旁四腔心切面,使房间隔尽量与声束垂直,仔细观察卵圆瓣的活动度,测量 FO 的大小, 在彩色多普勒模式下观察实际通过 FO 的血流束宽度, 同时用频谱多普勒测量分流速度。胎儿 FO R/C 定义为 FO 内径<3mm, 多普勒测量卵圆孔的血流速度增快>100cm/s[2-4](正常卵圆孔血流速度为 20~40cm/s)。有时伴有房间隔膨出瘤形成并突向左心房侧。

● 左、右心比例异常。FO R/C 时,右心增大,左心相对较小,因而导致右心/左心比值≥1.25;肺动脉内径增宽,肺动脉/主动脉比值异常增大。

● CDFI 可见不同程度的三尖瓣反流,严重者可出现心包积液或胎儿水肿。

● 动脉导管正常开放,内径正常或增大,血流无明显增快。

● 需除外左心系统前向血流梗阻性病变,如二尖瓣狭窄、主动脉瓣狭窄、主动脉缩窄、主动脉弓离断及 HLHS 等病变(图 28-2-1 至图 28-2-3)。

五、鉴别诊断

需注意与以下两种疾病鉴别。

1.动脉导管收缩或早期闭合

其对胎儿心脏的影响更加严重,多有右心室明显扩张及肥厚,三尖瓣显著反流,主肺动脉明显增粗;彩色多普勒显示动脉导管细小,血流速度显著增快,动脉导管闭合时则无血流通过,肺动脉瓣功能性闭锁,但 FO 内径多增宽,血流丰富。

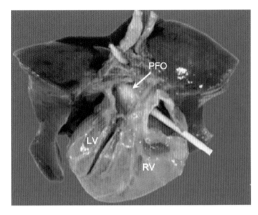

图 28-2-1　胎儿卵圆孔早期闭合解剖图。

2.HLHS

HLHS 除了卵圆孔闭合或缩小外,其主要病变是主动脉瓣显著狭窄或闭锁,二尖瓣明显狭窄或闭锁,升主动脉发育不良。CDFI 显示升主动脉内血流

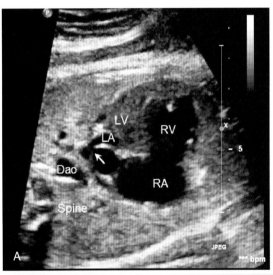

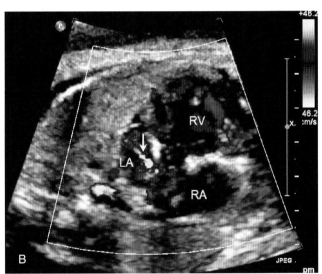

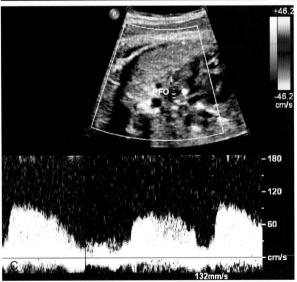

图 28-2-2　胎儿卵圆孔限制声像图。(A)四腔心切面显示右心系统明显扩张,卵圆瓣形成瘤样结构突向左心房;(B)彩色多普勒显示卵圆孔血流明显加速(红色五彩血流),血流束明显变窄,仅有 1.0~1.5mm;(C)卵圆孔狭窄口流速为 110cm/s。

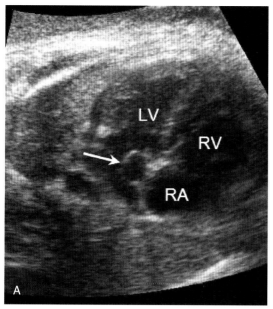 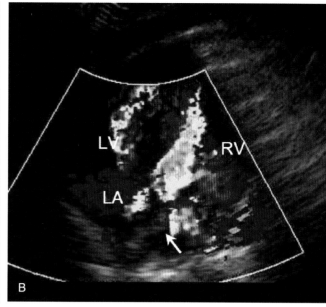

图 28-2-3 （孕 37 周）卵圆孔早期闭合声像图。(A)四腔心切面显示卵圆瓣形成瘤样结构明显突向左心房;(B)彩色多普勒未见卵圆孔过隔血流信号。

多为来自动脉导管的逆向灌注。

六、治疗及预后

* FO 早期闭合可行胎儿房间隔球囊造口术(balloon atrial septostomy)。

* FO 晚期发生闭合,应及时酌情终止妊娠,提早分娩(early delivery)。

* 胎儿心功能不全时可给母体应用洋地黄(maternal digitalization)类药物。

* 新生儿期用强心、利尿药物 (Inotropic support)以纠正心功能不全[5-8]。

参考文献

1. Anderson RH. Understanding the nature of congenital division of the atrial chambers. Br Heart J, 1992,68(1):1-3.

2. Yagel S, Silverman NH, Gembruch U, et al. Fetal Cardiology, 2nd ed. New York: Informa Healthcare, 2009:284-285.

3. Cohbot V, Hornberger LK, Hagen-Ansert S, et al. Prenatal detection of restrictive foramen ovale. J Am Soc Echocardiogr, 1990,3:15-19.

4. Phillipos EZ, Robertson MA, Still KD. The echocardiographic assessment of the human fetal foramen ovale. J Am Soc Echocardiogr, 1994,7:257-263.

5. Rychik J, Ayres N, Cuneo B, et al. American society of echocardiography guidelines and standards for performance of the fetal echocardiogram. J Am Soc Echocardiogr, 2004,17(7):830-810.

6. Hagen A, Albig M, Schmitz L, et al. Prenatal diagnosis of isolated foramen ovale obstruction—a report of two cases. Fetal Diagn Ther, 2005,20(1):70-73.

7. Marshall AC, Van der Velde ME, Tworetzky W, et al. Creation of an atrial septal defect in utero for fetuses with hypoplastic left heart syndrome and intact or highly restrictive arterial septum. Circulation, 2004,110(3):253-258.

8. Vlahos AP, Lock JE, Mcelhinney DB, et al. Hypoplastic left heart syndrome with intact or highly restrictive arterial septum:outcome after neonatal transcatheter atrial septostomy. Circulation, 2004,13(8):54.

(耿斌 张桂珍)

第 **29** 章

右侧房室瓣异常

第1节　艾勃斯坦(Ebstein)畸形

一、概述

艾勃斯坦(Ebstein)畸形又称三尖瓣下移畸形，是 1866 年由德国医生 Wilhelm Ebstein 发现的一种较罕见的先天性心脏畸形，发病率约占先天性心脏病的 1%，其病理及临床表现多变，新生儿即出现症状的严重三尖瓣下移畸形，内、外科治疗效果均较差，预后不良。

二、病理解剖

本畸形有以下几个病理特征（见模式图 29-1-1）：

1.三尖瓣隔瓣、后瓣附着点向心尖部移位，常伴有瓣叶发育不良。

2.前瓣附着点多正常，但瓣叶冗长如船帆样，且有较多腱索附着于室壁上。

3.从三尖瓣环水平至隔瓣、后瓣附着处的右心室壁较薄，通常发育不良，被称为房化右心室。三尖瓣环及右心房明显扩张。

4.房化右心室以外的功能右心室变小，通常缺乏流入道，有较小的小梁部。

5.冗长的前瓣及前瓣附着于右室流出道的腱索常引起右室流出道梗阻，易致肺动脉狭窄甚至肺动脉闭锁。

三、病理生理改变

胎儿期：由于三尖瓣隔叶和后叶的下移，以及前叶的发育不良，导致三尖瓣明显反流，严重者引起右心房明显扩张及心功能不全，表现为胎儿水肿(腹水和胸水等)，同时可合并心房扑动。妊娠晚期，由于缺乏有效的右室流出道前向血流，可出现严重的肺动脉瓣狭窄，甚至肺动脉闭锁。

出生后：该畸形的病理生理改变悬殊，轻者可无症状或至成人期才出现症状。重者出生后即有症状，有明显的心脏扩大及双肺动脉发育不良；由于右心室多无效收缩，缺乏有效的前向血流(三尖瓣重度反流)，所以肺动脉在功能上是闭锁的，只有依赖动脉导管开放，所有体静脉血经房间隔缺损或卵圆孔进入左心房。危重新生儿，左心排血量会显著下降，导致严重发绀及代谢性酸中毒。

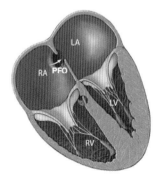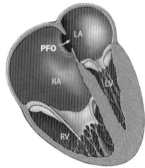

正常　　　　　　　三尖瓣下移畸形

图 29-1-1　艾勃斯坦(Ebstein)畸形模式图。

四、超声心动图表现

1.三尖瓣隔瓣或后瓣下移,将右心室分为两部分,即房化右心室和功能右心室(三尖瓣附着处以远的流出道端),隔瓣及后叶可发育不良甚至缺如。

2.右心房(房化右心室)明显扩大,胎儿心胸比值增大。

3.彩色多普勒显示三尖瓣不同程度的反流。

4.严重者可伴有肺动脉瓣狭窄或闭锁,彩色多普勒显示肺动脉正向血流加速(五彩血流),肺动脉闭锁时肺血流由动脉导管逆灌而来。

5. 用脉冲多普勒或连续多普勒可评估肺动脉前向血流速度及三尖瓣反流速度(图29-1-2至图29-1-6)。

五、治疗及预后

1.新生儿期治疗:目前对于新生儿期即出现症状的严重 Ebstein 畸形,疗效尚不满意。

手术方法:(1)用心包片封闭三尖瓣,切除多余的心房组织;(2)扩大未闭的卵圆孔;(3)行 B-T 分流术,为以后 Fontan 手术 (一个半心室或单心室矫治)做准备。

2.在年长儿及成人,手术治疗只针对有明显症状(心功能 NYHA Ⅲ 或Ⅳ级,或进行性发绀、严重心律失常)的患者,预后多良好。

手术方法:(1)切除房化的右心室,使移位的瓣叶附着在(与其他瓣叶)同一水平;(2)关闭房间隔缺损,

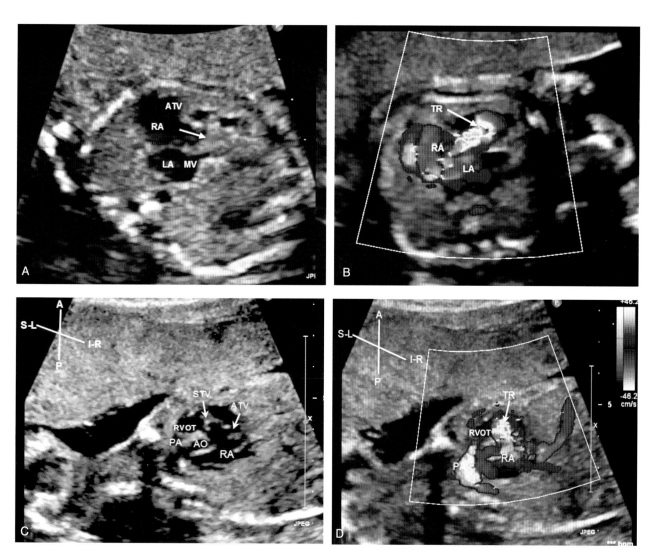

图 29-1-2　三尖瓣隔瓣下移声像图。(A)四腔心切面二维图像显示隔瓣下移,但发育尚好;(B)四腔心切面 CDFI 显示三尖瓣明显反流;(C)近似大动脉短轴切面二维图像显示三尖瓣隔瓣(STV)附着点靠近右室流出道,前叶(ATV)位置正常;(D)近似大动脉短轴切面彩色多普勒显示三尖瓣明显反流。

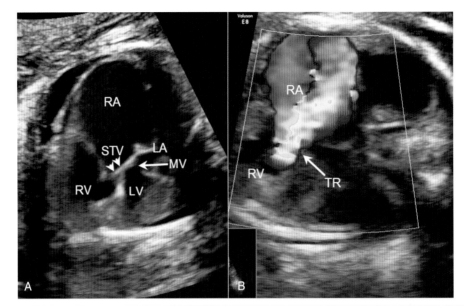

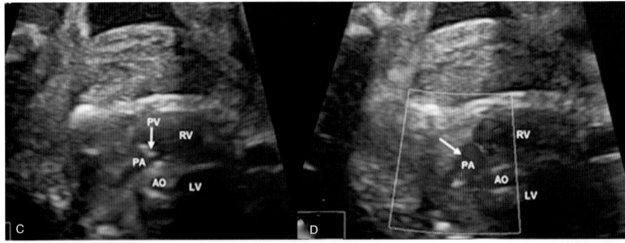

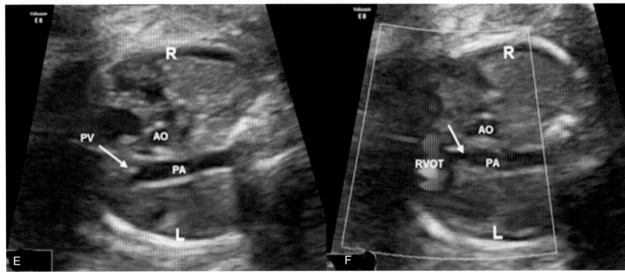

图 29-1-3　Ebstein 畸形合并肺动脉闭锁声像图。(A)胎儿四腔心切面二维图像显示三尖瓣隔瓣下移伴发育短小(箭头所示)，右心房扩张，左心房明显受压；(B)胎儿四腔心切面彩色多普勒显示三尖瓣大量反流；(C)右室流出道长轴切面二维图像显示肺动脉瓣膜性闭锁；(D)右室流出道长轴切面 CDFI 显示肺动脉内血流逆灌；(E)三血管切面二维声像图显示肺动脉瓣显著增厚，未见启闭活动；(F)彩色多普勒显示肺动脉血流由动脉导管逆向灌注而来。

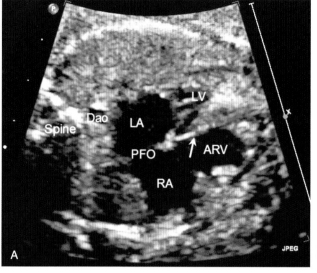

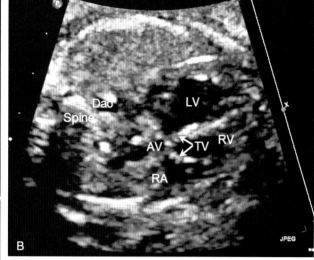

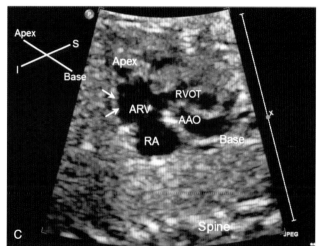

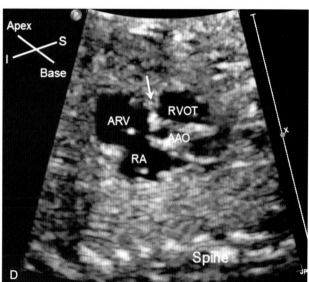

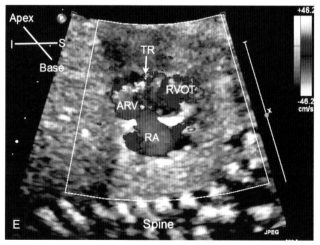

图 29-1-4 胎儿重症 Ebstein 畸形声像图(24 周)。(A)标准四腔心切面二维声像图未见确切的三尖瓣隔瓣(箭头所示),左右心室内径及比例未见异常;(B)五腔心切面二维声像图显示三尖瓣前叶及可能的一部分隔叶(箭头所示);(C)右室流入道长轴切面二维声像图显示后瓣未发育 (箭头所示);(D)右室流入道长轴切面二维声像图显示三尖瓣前叶附着于右室流出道起始处(箭头所示);(E)右室流入道长轴切面彩色多普勒显示三尖瓣附着处少量反流。ARV:房化右心室;RVOT:右室流出道;TR:三尖瓣反流。

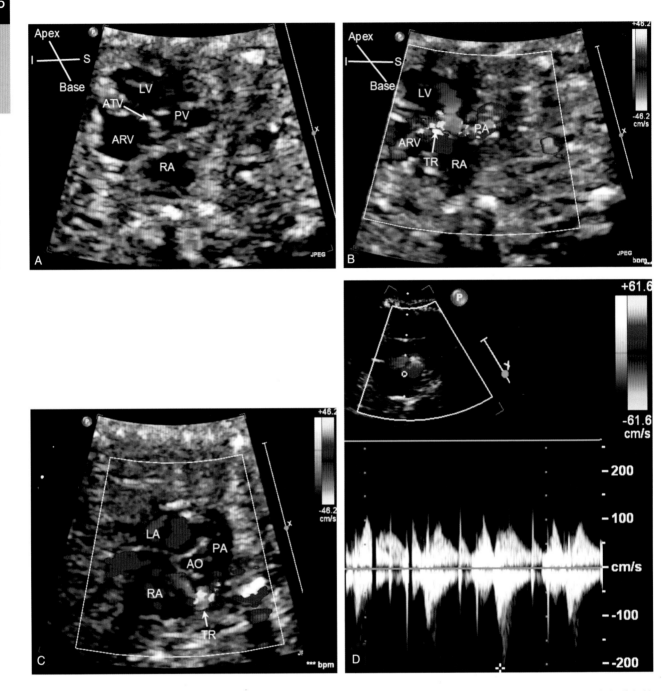

图 29-1-5　胎儿重症 Ebstein 畸形声像图。(A)右室流出道冠状切面二维声像图显示三尖瓣前叶异常附着于右室流出道起始处;(B)右室流出道冠状切面彩色多普勒显示三尖瓣少量反流;(C)心底大动脉短轴切面彩色多普勒显示右室流出道三尖瓣前叶异常附着处的反流信号;(D)脉冲多普勒测反流 V_{max} 200cm/s。

切除多余的右心房壁;(3)切除异常传导途径→治疗心律失常。

【附:先天性三尖瓣缺如 】

一、概述

　　先天性三尖瓣缺如 (congenitally unguarded tri-

cuspid orifice) 是一种非常罕见的先天性心脏畸形,是三尖瓣发育不良极其严重的一种类型。其病理特征是三尖瓣环处三尖瓣瓣叶完全或部分无发育(a-genesis)或缺失,瓣环处仅有原始瓣膜残迹附着;右心系统明显扩大,常伴有室间隔完整的肺动脉瓣闭锁。本畸形首先由 Klein 于 1938 报道,Kanjuh 报道了第二例, 并命名为无瓣膜附着的三尖瓣口(un-guarded tricuspid orifice)[1]。见图 29-1-7。

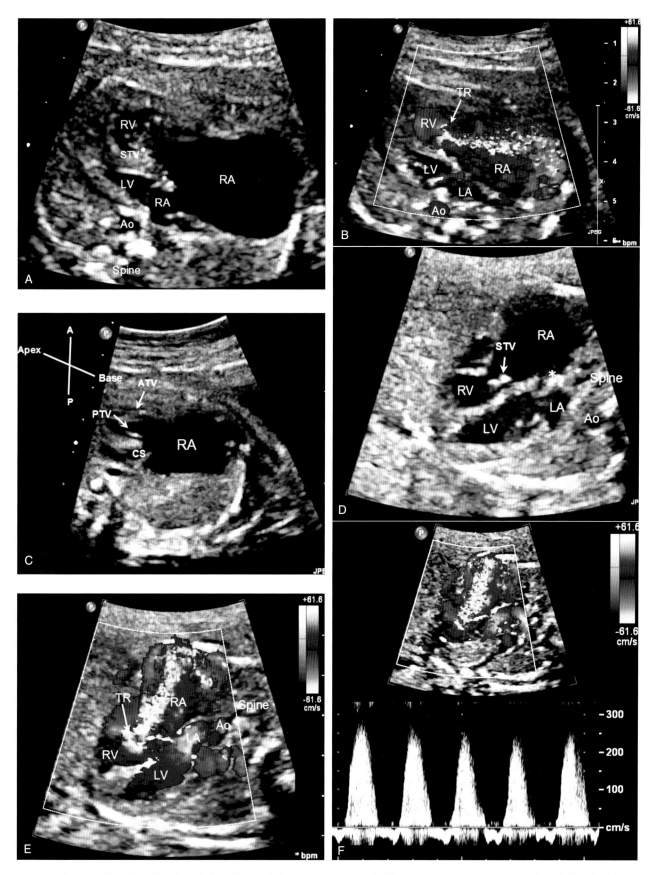

图 29-1-6 三尖瓣下移畸形合并三尖瓣重度反流声像图(与图 29-1-5 为同一胎儿)。(A)三尖瓣隔叶下移伴发育不良(两个 * 之间为下移距离),右心房显著扩张;(B)彩色多普勒显示三尖瓣大量反流;(C)右室流入道长轴切面显示三尖瓣后叶(PTV)无 明显下移;(D)四腔心切面(脊柱方向)显示三尖瓣隔瓣下移伴发育不良,* 为二尖瓣附着点;(E)彩色多普勒显示三尖瓣大量反 流;(F)脉冲多普勒测量三尖瓣反流速度为 230cm/s。

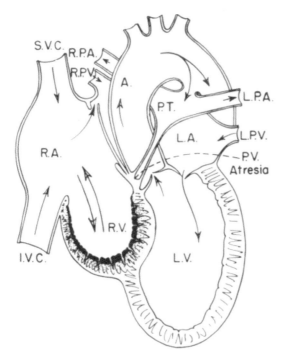

图 29-1-7 三尖瓣缺如模式图。三尖瓣环处无瓣膜附着,合并肺动脉瓣膜性闭锁(右心室发育不良); PV atresia;肺动脉瓣闭锁。

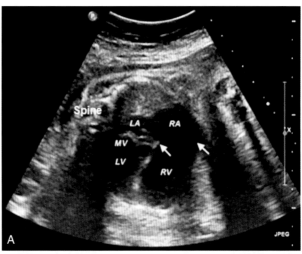

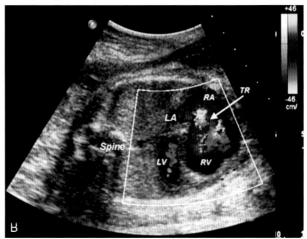

图 29-1-8 胎儿三尖瓣缺如声像图。(A)四腔心切面显示三尖瓣环处无瓣膜附着,右心腔显著扩大;(B)彩色多普勒声像图显示三尖瓣口处大量反流,血流自由出入。

二、超声心动图特征

1.胎儿四腔心切面显示右心系统高度扩张,收缩功能减低,左心缩小受压。

2.三尖瓣环处完全无瓣膜附着,或仅有原始瓣膜残迹;部分缺如时多仅有发育不良的前叶附着于正常瓣环处,隔叶、后叶则缺如。

3.彩色多普勒显示三尖瓣重度反流。

4.其他合并畸形的诊断:多伴有肺动脉瓣膜性闭锁且室间隔多完整,其肺动脉瓣无明显启闭活动,彩色多普勒显示无正向血流,肺动脉血流由动脉导管逆灌而来。见图 29-1-8(胎儿)及图 29-1-9(新生儿)。

三、鉴别诊断

由于三尖瓣下移畸形常伴有隔瓣发育不良甚至

缺如,与该畸形的部分性三尖瓣缺如相似,应注意鉴别。主要鉴别点为:①三尖瓣缺如时右心室腔多扩张,右室瓣环处的隔膜样结构无瓣叶形态及瓣口效应;而三尖瓣下移畸形是右心室发育不全,其前叶冗长。②三尖瓣缺如时多累及后叶;而下移畸形时后瓣多存在,只是附着点明显下移。

四、治疗及预后

三尖瓣缺如畸形预后多凶险,出生后不久即出现顽固性右心功能衰竭,极少数能存活至成年。

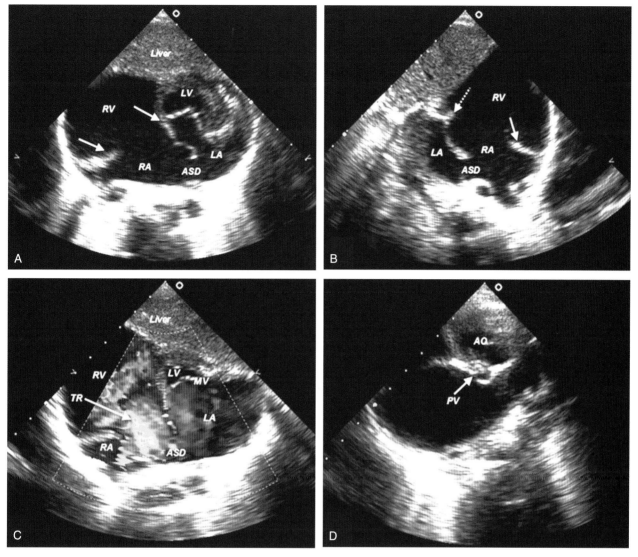

图 29-1-9　出生后三尖瓣缺如声像图。(A)剑突下四腔心切面显示三尖瓣瓣环处仅有原始瓣膜样组织附着；(B)剑突下上下腔静脉切面显示后瓣缺如(虚箭头所示)，前叶严重发育不良(箭头所示)；(C)彩色多普勒声像图显示三尖瓣显著反流；(D)大动脉短轴切面显示肺动脉瓣膜性闭锁。

第 2 节　三尖瓣闭锁

一、概述

　　三尖瓣闭锁(tricuspid atresia, TA)是指三尖瓣解剖性闭锁，无启闭活动，导致右心房和右心室之间缺乏直接交通，常伴有右心室发育不良。TA 很少见，在活产儿的发病率约为 0.08‰，占胎儿心血管畸形的 4%[2,3]。

二、病理解剖及病理生理改变

　　三尖瓣呈肌性或膜性闭锁，通常右心室明显缩小，常伴有膜周室间隔缺损及肺动脉口不同程度的狭窄，心房水平的交通是必要的，表现为大的卵圆孔未闭或房间隔缺损。过去根据大动脉与心室的关系将其分为三个类型：Ⅰ型，大动脉关系及连接正常；Ⅱ型，合并完全型大动脉转位(D-转位)；Ⅲ型，合并复杂的大动脉畸形如永存动脉干等。但由于其分类繁琐且对临床指导意义不大，现已经很少采用[4]。目前 Anderson 等主张将其归类为单心室的一种类型，即伴有一侧房室瓣闭锁的单心室(见先天性心脏病相关章节)[5]。见图 29-2-1。

三、超声心动图表现

- 四腔心切面显示三尖瓣呈较强回声光带，无启闭活动。
- 左心较大，二尖瓣启闭良好，右心室发育不良；左心室通过室间隔缺损与右心室交通。
- 大动脉连接可以正常或连接不一致(D-TGA，右心室双出口等)，或合并永存动脉干畸形等。
- 彩色多普勒显示三尖瓣处无跨瓣血流，二尖瓣处血流丰富；并可显示左右心室之间的交通以及是否合并肺动脉口狭窄。
- 准确评价主肺动脉及其分支的发育程度非常重要。见图 29-2-2 和图 29-2-3。

四、治疗及预后

与单心室类似，主要采用 Fontan 类手术治疗，多预后良好，其手术方案主要取决于肺动脉的发育程度。

第3节　三尖瓣发育不良

一、概述

三尖瓣发育异常涵盖了一组多样化畸形，但三尖瓣叶在瓣环处的附着位置正常，畸形谱(spectrum)从严重发育不良合并腱索融合到轻度瓣膜增厚，其主要特征为出现不同程度的三尖瓣反流。三尖瓣发育不良可伴有肺动脉口梗阻及房间隔缺损等。

二、超声心动图表现

- 四腔心切面显示三尖瓣增厚，关闭时对合不良，右心房明显扩大。
- 三尖瓣各瓣叶附着点正常，这是与 Ebstein 畸形的鉴别要点。

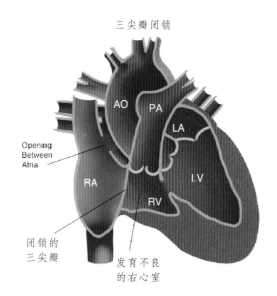

图 29-2-1　三尖瓣闭锁示意图。

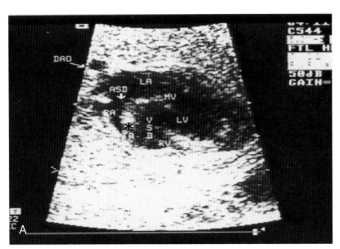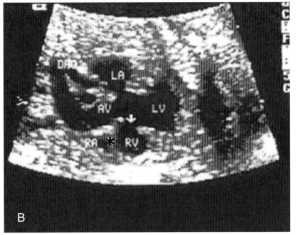

图 29-2-2　胎儿三尖瓣闭锁声像图。(A)四腔心切面显示三尖瓣闭锁(*)及右心发育不良，伴有室间隔缺损(VSD)；(B)左心室流出道切面显示左心室发出主动脉，箭头示室间隔缺损。

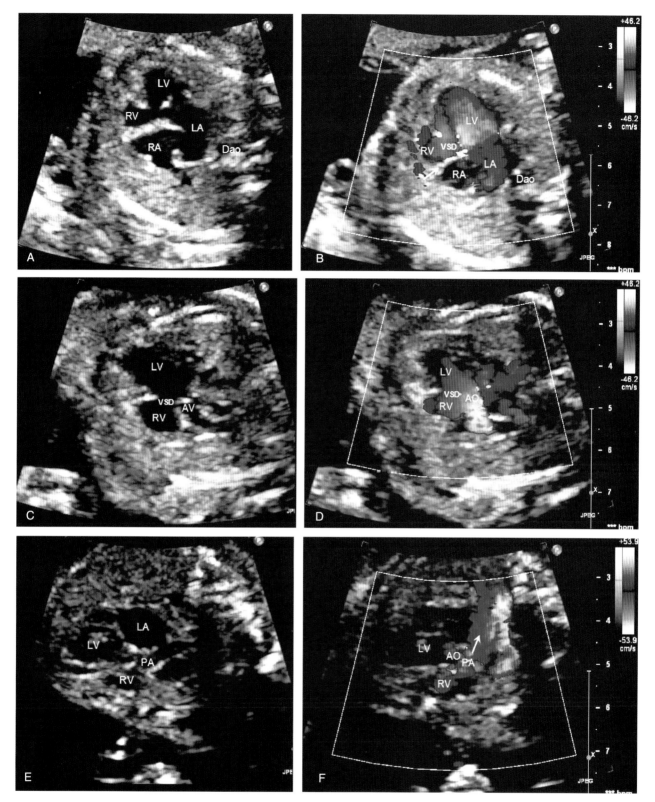

图 29-2-3　胎儿(孕 23 周)三尖瓣闭锁声像图(大动脉连接正常)。(A)心尖四腔心切面显示三尖瓣无启闭活动(闭锁);(B)彩色多普勒显示二尖瓣血流丰富,三尖瓣处无血流通过;(C)五腔心切面显示左心室发出主动脉,并通过室间隔缺损与右心室相通;(D)彩色多普勒显示收缩期左心室射入主动脉的血流;(E)右心室流出道长轴切面显示右心室较小,并发出相对较细的肺动脉;(F)彩色多普勒显示收缩期右心室射入肺动脉的血流。

● 彩色多普勒显示三尖瓣明显反流,脉冲(或连续)多普勒显示多为全收缩期反流频谱。见图29-3-1和图29-3-2。

三、治疗及预后

三尖瓣发育不良预后通常较好,但合并心力衰竭、胎儿水肿、右心室流出道梗阻、严重三尖瓣反流等则预后较差,在新生儿期死亡率较高。对反流较重者,出生后应积极予以强心、利尿治疗,可缓解病情,改善预后。

【附:三尖瓣反流】

正常三尖瓣于收缩期关闭,以阻止血流自右心室逆流入右心房。存在三尖瓣反流(tricuspid regurgita-

tion,TR)(或三尖瓣关闭不全)时,在收缩期右心房内可检测到来自三尖瓣口的射流束。应用彩色多普勒及脉冲多普勒可显示三尖瓣反流的血流动力学特征。有报道自胎儿11周后就可检测到三尖瓣反流[6,7]。

1.反流程度的评价

(1)反流持续时间:三尖瓣反流可局限于收缩早期或收缩中期,分别称为收缩早期反流或中期反流。若三尖瓣反流存在于整个收缩期则称为全收缩期反流。见图29-3-3。

(2)反流速度:轻度反流峰值流速为30~70cm/s,而重度反流峰值流速可达180~350cm/s。

(3)反流束空间分布:三尖瓣反流程度可应用反流束长度和面积界定。轻度反流束长度<右心房长径的1/3,反流束面积<右心房面积的25%。三尖瓣

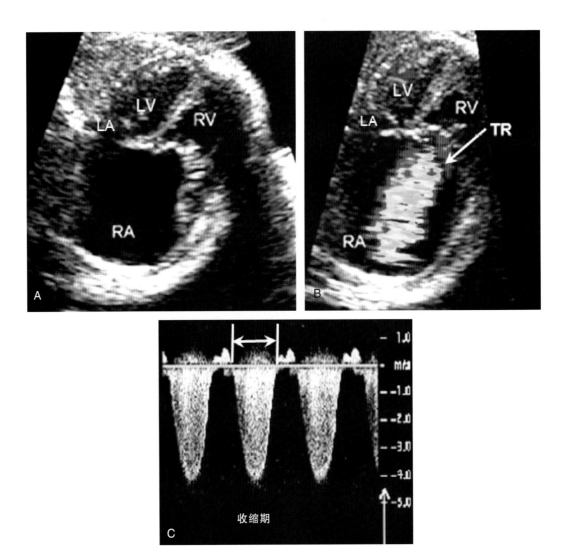

图29-3-1　三尖瓣发育不良伴明显反流声像图。(A)四腔心切面显示三尖瓣回声增厚,附着点未见异常;(B)彩色多普勒显示三尖瓣重度反流(反流束面积>右心房面积的50%);(C)连续多普勒显示反流速度>400cm/s,为全收缩期反流频谱。

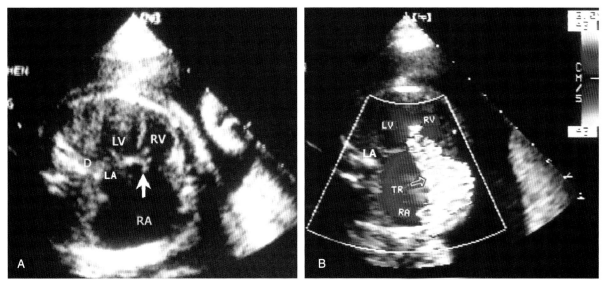

图 29-3-2　胎儿三尖瓣发育不良声像图。(A)心尖四腔心切面显示右心房明显扩张;(B)彩色多普勒显示三尖瓣重度反流。

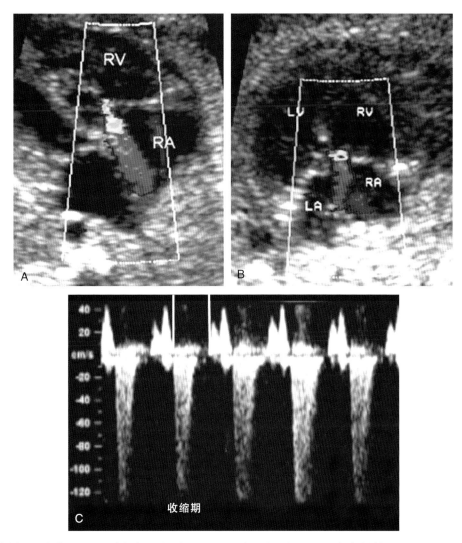

图 29-3-3　三尖瓣反流声像图。(A)胎儿旁四腔心切面;(B)心尖四腔心切面;(C)脉冲多普勒显示反流于收缩早、中期出现。

反流程度的半定量评价多参照二尖瓣反流的超声心动图评价方法[8]。

2.三尖瓣反流的临床意义

(1)结构性心脏病:三尖瓣反流是 Ebstein 畸形、三尖瓣发育异常的重要征象。室间隔完整的肺动脉闭锁、肺动脉瓣狭窄及动脉导管收缩或关闭等,常合并不同程度的三尖瓣反流。见图 29-3-4。

(2)容量负荷过重:右心室容量负荷过重会引起三尖瓣反流,如限制性卵圆孔、胎儿贫血、双胎输血综合征及胎儿心律失常等。

(3)心功能异常:多种因素可引起胎儿心肌损害,如胎儿心肌病、胎儿低氧血症所致的严重宫内发育迟缓、感染(如巨细胞病毒、细小病毒属)或自身免疫性心肌炎。

(4)染色体异常:很多研究发现早孕胎儿出现的三尖瓣反流与染色体异常有关, 如 21-三体、18-三体等[9,10]。

参考文献

1. Kanjuh VI, Stevenson JE, Amplatz K, Edwards JE. Congenitally unguarded tricuspid orifice with co-existent pulmonary atresia. Circulation 1964; 30: 911-917.

2. Hoffman JI, Kaplan S. The incidence of congenital heart disease. Circ Res, 2004,94:1890-1900.

3. Tongsong T, Sittiwangkul R, Wanapirak C, et al. Prenatal diagnosis of isolated tricuspid valve atresia: report of 4 cases and review of the literature. J Ultrasound Med, 2004,23(7): 945-950.

4. Tandon R, Edwards JE. Tricuspid atresia: a re-evaluation and classification. J Thorac Cardiovasc Surg, 1974,67:530-542.

5. Aderson RH, Becker AE, Tynan M, et al. The univentricular connection: getting to the root of a thorny problem. Am J Cardiol, 1984,54(7):822-828.

6. Messing B, Porat S, Imbar T, et al. Mild tricuspid regurgitation: a benign fetal finding at various stages of pregnancy. Ultrasound Obstet Gynecol, 2005,26:606-610.

7. Huggon IC, DeFigueiredo DB, Allan LD, et al. Tricuspid regurgitation in the diagnosis of chromosomal anomalies in the fetus at 11-14 weeks of gestation. Heart, 2003,89:1071-1073.

8. Helmcke F, Nanda NC, Hsiung MC, et al. Color Doppler assessment of mitral regurgitation with orthogonal planes. Circulation, 1987,75:175.

9. Falcon O, Faiola S, Huggon I, et al. Fetal tricuspid regurgitation at the 11+0 to 13+6-week scan: association with chromosomal defects and reproducibility of the method. Ultrasound Obstet Gynecol, 2006,27(6):609-612.

10. Falcon O, Auer M, Gerovassili A, et al. Screening for trisomy 21 by fetal tricuspid regurgitation, nuchal translucency and maternal serum free beta-hCG and PAPP-A at 11+0 to 13+6 weeks. Ultrasound Obstet Gynecol, 2006,27(2):151-155.

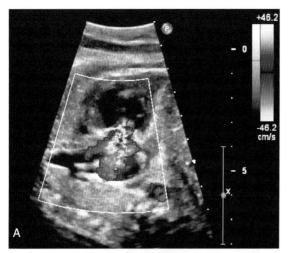
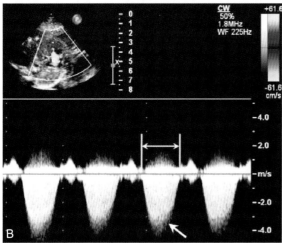

图 29-3-4 动脉导管早期闭合合并重度三尖瓣反流声像图。(A)四腔心切面彩色多普勒声像图显示收缩期三尖瓣大量反流;(B)连续多普勒显示频谱为全收缩期,V_{max} 近 400cm/s。

(耿斌 穆继贞)

第 30 章

心室憩室

一、概述

心室憩室(ventricular diverticulum)是一种较为罕见的先天性心脏畸形，于 1838 年在英国首次被报道[1,2]，并且在 1958 年被认为是 Cantrell 综合征 (Cantrell syndrome)的表现之一[3]。心脏憩室可发生于心脏的各个腔室，以左心室憩室 (left ventricular diverticulum)为多见，右心室憩室(right ventricular diverticulum)病例报道较少。Ohlow 报道在左心室、右心室及两心室同时发生憩室的比例大约为 8：1：1[4]。

心室憩室多见于婴幼儿和儿童，成人甚为少见，绝大多数患者于未成年期夭折，死亡率可高达 50%。近年来，关于胎儿期先天性心室憩室的文献报道逐渐增多[5-7]。心室憩室发病率为 2.0‰~2.6‰，70%左心室憩室患者伴有胸腹中线缺失，或伴有其他心脏畸形；30%的患者无其他心脏合并畸形，称为孤立性心脏憩室，常在成年人群中被发现。

二、病因

心室憩室的病因尚不明确，可能为胚胎发育异常、病毒感染或冠状动脉血管异常引起的心肌缺血所导致，多数人认为系先天性因素所致。Teske 等[8]认为纤维性憩室可能是由于肌性心室壁与瓣环之间存在缺损或发育薄弱所致。

三、病理解剖与分型

目前心室憩室尚无统一的分类标准，主要分为先天性及继发性两类。先天性心室憩室是由于先天性的局部心肌数量减少或缺失 （或纤维组织占优），在心室腔压力作用下致使局部心肌薄弱部分异常膨出而形成。继发性心室憩室发病原因主要有：心室压力异常升高，如心室流出道梗阻、主动脉狭窄等；心室局限性病变，如心肌缺血、心肌炎等。

在组织学上心室憩室可分为肌性和纤维性两种。①肌性憩室较多，多发生在左心室心尖部，常累及左心室下壁或前壁，具有收缩功能，不易破裂，可合并心内、心外复杂畸形，Suilen 等[3]认为心室憩室是 Cantrell 综合征的表现之一。国外报道的肌性憩室多伴有其他先天性心血管畸形或胸腹中线缺失；而国人多为孤立性，且无临床症状及憩室相关并发症。②纤维性憩室少见，其局部心腔壁由纤维组织构成，无收缩功能，较易破裂，常为单纯性先天性病变，一般不伴有先天性心血管畸形或胸腹中线缺失。

心室憩室可发生于心室任何部位，但多数见于左心室心尖部，少数可见于右心室或双侧心室；憩室多为单发，少数表现为多发，呈囊状，与心腔之间直接相通，两者交界处较狭窄，憩室内可有血栓形成[9-14]。

四、临床特点

心室憩室大多见于婴幼儿、儿童及胎儿，但也偶见于成人，心室憩室患者通常没有临床症状，且无特征性心电图表现，多数患者系由于偶然或诊断其他疾病过程中发现心室憩室。先天性心室憩室患者临床表现多样，憩室本身不会出现临床症状，但憩室可导致心脏破裂、感染性心内膜炎、心脏压塞、顽固性心力衰竭、血栓栓塞、严重心律失常等严重并发症，甚至猝死。

五、超声诊断要点及鉴别诊断

超声心动图、CT 及 MRI 和心血管造影检查是诊断心室憩室最重要的方法,但在胎儿期主要依靠超声心动图进行诊断。

1.超声心动图表现

(1)心室腔局限性(囊带状,outpouching)向外膨出,与心室腔交通口较小,体部较宽、较深,多位于左心室心尖部或三尖瓣瓣下区域。

(2)可分为肌性心室憩室和纤维性心室憩室。肌性心室憩室室壁变薄,心肌回声与其他部位心肌大致相同,与室壁呈同步运动。纤维性心室憩室室壁很薄,回声增强,无心肌组织回声,在心动周期中,心室憩室无明显的收缩和舒张运动,大小无明显变化。

(3)彩色多普勒可显示随心动周期变化的心室腔与憩室间的血流交通。

(4)可出现心包积液,甚至胎儿水肿(hydrops)。

(5)部分胎儿可出现心律失常。见图 30-1 至图 30-4。

2.鉴别诊断

主要与先天性室壁瘤鉴别。有学者认为先天性左心室憩室和先天性左心室室壁瘤是同一种疾病,名称可以互通, 也缺乏统一的诊断及鉴别诊断标准[11,12]。但大部分学者认为心室憩室与室壁瘤还是

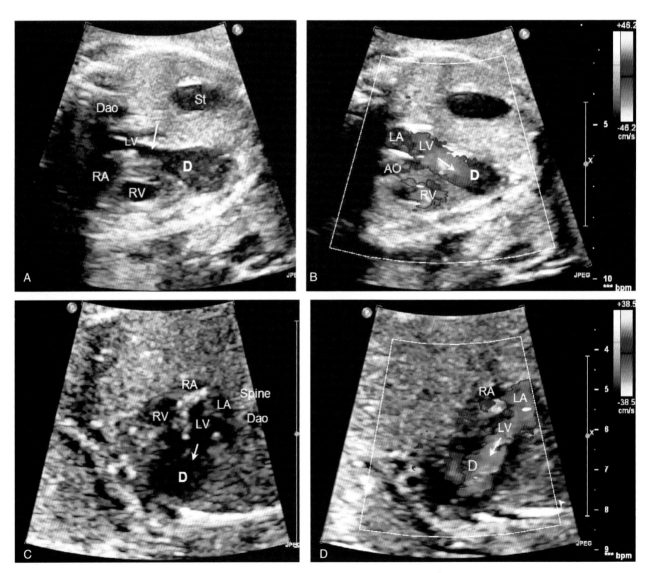

图 30-1　左心室心尖部巨大憩室。(A)旁四腔心切面二维图像显示左心室心尖部巨大憩室,通过较狭窄的口与左心室交通(功能左心室腔较小);(B)彩色多普勒显示左心室与憩室交通的蓝色血流;(C)心底四腔心切面显示左心室心尖部的巨大憩室;彩色多普勒显示左心室到憩室(D)及憩室到左心室(E)的血流信号。D:憩室。(待续)

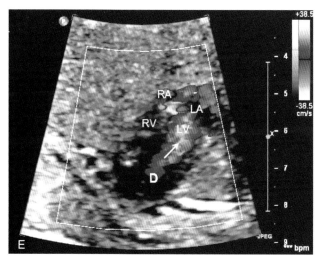

图 30-1(续)

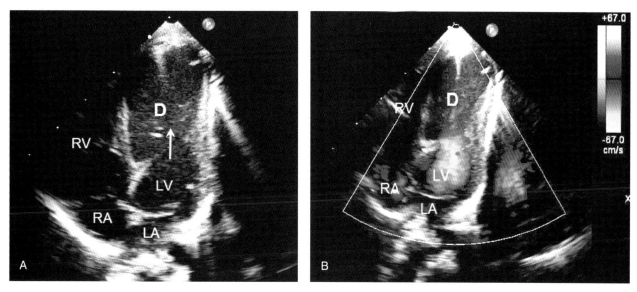

图 30-2 (图 30-1 胎儿出生后)新生儿期超声心动图表现。(A) 心尖四腔心切面显示左心室心尖一巨大憩室;(B) 彩色多普勒显示左心室与憩室的血流交通。D:憩室。

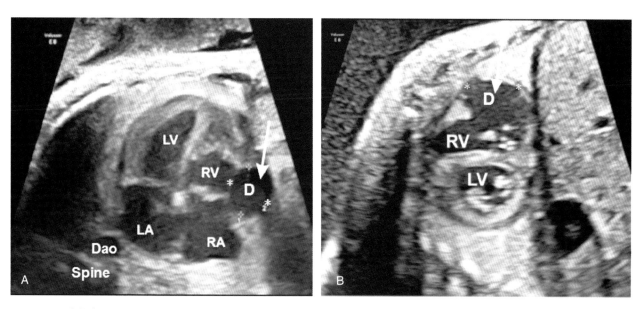

图 30-3 胎儿先天性右心室憩室声像图。(A)四腔心切面显示三尖瓣下右心室壁形成憩室;(B)心室短轴切面显示右心室憩室。

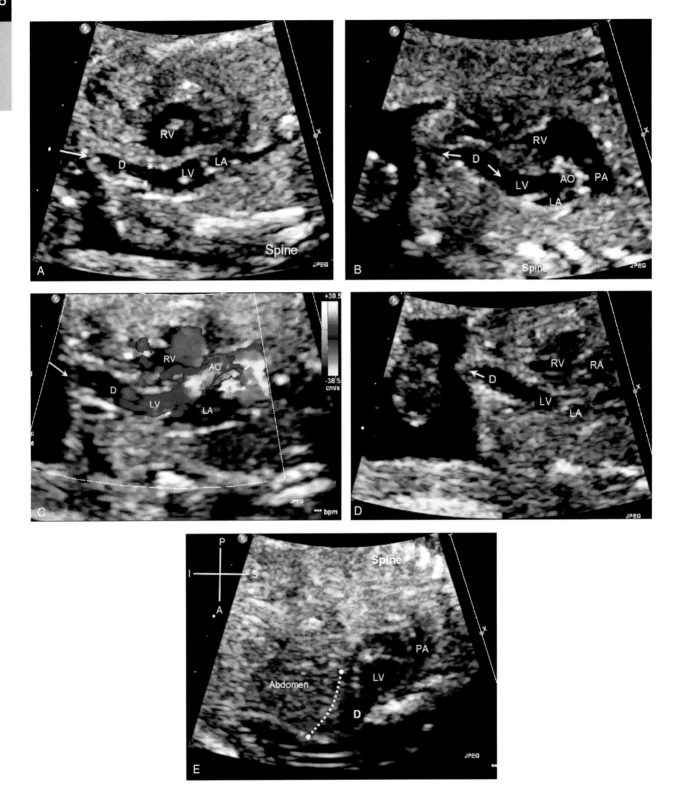

图 30-4 左心室憩室合并胸腔体外心(ectopia cordis)声像图。(A)旁四腔心切面二维图像显示左心室心尖部有一狭长且较大憩室(两星号之间为与左心室交通口),末端贴近胸壁(箭头所示);(B)五腔心切面显示憩室较大,且贴近胸壁;(C)五腔心彩色多普勒显示憩室与左心室血流交通;(D)调整切面,二维图像显示左心室(憩室)收缩期突出胸壁轮廓,形成体外心;(E)胎儿矢状切面显示体外心搏动位于膈肌(虚线所示)以上,形成胸部体外心(部分性)。

存在很多不同之处：①与心室的交通口——憩室较窄小，室壁瘤较宽大；②组织结构——憩室室壁结构多完整，为三层解剖结构（心内膜、肌层和心外膜）；室壁瘤瘤壁多由较薄的肌性与纤维组织共同构成；③室壁运动——憩室室壁运动良好，与其他正常的心肌组织同步；而室壁瘤室壁运动弱，与其余正常心肌组织不同，于收缩和舒张时失去正常的运动状态，呈矛盾运动，且不伴有心脏及心脏以外的畸形。见图30-5。

六、治疗

心室憩室治疗一般原则：①单纯肌性憩室，症状轻微者无需手术；②有顽固性心力衰竭、心律失常、血栓形成和栓塞者需行手术矫治；③纤维性憩室有矛盾运动及破裂危险者应尽早手术；④合并有其他心内畸形者，纠正心内畸形并切除憩室，如憩室较小而收缩功能好，亦可不处理，观察随访即可[13]。

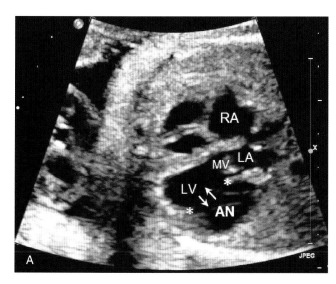
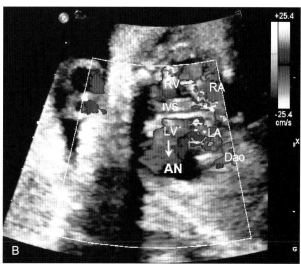
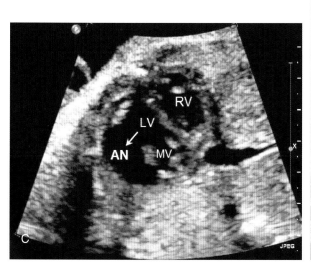
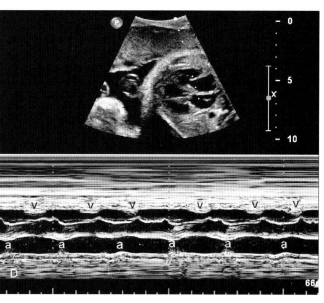

图30-5 胎儿（孕32周）先天性室壁瘤声像图。(A)旁四腔心切面二维图像显示左心室侧壁巨大室壁瘤(AN)与左心室相通，交通口较大；(B)彩色多普勒显示心室与室壁瘤间的血流交通；(C)心室短轴切面二维图像显示左心室室壁瘤；(D)M型超声显示胎儿室性早搏，呈三联律（a：房性搏动，v：室性搏动）。

参考文献

1. Yazici M, Demircan S, Durna K, et al. Left ventricular diverticulum in two adult patients. Int Heart J, 2005, 46(1): 161–165.

2. Gruberg L, Goldstein SA, Pfister AJ, et al. Images in cardiovascular medicine. Cantrell's syndrome: left ventricular diverticulum in an adult patient. Circulation, 2000, 101(1): 109–110.

3. Suilen C, Friedli B, Rutishauser W. Congenital in trathoracic left ventricular diverticulum in an adult. Chest, 1990, 98(3): 750–751.

4. Ohlow MA. Congenital left ventricular aneurysms and diverticula: definition, pathophysiology, clinical relevance and treatment. Cardiology, 2006, 106(2): 63–72.

5. Wax JR, Moran A, Pinette MG, et al. Prenatal sonographic diagnosis of fetal right ventricular diverticulum. J Ultrasound Med, 2007, 26(2): 267–270.

6. Brachlow A, Sable C, Smith S, et al. Fetal diagnosis and postnatal follow-up of an asymptomatic congenital left ventricular diverticulum. Pediatr Cardiol, 2002, 23(6): 658–660.

7. Vaidiyanathan D, Prabhakar D, Selvam K, et al. Isolated congenital left ventricular diverticulum in adults. Indian Heart J, 2001, 53(2): 211–213.

8. Teske DW, McGovern JJ, Allen HD. Congenital fibrous left ventricular diverticulum. Am Heart J, 1993, 126(5):1233–1235.

9. Hornberger LK, Dalvi B, Benacerraf B. Prenatal sonographic detection of cardiac aneurysms and diverticula. J Ultrasound Med, 1994, 13:967–970.

10. Cavalle-Garrido T, Cloutier A, Harder J, et al. Evolution of fetal ventricular aneurysms and diverticula of the heart: an echocardiographic study. Am J Perinatol, 1997,14:393–400.

11. Krasemann T, Gehrmann J, Fenge H, et al. Ventricular aneurysm or diverticulum? Clinical differential diagnosis. Pediatr Cardiol, 2001, 22:409–411.

12. Freedom RM. Cardiac diverticulum and aneurysm. In: Freedom R, Yoo SJ, Mikailian H, Williams W (eds). The Natural and Modified History of Congenital Heart Disease. Malden, MA: Blackwell Publishing, 2003:475–478.

13. 罗会昭, 胡建国, 江亚平, 等. 先天性左心室憩室. 中华胸心血管外科杂志, 1997, 13(6): 331–332.

14. Pitol R, Cardoso Cde O, Cardoso CR, et al. Congenital ventricular diverticulum associated with ventricular tachycardia. Arq Bras Cardiol, 2005, 84:173–175.

（李小丹 耿斌）

第 31 章

先天性半月瓣畸形

第1节 主动脉瓣狭窄

一、概述

主动脉瓣狭窄是指主动脉瓣收缩期不能完全开放,引起血流梗阻,多由瓣膜畸形或瓣叶粘连引起,是一种较常见的先天性心脏畸形。

二、病理解剖

先天性主动脉瓣畸形可分为单瓣、二瓣、三瓣及四瓣畸形;最常见的是二瓣畸形,多为左冠瓣和右冠瓣交界处融合,瓣环小,伴有关闭不全;单瓣畸形瓣膜呈拱顶状,瓣口狭小位于中心或偏离中心;该畸形常伴有主动脉弓的病变(主动脉缩窄或主动脉弓离断)。

随着超声诊断仪器的不断改进及胎儿心脏超声心动图的广泛开展,经验丰富的检查者可在胎儿期检出主动脉瓣畸形。

三、病理生理改变

胎儿时期,严重的主动脉瓣狭窄会导致胎儿心脏一系列血流动力学和功能的改变,但即使非常严重的主动脉瓣狭窄也不足以致命;轻度的主动脉瓣狭窄其血流动力学改变不明显。

严重的主动脉瓣狭窄可引起左心室壁肥厚、左心室压力增高,一方面会导致左心室壁缺血,继而产生左心室收缩、舒张功能障碍,主动脉及冠状动脉灌注减少,导致左心室功能进一步损伤,胎儿期即出现心肌梗死或心内膜弹力纤维增生症;另一方面二尖瓣会出现不同程度的反流,严重者可导致左心室明显扩张、卵圆孔右向左分流减少,甚至出现左向右分流,继而右心系统血流量增多、容量负荷加重,虽然可维持心输出量,但最终导致右心室内径增大、肺动脉增粗;此外,严重的主动脉瓣狭窄可引起左心室内径缩小、室壁肥厚,部分胎儿可导致左心发育不良综合征 (hypoplastic left heart syndrome, HLHS),此时胎儿常由于左心功能异常而出现胎儿水肿。

出生后新生儿期病理生理表现取决于以下几个方面:①心功能受损程度,心功能越差患儿预后越差;②卵圆孔及动脉导管是否关闭,卵圆孔及动脉导管关闭可能引起严重的循环衰竭;③左心室流出道梗阻的程度,严重的左心室流出道梗阻可引起心力衰竭、心房压力增加,导致肺动脉高压。

四、超声心动图表现

1.二维超声心动图

(1)左心内径缩小,室壁肥厚(妊娠晚期明显);

(2)严重的二尖瓣反流时,左心室可明显扩张(妊娠早期明显);

(3)右心室内径增大、肺动脉内径增粗;

(4)主动脉瓣叶增厚,回声增强,开放受限,部分可显示主动脉瓣二瓣等畸形;

(5)部分可伴有升主动脉内径增宽;

(6)部分可同时伴有主动脉弓发育不良。

2.彩色及频谱多普勒超声心动图

(1)主动脉瓣口血流呈五彩血流信号；

(2)不同程度的二尖瓣反流信号；

(3)卵圆孔可出现逆向血流信号；

(4)降主动脉血流可逆灌入主动脉弓；

(5)频谱多普勒显示主动脉瓣的过瓣血流速度增快。见图31-1-1至31-1-6。

五、治疗及预后

对于新生儿早期出现症状的患儿，目前主张采用主动脉球囊扩张术，以纠正难以治疗的顽固性心功能衰竭，但手术危险及死亡率相对较高。对于症状出现较晚的患儿，可根据情况采用主动脉球囊扩张术或手术治疗，预后多良好。严重的瓣膜狭窄可采用瓣膜切开术，成功的关键在于病例的选择。合并多发性左心畸形者疗效欠佳。

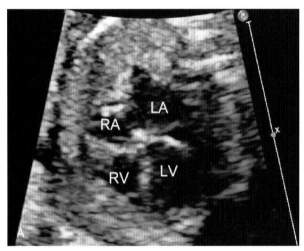
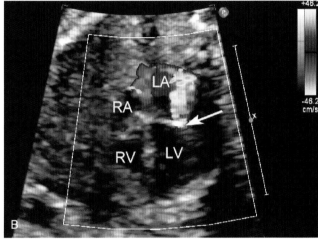

图31-1-1 重度主动脉瓣狭窄(23周胎儿)四腔心切面声像图。(A)二维超声显示左心室扩张；(B)彩色多普勒显示二尖瓣大量反流信号(箭头所示)。

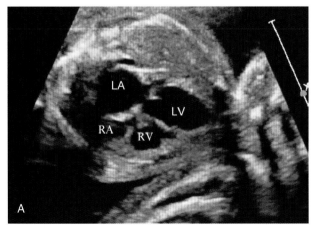
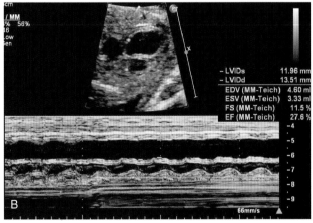

图31-1-2 重度主动脉瓣狭窄(23周胎儿)。(A)二维声像图四腔心切面显示左心室扩张，表现为心内膜弹力纤维增生症改变；(B)M型超声声像图显示左心室室壁变薄，室壁运动幅度明显降低，收缩功能明显减低，EF:27.6%，FS:11.5%。

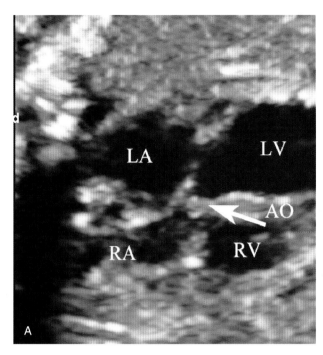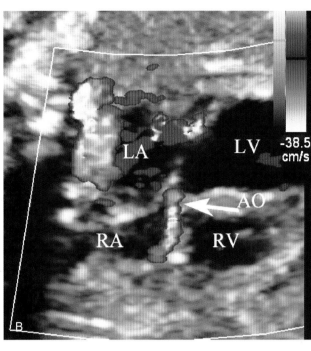

图 31-1-3 重度主动脉瓣狭窄(23 周胎儿)。(A)左心室流出道长轴切面显示主动脉瓣增厚,回声增强,开放明显受限,主动脉内径狭窄;(B)彩色多普勒显示狭窄的主动脉内血流信号稀疏。

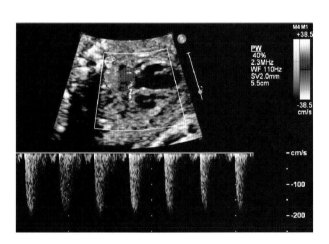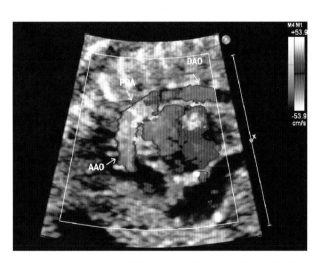

图 31-1-4 重度主动脉瓣狭窄(23 周胎儿),频谱多普勒显示主动脉瓣口血流速度增快,约 190cm/s。

图 31-1-5 重度主动脉瓣狭窄(23 周胎儿),彩色多普勒显示主动脉弓部来自动脉导管的逆灌血流信号(蓝色血流)。

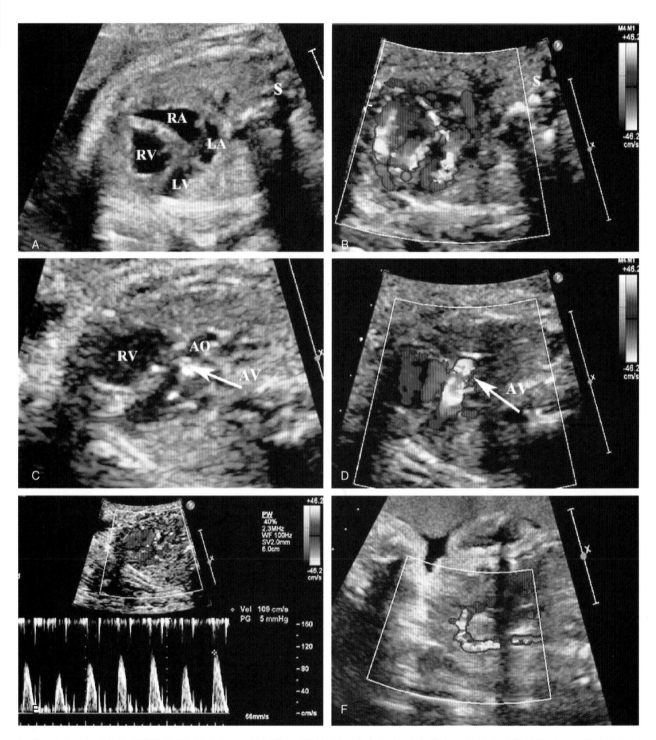

图 31-1-6　中度主动脉瓣狭窄(27 周胎儿)。(A)四腔心切面显示左心内径小,右心扩大;(B)彩色多普勒显示二尖瓣口可见血流信号通过;(C)左心室流出道切面显示主动脉瓣增厚,回声增强,主动脉内径狭窄;(D)彩色多普勒显示主动脉内五彩血流信号;(E)频谱多普勒显示主动脉血流速度增快;(F)彩色多普勒显示主动脉弓连续完整。

第2节　肺动脉瓣狭窄

一、概述

肺动脉瓣狭窄是指肺动脉瓣收缩期不能完全开放，引起血流梗阻，多由于瓣膜畸形或瓣叶粘连引起，是一种较常见的先天性心脏畸形。

二、病理解剖

先天性肺动脉瓣狭窄多为瓣叶交界处融合，瓣叶增厚，瓣环发育小，瓣叶发育不良，瓣叶开放受限，收缩期呈穹隆状突向肺动脉主干。常伴有主肺动脉狭窄后扩张，肺动脉分支发育正常；可合并其他畸形，如室间隔缺损、右心室双出口、三尖瓣发育不良、右心室发育不良等。

三、病理生理改变

胎儿期由于不存在肺泡的呼吸运动，肺组织处于高阻状态，右心室与肺动脉之间没有压差。肺动脉瓣狭窄时，右心室流出道梗阻，右心室压力增加，右心室腔缩小，室壁肥厚，右心房进入右心室的血流减少。部分患儿可伴有三尖瓣反流，严重的三尖瓣反流可导致右心室、右心房明显扩张。部分严重的肺动脉瓣狭窄可伴有三尖瓣狭窄或发育不良，继而发展为右心室发育不良，导致右心功能异常，心力衰竭，最终可引起胎儿水肿。同时，经卵圆孔进入左心房的血流增多，导致左心系统血流增多，左心室增大、主动脉增宽。

四、超声心动图表现

1.二维超声心动图

（1）四腔心切面显示心腔比例失调，左心相对扩大；右心室腔缩小、室壁肥厚(妊娠晚期明显)；

（2）伴有严重三尖瓣反流者右心扩大(妊娠早期明显)；

（3）肺动脉瓣发育不良，肺动脉瓣叶增厚，回声增强，开放受限，肺动脉瓣环径小；

（4）部分患儿三血管气管切面可显示肺动脉主干狭窄后扩张。

2.彩色及频谱多普勒超声心动图

（1）彩色多普勒可显示经动脉导管血流减少，甚至出现主动脉经动脉导管的反向血流信号（反流入肺动脉），提示病情加重；

（2）轻度肺动脉瓣狭窄彩色多普勒可显示肺动脉瓣口的湍流频谱，但频谱多普勒测量的瓣口血流速度不超过200cm/s；严重肺动脉瓣狭窄时，彩色多普勒可显示通过瓣口的花色血流信号，以及过瓣血流束明显变窄，频谱多普勒可测量到过瓣的高速血流以及三尖瓣反流的高速血流频谱（图31-2-1至图31-2-5）。

五、治疗及预后

轻度至中度肺动脉瓣狭窄患儿预后好，生后无缺氧发作者临床定期随访，无需特殊处理。新生儿严重的肺动脉瓣狭窄出现缺氧发作者，多采用经皮肺动脉瓣球囊扩张术，效果多良好，急诊情况下也可

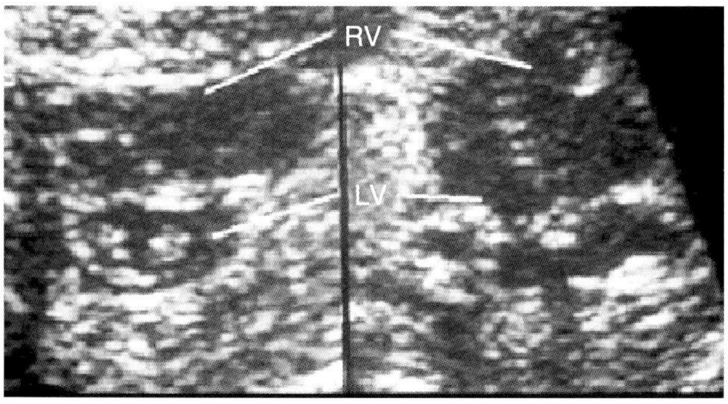

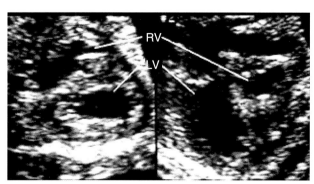

图31-2-1　重度肺动脉瓣狭窄早期(16周左右)，右心室轻度扩大。

图31-2-2　妊娠中期肺动脉瓣狭窄，右心室缩小，右心室壁肥厚。

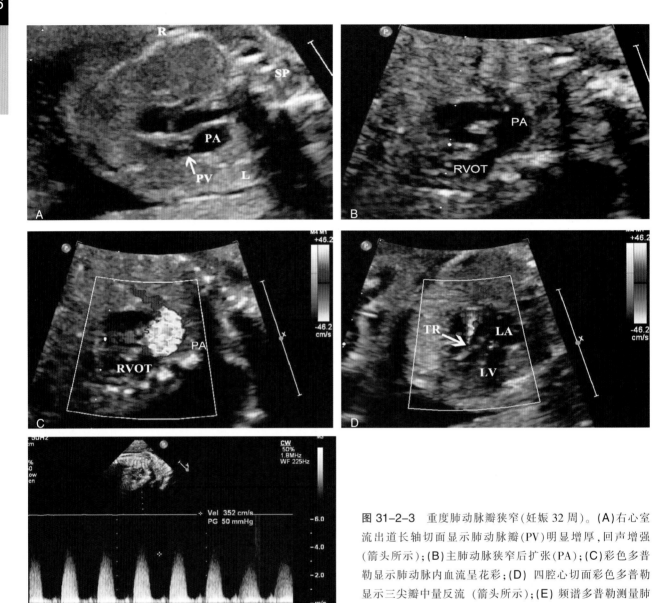

图 31-2-3　重度肺动脉瓣狭窄(妊娠 32 周)。(A)右心室流出道长轴切面显示肺动脉瓣(PV)明显增厚,回声增强(箭头所示);(B)主肺动脉狭窄后扩张(PA);(C)彩色多普勒显示肺动脉内血流呈花彩;(D) 四腔心切面彩色多普勒显示三尖瓣中量反流 (箭头所示);(E) 频谱多普勒测量肺动脉收缩期血流速度明显加快, 速度约 352cm/s,PG:50mmHg。SP:脊柱,L:左侧,R:右侧;PA:主肺动脉。

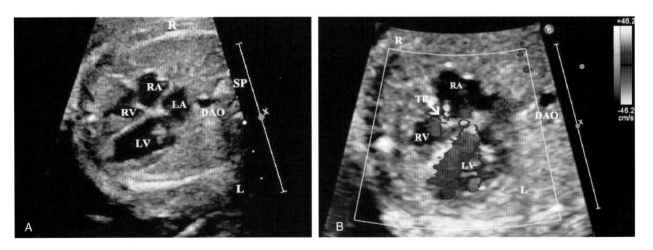

图 31-2-4　中度肺动脉瓣狭窄(妊娠 27 周)。(A)四腔心切面显示右心室内径稍小;(B)彩色多普勒显示三尖瓣少量反流信号(箭头所示)。(待续)

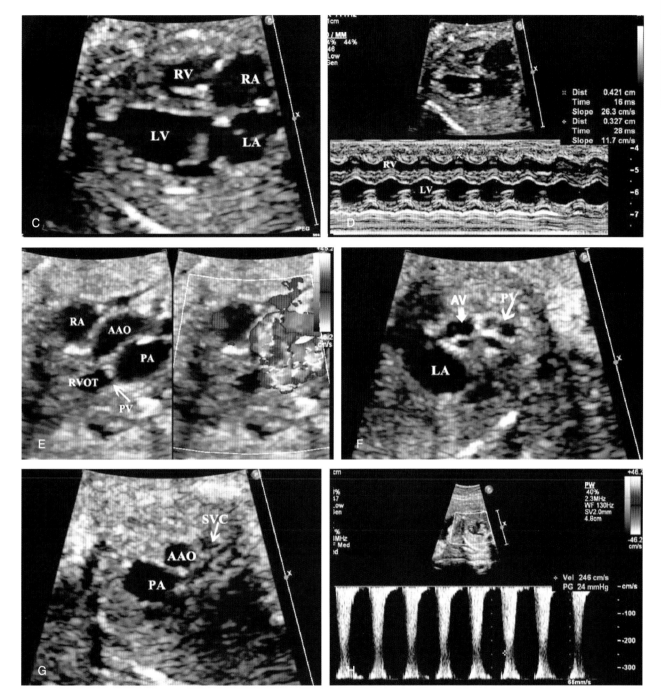

图31-2-4(续) (C)四腔心切面显示右心室壁增厚；(D)M型超声测量右心室壁厚约4.2mm，左心室壁厚约3.3mm；(E)近右心室流出道长轴切面显示肺动脉瓣明显增厚，主肺动脉狭窄后扩张，彩色多普勒显示主肺动脉内血流呈五彩血流；(F)大动脉短轴切面显示与主动脉瓣相比较(粗箭头所示)，肺动脉瓣叶增厚，回声增强(细箭头所示)，以右后瓣增厚明显；(G)三血管切面显示三血管排列正常，主肺动脉内径稍增宽；(H)频谱多普勒测量肺动脉内血流速度加快，速度约248cm/s，PG 24mmHg。

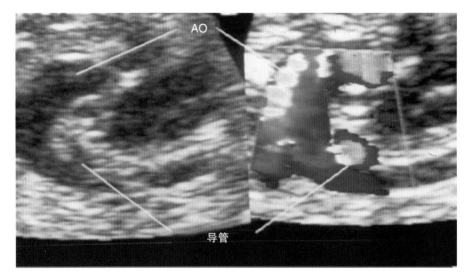

图31-2-5 彩色多普勒显示严重肺动脉狭窄胎儿,降主动脉血流经动脉导管(Ductus)逆灌入主肺动脉(红色血流信号)。

行外科肺动脉瓣成形术。肺动脉瓣狭窄合并较严重右心室发育不良的患儿,经皮肺动脉瓣球囊扩张术或外科肺动脉瓣成形术,可使右心室得到一定程度的发育;如果伴有其他心内畸形时,可为双心室矫治手术争取机会;发病较晚的重度肺动脉瓣狭窄,经皮肺动脉瓣球囊扩张术可取得良好效果。

(李文秀 耿斌)

第 32 章

圆锥动脉干畸形

圆锥动脉干畸形（conotruncal defects，CTD）是在心脏胚胎发育的易损期（妊娠 3~8 周），由于遗传和环境因素的共同作用，某些与心脏圆锥动脉干发育有关的基因及其产物出现异常，心球段即圆锥动脉干段发育过程受到干扰或停顿所致。包括法洛四联症（tetralogy of Fallot，TOF）、肺动脉闭锁（伴有室间隔缺损或室间隔完整）、大动脉转位（transposition of great arteries，TGA）、心室双出口（double outlet of ventricle，DOV）及永存动脉干（persistent truncus arteriosus，PTA）等，是一类导致发绀和低氧血症的心脏复杂畸形，其中以 TOF 最为常见。

第1节　法洛四联症

一、概述

TOF 是胎儿期最常见的先天性心脏复杂畸形。Fallot 描述的经典法洛四联症包括：室间隔缺损、肺动脉狭窄、主动脉骑跨和右心室肥厚，其中室间隔缺损通常是非限制性的，肺动脉狭窄和室间隔缺损是基本的病理改变。见图 32-1-1。

二、病理生理改变

胎儿时期为并行循环，肺泡组织未开放，胎儿依靠胎盘进行气体交换，其体循环血主要来自右心系统，TOF 胎儿虽然存在右心室流出道及肺动脉狭窄，但胎儿肺动脉呈高阻状态，且存在室间隔缺损及

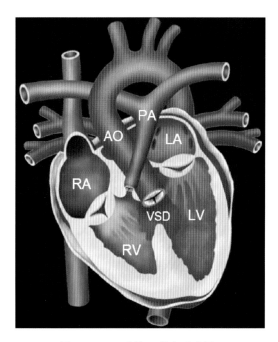

图 32-1-1　法洛四联症示意图。

主动脉骑跨，导致右向左的分流，故在妊娠期对胎儿血液循环无明显影响；胎儿一般无右心室肥厚，但在妊娠晚期，心脏可出现右心室增大和室壁肥厚。当肺动脉狭窄致肺血流量严重减少时，可出现经动脉导管逆灌入肺动脉的血流，部分 TOF 胎儿可伴有先天性动脉导管缺如。出生后的血流动力学改变取决于室间隔缺损和肺动脉发育情况，肺动脉狭窄越严重，出生后随着动脉导管的闭合，患儿发绀和缺氧越严重，所以孕期需特别注意观察肺动脉及其左右分支的发育状况。

三、超声心动图表现

- 四腔心切面基本正常,左右心比例亦多正常,但可出现心轴增大(逆时针旋转)。

- 五腔心及左心室流出道切面显示:室间隔缺损,主动脉内径增宽,骑跨在室间隔缺损之上。

- 多切面显示右心室流出道、肺动脉主干及其分支内径狭小。主、肺动脉比值异常(PA/AO≤1)。

- CDFI及PW显示肺动脉五彩镶嵌血流信号及血流速度增快(>120cm/s)。

- 肺动脉狭窄严重者动脉导管可出现逆向灌注,导管多迂曲(导管弓显示困难)或粗大侧支供应肺动脉。

- 三血管切面大致正常排列,但有时主动脉会前移,主动脉内径明显大于肺动脉及上腔静脉。见图32-1-2至图32-1-11。

【附:肺动脉瓣缺如综合征】

1.概述

肺动脉瓣缺如综合征(congenital absence of the pulmonary valve syndrome, APVS)被归类为法洛四联

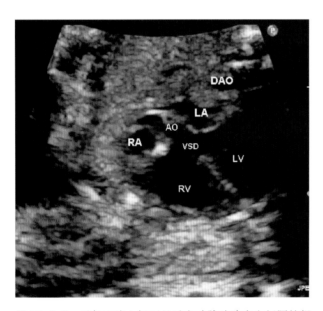

图32-1-2 近似五腔心切面显示主动脉骑跨在室间隔缺损之上。

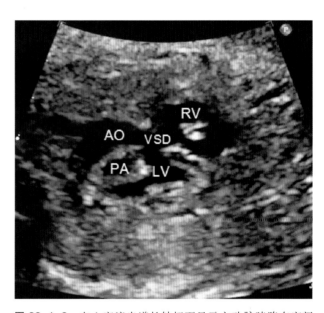

图32-1-3 左心室流出道长轴切面显示主动脉骑跨在室间隔缺损之上。

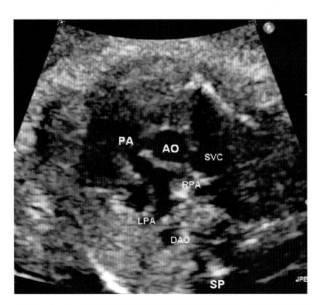

图32-1-4 近似三血管切面显示肺动脉长轴,肺动脉主干及分支狭窄,主动脉增宽前移。

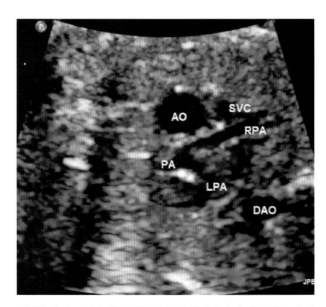

图32-1-5 三血管切面显示肺动脉及左右分支狭窄,主动脉明显增宽且位置略前移。

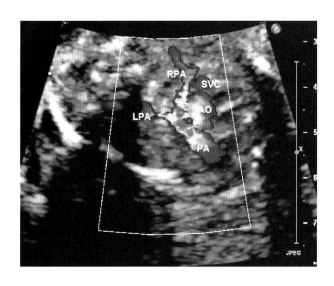

图 32-1-6　三血管切面显示大动脉关系正常，但肺动脉内径较主动脉内径明显窄，彩色多普勒可显示肺动脉及左右分支内五彩血流信号。

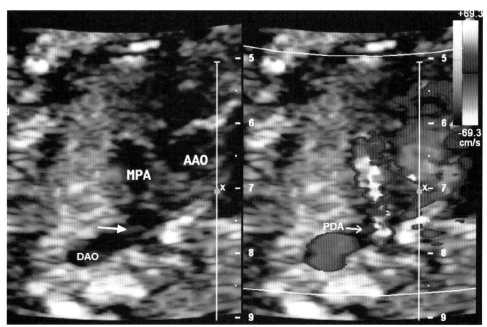

图 32-1-7　近似三血管切面可见肺动脉发育差，彩色多普勒显示动脉导管血流逆灌入肺动脉。

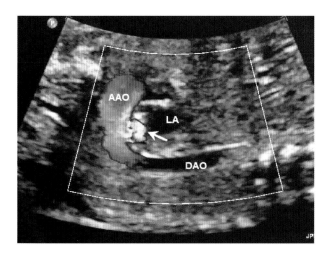

图 32-1-8　主动脉弓长轴切面彩色多普勒显示迂曲的动脉导管。

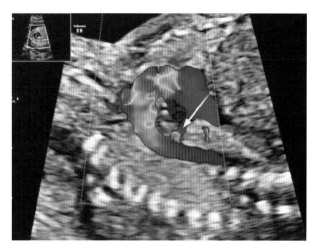

图 32-1-9　胎儿重症 TOF 体肺侧支高分辨率血流显像声像图：主动脉弓长轴切面显示发自降主动脉的体-肺侧支。

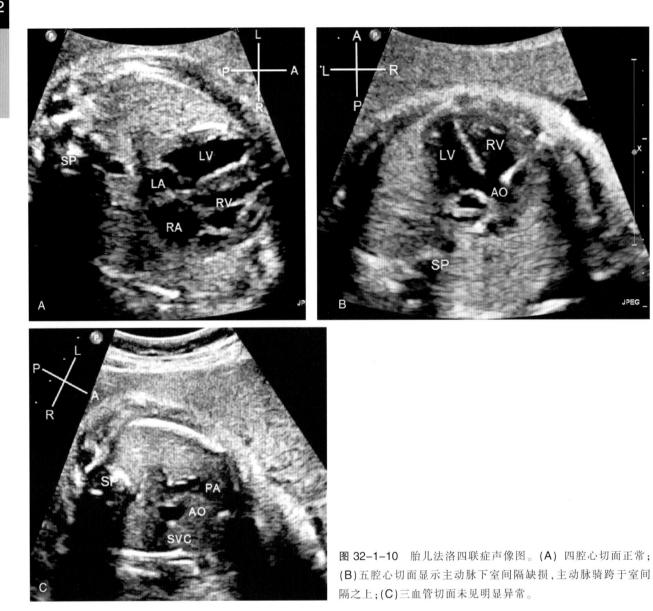

图 32-1-10　胎儿法洛四联症声像图。(A) 四腔心切面正常；
(B) 五腔心切面显示主动脉下室间隔缺损，主动脉骑跨于室间隔之上；(C) 三血管切面未见明显异常。

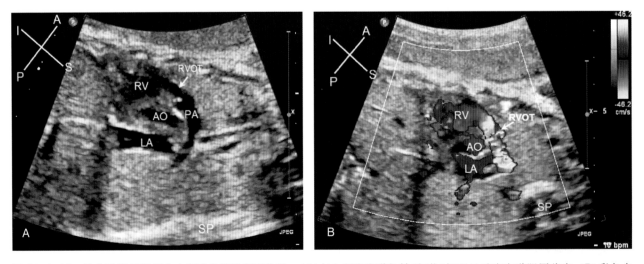

图 32-1-11　胎儿法洛四联症右心室流出道狭窄声像图。(A) 右心室流出道长轴(矢状)切面显示流出道肥厚狭窄；(B) 彩色多普勒显示右心室流出道血流明显加速，呈蓝色五彩；(C) 脉冲多普勒显示肺动脉狭窄频谱，V_{max} 150cm/s。(待续)

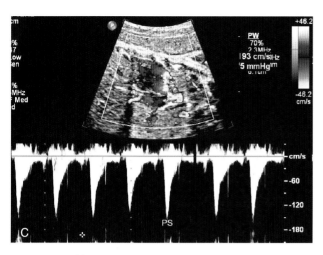

图 32-1-11(续)

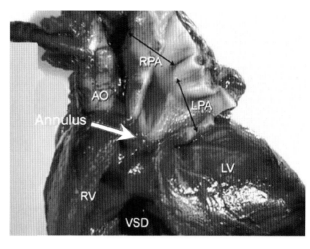

图 32-1-13 肺动脉瓣缺如解剖图。箭头示瓣环(Annulus)处无瓣膜组织附着。

症的一种特殊类型,其发病率较低,占 TOF 患儿的 3%~6%及先天性心脏病活产儿的 0.2%~0.4%[1-3]。其肺动脉瓣缺如(或仅有原始肺动脉瓣组织),肺动脉瓣环狭窄,主肺动脉及其分支显著扩张及肺动脉(瓣环水平)明显反流,其他病理改变与法洛四联症相似。大多数 APVS 患儿不伴有动脉导管未闭,后者被认为是 APVS 的发病机制之一[4],见图 32-1-12 和图 32-1-13。胎儿期,由于心血管并行循环及肺组织无呼吸功能,对胎儿无明显影响,但伴有严重肺动脉反流的胎儿可出现右心功能衰竭及胎儿水肿。新生儿期,除了具有法洛四联症的临床表现外,因常伴有气道异常而出现呼吸窘迫。

2.超声心动图表现

(1)心内结构基本与法洛四联症相似,大多数可见室间隔缺损。四腔心切面多无异常。

(2)多切面显示主肺动脉及其左右分支呈瘤样扩张。

(3)多切面显示肺动脉瓣环狭窄,瓣环处无肺动脉瓣附着(缺如)或仅有残存原始瓣膜组织。

(4)彩色多普勒超声显示肺动脉瓣环处狭窄的正向及反流的高速五彩血流。

(5)脉冲多普勒显示肺动脉瓣环狭窄正向高速血流及舒张期反流频谱,见图 32-1-14 至图 32-1-16。

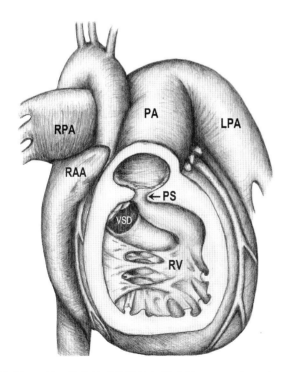

图 32-1-12 胎儿肺动脉瓣缺如模式图。RAA:右心耳;PS:瓣环狭窄。

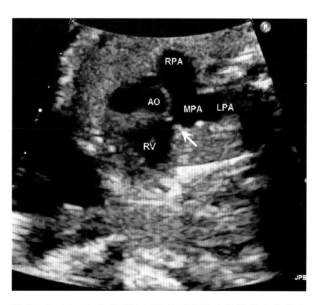

图 32-1-14 大动脉短轴切面显示主肺动脉及其左右分支呈瘤样扩张,箭头示肺动脉瓣环处无正常瓣膜组织,仅见瓣膜残峰组织。

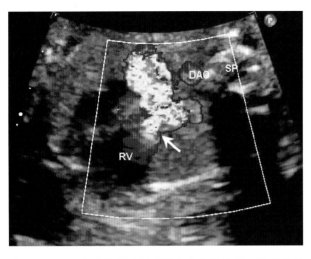

图 32-1-15　大动脉短轴切面彩色多普勒显示主肺动脉及其左右分支呈瘤样扩张,箭头示肺动脉内高速五彩镶嵌血流信号。

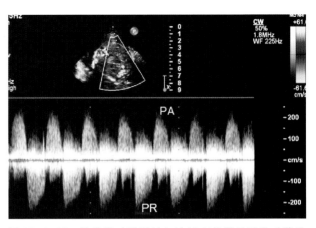

图 32-1-16　胎儿肺动脉瓣缺如连续多普谱显示肺动脉狭窄正向(PA)及肺动脉反流(PR)频谱。

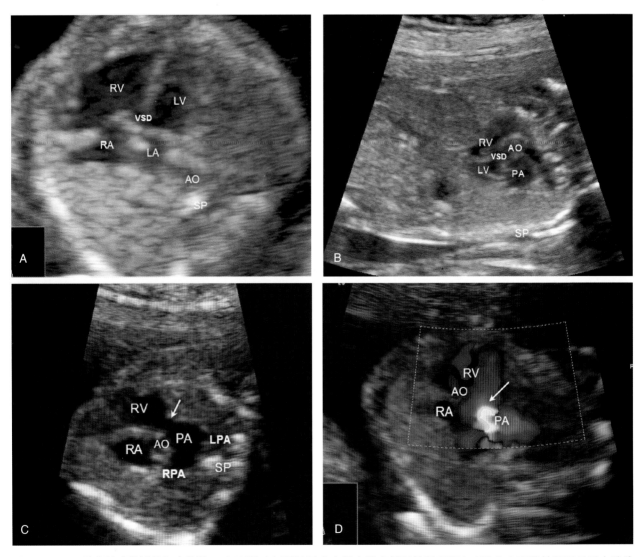

图 32-1-17　胎儿肺动脉瓣缺如声像图。(A)四腔心切面显示右心增大及室间隔缺损(VSD);(B)左心室长轴切面显示主动脉骑跨于室间隔缺损之上及粗大的肺动脉;(C)右心室流出道长轴切面显示显著扩张的肺动脉及其分支,箭头示瓣环狭窄且无瓣膜组织附着;(D)右心室流出道长轴切面彩色多普勒显示收缩期肺动脉正向血流。(待续)

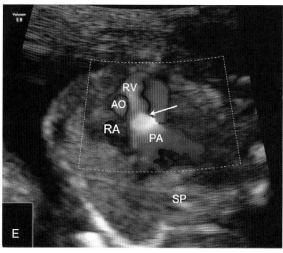

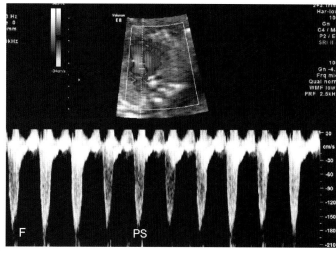

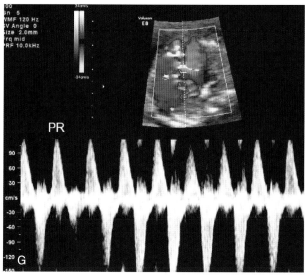

图32-1-17(续)　(E)右心室流出道长轴切面显示舒张期肺动脉反流入右心室的血流;(F)脉冲多普勒显示肺动脉(瓣环)狭窄(PS),V_{max}近190cm/s;(G)脉冲多普勒显示肺动脉反流频谱(PR)。

四、治疗及预后

本病胎儿期超声心动图检查明确肺动脉发育情况,及是否合并动脉导管及导管血流情况,对新生儿期的治疗及处理十分必要[2]。胎儿期预后不良的指征包括肺动脉发育减缓、升主动脉发育加速、肺动脉正向血流中断和动脉导管内逆灌血流(或明显侧支形成)[1]。

(吴江　张桂珍)

第2节　右心室双出口

一、概述

胎儿右心室双出口(double outlet right ventricle, DORV)是圆锥动脉干畸形的常见类型,也是解剖变异最多、畸形最复杂的一类疾病。经典的DORV的概念强调双动脉下圆锥,但实际上仅有70%的DORV有双动脉下圆锥。类似TOF的DORV与TOF的区别在于主、肺动脉下均有圆锥,主动脉瓣与二尖瓣无纤维连续;而TOF则无主动脉下圆锥,主动脉瓣与二尖瓣有纤维连续。类似TGA的DORV与TGA的区别在于有无肺动脉下圆锥(DORV分型见第8章第5节)。

胎儿期特有的循环特点使胎儿血供主要来自右心系统,因此,DORV对胎儿血流动力学改变及生长发育影响不明显。但右心室承担两条动脉的泵血功能,右心室负荷加重,多有右心室壁肥厚及右心增大;若合并肺动脉狭窄,则更增加了右心负荷。可合并三尖瓣反流,严重者可导致胎儿水肿。

二、超声心动图表现

- 多切面显示左心室未与大动脉连接。

●绝大多数合并较大的室间隔缺损,且室间隔缺损是左心室唯一出口。

●主动脉及肺动脉正常包绕或交叉关系多消失(少部分 DORV,大动脉关系正常),两条动脉多为并列走行,两个半月瓣等高。

●右心室增大或正常,孕中晚期右心室壁多增厚。

●合并肺动脉狭窄时,肺动脉下圆锥明显肥厚。

●合并肺动脉高压时,肺动脉下圆锥增厚不明显。

●四腔心切面、左心室长轴切面、心室流出道长轴切面是确定诊断和鉴别诊断的重要切面 (图 32-2-1 至图 32-2-15)。

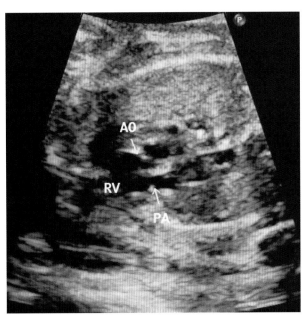

图 32-2-1 心室流出道长轴切面显示主动脉及肺动脉自右心室平行发出。

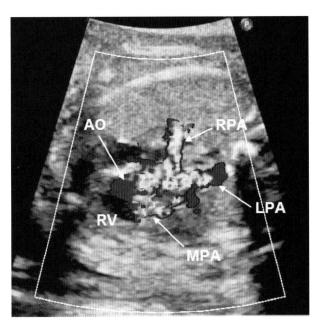

图 32-2-2 右心室流出道长轴切面彩色多普勒显示:主动脉及肺动脉均自右心室发出,肺动脉主干及分支内呈花彩血流信号,提示合并肺动脉狭窄。

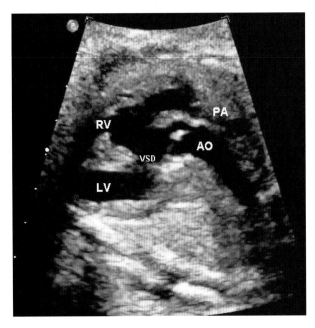

图 32-2-3 左心室长轴切面显示:主动脉及肺动脉自右心室平行发出,室间隔缺损距离主动脉较近,并可见主动脉下肥大圆锥。

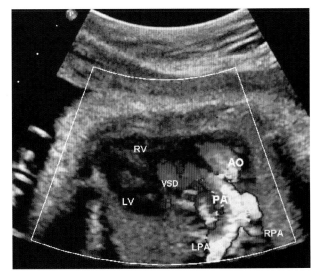

图 32-2-4 左心室长轴切面彩色多普勒显示:主动脉及肺动脉自右心室发出,肺动脉距离室间隔缺损较近。

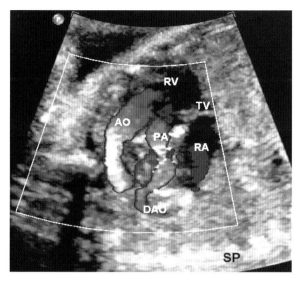

图 32-2-5　心尖五腔心切面彩色多普勒显示：主动脉及肺动脉均自右心室发出。

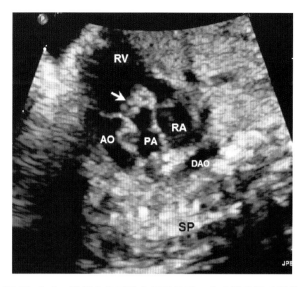

图 32-2-6　近似心尖五腔心切面显示：主动脉及肺动脉均自右心室发出，可见肺动脉下肥厚的圆锥及增厚的肺动脉瓣（箭头所示）。

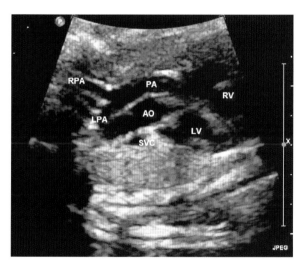

图 32-2-7　双心室流出道长轴切面显示：两条大动脉平行自右心室发出。

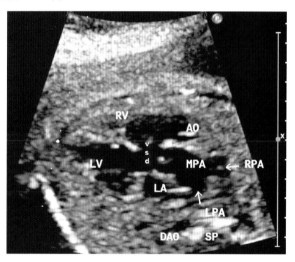

图 32-2-8　左心室流出道长轴切面显示：大动脉关系异常，主动脉位于前方发自右心室，肺动脉位于后方，骑跨在室间隔缺损上，符合右心室双出口的特殊类型：Taussig-Bing 畸形。

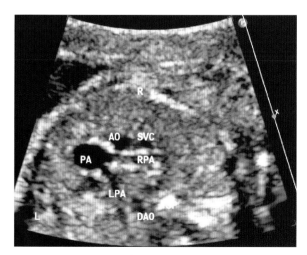

图 32-2-9　DORV 少见类型：大动脉空间关系正常。三血管切面显示大动脉排列位置正常。

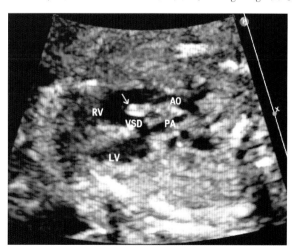

图 32-2-10　左心室长轴切面显示：右心室双出口，肺动脉下室间隔缺损，箭头所示为肺动脉下肥大圆锥。

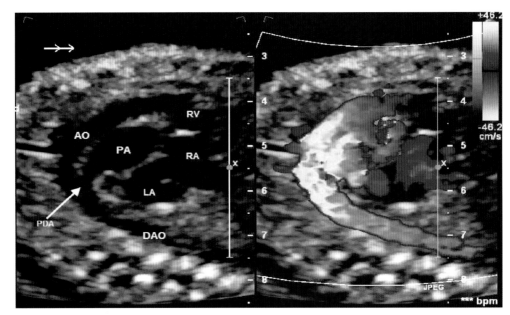

图 32-2-11 动脉弓长轴切面显示,主动脉位于肺动脉前方,两条动脉均发自右心室,箭头示动脉导管。

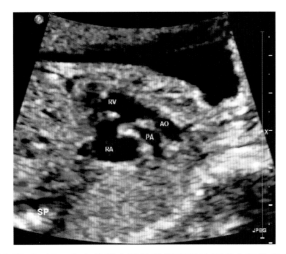

图 32-2-12 右心室流出道长轴切面显示两条大动脉自右心室发出,并可见两大动脉下圆锥。

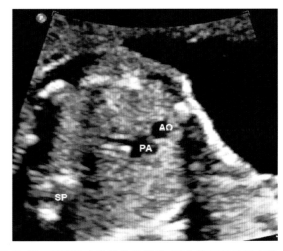

图 32-2-13 DORV 大动脉位置异常,三血管切面显示主动脉位于肺动脉前方。

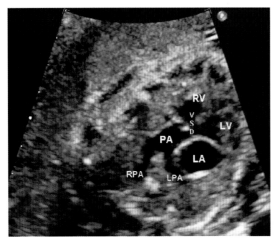

图 32-2-14 Taussig-Bing 畸形近似心尖五腔心切面显示:室间隔上端见回声失落,肺动脉骑跨在室间隔缺损之上。

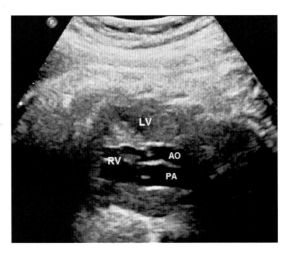

图 32-2-15 左心室流出道长轴切面显示两条大动脉并列自右心室发出。

（吴江 穆继贞）

第3节 共同动脉干

一、概述

共同动脉干(truncous arteriosus,TA)是一种较罕见的复杂先天性心血管畸形,占先天性心脏病的1%~2%。该畸形只有一支大动脉从心室发出,然后分出冠状动脉、肺动脉及升主动脉,几乎均存在室间隔缺损。现在主张:至少有一支肺动脉起自共同动脉干,即共同动脉瓣与头臂动脉之间,才能诊断为共同动脉干畸形(图32-3-1)。

二、病理解剖与分型

* 胚胎学:见本书相关章节(第8章第8节)。
* 形态学特征:多为心房正位及心室右襻,漏斗部缺乏,室间隔缺损与法洛四联症相似。心室只有一支增宽的大动脉干发出;动脉干骑跨于室间隔上,多数起源于双心室,但有约1/3其动脉干完全发自右心室,完全起自左心室者非常罕见。动脉干瓣膜多为三个瓣叶(69%),也可为四个瓣叶(22%)或两个瓣叶(9%)。肺动脉解剖形态见Collett-Edwards和Van praagh分型。

* 分类:目前主要存在两种分类方法[5-7]。
(1) Collett-Edwards分类方法(1949年)将共同动脉干畸形分为4种类型,见表32-3-1和图32-3-2。
目前认为,肺血由来自降主动脉的粗大侧支血管供应,不属于共同动脉干畸形(如Ⅳ型),至少有一支肺动脉发自共同动脉干(动脉瓣与头臂动脉干之间)才能认为是共同动脉干畸形。
(2)Van Praagh(1969年)将共同动脉干畸形亦分为四种类型,见表32-3-2和图32-3-2。

三、超声心动图表现

* 左右心室腔比例基本正常,四腔心多正常,心轴可增大(逆时针旋转)。
* 五腔心切面显示较大的室间隔缺损,只有一支增宽的大动脉自心室发出,大动脉多骑跨于室间隔上,但也可发自右心室,很少发自左心室。
* 大动脉干发出主动脉及肺动脉;左右肺动脉可由主肺动脉发出,也可直接发自共同动脉干。
* 三血管切面:正常的三血管线性关系消失,仅有一条大血管(通常为主动脉弓),但Van Praagh Ⅳ型时为动脉导管弓,应注意鉴别。
* 彩色多普勒可显示室间隔缺损的分流,并可评价共同动脉瓣反流情况及肺动脉分支是否狭窄等。见图32-3-3至图32-3-6。

四、治疗及预后

胎儿共同动脉干畸形产前随访很重要,尤其是伴有共同动脉干瓣膜狭窄、关闭不全或合并其他复杂畸形时,胎儿发生心功能衰竭、水肿及死亡的风险增加。出生后若不及时行外科手术矫治,患儿很少活过婴儿期。波士顿儿童医院1978~1991年手术矫治共同动脉干的死亡率为19%,传统观点认为手术死亡的危险因素包括:①共同动脉干瓣膜明显反流;

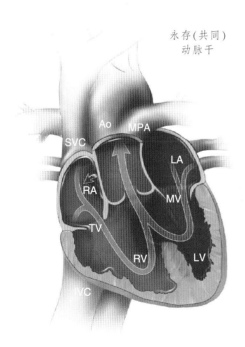

图32-3-1 永存动脉干示意图。

表32-3-1 Collett和Edwards分类方法

Ⅰ型:共同动脉干发出主肺动脉,后者分出左右肺动脉。
Ⅱ型:左右肺动脉(相互分离,但距离很近)均发自动脉干的后壁。
Ⅲ型:左右肺动脉分别发自动脉干的两侧壁。
Ⅳ型:肺动脉及动脉导管缺如,肺部的血流由降主动脉侧支供应。

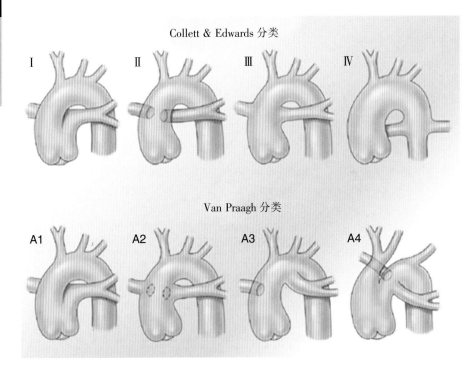

图 32-3-2 共同动脉干畸形 Collett-Edwards 分类及 Van Praagh 分类模式图，Van Praagh A2 型包含了 Collett-Edwards Ⅱ型和Ⅲ型。

表32-3-2 共同动脉干畸形Van Praagh分类方法

A.伴有室间隔缺损　　B.不伴有室间隔缺损

1. 主-肺动脉间隔部分存在(主肺动脉存在,分出左右肺动脉),最多见,约占 50%。

2. 主-肺动脉间隔完全消失,没有主肺动脉,左、右肺动脉直接发自共同动脉干的后壁或侧壁,两开口的距离或近或远(相当于 Collett-Edwards 的Ⅱ型或Ⅲ型),占 25%~30%。

3. 只有一支肺动脉发自共同动脉干;另一支肺动脉缺失,受累的肺脏由体循环的侧支或动脉导管供应,约占 8%。

4. 伴有主动脉弓发育不良或中断,同时伴有动脉导管未闭,约占 12%。

②合并主动脉弓离断;③合并冠状动脉畸形;④手术矫治过晚(患儿出生 100 天后矫治)。但随着心肌保护技术的改进及带瓣管道的应用,手术死亡率明显下降。最近研究结果表明,以往被认为是外科手术风险的因素——主动脉弓离断及动脉干瓣膜反流,并未影响手术治疗的整体预后[8-9]。所以,现在主张早期手术矫治(3 个月之前),可防止肺动脉高压的发生及术后肺动脉高压危象的出现。

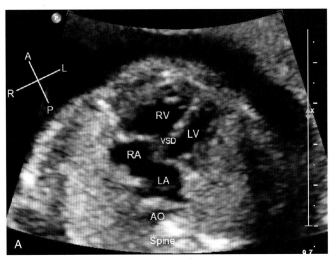
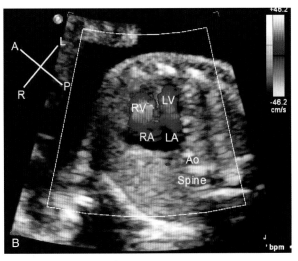

图 32-3-3 共同动脉干畸形Ⅰ型声像图。(A)四腔心切面显示左右心室比例基本一致,室间隔膜周部回声失落;(B)四腔心彩色多普勒声像图。(待续)

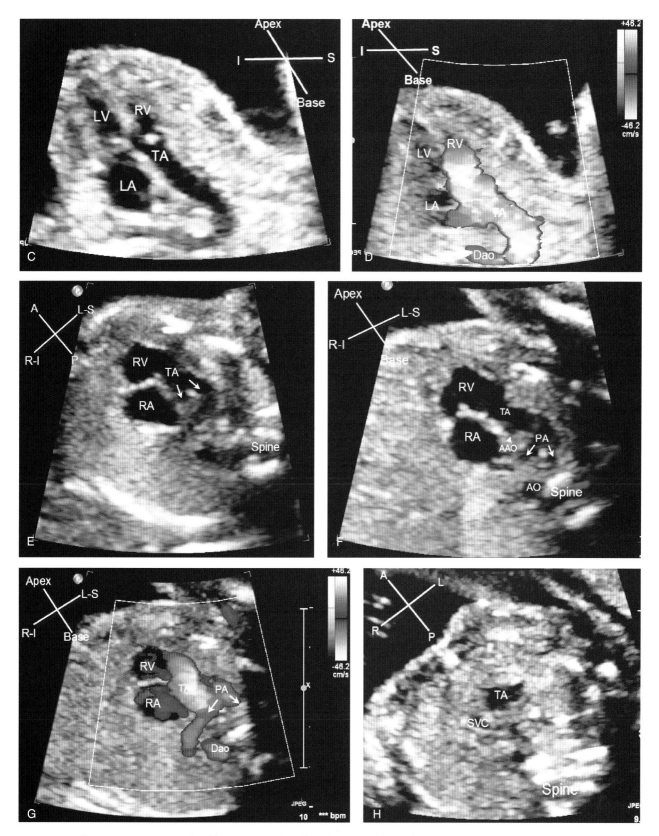

图 32-3-3(续) （C）左心室流出道长轴切面显示只有一条增宽的大动脉发出，并骑跨于室间隔上；（D）左心室流出道长轴切面彩色多普勒声像图；（E）调整切面显示共同动脉干分出升主动脉和肺动脉（箭头所示）；（F）近似心底大动脉短轴切面显示左侧为肺动脉主干，并分出左右肺动脉（箭头所示），短箭头为升主动脉；（G）近似心底大动脉短轴彩色多普勒声像图；（H）三血管切面显示正常上腔静脉、主动脉及肺动脉的线性关系消失，仅有一条大动脉。TA：共同动脉干。

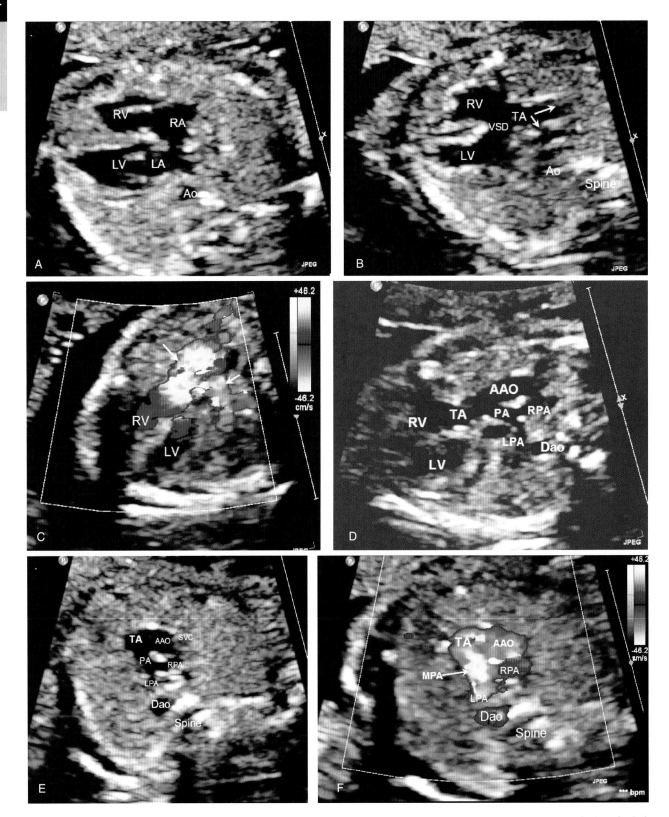

图 32-3-4　共同动脉干 I 型声像图。(A)四腔心切面显示左右心室比例无明显异常；(B)五腔心切面显示心室仅有一条动脉
(偏右心室侧)发出，然后分出两支血管，共同动脉干骑跨于室间隔上；(C)五腔心切面彩色多普勒显示共同动脉干分出两支血
管(箭头所示)；(D)在图 B 基础上稍微调整声束显示右侧分支向上走行为升主动脉，左侧血管分出左右肺动脉，为肺动脉主干；
(E)三血管切面显示正常的上腔静脉、主动脉、肺动脉线性关系消失，升主动脉与主肺动脉均由共同动脉干发出，主肺动脉发出
左、右肺动脉；(F)三血管切面彩色多普勒声像图。MPA：主肺动脉。

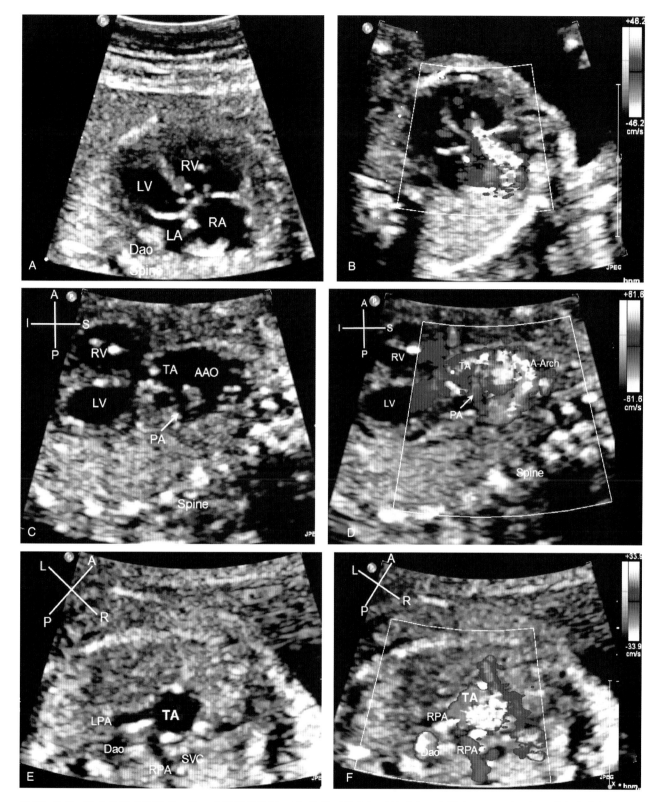

图 32-3-5　胎儿共同动脉干 Van Praagh Ⅱ 型声像图。(A)胎儿四腔心切面显示右心室增大;(B)四腔心切面彩色多普勒显示三尖瓣明显反流;(C)左心室流出道长轴切面显示心室只有一条大动脉(共干)发出,然后分出升主动脉及肺动脉;(D)左心室流出道长轴切面彩色多普勒声像图;(E)三血管短轴切面显示正常三血管线性关系消失,仅显示共同动脉干及上腔静脉,左右肺动脉从共同动脉干后壁发出;(F)彩色多普勒显示左右肺动脉发自共同动脉干后壁。

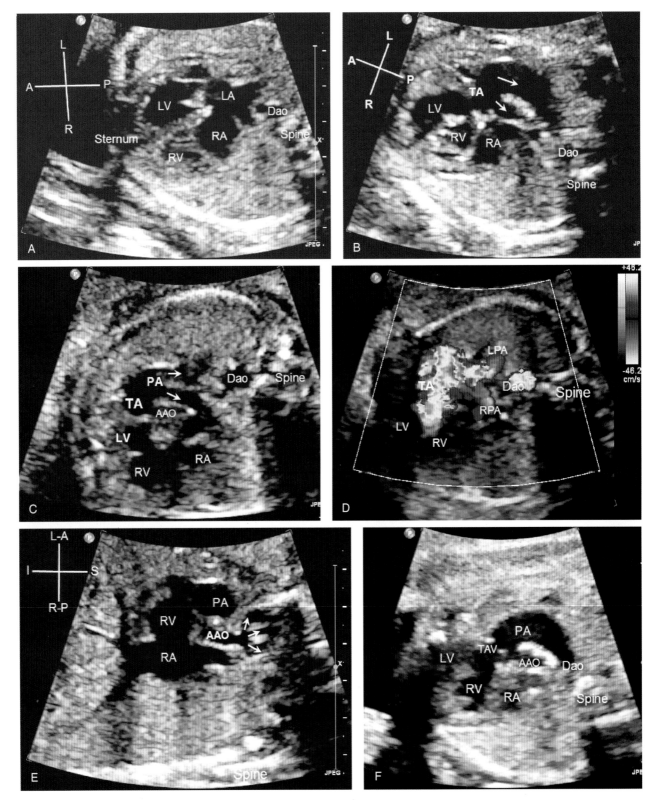

图 32-3-6　共同动脉干畸形 Van Praagh Ⅳ型声像图。(A)旁四腔心切面显示心尖指向胸骨(或稍偏右),左右心比例未见异常;
(B)五腔心切面显示左心室发出一明显增粗的动脉,为共同动脉干,然后分出两个分支;(C)在图 B 的基础上稍微调节声束显示
左侧增粗的为主肺动脉(较短),后者分出左右肺动脉;(D)在图 C 基础上叠加彩色多普勒显像;(E)右侧较细的为升主动脉,并且分
出三个分支后呈盲端;(F)左心室流出道长轴切面显示增粗的肺动脉经动脉导管与降主动脉相连,未见主动脉弓分支。Sternum:胸
骨;TAV:共同动脉干瓣。

(耿斌　吴江)

第4节　肺动脉闭锁

胎儿肺动脉闭锁分为室间隔完整及合并室间隔缺损两种类型。

一、合并室间隔缺损的肺动脉闭锁

合并室间隔缺损的肺动脉闭锁（pulmonary atresia with ventricular septal defect,PA/VSD）多为流出道或主肺动脉闭锁，甚至肺动脉左右分支缺如。由于存在室间隔缺损，右心室的血液经缺损分流入主动脉，左右心室发育可基本均衡，但表现为主动脉异常增宽，肺动脉则由动脉导管逆向灌注或体-肺侧支供血。

(一)超声心动图表现

* 多切面显示：巨大室间隔缺损，主动脉增宽骑跨于室间隔之上。
* 右心室流出道呈盲端、主肺动脉多不能显示。
* 肺动脉瓣和(或)主干闭锁，仅见左右肺动脉融合部，或一侧肺动脉缺如。
* 三血管切面异常：主动脉增宽，肺动脉内径细小或消失。
* 动脉导管逆向灌注或体-肺侧支供应肺循环，主动脉弓切面显示动脉导管迂曲走行(图32-4-1至图32-4-4)。

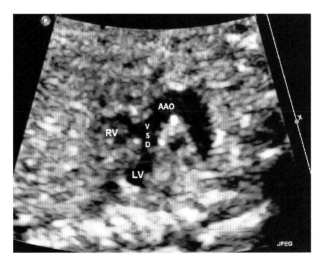

图32-4-1　左心室长轴切面显示：室间隔缺损及主动脉增宽并骑跨于室间隔之上。

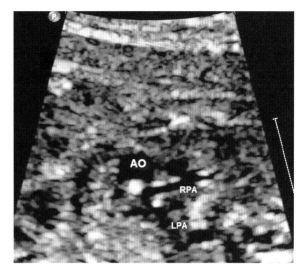

图32-4-2　大动脉短轴切面显示：主肺动脉未见发育,仅见融合部及左右分支。

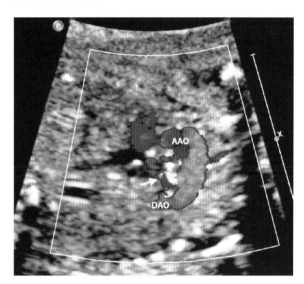

图32-4-3　近似主动脉弓切面彩色多普勒显示：动脉导管逆向灌注。

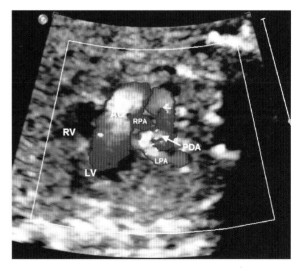

图32-4-4　左心室长轴切面彩色多普勒显示：动脉导管血流逆灌注入左右肺动脉。

二、室间隔完整的肺动脉闭锁

室间隔完整的肺动脉闭锁（pulmonary atresia with intact ventricular septum，PA/IVS）系指右心室与肺动脉缺乏直接交通，且室间隔完整的一组心脏畸形（图32-4-5）。肺动脉闭锁通常由瓣膜完全融合所致，漏斗部发育良好；偶尔肺动脉闭锁为肌性闭锁，伴有右心室流出道发育不良。

（一）病理解剖与分型

根据右心室发育情况可将PA/IVS分为两种类型：

（1）右心发育不良（右心室小、三尖瓣环小），可伴有右心室依赖性冠状动脉循环；

（2）右心室发育良好（通常伴有三尖瓣明显反流）。

右心室和三尖瓣的形态、三尖瓣环、右心室漏斗部、肺动脉总干及分支的发育情况明显影响其治疗和预后。因此，右心室各部分大小的测量，尤其是三尖瓣环大小的测量（三尖瓣Z值与右心室腔的发育有明显的相关性），对判断预后有重要价值。

当右心室显著发育不良时，胎儿可保持右心室窦部的心肌内窦状隙开放，并与冠状动脉相通，即形成右心室-冠状动脉交通，并常伴有左冠状动脉主干及其主要分支迂曲、狭窄等。当主动脉舒张压不足以驱动血液维持冠状动脉的正向血流时，收缩期来自右心室的逆向血流对心肌灌注是非常必要的；冠状动脉血液供应部分或全部来自右心室-冠状动脉交通，依靠右心室高压（等于或高于体循环的压力）进行逆向灌注，则导致右心室依赖性冠状动脉循环。

（二）超声心动图表现

• 四腔心切面显示左右心系统不对称，左心扩大，右心室发育不良，三尖瓣狭窄或近闭锁。

• 右心房多扩大，彩色多普勒可见三尖瓣狭窄或反流。

• 心室流出道切面显示主动脉明显增宽，右心室流出道及肺动脉发育窄小或显示不清。

• 三血管切面异常，主动脉增宽，肺动脉狭小。

• 彩色多普勒显示右心室流出道及肺动脉无前向血流信号，可见动脉导管逆灌注入肺动脉或其分支的血流信号。

• 右心室依赖性冠状动脉循环：二维声像图显示右室壁明显肥厚，肌小梁增粗增多，内膜回声增强；右室壁心肌内可出现多个无回声区（窦状隙）；右心室周围的右冠状动脉增宽。彩色多普勒显示右心室内扩张的窦状隙内的五彩镶嵌血流，并于收缩期逆灌入明显增宽的冠状动脉内，于舒张期由冠状动脉反流入右心室窦状隙。脉冲多普勒可显示冠状动脉内双向高速湍流频谱（50~150cm/s）。见图32-4-6至图32-4-14。

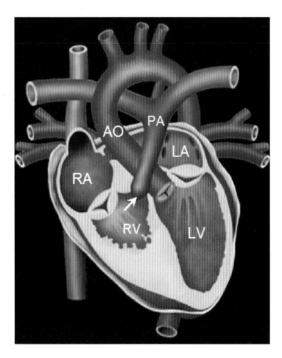

图32-4-5　胎儿室间隔完整的肺动脉闭锁示意图。

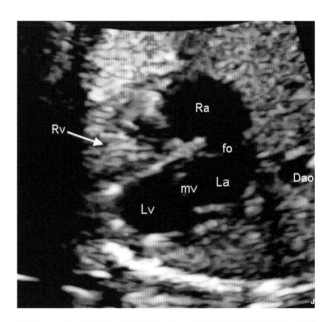

图32-4-6　四腔心切面显示：右心室壁显著肥厚，右心室腔内径明显缩小，三尖瓣叶增厚，瓣环小。

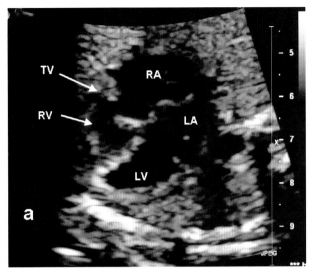

图 32-4-7　四腔心切面显示：右心室腔内径小，三尖瓣叶增厚。

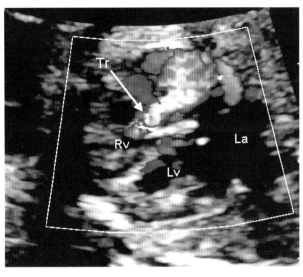

图 32-4-8　四腔心切面彩色多普勒显示：右心室腔内径小，三尖瓣叶增厚，收缩期三尖瓣大量反流信号。

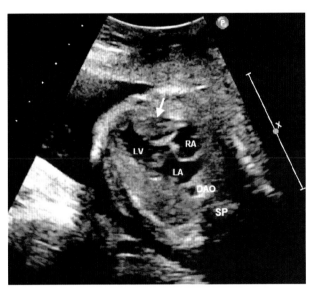

图 32-4-9　四腔心切面显示：右心室及三尖瓣环发育不良，右心室壁肥厚，右心室腔显著减小。

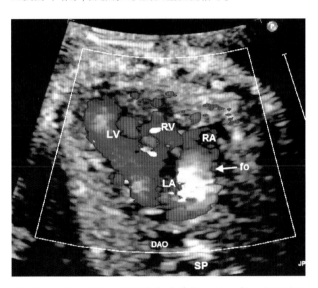

图 32-4-10　四腔心切面彩色多普勒显示：右心室室壁肥厚，右心室及三尖瓣发育不良，舒张期三尖瓣极少量过瓣血流，右心房血液经卵圆孔入左心房。

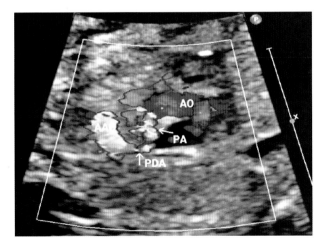

图 32-4-11　主动脉弓长轴切面彩色多普勒显示：动脉导管血流逆向灌入肺动脉。

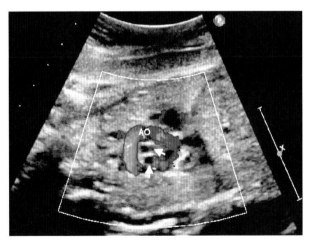

图 32-4-12　动脉弓长轴切面显示：主动脉弓长轴下方见左右肺动脉分支短轴。

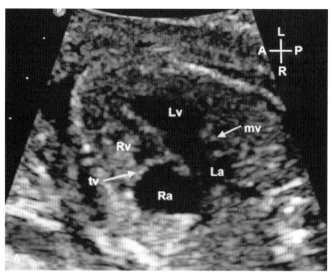

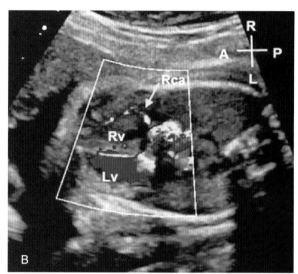

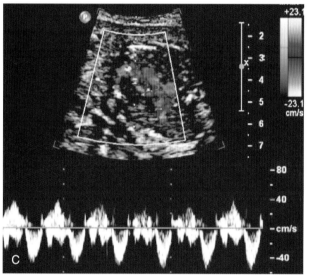

图 32-4-13　胎儿 PA/IVS 合并 RVDCC 声像图。(A)四腔心切面显示：右心室壁肥厚，右心室及三尖瓣显著发育不良，三尖瓣环较二尖瓣环径小，三尖瓣叶回声增厚，开放受限近闭锁；(B)近似四腔心切面彩色多普勒声像图：箭头示异常增粗的右冠状动脉至右心室血流信号；(C)频谱多普勒显示，右心室与冠状动脉异常交通的血流频谱；为右心室向冠状动脉灌注为主的双期双向血流信号，基线下方为 RV→CA，基线上为 CA→RV。

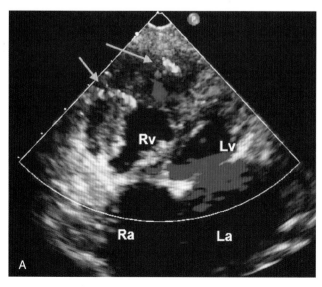

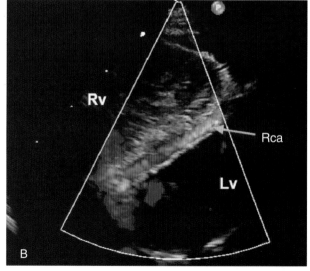

图 32-4-14　PA/IVS 合并 RVDCC 新生儿四腔心切面彩色多普勒声像图。(A) 右心室明显肥厚，箭头示右心室内窦状隙血流信号；(B)右心室明显肥厚，箭头示室间隔内增粗的冠脉异常反向血流信号。

(三)治疗及预后

PA/IVS 胎儿出生后的预后差别较大，其预后取决于右心室的大小及功能。严重的三尖瓣反流与宫内及新生期的高死亡率有关；相反，无明显三尖瓣反流的病例，其宫内耐受性较好。合并右心室依赖的冠状动脉循环患儿预后很差。当右心室腔发育良好时，可以进行双心室修复，手术存活后多预后良好。对右心室流入道及流出道发育良好的膜性闭锁者，出生后可采用导管介入应用激光射频消融，并进行肺动脉瓣球囊扩张成形术。

(张桂珍 吴江)

第5节　完全型大动脉转位

一、概述

完全型大动脉转位 (complete transposition of great arteries,CTGA) 是一种常见的复杂心脏畸形，系指心房与心室连接一致而心室与大动脉连接关系异常，即主动脉与形态学(解剖)右心室连接，肺动脉与形态学(解剖)左心室连接。两条大动脉多呈平行关系，主动脉多位于肺动脉右前方，所以也称之为D-TGA，见图 32-5-1。

胎儿并行循环的特点使胎儿能够耐受许多复杂的心血管畸形。由于肺泡没有呼吸功能，而是通过胎盘进行氧气交换，以及卵圆孔、动脉导管的开放，且肺动脉、主动脉的血氧饱和度差别不大(主动脉:65%，肺动脉:55%)；大动脉转位时(主动脉:55%，肺动脉:65%)，轻度血氧饱和度的变化对胎儿的血流动力学及胎儿发育无明显影响。

二、超声心动图表现

* 四腔心切面通常正常，左、右心室对称，但可出现心轴增大。
* 流出道切面两条大动脉交叉关系消失，多平行发出，主动脉多在前，肺动脉在后。主、肺动脉内径比例多正常，流出道梗阻时比例异常:右心室流出道梗阻时，PA<AO；合并左心室流出道梗阻时，AO<PA。后位完全型大动脉转位(P-TGA)时两大动脉空间位置关系可正常。
* 50%以上可合并室间隔缺损。
* 可伴有肺动脉狭窄。
* 三血管切面异常：正常的三血管线性排列关系消失。
* 重点切面:主、肺动脉弓长轴、大动脉短轴、左心室长轴切面。
* 寻找肺动脉的左右分支是诊断重点，并注意升主动脉第一分支与肺动脉分支易混淆(图 32-5-2 至图 32-5-12)。

三、治疗及预后

胎儿 D-TGA 对胎儿发育无明显影响，产前明确

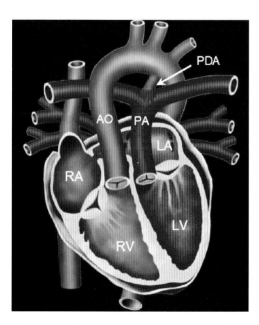

图 32-5-1　完全型大动脉转位示意图。

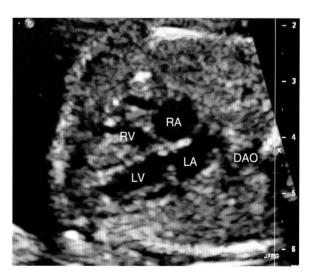

图 32-5-2　D-TGA 四腔心切面显示:心轴、心胸比、左右心比例正常。

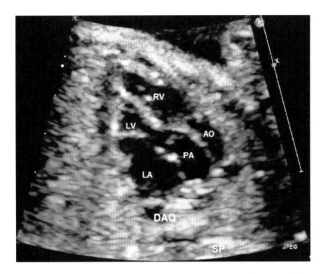

图 32-5-3　左心室动脉长轴切面显示：两大动脉并列走行，起源异常，主动脉发自右心室，肺动脉发自左心室。

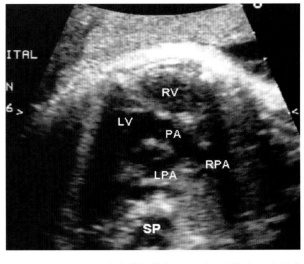

图 32-5-4　左心室流出道长轴切面显示：连接左心室的为肺动脉，可见肺动脉远端发出左右分支。

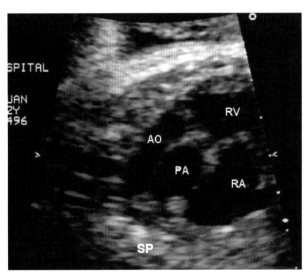

图 32-5-5　右心室流出道长轴切面显示：主动脉及肺动脉并列走行，主动脉自右心室发出。

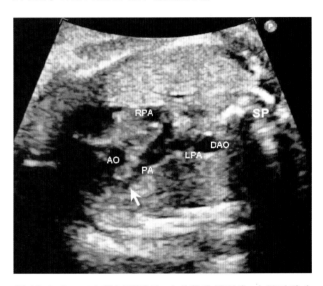

图 32-5-6　三血管切面显示：大动脉位置异常，主肺动脉内径明显狭窄。

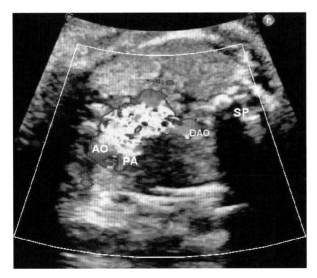

图 32-5-7　近似三血管切面彩色多普勒显示：大动脉位置异常，主肺动脉内径明显窄，内为五彩镶嵌血流信号。

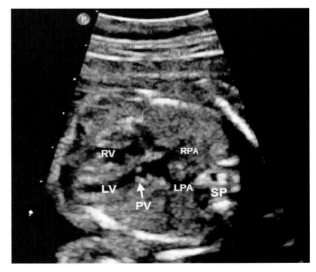

图 32-5-8　近似心尖五腔心切面显示：肺动脉异常连接于左心室，肺动脉瓣增厚，肺动脉主干发育窄，远端可见左右分支。

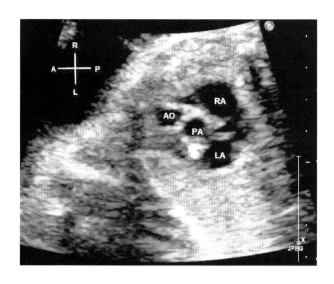

图 32-5-9　大动脉短轴切面显示：主、肺动脉位置异常，主动脉位于右前，肺动脉位于左后。

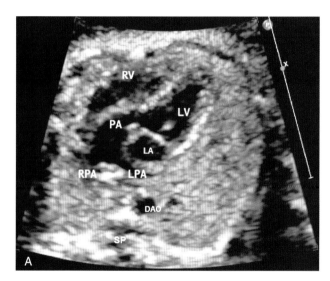

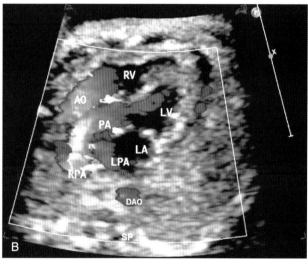

图 32-5-10　左心室流出道长轴切面声像图。(A)肺动脉起自左心室，远端可见左右分支；(B)左心室流出道长轴切面彩色多普勒显示：主动脉起自右心室；肺动脉起自左心室。

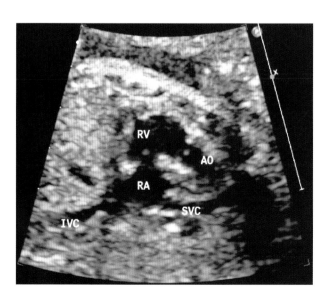

图 32-5-11　与图 32-5-10 为同一胎儿。右心室流出道长轴切面显示：主动脉起源于右心室。

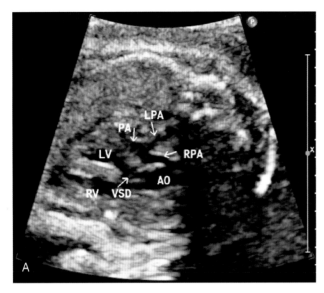
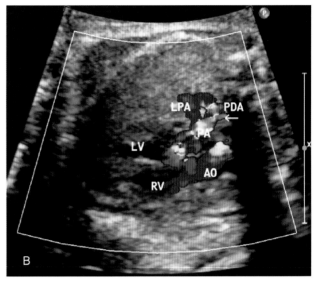

图 32-5-12　左心室流出道长轴切面声像图。(A)二维声像图:室间隔高位可见回声中断,两条大动脉位置异常,主动脉连接右心室;肺动脉内径明显窄,连接左心室,其远端可见左右分支;(B)彩色多普勒声像图:动脉导管呈逆向血流,提示肺动脉闭锁。

诊断 D-TGA 非常重要,使其出生后能够及时转入有条件的新生儿心血管重症监护病房进行监护和治疗。对于室间隔完整的 D-TGA 患儿,为了增加两循环间的血流交通(以增加体循环血氧),通常需应用前列腺素以保持动脉导管的开放,必要时行房间隔球囊造口术。为外科手术矫治做好充分准备,可明显改善 D-TGA 新生儿的预后。另外建立绿色通道,在能够实施完全型大动脉转位手术矫治的医疗中心分娩,可明显降低患 D-TGA 新生儿的死亡率。

(吴江　张桂珍　耿斌)

第6节　矫正型大动脉转位

一、概述

矫正型大动脉转位 (corrected transposition of the great artery, C-TGA) 是一种少见的胎儿心脏畸形,约占 TGA 的 20%、活产儿的 0.03%,其特征为:房室连接不一致 (即右心房与形态学左心室连接、左心房与形态学右心室连接),同时伴心室与大动脉连接不一致(即主动脉发自右心室、肺动脉发自左心室),见图 32-6-1。

C-TGA 由于心室的反位被大动脉转位得以纠正,使血流动力学在生理或功能上得以矫正,如果没有其他合并畸形,胎儿则无血流动力学障碍。由

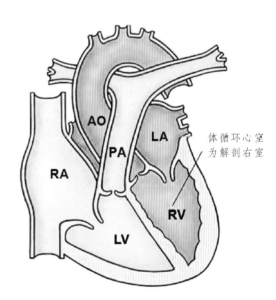

图 32-6-1　矫治型大动脉转位示意图。

于右心室承担体循环,成年后最终可导致三尖瓣关闭不全及右心衰竭;由于房室连接不一致,可出现传导系统异常,引起严重心律失常,如三度房室传导阻滞等。

二、超声心动图表现

● 心轴多异常,角度变小(顺时针转位),中位心。

● 通常为心房正位(少数可为反位),心室左襻(少见为右襻)。

● 房室连接不一致,即右心房通过二尖瓣与左心室连接;左心房通过三尖瓣与右心室连接,同时心

室-大动脉连接也不一致。

• 左右心室识别要点:调节束、心室形态及肌小梁、房室瓣附着点差异、隔瓣附着特征等。

• 三血管切面多异常,正常的三血管线性关系消失,主动脉多位于肺动脉的左前方。

• 可伴有室间隔缺损、肺动脉狭窄、三尖瓣发育不良或 Ebstein 畸形等。

• 彩色多普勒及频谱多普勒可显示肺动脉是否狭窄及评估狭窄程度,以及房室瓣是否存在反流(图32-6-2 至图 32-6-4)。

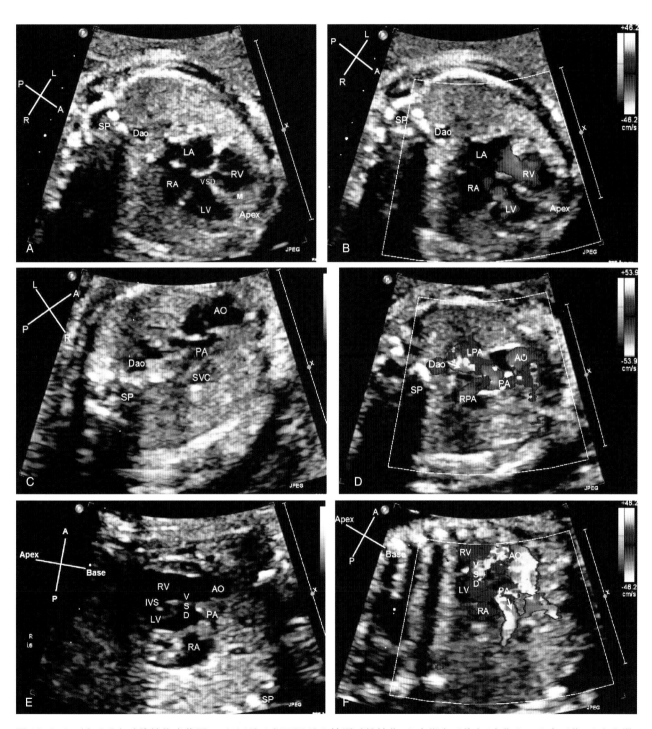

图 32-6-2 矫正型大动脉转位声像图。(A)四腔心切面显示心轴顺时针转位,心尖指向正前方(中位心),心房正位,心室左襻,房室连接不一致(M,调节束);(B)四腔心切面彩色多普勒声像图;(C)三血管切面显示主动脉增宽位于左前,肺动脉位于右后,内径细小;(D)三血管切面彩色多普勒显示肺动脉瓣处无确切正向血流,肺动脉主要由动脉导管逆灌血流供血(箭头所示);(E)左心室长轴切面显示位于前方的右心室发出主动脉,位于后方的左心室与肺动脉连接,肺动脉瓣重度狭窄或闭锁;(F)左心室长轴切面彩色多普勒显示肺动脉无确切正向血流。

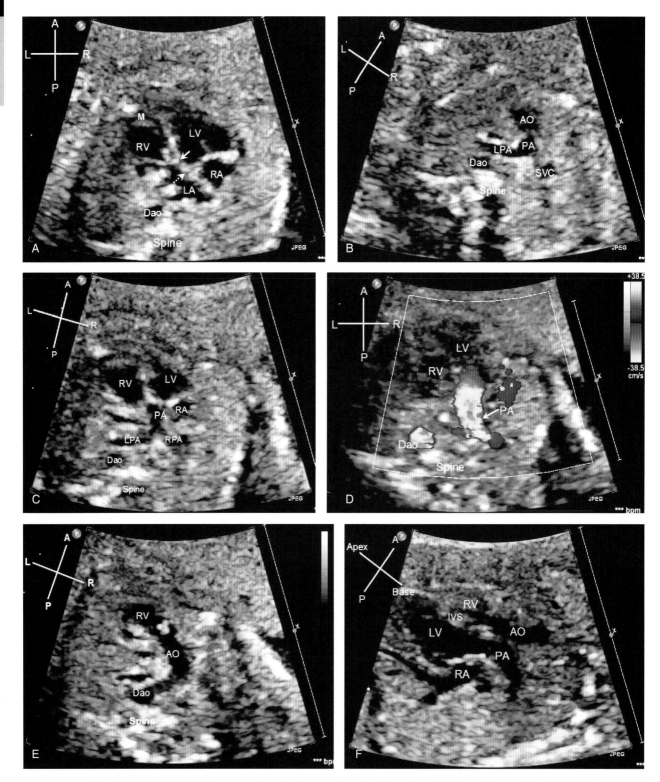

图 32-6-3 矫正型大动脉转位声像图。(A)心尖四腔心切面显示心房正位,心室左襻,房室连接不一致(实箭头示三尖瓣附着点,虚箭头示二尖瓣附着点,M 为调节束);(B)三血管切面显示正常的三血管关系消失,主动脉位于左前,肺动脉位于右后;(C)五腔心切面显示位于右侧的左心室发出肺动脉;(D)五腔心切面彩色多普勒声像图;(E)向上(头侧)倾斜探头显示位于左前的右心室发出主动脉;(F)左心室长轴切面显示两条大动脉呈平行走行,主动脉位于前方发自右心室,肺动脉位于后方发自左心室;(G)左心长轴切面彩色多普勒声像图。(待续)

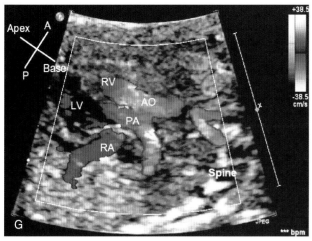

图 32-6-3(续)

三、鉴别诊断

　　本畸形需与右室双出口及 D-TGA 相鉴别，其共同点是三者均存在两大动脉的关系异常：两大动脉的正常交叉包绕关系多消失。不同点为后两者心房-心室连接一致，主动脉多位于肺动脉的右前方（或正前方）。

四、治疗及预后

　　单纯 C-TGA 的胎儿多不影响发育，出生后亦无

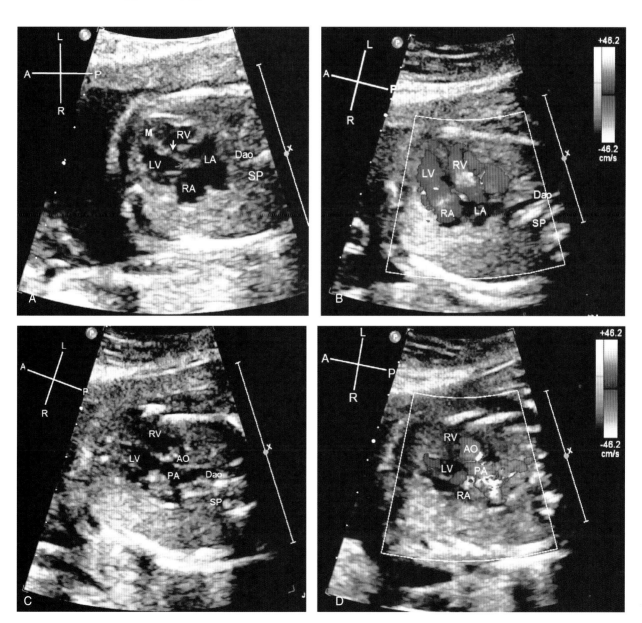

图 32-6-4　胎儿室间隔完整的矫正型大动脉转位声像图。(A)心尖四腔心切面显示心房正位，心室左襻，房室连接不一致(白箭头示三尖瓣附着点，红箭头示二尖瓣附着点，M 为调节束)；(B)心尖四腔心切面彩色多普勒声像图；(C)五腔心切面显示室间隔完整，位于右侧的左心室发出肺动脉；(D)五腔心切面彩色多普勒显示左心室与肺动脉连接。(待续)

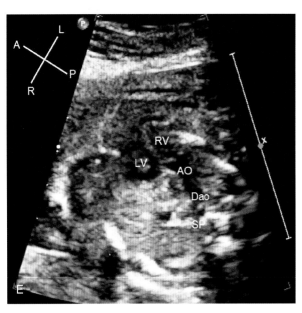
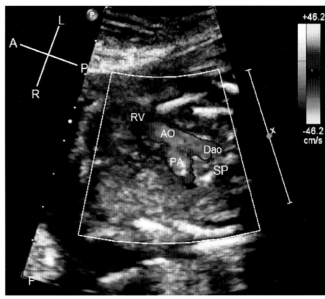

图 32-6-4(续)　(E)向头侧倾斜探头显示位于左前的右心室发出主动脉；(F)彩色多普勒显示右心室与主动脉连接。

需手术治疗，只有合并其他心脏畸形（如室间隔缺损、左室流出道梗阻等）并有明显的血流动力学改变时，才需要手术治疗。出生后长期预后不良的因素包括三尖瓣发育不良或 Ebstein 畸形所致的三尖瓣严重反流、右心室功能障碍、完全性房室传导阻滞，传导阻滞与房室结及传导束异常有关[10-11]。

参考文献

1. Hornberger LK, Sanders SP, Sahn DJ, et al. In utero pulmonary artery and aortic growth and potential for progression of pulmonary outflow tract obstruction in tetralogy of Fallot. J Am Coll Cardiol, 1995,25(3):739–745.

2. Pepas LP, Savis A, Jones A, et al. An echocardiographic study of tetralogy of Fallot in the fetus and infant. Cardiol Young, 2003,13(3):240–247.

3. Allan LD, Sharland GK, Milburn A, et al. Prospective diagnosis of 1,006 consecutive cases of congenital heart disease in the fetus. J Am Coll Cardiol, 1994,23(6):1452–1458.

4. Yeager SB, Van Der Velde ME, Waters BL, et al. Prenatal role of the ductus arteriosus in absent pulmonary valve syndrome. Echocardiography, 2002,19(6):489–493.

5. Collett RW, Edwards JE. Persistent truncus arteriosus: a classification according to anatomic types. Surg Clin North Am, 1949,29:1245–1270.

6. Van Praagh R, Van Praagh S. The anatomy of common aorticopulmonary trunk (truncus arteriosus communis) and its embryologic implications. A study of 57 necropsy cases. Am J Cardiol, 1965,16(3):406–425.

7. Van Praagh R. Truncus arteriosus: what is it and how should it be classified? Eur J Cardiothorac Surg, 1987,1:65–70.

8. Fuglestad S, Puga F, Danielson G. Surgical pathology of the truncal valve: A study of 12 cases. Am J Cardiovasc Pathol, 1988,2:39–47.

9. Jahangiri M, Zurakowski D, Mayer JE, et al. Repair of the truncal valve and associated interrupted arch in neonates with truncus arteriosus. J Thorac Cardiovasc Surg, 2000,119(3):508–514.

10. Graham TP Jr. Bernard YD, Mellen BG, et al. Long-term outcome in congenitally corrected transposition of the great arteries: a multi-institutional study. J Am Coll Cardiol, 2000,36(1):255–261.

11. Hraska V, Duncan BW, Mayer JE, et al. Long-term outcome of surgically treated patients with corrected transposition of the great arteries. J Thorac Cardiovasc Surg, 2005,129(1):182–191.

（吴江 穆继贞 耿斌）

第 **33** 章

主动脉异常及动脉导管异常

第1节 主动脉缩窄

一、概述

主动脉缩窄(coarctation of aorta,COA)是指无名动脉至第一肋间动脉之间的主动脉管腔狭窄,缩窄多发生在主动脉峡部,即动脉导管开口至锁骨下动脉的一段主动脉。根据狭窄的部位与程度大致分为两类:①局限性缩窄(过去称为导管后型或成人型):局限于主动脉峡部的狭窄,即左锁骨下动脉与动脉导管之间一段主动脉狭窄,表现为主动脉管腔内壁有嵴状或隔膜样结构(shelf)呈局限性凸向管腔(隔膜型);②管状缩窄或发育不良(过去称为导管前型或婴儿型):主动脉弓呈管状发育不良,其缩窄段较长,管腔内无隔膜。

二、胚胎发育及病理解剖

主动脉缩窄的胚胎发育机制尚不清楚,目前存在两种学说:①分流学说:左心室流出道近端存在异常(如左心室流出道梗阻、卵圆孔过小、室间隔缺损等),限制了升主动脉的前向血流,主动脉弓和峡部的血流亦减少,导致主动脉弓或峡部发育不良,主动脉弓呈管状狭窄(流经主动脉弓和峡部的血流量是此处血管发育的关键因素)。此学说与管状狭窄对应;②动脉导管学说:降主动脉导管附着处存在异位导管样组织,出生后导管样组织收缩,导致管腔局限性的狭窄。此学说与局限性狭窄相对应。两种学说并不互相排斥,而是相互影响,两者并存时可导致

管状和局限性狭窄并存。

主要病理改变:①主动脉弓发育不良:主动脉弓及峡部出现较广泛的管状狭窄,过去称之为婴儿型;②主动脉峡部局限性狭窄:动脉导管附着处主动脉腔内存在向内突起的嵴或膜性组织引起狭窄,过去称之为成人型。

缩窄段的主动脉中层变性,内膜增厚,主动脉壁呈隔膜状或嵴状凸向主动脉腔内,致使管腔狭窄,缩窄后的主动脉多有不同程度的扩张。见图33-1-1。

三、病理生理改变

胎儿COA时流经主动脉弓和主动脉峡部的血流减少,则右向左流经卵圆孔的血流减少,或经室间隔缺损分流入右心室,左、右心室心输出量的平衡被打破,使右心室的输出量增多,继之动脉导管的血流

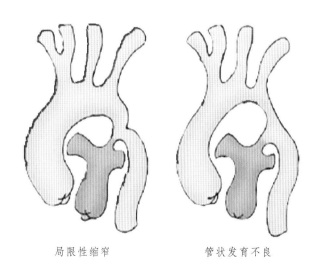

局限性缩窄　　　　管状发育不良

图33-1-1　主动脉缩窄示意图。

量增加(来自右心室),左心系统的血流减少,导致左、右心室比例失调,左心缩小,右心增大,主动脉内径变窄,肺动脉内径增宽。

出生后的新生儿病理生理表现主要取决于三个因素:①主动脉弓缩窄的程度;②动脉导管的开放状态;③其他合并畸形。严重主动脉缩窄可引起左心室扩大、心力衰竭和代谢性酸中毒,动脉导管闭合可导致循环衰竭。

四、超声心动图表现

- 左/右心室大小比例异常,右心扩大,左心相对缩小。
- 主/肺动脉内径比例失调,肺动脉明显增宽。
- 主动脉弓长轴切面显示主动脉弓局限性或广泛性内径狭小,狭窄远端多扩张。
- 狭窄处可呈现嵴状突起(多由背侧血管壁向腹侧突入血管腔)。
- 脉冲多普勒(PW):狭窄处血流多无明显加速,但血流频谱可出现异常,表现为舒张期血流比例增多,流速增快。
- CDFI及能量多普勒(PDI):卵圆孔及主动脉弓降部可出现逆灌血流信号,PDI显示缩窄处血流束内径细小。见图33-1-2至图33-1-7。

五、诊断及鉴别诊断

(一)诊断要点

近年研究表明:胎儿主动脉缩窄假阳性率较高,尤其在妊娠晚期(>28周),可高达50%~60%。部分正常胎儿在妊娠晚期可出现类似主动脉缩窄的超声心动图征象,易引起误诊,导致严重后果。胎儿期主动脉峡部内径细小,血流减少,可能是胎儿期的一种血流动力学改变,而非真正解剖上的病理改变,所以出生后不一定表现为缩窄[1-2]。为了提高胎儿主动脉缩窄诊断的特异性,应参考以下指征:①妊娠周数≤28周;②升主动脉 Z 值≤-1.5;③PA/AO≥1.6;④I/D(峡部/导管)≤0.75(三血管切面);⑤主动脉弓峡部内径 Z 值≤-2;⑥强调随访追踪,如果缩窄征象加重,则出生后缩窄的可能性较大;否则可能为假阳性。

(二)鉴别诊断

该畸形需要与胎儿主动脉弓离断相鉴别。在胎儿超声心动图检查时,通常彩色血流速度较低(40~50cm/s),若产生彩色外溢,则易将离断的主动脉弓误认为缩窄。主动脉弓离断具有以下特征:①多合并较大的室间隔缺损(多为干下);②升主动脉内径更加细小,走行陡直;③主动脉弓长轴及双动脉弓切面显示主动脉弓连续性中断。

六、治疗及预后

对重症主动脉缩窄患儿应尽早进行手术矫治,以防止出现严重阻力性肺动脉高压及顽固性心力衰竭。新生儿期应采取措施(应用前列腺素类药物)以保持动脉导管开放,为手术矫治创造条件。

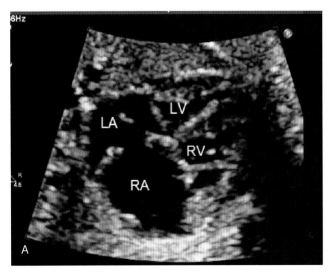
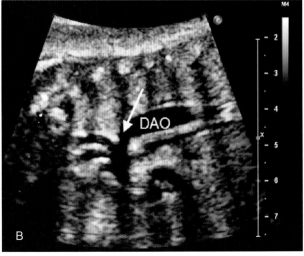

图33-1-2 局限性主动脉缩窄二维声像图。(A)四腔心比例失调;(B)主动脉弓峡部缩窄。

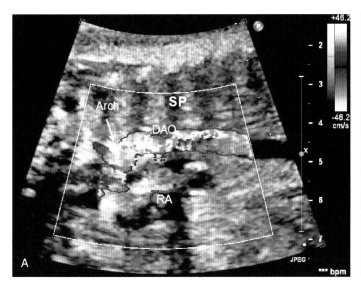

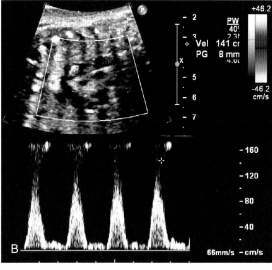

图 33-1-3　主动脉局限性缩窄彩色多普勒声像图(与图 33-1-2 为同一胎儿)。(A)CDFI 声像图显示峡部彩色血流束变窄;(B) PW 显示血流速度无明显加速,频谱形态未见异常。

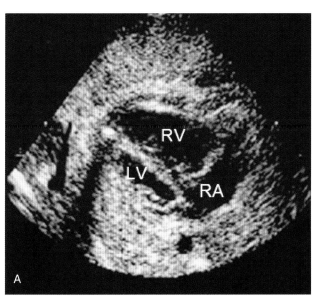

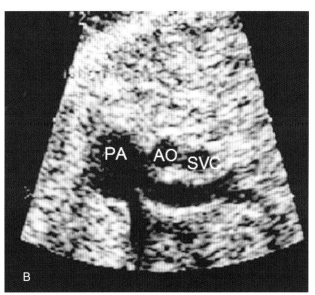

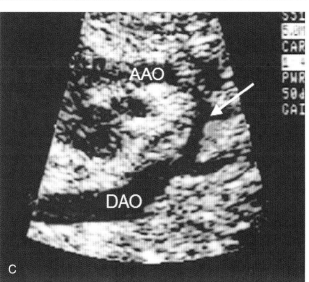

图 33-1-4　主动脉弓管状发育不良。(A)四腔心切面显示:左右心比例失调,右心室扩大,左心室缩小;(B)三血管征切面显示肺动脉明显增宽,但三者的关系基本正常;(C)主动脉弓切面,显示主动脉弓降部管状狭窄,主动脉弓管状发育不良(箭头所示),伴有狭窄后扩张。

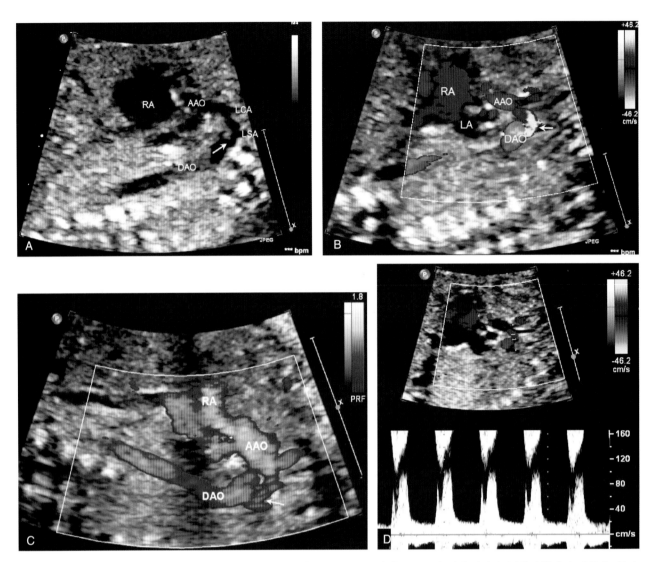

图 33-1-5　胎儿弥漫性主动脉缩窄主动脉弓长轴切面声像图。(A)二维声像图显示主动脉弓自左颈总动脉分出后狭窄,最窄处位于峡部;(B)CDFI 声像图显示主动脉弓降部逆灌血流(箭头所示);(C)PDI 声像图显示主动脉弓狭窄处血流细小(箭头所示);(D)PW 显示逆灌血流频谱。

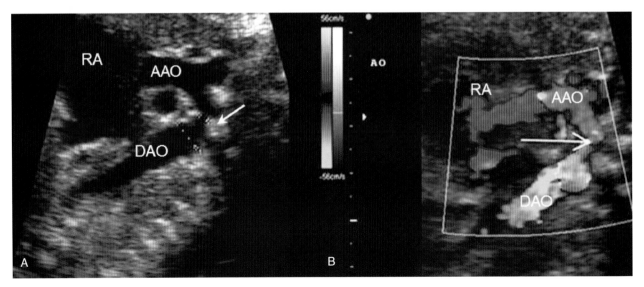

图 33-1-6　胎儿主动脉缩窄-嵴状突起声像图。(A)主动脉弓长轴切面二维声像图,箭头示嵴状突起;(B)CDFI 声像图,箭头示嵴状突起处缩窄的细小血流束。

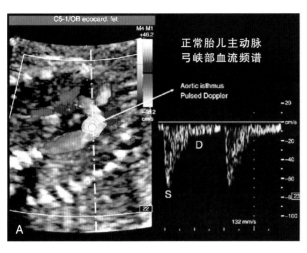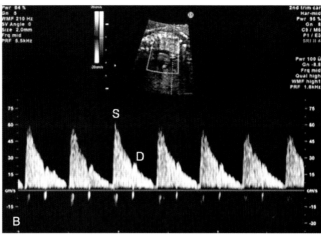

图 33-1-7　胎儿正常及主动脉缩窄之主动脉峡部血流 PW 频谱。(A)正常主动脉弓 PW 频谱；(B)主动脉缩窄 PW 频谱：舒张期血流比例增大，流速增快。

参考文献

1. Gomez-Montes E, Herraiz I, Mendoza A, et al. Prediction of coarctation of the aorta in the second half of pregnancy. Ultrasound Obstet Gynecol, 2013,41(2):298–305.
2. Matsui H, Mellander M, Roughton M, et al. Morphological and Physiological Predictors of Fetal Aortic Coarctation. Circulation, 2008,118:1793–1801.

（李文秀　耿斌）

第2节　主动脉弓离断

一、概述

主动脉弓离断(interruption of aortic arch, IAA)系指升主动脉与降主动脉之间的连续性中断。IAA是少见的先天性心血管畸形，发病率约占先天性心脏病的 1%，如不进行治疗,75%将在生后 1 个月内死亡。单纯的主动脉弓离断甚为罕见，动脉导管未闭和室间隔缺损是最常见的合并畸形，又称为主动脉弓离断三联症。亦有合并主-肺动脉间隔缺损、共同动脉干、大动脉转位、右位主动脉弓、主动脉瓣及二尖瓣闭锁、主动脉瓣二叶畸形等。

二、病理解剖与分型

根据离断部位不同,将其分为三型(图 33-2-1)。

A 型：占 40%，主动脉弓中断位于左锁骨下动脉起始部远端。

B 型：占 55%，主动脉弓中断位于左颈总动脉与左锁骨下动脉之间。

C 型：占 5%，主动脉弓中断位于无名动脉与左

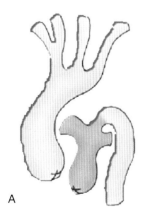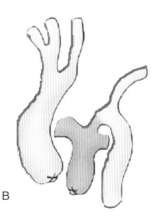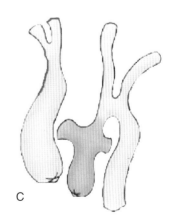

图 33-2-1　主动脉弓离断模式图。

颈总动脉之间。

三、血流动力学改变

主动脉弓离断出生后的主要病理改变为升主动脉与降主动脉间无血流直接交通，导致升主动脉接收来自左心室的血流，供应上半身；而降主动脉通过未闭的动脉导管接收来自右心室的血流，供应下半身，新生儿的生存依赖于动脉导管的开放。常合并室间隔缺损，产生心室水平的分流，导致严重的心功能衰竭及重度肺动脉高压。

在胎儿时期，由于左右心系统为并列循环，流经升主动脉及左心室的血流减少→心室水平分流入右心室或经卵圆孔的血流减少→右心系统的血流增加→左、右心腔及主、肺动脉的比例失调→左心室及主动脉缩小，右心室及肺动脉扩大。

四、超声心动图表现

- 心室比例异常，右心室大于左心室。

- 肺动脉内径明显大于主动脉，升主动脉内径细小，升主动脉与主动脉弓延续处陡直。
- 左、右室流出道及主、肺动脉的关系正常。
- 常合并较大的室间隔缺损（干下或肌部）。
- 多切面（双主动脉弓切面及主动脉弓长轴切面）显示主动脉弓与降主动脉间连续性中断，不同的类型离断的部位亦不同。
- 三维及四维超声心动图有助于主动脉弓离断的诊断。
- CDFI 或 PDI 对主动脉弓离断的诊断非常重要，可显示主动脉弓与降主动脉血流信号连续性中断。见图 33-2-2 至图 33-2-8。

五、治疗及预后

出生后一旦明确诊断，应早期手术矫治。否则，容易早期发生严重阻力性肺动脉高压，手术效果多良好。有少数患儿由于肺动脉高度扩张压迫气管或支气管，导致狭窄，可产生严重的呼吸道症状，预后不佳。

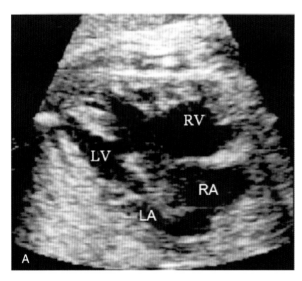

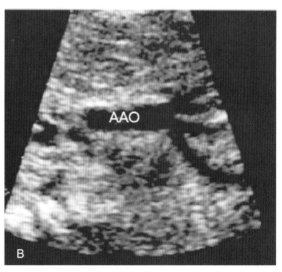

图 33-2-2　A 型主动脉弓离断。(A)四腔心切面显示右心明显扩大，左心相对缩小，同时显示肌部巨大室间隔缺损；(B)左锁骨下动脉起始处以远的主动脉与降主动脉连续性中断。

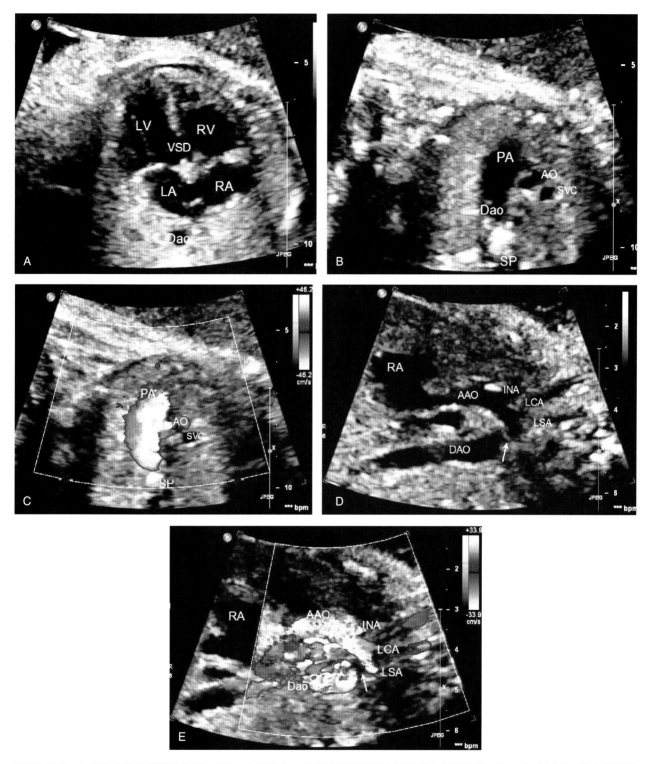

图 33-2-3 A 型主动脉弓离断声像图。(A)心尖四腔心二维声像图显示巨大膜周部室间隔缺损；(B)三血管切面二维声像图显示肺动脉及动脉导管明显增宽，主动脉细小；(C)三血管切面 CDFI 声像图；(D)主动脉弓长轴切面声像图显示主动脉弓分出左锁骨下动脉后似呈盲端(膜性闭锁，箭头所示)；(E)主动脉弓长轴切面 CDFI 声像图显示主动脉弓与降主动脉血流信号连续性中断(箭头所示)。

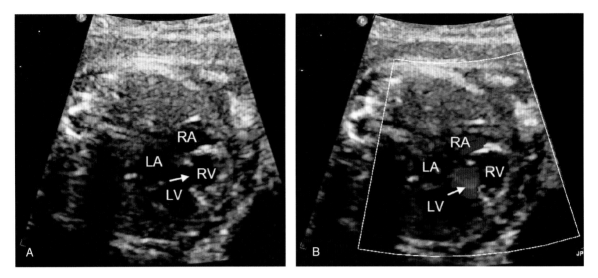

图 33-2-4　胎儿 B 型主动脉弓离断声像图。超声心动图显示膜周部室间隔缺损,右心房、右心室明显增大。(A)二维声像图;(B)彩色多普勒声像图。

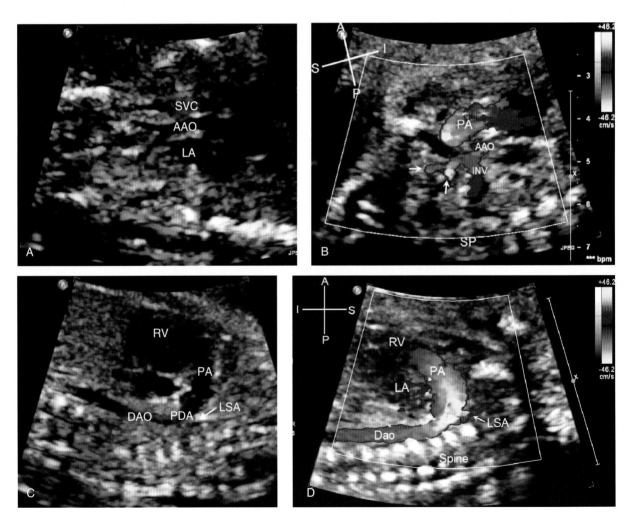

图 33-2-5　(与图 33-2-4 为同一胎儿)B 型主动脉弓离断。(A)主动脉弓长轴切面二维声像图显示升主动脉细小,走行陡直,分出无名动脉及左颈总动脉后呈盲端;(B)主动脉弓长轴切面 CDFI 显示升主动脉细小,发出两个分支后呈盲端(箭头所示);(C)动脉导管弓长轴切面二维声像图显示左锁骨下动脉起自降主动脉;(D)动脉导管弓长轴切面 CDFI 显示左锁骨下动脉(LSA)起自降主动脉。

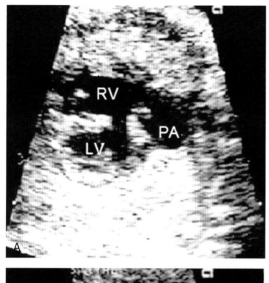

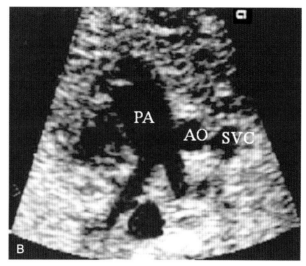

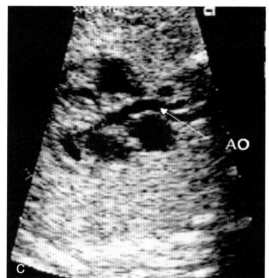

图 33-2-6 胎儿主动脉弓离断 B 型。(A)右心室流出道切面显示干下型室间隔缺损;(B)三血管切面显示三支血管关系基本正常,肺动脉明显增宽,主动脉变细;(C)主动脉弓切面显示升主动脉内径明显变细,走行陡直,左颈总动脉以远主动脉弓呈盲端。

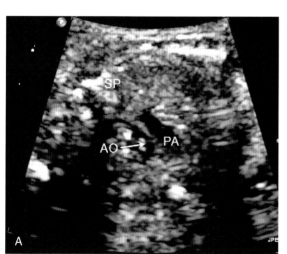

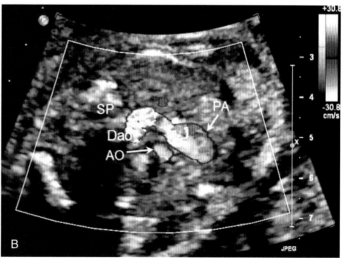

图 33-2-7 B 型主动脉弓离断,双动脉弓切面声像图。(A)二维声像图显示动脉导管弓粗大,主动脉弓细小,两者于降主动脉处未见汇合;(B)CDFI 显示主动脉弓与降主动脉间血流信号连续性中断。

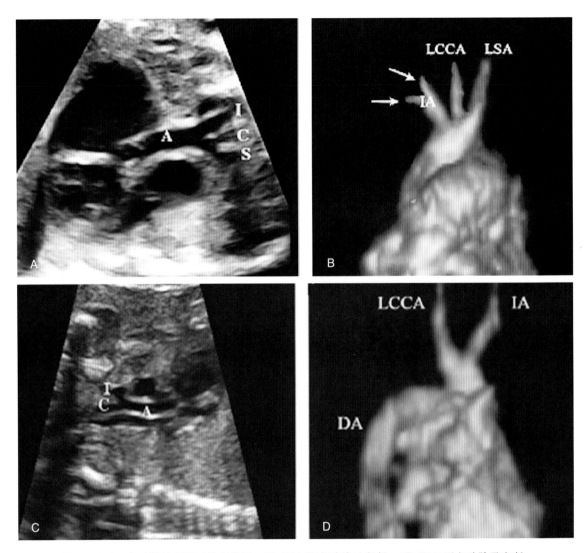

图 33-2-8 主动脉弓离断三维声像图。(A、B)A 型主动脉弓离断。(C、D)B 型主动脉弓离断。

(李文秀 耿斌)

第3节 动脉导管异常(早期收缩或闭合)

胎儿动脉导管收缩或早闭是相对少见的临床现象,但严重者可以导致胎儿右心衰竭、胎儿水肿甚至死亡,出生后可导致新生儿持续性肺动脉高压[1-6]。

一、发病机制

一般认为其与母亲孕期使用前列腺素合成酶抑制剂(如 NSAID 及糖皮质激素)、吸烟、酗酒或茶叶等有关。许多文献证实前列腺素合成酶抑制剂可以导致胎儿动脉导管收缩[7,8],且与用药的早晚及持续时间相关,一般孕晚期用药引起动脉导管收缩的

作用更为明显,在孕 34 周以后使用 NSAID 的胎儿动脉导管收缩的发生率会呈指数上升[9],但大部分停药后动脉导管收缩都是可逆的。近来发现戒酒硫(Disulfiram,用于治疗慢性酒精中毒的药物)亦可导致胎儿动脉导管收缩。另外,许多病例没有母亲孕期服药或吸烟、酗酒的病史,称为"自发性"动脉导管收缩或早闭,其原因仍待进一步研究。胎儿超声心动图可以对该病作出早期诊断,评价其严重程度及心功能状态,适时终止妊娠可以挽救胎儿生命。

二、超声心动图表现

- 大动脉关系及连接正常,心胸比值增大。
- 右心系统明显扩张,右心室壁可伴有不同程度的肥厚;左心系统相对明显缩小。

• 动脉导管闭合时,右心室肥大及肺动脉增宽更加显著。

• 三尖瓣及肺动脉瓣可出现不同程度的反流,动脉导管重度狭窄或闭合时多伴有重度反流。彩色多普勒显示动脉导管内径明显变细,其内可见快速五彩血流信号,一般认为 $V_{max} \geq 140cm/s$,提示动脉导管收缩[10]。

• 动脉导管早闭时肺动脉管腔内充填低回声,CDFI 显示其内无血流信号,肺动脉瓣可功能上闭锁(肺动脉内血流稀疏暗淡甚至无明显正向血流)。

• 胎儿出生后肺动脉压下降,三尖瓣反流逐渐消失,右心房心室腔缩小,左心系统恢复正常,充血性心力衰竭症状逐渐好转直至消失。见图 33-3-1 至图 33-3-6。

三、鉴别诊断

动脉导管早期收缩或闭合应注意与左心发育不良综合征鉴别。动脉导管早期收缩或闭合虽然左心室明显缩小,但二尖瓣及主动脉瓣正常,升主动脉内径多正常,其血流为正向灌注,这些特征与左心发育不良综合征有本质区别(详见有关章节),不难做出鉴别。见图 33-3-3 和图 33-3-4。

四、治疗及预后

胎儿动脉导管早闭易引起肺动脉压和右心室压升高,致右心功能衰竭,严重者可导致胎儿死亡。

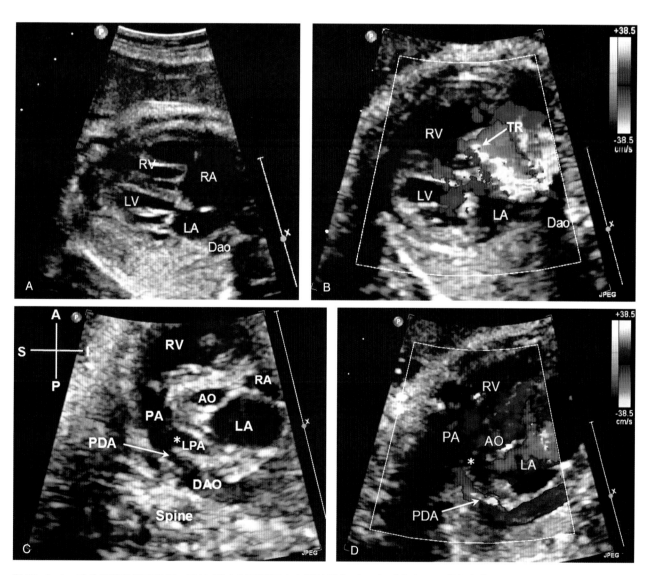

图 33-3-1 动脉导管收缩声像图。(A)四腔心切面显示右心明显扩张,左心相对缩小;(B)彩色多普勒显示三尖瓣大量反流;(C)动脉导管弓切面二维图像显示动脉导管收缩,内径变窄;(D)彩色多普勒显示动脉导管内血流加速,为蓝五彩血流。(待续)

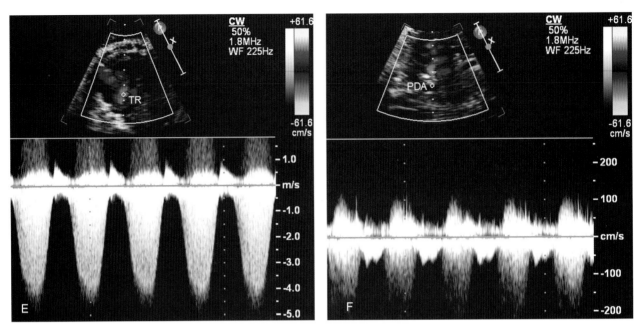

图 33-3-1(续)　(E)连续多普勒显示三尖瓣反流速度高达 450cm/s,表示右心室收缩压很高;(F)连续多普勒显示动脉导管内血流速度高达 210cm/s。

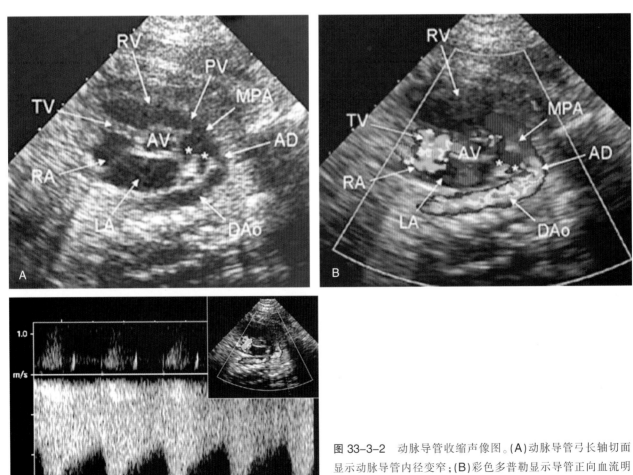

图 33-3-2　动脉导管收缩声像图。(A)动脉导管弓长轴切面显示动脉导管内径变窄;(B)彩色多普勒显示导管正向血流明显加速,呈蓝色五彩血流;(C) 脉冲多普勒示导管 $V_{max} \geqslant$ 310cm/s。

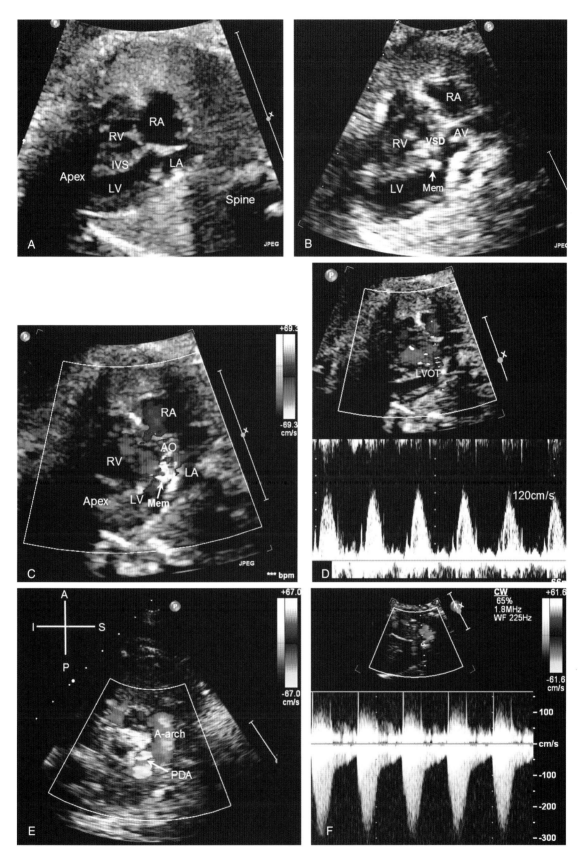

图 33-3-3 妊娠 36 周胎儿(外院诊断为左心发育不良),动脉导管收缩伴室间隔缺损及主动脉瓣下隔膜声像图。(A)四腔心二维图像显示右心明显扩大,左心明显缩小,二尖瓣启闭良好;(B)五腔心切面显示膜周室间隔缺损及主动脉瓣下隔膜,主动脉瓣启闭良好;(C) 彩色多普勒显示左心室流出道流速增快, 呈红色五彩血流;(D) 脉冲多普勒显示左心室流出道正向流速 V_{max} 130cm/s;(E)主动脉导管弓长轴切面彩色多普勒显示动脉导管(位于主动脉弓下方)血流增快,呈现五彩血流;(F)连续多普勒(CW)显示动脉导管流速 V_{max} 280cm/s。Mem;主动脉瓣下隔膜。

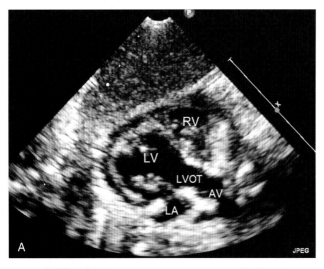
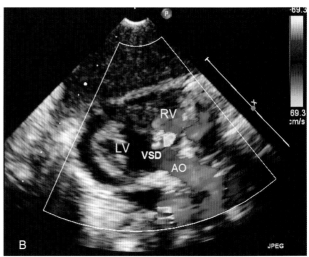
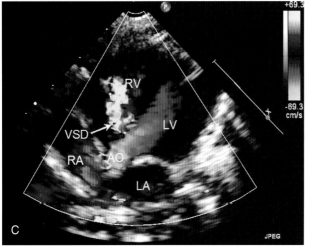

图 33-3-4　图 33-3-3 胎儿出生后 40 天超声心动图。(A)剑突下流出道长轴切面显示左心室发育良好,左心室流出道通畅;(B)彩色多普勒示膜周室间隔缺损(3mm);(C)胸骨旁五腔心切面彩色多普勒显示膜周室间隔缺损,未见瓣下隔膜及流出道梗阻(胎儿期主动脉瓣下隔膜消失:考虑是由于胎儿动脉导管收缩,过高的右心压力使三尖瓣隔瓣经过 VSD 突入左心室流出道)。

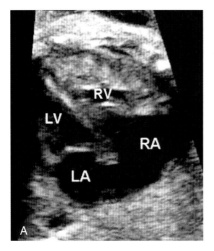
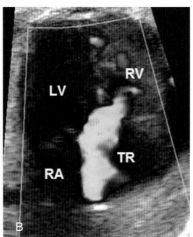
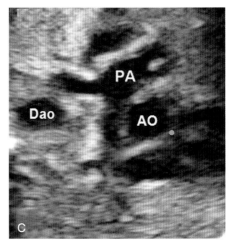

图 33-3-5　动脉导管早期闭合声像图。(A)右心系统明显扩张肥厚;(B)三尖瓣明显反流;(C)肺动脉扩张,未见动脉导管回声。

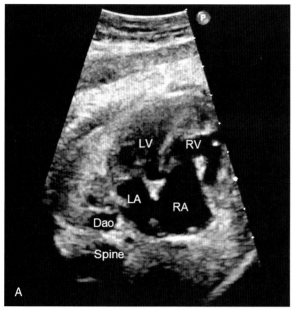

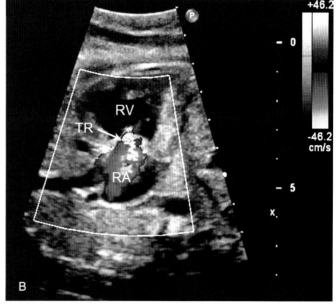

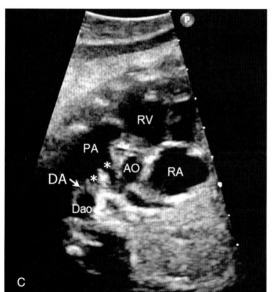

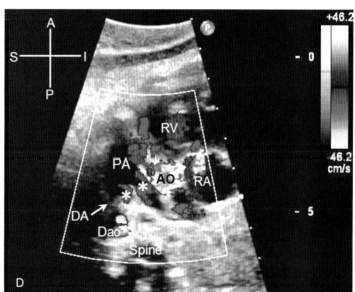

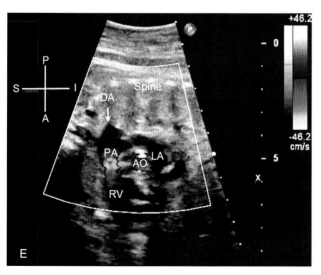

图 33-3-6　胎儿动脉导管闭合声像图。(A)四腔心切面二维图像显示右心明显扩大,室壁肥厚,左心明显缩小;(B)彩色多普勒显示三尖瓣明显反流;(C)心底大动脉短轴切面显示动脉导管功能上闭合(箭头所示);(D)彩色多普勒显示肺动脉内血流稀疏缓慢,动脉导管无正向血流信号;(E)动脉导管弓长轴切面彩色多普勒显示动脉导管无正向血流。*:肺动脉分支。

因此本病一旦确诊,应尽早分娩,因出生后肺动脉压下降,三尖瓣反流减少或消失,心腔缩小,心功能好转,并可逐渐恢复正常,多预后良好。

参考文献

1. Harlass FE, Duff P, Brady K, et al. Hydrops foetalis and premature closure of the ductus arteriosus: a review. Obstet Gynecol Surv, 1989,44:541–543.

2. Mielke G, Steil E, Breuer J, et al. Circulatory changes following intrauterine closure of the ductus arteriosus in the human fetus and newborn. Prenat Diagn, 1998,18:139–145.

3. Hofstadler G, Tulzer G, Altmann R, et al. Spontaneous closure of the human fetal ductus arteriosus: a cause of fetal congestive heart failure. Am J Obstet Gynecol, 1996,174: 879–883.

4. Luchese S, Manica J, Zielinsky P. Intrauterine ductus arteriosus constriction.Analysis of a historic cohort of 20 cases. Arq Bras Cardiol, 2003,81:405–410.

5. Downing GJ, Steil E, Breuer J, et al. Pulmonary vascular changes associated with idiopathic closure of the ductus arteriosus and hydrops foetalis. Pediatr Cardiol, 1994,15:71– 75.

6. Yeager SB, Van der Velde ME, Waters BL, et al. Prenatal role of the ductus arteriosus in absent pulmonary valve syndrome. Echocardiography, 2002,19:489–493.

7. Auer M,Brezinka C,Eller P, et al. Prenatal diagnosis of intrauterine premature closure of the ductus arteriosus following maternal diclofenac application. Ultrasound Obstet Gynecol,2004,23(5):513–516.

8. Trivedi DB, Sugimoto Y, Loftin CD. Attenuated cyclooxygenase-2 expression contributes to patent ductus arteriosus in preterm mice. Pediatr Res,2006,60(6):669–674.

9. Rheinlaender C, Weber SC, Sarioglu N, et al. Changing expression of cyclooxygenases and prostaglandin receptor EP4 during development of the human ductus arteriosus. Pediatr Res,2006,60(3):270–275.

10. Trevett TN Jr, Cotton J. Idiopathic constriction of the fetal ductus arteriosus. Ultrasound Obstet Gynecol,2004,23(5): 517–519.

(李文秀 耿斌)

第1节　冠状动脉瘘

一、概述

冠状动脉瘘（fistula of coronary artery，FCA）是指正常起源的左、右冠状动脉主干或分支与心腔和（或）大血管之间存在异常交通的一种先天性心血管畸形，较少见，占先天性心脏病的 0.2%~0.4%。

二、病理解剖

冠状动脉瘘可发生于冠状动脉主干或分支，异常交通的冠状动脉近端内径显著增宽或呈瘤样扩张，壁薄；其中右冠状动脉瘘多见，占 50%~60%，左冠状动脉瘘占 30%~40%，双冠状动脉瘘占 2%~10%。冠状动脉瘘引流入右心系统多见，占 90%，依次为右心室、右心房、肺动脉、冠状静脉窦及上腔静脉，其中又以冠状动脉-右心室瘘最为多见，占 40%~45%；瘘入左心系统者占 8%~10%。冠状动脉瘘入单一腔管多见，瘘口有多种类型，单发瘘口占 84%，多发瘘口占 16%；胎儿期出现冠状动脉-心室瘘，多见于较严重的心血管畸形，如室间隔完整的肺动脉闭锁、完全型大动脉转位、法洛四联症以及左心发育不良综合征等。

三、病理生理改变

冠状动脉瘘的血流动力学变化取决于主动脉与引流部位的压力差、瘘管的大小及有无合并其他畸形等；冠状动脉瘘入右心系统属于左向右分流，而瘘入左心系统则相当于主动脉瓣关闭不全血流动力学改变，但是，无论冠状动脉瘘入静脉系统还是动脉系统，均可导致心腔容量负荷增加而扩大，同时冠状动脉循环血量减少，可能出现心肌缺血。

四、超声心动图表现

- 瘘入心房或心室，可导致相应心室腔的增大。
- 受累的冠状动脉内径增粗。
- 彩色多普勒对诊断冠状动脉瘘有非常重要的价值，可显示增粗冠状动脉内的血流信号，并可显示瘘口的位置及数量，当瘘入心室时，分流以舒张期为主，当瘘入心房时，分流为双期血流。
- 可合并复杂心血管畸形，如法洛四联症、大动脉转位、肺动脉闭锁等，尤其易伴发室间隔完整的流出道严重梗阻的畸形，应注意对心室-冠状动脉瘘的观察（图 34-1 和图 34-2）。

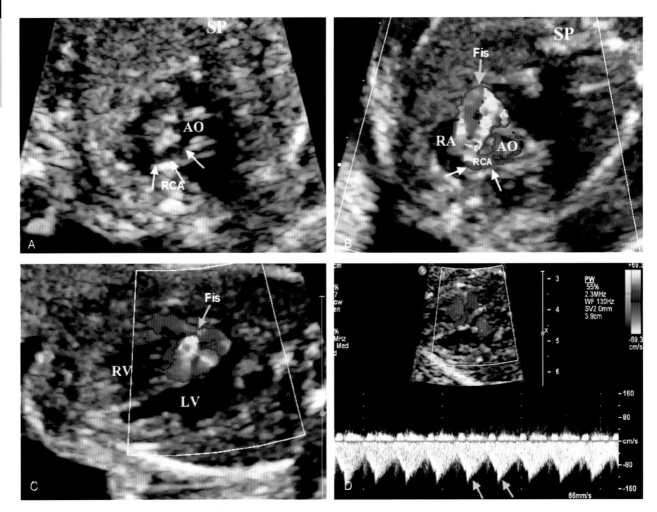

图 34-1 胎儿右冠状动脉-右心房瘘声像图(23 周)。(A)近似大动脉短轴切面显示右冠状动脉(RCA)主干明显扩张(箭头所示);(B)彩色多普勒显示右冠状动脉瘘管走行迂曲,先向前(白色箭头所示)再向后走行,瘘口(Fis)位于右心房顶部(绿色箭头所示);(C)彩色多普勒显示近四腔心切面显示位于右心房顶部的瘘口(箭头所示),瘘口处存在多个细小瘘口,其瘘入右心房的血流方向不同;(D)脉冲多普勒显示瘘口处血流为单向连续血流频谱,最大流速约 120 cm/s。

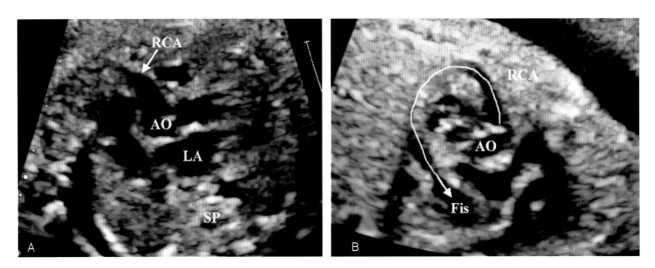

图 34-2 胎儿右冠状动脉-左心室瘘合并室间隔完整的肺动脉闭锁声像图(27 周)。(A)近似大动脉短轴切面显示右冠状动脉发自主动脉,右冠状动脉主干明显扩张(箭头所示);(B)瘘管走行迂曲(轨迹线所示)。(待续)

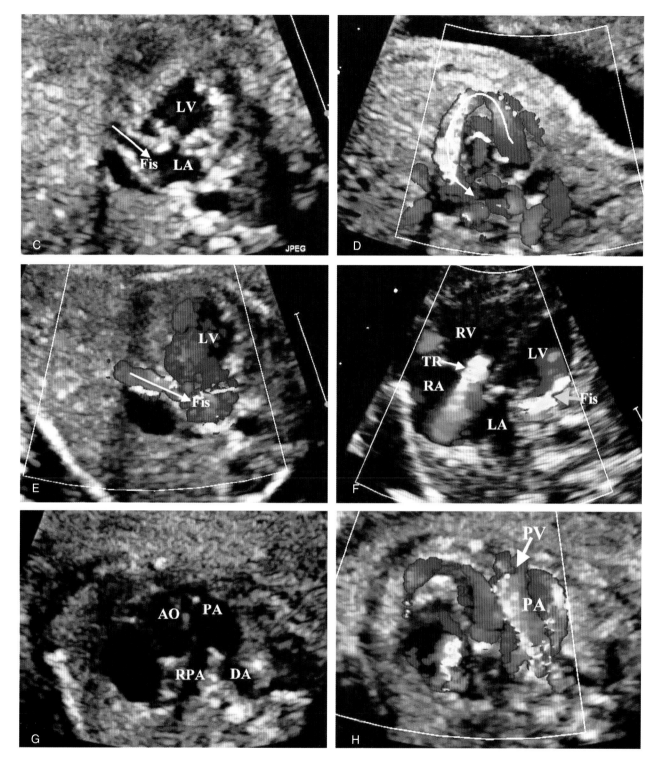

图 34-2(续) （C)瘘口(箭头所示)位于二尖瓣瓣环处；(D)彩色多普勒显示粗大的瘘管内花色血流信号；(E)彩色多普勒显示
位于二尖瓣瓣环处瘘口内花色血流信号；(F) 四腔心切面显示三尖瓣可见大量反流信号(白色箭头所示)，右冠状动脉内的血流经
粗大的瘘管最终瘘入左心室内(绿色箭头所示)；(G)肺动脉长轴切面显示肺动脉内径增宽；(H)彩色多普勒显示肺动脉瓣口无
前向血流信号通过(箭头所示)，增粗的肺动脉内可见来自动脉导管的血流(红色血流)逆灌入肺动脉内，血流折返后呈蓝色血流
信号；(待续)

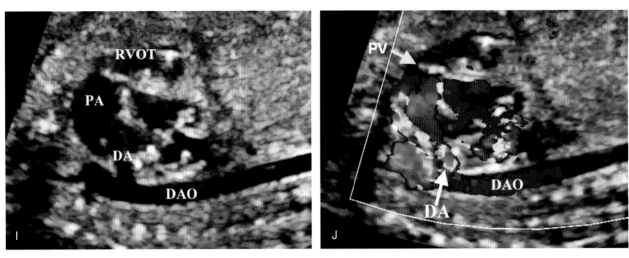

图 34-2(续) (I)动脉导管弓长轴切面二维声像图清楚显示降主动脉与肺动脉间粗大的动脉导管(DA);(J)彩色多普勒显示导管逆灌入肺动脉内的红色血流信号(白色箭头所示),肺动脉瓣区无正向血流信号通过(黄色箭头所示)。

(李文秀 张桂珍)

第 35 章

先天性异常血管环

一、概述

胎儿先天性异常血管环的胚胎及解剖详见第13章。由于在胎儿期没有呼吸运动,气管及支气管内充满了液体,所以超声可清楚地显示气管及支气管,这对判断气管与周围血管(主动脉弓、肺动脉及其分支等)的关系提供了得天独厚的条件。

二、病理解剖及病理生理改变

由于胎儿没有呼吸运动,即使气管受压,也不会产生任何症状及心血管的病理改变;在新生儿及婴儿期,由于气管和食管的受压,可有不同程度的呼吸窘迫症状和吞咽障碍。

胎儿主动脉弓方位的判定:胎儿超声心动图可清楚显示气管与周围血管的关系,从而判定主动脉弓的方位。通常采用三血管+气管切面,在左位主动脉弓时,主动脉弓与动脉导管弓呈 V 字形走行,气管(Tra)位于主动脉弓的右侧及上腔静脉后方。见图 35-1 和图 35-2。

三、分类

详见先天性心脏病有关章节。具有临床意义的主要包括以下几种:

(1)右位主动脉弓合并左迷走锁骨下动脉+左位动脉导管未闭;

(2)双主动脉弓;

(3)迷走左肺动脉(肺动脉悬吊)。

其中以第一类最为常见。

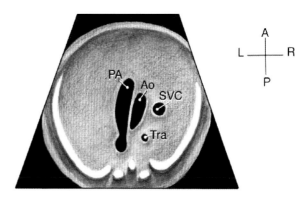

图 35-1　胎儿三血管+气管切面模式图。

四、超声心动图表现

● 正常导管弓与主动脉弓的 V 字形结构消失。

● 主动脉弓右位或升主动脉分出双主动脉弓。

● 气管后方存在血管结构走行,围绕气管或支气管形成环状血管结构,呈"U"字形、"6"或"9"字征。

● 当存在肺动脉悬吊(pulmonary sling)畸形时,于正常肺动脉分叉处不能显示左肺动脉(注意:勿将动脉导管误认为左肺动脉);多切面显示左肺动脉异常起源于右肺动脉中远段,且向后走行包绕右主支气管及气管下端。

● CDFI、能量多普勒(或高分辨率血流成像技术,HDFI)可清楚显示环绕气管的血管环彩色血流。

五、治疗及预后

由于胎儿是通过胎盘进行氧气交换的,所以患有异常血管环的胎儿不会产生任何临床症状;但在

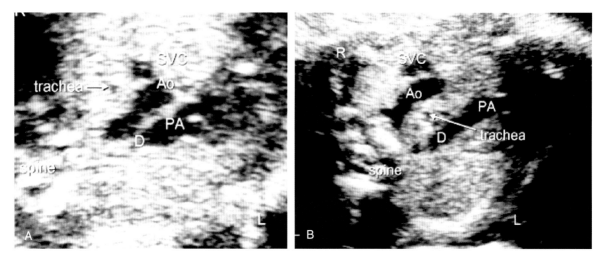

图 35-2   应用三血管+气管切面判定胎儿主动脉弓方位。(A)左位主动脉弓；(B)右位主动脉弓。spine：脊柱，trachea：气管。

新生儿及婴儿期，根据气管和食管的受压程度，可出现不同程度的呼吸窘迫症状和吞咽障碍，产生症状的主要是双主动脉弓及肺动脉悬吊形成的血管环，右位主动脉+左锁骨下动脉迷走+左动脉导管形成的血管环出生后多无临床症状。伴有临床症状的异常血管环均需要手术治疗，血管环手术治疗方法包括离断血管环、彻底松解血管环周围组织；合并气管狭窄的程度及范围是影响治疗效果及预后的关键因素。

第1节　右位主动脉弓+左锁骨下动脉迷走

一、概述

右位主动脉弓是一种常见的血管变异，通常为正常主动脉弓的镜像，与动脉导管弓（胎儿期）仍然为 V 形结构，不会形成环绕气管的血管环，但当存在左锁骨下动脉迷走及左位动脉导管时则会形成异常血管环，见图 35-1-1。该畸形是胎儿期最常见的一种血管环，但出生后仅有约 10%的新生儿或婴儿出现呼吸道和（或）消化道症状，即使出现症状，手术治疗多预后良好。

二、超声心动图表现

● 右位主动脉弓时，正常导管弓与主动脉弓的 V 字形结构消失。

● 正常导管弓与右位主动脉弓形成 U 字形血管结构，包绕气管（和食管）。

● 彩色多普勒或能量多普勒显示环形血管结构包绕气管。

● 位于气管后方的动脉血管有时呈袋状瘤样扩张，一端与降主动脉连接，另一端与动脉导管连接，且发出迷走的左锁骨下动脉（aberrant left subclavian artery，ALSA），此瘤样血管被称为 Kommerell 憩室，并参与血管环形成。在胚胎上，它代表第四对动脉弓颈总动脉与锁骨下动脉间中断后的远端残迹。见图 35-1-2 至图 35-1-7。

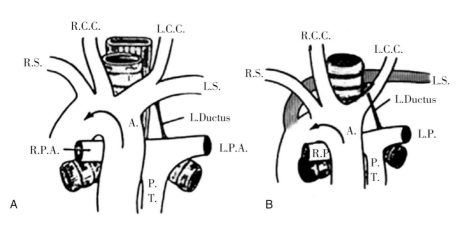

图 35-1-1   右位主动脉弓畸形示意图。(A)镜像右位主动脉弓；(B)右位主动脉弓并异常血管环形成（导管起自于迷走的左锁骨下动脉）。

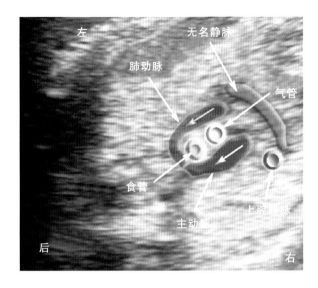

图 35-1-2　右位主动脉弓形成异常血管环声像示意图。

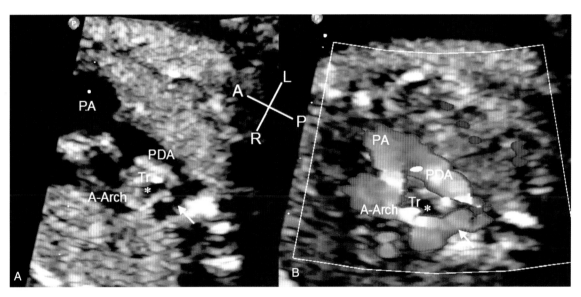

图 35-1-3　右位主动脉弓形成异常血管环声像图。(A)二维声像图显示主动脉弓走行于气管(*)的右侧；(B)彩色多普勒声像图显示异常血管环血流。Tr：气管。

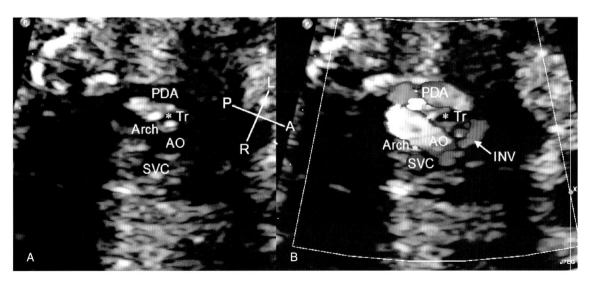

图 35-1-4　右位主动脉弓形成异常血管环声像图。(A)二维声像图显示主动脉弓走行于气管(*)的右侧，V 形结构消失；(B)彩色多普勒声像图显示异常血管环血流。Tr：气管；INV：无名静脉。

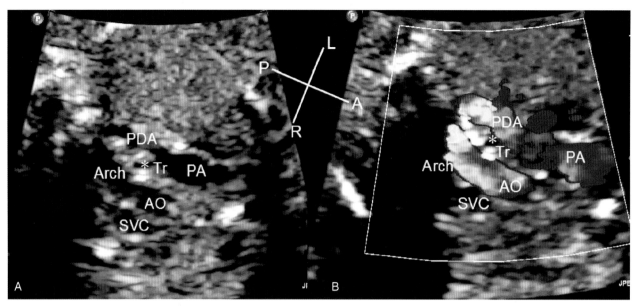

图 35-1-5　右位主动脉弓形成异常血管环声像图。(A)二维声像图显示主动脉弓走行于气管(*)的右侧；(B)彩色多普勒声像图显示异常血管环血流。Tr：气管。

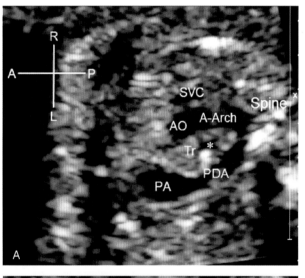

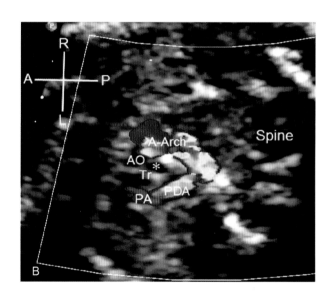

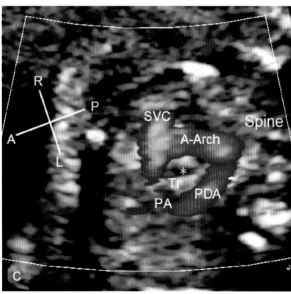

图 35-1-6　能量多普勒显示异常血管环。(A)二维声像图显示双动脉弓的 V 形结构消失；(B)血管环彩色多普勒声像图；(C)能量多普勒声像图。

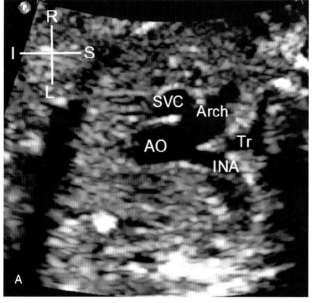

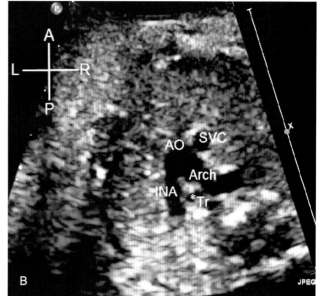

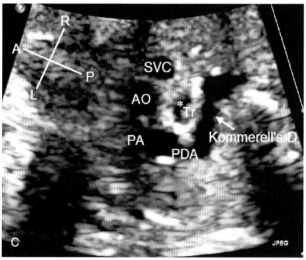

图 35-1-7　右位主动脉弓形成异常血管环。(A)冠状切面声像图显示右位主动脉弓,第一分支(无名动脉)向左走行;(B)三血管+气管切面显示主动脉弓走行于气管右侧,该切面未显示气管后方的血管;(C)调整切面后显示气管后方呈袋状瘤样扩张的 Kommerell 憩室,并参与血管环的形成。INA:无名动脉。

第 2 节　双主动脉弓畸形

一、概述

　　双主动脉弓是一种较少见的胎儿血管环,是由于胚胎时期右侧主动脉弓退化障碍所致。病理解剖上升主动脉正常,在心包膜外分为左、右两支主动脉弓,左侧主动脉弓在气管前方从右向左行走,越过左主支气管,在脊柱左侧与右侧主动脉弓汇合成降主动脉。通常双弓形成的血管环呈梭形,空间狭小,对气管及食管极易形成压迫,90%新生儿或婴儿期出现相应的临床症状。手术治疗需切断发育不良侧的

主动脉弓,多预后良好。

二、超声心动图表现

　　● 正常导管弓与主动脉弓的 V 字形结构消失。

　　● 升主动脉发出双主动脉弓,呈 Y 字形,双主动脉弓在脊柱旁汇合为降主动脉,形成 O 字或梭形征;而镜像右位主动脉弓时,无动脉向左走行,无名动脉与弓形成 V 字形结构而非 O 字形。

　　● 通常动脉导管弓位置正常,位于左侧主动脉弓的左侧,形成三支动脉弓血管之结构。

　　● 彩色或能量多普勒显示双主动脉弓形成血管环包绕气管。

　　● 心内结构多无异常,见图 35-2-1 至 35-2-7。

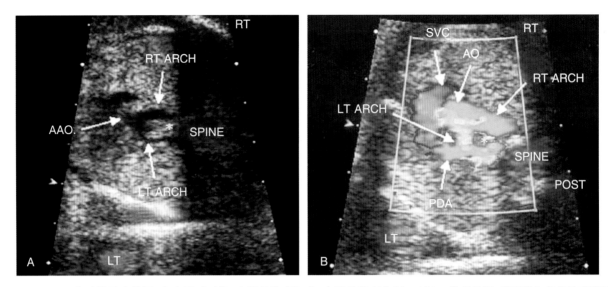

图 35-2-1 双主动脉弓声像图:左右弓不对称,左侧弓发育细小,右侧弓发育良好。(A)二维声像图;(B)彩色多普勒声像图。
*:气管;RT:右侧主动脉弓;LT:左侧主动脉弓;ARCH:主动脉弓;SPINE:脊柱。

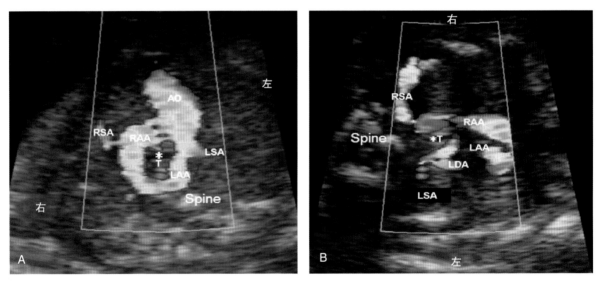

图 35-2-2 胎儿双主动脉弓三血管+气管切面彩色多普勒声像图,左右主动脉弓对称。(A)正位;(B)侧位。T:气管(*),RAA:右侧主动脉弓;LAA:左侧主动脉弓;RSA:右锁骨下动脉;LSA:左锁骨下动脉;LDA:左侧动脉导管;Spine:脊柱。

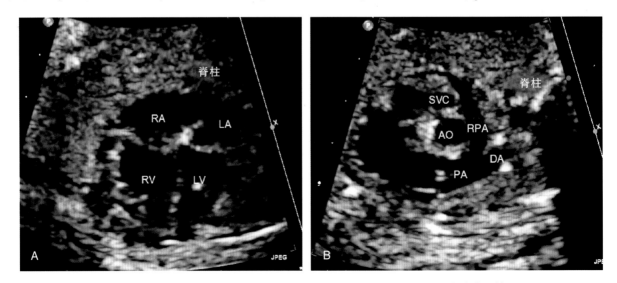

图 35-2-3 双主动脉弓心内结构正常二维声像图。(A)四腔心切面;(B)大动脉短轴切面。

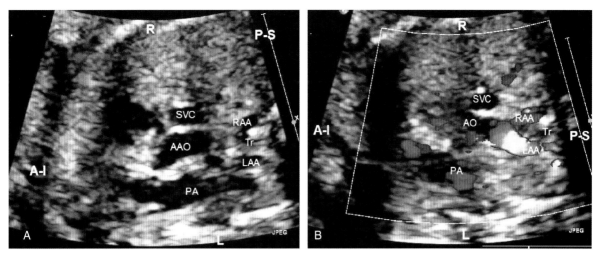

图 35-2-4 胎儿双主动脉弓冠状切面声像图,升主动脉似发出左右两个弓,环绕气管。(A)二维声像图;(B)彩色多普勒声像图。A-I:前下;P-S:后上。

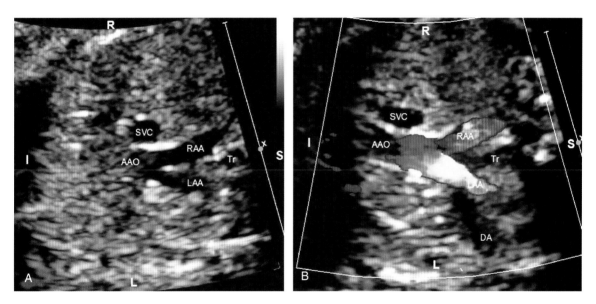

图 35-2-5 与图 35-2-4 为同一病例,胎儿双主动脉弓冠状切面声像图,调整切面更加清晰地显示双主动脉弓,左右弓发育均衡。(A)二维声像图;(B)彩色多普勒声像图。I:下;S:上;RAA:右侧主动脉弓;LAA:左侧主动脉弓。

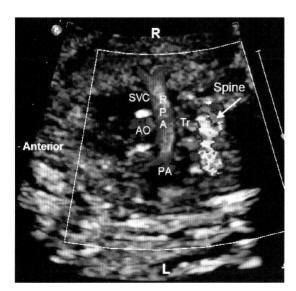

图 35-2-6 与图 35-2-5 为同一胎儿,气管后方有动脉血管环绕(箭头所示)。Anterior 前;Spine 脊柱。

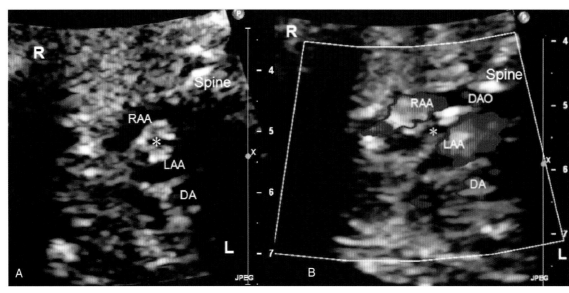

图 35-2-7　与图 35-2-6 为同一病例,胎儿双主动脉弓:三血管+气管切面声像图显示左右主动脉弓对称。(A)二维声像图;(B)彩色多普勒声像图显示双主动脉弓形成血管环包绕气管(*)。

第3节　肺动脉悬吊

一、概述

肺动脉悬吊又称迷走左肺动脉,是胎儿期一种极为罕见而严重的先天性心血管畸形,发病率难以确定。本畸形患儿常在生后几周或几个月内出现症状,表现为气促、喘鸣、反复呼吸困难等严重的呼吸窘迫综合征。如得不到及时诊治,早期死亡率极高。

二、超声心动图表现

● 多切面显示正常肺动脉分叉处无左肺动脉发出,但在胎儿期左肺动脉显示通常较为困难。

注:胎儿期由于动脉导管开放,且明显比左肺动脉粗,所以左肺动脉通常难以显示。胎儿超声心动图显示的所谓肺动脉分叉实际上多由右肺动脉和导管构成,仔细顺时针或逆时针旋转扇面才能显示较细的呈"八"字走行的左肺动脉,但动脉导管弓长轴切面可清楚显示左右肺动脉分叉,并与动脉导管共同形成三指征;

● 左肺动脉起自右肺动脉中远段,向后走行包绕气管,进入左侧肺野,呈"6"或"9"字征;

● 心内结构多无异常;

● 彩色或能量多普勒、HDFI 显示气管后方存在异常动脉血管,从而推断血管环形成,对诊断极有帮助。见图 35-3-1 和图 35-3-2。

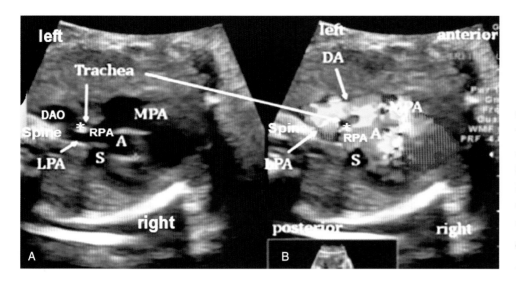

图 35-3-1 胎儿肺动脉悬吊声像图。(A)二维图像显示异常起源于右肺动脉的左肺动脉向后走行包绕气管(*);(B)彩色多普勒显示左肺动脉包绕气管。Trachea:气管;Spine:脊柱;anterior:前;posterior:后;MPA:主肺动脉;A:主动脉;S:上腔静脉。

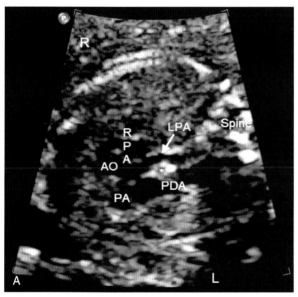

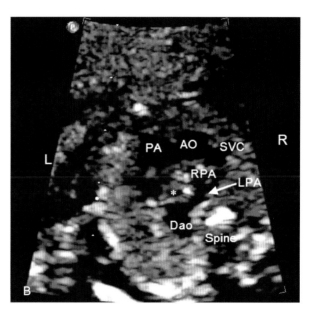

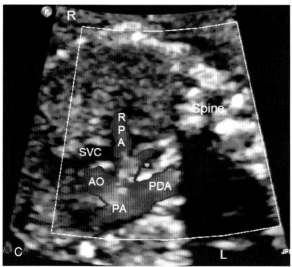

图 35-3-2 胎儿迷走左肺动脉(肺动脉悬吊)声像图。(A)三血管切面二维声像图显示异常起源的左肺动脉包绕气管(*);(B)心底大动脉短轴切面声像图显示异常起源的左肺动脉包绕气管(*);(C)三血管切面彩色多普勒声像图显示血管环形成。Spine:脊柱;*:气管。

(耿斌 张桂珍 穆继贞)

第 **36** 章

肺静脉及体静脉异常

第1节 完全型肺静脉异位引流

一、概述

肺静脉异位引流系指部分或全部肺静脉未直接与左心房相连,而与体静脉或右心房相连接。发病率占先天性心血管病的5%~6%。由于部分型肺静脉异位引流在胎儿期诊断较困难,且对出生后新生儿的病理生理影响较小,所以本节主要阐述胎儿完全型肺静脉异位引流 (total anomalous pulmonary venous connection, TAPVC)。

二、病理解剖与病理生理改变

(一)病理及分型

根据肺静脉异位连接的部位,Darling 将 TAPVC 分为四型。

(1)心上型:四支肺静脉在左心房后方汇合于一共同肺静脉腔(亦称肺静脉总干),通过垂直静脉与左无名静脉相连接,回流入右上腔静脉;亦可通过垂直静脉直接与右上腔静脉连接。此型约占50%;

(2)心内型:肺静脉总干直接开口于右心房;或引流至冠状静脉窦,再汇入右心房。此型约占30%;

(3)心下型:四支肺静脉汇合后,从左心房后下降与膈肌下方的门静脉相连,偶尔与静脉导管、肝脉或下腔静脉相连,此型约占13%;

(4)混合型:双侧肺静脉分别通过不同的引流途径至体静脉或右心房,此型约占5%。详见图36-1-1。

(二)病理生理改变

- 新生儿期:本畸形常合并房间隔缺损,亦可伴有其他复杂心脏畸形。由于肺静脉的氧合血回流到右心房与体静脉血混合,全心血回流到右心房后大部分入肺动脉,导致肺血流增加,右心系统明显扩大。一部分混合血经房间隔缺损入左心房至体循环,可引起发绀,同时左心系统明显缩小。常伴有肺静脉回流梗阻,引起严重的肺淤血和肺水肿。

- 胎儿期:在妊娠早、中期,由于胎儿没有建立呼吸,双肺未膨胀,肺循环血量只占7%左右;同时胎儿血氧交换是通过母体胎盘而不是肺组织,即使存在完全型肺静脉异位回流至右心房,也不会引起明显的胎儿血流动力学异常。但在妊娠晚期,肺循环血流量会逐渐增加,甚至占右心排血量的40%~50%,可导致右心系统明显扩张,左右心比例异常。

三、超声心动图表现

- 正常的左心房形态消失 (有棱角-左右下肺静脉),变得光滑,形态呈圆形或椭圆形,且左心房多变小。

- 降主动脉与左心房之间的距离明显增大 (或面积增大)。

- 左右心系统比值早期多正常,但妊娠中、晚期(26周后)可出现右心系统轻度扩大(妊娠晚期肺血流逐渐增加),左/右心室比值或主/肺动脉比值减小。

- 引流入冠状静脉窦时,冠状静脉窦可有不同

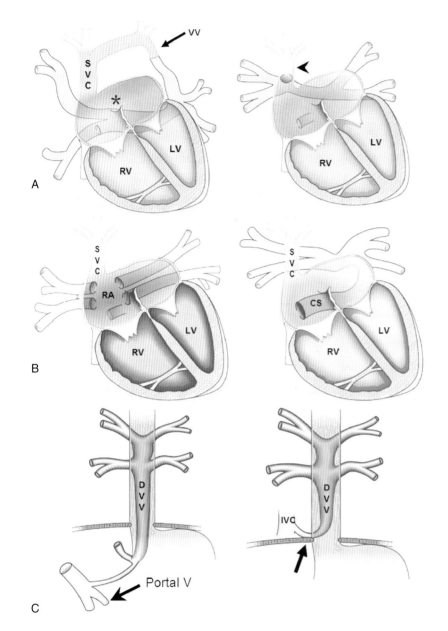

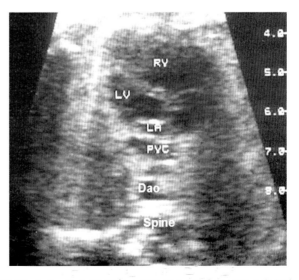

图 36-1-1 TAPVC 模式图。(A)心上型；(B)心内型；(C)心下型。VV:垂直静脉；DVV:下降的垂直静脉；Portal V:门静脉；SVC:上腔静脉；IVC:下腔静脉。

程度的扩张。

• 出现共同肺静脉腔及垂直静脉——为常见或者唯一的征象。脊柱与左心房间可见一异常腔隙，即共同肺静脉腔，仔细观察可显示左、右侧上升(心上型)或下降(心下型)的垂直静脉(三血管及膈肌水平矢状切面)。应用彩色多普勒可显示引流途径及是否合并梗阻。

• 采用新的胎儿血流成像技术，如二维灰阶血流成像(B-flow)、能量多普勒(PDI)、高分辨率血流成像技术(HDFI)及增强型血流成像(e-flow)技术有助于对该畸形的诊断。见图 36-1-2 至图 36-1-9。

在胎儿超声心动图检查过程中，应仔细观察肺静脉(可应用二维和彩色多普勒、甚至能量多普勒)，要求至少观察到一或两支肺静脉引流入左心房，

图 36-1-2 胎儿 TAPVC 心尖四腔心切面,显示左心房与降主动脉间见共同肺静脉腔(PVC)。

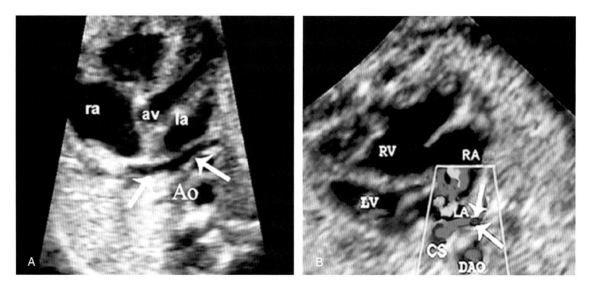

图 36-1-3　TAPVC 心内型声像图。(A)四腔心切面显示共同肺静脉腔(箭头所示)在降主动脉与左心房之间;(B)彩色多普勒显示肺静脉回流入冠状静脉窦(CS,箭头所示)。

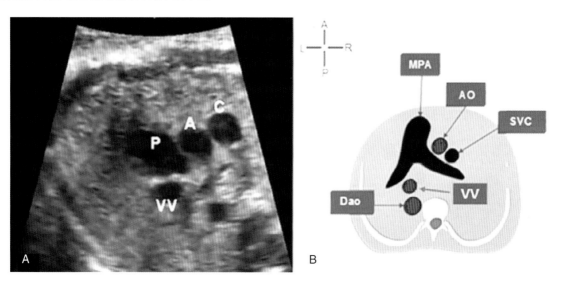

图 36-1-4　三血管切面显示位于肺动脉后方的垂直静脉。(A)二维声像图;(B)模式图。VV:垂直静脉(心上型);MPA(P):肺动脉;AO(A):主动脉;SVC(C):上腔静脉。

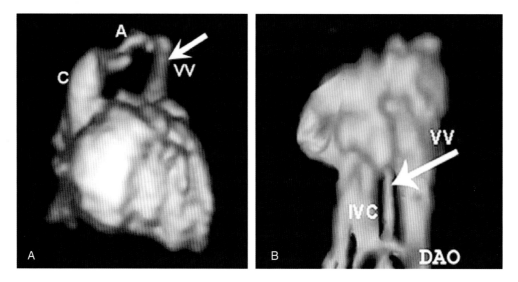

图 36-1-5　B-flow 显像技术显示异常引流的肺静脉。(A)心上型垂直静脉(箭头所示);(B)心下型下降的垂直静脉(箭头所示)。

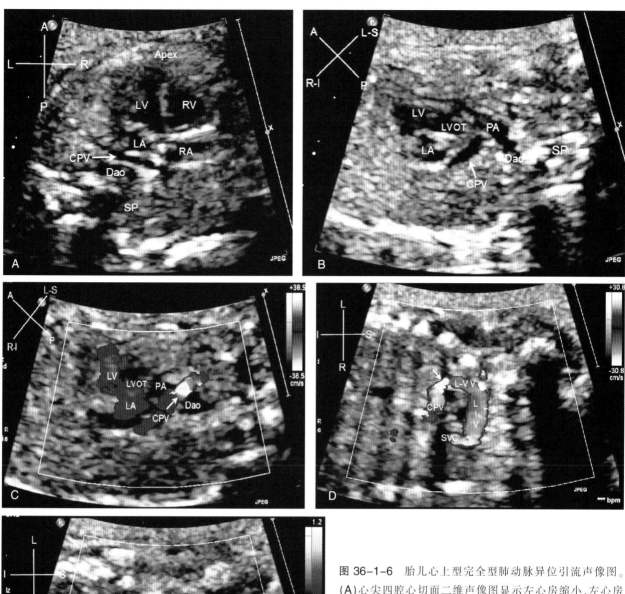

图 36-1-6　胎儿心上型完全型肺动脉异位引流声像图。(A)心尖四腔心切面二维声像图显示左心房缩小,左心房与降主动脉间可见共同肺静脉腔(CPV);(B)近似心尖左心室流出道长轴切面二维声像图显示共同肺静脉腔位于左心房后上方;(C)近似心尖左心室流出道长轴切面 CDFI 显示共同肺静脉腔血流向左上走行,跨越肺动脉时血流加速;(D)胎儿胸部冠状切面 CDFI 显示共同肺静脉腔经左侧垂直静脉(L-VV)汇入左无名静脉(LIV)形成的静脉弓,箭头示狭窄处;(E)PD 显示完全型肺静脉异位引流的静脉弓。

PDI 及 HDFI 有助于对肺静脉的显示。因为只有 TAPVC 对新生儿的生命构成威胁,只要能识别到一支肺静脉进入左心房就可排除 TAPVC 的可能。

　　肺静脉异位引流的胎儿,在妊娠早期多不出现左右心室比例的失调;只有在妊娠晚期才出现,此时已有超过 20%~25% 的左右心室(混合)排血量进入肺组织,这部分血流已接近左心室排血量的 50%,会引起右心房、右心室扩大,以及左心系统缩小。

　　肺静脉异位引流时不出现右心系统增大的可能原因为:

　　(1)早期肺静脉血流较少,不足以引起右心系统扩大。

　　(2)存在较大的心房水平交通,使较多的血流进入左心房。

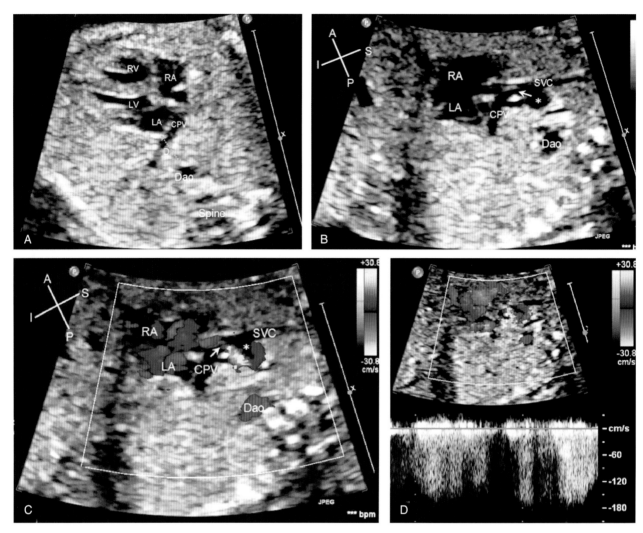

图 36-1-7　胎儿心上型 TAPVC 伴引流途径梗阻声像图。(A)旁四腔心切面二维声像图显示降主动脉与左心房之间距离明显加大(绿色箭头所示),左心房后存在共同肺静脉腔(CPV),左右心室比例无明显异常;(B)共同肺静脉腔通过右侧垂直静脉与膨大的血管腔隙连接(箭头所示),后者与上腔静脉相交通;(C)彩色多普勒显示垂直静脉梗阻,为加速五彩血流(箭头所示);(D)脉冲多普勒显示梗阻处血流为 180cm/s。*:膨大的血管腔隙。

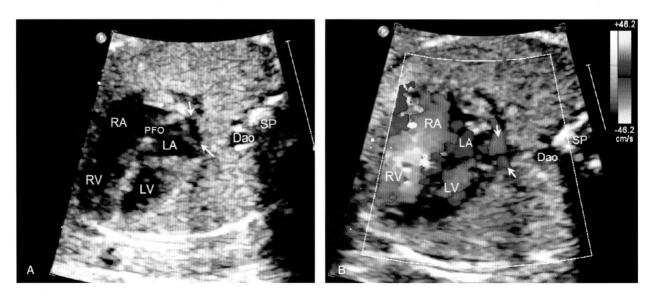

图 36-1-8　31 周胎儿心内型 TAPVC 声像图。(A)四腔心(心底)切面二维声像图显示右心稍大,左心房较小,左心房后壁似有一共同肺静脉腔形成(箭头所示);(B)四腔心切面 CDFI 显示肺静脉回流贴近左心房后壁(箭头所示,但共同腔显示欠佳)。(待续)

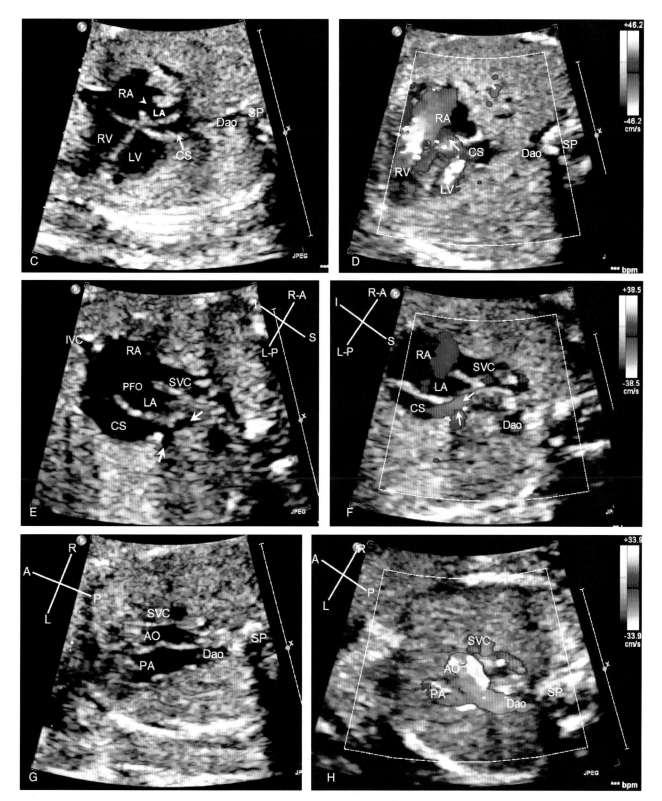

图 36-1-8(续) (C)低位四腔心切面二维声像图显示冠状静脉窦(CS)扩张(短箭头示卵圆孔);(D)低位四腔心切面 CDFI 显示冠状静脉窦进入右心房的血流;(E)冠状静脉窦矢状切面二维声像图显示 CS 明显扩张,左右肺静脉与 CS 连接;(F)冠状静脉窦矢状切面 CDFI 显示肺静脉与 CS 连接;(G、H)三血管切面二维声像图及 CDFI 显示 PA、AO 及 SVC 线性排列正常,SVC 内径正常(排除了心上型肺静脉异位引流)。

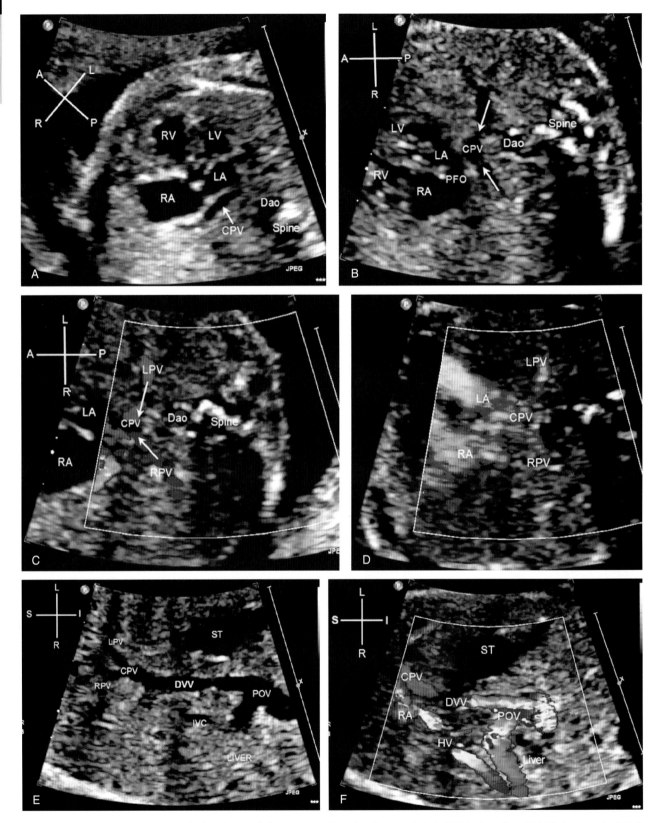

图 36-1-9　26 周胎儿，心下型肺静脉异位引流声像图。(A)心尖四腔心切面显示降主动脉与左心房间距离增大，左心房后见共同肺静脉腔；(B)旁四腔心切面显示降主动脉与左心房间距离增大，左心房后见共同肺静脉腔；(C、D)旁四腔心切面彩色及能量多普勒分别显示共同肺静脉(CPV)；(E)胎儿冠状切面(胸腹)二维声像图显示左右肺静脉汇合后经下降垂直静脉(DVV)进入门静脉(POV)；(F)胎儿冠状切面(胸腹)彩色多普勒声像图显示下降的垂直静脉。(待续)

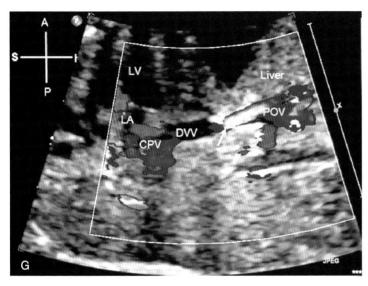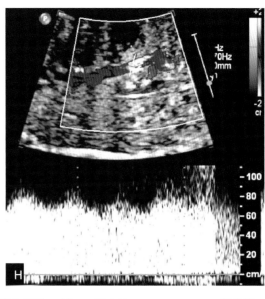

图 36-1-9(续)　(G)矢状切面显示 DVV 穿隔处血流增速,呈五彩血流(箭头所示);(H)PW 测血流:V_{max} 90cm/s。HV:肝静脉。

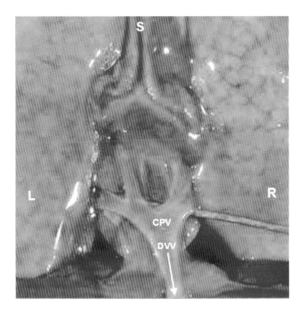

图 36-1-10　胎儿心下型肺静脉异位引流解剖图。DVV:下降垂直静脉;CPV:共同肺静脉腔。

（3）心下型肺静脉异位引流时一般不出现比例失调,原因有两种:①异位引流的肺静脉血流→进入下腔静脉→PFO→左心房,左心室(心腔比例基本正常);②肺静脉回流梗阻,肺动脉阻力增加,使血流经动脉导管增多,减少肺动脉血流量。

四、鉴别诊断

胎儿 TAPVC 最常见的间接征象为右心增大,左/右心系统比值减小,但这一征象在胎儿左心梗阻

性畸形(COA、IAA)、左心发育不良等病变中也非常常见,且作为一种正常生理的变异在妊娠晚期此征象也常见到,上述因素是导致 TAPVC 诊断假阳性/假阴性常见的原因,应注意鉴别。

（耿斌　吴江　穆继贞）

第2节　体循环静脉畸形

一、概述

胎儿体(循环)静脉异常主要包括永存左上腔静脉及下腔静脉中断-伴奇静脉异常连接。由于胎儿血流循环的特点,体静脉异常对胎儿心血管系统的病理生理多无影响。

二、超声心动图检查

(一)常用切面

多选择胎儿四腔心切面、左心长轴切面、上下腔静脉长轴切面、三血管切面及剑突下短轴切面等。

(二)超声心动图表现

1.永存左上腔静脉

（1）多切面显示冠状静脉窦增宽。

(2)三血管切面于肺动脉左侧(与右上腔静脉对应位置)显示扩张的左上腔静脉。

(3)左上腔静脉长轴(矢状)切面显示左心房后方的左上腔静脉通过扩张的冠状静脉窦进入右心房。

(4)彩色多普勒可显示左上腔静脉进入冠状静脉窦的血流信号。

注:在胎儿期,极易将扩张的冠状静脉窦误诊为部分型房室间隔缺损。因为胎儿期右心系统占优势,以及冠状静脉窦扩张和卵圆孔开放,四腔心切面对左心房的显示有时比较困难,而仅显示假性明显扩张的右心房(其实为右心房+扩张的冠状静脉窦),将其误诊为单一心房,从而得出部分型房室间隔缺损的错误结论。鉴别要点:冠状静脉窦位于后房室沟内,当显示扩张的冠状静脉窦时则不能显示房室

瓣(二尖瓣),当房室瓣显示时,靠近房室瓣的房间隔回声完整,这与原发孔房间隔缺损(部分型房室间隔缺损)有本质的区别,后者为房间隔缺损靠近房室瓣,左右房室瓣附着于同一水平。

2.下腔静脉中断-奇静脉连接

(1)多切面显示下腔静脉肝段缺如,肝静脉直接进入右心房。

(2)多切面显示上腔静脉明显增宽。

(3)多切面显示奇静脉明显扩张,与腹主动脉并列或位于其后方,并绕过心房后方向上进入上腔静脉。

(4)胎儿脐静脉可直接与奇静脉连接。

(5)CDFI 显示扩张的奇静脉进入上腔静脉的彩色血流信号。

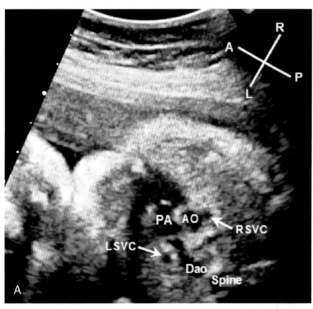

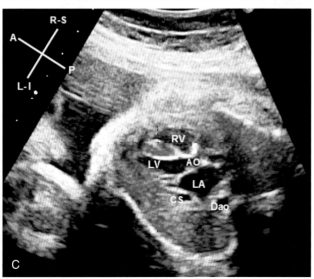

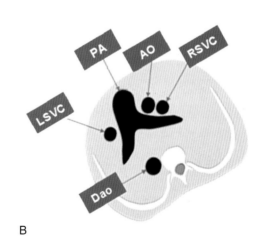

图 36-2-1　永存左上腔静脉声像图(25 孕周胎儿)。(A)三血管切面显示肺动脉左侧左上腔静脉(LSVC)回声;(B)左上腔静脉三血管切面示意图;(C) 左心长轴切面二维声像图显示冠状静脉窦(CS)扩张。

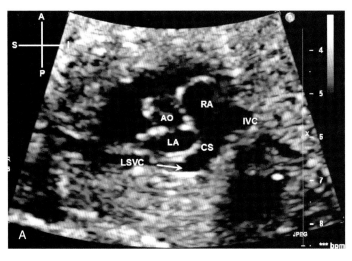

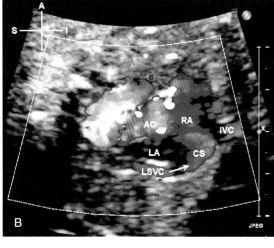

图 36-2-2　左上腔长轴(矢状)切面声像图(与图 36-2-1 为同一胎儿)。(A)二维声像图显示左上腔静脉于左心房后方进入冠状静脉窦;(B)彩色多普勒显示左上腔静脉经冠状静脉窦入右心房。

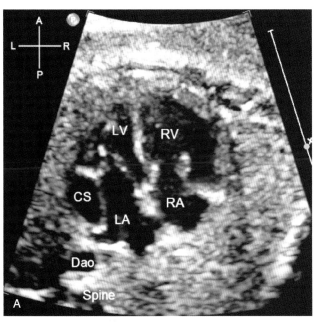

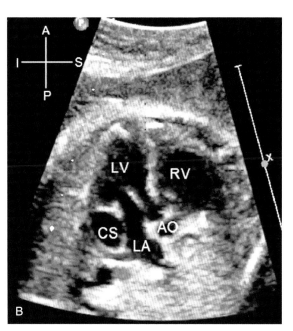

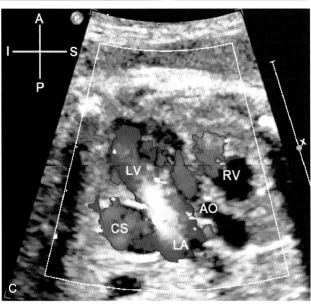

图 36-2-3　左上腔静脉入冠状静脉窦伴右上腔静脉缺如声像图(33 周胎儿)。(A)四腔心切面二维声像图显示冠状静脉窦(CS)显著扩张;(B)心尖长轴切面二维声像图显示冠状静脉窦显著扩张;(C)心尖长轴切面彩色多普勒显示冠状静脉窦及二尖瓣血流信号。

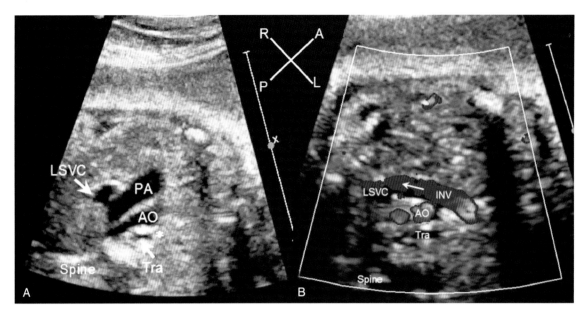

图 36-2-4　三血管切面显示永存左上腔静脉(与图 36-2-3 为同一胎儿)。(A)二维切面显示肺动脉左侧增宽的左上腔静脉,同时右上腔静脉缺如(*);(B)彩色多普勒显示右无名静脉(INV)进入左上腔。Tra:气管。

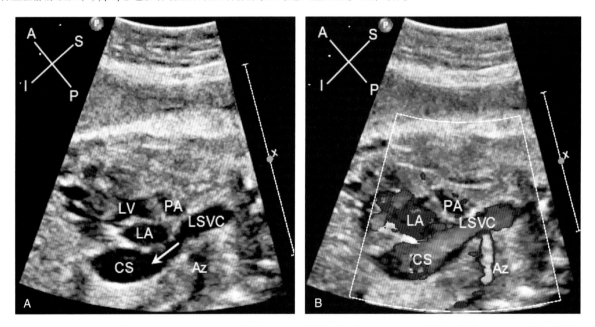

图 36-2-5　左上腔静脉长轴(矢状)切面显示左上腔静脉进入冠状静脉窦(与图 36-2-4 为同一胎儿)。(A)二维声像图显示左上腔静脉与左心房后方的冠状静脉窦相连;(B)彩色多普勒声像图。Az:奇静脉。

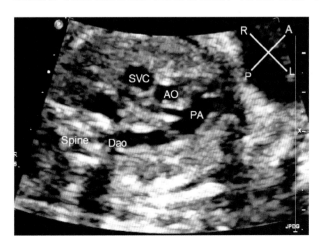

图 36-2-6　下腔静脉中断声像图(26 孕周胎儿)三血管切面二维声像图显示:上腔静脉(SVC)明显扩张。

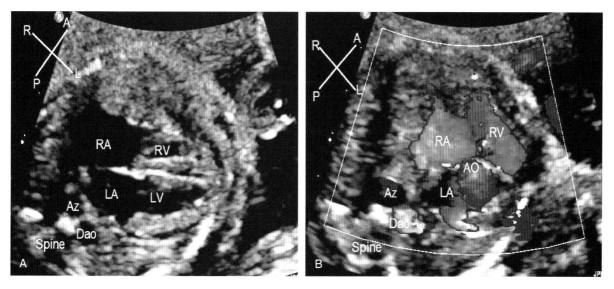

图 36-2-7　四腔心及五腔心切面显示扩张的奇静脉（与图 36-2-6 为同一胎儿）。(A)四腔心切面二维声像图显示右侧同主动脉(Dao)并列的奇静脉(Az)；(B)五腔心切面彩色多普勒显示扩张的奇静脉(Az)。

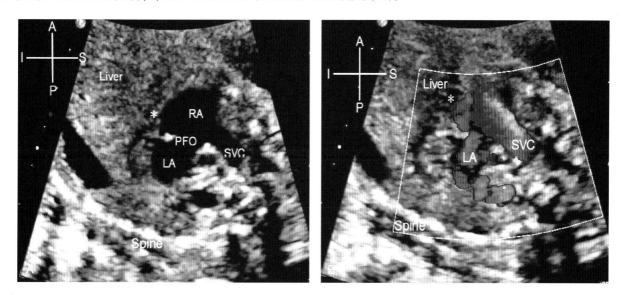

图 36-2-8　胎儿上下腔静脉长轴(矢状)切面显示扩张的上腔静脉（与图 36-2-7 为同一胎儿）。(A)二维声像图显示上腔静脉扩张；(B)彩色多普勒显示上腔静脉进入右心房的血流。*：下腔静脉中断。

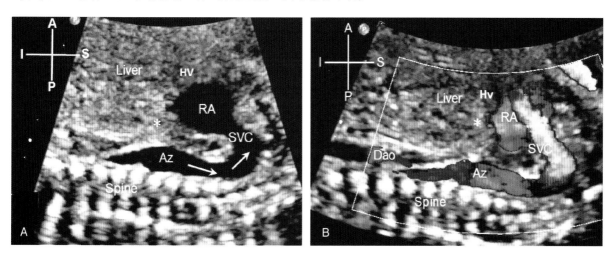

图 36-2-9　上下腔静脉长轴(矢状)切面显示奇静脉进入上腔静脉（与图 36-2-8 为同一胎儿）。(A)二维声像图显示奇静脉(Az)绕过心房与上腔静脉(SVC)连接；(B)彩色多普勒显示奇静脉进入上腔静脉的血流。*：正常下腔静脉处回声缺失。

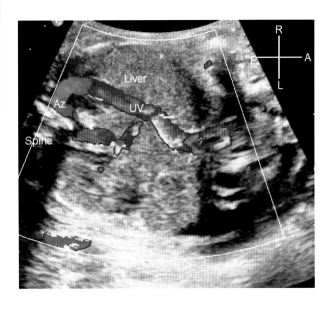

图 36-2-10　脐静脉与奇静脉连接声像图（与图 36-2-9 为同一胎儿）。膈肌水平奇静脉短轴切面显示胎儿脐静脉(UV)直接与奇静脉(Az)连接。

（耿斌　穆继贞　张桂珍）

第 37 章

左心发育不良综合征

一、概述

左心发育不良综合征 (hypoplastic left heart syndrome, HLHS) 是指左心系统包括流入道至流出口的一系列梗阻及发育不良畸形。轻症可有主动脉瓣狭窄、二尖瓣狭窄,左心室发育较小;严重者可发生主动脉瓣、二尖瓣闭锁,表现为升主动脉呈一狭长缝隙状,主动脉弓严重发育不良,左心室发育极小呈缝隙样或几乎无发育。胎儿左心发育不良时,左心房压力增加,卵圆孔血流发生变化,可出现双向甚至左向右分流。同时右心血量增多,导致右心增大,肺动脉血流经动脉导管逆行灌注主动脉弓及升主动脉,以保障头颈部及冠状动脉供血。此类胎儿左心及主动脉供血不足,多合并心内膜弹力纤维增生,表现为心内膜增厚,回声增强,见图 37-1。

二、病理解剖

左心发育不良综合征包括不同程度的左心室发育不良畸形,二尖瓣狭窄或者闭锁,主动脉瓣狭窄或闭锁,以主动脉瓣病变及升主动脉发育不良最为重要,最具特征性。可以进一步分为以下几个亚型:

(1)主动脉瓣及二尖瓣狭窄;
(2)主动脉瓣及二尖瓣闭锁;
(3)主动脉瓣闭锁及二尖瓣狭窄;

左心室发育不良综合征(HLHS)

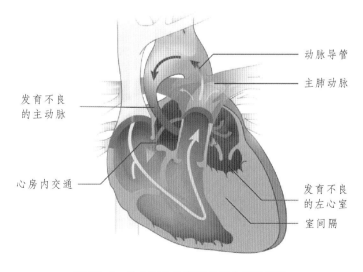

图 37-1　胎儿左心发育不良综合征示意图。

(4)主动脉瓣狭窄及二尖瓣闭锁。

与主动脉瓣狭窄相比,主动脉瓣闭锁合并主动脉弓发育不良的程度更加严重。

三、病理生理改变

HLHS 胎儿,由于肺循环没有开放,右心排出的血流

$$\rightarrow PA \rightarrow PDA \rightarrow ARCH \rightarrow AAO \rightarrow CA(逆向灌注)$$
$$\searrow DAO(正常途径)$$

出生后,肺循环阻力下降,大量的血液进入肺循环,如果动脉导管开放,生存取决于体、肺循环的血流平衡。肺循环对血氧饱和度、动脉 pH 值非常敏感,降低 pH 值及 PCO_2 会使体、肺循环的平衡转化,使肺循环的血流增多。

四、超声心动图表现

- 左心室发育不良:左心室缩小,程度从缝隙状至比正常稍小,左心室的发育程度取决于二尖瓣的发育程度。
- 二尖瓣闭锁或严重狭窄为 HLHS 重要表现之一。
- 升主动脉发育不良,非常细小。
- 主动脉瓣闭锁或严重狭窄为 HLHS 的最主要超声特征,可继发左心室心内膜弹力纤维增生,内膜增厚,回声增强。
- 主动脉弓发育不良,CDFI 显示主动脉弓及升主动脉血流来自 PDA 的逆向灌注。
- 肺静脉频谱异常,见图 37-2 至图 37-7。

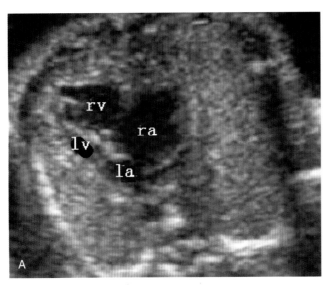

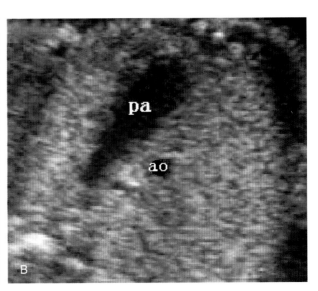

图 37-2　左心发育不良综合征。(A)四腔心切面显示左心明显缩小,右心明显扩大;(B)三血管切面显示肺动脉明显增宽,主动脉明显缩小。

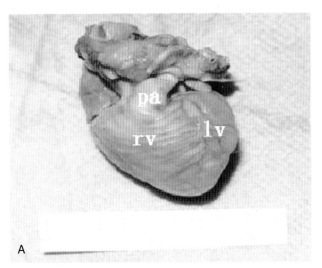

图 37-3　左心发育不良综合征病理解剖图。(A)左心室缩小,右心室及肺动脉增大。(待续)

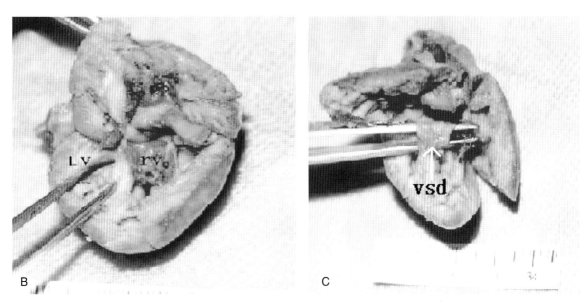

图 37-3(续) (B)左心室腔明显小,右心室腔扩大;(C)左右心室存在小的室间隔缺损(箭头所示)。

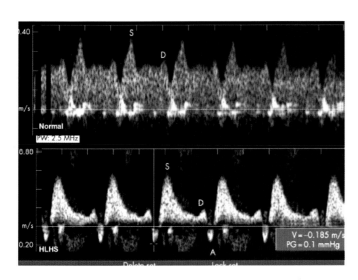

图 37-4 左心发育不良综合征肺静脉频谱图。上图:正常肺静脉脉冲多普勒频谱;下图:左心发育不良综合征的肺静脉频谱,心房收缩时,肺静脉出现逆流。D:心室舒张期;S:心室收缩期;A:心房收缩期。

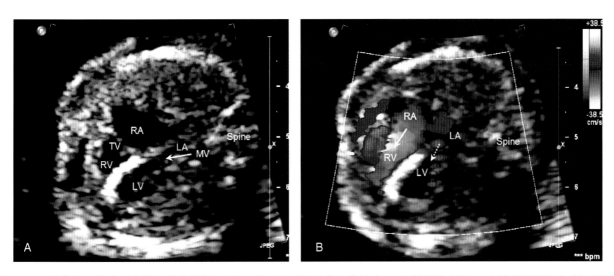

图 37-5 胎儿左心发育不良综合征声像图。(A)四腔心切面显示右心房扩大,三尖瓣开放良好,二尖瓣环明显缩小,瓣叶活动显示不清,左心室心内膜明显纤维化;(B)彩色多普勒显示三尖瓣血流丰富,二尖瓣血流稀疏(或无确切血流,虚箭头所示)。(待续)

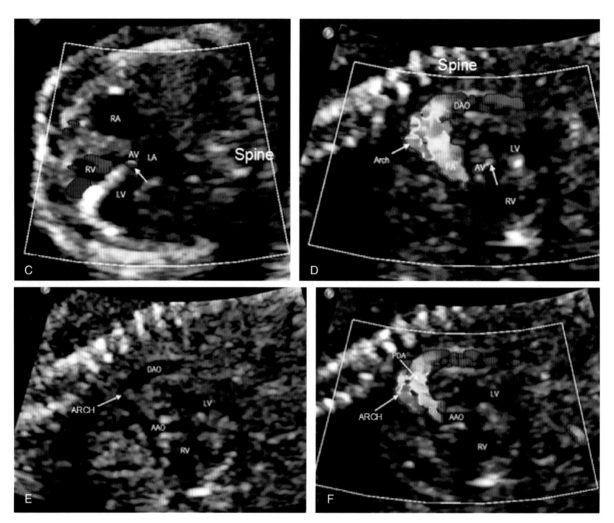

图 37-5(续)　(C)五腔心切面彩色多普勒显示主动脉正向血流信号稀疏(主动脉瓣严重狭窄);(D)升主动脉长轴切面(主动脉弓长轴)彩色多普勒显示主动脉正向血流信号稀疏(箭头所示);(E)主动脉弓长轴切面显示主动脉弓细小;(F)彩色多普勒显示动脉导管弓粗大,主动脉弓血流来自动脉导管的逆向灌注。

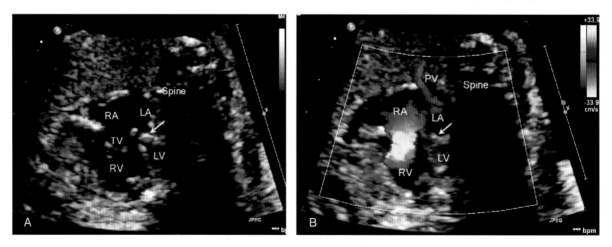

图 37-6　左心发育不良综合征声像图。(A)四腔心切面二维图像显示右心明显增大,左心明显缩小,二尖瓣回声增强,未见确切启闭活动;(B)四腔心彩色多普勒显示二尖瓣无确切正向血流。(待续)

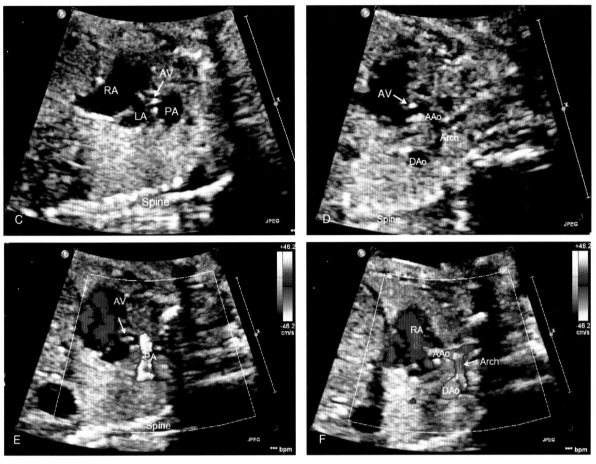

图 37-6(续) (C)人动脉短轴切面显示主动脉瓣回声增强,无确切启闭活动;(D)主动脉弓长轴切面显示主动脉瓣回声增强,未见启闭活动;(E)大动脉短轴切面彩色多普勒显示主动脉瓣无正向血流,肺动脉血流丰富;(F)主动脉弓长轴切面彩色多普勒显示主动弓血流来自导管逆向灌注。

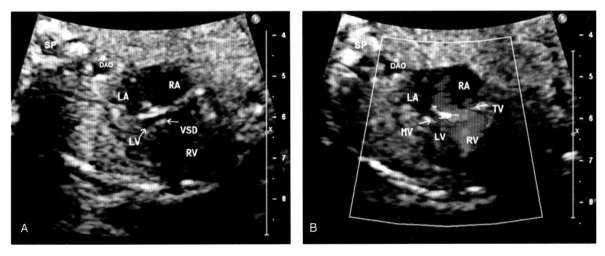

图 37-7 胎儿左心发育不良综合征声像图(合并室间隔缺损)。(A)四腔心切面显示:左心房、左心室内径较右心房、右心室明显小;左心室呈窄条状,室间隔高位见小缺损;(B)四腔心切面彩色多普勒显示三尖瓣进入右心室的血流丰富。(待续)

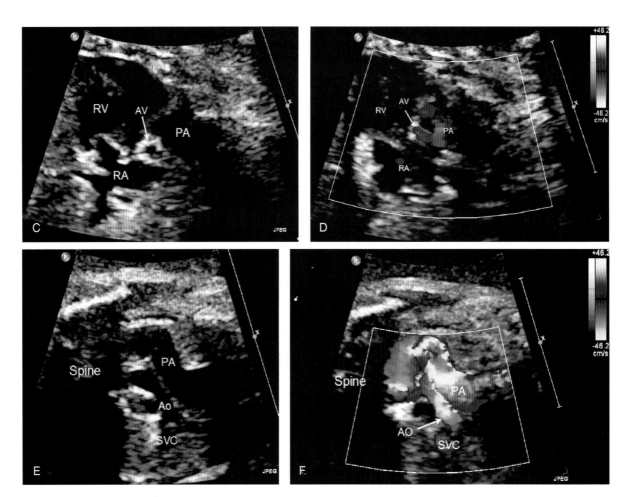

图 37-7(续)　(C)大动脉短轴切面二维声像图显示主动脉瓣回声增强,收缩期无确切开放;(D)大动脉短轴切面彩色多普勒显示主动脉瓣无确切正向血流;(E)三血管切面显示三血管排列正常,但主动脉弓(或升主动脉)明显细小;(F)彩色多普勒显示主动脉来自动脉导管的逆灌血流(箭头所示)。

五、治疗及预后

　　虽然该畸形非常复杂,但近年来随着心脏外科技术的发展,欧美等国家对本病的手术治疗取得了较好的效果。但在国内,关于 HLHS 的治疗措施及经验匮乏,预后极差。

手术矫治方法包括:

　　(1)手术治疗分三个阶段:第一期为 Norwood 手术;第二期为双向 Glenn 手术;第三期为 Fontan(全腔)手术。

　　(2)心脏移植。

(吴江 耿斌)

第 38 章

右心发育不良综合征

一、概述

右心发育不良综合征 (hypoplastic right heart syndrome, HRHS)是一组较左心发育不良综合征(hypoplastic left heart syndrome, HLHS) 更少见的先天性心血管复合畸形,是指右心系统发育障碍,包括心室腔、瓣膜及其相关的血管。其主要病理改变为右心室腔明显缩小、三尖瓣环小,肺动脉瓣闭锁或狭窄及肺动脉发育不良等。在东方国家其发病率明显高于西方国家,男孩多于女孩,见图 38-1。

二、病理解剖与分型

(一)主要病理改变

* 三尖瓣狭窄或闭锁。
* 肺动脉瓣闭锁多伴室间隔完整,重者可合并右心室依赖性冠状动脉循环 (right ventricle dependent coronary circulation, RVDCC)。
* 三尖瓣环及右心室腔内径缩小。
* 肺动脉瓣狭窄及肺动脉发育不良。
* 三尖瓣下移。
* 房间隔缺损(胎儿期一般不诊断房间隔缺损)或室间隔缺损。

(二)分型

根据右心发育不良综合征的病理特征, 通常将其分成三大类:

Ⅰ类:肺动脉闭锁伴室间隔完整;

Ⅱ类:三尖瓣闭锁;

Ⅲ类:三尖瓣狭窄或严重三尖瓣下移畸形(Ebstein 畸形)。

患者心脏存在多种畸形,可出现肺血减少、正常、增多等多种表现,右心室流入部、小梁部、流出部3 个部分的发育情况也有所不同。

Bull 等根据右心室发育不良的程度将 HRHS 分成三型[3]:

Ⅰ型:右心室三个部分均存在(流入道、小梁部和流出道);

Ⅱ型:仅有流入、流出道两部分;

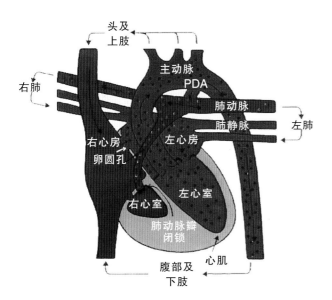

图 38-1　右心发育不良综合征示意图。

Ⅲ型:只有流入道,其余两部分缺失。

三、超声心动图表现

超声心动图是确诊右心发育不良综合征最主要的检查手段,优于心血管造影检查。

1.切面选择

四腔心切面(心尖及剑突下)、五腔心切面、大动脉短轴切面、剑突下双房及上下腔长轴切面及剑突下右心室流出道长轴切面等为常用切面。在进行超声心动图检查时,应注意观察右心室3个部分的发育情况及三尖瓣和肺动脉瓣,尤其需要了解三尖瓣和流入部的发育情况。对右心室显著发育不良且室

间隔完整的肺动脉瓣闭锁,应注意观察冠状动脉,明确是否合并 RVDCC。

2.超声心动图表现(参见室间隔完整的肺动脉闭锁章节)

(1)肺动脉瓣膜性闭锁(室间隔多完整)。

(2)右心室发育不良,腔径缩小,三部分(流入部、小梁部及流出部)均发育不良或缺乏一部分甚至两部分。

(3)三尖瓣闭锁,多合并室间隔缺损。

(4)三尖瓣环发育不良(瓣环径缩小),卵圆孔可增大。

(5)主肺动脉及左右分支发育不良或狭窄。见图 38-2 和图 38-3。

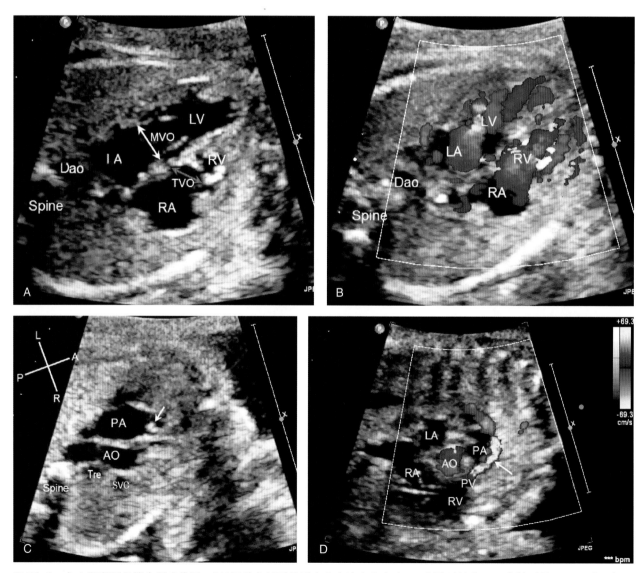

图 38-2 右心发育不良综合征声像图。(A)四腔心切面显示右心室比左心室小,三尖瓣环径小于二尖瓣环径;(B)四腔心切面彩色多普勒显示三尖瓣无明显狭窄;(C)三血管切面显示肺动脉瓣回声增强,主肺动脉扩张(狭窄后扩张);(D)动脉导管弓长轴切面彩色多普勒显示肺动脉瓣血流加速,为红色五彩血流。(待续)

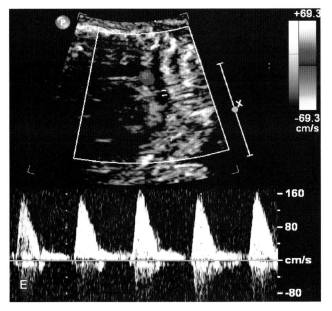

图 38-2(续) (E)动脉导管弓长轴切面脉冲多普勒显示肺动脉瓣正向流速>160cm/s。MVO：三尖瓣口；TVO：三尖瓣口。

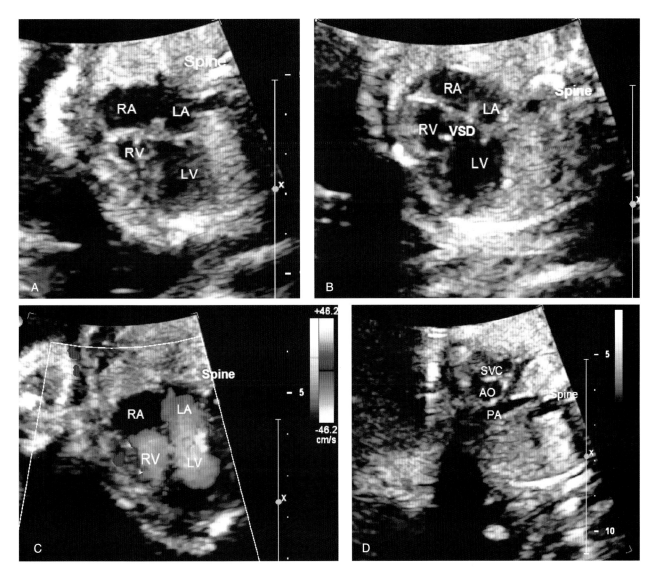

图 38-3 右心发育不良综合征声像图。(A)四腔心切面二维声像图显示右心室明显缩小，左心增大；(B)调整扇面显示膜周室间隔缺损；(C)四腔心切面彩色多普勒显示三尖瓣未见狭窄；(D)大动脉短轴切面显示肺动脉内径小于主动脉。(待续)

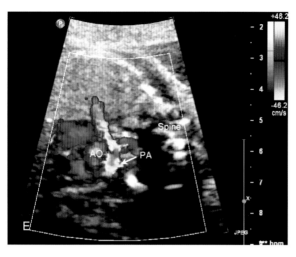
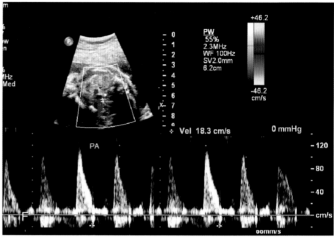

图 38-3(续) (E)彩色多普勒显示肺动脉血流未见明显加速；(F)脉冲多普勒测肺动脉流速为 110cm/s，稍增快。

四、外科治疗

HRHS 的外科治疗原则包括：确保体循环血液的回流，解除右心室流出口的梗阻，减轻或纠正发绀，保证正常的心输出量。

手术方式主要有三种：①单心室矫治；②双心室矫治；③一个半心室矫治。外科手术方式选择主要的依据是：对右心室发育程度的评价，包括形态学和功能两大方面。但由于右心室舒张末期容积测量方法非常复杂，在临床上难以推广应用。而研究证实：三尖瓣 Z 值与右心室腔的容积呈高度相关，所以通常采用三尖瓣环 Z 值来评价右心室腔的大小，这一方法简单准确，对临床有重要指导价值。

$$三尖瓣\ Z\ 值 = \frac{三尖瓣实测值 — 正常平均值}{正常平均直径的标准差}$$

Z 值大于–2，往往提示右心室发育好，可考虑行双心室矫治术。

Z 值小于–5，则说明右心室发育很差，适宜行单一心室矫治。

Z 值在 –2~–5 之间，可行一个半($1\frac{1}{2}$)心室矫治术。

参考文献

1. Williams JC, Barratt-Boyes BG, Lowe JB. Underdeveloped right ventricle and pulmonary stenosis. Am J Cardiol, 1963,11:458–468.

2. Khoury GH, Gilbert EF, Chang CH, et al. The hypoplastic right heart complex. Clinical, hemodynamic, pathologic and surgical considerations. Am J Cardiol, 1969,23(6):792–800.

3. Bull C, De Leval M, Mercanti C, et al. Pulmonary atresia and intact ventricular septum: a revised classification. Circulation, 1982,66:266–272.

（耿斌 张桂珍 穆继贞）

第 39 章

单心室(单一心室房室连接)

一、概述

单心室畸形是一组心脏畸形谱,指心房全部或大部分与一个主要心室腔相连接。该畸形在胚胎学上可能是球室管旋转异常所致。单心室占先天性心脏病发病率的 1%~2%,约占发绀性先天性心脏病的 10%。

二、病理解剖与分型

单心室畸形的命名及细化分类仍存在争议。从临床及病理生理学角度讲,单一心室连接的心脏只有一个功能心室(解剖上尽管可以具有两个心室)与心房连接。经典的单心室分类由 Van Praagh 提出,将二尖瓣、三尖瓣闭锁及共同房室瓣排除在外。单心室的 Anderson 简化分类法包含了三尖瓣及二尖瓣闭锁,心室可有或无残腔, 房室连接模式可以为心室双入口(double-inlet ventricle,DIV)、共同入口或单入口[1,2]。

目前,国际上通常采用 Anderson 倡导的单心室分类方法。Anderson 依据与心房连接的心室主腔形态学特征将单一心室房室连接分为三型。

A 型:心房通过左右房室瓣、共同房室瓣或单侧开放的房室瓣与左心室主腔相连,残余右心室腔位于主腔的前上方,此型占绝大多数。

B 型:心房通过左右房室瓣、共同房室瓣或单侧开放的房室瓣与右心室主腔相连,残余左心室腔位于主腔后下方。

C 型:心房通过左右房室瓣、共同房室瓣或单侧开放的房室瓣与不定型心室腔相连,心室腔小梁发育不良,分辨不清属于左心室还是右心室结构,无残存心室腔。

该畸形不论是一个还是两个心室腔, 它们的共同特征为单一的房室连接,如果第二个心室腔存在,不论其大小、形态如何,总是缺乏同心房的连接,强调房室连接的单一性而非心室腔的单一性是这一组畸形的本质(或关键)所在,所以 Anderson 将其称为功能性单心室(functionally univentricular heart)畸形[3]。见模式图 39-1。

三、病理生理改变

出生后的病理生理改变主要取决于以下因素:

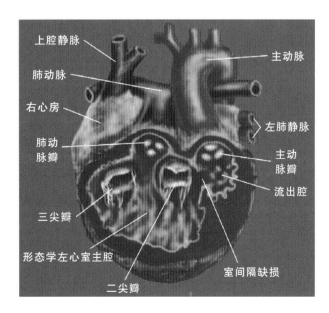

图 39-1 单心室模式图(A 型):左右房室瓣共同开口于左心室主腔,合并完全型大动脉转位。

1. 肺动脉有无狭窄及其狭窄程度,无肺动脉狭窄者易产生严重的肺动脉高压及心力衰竭;

2. 是否合并其他严重畸形(如完全型房室间隔缺损、心房异构等)。

胎儿期由于肺组织没有通气及心脏并列循环的特点,单心室畸形对胎儿病理生理没有明显影响;但如果合并完全型房室间隔缺损,则可引起心脏扩大(共同房室瓣反流所致)、心功能不全以及胎儿水肿。

四、超声心动图表现

1.超声诊断要点

(1) 确定单心室的诊断及类型。

(2) 确定房室瓣的形态:双侧房室瓣、共同房室瓣、还是一侧房室瓣闭锁。

(3) 明确心室与大动脉的关系。

(4) 确定残存心腔的类型。

(5) 明确有无其他合并畸形。

2.超声心动图表现

(1) 正常左右对称的心室结构消失,代之以一大腔(主心腔)和一小腔(残腔)的格局,甚至只有一个心腔;残存室间隔分隔主腔和残腔,两者通过室间隔缺损相交通。

(2) 左、右心房通过双侧房室瓣、共同房室瓣或单侧开放的房室瓣与主腔相连接 (或大部分与主腔相连接),彩色多普勒可显示房室瓣是否存在反流。

(3) 残腔可发出大动脉(称为流出小腔),也可不与大动脉相连接(称为残存陷窝)。

(4) 心腔(主腔、残腔)与大动脉的关系比较复杂,包括关系正常、完全型大动脉转位、心室双出口及单出口等。

(5) 单心室多合并心房异构(左心房异构及右心房异构),尤其是合并共同房室瓣的 B 型和 C 型单心室,常见为下腔静脉肝段缺如、奇静脉异常连接,心上型完全型肺静脉异位引流等。见图 39-2 至图 39-3。

3.判定残存心腔的位置和类型

在胎儿单一心室房室连接畸形,残腔的位置和形态可以辅助判定单心室的类型,通常采用左心室长轴及心室短轴切面。

(1)A 型单心室时,残存右心腔位于主腔的前上方,可有或无大动脉发出。

(2)B 型单心室时,残存左心腔总是位于主腔的后下方,无大动脉发出。

(3)C 型单心室时,则无残存心腔。见图 39-4 至图 39-6。

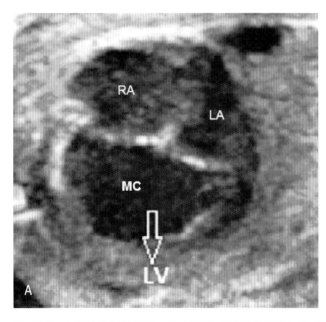
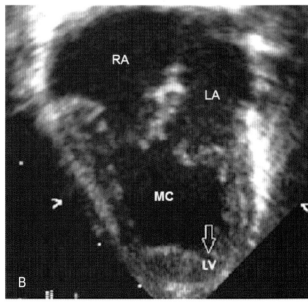

图 39-2 A 型单心室(DILV)二维声像图。(A)胎儿四腔心切面显示两组房室瓣与一个心室主腔连接;(B)出生后对应的心尖四腔心切面。

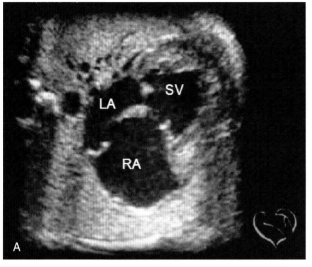

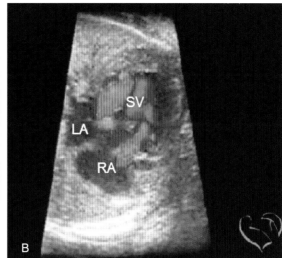

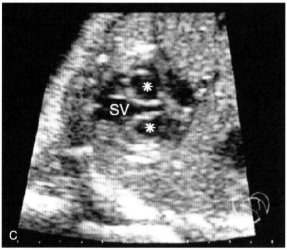

图 39-3　A 型单心室(DILV)二维声像图。(A)胎儿四腔
心切面显示两组房室瓣与一个心室主腔连接,(B)四腔心彩
色声像图显示左右心房进入主心腔的血流;(C)短轴显示
两组房室瓣(*)共同开口于单心室主腔。

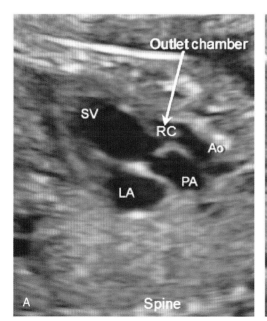

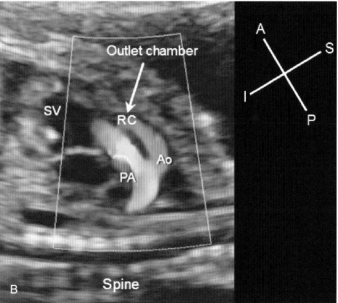

图 39-4　A 型单心室声像图。(A)左心室长轴切面显示主腔在后,发出肺动脉,残腔在前并发出主动脉;(B)彩色多普勒显示主
动脉和肺动脉血流。outlet chamber:流出腔。

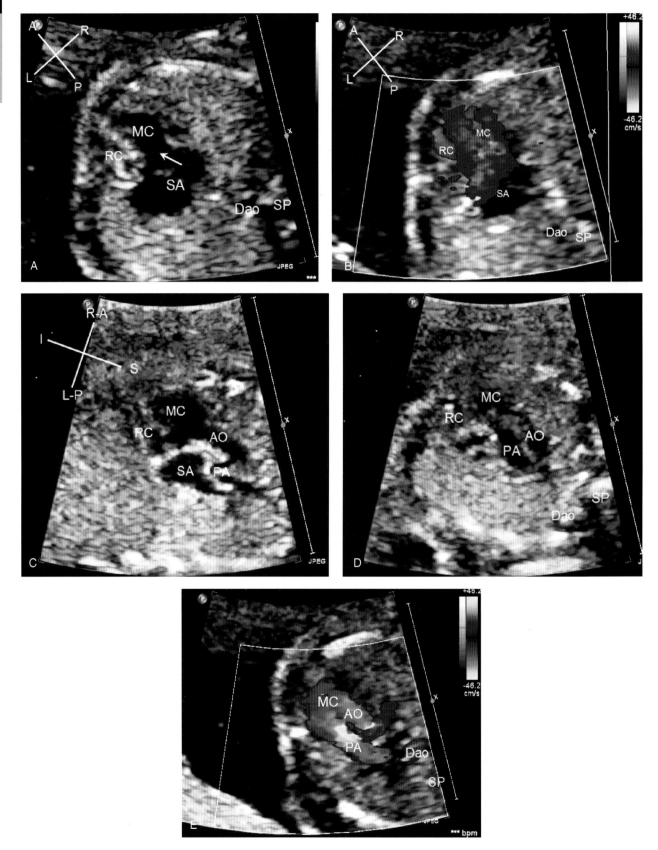

图 39-5 B 型单心室(心室共同入口)声像图。(A)心尖四腔心切面显示为右位心,心房通过共同房室瓣(箭头所示)与心室主腔相连,残腔(RC)位于左侧;(B)心尖四腔心切面彩色多普勒显示单心房经共同房室瓣进入心室的血流;(C)左心室长轴切面显示主腔在前,发出大动脉——为右心室,残腔在后下,无动脉发出——为左心室残腔;(D)近似左心室长轴切面显示两条大动脉均从右心室主腔发出;(E)彩色多普勒显示主动脉及肺动脉血流,肺动脉无狭窄。

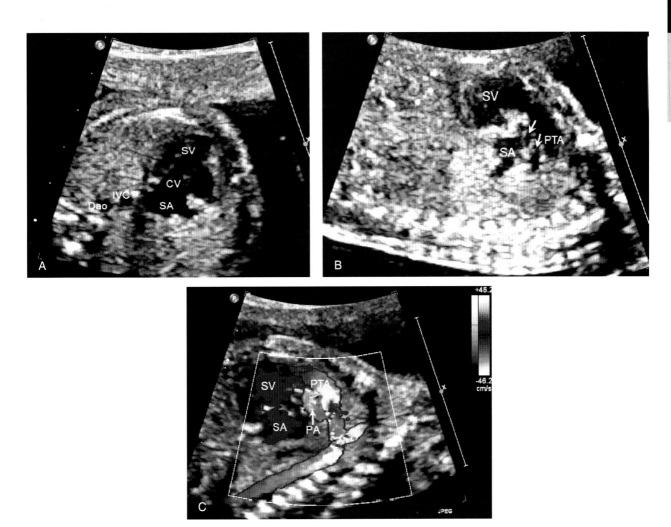

图 39-6　C 型单心室合并 II 型共同动脉干(PTA)声像图。(A)四腔心切面显示单一心房(SA)通过共同房室瓣与单一心室腔连接，无残存心室腔；(B)流出道长轴切面显示心脏只有一个心室腔(没有残腔)，单一心腔发出一支大动脉(共同动脉干)，左右肺动脉分别发自共同动脉干后壁(箭头所示)；(C)彩色多普勒显示共同动脉干血流(箭头示肺动脉分支)。

五、治疗及预后

　　由于该畸形胎儿为单心室循环，出生后只能采用 Fontan 类手术治疗，多预后良好。预后主要取决于单心室的类型，是否合并房室瓣反流。与左右房室瓣相比较，共同房室瓣多合并明显反流，预后较差。

　　手术方案取决于肺动脉的发育程度：①肺动脉无狭窄(易产生肺动脉高压)——早期行肺动脉环缩术，3 岁左右行 Fontan 手术；②肺动脉发育差，青紫严重者——早期行 B-T 分流术，3 岁后行 Fontan 手术；③如果肺动脉中度狭窄且发育良好，3 岁后直接行 Fontan 手术。

参考文献

1. Haglar DJ, Edwards WD. Univentricular atrioventricular connection. In: GC Emmanouilides, HD Allen, TA Reimenschineider, et al. eds. Moss & Adams heart disease in infants, children, and adolesents. Baltimore: Williams & Wilkins, 1995;1278-1306.

2. Aderson RH, Becker AE, Tynan M, et al. The univentricular connection: getting to the root of a thorny problem. Am J Cardiol, 1984,54(7):822-828.

3. Jacobs M, Anderson RH. Nomenclature of the functionally univentricular heart. Cardiol Young, 2006,16(Suppl I):3-8.

（耿斌　穆继贞　张桂珍）

第 **40** 章

心脏肿瘤

一、概述

胎儿心脏肿瘤很少见，但较产后多见，有中心报道该病例占所有胎儿心脏畸形的 2.8%[1]。胎儿心脏肿瘤一般产前诊断并不困难，可能出现血流动力学损害，需要到专科医院（或围产医学中心）治疗。胎儿心脏肿瘤绝大多数为良性，其中最常见的是横纹肌瘤（rhabdomyoma），占心脏肿瘤的 80%~90%，其他还包括纤维瘤、畸胎瘤（teratoma）、黏液瘤、血管瘤、脂肪瘤、间皮瘤、错构瘤等，胎儿心脏的恶性肿瘤较少见。虽然多数为良性肿瘤，但如瘤体过大，又多发于心腔内多个部位，常常会引起流入道或流出道梗阻，造成血流动力学改变，致使心室肥厚或腔室增大、心律失常等，重者心功能减退、胎儿水肿，甚至危及胎儿生命。

第 1 节　心脏横纹肌瘤

一、发病率

国外报道儿童横纹肌瘤（cardiac rhabdomyoma）在存活新生儿中的发病率约为 1/40 000。胎儿心脏横纹肌瘤在胎儿心脏肿瘤中的发病率较高，约占 80%，女性多于男性。

二、病理解剖及临床特征

横纹肌瘤多发生在室间隔或心室游离壁，也可发生在心房。可突入心室腔，引起流入道或流出道梗阻。形态为结节状，可单发，但常为多发（约占 90%），主要病理结构为横纹肌细胞。对于单发横纹肌瘤，未引起心脏血流动力学障碍及心功能异常者，胎儿宫内发育多无明显异常，可随诊观察至正常分娩。如胎儿期心脏横纹肌瘤生长迅速或为多发的，往往会导致血流梗阻，胎儿可出现心肌肥厚、心脏扩大、心功能不全等并发症，病变侵及室间隔还可引起心律失常或传导异常。严重影响血流动力学者可伴有严重胎儿水肿（fetal hydrops），甚至胎儿死亡。此外，心脏横纹肌瘤常合并其他系统畸形，如"多囊肾"，30%~50% 可伴有结节性硬化症（tuberous sclerosis，又称 Bourneville-Pringle 病），有严重的神经系统症状，影响出生后患儿的远期生存质量。当出生后临床诊断结节性硬化症时，50%~80% 的患儿伴发心脏横纹肌瘤[2,3]。

三、超声心动图表现

胎儿超声心动图可对心脏横纹肌瘤的发生部位、肿瘤大小及数目，以及心脏血流动力学及心功能状态做出准确评价，在产前诊断中具有重要的应用价值，为首选检查方法。

- 声学特征：二维图像显示为圆形或椭圆形边界清晰的实质肿块，较室间隔（或室壁）回声增强，见图 40-1-1。
- 部位：强回声占位多发生在室间隔或心室游离壁上，突向心室腔内，如发生在心室流出道可引起相应流出道的梗阻。
- 肿瘤数目及大小：横纹肌瘤可单发，但多数为

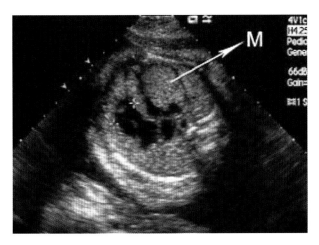

图40-1-1 胎儿心脏横纹肌瘤声像图，四腔心切面显示左心室(较大)及右心室内多发(较小)占位(横纹肌瘤)。M:占位。

多发;肿瘤的大小不等,最大可至40~50mm,见图40-1-2。

* 并发症:横纹肌瘤可引起血流动力学障碍,如流入道或流出道梗阻。心功能异常者可出现胎儿水肿,如心包积液、胸腹水等,见图40-1-3。

* 彩色及频谱多普勒可评价血流梗阻程度,是否合并房室瓣反流及评估反流程度;如合并胎儿心律失常,可以应用M型及频谱多普勒超声明确其类型,以便针对治疗。

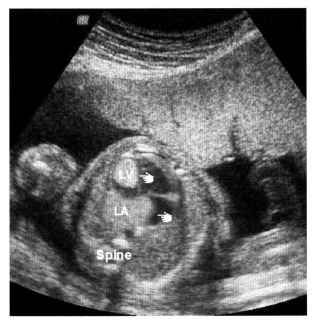

图40-1-2 多发横纹肌瘤声像图,四腔心切面显示左心室及左心房内巨大横纹肌瘤(占位)。

四、治疗及预后

产前发现的巨大及多发横纹肌瘤多预后较差,可终止妊娠。但目前有报道,宫内发现的横纹肌瘤,出生后有逐渐缩小趋势,甚至自然消失的现象[4,5]。所以,对于珍贵胎儿,且横纹肌瘤对心脏无明显血流动力学影响,可密切随访观察,直至生产。如出生后肿瘤生长过快或肿瘤较大,或在流入道或流出道部位,影响房室瓣开闭或造成心室流入道或流出道排血受阻,应外科手术治疗,但文献报道心脏肿瘤术后的复发率达50%[6];也有报道肿瘤较小的患儿可施行射频消融手术,但易引起其他心脏结构的损伤[7]。如果伴有结节性硬化症及多囊肾则多预后不良。

五、鉴别诊断

应注意与其他心脏肿瘤区别,如心脏畸胎瘤有骨骼和脂肪,常常出现在心包腔内,引起心包积液,严重的出现心包填塞症状。心脏黏膜瘤常发生于心房内,多为单发,有蒂,活动度大,常引起流入道梗阻。其他心脏肿瘤也有相应的超声表现,在检查中应给予注意。

第2节 其他心脏肿瘤

胎儿心脏肿瘤除了发病率较高的横纹肌瘤外,文献报道的胎儿期出现的其他心脏肿瘤包括纤维瘤、畸胎瘤(teratoma)、黏液瘤(myxoma)、血管瘤、脂肪瘤、间皮瘤、错构瘤等,胎儿心脏的恶性肿瘤较少见。

一、畸胎瘤

多发生在心包,突出的临床表现为进行性加重的心包积液、心包填塞症状。胎儿血流动力学不稳定,可出现心力衰竭,甚至危及胎儿生命[8]。

(一)超声心动图表现

1.二维超声心动图表现:多切面显示畸胎瘤多发于心包腔内,瘤体回声呈实质性,不均匀,回声增强。心包大量积液,心腔受压变小,舒张功能受限且收缩无力。见图40-2-1。

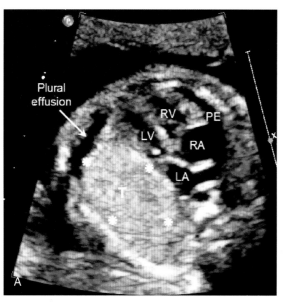

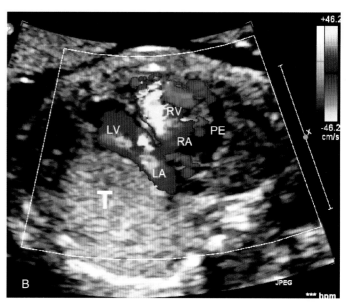

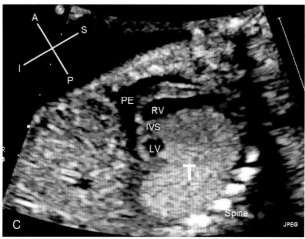

图 40-1-3　胎儿左心室肿瘤声像图。(A)四腔心切面二维图像显示肿瘤与左心室及左心房侧壁紧密粘连,并压迫左侧房室沟;(B) 四腔心切面彩色多普勒显示二尖瓣血流无明显加快;(C)左心室短轴二维图像显示肿瘤包绕左心室侧壁及前壁。PE:心包积液;Plural effusion:胸腔积液。

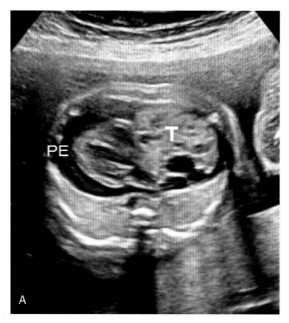

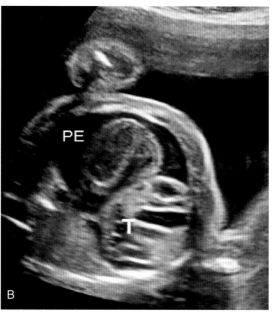

图 40-2-1　胎儿心脏畸胎瘤合并大量心包积液。(A)旁四腔心切面;(B)心尖四腔心切面。

2. 彩色多普勒：可显示瓣膜反流信号，脉冲多普勒显示 E/A 比值减低。

(二)治疗

发生心包填塞时，采取宫内胎儿心包穿刺术可以缓解病情，拯救胎儿生命，或行宫内肿瘤摘除手术。如果孕周>35 周，可提前分娩后再行心脏畸胎瘤摘除手术。

二、黏液瘤

多发于心房，以左心房内多见，为良性肿瘤。多为单发，亦可见多发，有蒂，可活动。如果瘤体生长较快，肿瘤较大，可致流入道梗阻，造成血流动力学不稳定。

(一)超声心动图表现

二维超声显示瘤体多在心房内，呈中等回声光团，带蒂，活动性好。当瘤体阻碍心室流入道或阻塞心室流出道时，彩色多普勒可显示血流明显加速，呈五彩花色血流。频谱多普勒测量高速血流速度。

(二)治疗

血流动力学稳定者可出生后摘除肿瘤，对于胎儿血流明显障碍者也可实施宫内手术摘除。

参考文献

1. Allan L. Fetal cardiac tumor. In: Allan L, Hornberger LK, Sharland GK, eds. Textbook of fetal cardiology. London: Greenwich Medica Limited, 2000:358-365.
2. Tworetzky W, McElhinney DB, Margossian R, et al. Association between cardiac tumors and tuberous sclerosis in the fetus and neonate. Am J Cardiol, 2003,15,92(4):487-489.
3. Bader RS, Chitayat D, Kelly E, et al. Fetal rhabdomyoma: prenatal diagnosis, clinical outcome, and incidence of associated tuberous sclerosis complex. J Pediatr, 2003,143(5):620-624.
4. D'Addario V, Pinto V, Di Naro E, et al. Prenatal diagnosis and postnatal outcome of cardiac rhabdomyomas. J Perinat Med, 2002,30(2):170-175.
5. Bonnamy L, Perrotin F, Megier P, et al. Fetal intracardiac tumor. Prenatal diagnosis and management. Three case reports. Eur J Obstet Gynecol Reprod Biol, 2001,99:112-117.
6. Gresser CD, Shime J, Rakowski H, et al. Fetal tumor: a prenatal echocardiographic marker for tuberous sclercsis. Am J Obstet Gynecol, l987,156:689-690.
7. Geipel A, Krapp M, Germer U, et al. Perinatal diagnosis of cardiac tumors. Ultrasound Obstet Gynecol, 2001,17:17-21.
8. Czernik C, Stiller BM, Hübler M, et al. Hydrops fetalis caused by a large intrapericardial teratoma. Ultrasound Obstet Gynecol, 2006,28:972-978.

(田家玮 闫玉梅 杨爽)

第 **41** 章

胎儿心律失常诊断及治疗

正常胎儿心律规整,心率为120~160次/分,胎儿心律失常是指胎心节律不规整或胎心率在正常范围之外(低于100次/分或超过180次/分)。正确诊断和处理胎儿心律失常是加强围生期监护的一个重要方面。由于从母体腹部体表引出的胎儿心电信号较弱,特别是胎儿心电图P波不易记录到,而记录到QRS波群的成功率取决于胎龄,并在很大程度上与胎儿在母体中的位置有关,因而胎儿心律失常不能靠心电图做出诊断。随着超声诊断技术的发展,早在1973年Robinson和Shaw-Dunn开始运用M型超声心动图测量孕早期胎儿心脏节律。1980年以后众多学者运用二维、M型及多普勒超声心动图诊断胎儿先天性心脏病和心律失常,并积累了很多经验,超声心动图是非常可靠的胎儿心律诊断方法[1,2]。尽管有关胎儿心律失常的新的检查手段不断涌现,如应用胎儿磁电图对胎儿心律失常进行诊断,但由于价格昂贵,操作复杂,尚难以在临床上普及[3]。到目前为止,超声心动图仍为诊断胎儿心律失常最主要的方法。

超声心动图不仅可以确定心律失常,而且可明确心律失常的类型,评价心律失常对胎儿心功能及血流动力学的影响。不同类型胎儿心律失常的临床意义差别较大,偶发或间断出现的各类早搏对胎儿无不良影响;持续、快速的心律失常及严重的传导阻滞则可引起胎儿心功能异常、胎儿水肿,甚至胎儿死亡。因此,注意观察胎儿心律失常,及时作出正确诊断,对临床处理和改善患儿预后十分重要。

一、胎儿传导系统和自律性控制

在胎儿发育第3周末,胎儿心脏的室性自律即可出现,孕第7周可分辨出来源于静脉窦的窦房结,孕第10周由窦房环、房室环和原始间隔的原始心肌细胞形成了房室结,由此胎儿心脏的心房和心室被隔开,房室结内通道也形成。到孕10~12周时,房室结、结内组织和连接心室的传导束均形成。在这个时期,胎儿心脏的传导系统和自律控制会发生许多改变,与成人比较,胎儿及新生儿窦房结中含有较多的P细胞(Pacemaker cell)和较少的过渡细胞(transitional cell)。另外,窦房结动脉小,其周围的结缔组织发育不良。在胎儿时期,房室结的位置还会移动,出生后才会固定。按照James的观点,房室结和His束在出生后会重构,这说明在胎儿及新生儿时期心脏电生理功能是不稳定的。

现已证明,胎儿及新生儿心脏节律性是由胆碱能神经细胞控制为主,孕6周时出现胆碱能神经纤维,孕10周出现交感神经纤维,孕12~17周出现副交感神经抑制;副交感神经主要分布在窦房结和房室结,而心室肌很少,提示胎儿心脏自律系统尚不成熟,这种自律性不平衡可能影响到传导系统,会导致某些胎儿心律失常的发生。

二、流行病学

Shenker报道胎儿心律失常发生率为1%~2%,Reed报道大约10%的胎儿心律失常会导致严重后果。胎儿心律失常大致可分为节律不规整(irregular,如房性及室性早搏等)、心动过速(tachycardia,如室上性心动过速、室性心动过速及房扑、房颤等)及心动过缓(bradycardia,如窦性心动过缓、房室传导阻滞等)三种类型。胎儿心律失常种类具体构成

表41-1　各类型胎儿心律失常构成比例

	患者数	百分比(%)
期前收缩	197	63
窦性心动过缓/心动过速	62	20
室上性心动过速	37	12
完全性房室传导阻滞	13	5
部分性房室传导阻滞	2	–
合计	311	100

情况见表41-1。

三、超声诊断方法

对胎儿心律失常的诊断、分类及处理是基于对心房、心室电生理学和时序分析(chronological relationships)。检查方法包括 M 型、脉冲多普勒超声及最近应用的组织多普勒超声心动图检查技术,原理都是通过显示心脏及大血管的机械活动或心脏血管内血流运动,从而间接提供胎儿心电变化的信息。

1.二维超声心动图

可获得胎儿心脏不同切面的实时图像,对心脏不同的解剖结构直接观察,引导 M 型及脉冲多普勒超声心动图取样线的放置。

2.M 型超声心动图

M 型超声心动图亦称一维超声,是在横轴方向上将超声束方向的回声信号按时间顺序展开,如果超声束同时穿过心房、心室壁或房室瓣,就可以观察它们运动之间的时序关系,从而判断心律失常类型。在 M 型超声心动图上心房、心室的运动波形分别代表了心房、心室的收缩与舒张,当同时记录到房壁、室壁运动的时候,它们运动之间的时序关系就表现出了心电传导的关系。但 M 型超声心动图易受图像分辨率及胎儿体位的影响。

3.多普勒超声心动图

诊断胎儿心律失常主要使用脉冲多普勒超声技术,通过同时观察左室流入道及流出道,脐动脉及脐静脉血流频谱形态,来评价心房、心室收缩及舒张活动状态,诊断胎儿心律失常。将取样容积(sample volume)置于左、右心室流入道(图41-1 和图41-2),所记录到的血流速度频谱与 M 型超声心动图所记

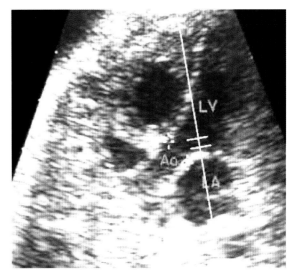

图 41-1　左心室流入道/流出道(LVIT/LVOT)多普勒取样容积的部位。

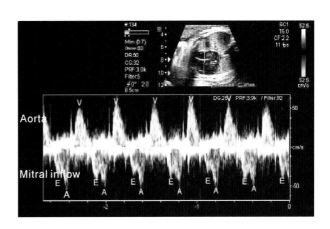

图 41-2　脉冲多普勒同时显示左心室流入道/流出道血流频谱。

录到的二尖瓣或三尖瓣运动波形相似,呈双峰波形。E 峰代表左心室或右心室舒张早期,房室瓣开放,心室快速充盈所形成的血流波;A 峰则代表心房收缩引起的心房排空血流波。如将脉冲多普勒取样点(常需要扩大取样容积)置于左心室内流入道与流出道交汇处,就能同时记录流入(主要是心房的收缩波,即 A 波)与流出道血流频谱,从而了解心房和心室的收缩情况及时序关系,对胎儿心律失常的诊断提供辅助信息。但对于房室瓣关闭时出现的房性提前收缩 [如房室传导阻滞 (atrioventricular block, AVB)],此方法应用就受到局限。近年来,许多学者报道将脉冲多普勒取样容积置于肺动脉和肺静脉相邻区或主动脉与上腔静脉相邻区,通过同时追踪观察肺动脉/肺静脉(PA/PV)(图41-3)或主动脉与上腔静脉(AOA/SVC)(图41-4 和图41-5)多普勒血流

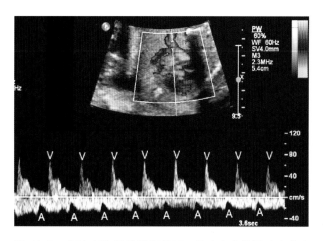

图41-3 在肺动脉/肺静脉相邻区,脉冲多普勒同时追踪显示肺动脉及静脉频谱。A:肺静脉逆向血流频谱(代表心房收缩),V:肺动脉正向血流(代表心室收缩),通常两血流频谱在基线的不同方向。

频谱形态及时间顺序来诊断胎儿心律失常,具有较高的敏感性和特异性。组织多普勒技术(tissue Doppler imaging, TDI)可对房室瓣游离缘的运动情况进行描记,通过同时对心房壁、心室壁取样,对两处组织的节段运动曲线进行实时描记和分析,可准确推断心房、心室收缩的时序关系,从而诊断胎儿心律失常的类型,与M型超声及脉冲多普勒比较,其可行性、稳定性及敏感性极高[4,5,6]。

四、常见胎儿心律失常的诊断

1.窦性心动过缓

在胎儿4周时平均心率为90次/分,到5周时可增加到124次/分,胎儿心率最快时应在8~10周

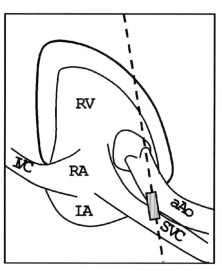

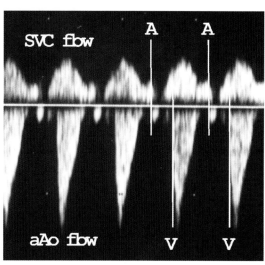

图41-4 脉冲多普勒同时追踪显示上腔静脉及升主动脉血流频谱。A:心房收缩时SVC内的逆向血流频谱;V:心室收缩时升主动脉的正向血流,两血流为同一方向。

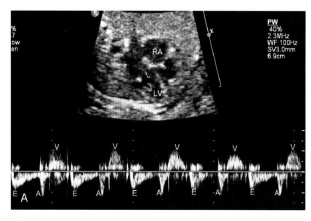

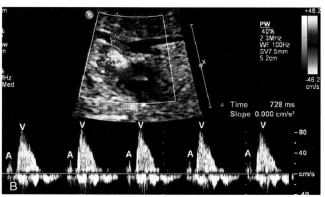

图41-5 胎儿窦性心动过缓声像图。(A)左心室流入道/流出道交汇区脉冲多普勒频谱,E、A及V峰规整,依次出现;(B)主动脉及上腔静脉邻近区脉冲多普勒声像图,A波(心房收缩)及V波(心室收缩)规整,心率为82次/分,A波均向下传导至心室。

可达 180 次/分，以后逐渐减慢。一般胎儿心率在 100 次/分以下可诊断窦性心动过缓，分为阵发性和持续性。其超声诊断的特征是：使 M 型超声取样线同时通过心房和心室壁，记录到的心房率与心室率有正常的依赖关系。需要排除包括Ⅱ、Ⅲ度房室传导阻滞或阻滞性房早，后几种心律失常的心房率大于心室率。

间断性窦性心动过缓在孕 20 周左右并非少见，有时在整个孕期也可见到，多数是由于交感神经系统发育不成熟而迷走神经张力相对增高造成的平衡失调所引起。持续性心动过缓伴随胎儿非免疫性水肿可能由于胎儿缺氧引起，其他引起持续性心动过缓的原因包括低灌注血症、QT 间期延长综合征、胎儿先天性心脏病和氧化锂中毒等。只有极少部分的心动过缓会造成严重后果。

对于一过性窦性心动过缓且没有严重病理基础者可不作处理，每 2 周复查 1 次超声心动图，观察胎儿的生长、心室壁肥厚及是否出现充血性心力衰竭。对于严重窦性心动过缓伴有非免疫性水肿的胎儿，可根据胎龄的情况提前分娩。

2.窦性心动过速

胎儿心率>180 次/分时，认为有窦性心动过速，其超声诊断方法与诊断窦性心动过缓相同：即用 M 型取样线通过心房和心室，记录到的心房率与心室率有对应关系，或用脉冲多普勒取样在左心室的流入、流出道记录二尖瓣血流波形和左室流出道血流波形。窦性心动过速应与心房扑动、颤动或室上速鉴别，心房扑动时心房率高于心室率；而室上速时，心率常大于 200 次/分以上，且心率绝对规则。一过性窦性心动过速常由胎动引起，属正常现象，持续性胎儿心动过速的原因包括：胎儿缺氧早期、巨细胞病毒感染和母亲的甲状腺功能亢进等。

3.室上性早搏

室上性早搏包括房性早搏和交界性早搏，由于在胎儿时期，两者难以区分，故统称为室上性早搏。它是一种最常见的胎儿心律失常，可以传导至心室引起心室收缩，亦可发生阻滞。胎儿出生前此种早搏可间断发生，往往在分娩过程中或出生后几天内消失。通常情况下胎儿能较好耐受，无需特殊处理，观察过程中应注意少数情况下此种心律失常可转换成心动过速。

（1）M 型超声心动图检查：使 M 型取样线同时穿过心房及心室壁，观察心房的波形是否提前出现及其与心室波形的联系，如心房的波形比较小，可使 M 型取样线与间隔垂直，记录房间隔的运动幅度，容易判定早搏是否为室上性。这种室上性早搏波形通常为提前的、幅度较低的房间隔运动波。

（2）多普勒超声心动图检查：可将取样容积分别置于左心室流入道/流出道交汇处，或主动脉/上腔静脉或肺动脉/肺静脉邻近区，同时记录动脉及静脉血流频谱，依据动静脉血流频谱的时序关系，不难做出诊断（图 41-6 和图 41-7）。

4.室性早搏

在胎儿时期室性早搏比较少见，且极少伴有器质性心脏病变，M 型超声心动图对鉴别室性早搏与室上性早搏最有价值，在同时记录到心房及心室壁运动的 M 型超声心动图上，室性早搏为提早的心室运动波，其前没有心房运动波，其后通常有一较长的

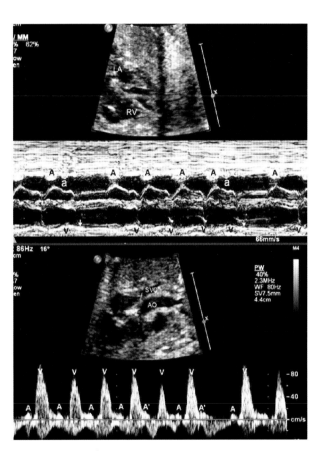

图 41-6 室上性早搏（房早）。上图：A 波为正常房性波动，a 为提前出现的房性搏动，但未下传至心室；下图：房性早搏脉冲多普勒声像图（同时显示 SVC/AO），第五个房性波动 A' 为房性早搏，并且下传至心室，第七个房性波动 A' 提早出现，但未传至心室。

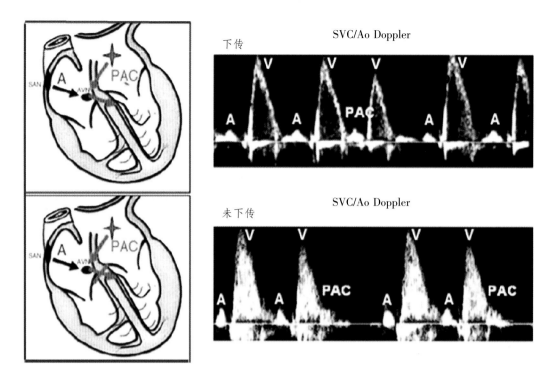

图 41-7　同时追踪显示 SVC/AO 脉冲多普勒诊断房性早搏。上图为下传的房性早搏;下图为未下传的房性早搏。

间歇,其间歇时间较房性早搏为长,为完全性的代偿间歇。用多普勒超声心动图诊断时,通常把取样容积放在肺动脉/肺静脉或上腔静脉/升主动脉邻近区域,同时追踪显示动脉及静脉频谱。见图 41-8 和图 41-9。

　　室性早搏发生的原因可为原发性或继发性,后

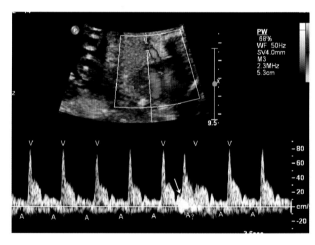

图 41-9　室性早搏肺动脉/肺静脉相邻区脉冲多普勒声像图:早搏前(箭头所示)没有房性搏动(A),早搏后代偿间歇完全,所以为室性早搏。

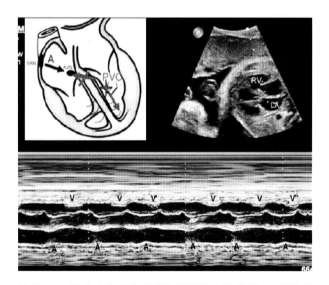

图 41-8　胎儿左心室室壁瘤合并频发室性早搏 M- 型超声心动图:第一条(最上)运动曲线为右心室壁波动,第3(V')及第6(V'')室性波动为室性早搏,呈三联律;最下面一条运动曲线为左心房壁波动曲线,A(心房收缩)波节律规整。

者可能为低氧血症、代谢紊乱、病毒感染、长 Q-T 间期综合征或心肌病变,具体对胎儿造成的危害目前还不清楚。

　　处理方面目前有争议,应去除病因,密切观察。

5.胎儿心动过速

　　胎儿心动过速(tachycardia)包括室上性心动过速、心房颤动、心房扑动及室性心动过速。Engelen 和 Ferrer 报道共 86 例快速型心律失常胎儿,其中室上

性 53 例(62%),心房扑动 26 例(30%),两者均有 7 例(8%),因这三种心律失常都可危及胎儿的生命,主要是导致充血性心力衰竭(胎儿水肿),所以应当及时诊断和处理。

(1)室上性心动过速:心室律一般在 220~320 次/分,平均约为 250 次/分,心律绝对规则,包括折返性和通过异常通道折返性室上速,但在胎儿时期不易区分。Copel 报道预激综合征的室上速(W-P-W 综合征)可发生在有先天性心脏病的胎儿中,如 Ebstein 畸形、纠正性大动脉转位、法洛四联症、室间隔缺损、心肌病和心脏横纹肌瘤等。根据其发病机制可进一步将室上性心动过速分为短 V-A 间期性、长 V-A 间期性、V 与 A 重叠性及心房内折返性,可依据不同机制选用不同的药物治疗。见图 41-10 和图 41-11。

(2)心房扑动:心房扑动胎儿心房率可达 360~480 次/分,有的可 1∶1 向心室传导,最常见的为心房和心室 2∶1 传导,即心室率只有心房率的一半,见图 41-12。

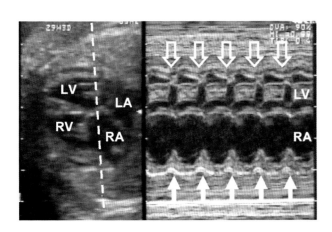

图 41-10 室上性心动过速 M 型超声心动图:下面箭头示心房波动,上面箭头示心室波动,心室率 210 次/分。

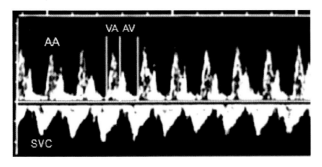

图 41-11 室上性心动过速脉冲多普勒(SVC/AA)声像图:基线上为主动脉及上腔静脉反向血流频谱,基线下为上腔静脉入右房频谱;室上速发生时测得 V-A<A-V。

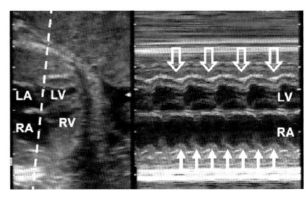

图 41-12 胎儿心房扑动 M- 型超声声像图。心房波动为 510 次/分,心室波动为 255 次/分,为 2∶1 传导。

(3)心房颤动:胎儿心房颤动之心房率非常快,可达 500~700 次/分,且不规则,心室率也不规则,此种心律失常非常少见。Copel 报道 2 例患心房颤动的胎儿 (占胎儿心律失常 0.2%),没有胎儿水肿发生,1 例在宫内通过药物控制,均存活。

室上性心动过速与心房扑动及颤动容易混淆,如果心房率和心室率速率相等,则多为室上速;如果房率为室率的 2 倍,则多为心房扑动伴 2∶1 房室传导,如房律及室律均极不规则可考虑为心房颤动。

(4)胎儿室性心动过速:室性心动过速(ventricular tachycardia,VT)发病率非常低,仅有个别文献报道[8,11]。心室率一般为 220~280 次/分,心室壁运动曲线规整,心房壁运动曲线可不规整,通常心房率低于心室率伴有房室分离。如果存在 1∶1 心室-心房逆向传导,则难以区别室性与室上性心动过速。见图 41-13 和图 41-14。

(5)房室传导阻滞

1)Ⅰ度房室传导阻滞:观察测量方法为应用脉

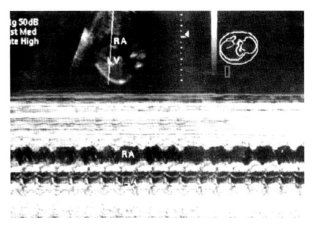

图 41-13 胎儿室性心动过速 M 型超声心动图,心室率 260 次/分,明显高于心房率,心房率不规则,房室分离。

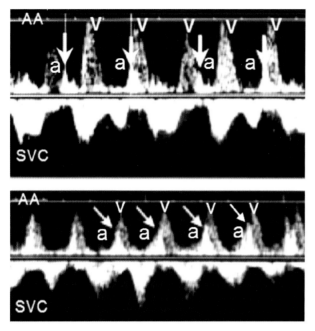

图 41-14 室性心动过速及室上性心动过速脉冲多普勒超声心动图。上图:心室率(v)明显快于心房率(a 波,箭头所示);下图:心房率与心室率一致,a 波与 v 波重叠。

冲多普勒超声技术,取样容积置于 LVIT/LVOT(图 41-15)或 SVC-AO(图 41-16),测量心房至心室的传导时间(相当于 P-R 间期),前者测量 E 峰和 A 峰交界处至收缩期 V 波起始点,后者测量心房收缩 A 波起点至收缩期 V 波起始点,胎儿正常 A-V 时间为 120+/-20ms,但研究证明用多普勒方法测量的 A-V 间期往往高估 P-R 间期的实际值。Ⅰ度房室传导阻滞时,心房激动下传至心室的时限延长。

2)Ⅱ度房室传导阻滞:Ⅱ度房室传导阻滞又称不完全性房室传导阻滞。

Ⅰ型:房室瓣 A 峰起始点至 V 峰起始点(P-R 间

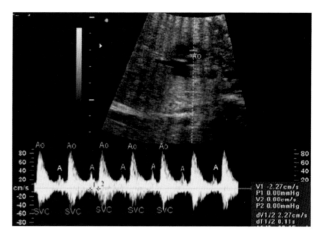

图 41-16 胎儿 a-v 间期 SVC/AO 测量方法。

期)逐渐延长,直至受阻而脱落,不能下传至心室。

Ⅱ型:心房的激动仅有部分能下传至心室,而另一部分则受阻于房室之间,不能传入心室。通常传导比例为 2:1,脉冲多普勒显示胎儿心室率减慢,两次心房激动后才呈现一次心室收缩 V 波频谱,提示有一次心房激动并未下传至心室,见图 41-17。

3)Ⅲ度房室传导阻滞:Ⅲ度房室传导阻滞亦称完全性房室传导阻滞,胎儿心率多为 50~80 次/分。

心房的激动全部不能下传至心室,而心室则受另一个节律点控制,心房和心室均有自己的跳动节律,房室分离为完全性房室传导阻滞的特征。在 M 型超声图上,心房壁和心室壁的运动都各自保持着自己的节律,心室壁的运动一般是匀齐的,但是频率明显慢,而心房壁的运动频率多为正常。约有 50% 完全性房室传导阻滞的胎儿患有先天性心脏病。其

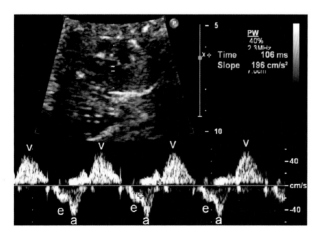

图 41-15 胎儿 a-v 间期 LVIT/LVOT(胎儿五腔心切面)测量方法。

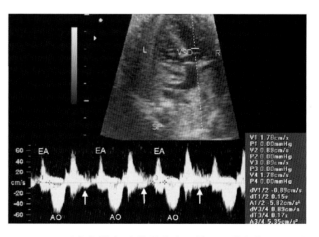

图 41-17 室间隔缺损合并Ⅱ度房室传导阻滞声像图,五腔心切面(MV/AO)脉冲多普勒显示:每两次心房激动才有一次下传至心室,箭头示未下传的房性搏动。

预后取决于心室率是否过慢、是否存在心脏结构异常、心功能减低及胎儿水肿。见图41-18。

五、治疗原则

对心律失常胎儿而言，若胎肺已足够成熟，则提前分娩并在生后治疗心动过速是正确选择。进行医学(药物)干预的胎儿，应为35孕周之前的高危儿。经胎盘转运药物治疗，是治疗胎儿心律失常的首选途径，仅在严重水肿胎儿胎盘转运率极低情况下，才考虑使用经脐静脉注射药物治疗途径。几乎所有抗心律失常药物均有不同程度致心律失常的潜在不良反应。目前，对治疗胎儿心律失常药物的代谢动力学研究尚少，在胎儿水肿、低蛋白血症等病理状态下，药物分布容积、半衰期等可能存在很大变化。所以在决定药物干预治疗胎儿心律失常前，应对恢复窦性心律的益处与药物对孕母和胎儿可能造成的不利影响进行充分评估，权衡利弊。抗心律失常的治疗目标为控制心室率和转复窦性心律。

不同类型心律失常由于其发生机制、持续时间及对胎儿血流动力学的影响程度不同，对药物治疗反应也不同，预后亦不同。总而言之，对胎儿心律失

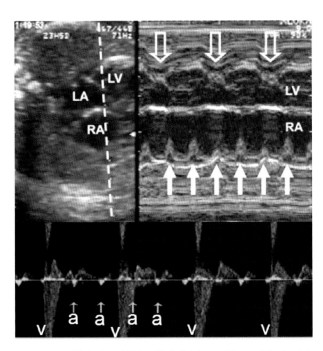

图41-18　Ⅲ度房室传导阻滞声像图。上图：M型超声显示心房搏动(实箭头所示)明显快于心室搏动(空心箭头所示)，心房和心室搏动规律，呈完全性房室分离；下图：AA/SVC相邻区脉冲多普勒超声，心房收缩波(a)速率显著高于心室收缩波(v)，房室完全分离。

常治疗需考虑的因素包括：妊娠时间、胎儿心功能状况、心律失常类型和机制、孕妇及胎儿接受治疗风险效益评估。但对接近足月时出现的胎儿心律失常、心力衰竭，只要能保证母亲安全，对胎儿的异常心率/心律及早干预，对出生后新生儿状态及产后继续治疗非常重要[7]。目前，地高辛被公认为治疗快速性胎儿心律失常的一线用药。研究表明，对于胎儿SVT及AF，单用索他洛尔或索他洛尔及地高辛联合用药的疗效，明显优于单用地高辛治疗。索他洛尔同样应当作为胎儿SVT及AF等快速性胎儿心律失常的一线治疗药物。地高辛在伴水肿的SVT/AF胎儿中，单用多不能转律，无水肿SVT/AF胎儿应用地高辛的转律率为50%~71%，而索他洛尔治疗的转律率为72%~83%。但索他洛尔存在潜在致心律失常作用及负性肌力作用，在安全性方面不及地高辛[9]。有研究发现，经脐静脉穿刺成功后，经脐血管注射ATP治疗胎儿SVT疗效良好[10]。对于抗胎儿心律失常的二线药则(如胺碘酮、氟卡尼、维拉帕米等)疗效报道不一，若地高辛用药2周后心律未转复为窦性，而孕母血清地高辛浓度已达2ng/mL，则可选用维拉帕米等药物，可采取经脐血管直接给药方式治疗药物抵抗性胎儿快速性心律失常。胎儿VT因发生率低，宫内治疗尚缺乏经验，迄今仅有经胎盘转运胺碘酮及硫酸镁治疗成功的少数个案报道[8,11]。对胎儿快速型心律失常治疗决策见图41-19。

胎儿缓慢性心律失常药物治疗的目的是提升心室率，目前主要采用静脉注射沙丁胺醇后，再口服特布他林维持治疗，可提升胎儿心率15%~25%。异丙肾上腺素对胎心率无明显提升作用。在母亲患免疫系统疾病的CAVB胎儿中，母亲的anti-Ro和anti-La等自身抗体可对胎儿心脏传导系统造成免疫损伤。对这类缓慢性心律失常胎儿，可加用地塞米松减轻免疫损伤，地塞米松对胎儿脑本身也有保护性作用。文献报道，对于孕前检查存在anti-Ro和anti-La等自身抗体的母亲，应从妊娠早期开始监测右肺动脉及右上肺静脉频谱或上腔静脉及升主动脉血流频谱，早期发现并诊断AVB，及时地塞米松治疗，防止发展为CAVB[12]。当胎儿有宫内窘迫的症状时，母亲可应用α-受体兴奋剂，如特布他林、沙丁胺醇，虽有特布他林及胎儿直接应用异丙肾上腺素增加胎心率的报导，但无法改善胎儿水肿情况。在宫内安装胎儿心脏起搏器，目前还处于临床试验阶段。

当出生后，婴儿有完全性房室传导阻滞和水肿时，应立即积极抢救，包括腹腔积液和胸腔积液引

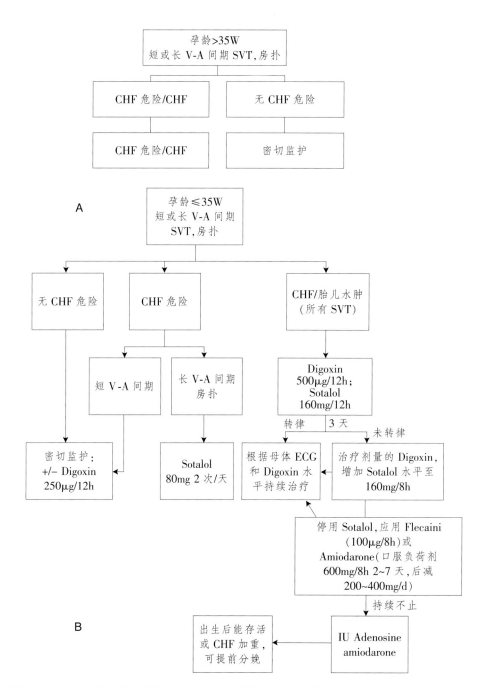

A

B

图 41-19　胎儿快速型心室失常治疗流程图。(A)孕龄>35 周胎儿;(B)孕龄≤35 周胎儿(来自加州大学胎儿心血管疾病纲要,University of California fetal cardiovascular programme)。

流、吸氧、纠正酸中毒,必要时机械通气,且可安装临时起搏器。

　　总之,目前围生医学对各种类型胎儿心律失常的临床处理的最优方案,尚未达成共识,国外许多研究中心,也以此为目正在进行各方面探索和研究。

参考文献

1. Robinson HP, Shaw-Dunn J. Fetal heart rates as determined by sonar in early pregnancy. Ⅱ J Obstet Gynaecol Br Com-

monw, 1973,80:805–809.

2. Strasburger JF, Huhta JC, Carpenter RJ, et al. Dopper echocardiography in the diagnosis and management of persistent fetal arrhythmias. J Am Coll Cardiol, 1986,7:1385–1391.

3. Quartero HWP, Stinstra JG, Golbach EGM, et al. Clinical implications of fetal magnetocardiography. Ultrasound Obstetr Gynecol, 2002,20:142–153.

4. Hornberger LK, Sahn DJ. Rhythm abnormalities of the fetus. Heart, 2007,93(10):1294–1300.

5. Fouron JC. Fetal arrhythmias: the Sainte-Justine hospital ex-

perience. Prenat Diagn, 2004,24,1068-1080.

6. Rein AJJT, O'Donnell CO, Geva T, et al. Use of tissue velocity imaging in the diagnosis of fetal cardiac arrhythmias. Circulation, 2002,106,1827-1833.

7. Copel JA, Friedman AH, Kleinman CS. Management of fetal cardiac arrhythmias. Fetal Diagn Ther, 1997,24:201-211.

8. Simpson JM, Maxwell D, Rosenthal E, et al. Fetal ventricular tachycardia secondary to long QT syndrome treated with maternal intravenous magnesium: Case report and review of the literature. Ultrasound Obstet Gynecol, 2009,34(4):475-480.

9. Martijn AO, Maaike MM, Charles SK, et al. Sotalol in the treatment of fetal dysrhythmias. Circulation, 2000,101 (23): 2721-2726.

10. Dangel JH, Roszkowski T, Bieganowska K, et al. Adenosine triphosphate for cardioversion of supraventricular tachycardia in two hydropic fetuses. Fetal Diagn Ther, 2000,15(6): 326-330.

11. Schleich JM, Bernard Du Haut Cilly F, Laurent MC, et al. Early prenatal management of a fetal ventricular tachycardia treated in utero by amiodarone with long term follow up. Prenat Diagn, 2000,20(6):449-452.

12. Mevorach D, Elchalal U, Rein AJ. Prevention of complete heart block in children of mothers with anti-SSA/Ro and anti-SSB/La autoantibodies: Detection and treatment of first degree atrioventricular block. Curr Opin Rheumatol, 2009,21(5):478-482.

（张桂珍 耿斌）

心肌病（cardiomyopathies，CM）是一组临床表现、病因、发病机制和自然史各异的心肌异质性疾病，整体预后不良。不同类型 CM 有其各自的临床过程和预后特点。随着诊疗技术的发展和对疾病认知的进一步深入，WHO 和 ISFC 于 1995 年修改更新了 CM 的定义和分类[1]。随着对心血管疾病分子生物学研究的深入，美国心脏病学会（ACC）和美国心脏病协会（AHA）于 2006 年制定了最新的心肌病定义和分类的专家共识[2]，进一步促进了 CM 诊断和治疗的规范化。

胎儿心肌病（fetal cardiomyopathies，FCM）是指在胎儿时期就出现临床症状的心肌本身的各种病变，虽然在胎儿期心血管疾病中所占比例较小，但整体预后较差。

一、分类、流行病学和病因学

1.分类

目前依据胎儿超声心动图特征将 FCM 分为胎儿扩张性心肌病（FDCM）、胎儿肥厚性心肌病（FHCM）、胎儿限制性心肌病（FRCM）、胎儿心肌致密化不全（FINVM）和胎儿心内膜弹力纤维增生症（FEFE）。

2.流行病学

FCM 在胎儿期心血管疾病中的构成比及其准确患病率很难确定。在有先天性心脏病（congenital heart disease，CHD）高危因素人群中，FCM 发病率为 0.42%~1.70%，占产前心血管疾病比例的 6.7%~

8.9%，FCM 胎儿在宫内的病死率约为 20%[3,4,5,6]。FDCM 是一类由遗传及非遗传因素所致的复合型 CM，在 CHD 高危人群中的发病率为 0.25%~0.52%；在有 CHD 高危因素的人群中，FHCM 发病率为 0.14%~1.00%[5,6]。FRCM 是以心内膜及心内膜下心肌纤维化、增生，附壁血栓形成，心腔缩小，心室充盈障碍和顺应性下降，心脏舒张功能严重受损而收缩功能保持正常或轻度受损为特征的原因不明的 CM。相较 FDCM 及 FHCM 而言，FRCM 发病率更低，目前无相关发病率的报道。FINVM 是由于胚胎发育初期正常心内膜形成停止、疏松的心肌组织致密化过程障碍所致的罕见的 CM，在 CHD 高危人群中的患病率为 0.70%[7]。FEFE 是以心内膜弹力纤维和胶原纤维增生为特征性表现的一种心肌病变，Lurie 等[8]认为 FEFE 并不是一种疾病，而是心内膜继发于各种因素的一种反应性增生。

3.病因学

总体而言，FCM 病因及发病机制尚不确切，据文献报道 FCM 常见病因包括以下可能的原因。

（1）母体因素：①糖尿病：孕妇患各种类型糖尿病，尤其是妊娠早期胰岛素依赖型糖尿病与 FHCM 密切相关。Zielinsky 等[9]报道 39 例 FHCM 中，36 例孕母患有不同类型糖尿病；②妊娠早期病毒（巨细胞病毒、细小病毒、风疹病毒、柯萨奇病毒、腺病毒、疱疹病毒等）和弓形虫等感染可导致 FDCM 及 FEFE 的发生；③免疫性疾病：如孕妇患系统性红斑狼疮，特别是母体血清抗 SSA/SSB 阳性，该抗体可通过胎盘进入胎儿体内引起心内膜的病变，可能导致 FD-CM 及 FEFE 的发生，同时该抗体还可影响传导系统从而导致心脏传导阻滞[10]。

(2)胎儿因素:①胎儿染色体及基因异常:一些因染色体或基因异常导致的先天性综合征或遗传代谢性疾病,如 Noonan 综合征(先天性侏儒痴呆综合征)及 Pompe 综合征(糖原累积症Ⅱ型)常合并FCM;②胎儿贫血:细小病毒感染导致的贫血和地中海贫血等可导致 FDCM 和 FHCM 发生;③双胎输血综合征(TTTS);④家族性因素:有研究表明,有心肌病家族史的胎儿群体中 CM 再发率为 15.35%;而 Fesslova 等[11]研究显示,相较于 FDCM,FHCM 有着更明显的遗传倾向,FHCM 及 FDCM 的再发率分别为 11.11%和 0;其中一级和二级亲属患有肥厚性心肌病(HCM)时,FHCM 再发率分别为 11.8%~20.0%和 8.3%。

二、诊断

1.诊断胎儿心肌病的方法

有多种方法:包括胎儿超声心动图、胎儿磁共振(MRI)显像及胎儿心磁图。但目前主要依靠超声心动图进行诊断和评价。为了及时进行干预治疗(如某些感染性、代谢性疾病),对于 FCM 的诊断应尽早进行。关于 FCM 早期诊断的孕龄报道不一,有报道在孕 16 周即可诊断[4]。FCM 发病时间可早可晚,有的甚至在出生后才发病,所以初次胎儿超声心动图筛查正常并不能排除 FCM 可能性,特别是对有高危因素者应该进行早期、连续筛查,持续随访,早期诊断。完整的 FCM 诊断应包括疾病类型、病因、结构、功能、心脏节律、并发症和合并疾病等多方面内容,这一综合诊断对于治疗方案选择及预后判断极其重要。

2.胎儿心肌病的临床诊断

(1)FDCM 临床特征及超声诊断

1)FDCM 发病存在男女差异:男女患病率约为2.4:1;

2)FDCM 的病因以特发性及家族遗传性最为常见,继发性因素中以病毒感染及母体抗 SSA/SSB 阳性为主。

3)胎儿超声心动图表现:①单个或双心室明显扩张,心室收缩功能受损(缩短率(FS)<28%);无心室壁或室间隔肥厚;②右心室受累为主:Sivasankaran 等[4]研究显示 FDCM 单纯右室受累 17 例,单纯左室

受累及 9 例,双室受累 24 例,这可能与胎儿时期右心室为优势心室有关;③可出现心包积液及胎儿水肿;④彩色多普勒可出现房室瓣不同程度的反流。见图 42-1。

(2)FHCM 临床特征及超声诊断

1)有明显的家族遗传倾向,继发因素常见的有母体各型糖尿病、TTTS、胎儿贫血和心外畸形等。

2)胎儿超声心动图表现:①心肌壁或室间隔不协调肥大、增厚;②可出现不同程度的心包积液,有时为唯一征象。见图 42-2。

(3)FRCM 超声诊断

胎儿超声心动图表现:①以心室腔狭小为特征,可见心室舒张末期内径和容量缩小,心内膜回声增强,可有钙化点;②左心室 EF 及 FS 可降低,可探及附壁血栓;③室间隔和左心室后壁厚度对称性增加,运动幅度明显减小;④心房扩大,房室瓣关闭不全,二尖瓣叶多呈多层反射或瓣尖气球样改变;⑤可出现不同程度的心包积液。见图 42-3。

(4)FEFE 临床特征

1)胎儿超声心动图表现:左心室扩大、心内膜增厚、收缩功能下降;

2)可出现不同程度的心包积液。

3)注意排除引起心室压力过高的 CHD(如主动脉瓣狭窄)。见图 42-4。

3.合并症及心功能诊断

(1)合并症的诊断。系列研究表明,各种病因导致的 FDCM 或 FINVM 均可合并 FEFE 的发生,尤其是继发于母体自身免疫性疾病的 FDCM 更为常见,而 FEFE 发生与否对于治疗选择及预后判断有重要影响。另外,合并神经系统、肾脏等心外畸形的 FCM 预后很差。所以在诊断 FCM 时对于其心脏结构及全身器官畸形系统的排查非常重要。

(2)心脏功能诊断。①收缩功能不全:当室壁心肌纤维 FS < 28% 时,考虑存在收缩功能不全。②舒张功能不全:符合以下至少 2 个条件时可诊断为舒张功能不全。a. E/A 值(舒张早期心室充盈速度最大值与舒张晚期心室充盈速度最大值之比)< 相同孕龄水平均值的 2 个标准差;b.左心室等容舒张时间(IVRT)> 相同孕龄水平均值的 2 个标准差;c.下腔静脉或肝静脉反向血流速度>20 cm/s; d. 脐静脉搏动。③心室整体功能评价:Tei 指数评价心室整体功能的敏感度、特异度、简便和可重复性等方面均具有优势,且不受心室几何形态及心率的影响;当 Tei 指数

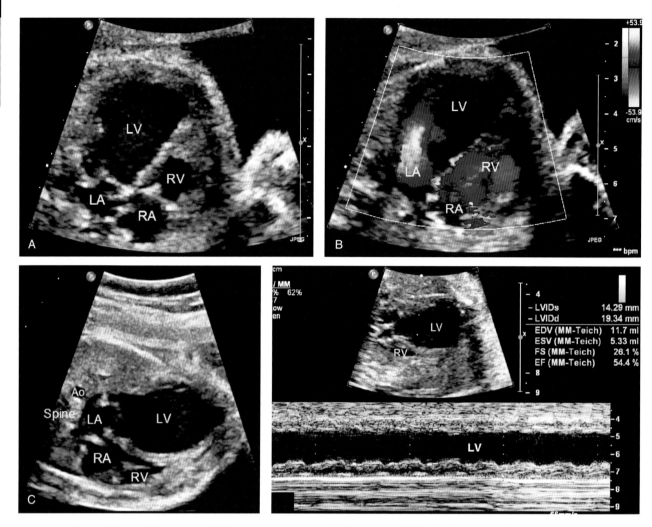

图 42-1　胎儿扩张性心肌病（FDCM）声像图。(A)心尖四腔心切面显示左心室腔明显扩张，室壁变薄；(B)心尖四腔心彩色多普勒声像图；(C) 旁四腔心切面显示左心室显著扩张，室壁变薄；(D)M 型超声心动图显示左心室收缩功能减低，FE 54.4%，FS 26.1%。

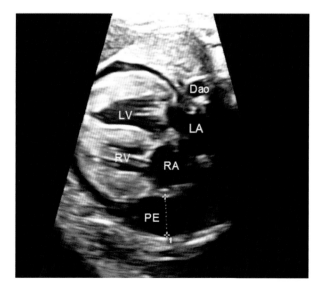

图 42-2　肥厚性心肌病声像图。二维超声显示室间隔及室壁（左右心室）明显肥厚伴有大量心包积液。

大于相应孕龄各心室数值的上限时，考虑存在心室功能不全。

（3）心脏节律诊断。 FDCM 及 FINVM 常合并胎儿心律失常，以室上性心动过速(SVT)及房室传导阻滞(AVB)最为常见，室性心动过速(VT)较为少见，其余类型心律失常未见报道。并发胎儿心律失常的 FCM 预后往往较差。

4.FCM 治疗现状及预后评估

目前可供选择的 FCM 治疗方案少、且疗效不肯定，除了孕妇糖尿病相关的 FHCM 以外，FCM 整体预后较差。临床上可根据胎儿心肌病初次发病孕龄、受累心室、疾病类型及病因、心脏节律、功能、并发症和合并症等方面的情况来进行综合判断。

（1）发病时间：对初次发病孕龄研究表明，发病

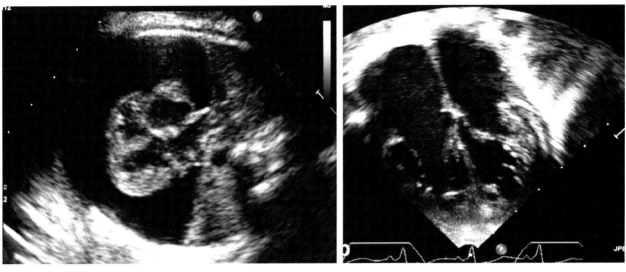

图 42-3　胎儿限制性心肌病二维声像图。(A)胎儿期显示大量心包积液；(B)生后数月，双房明显增大，确诊为限制性心肌病。

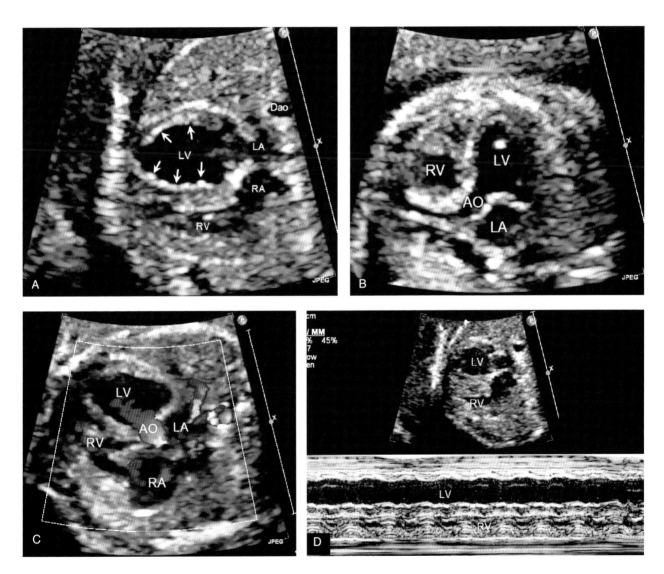

图 42-4　胎儿心内膜弹力增生症声像图。(A)左心室增大，心内膜明显增厚，回声增强；(B)五腔心切面显示主动脉瓣开放良好；(C)五腔心切面彩色多普勒显示主动脉瓣血流未见异常；(D)M 型超声显示左室室间隔及室壁运动幅度减低。(待续)

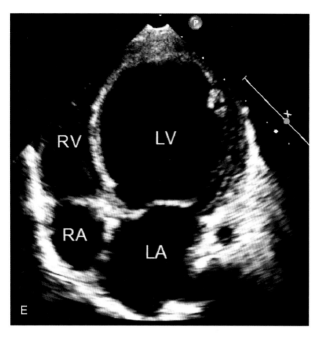

图 42-4(续)　(E)出生后证实为心内膜弹力纤维增生症。

孕龄越早,其预后往往越差。

(2)受累心室:Sivasankaran 等[4]研究表明,FD-CM 在宫内以右心室受累为主者出生后预后较好,这可能与出生后优势心室的转变有关。

(3)疾病类型:研究表明 FHCM 整体预后好于FDCM,两者在胎儿及新生儿期报道的病死率分别为 33.3%~51.7%和 60.0%~82.3%;由于 FRCM 患病率低且较难诊断,故对于预后无法准确判断;FIN-VM 整体预后报道不一,有研究表明胎儿及新生儿期病死率为 50.0%~75.0%[7,12],但 Menon 等[13]研究报道的 5 例 FINVM 胎儿均存活。

(4)疾病病因

1)研究表明继发于孕母妊娠前即患有糖尿病的 FHCM 预后相对较差(存活率为 83.3%),而继发于母体妊娠期糖尿病的 FHCM 在严格控制母体血糖的情况下存活率可达 100%,且心脏结构功能多在出生后 3~6 个月恢复正常。

2)有研究证实病毒(巨细胞病毒、柯萨奇病毒、细小病毒等)和弓形虫感染可导致感染性 FDCM[4,14]。

3)母体自身免疫性疾病:母体抗 SSA/SSB 阳性可导致胎儿先天性心脏传导阻滞、窦性心动过缓、心肌炎、心肌病和 EFE,并可合并存在。

4)若继发于母体自身免疫性疾病的 FDCM 同时合并 FEFE 和(或)AVB,存活率为 16.7%~25.0%,由此可见此类 FDCM 整体预后较差。Hutter 等[15]研究表明,母体自身免疫性疾病介导的 FEFE 和(或)

AVB 的患胎中,5%~10%在出生后的儿童期易发展成为扩张性心肌病(DCM),但如果在孕早期发现,并给予了相应的干预措施,可避免胎儿期或出生后 DCM 的发生。该研究报道了 70 例继发于母体自身免疫性疾病的 AVB/FEFE 胎儿,其中 46 例为完全性房室传导阻滞 (CAVB),24 例为 CAVB 与 FEFE 并存;治疗措施包括给予地塞米松、β- 受体激动剂及 IVIG(静脉用免疫球蛋白),平均随访 5.9 年,治疗组无 1 例发展成为 DCM ,但 42%出生后安装了永久起搏器。因此对于母体血清抗 Ro/La 阳性者,孕期应进行 FEFE 或 AVB 筛查,发现后给予早期干预,可避免胎儿期或出生后 DCM 发生。

5)胎儿贫血:FCM 可继发于胎儿贫血,细小病毒感染引起的贫血、地中海贫血、胎儿母体输血和原因不明的贫血,宫内输血可改善部分患胎预后。Pe-dra 等[3]研究发现:37 例被诊断为 TTTS 的胎儿,其中 18 例受血胎儿被确诊为 FHCM,存活率为 33.3%,对 6 例存活者的随访发现,5 例患胎均于出生时心脏结构功能恢复正常,仅有 1 例于出生后有双室肥厚,但在 3 个月后也自行好转。

6)家族性心肌病:家族性 FDCM 和 FHCM 的存活率分别为 5.26%和 71.4%,可见家族性 FHCM 预后明显好于家族性 FDCM。

7)特发性:特发性 FDCM 及 FHCM 的存活率分别为 23.08%和 68.18%,所以特发性 FHCM 预后明显好于特发性 FDCM。心律失常或左心室射血分数(LVEF) 降低是判断特发性 FCM 预后的独立危险因素。

综上,FCM 的诊断应尽量明确病因,这对于 FCM 治疗选择以及预后判断有着重要的意义,相对于原发性 FCM、家族遗传性及特发性 FCM,继发性 FCM 预后往往较好,且部分有可选择的治疗方法。

(5)心脏结构:FEFE 继发于各种类型的 FDCM 及 FINVM 的报道屡见不鲜,但继发于 FHCM 未见报道;是否合并 FEFE 可被视为判断 FCM 预后好坏的危险因素。

(6)心脏功能:研究表明,房室瓣反流、心脏收缩功能不全、舒张功能不全和 Tei 指数均是判断 FCM 预后的独立危险因素,在合并上述任何一种情况时,FCM 病死率可高达 75%以上。Pedra 等[3]的研究表明舒张功能不全相对于收缩功能不全与胎儿死亡有着更强的相关性;且在判断舒张功能不全的指标中,下腔静脉或肝静脉反向血流速度>20cm/s 及脐静脉搏动与胎儿死亡密切相关;Ferrer 等[14]研究同样证实了 Pedra 的结论。

(7)心脏节律

1）SVT 或 VT 可见于各种原因导致的 FDCM 或 FINVM,如合并上述心律失常时,胎儿预后往往较差;

2）AVB 仅见于母体自身免疫性疾病介导的 FCM,常合并 FEFE 的发生,母体自身免疫性疾病引起的 FEFE 与 CAVB 有明显的相关性,FEFE 在胎儿 AVB 的病因中仅占 5%,却占其死亡的 33%,而在免疫介导的 CAVB 中占其死亡的 83%, 所以继发于 FEFE 的 AVB 预后极差。对于 CAVB 的治疗,当胎儿心率<55 次/分,母体口服地塞米松(4mg/d)及 β-受体激动剂有助于胎儿心脏功能好转。

(8)合并症:如合并心外畸形则胎儿预后极差,病死率可高达 100%。Fesslova 等[5]的研究显示,FHCM 胎儿合并心外畸形组病死率为 72.7%, 显著高于继发于糖尿病组(11.8%)和特发组(12.5%)。

(9)并发胎儿水肿:胎儿水肿是判断胎儿预后的重要指标,FCM 合并胎儿水肿时, 病死率可高达 100%。目前,国内关于 FCM 的相关报道较少。

总之,FCM 治疗方法有限, 产前明确诊断者多预后不良,因此进一步研究 FCM 病因,对三级防治极其重要。

参考文献

1. Richardson P,McKenna W,Bristow M,et al. Report of the 1995 world health organization /international society and federation of cardiology task force on the definition and classification of cardiomyopathies.Circulation,1996,93 (5):841-842.

2. Maron BJ, Towbin JA, Thiene G, et al. Contemporary definitions and classification of the cardiomyopathies.Circulation, 2006,113(14): 1807-1816.

3. Pedra SR, Smallhorn JF, Ryan G, et al. Fetal cardiomyopathies: pathogenic mechanisms, hemodynamic findings, and clinical outcome. Circulation,2002, 106(5): 585-591

4. Sivasankaran S, Sharland GK, Simpson JM. Dilated cardiomyopathy presenting during fetal life. Cardiol Young, 2005,15(4): 409-416.

5. Fesslova V, Mongiovi M, Pipitone S, et al. Features and outcome of fetuses with myocardial disease: two centre study. J Cardiovasc Med, 2010,7(S1) : 3.

6. Yinon Y, Yagel S, Hegesh J, et al. Fetal cardiomyopathy-- in utero evaluation and clinical significance. Prenat Diagn, 2007,27(1) : 23-28.

7. Ozkutlu S,Bostan O,Karagoz T, et al. Prenatal diagnosis of isolated non-compaction of the ventricular myocardium: study of six cases. Pediatr Int,2007,49(2) : 172-176.

8. Lurie PR. Changing concepts of endocardial fibroelastosis. Cardiol Young,2010,20(2) : 115-123.

9. Zielinsky P. Role of prenatal echocardiography in the study of hypertrophic cardiomyopathy in the fetus. Echocardiography,1991,8(6) : 661-668.

10. Pises N, Acherman RJ, Iriye BK, et al. Positive maternal anti-SSA/SSB antibody-related fetal right ventricular endocardial fibroelastosis without atrioventricular block,reversal of endocardial fibroelastosis. Prenat Diagn,2009,29 (2) : 177-178.

11. Fesslova V, Brankovic J, Piazza L, et al. Recurrence rate of cardiac disease in cases with family history of cardiomyopahty referred echocardiography. Cardiol Young,2010,20 (S): 54.

12. Moura C, Hillion Y, Daikha-Dahmane F, et al. Isolated noncompaction of the myocardium diagnosed in the fetus: two sporadic and two familial cases. Cardiol Young, 2002,12(3):278-283.

13. Menon SC, O'Leary PW, Wright GB, et al. Fetal and neonatal presentation of noncompacted ventricular myocardium: expanding the clinical spectrum. J Am Soc Echocardiogr,2007,20(12): 1344-1350.

14. Ferrer Q, Arevalo S, Rueda F, et al. Fetal Cardiomyopathy multicentre study: A ethiology and clinical outcome. Cardiol Young,2011,21(S) : 79-80.

15. Hutter DM, Hornberger L, Cuneo B, et al. Does prenatal anti-inflammatory treatment prevent from late-onset dilated cardiomyopathy (DCM) in children with immune-mediated congenital complete AV block (CAVB)? results of a retrospective multicenter experience. Cardiol Young,2010,20 (S): 54-55.

(田家玮 耿斌)

第 43 章

超声心动图评价胎儿心功能及心力衰竭的诊断和处理

超声心动图在诊断胎儿心脏异常方面发挥着不可替代的作用,它不仅能发现胎儿心脏畸形,而且能评价胎儿的心功能[1]。胎儿心功能不全是高危妊娠胎儿宫内死亡的重要原因之一,准确评估胎儿心功能对于早期作出临床诊断,确定产前的诊疗方案,及时采取保护及治疗措施均有很大帮助。因此,应用超声心动图对胎儿心脏功能进行准确评估,不仅能指导临床治疗决策,而且对优生优育也具有重要意义。

第1节 胎儿心功能的评价

一、胎儿心脏血液循环的特殊性

胎儿心脏在很多方面不同于出生后,首先,在解剖结构上表现为以下几方面:

(1)胎儿期体循环、肺循环两大循环不能截然分开,其表现为下腔静脉血一部分由右心房经卵圆孔入左心房;而肺动脉又将大部分血经动脉导管分流入降主动脉,最终流入右心房。正是由于卵圆孔及动脉导管的存在,胎儿心脏收缩和舒张功能之间的相互影响较大,使胎儿心功能的评价比成人更为复杂。

(2)胎儿的肺脏处于压缩状态,肺血管阻力很高。

(3)右心室室壁厚度大于左心室,右心的发育也较左心快,内径与左心相比占优势。

(4)整个心动周期内肺动脉压始终高于主动脉压,右心室后负荷始终大于左心室,右心室做功较左心室多,呈右心优势。

(5)随着妊娠的进展,胎儿各器官系统不断发育成熟,心室顺应性及外周阻力发生改变,胎儿心功能亦处于一个动态变化过程之中。

二、胎儿心功能评价方法

20世纪80年代中期,Huhta等开始利用二维超声心动图配合M型超声,通过描记心脏不同部位时间活动曲线来评估胎儿心功能,这种方法得到了临床上广泛认可。此后20多年来,国内外研究者通过不懈努力,发现了更多评价胎儿心功能的方法,胎儿心功能评价方法主要包括M型超声、二维超声、彩色及频谱多普勒超声,通过对室壁运动及瓣口血流的测定等,由于这些技术的原理、方法不同,其临床应用价值及局限性亦有较大差别[2]。

(一)胎儿心室收缩功能评价

目前测定胎儿心室收缩功能的方法有:计算左、右心室每搏输出量(stroke volume,SV)和每分输出量(cardiac output,CO);测定心脏指数(cardiac index,CI);计算心室射血分数(ejection fraction, EF)或缩短分数(fraction shortening, FS);测定主动脉、肺动脉峰值流速等。

1.SV 和 CO 的测定

SV 和 CO 是评价胎儿心室收缩功能较为客观和准确的流量指标。应用多普勒超声方法对胎儿心脏收缩功能进行研究,在胎儿心脏四腔心切面,测定左、右心室舒张期与收缩期面积、周长并计算其差值,其与 SV、CO 密切相关,SV、CO 随胎龄的增长而增加。

2.CI 的测定

胎儿 CI 可用来评价胎儿心脏收缩功能,通过左右心室流出道切面来测量胎儿的 CO,用公式计算:CI(ml/kg)=CCO/W,其中,CCO 代表左右心联合输出量;W 代表胎儿体重。胎儿体重、左右心室 CO 随孕周的增长而增加,与孕周呈直线相关,而右心室 CO 大于左心室 CO,这与胎儿期右心室占优势有关。胎儿 95% CI 参考值范围为 400~600ml/(kg·min),且在整个妊娠期无明显变化[3]。

3.EF 和 FS 测定

M 型超声心动图主要用于测定 EF 及 FS,来评价左心室的短轴(径向运动)收缩功能[4]。选择心脏长轴或四腔心切面,将取样线置于腱索水平,垂直于室间隔,测量舒张末期及收缩末期心室内径,由心功能软件程序计算得出 EF 及 FS。EF 及 FS 能反映胎儿左心室径向的整体收缩功能。有研究表明,胎儿左、右心室 EF 及 FS 在整个妊娠期保持相对恒定。在正常范围内,左、右心室 EF 及 FS 无显著性差异,这说明在胎儿期心室正常收缩功能已经形成,此时胎儿心脏已具有较健全的泵功能。利用 EF 及短轴缩短率评价心脏收缩功能的方法操作简单、方便易行[5]。见图 43-1-1。

4. 主动脉、肺动脉峰值流速测定

主动脉、肺动脉峰值流速是评价胎儿心脏收缩功能常用的速度指标,且较为客观和准确。心脏在收缩期射血时,应用脉冲多普勒超声可在左心室流出道、大血管短轴切面分别测到主动脉瓣血流频谱、肺动脉瓣血流频谱,所得到的二者血流速度峰值即可反映心室收缩功能。胎儿心脏主动脉瓣(aortic valve,AV)及肺动脉瓣(pulmonary valve,PV)峰值血流呈快速上升和快速下降的单峰型频谱,主动脉血流速度峰值稍高于肺动脉,这可能是与肺动脉横切面积大于主动脉有关;主动脉瓣及肺动脉瓣的血流峰值均随着胎龄的增加而升高,提示心室收缩功能随孕周增加而加强[6,7]。

5. 右心室收缩功能的评价

三尖瓣瓣环运动位移 (tircuspid annular plane systolic excursion,TAPSE)测定,大量研究证实,无论是在出生后或胎儿期,TAPSE 都是评价右心室收缩(纵向)功能简便可靠的方法[8-11]。可以通过常规 M 型或 STIC-M 型超声技术测量 TAPSE,具体方法如下:显示标准四腔心切面,调整探头位置,使心尖朝前或朝后,获得最大右心室显示切面观,运用 M-型超声心动图测量 TAPSE,将取样点置于三尖瓣前瓣瓣环与右心室游离壁交界处,测量时尽量使声束平行于心脏纵向运动轴,减少两者之间的夹角(夹角<20°),每个心动周期测量三尖瓣环从舒张末期至收缩末期的最大距离,见图 43-1-2。

Messing 等对 21~39 周的正常胎儿样本资料研究显示:常规 M 型超声测量的 F-TAPSE 值从孕 21 周的 (3.6±1.1)mm 增加至 39 周的 (8.6±1.5)mm。STIC-M 型超声测得 F-TAPSE 值从孕 21 周的 (4.2±1.4)mm 增至孕 39 周的 (8.3±1.5)mm,两种方法 F-TAPSE 的测值与孕周或胎儿重量估值呈线性关系。两种方法比较,STIC-M 型超声技术测量

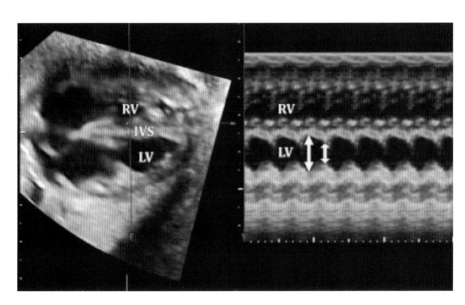

图 43-1-1　M 型超声心动图测量胎儿左心室心功能。

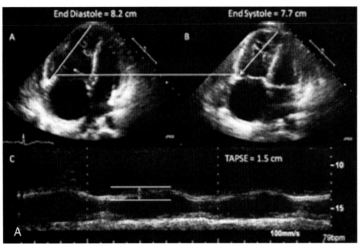
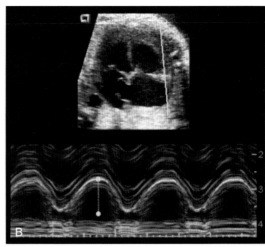

图 43-1-2　　常规 M 型超声测量 TAPSE。(A)出生后；(B)胎儿期。

F-TAPSE 较常规 M 型超声心动图方法更加简便、易行,且重复性好[12]。

(二)胎儿心室舒张功能评价

有研究表明,胎儿心脏舒张功能不良可能是胎儿缺氧的早期信号,因此,早期采用超声心动图评价胎儿心脏的舒张功能尤为重要。常用的胎儿心室舒张功能评价方法有:测量二、三尖瓣口 E/A 比值和组织多普勒成像(tissue Doppler imaging,TDI)技术等。

1.二、三尖瓣口血流频谱

二、三尖瓣口血流频谱是最初研究心室舒张功能的评价指标,心室 E 峰和 E/A 比值是代表心室舒张功能的参数,可用来反映心脏的顺应性和前负荷状态,可通过测量二、三尖瓣口的血流速度频谱来评价胎儿的心脏舒张功能。晁桂华等[5]研究得出:二尖瓣 E、A 峰值血流速度及其比值 (E/A<1) 和三尖瓣 E、A 峰值速度及其比值 (E/A<1) 在进行性增加,A 峰的峰值流速在整个孕期没有明显变化,而 E 峰呈稳定性增加,使 E/A 比值增高但始终<1,提示胎儿心室肌松弛功能较低。这表明了胎儿与成年人不同,其心室的顺应性低于成年人,心室舒张末期的充盈要依靠心房的收缩才能完成,心房的收缩对维持胎儿正常心功能起着重要作用;三尖瓣峰值流速高于二尖瓣峰值流速,说明胎儿时期右心占优势。然而也有学者认为因其受到心脏负荷状态的影响,测量房室瓣口处的血流速度并不能准确评价心脏舒张功能[6]。见图 43-1-3。

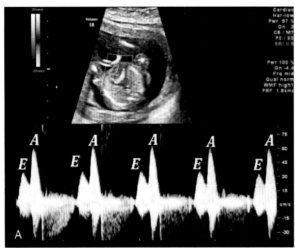
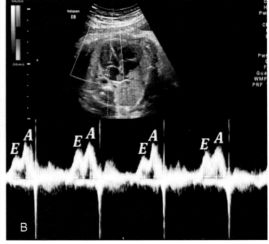

图 43-1-3　　脉冲多普勒测量胎儿心功能。18 周(A)及 34 周(B)胎儿心室顺应性随胎龄增加而增加。

2.TDI 技术

TDI 技术是反映心室舒张功能的一项新技术，近年来，用来评价胎儿心室舒张功能的报道逐渐增多，证明此方法简便可靠。它采用二维、M 型和脉冲方式实时显示方法以及脱机彩色 TDI 技术，可显示局部与整体心肌运动的方向和速度，直接观察房室环的运动，并能定量测定及分析心肌组织运动及变形(deformation)，从而评价心室舒张功能[13,14]。TDI 可以采用在线实时(online)脉冲 TDI 方法评价瓣环运动速度以及脱机彩色编码－TDI(offline,color-coded TDI)技术评价心肌组织的运动及变形，见图 43-1-4 和图 43-1-5。曹荔等[15]通过应用此技术对 151 例正常胎儿心室功能研究得出左、右心室 E/Ea 比值分别为 7.08±1.36、7.74±1.58，认为 TDI 技术可以更精确地评价胎儿心脏的舒张功能，E/Ea 比值是一定量评价胎儿心室舒张功能的指标。潘美等[16]通过应用 TDI 技术对 327 例中、晚孕期正常胎儿心功能进行研究，测得左、右心室中、晚孕 E/E_m 比值分别为 9.06~11.06、8.89~10.43，E/E_m 能够可靠地反映心脏舒张功能，是一个简单、敏感、可靠的指标。

(三)Tei 指数对胎儿心室功能综合评价

胎儿心功能发生变化时，其收缩和舒张功能的相互影响比成人更为复杂，难以将收缩和舒张功能分开来评价，并且随着胎儿的生长发育，心脏收缩和舒张功能处于一个动态发展的过程，因此综合评价

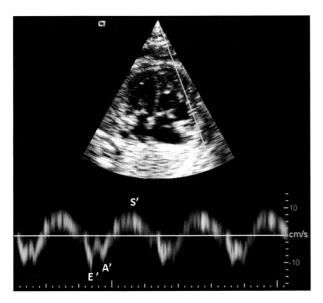

图 43-1-4 脉冲 TDI 测量三尖瓣环速度，E'：舒张早期；A'：舒张晚期；S'：收缩期。

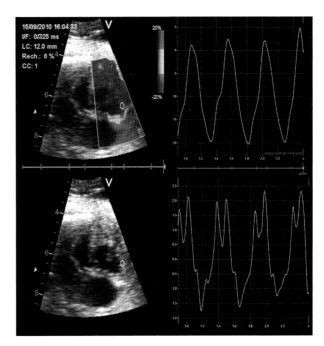

图 43-1-5 脱机彩色编码 TDI 显示应变(strain,上图)及应变率(strain rate,下图)曲线。

二者比较合理。

Tei 指数是一项检测心功能异常的敏感指标，其计算公式为：Tei=(ICT+IRT)/ET，式中 ICT、IRT 及 ET 分别为心室等容收缩时间、等容舒张时间及心室射血时间，见图 43-1-6。与胎儿心功能其他评价指标相比，Tei 指数在简便性、敏感性等方面均具有优势。研究表明 Tei 指数用来评价胎儿心功能，检查时只需清晰显示二尖瓣/三尖瓣和主动脉瓣/肺动脉瓣口的血流频谱，即可快速计算出左、右心室的 Tei 指数，其结果准确性高且不受心室几何形态及心率的影响，胎儿心功能与 Tei 指数呈负相关[17]。Tei 指数在妊娠早期即可评价胎儿心功能，黄晶晶等[18]对妊娠早期胎儿心功能研究发现，胎儿心脏整体功能随胎龄的增大而改善，舒张功能明显改善后，Tei 指数明显变小，这说明胎儿心脏整体功能的改善与心脏结构的发育同步。妊娠 12 周后，Tei 指数达到一个相对稳定的水平，说明妊娠中期胎儿心功能相对稳定，能够负担胎儿生长发育的需要。Tei 指数在妊娠中晚期也可用来评价胎儿心功能。Friedman 等[19]在测定妊娠中晚期正常胎儿的左心室 Tei 指数时发现，妊娠 18~31 周的正常胎儿 Tei 指数为 0.53±0.13，且 Tei 指数随孕周变化而变化，与孕周的对数相关。章鸣等[20]研究显示，Tei 指数在 16~40 周正常胎儿中稳定性好，正常参考范围为 0.445±0.101，左、右心室 Tei 指数无明显差异，与胎心率、孕龄无关。

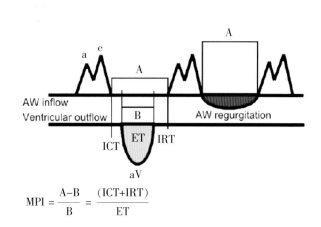

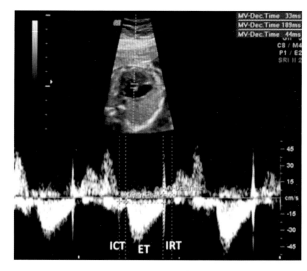

图 43-1-6　胎儿 Tei 指数测定示意图。(A)计算公式示意图；(B)声像图。AVV inflow：房室瓣流入道；Ventricular outflow 心室流出道。MPI：心肌综合指数，即 Tei 指数。

但也存在争议，有学者指出，Tei 指数在评价胎儿左心功能方面准确性较高，而胎儿是右心占优势，所以 Tei 指数不能准确反映胎儿总体的心功能变化。

(四)胎儿心功能评价的新技术应用

1.二维斑点追踪技术

　　二维斑点追踪技术（speckle tracking imaging，STI）通过心脏室壁斑点追踪技术对应变力和应变率进行测定，可以实时对心内膜运动情况做出定量测定。由于应变率改变早于心泵功能改变，该技术被应用于成人心功能变化的早期监测。最近该技术被用于评价胎儿的心功能，胎儿心脏整体应变率随孕周增加而下降，有心脏疾患的胎儿整体应变率趋向于减低[21,22]。见图 43-1-7。

2.速度向量成像技术

　　速度向量成像(velocity vector imaging,VVI)技术是新近发展起来的研究心肌结构力学、分析局部心功能的超声技术。这种技术不依赖多普勒原理，而是在二维成像的基础上，利用 STI 技术对多个节段的局部心肌进行采样，利用定量指标应变和应变率评价局部心肌功能，从而为评价胎儿心功能开辟了一种新方法。与 TDI 技术相比，VVI 技术不受心脏整体运动和邻近组织牵拉对室壁运动的影响，又不受声束角度、信号噪声的影响，比 TDI 技术更为准确、客观。Younoszai 等[23]通过测量心肌应变和应变率评估胎儿心功能显示：右心室游离壁、室间隔和左心室游离壁所有节段的纵向舒张期速度峰值均随孕龄的增加而增大，VVI 可准确评价正常胎儿心脏的舒张功能。

3.时间-空间复合成像技术

　　作为最新的胎儿心脏超声诊断技术，时间-空间复合成像（spatio-temporal image correlation，STIC）技术在心功能测定方面有得天独厚的优势。STIC 模式采集图像，可以获取一个心动周期内每个时期的三维数据，运用体器官计算机辅助分析技术（VOCAL）、反转模式及超声断层显像法测量出各心室收缩末期和舒张末期的容积，计算出胎儿心功能

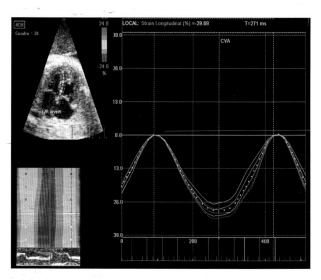

图 43-1-7　二维斑点追踪技术脱机分析胎儿左心室局部及整体应变(regional and global strain)曲线。

相关数值。该方法重复性较好、准确、可靠。研究表明左、右心室容积、每搏输出量及复合输出量均随孕周增加而增加，左、右心室射血分数则在妊娠期间相对固定不变，分别维持在 0.45 和 0.46 左右[24,25]。

三、局限性及展望

综上所述，胎儿超声心动图能较早地评价胎儿心功能，并且随着胎儿超声心动图新技术及分析软件的不断发展，可以多方位、更全面地评价胎儿的心功能，从而指导临床治疗，这对围产期医学及优生优育具有重要意义。同时，超声心动图检查技术与其他检查技术一样，是一个逐步完善的过程，目前此项技术亦有其局限性，主要表现在测定胎儿心功能的准确性受很多因素的影响，如：超声诊断仪器的因素，妊娠妇女体型的因素，胎儿活动、胎儿脊柱声影、羊水量的因素，检查者自身技术和经验的因素等。

尽管胎儿超声心动图检查存在一定的局限性，但是随着计算机技术的发展、超声分辨率的提高和多普勒技术的进展，胎儿超声心脏检查技术会更加成熟，对胎儿心功能评价的研究和认识将会更加深入，这一技术必将能更好服务于临床，前景更加广阔。

第2节　胎儿心力衰竭的诊断及处理

一、定义

胎儿心力衰竭是由于胎儿心肌原发性或继发性收缩和(或)舒张功能异常，使心输出量绝对或相对减低，不能满足胎儿新陈代谢需要的一种病理过程或综合征。

二、病因

引起胎儿心力衰竭的因素很多，依据其病理生理改变将其分为：

1.心脏负荷过重

(1)前负荷(容量负荷)过重：指胎儿心脏舒张时的容量负荷过大。主要有以下两种情况：①全身血流量增多：胎儿贫血、胎儿畸胎瘤、动静脉畸形等；

②原发性或继发性房室瓣及半月瓣反流，如三尖瓣关闭不全、主动脉瓣关闭不全等。

(2)后负荷(压力负荷)过重：指胎儿心脏在收缩时所承受的阻抗负荷增加，常见原因包括主动脉瓣和肺动脉瓣狭窄、动脉导管异常收缩(常为吲哚美辛诱发)或提前关闭等。

2.原发或继发性心肌损害

原发性或继发性心肌损害，导致心室收缩功能降低，多见于由病毒感染引起的病毒性心肌炎、各种毒素引起的中毒性心肌炎、自身免疫性疾病引起的心肌损害、不明原因的扩张型心肌病、心肌代谢性疾病、胎儿低氧血症及子宫-胎盘功能不全所致的心肌缺血、缺氧等。

3.胎儿心律失常

快速型和慢速型心律失常均可导致胎儿心力衰竭。快速型心律失常包括室上性心动过速、房扑及室性心动过速。慢速型心律失常主要是完全性房室传导阻滞。

三、超声心动图表现

● 胎儿心脏明显增大：①胎儿心/胸（面积）比值>0.4，正常比值为 0.25~0.33；②左/右心比值异常，一侧心房、心室明显大于另外一侧；③室壁增厚。见图 43-2-1。

● 胎儿房室瓣及半月瓣出现中度以上程度的反流，如三尖瓣反流及主动脉瓣反流。见图 43-2-2。

● 心功能指标减退，包括各项心脏收缩功能及舒张功能参数下降，如射血分值及短轴缩短率等。

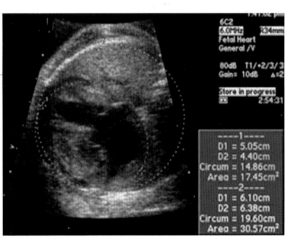

图 43-2-1　胎儿心功能衰竭，胎儿心/胸比值增大。

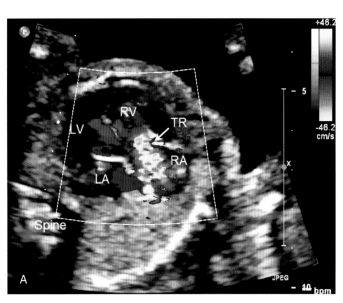

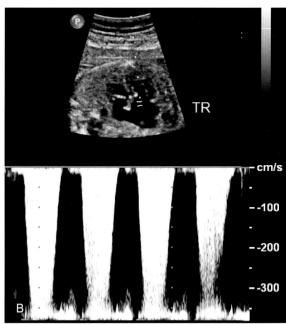

图 43-2-2　胎儿心力衰竭伴三尖瓣反流。(A)彩色多普勒显示三尖瓣明显反流；(B)多普勒测三尖瓣反流速度>310cm/s。

• 胎儿水肿(fetal hydrops)：表现为心包腔、胸腔、腹腔及阴囊内积液，皮肤、头皮水肿。腹腔、胸腔积液及皮肤水肿为胎儿严重充血性心力衰竭最常见的表现。见图 43-2-3。

• 胎儿心率持续性过缓或过速：胎儿心率持续过缓(<70 次/分)或持续过速(>200 次/分)为常见心功能不全的表现。

• 脐动脉搏动指数(PI)增加，PI>1.75。

心血管概括评分 (cardiovascular profile score, CVPS) 是较为完善的胎儿心力衰竭半定量评价

指标[26,27]，由胎儿水肿、心功能、心胸面积比(C/T)、脐静脉和静脉导管血流频谱以及脐动脉血流频谱 5 个项目组成，每个项目为 2 分，如果各项指标正常则为满分 10 分，根据指标变化减 1 分或 2 分。CVPS 分值下降提示胎儿心功能不全，CVPS≥7 分，能取得良好的早期治疗效果；一旦 CVPS≤5 分，则预后较差。心血管概括评分异常往往早于临床上出现的胎儿水肿。具体评分标准见图 43-2-4。

房室瓣反流频谱的形态是胎儿心血管概括 (心力衰竭) 评分的重要依据。非全收缩期三尖瓣反流如果持续时间≥70ms 则被视为异常，可能是最早出现的异常征象[27]。全收缩期二尖瓣或三尖瓣反流的心室压力变化速度 (dp/dt) 为评分的重要指标，正常>1000mmHg/s，心力衰竭时多<400mmHg/s。

四、治疗原则

• 一般处理原则。孕妇注意休息及氧疗，增加孕妇及胎儿营养及热量等。

• 寻找病因。胎儿心力衰竭可由多种疾病引起，处理的关键是寻找病因。对于怀疑病毒性心肌炎的胎儿，应抽取母亲血液行病毒抗体检测；对于完全性房室传导阻滞的胎儿，应检查母体是否存在自身免疫性疾病；针对胎儿心脏扩大，室间隔增厚者，应检查母体是否患有糖尿病等。

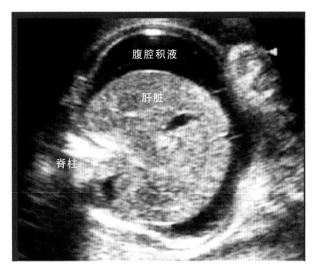

图 43-2-3　胎儿腹腔积液声像图。

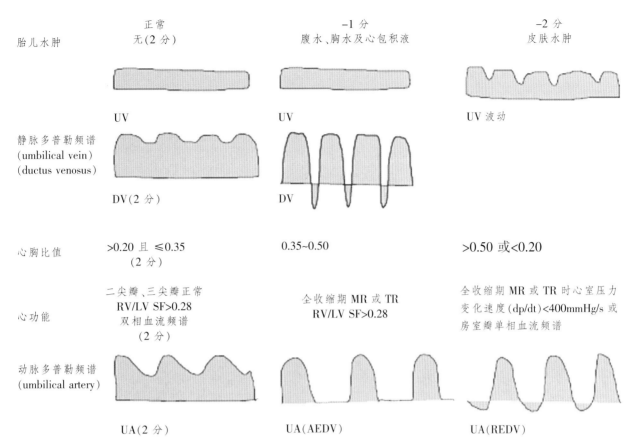

图43-2-4 胎儿心力衰竭评分图。AEDV:舒张末期无血流;dp/dt:三尖瓣反流时心室压力变化速度;DV:静脉导管;MR:二尖瓣反流;TR:三尖瓣反流;REDV:舒张末期反向血流;UA:脐动脉;UV:脐静脉。

•针对病因进行治疗。只有明确胎儿心力衰竭的原因,针对病因进行治疗,才能取得较好的疗效。

(1) 对于胎儿心律失常,可经母体或胎盘进行药物治疗(如地高辛、索托洛尔等)。

(2) 对于母体自身免疫性疾病所致的胎儿心力衰竭,可采用类固醇激素或丙种免疫球蛋白治疗。

(3) 对于严重的半月瓣狭窄(主动脉瓣或肺动脉瓣)所致的严重心力衰竭、胎儿水肿,可行宫内瓣膜球囊扩张术,现国外已有许多成功的报道[28]。

(4) 胎儿贫血,可在超声引导下穿刺脐静脉,行脐带输血治疗。

(5) 对于胎儿心肌收缩功能明显减退者,或胎儿心血管概括评分≤7分,可通过母体服用地高辛等药物治疗。

(6) 对于动静脉畸形的胎儿,可行经导管栓塞治疗,现已有成功的报道。

(7) 对有明显心力衰竭的胎儿,如果证实有染色体异常或伴有治疗效果不佳的复杂性先天性心血管畸形,建议及时终止妊娠。

参考文献

1. 张晓新,许翠平,任秀珍,等.中晚孕期产前超声筛查胎儿畸形的临床价值.中华临床医师杂志:电子版,2010,4:558-562.

2. Huhta JC. Guidelines for the evaluation of fetal heart failure in the fetus with or without hydrops. Pediatr Cardiol, 2004,25:274-286.

3. 耿丹明,王鸿,李慧忠.556例正常胎儿"心脏指数"的多普勒超声分析.中国医学影像学杂志,2004,12:209-210.

4. Fàtima Crispi, Valenzuela-Alcaraz B, Cruz-Lemini M. Ultrasound assessment of fetal cardiac function. AJUM, 2013,16(4):159-167.

5. 晁桂华,黄飞雪,陈华业,等.超声心动图对不同孕周胎儿心内结构及功能的研究.医学文选,2005,24:1-3.

6. DeVore GR. Assessing fetal cardiac ventricular function. Semin Fetal Neonatal Med, 2005,10(6):515-541.

7. Reed KL, Meijboom EJ, Sahn DJ, et al. Cardiac Doppler flow velocities in human fetuses. Circulation, 1986,73(1):41-46.

8. Carvalho JS, O'Sullivan C, Shinebourne EA, et al. Right and

left ventricular long-axis function in the fetus using angular M-mode. Ultrasound Obstet Gynecol, 2001,18(6):619–622.

9. Gardiner HM, Pasquini L, Wolfenden J, et al. Myocardial tissue Doppler and long axis function in the fetal heart. Int J Cardiol, 2006,113(1):39–47.

10. Cruz-Lemini M, Crispi F, Valenzuela-Alcaraz B, et al. Value of annular M-mode displacement versus tissue Doppler velocities to assess cardiac function in intrauterine growth restriction. Ultrasound Obstet Gynecol, 2013,42(2):175–181.

11. Koestenberger M, Nagel B, Ravekes W, et al. Systolic right ventricular function in preterm and term neonates: reference values of the tricuspid annular plane systolic excursion (TAPSE) in 258 patients and calculation of Z-score values. Neonatology, 2011,100:85–92.

12. Messing B, Gilboa Y, Lipschuetz M, et al. Fetal tricuspid annular plane systolic excursion (f-TAPSE): evaluation of fetal right heart systolic function with conventional M-mode ultrasound and spatiotemporal image correlation (STIC) M-mode. Ultrasound Obstet Gynecol, 2013,42:182–188.

13. Ho CY, Solomon SD. A clinician's guide to tissue Doppler imaging. Circulation, 2006,113(10):e396–398.

14. Comas M, Crispi F, Cruz-Martinez R, et al. Usefulness of myocardial tissue Doppler vs conventional echocardiography in the evaluation of cardiac dysfunction in early-onset intrauterine growth restriction. Am J Obstet Gynecol, 2010,203(1):45.e1–e7.

15. 曹荔,田志云,Rychik Jack.组织多普勒成像技术对正常胎儿心脏功能测定的临床应用.实用妇产科杂志,2007,23:229–230.

16. 潘美,赵博文,杨园,等.E/Em 评价中晚孕期正常胎儿心脏舒张功能的研究.中国超声医学杂志,2010,26:261–264.

17. Falkensammer CB, Paul J, Huhta JC. Fetal congenital heart failure: correlation of Tei-index and cardiovascular score. J Perinat Med, 2001,29:390–398.

18. 黄晶晶,桂永浩,常才,等.Tei 指数对妊娠早中期胎儿心室功能的评估.中国医学影像技术,2007,23:1690–1692.

19. Friedman D, Buyon J, Kim M, et al. Fetal cardiac function assessed by Doppler myocardial performance index (Tei Index). Ultrasound Obstet Gynecol, 2003,21:33–36.

20. 章鸣,周启昌,彭清海,等.组织多普勒成像评价正常胎儿左、右心室 Tei 指数的研究.中国超声医学杂志,2005,21:136–138.

21. Van Mieghem T, Giusca S, DeKoninck P, et al. Prospective assessment of fetal cardiac function with speckle tracking in healthy fetuses and recipient fetuses of twin-to-twin transfusion syndrome. J Am Soc Echocardiogr, 23(3):301–308.

22. Ta-Shma A, Perles Z. Analysis of segmental and global function of the fetal heart using novel automatic functional imaging. J Am Soc Echocardiogr, 2008,21(2):146–150.

23. Younoszai AK, Saudek DE, Emery SP, et al. Evaluation of myocardial mechanics in the fetus by velocity vector imaging. J Am Soc Echocardiogr, 2008,21:470–474.

24. Neil H, Roberto R, Hassan SS, et al. Repeatability and reproducibility of fetal cardiac ventricular volume calculations using spatiotemporal image correlation and virtual organ computer-aided anaysis. J Ultrasound Med, 2009,28(10):1301–1311.

25. Uittenbogaard LB, Haak MC, Spreeuwenberg MD, et al. Fetal cardiac function assessed with four-dimensional ultrasound imaging using spatiotemporal image correlation. Ultrasound Obstet Gynecol, 2009,33(3):272–281.

26. Falkensammer CB, Paul J, Huhta JC. Fetal congestive heart failure: correlation of Tei-index and Cardiovascular-score. J Perinat Med, 2001,29:390–398.

27. Respondek ML, Kammermeier M, Ludomirsky A, et al. The prevalence and clinical significance of fetal tricuspid valve regurgitation with normal heart anatomy. Am J Obstet Gynecol,1994,171:1265–1270.

（耿斌 闫玉梅 杨爽）

第 44 章

超声心动图在胎儿心脏病
介入治疗中的应用

近年来，随着胎儿超声心动图技术及先天性心脏病介入治疗手段的发展，部分严重胎儿心脏畸形及严重的难治性心律失常宫内治疗已成为可能。绝大多数先天性心血管畸形不妨碍胎儿宫内发育过程，但对于左心发育不良综合征 (hypoplastic left heart syndrome，HLHS)、伴有限制性房水平交通的严重肺动脉瓣狭窄 (severe pulmonary stenosis，SPS) 及室间隔完整型肺动脉闭锁(pulmonary atresia with intact ventricular septum，PA/IVS) 等一些严重先天性心血管畸形，如在胎儿时期未给予干预措施，部分患儿在出生后心脏及血管将出现不可逆性病变，从而失去了进一步治疗的机会[1,2]。另外，难以治疗(应用药物)的严重心律失常会引起严重的心力衰竭、脑损害甚至死亡，可通过胎儿安装起搏装置，改善预后[3]。

目前开放性(对胎儿实施直接开胸手术)胎儿心脏外科技术尚不成熟。绝大多数胎儿心脏外科手术需要在体外循环条件下进行，但体外循环直接导致的胎盘功能不良、胎儿发育迟滞以及胎儿早产、死亡等一系列问题至今尚没有可靠的解决办法。胎儿心脏病介入治疗无须切开孕妇子宫及进行胎儿体外循环，极大克服了目前胎儿心脏外科手术所面临的技术瓶颈。近年来，胎儿心脏病介入治疗基础理论和实验技术探索的不断深入完善，通过介入治疗有效阻止一些严重先天性心血管畸形引起的胎儿水肿、自发性流产或胎儿死亡，促进发育不良心室的重新发育、重塑右心室流出道梗阻胎儿的肺血管床，有利于建立生后双心室循环，明显改善了胎儿严重先天性心血管畸形的预后[4,5]。

胎儿超声心动图不仅是胎儿心血管畸形诊断的主要手段，同时在适应证对象的选择、介入手术时血流动力学的监测和指导介入操作过程也发挥了重要作用。胎儿介入治疗主要包括：①严重半月瓣狭窄的介入治疗；②胎儿严重心律失常的起搏治疗。

第 1 节　胎儿心脏病介入适应证的选择

在进行胎儿心脏病介入治疗之前，需要对介入治疗的利与弊有充分了解。即使存在严重的瓣膜梗阻也能在妊娠期存活，所以对胎儿的介入干预并非是为了挽救其生命，而主要目的是为了改善出生后的围术期患儿状况和总体预后。尽管出生后还需要很多的干预措施，胎儿介入治疗主要目标是改善其病程，以创造根治(而并非姑息性治疗)的机会。

由于胎儿介入治疗操作复杂、可能引起宫内死亡或早产(后者可导致严重的并发症)，并且成功率还不很理想，所以，即使通过宫内干预措施使胎儿获得双心室循环，也要权衡胎儿介入治疗给出生后总体预后及生活质量带来的改善(未实施宫内干预者)与目前的手术疗效。

胎儿患严重的难治性心律失常，大多数会在妊娠期死亡或死于人为的早产 (为了给予积极而及时的治疗提前分娩)，宫内介入性治疗目的是为了挽救其生命或为更进一步介入治疗打下基础。

一、适应证

胎儿超声心动图对胎儿介入治疗适应证的选择发挥着非常重要的作用，介入适应证的选择概括如下。

1.重度半月瓣梗阻

胎儿主动脉瓣球囊扩张术适应证选择更具体的参考标准如下[4]：

(1) AS是引起血流动力学改变的最主要的畸形；

(2) 左心室需具有挽救价值(诊断时左心室长度不能低于该胎龄组左心室长度的2SD或Z值≥2)；

(3) 胎心≤30周；

(4) 此前胎儿未做过介入治疗。

2.HLHS

对HLHS胎儿回顾性研究证实，胎儿心脏生长的连续性测量及通过卵圆孔和主动脉弓远端血流量的连续性评估可预测生后的心脏体积。生后需要单心室手术修复者，在胎内已显示出左心室、二尖瓣以及主动脉弓生长减慢，同时多普勒超声可发现通过卵圆孔的左向右分流以及主动脉弓的逆向血流。尽管这些发现有待于前瞻性研究的进一步证实，但这些征象提示胎儿可能患有左心发育不良综合征，这种情况可能将得益于胎儿介入性治疗。

3.右心发育不良综合征

伴限制性房间通道的重度PS和PA/IVS等可引起右心发育不良和右心室与冠状动脉间异常交通，即右心室依赖性冠脉循环(RVDCC)[6]，目前对于这些右心系统畸形的研究重点是如何增加发育不良右心室血供、促进右心室发育以便能承担生后的肺循环。2006年，Solvin等[7]研究分析了36例胎儿PA/IVS的资料发现，三尖瓣Z值≤−3，或者出现RVDCC，则提示双心室修复术可能性小。PA/IVS中非常常见的冠状动脉右心室瘘不是右心室减压的禁忌证，而RVDCC才是右心室减压的禁忌证[6]，伴有RVDCC形成的PA/IVS胎儿的预后远不如不伴有RVDCC形成的胎儿。多数研究者认为，宫内肺动脉瓣成形术是基于下面的理论基础，即对宫内发育不良的、高压的右心室减压可以增加三尖瓣和肺动脉瓣前向血流，促进右心室生长，防止RVDCC出现及发展。尽管还需更多证据来支持宫内肺动脉瓣成形术的可行性及有效性，但恰当的胎儿筛选标准和及时的治疗措施将给PA/IVS患儿最终带来双心室修复的可能。

4.严重的难治性心律失常

胎儿严重的心律失常常伴有明显心功能衰竭、胎儿水肿。超声心动图对严重难治性胎儿心律失常的识别和诊断已相当成熟，大多数无心脏解剖畸形的完全性房室传导阻滞都能在妊娠期和新生儿期(如果心率>55次/分)存活，如果心率<50次/分或伴有其他的心脏畸形，可发生严重的心力衰竭，可出现胎儿水肿，完全性房室传导阻滞伴胎儿水肿多预后不良(宫内死亡)；与完全性房室传导阻滞胎儿相似，不伴有心力衰竭的胎儿室上性心动过速多能在妊娠期幸存，而伴有胎儿水肿的室上性心动过速的胎儿将有25%左右死于严重的心力衰竭，即使幸存，很多患儿将发生(由于血流动力学障碍引起的)脑损害。基于其严重的预后，胎儿难治性性心律失常应给予及时(为挽救胎儿生命)的介入为主的干预治疗[8]。

目前介入治疗成功率的提高与治疗技术不断成熟有关，更应归功于日渐完善的胎儿筛选标准，介入治疗排除标准包括：①多胎妊娠；②除心脏畸形外还有其他严重畸形；③子宫颈关闭不全；④母体有使用全麻或子宫收缩抑制剂的禁忌证[9]。

二、治疗原则

目前，已经逐渐形成了符合伦理学的胎儿先天性心脏病介入治疗原则：

(1) 该类先天性心脏病生后治疗效果差，死亡率高；

(2) 准备进行的胎儿心脏病干预措施能够纠正心脏缺陷，或能够阻止、减轻缺陷发展，并有助于提高生后的治疗效果；

(3) 胎儿的心脏病变进展不能超过一定程度(胎儿介入治疗能有效恢复)；

(4) 必须有技术可行的宫内治疗方法；

(5) 必须将接受胎儿心脏介入治疗母亲的安全、健康放在首要位置，还必须考虑到母亲将来的生育能力[10-12]。

第2节 胎儿超声心动图指导经皮胎儿介入性治疗

胎儿介入治疗主要包括瓣膜球囊扩张(房室瓣和半月瓣的严重狭窄)及起搏器或超速抑制装置的安装(Ⅲ度房室传导阻滞或快速心律失常)。这些操作需要在超声引导下进行。为了完成此操作，穿刺针需穿过母亲的腹部、子宫，然后再穿过胎儿的胸壁，直至胎儿心脏病变部位，沿穿刺针鞘送入介入装置,完成介入治疗操作。为了确保超声引导胎内介入治疗操作的成功,合适的胎儿位置对提供高清晰度图像和足够的透声窗是非常必要的。在子宫壁与胎儿胸壁之间有足够的羊水对穿刺针的走向观察以及穿刺胎儿胸壁前精确调整针的位置很有帮助。见图44-2-1和图44-2-2。

由于胎儿的位置在母体外是无法控制的,所以要有足够的耐心,等待胎儿出现极佳的体位。在超声引导下通过给胎儿肌内注射非极化性肌肉松弛剂以及给母体应用吗啡类的止痛剂可麻醉或松弛胎儿的肌肉,这样可帮助获得理想的胎儿体位、减少母体以及胎儿的疼痛抵抗。值得注意的是,声波在介入装置上的散射可对胎儿超声心动图观察造成极大的影响,甚至使操作过程失败。由于种种原因,目前胎儿心脏病介入性治疗的死亡率和致残率还是比较高的。

第3节 胎儿先天性心脏病介入治疗的前沿动态——胎儿超声心动图指导直接开胸或经胎儿镜进行心脏手术

Kohl 等[13]认为,虽然胎儿心脏畸形有不少介入成功的报道,但总体上采用超声引导经皮穿刺技术

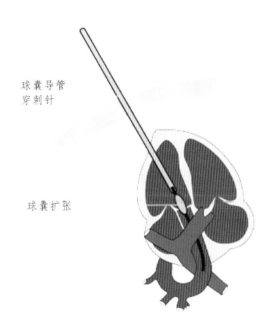

球囊导管
穿刺针

母体腹壁
子宫壁
胎儿胸壁

球囊扩张

图 44-2-1 胎儿主动脉瓣球囊扩张术示意图。

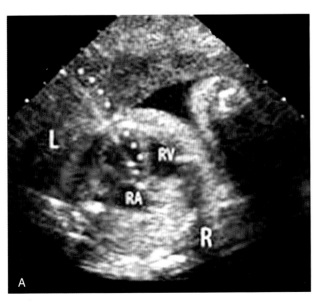

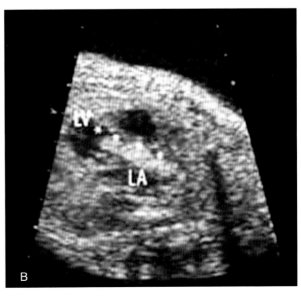

图 44-2-2 主动脉瓣球囊扩张声像图。(A)在超声引导下导管穿过主动脉瓣;(B)球囊打开扩张主动脉瓣。

介入治疗胎儿心脏病似乎没有取得突破性进展,生存率并不理想,要增加出生后功能性双心室修复机会所面临的主要挑战是在妊娠更早期施行介入治疗。为达到这个目的,采用超声引导经皮穿刺技术所能做到的就十分有限,而通过胎儿镜技术进行治疗这一革新性技术手段显著增加了影像学清晰度,在一定程度上克服了传统治疗方式的局限性,将引领人类胎儿先天性心脏病介入治疗发展的方向,而其所带来的比超声引导经皮穿刺方式略多的胎膜早破、胎儿早产等问题必将随操作经验增加和器械设备革新而克服[13-15]。为了探寻理想的先天性心脏病介入治疗手段,各国学者针对介入治疗方法改进进行了一系列实验研究。由于胎羊生理特性与人类胎儿接近,研究中多选用胎羊作为实验对象[16]。

直接开胸或经胎儿镜的微创方法对胎儿实施心脏手术,对提高胎儿球囊扩张狭窄的瓣膜、安装起搏器的成功率,以及提高超声介导的经皮穿刺方法难以获得成功胎儿心脏畸形介入治疗的成功率,有巨大潜力。通过开胸对胎儿实施心脏手术需要切开母体腹壁、子宫壁以及胎儿胸腔,应用这一方法建立体外循环、安装起搏器、修补简单的胎儿心脏畸形以及冷冻房室结的消融治疗已在羊胎实验中取得成功。

另外,通过微创胎儿镜对胎儿心脏畸形进行矫治的实验在羊体内已取得成功。Kohl 等[17,18]在胎儿镜窥视下切开胎羊脐带暴露脐血管,穿刺针刺入脐动脉后送入导引钢丝及导管,在食管超声监测下进行胎羊心导管检查,发现无论是经食管、血管内还是心腔内超声均能比较清晰地显示胎羊的心内及大血管结构。之后 Kohl 等[19]应用胎儿镜技术在胎羊前胸部剑突上纵行切开胸壁,暴露心脏,直接穿刺进入左心室或右心室,在食管超声监测下将导引钢丝送入心室内并通过主动脉瓣或肺动脉瓣,球囊导管沿钢丝送入并进行主动脉瓣或肺动脉瓣球囊扩张。操作过程是通过经皮穿刺羊水放置胎儿镜,进行食管插管,放置血管内超声探头,以便做胎儿经食管超声,指导开胸或介入性导管治疗。

在直接开胸或经胎儿镜矫治胎儿心脏畸形的过程中,应尽量避免经母体腹部的超声检查,因为这可能影响手术操作,同时由于羊水腔内注射气体而影响观察。我们可以在胎儿食管内放置血管内超声探头对胎儿心脏进行观察,通过上下移动导管可清楚地观察胎儿心脏的解剖(图 44-3-1)。适用于羊胎经食管超声鞘的范围为 6.5~10.0F,可应用于小于 300g 的羊胎,这大约等于 20 周的人体胎儿。市场上出售的超声导管为 9.0~12.5MHz 的旋转晶片,可提供 360° 的超声切面,穿透深度达 40mm,其缺点是仅

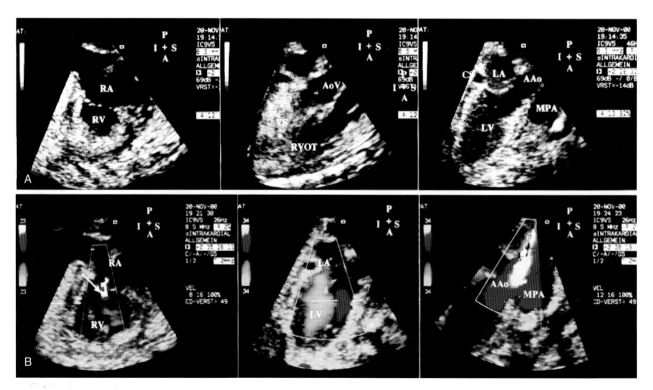

图 44-3-1　胎儿羊经食管超声心动图。(A)二维超声心动图;(B)彩色多普勒超声心动图:左图为右心室流入道长轴切面;中图为右心室流出道长轴切面;右图为左心室长轴切面。

有15%的图像是包含了胎儿心脏的,最近又发明了垂直方向扫描的超声探头,使图像质量得到了进一步改善。

随着超声技术的进一步发展,应用血管超声探头进行胎儿食管超声心动图检查会更加简便易行,这对早期直接开胸或经胎儿镜进行胎儿心脏手术的指导和监测将发挥极其重要的作用。

参考文献

1. Sahn DJ, Shenker L, Reed KL, et al. Prenatal ultrasound diagnosis of hypoplastic left heart syndrome in utero associated with hydrops fetalis. Am Heart J, 1982, 104(6):1368-1372.

2. Montana E, Khoury MJ, Cragan JD, et al. Trends and outcomes after prenatal diagnosis of congenital cardiac malformations by fetal echocardiography in a well-defined birth population, Atlanta, Georgia, 1990-1994. J Am Coll Cardiol, 1996, 28(7):1805-1809.

3. Assad RS, Zielinsky P, Kalil R, et al. New lead for in utero pacing for fetal congenital heart block. J Thorac Cardiovasc Surg, 2003, 126:300-302.

4. Maxwell D, Allan L, Tynan MJ, et al. Balloon dilatation of the aortic valve in the fetus: a report of two cases. Br Heart J, 1991, 65(5):256-258.

5. Makikallio K, McElhinney DB, Levine JC, et al. Fetal aorticvalve stenosis and evolution of hypoplastic left heart syndrome: patient selection for fetal intervention. Circulation, 2006, 113(11):1401-1405.

6. Giglia TM, Mandell VS, Connor AR, et al. Diagnosis and management of right ventricle-dependent coronary circulation in pulmonary atresia with intact ventricular septum. Circulation, 1992, 86(5):1516-1528.

7. Salvin J, McElhinney D, Colan S, et al. Fetal tricuspid valve size and growth as predictors of outcome in pulmonary atresia with intact ventricular septum. Pediatrics, 2006, 118(4):e415-e420.

8. Walkinshaw SA, Welch CR, McCormack J, et al. In utero pacing for fetal congenital heart block. Fetal Diagn Ther, 1994, 9:183-185.

9. Wikins Haug LE, Tworetzky W, Benson CB, et al. Factors affecting technical success of fetal aortic valve dilation. Ultrasound Obstet Gynecol, 2006, 28(1):47-52.

10. Rychik J. Frontiers in fetal cardiovascular disease. Pediatr Clin North Am, 2004, 51(6):1489-1502.

11. Tworetzky W, Marshall AC. Fetal interventions for cardiac defects. Pediatr Clin North Am, 2004, 51(6):1503-1513.

12. Allan LD, Cook A. Pulmonary atresia with intact ventricular septum in the fetus. Cardiol Young, 1992, 2:367-376.

13. Kohl T, Sharland G, Allan LD, et al. World experience of percutaneous ultrasound-guided balloon valvuloplasty in human fetuses with severe aortic valve obstruction. Am J Cardiol, 2000, 85(5):1230-1233.

14. Tworetzky W, Wilkins-Haug L, Jennings RW, et al. Balloon dilation of severe aortic stenosis in the fetus: potential for prevention of hypoplastic left heart syndrome: candidate selection, technique, and results of successful intervention. Circulation, 2004, 110(15):2125-2131.

15. Kohl T, Gembrush U. Re: In-utero intervention for hypoplastic left heart syndrome: a pernatologist's perspective. Ultrasound Obstet Gynecol, 2006, 27(4):332-339.

16. Kohl T, Hering R, Van de Vondel P, et al. Analysis of the stepwise clinical introduction of experimental percutaneous fetoscopic surgical techniques for upcoming minimally invasive fetal cardiac interventions. Surg Endosc, 2006, 20(7):1134-1143.

17. Kohl T, Szabo Z, VanderWal KJ, et al. Experimental fetal transesophageal and intracardiac echocardiography utilizing in transvascular ultrasound technology. Am J Cardiol, 1996, 77(10):899-903.

18. Kohl T, SzaboZ, Suds K, et al. Fetoscopic and open transumbilical fetal cardiac catheterization in sheep: potential approaches for human fetal cardiac intervention. Circulation, 1997, 95(4):1048-1053.

19. Kohl T, Strumper D, Witteler R, et al. Fetoscopic direct fetal cardiac access in sheep: an important experimental milestone along the route to human fetal cardiac intervention. Circulation, 2000, 102(14):1602-1604.

(耿斌 张桂珍)

索　引

临床儿童及胎儿超声心动图学